实用临床肿瘤学

岳文彬　姜东亮　马荣龙　主编

吉林科学技术出版社

图书在版编目（CIP）数据

实用临床肿瘤学 / 岳文彬，姜东亮，马荣龙主编
. -- 长春：吉林科学技术出版社，2020.10
ISBN 978-7-5578-7866-5

Ⅰ. ①实… Ⅱ. ①岳… ②姜… ③马… Ⅲ. ①肿瘤学
Ⅳ. ①R73

中国版本图书馆CIP数据核字(2020)第212296号

实用临床肿瘤学

SHIYONG LINCHUANG ZHONGLIUXUE

主　　编　岳文彬　姜东亮　马荣龙
出版人　宛　霞
责任编辑　王聪会　穆思蒙
幅面尺寸　185 mm×260 mm
字　　数　822千字
印　　张　34
印　　数　1-1500
版　　次　2020年10月第1版
印　　次　2021年5月第2次印刷
出　　版　吉林科学技术出版社
发　　行　吉林科学技术出版社
地　　址　长春市福祉大路5788号出版大厦A座
邮　　编　130118
发行部电话/传真　0431-81629529　81629530　81629531
　　　　　　　　　　81629532　81629533　81629534
储运部电话　0431-86059116
编辑部电话　0431-81629517
印　　刷　保定市铭泰达印刷有限公司
书　　号　ISBN 978-7-5578-7866-5
定　　价　135.00元
如有印装质量问题　可寄出版社调换
版权所有　翻印必究　举报电话:0431-81629508

主编简介

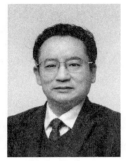

　　岳文彬，男，1964年出生，毕业于郑州大学肿瘤学专业，医学博士学位，美国威斯康星肿瘤中心访问学者，新乡医学院教授，硕士生导师。

　　现任濮阳市油田总医院肿瘤科主任、主任医师，消化道肿瘤专业组组长，肿瘤学专业GCP机构负责人，美国癌症研究协会(AACR)会员，中国医师协会MDT专委会委员，中华全科医师学会贲门癌专业委员会常务委员，中国非公立医疗机构肿瘤委员会常务委员，中国老年学会肿瘤专业委员会委员，河南省肿瘤药物临床研究委员会副主任委员，河南省抗癌协会肿瘤化疗委员会常务委员，河南省医学会肿瘤专业委员会常务委员，河南省老年学会肿瘤专业委员会常务委员，河南省抗癌协会肿瘤靶向治疗专业委员会常务委员，河南省抗癌协会肿瘤康复专业委员会常务委员。从事肿瘤科临床工作30余年。近年来，一直致力于"消化道恶性肿瘤发病机制"课题的研究，尤其擅长恶性肿瘤的早期诊断、规范化疗、分子靶向治疗以及个体化综合治疗。

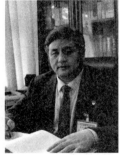

　　姜东亮，男，1966年出生，毕业于新乡医学院临床医学专业，学士学位，新乡医学院教授，硕士生导师。

　　现任濮阳市油田总医院副院长，濮阳市医学会呼吸分会主任委员。从事呼吸内科临床工作30余年，曾于中日友好医院进修呼吸内科专业1年。近年来，一直致力于肺部肿瘤临床研究。临床上，对呼吸内科各种常见病、多发病的诊断与治疗有独到见解，尤其擅长呼吸内镜技术。曾获省市级进步奖4项，在国家级核心期刊发表相关论文10余篇，参编著作1部。

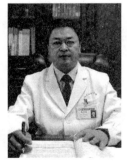

　　马荣龙，男，1965年出生，毕业于青岛医学院儿科医学专业，医学学士学位，新乡医学院教授，硕士生导师。

　　现任濮阳市油田总医院副院长，中国医师协会肛肠医师分会委员，中国医药教育协会介入微创专业委员会副主任委员，河南省医师协会外科分会委员，河南省抗癌协会肿瘤营养专业委员会委员，濮阳市医学会普外专业委员会副主任委员。1996年10月起任濮阳市油田总医院普外科主治医师，2002年9月起任濮阳市油田总医院普外科副主任医师，2008年12月至今任濮阳市油田总医院主任医师。曾于2001年2月至2001年8月在北京大学人民医院肝胆外科进修半年，于2013年6月至2013年7月在北京大学第三医院普通外科进修1个月。近年来，一直致力于结直肠肿瘤治疗研究，尤其擅长于腹腔镜下胃肠肿瘤的治疗。曾发表论文30余篇。

编　委　会

刘　伟　濮阳市油田总医院
刘月芬　濮阳市油田总医院
马廷午　濮阳市油田总医院
牛广宪　濮阳市油田总医院
强晓军　濮阳市油田总医院
任婷婷　濮阳市油田总医院
沙　文　濮阳市油田总医院
孙　萍　濮阳市油田总医院
田宏伟　濮阳市油田总医院
王庆旭　濮阳市油田总医院
王水莲　濮阳市油田总医院
王秀琴　濮阳市油田总医院
王艳红　濮阳市油田总医院
魏少贤　濮阳市油田总医院
吴　莉　濮阳市油田总医院
谢　淼　濮阳市油田总医院
杨海林　濮阳市油田总医院
杨继闽　濮阳市油田总医院
杨　军　濮阳市油田总医院
杨西鹏　濮阳市油田总医院
姚志芹　濮阳市油田总医院
于法明　濮阳市油田总医院
于明军　濮阳市油田总医院
翟凤钰　濮阳市油田总医院
张德景　濮阳市油田总医院
张怀波　濮阳市油田总医院
张庆忠　濮阳市人民医院
张秀娟　濮阳市油田总医院
张　旋　濮阳市油田总医院
赵保平　濮阳市油田总医院
赵　艳　濮阳市油田总医院
郑　勇　濮阳市油田总医院
周红林　濮阳市人民医院
朱明艳　濮阳市油田总医院

前　言

目前，恶性肿瘤已成为导致人类死亡的第一位原因。受人口增长和人口老龄化因素的影响，我国肿瘤发病率上升速度较快，在城市死亡原因中，肿瘤疾患位列第一。相应地，肿瘤学也是临床医学中更新和发展最为迅速的学科。近年来，现代医学对恶性肿瘤的治疗手段包括手术、化疗、放疗、内分泌治疗、靶向药物治疗、生物治疗等，均取得了较大的进展。

本书以常见肿瘤的临床诊疗为主线，详细介绍了肿瘤的病因、诊断和治疗，整体体现了现代医学的新技术、新方法。本书注重基础理论与临床实践、传统经验与现代研究相结合，内容丰富，篇幅合理，实用性强，是一本极具参考价值的肿瘤类书籍。

虽然在本书编纂过程中，各位编者都付出了巨大的努力，对稿件进行了认真的修改，但由于编者经验不足，书中难免存在纰漏及不足之处。同时，由于章节所限，许多内容难免描述不够清楚，敬请广大读者提出宝贵的建议，以便改正。

目　　录

第一章　概述

第一节　肿瘤化疗的基础理论

在过去的近半个世纪,肿瘤内科治疗已经建立了重要的生物学和药理学概念,包括肿瘤负荷的大小、肿瘤细胞的异质性、耐药性、给药方法和剂量强度等因素对疗效的影响,以及综合应用化疗、内分泌治疗或生物治疗所取得的成功,包括肿瘤内科护理在内的各学科进步,使得肿瘤内科医护人员已经将肿瘤内科学作为一门独立的学科看待,这种概念为进一步深入理解影响肿瘤细胞增殖的内科治疗机制打下基础。

肿瘤的化学治疗系恶性肿瘤的主要治疗手段,由于对恶性肿瘤本质的认识,基础研究的进步,肿瘤的化学治疗已经由单一的细胞毒药化疗及方案研究,发展到联合化疗药物、内分泌治疗和基因治疗,特别是近年来分子靶向药物,如雨后春笋般涌现,现代肿瘤的化学治疗由姑息性治疗向根治性治疗过渡。肿瘤的化学治疗归属肿瘤内科学范畴,故现今大多数肿瘤专科医院或肿瘤中心已将化疗科更名为肿瘤内科。

近年来,抗肿瘤新药的研发及其机制的探讨,肿瘤生物学化学预防、单克隆抗体的研究都促进了肿瘤内科的发展。在肿瘤综合治疗中,内科治疗已经成为不可或缺的重要手段之一。

一、化学治疗的发展史

化学治疗药物的历史可追溯至古希腊时期,但其真正被用于肿瘤治疗,始于 1946 年用氮芥治疗淋巴瘤,因此烷化剂的临床应用被认为是化学治疗的第一个里程碑。之后的 20 余年,化疗药物在癌症治疗中处于实验阶段。直至 1957 年合成了环磷酰胺(CTX)和氟尿嘧啶(5-FU),至此肿瘤化疗受到更广泛的重视。目前这两种药物仍然是临床常用的抗癌药,被认为是化学治疗前进中的第二个里程碑。70 年代初进入临床的顺铂和阿霉素由于适应证更广、疗效更高,被认为是前进中的第三个里程碑。80 年代后期在肿瘤化疗不良反应(尤其是恶心、呕吐和骨髓抑制、白细胞减少)的防治方面取得了突破性进展,开发出 5-HT3 拮抗剂、粒细胞集落刺激因子(G-CSF)和自介素-11(IL-11),在止吐及升白细胞和血小板方面发挥其独特的疗效,为解决这些不良反应及推动肿瘤内科治疗的进步起了至关的重要作用。目前,在生物反应调节剂和多药耐药性方面的研究也有一定的进展。

二、化学治疗的作用

肿瘤内科治疗正在从姑息性治疗向根治性过渡。随着学科发展和逐渐成熟,在肿瘤的根治性治疗中愈来愈显示其积极作用和潜在能力。

肿瘤化疗在姑息性治疗肿瘤中起步,经过50年的艰苦努力,已经逐渐发展成熟,已成为可治愈肿瘤的根治性治疗手段(单独或综合治疗),绒毛膜癌就是化疗在实体瘤治疗中的一个成功范例。通过化疗使肿瘤细胞完全消灭,从而达到肿瘤治愈,这才是肿瘤内科的最终目的。

不同作用机制的药物联合应用,根据药物对细胞增殖周期的不同作用点及肿瘤的倍增时间长短,合理地安排多种药物的并用顺序、剂量强度、周期时间、周期次数,以及其他治疗手段的适时参与、合理运作,对某些肿瘤可以达到根治目的。

目前能够通过内科治疗取得根治性疗效的肿瘤(治愈率在30%以上)有淋巴瘤、睾丸肿瘤、滋养叶细胞瘤、某些儿童肿瘤和急性白血病等;术后应用能在一定程度上提高治愈率的肿瘤有乳腺癌、大肠癌、卵巢癌和软组织肉瘤;可明显延长生存期(治愈率在30%以下)的晚期肿瘤有小细胞肺癌、非小细胞肺癌、大肠癌、胃癌、卵巢癌、头颈部癌等;有一定疗效,但尚未证明能延长生存期的有肾癌、黑色素瘤、前列腺癌、子宫内膜癌等。

随着研究的不断进展,新药和新疗法的不断涌现,肿瘤内科治疗已经和手术治疗、放射治疗并列,成为防治肿瘤的3个主要手段之一。进入新世纪以来,根据肿瘤的基因、受体和激酶而发展的靶向治疗使得治疗较大幅度提高而且更为个体化,这无疑是新世纪内科肿瘤学发展的重要方向。

三、抗肿瘤药物的临床应用

(一)肿瘤化学治疗的适应证和禁忌证

1.肿瘤化学治疗的适应证

(1)对化疗敏感的恶性肿瘤,化疗为首选治疗手段。对于这类肿瘤患者可通过化疗治愈,如白血病、精原细胞瘤。

(2)化疗是综合治疗的重要组成部分,可以控制远处转移,提高局部缓解率,如恶性淋巴瘤、肾母细胞瘤等。

(3)辅助化疗用于以手术为主要治疗方式的肿瘤,有利于降低术后复发率,而新辅助化疗可以达到降低临床分期目的,缩小手术和放射治疗的范围,增加手术切除率,延长患者生存时间。

(4)无手术或无放射治疗指征的播散性晚期肿瘤或术后、放射治疗后复发转移的患者。

2.肿瘤化学治疗的禁忌证

(1)明显的衰竭或恶病质。

(2)骨髓储备功能低下,治疗前中性粒细胞小于 1.5×10^9/L、血小板小于 80×10^9/L 者。

(3)心血管、肝肾功能严重损害者,其他重要器官功能障碍者。

(4)严重感染、高热、严重水电解质、酸碱平衡失调者。

(5)消化道梗阻者。

(二)肿瘤化学治疗的基本形式

根据肿瘤化疗的目的,将肿瘤化疗分为根治性化疗、辅助化疗、新辅助化疗、姑息性化疗、研究性化疗、腔内化疗(包括胸腔内化疗、腹腔内化疗、心包腔内化疗)、鞘内化疗、膀胱内灌注化疗。

1.根治性化疗

根治性化疗的目的是要完全杀灭肿瘤细胞,使患者获得治愈。当肿瘤细胞被杀灭99.999%时,体内仍残留少量肿瘤细胞,临床上并不能检测到肿块,即达到所谓临床的完全缓解。此时若停止治疗,残留肿瘤细胞可重新增殖造成临床复发。根治性化疗分两个阶段,第一阶段诱导缓解,达临床完全缓解;第二阶段巩固与强化,继续杀灭肿瘤细胞直达完全治愈。根治性化疗主要应用于经积极化疗有望治愈的肿瘤患者,如绒毛膜上皮细胞癌、急性淋巴细胞性白血病、霍奇金淋巴瘤、非霍奇金淋巴瘤、睾丸癌等。根治性化疗应选择:①联合化疗。②足够的剂量强度。③足够的疗程。此时,毒副反应也较明显,治疗原则是在患者能耐受的前提下尽可能给予足量化疗以争取治愈,同时积极预防及处理毒副作用。

2.辅助化疗

辅助化疗是指恶性肿瘤在局部有效治疗(手术或放射治疗)后给予的化疗,针对可能存在的微转移病灶,防止复发和转移。如有研究资料已证实,辅助化疗能延长乳腺癌患者的生存期。辅助化疗所选用的药物都是已证实对转移性肿瘤有效的药物。是否需要辅助化疗和化疗方案的选择应视肿瘤类型、分期、复发危险性等因素而定。

3.新辅助化疗

新辅助化疗是指局限性肿瘤在手术或放射治疗前给予的化疗。手术前辅助化疗一般2~3个疗程,时间不宜太长。新辅助化疗的优点:可避免体内潜伏的转移灶在原发灶切除后因体内肿瘤负荷的减少而加速生长;肿瘤缩小有利于手术操作和获得完全切除的机会;降低因手术而出现转移的概率;了解化疗方案敏感性,为后期化疗提供参考。

4.姑息性化疗

姑息性化疗是对临床晚期,已失去手术价值,化疗无法达到根治的肿瘤患者实行的化疗。姑息性化疗的目的是减轻患者的痛苦,提高生活质量,延长生存期,缓解某些压迫和梗阻症状。晚期乳腺癌、胃癌、小细胞肺癌等对化疗具有一定的敏感性,部分患者治疗后能够延长生存期。如患者体力状况及对化疗的耐受性较差,需要权衡治疗与毒副反应的利弊关系。过度治疗不仅会给患者带来不必要的痛苦,甚至造成治疗相关的死亡。对于化疗敏感性差的肿瘤,化疗只能使部分患者获短暂的缓解,生存期延长不明显。

5.研究性化疗

研究性化疗应符合临床药物试验的GCP原则。标准化疗方案的形成主要通过Ⅰ期临床试验确定最大耐受剂量和主要毒性,Ⅱ期临床试验证明安全有效,Ⅲ期随机对照试验证明优越性,同时需要重复验证或meta分析确立肯定的疗效,形成共识和临床指南。

6.腔内化疗

腔内化疗是指将抗癌药物直接注入胸、腹、心包等体腔,脊髓及膀胱腔内的治疗方法,目的是提高局部药物浓度,增强抗癌药对肿瘤的杀灭。对于胸膜腔还能产生局部化学性炎症,导致胸膜腔闭塞的作用。腔内给药,药物仅能渗透到肿瘤的1~3mm深度,效果并不理想。腔内化疗既可给予单药,也可根据肿瘤类型联合几种药物,一般选择局部刺激性小的药物,以免引起剧烈胸痛或腹痛。

（1）胸腔内化疗：除恶性淋巴瘤、小细胞肺癌和乳腺癌等对化疗敏感肿瘤以外，其他恶性胸腔积液全身化疗效果有限。应通过胸腔闭式引流的方法尽量排出胸水，然后胸腔内注入抗癌药物或其他非抗癌药物。胸腔内注入抗癌药物除局部药物浓度提高直接杀灭肿瘤细胞外，另一作用是使胸膜产生化学性炎症，导致胸膜粘连而胸膜腔闭塞。常用的抗癌药物有博来霉素、顺铂、丝裂霉素、多柔比星等。另外还可在胸水引流后注入非抗癌药物，包括四环素、干扰素、胞必佳等，主要作用是使胸膜腔粘连闭塞。

（2）腹腔内化疗：腹腔化疗适用于卵巢癌、恶性间皮瘤和消化道肿瘤等术后病灶残留、腹腔种植转移或恶性腹水的患者。其中卵巢癌的效果较好。常用药物有氟尿嘧啶、顺铂、丝裂霉素、多柔比星、卡铂等。为使药物在腹腔内均匀分布，需将药物溶于大量液体（1500～2000mL等渗温热液体）中注入腹腔。如有腹水，应先尽量引流腹水，然后注入药物。腹腔化疗除与药物相关的全身毒副反应外，还会并发腹腔感染、腹痛、肠粘连、肠梗阻。

（3）心包腔内化疗：恶性心包积液可在心包穿刺引流后注入化疗药物。适用于胸腔化疗的药物一般能用于心包腔内。

7.鞘内化疗

因大部分化疗药物（除 VM26、亚硝脲类等）不能透过血脑屏障，所以脑实质或脑脊髓膜的隐匿病灶往往成为复发的根源。腰椎穿刺后将抗癌药物直接注入脊髓腔中，药物在脑脊液中的浓度明显提高。鞘内化疗适用于：

（1）急性淋巴细胞性白血病或高度恶性淋巴瘤的中枢神经系统预防。

（2）恶性肿瘤脑脊髓膜转移。常用药物有甲氨蝶呤、阿糖胞苷，用生理盐水或脑脊液稀释后鞘内注射，同时给予地塞米松。氟尿嘧啶、长春新碱禁用于鞘内注射。另外，鞘内注射药物不能含有防腐剂。不良反应有恶心呕吐、急性蛛网膜炎，反复鞘内注射化疗药物可引起脑白质病变。

8.膀胱内灌注化疗

膀胱内灌注化疗应用于：

（1）膀胱癌术后辅助化疗，以防止复发、减少术中种植转移。

（2）多灶复发的浅表性膀胱癌的治疗。常用药物有塞替哌、卡介苗、丝裂霉素、多柔比星，其中塞替哌和丝裂霉素是最常用的药物。塞替哌分子量小易吸收入血，骨髓抑制较明显。而MMC（丝裂霉素）分子量大不易吸收入血，全身反应小，但对膀胱有局部刺激。

（三）化疗前的准备

1.评估患者化疗的必要性和可行性

（1）明确诊断和分期：病理学诊断是肿瘤最为可靠的诊断方法。美国癌症联合委员会（AJCC）与国际抗癌协会（UICC）提出的 TNM 分期系统是实体瘤使用最广的分期方法，诊断确认患者有无化疗指征。

（2）机体功能状态正常（karnofsky 评分，即卡氏百分法，简称 KPS，在 60 分以上），无其他并发症。

（3）无化疗禁忌证：化疗禁忌证包括白细胞总数低于 $4×10^9/L$；肝肾功能不全或心肌功能

严重损伤者;感染发热,体温在 38℃ 以上;出现并发症如胃肠出血或穿孔、肺纤维化、大咯血等。

2.患者及家属的准备

(1)患者及家属的健康宣教:首先了解患者的心理状态和对疾病的知晓程度,针对性的给予心理护理及健康宣教。告知治疗的目的及预期效果。化疗可能出现的副作用及预防、处理的方法,取得患者和家属的配合,及时报告用药后的不良反应,以便及时处理。告知家属如何照顾患者的饮食和起居,保证化疗顺利进行,并签化疗知情同意书。

(2)评估患者血管状况:根据患者需用化疗药物的性质和患者的血管状况,选择合适的静脉和穿刺工具。建议选用 PICC。

3.了解化疗疗程及疗效评估

判断实体瘤药物治疗后的疗效,国际上一般都采用世界卫生组织(WHO)的标准。治疗前后,应尽量选择垂直双径可测量的病灶,记录病灶大小。一般认为边界清楚、体格检查测量肿瘤(如浅表淋巴结、皮肤结节)的最大直径大于 2cm,影像学检查如 CT 测量最大直径大于 1cm 为可测量病灶。胸腔积液、腹腔积液、骨转移病灶等为不可测量的病灶,仅作为评估之用。检查方法可包括体格检查时的触诊、X 线摄片、B 超、CT、MRI 等。治疗前后选用的检查方法应相同,以便于对照。对化疗敏感肿瘤一般治疗两疗程后可评价疗效,而发展缓慢的肿瘤化疗三疗程后评价疗效可能更好。一旦出现疗效,特别是完全缓解和部分缓解,应继续观察 4 周,然后用相同的检查方法确认该疗效。

(1)周期:从用化疗药物的第 1 天算起,一般 21 或 28 天为一个周期。

(2)疗程:一般连续化疗 2～3 个周期,评价疗效。多数肿瘤需化疗 4～6 周期,其目的是恢复或重建患者机体免疫功能,使患者各脏器功能得到充分调理。

(3)WHO 的疗效判断:实体瘤疗效评价标准(REGIST)细胞毒性化疗药是通过肿瘤缩小量来评价其抗肿瘤作用。

①完全缓解(CR)指所有病变完全消失,疗效维持 4 周以上。

②部分缓解(PR)肿瘤病灶的最大直径之和缩小≥30％维持 4 周。

③进展(PD)靶病灶最大直径之和增大≥20％或出现新病灶。

④稳定(SD)靶病灶变化处于部分缓解和进展之间。

实体瘤化疗后能达到 CR 或 PR,是病变有效控制的指标,但有很多患者,化疗后病变大小无明显变化,但肿瘤相关症状如疼痛、发热等明显减轻或消失,患者全身状况好转,生活质量提高,也是肿瘤控制的表现。

第二节　抗肿瘤药物的作用机制和分类

一、抗肿瘤药物作用机制

抗癌药物治疗肿瘤的目的是阻止癌细胞的增殖、浸润、转移,最终杀灭癌细胞。现阶段所应用的大多数化疗药物,主要是利用药物抑制细胞增殖和肿瘤细胞生长的效应发挥其抗癌作用。由于细胞增殖是正常细胞和肿瘤细胞共有的特点,故此大多数细胞毒性化疗药对正常细胞具有毒性,特别是人体内代谢旺盛的细胞,如胃肠道黏膜细胞和骨髓细胞。肿瘤患者化疗后常出现消化道反应如恶心、呕吐及腹泻,血象下降现象与此有关。

传统的化疗药物组合成化疗方案,大多数来自于临床经验的常识和纯经验主义方法,随着科学家对细胞生物学和肿瘤细胞中的细胞生长调控因子的认识,目前已有选择性针对靶基因药物,如针对乳腺癌或胃癌的 HER-2/neu 癌基因过度表达的蛋白产物的抗体对转移性乳腺癌和晚期胃癌有效。细胞毒性化疗药物能够干扰肿瘤细胞的 DNA、RNA 或蛋白质的合成,当肿瘤细胞的大分子合成和功能受影响时,肿瘤细胞就会死亡。其中一部分肿瘤细胞的死亡是由化疗药物的直接杀伤所致。同时,化疗药物可以诱发细胞分化、凋亡,而细胞凋亡即细胞自身程序性死亡。

通常情况下,一个细胞在发生最终死亡之前,还会经历几次分裂。由于一次治疗仅能杀灭部分细胞,故必须重复给药才能不断减少细胞数量,从而达到对肿瘤的治疗目的。

二、细胞增殖动力学

(一)概念

细胞增殖动力学是从定量方面研究细胞增殖、细胞分化、细胞迁移、细胞丢失和死亡过程及体内外因素对这些过程的影响。它揭示了正常细胞群体和异常细胞群体增殖的特点和规律,为疾病的防治提供了理论和依据。细胞增殖动力学研究的范围涉及周期时间、空间形态和功能形态的变化。

(二)细胞增殖动力学的有关术语

1.细胞周期

是指处于增殖的细胞从一次有丝分裂结束到下一次有丝分裂完成所经历的整个连续过程。一个完整的细胞周期包括 DNA 合成前期(G_1)、DNA 合成期(S)、DNA 合成后期(G_2)、有丝分裂期(M 期)4 个阶段

2.细胞周期时间

指细胞从前一次分裂结束到下一次分裂结束所经历的时间,也即是每一个细胞周期所需要的时间。由 G_1+S+G_2+M 的时间之和所组成一般说来,S、G_2、M 各时期的时间比较恒定、变化较小,而 G_1 期在不同细胞的时间差异变化较大。有些分裂速度很慢的细胞在 G_1 期可停留几天,甚至数年。

3.增殖比率

处于增殖周期细胞数与同一组织中细胞总数的比率。处于增殖周期中的细胞数越多,生长比率越大。生长比率高的肿瘤,其体积增大较快。

4.倍增时间

组织体积增大一倍所需的时间为倍增时间。生长快的肿瘤,其倍增时间亦较短。

5.有丝分裂指数

在一既定组织中进行有丝分裂细胞所占的百分数。

肿瘤化疗细胞周期是细胞分裂及增殖的一个连续、复杂的过程。有关细胞周期的动态过程对控制癌细胞的增殖及治疗癌症患者有重要意义。

（三）细胞增殖中的三大类群

细胞增殖过程中可出现三大类群细胞，见图1-1。

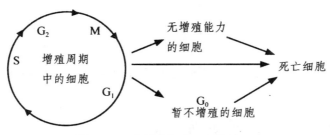

图1-1　三大类群细胞之间的关系

细胞增殖过程中可出现三大类群细胞，为了能正确使用抗肿瘤药物，降低毒副作用，取得最大疗效，必须了解恶性肿瘤细胞的增殖动力学。

恶性肿瘤组织中的癌细胞基本上可分为三大类群。

1.增殖细胞群

是指在细胞增殖周期中不断按指数分裂增殖的恶性肿瘤细胞。增殖细胞群占整个恶性肿瘤细胞的比例称为生长比率（GF）。各种肿瘤的GF不同，肿瘤早期GF较大。GF高的肿瘤，瘤体生长迅速，对抗肿瘤药物敏感。因此理想的化疗应在肿瘤生长的早期开始。

2.静止细胞群（G_0期细胞，休止细胞）

这部分细胞是后备细胞，有增殖能力而暂不进入细胞增殖周期，当某些因素使增殖细胞群大量伤亡时，此期的细胞即可进入细胞增殖周期。G_0期细胞对药物的敏感性低，是肿瘤化疗的主要障碍，同时也是肿瘤复发的根源。

3.无增殖能力细胞群

这部分细胞既不增殖也不丢失。在恶性肿瘤组织中这部分细胞很少，与肿瘤生长、复发无关，也无治疗上的意义。

三类细胞群不是静止不变的，而是处于相对运动中。增殖细胞亦可变成G_0期细胞、无增殖能力细胞或死亡。

（四）细胞周期

细胞周期是研究增殖细胞群中单个肿瘤细胞的生长变化。细胞周期是指细胞从上次分裂结束开始到下一次分裂完成，这一间隔称为细胞周期。癌细胞周期可分为以下4个阶段。

1.G_1期

即DNA合成前期，分裂出来的子细胞继续长大合成RNA及酶蛋白等为S期做准备。此期的长短在不同种癌细胞差异较大，可由数小时到数日。

2.S期

DNA合成期，是进行DNA复制的时期。此期之末DNA含量加倍，除合成DNA之外，此期也合成蛋白质、RNA，同时微粒蛋白的合成也在此期开始。所占时间约为细胞周期中1/4，多数为 10～30 小时。

3.G₂ 期

DNA 合成后期。此期 DNA 合成结束,已进行细胞分裂的准备工作,继续合成与癌细胞分裂有关的蛋白质和微管蛋白,所占时间为 1～12 小时。

4.M 期

即有丝分裂期。每个癌细胞分裂为 2 个子细胞,所占时间约 1 小时。此期又分为前、中、后、末 4 个时相。

当增殖周期完成后,一般只有部分细胞进入 G₁ 期开始第二个细胞周期,另一部分处于静止状态(G₀ 期)。

三、抗肿瘤药物与细胞周期

在肿瘤的发生发展中,其增长的速度是有差距的,无论时间或空间上都不是均一的。肿瘤的生长随肿瘤体积的大小而变化,当肿瘤体积较小时,多数肿瘤细胞处于分裂期,随着肿瘤体积增大,多数细胞停止活动进入休眠状态,这种类似 S 型曲线的生长方式被称为 Gompertzian 模型,见图 1-2。

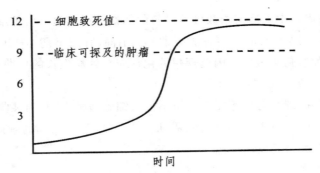

图 1-2　Gompertziam 肿瘤生长曲线

不同的肿瘤细胞,由于其生物学特征不同,细胞动力学也有较大的差异,有几项指标可以反映肿瘤细胞动力学如增殖比例和倍增时间。增殖比率越高,化疗越敏感,有效的治疗降低增殖部分的细胞。倍增时间随肿瘤的增大而增长,治疗开始时,倍增时间越短,首次化疗越敏感。

按抗肿瘤药物对各期肿瘤细胞的敏感性不同,可将其分成两大类,即细胞周期非特异性药物(CCNSA)和细胞周期特异性药物(CCSA)。

(一)细胞周期非特异性药物

CCNSA 能杀死各时相的肿瘤细胞,包括 G₀ 期细胞。包含的药物有烷化剂、抗肿瘤抗生素激素类、植物碱类特殊药物(表 1-1,图 1-3)。

细胞周期非特异药物的作用特点是呈剂量依赖性,杀死肿瘤细胞的疗效和剂量成正比,即增加剂量,疗效也增强,其剂量作用反应曲线直线下降。以大剂量冲击治疗为宜,但随之毒性增加,因此大剂量间期给药是发挥疗效的最佳选择。

(二)细胞周期特异性药物

细胞周期特异性药物主要杀伤处于增殖周期中某一时相的细胞,但对 G₀ 期细胞不敏感,主要是作用于 S 期和 M 期时相细胞。这类药物包括抗代谢药和植物药(表 1-1,图 1-3)。

细胞周期特异性药物的特点是呈给药时间依赖性。即给药开始其杀伤肿瘤细胞的疗效和剂量成正比,剂量作用反应曲线呈指数下降,但达到一定剂量时,杀伤肿瘤细胞则为恒定,不再发展,而只有延长作用时间,方可达到继续杀灭肿瘤细胞的目的。因此小剂量持续给药为最好的给药方式。

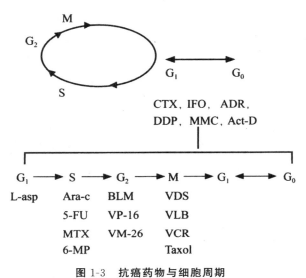

图 1-3 抗癌药物与细胞周期

表 1-1 抗肿瘤药物的细胞周期特异性

细胞周期特异性药物			
G_1 期	G_2 期	S 期	M 期
L-门冬酰胺酶	博来霉素	阿糖胞苷	长春碱
泼尼松	VP-16	氟尿嘧啶	长春新碱
		羟基脲	长春酰胺
		甲氨蝶呤	
细胞周期非特异性药物			
烷化剂	硝基脲类	抗生素类	其他
白消安	BCNU	放线菌素 D	丙卡巴肼
苯丁酸氮芥	CCNU	柔红霉素	达卡巴嗪
顺铂	链佐星	多柔吡星	
环磷酰胺		丝裂霉素	
氮芥			
美法仑			

(三)细胞增殖动力学和联合化疗

联合化疗指两种或两种以上的不同种类抗肿瘤药物的联合应用,旨在取得多种药物杀伤癌细胞的协同作用,以达到提高疗效,降低毒性和减少耐药性的作用。

联合化疗的原则如下。

(1)合理用药,而非几种药物的任意堆积。不是随便几种抗肿瘤药物放在一起就可以成为联合化疗。

(2)选用的药物一般需在单独用药时有效,只有在已知有增效作用的情况下,方可选用单用时无效或低效的药物。例如乳腺癌的治疗方案中都有蒽环类药物,因为蒽环类药物治疗乳腺癌单药有效率就很高,所以再联合其他抗肿瘤药物治疗就更能提高治疗有效率。

(3)应尽量选择几种作用机制、作用时相不同的药物组成联合化疗方案,以便更好地发挥协同作用。如将细胞周期非特异性药物和细胞周期特异性药物联合应用,可提高对肿瘤细胞的杀伤率。

(4)应选择毒性作用的靶器官不同,或者作用于同一靶器官,但作用时间不同的药物联合,以免加重毒性反应。例如不能将同时具有骨髓抑制作用的抗肿瘤药物联合使用,否则会引起严重的骨髓抑制,给患者造成生命危险。

(5)各种药物之间无交叉抗药性。

四、抗肿瘤药物的分类方法

(一)传统分类

根据药物的化学结构、来源及作用原理将抗肿瘤药物分为以下六类:烷化剂、抗代谢类、抗肿瘤抗生素类、植物碱类、激素类和其他药物。

1.烷化剂类药物

(1)氮芥类烷化剂:氮芥、美法仑、苯丁酸氮芥、环磷酰胺、异环磷酰胺等。

(2)甲烷磺酸酯类:白消安(马利兰)。

(3)亚硝基脲类:卡莫司汀、洛莫司汀、甲基洛莫司汀、链佐星、尼莫司汀等。

(4)Tetrazines 类:达卡巴嗪、米托唑胺、替莫唑胺等。

(5)乙烯亚胺类:噻替哌、亚胺琨、丝裂霉素 C。

(6)其他类烷化剂:丙卡巴肼、六甲蜜胺等。

2.抗代谢类药物

(1)嘧啶抗代谢物:阿糖胞苷、氟尿嘧啶、羟基脲、5-氮杂胞苷、吉西他滨等。

(2)嘌呤抗代谢物:6-硫鸟嘌呤、巯嘌呤、氟达拉宾。

(3)抗叶酸抗代谢物:甲氨蝶呤、雷替曲塞、洛美曲索、三甲曲沙等。

3.抗肿瘤抗生素类药物

(1)蒽环类:表柔比星、柔红霉素、阿克拉霉素等。

(2)蒽醌类:贵田霉素、多色霉素等。

(3)苯醌类:丝裂霉素、链黑霉素等。

(4)糖肽类:博来霉素、腐草霉素等。

(5)糖苷类:普卡霉素(光神霉素)、色霉素 A3 等。

（6）亚硝脲类：链佐星。

（7）色肽类：放线菌素 C，放线菌素 D 等。

（8）氨基酸类：重氮丝氨酸、Acivcin、氧代赖氨酸等。

（9）蛋白质类：新致癌菌素、大分子霉素、C-1027 等。

（10）核苷类：吡唑霉素、桑霉素、嘌呤霉素等。

4.植物碱类药物

（1）长春花生物碱类：长春新碱、长春碱、长春酰胺、长春瑞滨等。

（2）三尖杉碱类：三尖杉碱、高三尖杉碱等。

（3）紫杉类：紫杉醇、多西他赛等。

（4）喜树碱类：拓扑替康、伊立替康、羟喜树碱等。

（5）鬼臼毒素类：依托泊苷、替尼泊苷、磷酸依托泊苷、GL-331 等。

（6）三氧化二砷。

5.激素类药物

（1）抗雌激素类药物：他莫昔芬、托瑞米芬、瑞乐昔芬、Fulvestrant 等。

（2）芳香化酶抑制剂：氨鲁米特、来曲唑、阿纳曲唑、伏氯唑、依西美坦等。

（3）孕激素类药物：甲地孕酮、甲羟孕酮等。

（4）抗孕激素类药物：米非司酮、奥那司酮等。

（5）促性激素释放激素类似物：亮丙瑞林、戈舍瑞林等。

（6）抗雄激素类药物：氟他胺、比卡鲁胺、尼鲁米特等。

（7）雄激素类药物：氟甲睾酮等。

（8）雌激素类药物：己烯雌酚等。

（9）生长抑素类药物：生长抑素等。

6.其他类药物

（1）铂类药物：顺铂、卡铂、草酸铂、奈达铂等。

（2）门冬酰胺酶类：L-天门冬酰胺等。

（二）按作用靶点分类

（1）作用于 DNA 化学结构的药物，主要包括烷化剂、蒽环类和铂类化合物。

（2）影响核酸合成的药物，主要是抗代谢药物

（3）作用于 DNA 模板，影响 DNA 转录或抑制 RNA 合成的药物，主要是抗肿瘤抗生素类药物。

（4）影响蛋白质合成的药物，如三尖杉碱、紫杉类、长春碱和鬼臼碱类等。

（5）其他类型药物，如激素、生物反应调节剂、单克隆抗体。

五、依据药物特性规范给药

（一）作用于 DNA 化学结构的药物

1.烷化剂

又称细胞毒性药物，是最早问世并应用于临床的，也是最初有效药物的代表。迄今烷化剂

在联合化疗中仍占有重要的地位,为细胞周期非特异性药物。

(1)作用机制:通过细胞烷化作用,阻断 DNA 的合成,使 DNA 的复制出现错误,导致细胞分裂增殖停止或死亡。

(2)常用药物:氮芥类及其衍生物有氮芥(HN_2)、环磷酰胺(CTX)、异环磷酰胺(IFO)。

(3)给药规范:此类药物应大剂量间断给药。HN_2 禁忌口服、皮下及肌内注射此类药物的水溶液稳定性差,应现配现用。血性膀胱炎是氮芥类药物的主要不良反应,应用美司钠解救,并做好水化及碱化。

2.铂类化合物

属细胞周期非特异性药物。

(1)作用机制:具有烷化剂双功能基团作用,引起 DNA 复制障碍,从而抑制癌细胞分裂,其中的铂原子对抗肿瘤作用具有重要意义。

(2)常用药物

①顺铂(顺铂 DDP):第一代铂类抗癌药,为铂类金属络合物,具有烷化剂双功能基团作用,引起 DNA 复制障碍,从而抑制癌细胞分裂。DDP 中铂原子对抗肿瘤作用具有重要意义,属细胞周期非特异性药物、消化道反应与肾毒性是最常见的不良反应。

②卡铂(CBP):第二代铂类抗癌药,作用机制与 DDP 相似,为细胞周期非特异性药物,血液毒性为主要的限制性毒性反应。

③奥沙利铂(草酸铂 L-OHP):第三代铂类抗癌药,作用机制与 DDP 相似,主要不良反应为神经毒性。

④奈达铂:血液毒性较大,肾毒性和消化道反应较小。

(3)给药规范:均需避光输注。使用 DDP 时应给予相应地水化利尿,每日入量达 3000mL;使用 DDP 时应注意询问患者有无耳鸣,及时发现,停药观察;CBP、L-OHP 只能溶于 5%葡萄糖溶液;L-OHP 输注应避免冷刺激。

3.蒽环类

(1)作用机制:蒽环类抗肿瘤抗生素的作用机制是嵌入 DNA 双螺旋链中,影响其模板功能而抑制依赖于 DNA 的 RNA 合成。

(2)常用药物:阿霉素(ADM)、柔红霉素(DNR)、吡柔比星(THP)、表柔比星(E-ADM)。

(3)给药规范

①强刺激性化疗药物,外渗后可引起局部组织坏死,必须选用深静脉给药。

②总量不能超过 $450\sim550\,mg/m^2$,以免发生严重的心脏毒性。

③心脏毒性:与累积剂量相关,6%～30%的患者可出现心电图改变,表现为室上性心动过速、室性期前收缩及 ST-T 段改变。

(二)影响核酸合成的药物

1.抗代谢药物

(1)作用机制:抗代谢类药物与人体必需的代谢物很相似,通过干扰细胞的正常代谢过程,抑制肿瘤细胞的分裂和增殖,导致细胞死亡,为细胞周期特异性药物。

（2）常用药物

①叶酸拮抗类：甲氨蝶呤（MTX）。

②嘧啶拮抗剂类：5-氟脲嘧啶（5-FU）、5-氟尿嘧啶脱氧核苷（5-FUDR）。

③胞苷类拮抗剂类：阿糖胞苷（Ara-c）。

（3）给药规范

①MTX 通过鞘内给药，用于治疗脑转移；静脉大剂量应用 MTX，黏膜炎最常见，可给予四氢叶酸（CF）解救，并遵医嘱严格按时给予。

②5-FU 此类药物缓慢静滴的效果最好，滴注前应用 CF 可解毒增效。

③Ara-c 可通过血脑屏障，在脑脊液的半衰期为 2～11 小时，因此通常为每 12 小时给药。

2.拓扑异构酶抑制剂

（1）作用机制：通过抑制拓扑异构酶Ⅰ的活性而阻止 DNA 的复制，为细胞周期特异性药物，作用于 S 期，为喜树碱衍生物。

（2）常见药物：伊立替康（开普拓，CPT-11）、拓扑替康（金喜素，TPT）。

（3）给药规范

①CPT-11 常见延迟性腹泻，在用药 24 小时后出现，发生率 80％～90％，使用大剂量洛哌丁胺治疗有效；用药期间患者避免食用可能引起腹泻的食物和饮料。

②TPT 需避光输注，用药后可引起严重骨髓抑制，临床应密切观察血象，可预防性使用升血药物，减轻骨髓抑制的程度。

（三）作用于 DNA 模板影响 DNA 转录或抑制 RNA 合成的药物

1.作用机制

由微生物产生具有抗癌活性的化学物质，采用不同机制影响 DNA/RNA 及蛋白质的生物合成，使细胞发生变异，影响细胞分裂，导致细胞死亡。

2.常见药物

（1）乙撑亚胺类：丝裂霉素（自力霉素 MMC）。

（2）糖肽类：博来霉素（BLM）、平阳霉素（A5）。

（3）放线菌素类：放线霉素 D（更生霉素 ACD）。

3.给药规范

（1）输注前应常规给予激素治疗。

（2）输注后应观察体温变化。

（四）影响蛋白质合成的药物：抗肿瘤植物药

1.作用机制

植物药可抑制 DNA 或 RNA 合成，与细胞做管蛋白结合，阻止微小管的蛋白装配，干扰增殖细胞的纺锤体的生成，从而抑制有丝分裂，导致细胞死亡。此类药物属细胞周期特异性药物。

2.药物分类

（1）生物碱类：长春碱（VLB）、长春新碱（VCR）、长春地辛（VDS）、长春瑞滨（NVB）。

（2）木脂体类：鬼臼乙叉苷（VP-16）、鬼臼噻吩苷（VM-26）。

(3)其他：三尖杉碱、高三尖杉酯碱、紫杉醇(PTX)、多西紫杉醇。

3.给药规范

(1)强刺激性化疗药物，外渗可导致组织坏死，必须使用深静脉给药。

(2)过敏反应发生率为 39%，多出现于用药的 10 分钟内，输注时间维持在 3～4 小时，输注前应遵医嘱给予抗过敏治疗，给药的前 15 分钟应维持在 15 滴/分，观察 30 分钟后无过敏反应发生再适当调节滴数为 40 滴/分，用药期间，观察生命体征，及时发现过敏反应。

(3)紫杉醇注射液不得用 PVC 材料的输液瓶和输液管，必须使用一次性非 PVC 材料输液瓶和输液管。紫杉醇是一种无色或略带黄色黏性溶液，其溶媒由 50%聚氧乙基蓖麻油和 50%无水乙醇配制而成，具有高度的亲脂性，在使用 PVC 材料输液瓶（袋）会引起邻苯二甲酸(DEHP)的析出，引起肝脏毒性。DEHP 作为柔软剂用于生产 PVC 医用器具中及一次性输血袋，它在 PVC 输血袋配方中占 45%，为增塑剂。动物实验表明具有广泛的不良反应，主要表现为肝脏毒性和睾丸萎缩，对人体影响主要是荷尔蒙系统，有类雌激素作用，干扰内分泌物质的正常分泌。

(五)其他抗肿瘤药物：激素类

激素治疗目前已成为肿瘤治疗的重要手段，主要用于治疗乳腺癌和前列腺癌。激素治疗有效的先决条件是肿瘤细胞上具有激素受体，并且肿瘤细胞的生长和繁殖在一定程度上仍受激素控制，通过改变机体激素水平，有效地控制肿瘤生长。

临床上常用药物：

1.雄性激素

丙酸睾酮、甲基睾酮。

2.抗雄性激素类

氟他胺。

3.雌性激素

己烯雌酚(DES)、雌二醇。

4.抑制雌激素合成药物

他莫昔芬(三苯氧胺、TAM)。作用机制是与身体雌激素竞争性的与癌细胞的雌激素受体结合，产生抗激素作用。适用于年龄较大、绝经后期患者，常见的不良反应为面部潮红。

5.孕酮类

甲羟孕酮、甲地孕酮。主要是抑制雌激素的作用。可增加食欲，改善患者厌食，也可减轻癌症引起的疼痛，但可造成水钠潴留。

6.肾上腺皮质激素

泼尼松(PDN)、地塞米松(DXM)、泼尼松龙(PDNN)。

7.甲状腺激素类

甲状腺素。

常见化疗药物作用机制见表 1-2。

表 1-2　常见化疗药物作用机制

药物作用机制	药物种类	常用药物名称
作用 DNA	1.羟基试剂	氮芥类:环磷酰胺,异环磷酰胺,氮芥
		卡莫司汀,罗莫司汀
		铂类化合物:顺铂,卡铂,奥沙利铂
		丝裂霉素
		达卡巴嗪
	2.破坏 DNA 锁链药剂	博来霉素
	3.DNA 拓扑异构酶Ⅰ抑制剂	盐酸托泊替康,伊立替康
		羟喜树碱
	4.DNA 拓扑异构酶Ⅱ抑制剂	放线菌素,罗红霉素,多柔比星,依托泊苷、米托蒽醌
抗代谢性	叶酸拮抗剂	甲氨蝶呤
	尿酸拮抗剂	磷酸氟达拉滨
	嘧啶拮抗剂	阿糖胞苷,氟尿苷,氟尿嘧啶
	核酸拮抗剂	健择
抑制有丝分裂抑制剂:主要作用于细胞内微细小管	植物碱	长春碱,长春新碱,长春拉滨
	杉醇类	紫杉醇,多西他赛
激素制剂	雌激素	双烯雌酚,雌二醇,炔雌醇
	雄激素	甲睾酮,睾酮
	黄体素	乙酸羟孕酮,甲地孕酮
	肾上腺类固醇	地塞米松,氢化可的松,甲泼尼龙,泼尼松龙,泼尼松
	LH-RH 拮抗剂	醋酸亮丙瑞林,醋酸戈舍瑞林
	抗激素剂	抗雌激素:他莫昔芬
		抗肾上腺素:氨苯哌酮(氨鲁米特),米托坦
		抗雄性素:氟他胺
单克隆抗体		曲妥珠单抗
		利妥昔单抗
		两妥昔单抗
		贝伐单抗

六、肿瘤合理用药

合理应用抗癌药物治疗恶性肿瘤，是提高患者治疗有效率、改善生活质量、延长生存的重要手段。

（一）肿瘤患者接受化疗药需有明确的诊断和临床分期

抗肿瘤治疗特别是化疗药物常具有明确的毒副反应，包括血象下降，消化道反应，致畸、致突变、致癌的潜在可能性，因此治疗前首先应明确患者的诊断，通常应取得组织细胞学或病理学诊断。在少数情况下，确实难以取得组织细胞学证据，但也应在临床及实验室检查或影像学诊断十分肯定的情况下，经过权威会诊讨论后，再进行化疗。

组织学诊断不仅仅是为了明确诊断，组织学病理分型对于化学药物的选择、治疗结果的预测及整个综合治疗方案的决定皆有意义。小细胞肺癌和非小细胞肺癌的化疗方案，非小细胞肺癌中的鳞癌、腺癌和大细胞癌的化疗方案是完全不同的。

临床分期也是合理治疗的重要依据之一。确定肿瘤侵犯的范围，即分期，对于决定是否化疗或安排化疗和放疗的顺序有很大价值。

（二）肿瘤内科的治疗计划和目标

由于肿瘤类型、病期早晚不同，治疗所达到的效果也有所区别。根据患者的具体情况，依据治疗指南和原则，制订个体化的治疗方案和目标非常重要。

1. 根治性化疗

部分恶性肿瘤经积极的化疗有可能达到治愈。通常这样的化疗是规范的、足量和足疗程，且针对化疗敏感的肿瘤。诸如绒毛膜上皮癌、睾丸精原细胞瘤、部分恶性淋巴瘤。一般不能随意减低化疗剂量，不能随意延长化疗间歇时间。

2. 姑息性化疗

与根治性化疗不同，对某些恶性肿瘤应用化疗不能达到治愈的目标，而是可减轻症状，缩小肿瘤体积，带瘤生存，延长患者的生存期。这种治疗开始前，应全面权衡化疗可能给患者带来的好处和不良反应给患者造成的风险，以决定治疗策略。

3. 辅助性化疗

一般是指手术或放疗消除了影像学或肉眼可见的肿瘤后，再补充给予的药物治疗。主要目标是杀灭微小癌转移灶，即亚临床病灶，达到治愈的目的。

4. 肿瘤试验性化疗

一种正在不断发展的治疗方法，新的化疗药物和新的治疗方案也在不断地进行研。无论是新药还是新方案，都离不开临床试验。临床试验的病例选择应有严格的伦理学及科学原则，应遵循 GCP 即药物临床试验规范进行。

七、药物相互作用

近年来，药物种类日益增多，新药品种不断涌现，许多患者接受治疗时，往往联合应用两种或两种以上的药物。

药物相互作用是指同时或相隔一定时间内使用两种或两种以上药物,而一种药物的作用受到另一种药物的影响。由于药物之间的作用,改变了一种药物原有的理化性质、体内过程和组织对药物的敏感性,从而改变了药物的药效和毒性反应。

药物相互作用的结果对患者的治疗可能是有益的,如疗效提高或毒性降低;也有可能是有害的,甚至可发生致命的后果。故了解并掌握药物的相互作用对医护人员是极为重要的。在体外的相互作用也是护理人员应当掌握的,如注射剂之间或向静脉输注瓶加入药物,相互配伍引起的理化反应可使药效降低,其使药物毒性增加,亦即配伍禁忌。

1.相加作用

指等剂量的两种药物合用的效应等于应用各药双倍剂量的效应。凡能发生相加作用的两药合用时,各药剂量应减半,否则可能会引起中毒。如两种铂类药物同时应用,应减量应用,避免副作用增加。

2.增敏现象

一种药物可使组织或受体对另一种药物的敏感性增强,即增敏现象。如氟尿嘧啶与亚叶酸钙同时应用可以提高疗效。

3.协同作用

两种药物分别作用于不同的部位,使两药合用时引起的效应大于各药单用疗效的总和。细胞周期特异性药物与细胞周期非特异性药物(如氟尿嘧啶与顺铂)联合应用,对肿瘤细胞的杀伤可起到协同的效果。

4.拮抗作用

两种或以上药物合用时导致药效降低。

第三节　常见的抗肿瘤药物相关毒性

一、与细胞毒化学治疗有关的辅助药物

(一)氨磷汀

氨磷汀最初是冷战时期由美国军方研究用于核战争的放射保护剂。冷战结束后,对氨磷汀的研究转为细胞毒治疗(放射治疗和化疗)中对正常细胞的保护作用,并于 1994 年在欧洲首先上市,1995 年获得美国 FDA 批准用于卵巢癌顺铂治疗患者的肾毒性的保护,以后又获得批准用于非小细胞肺癌,1999 年批准用于头颈部癌放射治疗时的腮腺保护。氨磷汀在体外没有活性,在体内经碱性磷酸酶水解脱磷酸后成为含自由巯基的活性代谢产物 WR-1065。WR-1065 对细胞保护的主要机制是,自由巯基能直接与烷化剂和铂类药物的活性基团结合,减少烷化剂和铂类药物对 DNA 的破坏,另一方面,自由巯基可清除化疗药物产生的氧自由基,减少自由基对细胞膜及 DNA 的损伤。氨磷汀对正常细胞选择性的保护作用,主要是由于正常组织膜结合碱性磷酸酶含量明显高于肿瘤组织。碱性磷酸酶是 pH 依赖的酶,肿瘤组织血供少,组织乏氧明显,因而碱性磷酸酶活力低下。因此,能够通过碱性磷酸酶代谢后摄取 WR-

1065 进入细胞内的主要是正常组织。氨磷汀的临床研究主要涉及：对顺铂所致肾毒性的保护作用；对化疗引起的血液学毒性的保护作用；对化疗所致神经毒性的保护作用及对放射治疗的保护作用。

（二）造血细胞集落刺激因子

造血细胞集落刺激因子是造血细胞成熟分化的重要调控因子，对髓系细胞的发育和分化起着重要的作用。粒细胞和粒细胞-巨噬细胞集落刺激因子（G-CSF 和 GM-CSF）的作用包括刺激造血祖细胞增生、分化，增强这些细胞成熟后的功能。增加周围血和骨髓中性粒细胞计数，促进中性粒细胞释放入血循环。增强粒细胞抗体依赖的细胞毒作用，通过增加超氧离子的产生增强粒细胞的杀菌能力。在临床上，G-CSF 可缩短与细胞毒化疗有关的严重粒细胞缺乏持续的时间，使感染的机会减少，但不能预防粒细胞缺乏的发生。

（三）白细胞介素 11

白细胞介素-11（IL-11）是由骨髓基质细胞产生的多效性细胞因子，IL-11 在体外能够刺激造血干细胞、巨核细胞增生，诱导巨核前体细胞成熟。重组人白细胞介素-11（rhIL-11）是获得美国 FDA 批准用于治疗化疗引起的血小板减少症的血小板生长因子。临床试验结果表明，化疗后给予 rhIL-11 可减少需要输注血小板的机会。

（四）5-羟色胺 3（5-HT3）受体拮抗剂

化疗引起的恶心和呕吐是严重影响患者治疗耐受性和依从性的不良反应。细胞毒药物引起恶心呕吐的途径有两方面。

（1）化疗药物损伤了消化道黏膜（特别是回肠黏膜），导致肠上皮释放 5-HT，刺激传入迷走神经的 5-HT3 受体，使呕吐中枢兴奋引起呕吐。

（2）直接刺激化学感受器并传递至呕吐中枢引起呕吐。5-HT3 受体拮抗剂通过竞争性地阻断 5-HT 与 5-HT3 受体结合，拮抗化疗药物的致吐作用。临床研究表明，5-HT3 受体拮抗剂对于化疗药物引起的急性呕吐具有明显的抑制作用。对于中度致吐药物引起的呕吐的完全控制率达 50%～89%，对于重度致吐药物（如顺铂）引起的呕吐的完全控制率也可达 50%～70%。5-HT3 受体拮抗剂与地塞米松合用可提高呕吐的完全控制率。5-HT3 受体拮抗剂对于延迟性呕吐的控制率在 50% 以下。

二、抗癌药物毒性反应

抗肿瘤药物中的细胞毒药物，在杀伤肿瘤细胞的同时，对正常细胞也有损害。熟悉各种抗肿瘤药物的毒性并熟练掌握处理的方法有助于安全有效的进行抗肿瘤治疗。抗肿瘤药物的毒副作用按部位可分为局部反应和全身反应。全身反应中可按系统进一步分类，按发生的时间可分为近期反应和远期反应。

（一）局部反应

抗肿瘤药物的局部反应主要是抗肿瘤药物局部渗漏引起组织反应或坏死以及栓塞性静脉炎。

1.局部药物渗漏后的组织反应

药物渗漏引起局部组织坏死，溃疡，有时溃疡经久不愈或形成纤维化，造成功能障碍。属于强刺激性药物有多柔比星、丝裂霉素、长春新碱、长春花碱、长春花碱酰胺、长春瑞滨等,依托泊苷、紫杉醇也有明显的刺激性。对于药物外渗后应立即处理:

(1)停止输液,抬高肢体。

(2)保留针头,尽量回抽外渗的药物。

(3)局部给予相应的解毒剂,并按不同需要局部冷敷或热敷。

(4)外渗部位避免压迫。

(5)及时报告和记录。

2.栓塞性静脉炎

早期表现为红肿、疼痛,后期表现为静脉栓塞、变硬呈条索状,色素沉着。长春瑞滨、氟尿嘧啶、多柔比星、达卡巴嗪、依托泊苷易引起静脉炎。静脉炎的处理以预防为主,药物应有一定的稀释度、合理的滴速。强刺激性药物宜深静脉置管给药。局部热敷或中药外敷有助于减轻症状和恢复。

(二)全身反应

1.过敏反应

抗肿瘤药物中可引起过敏反应的可分为局部和全身两种。

(1)局部反应表现为沿静脉出现的风团、荨麻疹或红斑,常见于多柔比星、表柔比星给药后,使用氢化可的松、地塞米松后可缓解,反应消退后仍可继续用药。

(2)全身反应可表现为颜面发红、荨麻疹、低血压、发绀等,严重的可引起休克。易引起过敏反应的抗肿瘤药物有左旋门冬酰胺酶(门冬酰胺酶)、紫杉醇、鬼臼毒类等。临床表现为典型的Ⅰ型变态反应。高危因素有高过敏体质,其他药物过敏史。应用左旋门冬酰胺酶(门冬酰胺酶)前应做皮试;应用紫杉醇前应用地塞米松、西咪替丁、苯海拉明预防变态反应。如果发生严重过敏反应,必须立即停止药物输注,并予以恰当的抗过敏治疗。

2.发热

发热是药物急性全身反应的一种表现。博来霉素最易引起高热,常伴寒战。发热一般在给药后2~4小时出现,也可发生在6小时后,通常为自限性毒性。偶尔发生高热,伴呼吸急促、低血压、谵妄,甚至死亡。这些情况的特征有时类似于过敏反应。恶性淋巴瘤患者中较容易发生。应先给予博来霉素1mg做试验,严密观察体温、血压。高热时及时补液,使用退热剂和激素可避免严重后果。其他可引起发热反应的药物有多柔比星、门冬酰胺酶、放线菌素D、达卡巴嗪、丙卡巴肼等。大多数细胞因子也可以引起发热反应。

3.造血系统反应

大部分细胞毒药物都有不同程度的骨髓抑制。由于成熟血细胞进入外周血后存活时间不同,影响最大的是白细胞,其次是血小板,严重时会引起血红蛋白降低。不同药物对骨髓抑制发生的时间、持续时间、骨髓严重程度不相同。影响骨髓抑制的因素,除药物外与患者个体骨髓储备能力密切相关。肝病、脾亢、曾接受过抗肿瘤治疗者更易引起明显骨髓抑制。严重的粒细胞减少时,感染机会明显增加,甚至危及生命。粒细胞抑制较明显的药物有:亚硝脲类、蒽环类、紫杉类、长春瑞滨、长春花碱、依托泊苷、异环磷酰胺等。粒细胞巨噬细胞集落刺激因子(GM-CSF)和粒细胞集落刺激因子(G-CSF)能促进骨髓造血干细胞的分化和粒细胞的增殖,减少化疗后粒细胞减少的程度及持续时间。对血小板影响较明显的有丝裂霉素、卡铂、吉西他滨、亚硝脲类,严重的血小板下降会引起出血。白介素11、血小板生长因子(TPO)有较好的升血小板作用。对血小板减少的患者密切注意出血倾向,防止出血的发生,同时避免使用有抗凝作用的药物,当血小板≤$20×10^9$/L 或有出血时可输单采血小板。

4.消化道反应

几乎所有抗肿瘤药物都具有不同程度的消化道反应。反应常较骨髓抑制出现得早,严重毒性反应也较少。

(1)食欲缺乏:为化疗最初反应,发生于化疗后 1～2 天。可能与药物本身刺激胃肠道、胃肠道上皮受抑制以及血浆游离色氨酸升高有关。一般无需特殊处理。孕酮类药物可缓解症状。

(2)恶心呕吐:是抗肿瘤药物最常见的毒性反应。化疗所致呕吐按发生的时间可分为急性呕吐、延迟性呕吐。引起重度呕吐的药物有顺铂、亚硝脲类、氮芥、达卡巴嗪、多柔比星、依托泊苷等。目前用于止吐的药物有 5-HT3 受体拮抗剂、胃复安、氯丙嗪、大麻酚、地塞米松等。

(3)黏膜炎:消化道上皮细胞更新受到抑制可使口腔到肛门整个消化道黏膜变薄,容易产生继发感染,如口角炎、舌炎、肠炎等。严重的会引起消化道溃疡、出血、出血性或假膜性腹泻等。口腔毒性一般发生于化疗后 5～7 天。以抗代谢药与抗癌抗生素类用药后多见。反应常与剂量有关,有累积性,体质衰弱和免疫抑制的患者,容易继发真菌感染。应向患者介绍有关口腔卫生及护理的常识,发生口腔炎后,应给予口腔护理,用复方硼砂液、3%碳酸钠或 3% 双氧水漱口,局部涂抹溃疡合剂(含制霉菌素、新霉素、地卡因等)。应注意进软食或流质,避免刺激性食物。加强支持治疗,纠正水盐电解质失衡。

(4)腹泻:化疗药物引起腹泻常见于氟尿类(优福啶、喃氟啶、氟铁龙、卡培他滨)、甲氨蝶呤、阿糖胞苷、伊立替康。化疗引起的腹泻次数一日超过 5 次以上,或有血性腹泻,应立即停用有关化疗药物。CPT-11(伊立替康)引起的腹泻有两种:①给药后 24 小时内发生的乙酰胆碱综合征所致的腹痛、腹泻、出汗、流泪、低血压等症状,给予阿托品可缓解;②给药后 24 小时出现的延迟性腹泻为类似霍乱样的水泻,与 CPT-11 的代谢产物 SN-38 有关。用 CPT-11 后一旦出现稀便、水样便、肠蠕动异常,必须立即口服易蒙停,注意水电解质平衡,必要时给予喹诺酮类抗生素,并注意随访外周血白细胞计数,白细胞严重低下,感染性腹泻可导致严重后果。

(5)便秘:长春花碱药物如长春新碱、长春花碱酰胺、长春花碱等可引起便秘。长春新碱有时可引起麻痹性肠梗阻,对高龄患者适当减量。5-HT3 受体拮抗剂、吗啡类止痛药、高钙血症或脱水也与便秘有关。多食富含纤维、新鲜水果和蔬菜,充分摄入液体均可有助于减轻便秘。必要时应同时用缓泻剂。

5.心脏毒性

许多抗肿瘤药物对心脏有一定的毒性,其中以蒽环类抗生素的心脏毒性最受重视。蒽环类药物心肌病临床上可分为急性心肌心包炎、亚急性心脏毒性、迟发性心肌病。心脏毒性可表现为短暂可逆的心动过速、心律不齐、ST-T 改变,当累积剂量达到一定程度时,可出现心肌坏死,甚至不可逆充血性心力衰竭。蒽环类药物中多柔比星、表柔比星都有不同程度的心脏毒性,其中以多柔比星最显著。多柔比星累积剂量一般应该<550mg/m^2。高龄(>70 岁)、原有心脏疾病、曾接受纵隔放射治疗,或曾用大剂量环磷酰胺治疗的患者累积剂量不宜超过450mg/m²。多柔比星心肌毒性的检测可通过 ECG、心脏血池扫描、超声心动图以及心肌或心内膜活检,大剂量环磷酰胺可引起心肌炎。紫杉醇可发现心律不齐和传导阻滞。丝裂霉素和蒽环类联合应用时,可能增加蒽环类的心脏毒性。氟尿嘧啶也可引起心前区疼痛、ST-T 改变、心律失常等心脏毒性。

6.肺毒性

多种抗肿瘤药物可引起肺毒性,如亚硝脲类、植物碱类、烷化剂等,其中博来霉素最易引起肺毒性。病理改变为肺间质性改变,包括纤维性渗出、透明膜形成、间质及肺泡纤维化。一般博来霉素累积用量不宜超过 300mg。高龄(>70 岁)、慢性肺部疾患、肺功能不良、曾接受肺或纵隔放射治疗者均需慎用或不用博来霉素,用药中宜定期做肺功能及胸部 X 线检查。甲氨蝶呤可表现为急性自限性过敏反应,停药后病变可逆。长春新碱和丝裂霉素联合应用时,可出现急性呼吸困难综合征,可能是由药物对肺血管的直接损伤所引起。处理化疗相关肺毒性的最好方法是预防。一旦发现肺毒性,应立即停药。给予皮质类固醇可缓解症状。

7.肝毒性

抗癌药物引起的肝毒性可表现为急性化学性损伤所致的肝细胞坏死和慢性长期用药后引起的肝纤维化、肝脏脂肪沉淀。亚硝脲类药物、6-巯基嘌呤、阿糖胞苷、门冬酰胺酶、达卡巴嗪均可引起肝毒性。长期应用甲氨蝶呤会导致肝纤维化。化疗前应预先了解患者的用药史,有肝功能不全慎用或减量使用抗肿瘤药物;化疗期间应定期检查肝功能。大多数引起的肝功能损伤是一过性,停药及护肝治疗后可迅速恢复。

8.泌尿系统反应

(1)肾损害:多数抗肿瘤药物引起的肾功能障碍是损伤肾小管,引起肾小管上皮细胞水肿、变性,上皮脱落及管腔扩张。顺铂的肾毒性最为突出,用药后可出现血清 BUN 及 Cr 升高,肌酐廓清率下降。大剂量顺铂对肾小管损伤更明显,严重者可导致急性肾衰竭。监测肾功能、充分水化以及采用联合化疗减少单药剂量为预防措施。为减少肾毒性的发生,在顺铂化疗时不宜使用氨基糖苷类抗生素。应用大剂量顺铂时应予以水化和利尿,有助于减轻肾毒性。细胞膜保护剂氨磷汀可减少或防止顺铂的肾毒性。甲氨蝶呤对肾脏有直接毒性,损害肾小管滤过和排泄。大剂量甲氨蝶呤使用后血药浓度监测及亚叶酸钙解救、水化和碱化尿液等措施可预防肾毒性发生。异环磷酰胺也可引起肾损害。

(2)出血性膀胱炎:应用异环磷酰胺和大剂量环磷酰胺后,它们的代谢产物丙烯醛经泌尿系统排泄入膀胱后可引起出血性膀胱炎。预防性给予巯乙磺酸钠可防止化学性膀胱炎的发生。

9.神经毒性

抗肿瘤药物引起的神经毒性可分为外周神经毒性和中枢神经毒性。作用于微管的抗肿瘤药物主要引起外周神经毒性,如长春花碱类、紫杉类、铂类。这种毒性是剂量依赖性的,并且通常在停药后可恢复。长春新碱的毒性表现为肢体远端麻木、感觉异常、腱反射迟钝或消失、肌无力,有时还会引起麻痹性肠梗阻。顺铂的神经毒性包括周围神经炎和高频区听力缺损。奥沙利铂则表现为遇冷加重的周围神经病变及周围感觉异常,并随累积剂量增加而加重。FU

类大剂量用药可发生可逆性的小脑共济失调。儿童颅脑放射治疗后全身用甲氨蝶呤可发生坏死性脑白质病。甲氨蝶呤、阿糖胞苷鞘内给药也可发生化学性脑病。异环磷酰胺引起的中枢神经毒性可表现为意识模糊、人格改变、焦虑失眠,甚至于轻度偏瘫、癫痫发作等。

10.凝血障碍

光辉霉素和门冬酰胺酶最易引起凝血障碍。光辉霉素发生的凝血障碍与剂量和疗程相关。患者有多种凝血因子抑制和中度血小板减少。出血的主要原因可能是小血管损害。ASP应用后有凝血指标的异常、凝血因子的减少,但临床上很少有严重出血情况。

11.免疫抑制

多数抗癌药物包括肾上腺皮质激素都是免疫抑制剂,长期应用可导致患者免疫功能低下。实验研究表明中剂量间歇化疗所引起的免疫抑制往往较轻而主要抑制体液免疫,而小剂量长疗程持续每天给药则易严重抑制细胞免疫功能。

(三)远期毒性

1.性腺

抗肿瘤药物中烷化剂及丙卡巴肼、长春花碱等对性腺影响较大。通常男性会产生性腺功能不全,可导致精子缺乏、睾丸萎缩。女性引起性腺过早衰竭,表现为闭经、不育。妊娠早期抗癌药物可致畸胎、流产,妊娠后期抗癌药物对胎儿生长影响不大。

2.第二原发肿瘤

由于抗癌药物本身又是致癌物质,多次化疗后获长期生存的患者第二肿瘤的发生率比普通人群明显增高。第二肿瘤以白血病和淋巴瘤最常见。如霍奇金淋巴瘤放射治疗化疗后治愈的患者发生白血病的危险性比普通人群高 30 倍。实体瘤的发生可出现在 10 年后。抗癌药物中以烷化剂、丙卡巴肼等最易引起第二原发肿瘤。值得注意的是,并不是所有第二原发肿瘤都与治疗有关。

第四节　肿瘤的分子靶向治疗

如何将肿瘤细胞与正常细胞在治疗上区别开来,一直是肿瘤学探索的方向。几十年来,随着分子生物学技术和细胞遗传学等领域的发展,对肿瘤发生发展的分子机制,包括染色体异常、癌基因扩增、生长因子及其受体的过表达、肿瘤相关信号转导通路的激活等的认识不断深入,越来越多的针对不同靶点的分子靶向药物用于肿瘤治疗,迅速扩展着肿瘤药物治疗的领域,推进着肿瘤治疗观念和理论的发展。进入 21 世纪的这十余年,是分子靶向药物在临床上获得重大突破、取得丰硕成果的时期。分子靶向治疗的研究目前已成为临床肿瘤学中最重要的热点领域。肿瘤分子靶向药物根据药物化学结构分为单抗隆抗体和小分子化合物。

一、分子靶向治疗的定义和特点

分子靶向治疗,是指"针对参与肿瘤发生发展过程的细胞信号转导和其他生物学途径的治疗手段"。广义的分子靶点包括了参与肿瘤细胞分化、增殖、周期调控、凋亡、迁移、侵袭、全身转移等多个过程的,从 DNA 到蛋白/酶水平的任何亚细胞分子。细胞毒类药物虽然能有效的杀灭肿瘤细胞,但由于其针对性不强,会同时损伤机体正常新陈代谢的细胞,并由此产生一系列毒性反应。而分子靶向治疗可以相对选择性的作用于与肿瘤细胞相关的分子,相应降低了毒性反应的程度,提高了疗效。而且由于作用机制不同,对一些传统化疗效果不佳的肿瘤,也有可能获得明显疗效。

二、分子靶向药物的作用机制

靶向药物可以通过多种机制干扰肿瘤细胞的增殖和播散,主要有:①干扰或阻断与细胞分裂、迁移和细胞外信号转导等参与细胞基本功能调控的信号转导分子,抑制细胞增殖或诱导凋亡。如:特异性结合细胞膜上生长因子受体或细胞膜分化抗原,阻断细胞增殖信号通路,或诱导免疫应答,通过抗体依赖性细胞介导的细胞毒作用和补体介导的细胞毒作用等杀伤肿瘤细胞;阻断细胞内信号转导通路,目前临床应用及研究较多的是以酪氨酸激酶及其下游信号转导通路关键分子为作用点的靶向治疗。②作用于细胞周期蛋白,抑制肿瘤生长并诱导细胞程序性死亡,即细胞凋亡。③直接作用于与凋亡相关的分子,诱导肿瘤细胞的凋亡。④通过刺激或激活免疫系统,直接识别和杀伤肿瘤细胞或通过携带的毒性物质杀伤肿瘤细胞。⑤针对肿瘤细胞表观遗传学异常的靶向药物作用于 DNA 异常甲基化、组蛋白去乙酰化异常及其所致染色体结构异常,恢复抑癌基因的活性。⑥抑制肿瘤血管的新生,破坏肿瘤生长微环境。⑦抑制细胞外基质降解,从而抑制肿瘤细胞侵袭转移。

乳腺癌的内分泌治疗是最早的靶向治疗,作用的分子靶点是雌激素受体(ER)。正常的乳腺上皮细胞表达 ER,雌激素与 ER 结合后,可以促进乳腺上皮细胞的增殖和生长。对于 ER 阳性的乳腺癌细胞,雌激素与 ER 的结合可以促进肿瘤细胞的增殖,阻止这一信号通路的激活,可以抑制肿瘤的生长。目前已有多种不同作用机制的乳腺癌内分泌治疗药物,包括与 ER 竞争性结合的 ER 拮抗剂、抑制雌激素合成的芳香化酶抑制剂和破坏细胞内 ER 的 ER 降解剂等。如今内分泌治疗已经成为乳腺癌术后辅助治疗和晚期姑息治疗的主要治疗选择。

近年来,随着对肿瘤相关分子靶点认识的逐步深入,分子靶向药物有了迅猛的发展,新型分子靶向药物的主要作用靶点有:①与信号转导相关的酶抑制剂,如针对 bcr-abl 融合蛋白和 c-kit 激酶的抑制剂伊马替尼、达沙替尼;表皮生长因子受体酪氨酸激酶抑制剂(EGFR-TKI)吉非替尼、厄洛替尼、埃克替尼;HER-2 酪氨酸激酶的抑制剂拉帕替尼;RAF-MERK-ERK 信号转导通路抑制剂索拉非尼;间变性淋巴瘤激酶(ALK)抑制剂克唑替尼;对 c-kit、VEGFR、PDGFR 等双靶点或多靶点起作用的药物舒尼替尼、索拉非尼;mTOR 抑制剂依维莫司等。②抗新生血管生成的药物如抗血管内皮生长因子(VEGF)抗体贝伐珠单抗、VEGF 受体(VEGFR)酪氨酸激酶抑制剂和血管内皮抑素等。③作用于细胞表面抗原或受体的单克隆抗体,如针对 B 淋巴细胞表面 CD20 抗原的利妥昔单抗、上皮肿瘤细胞表面 HER-2 的曲妥珠单抗和 EGFR 的西妥昔单抗等。还有针对免疫耐受机制起作用的细胞毒 T 细胞抗原-4(CTLA-4)单抗,阻断活化 T 细胞表面的程序性死亡受体(PD-1)或其配体(PD-L1)的单抗等。④泛素-蛋白酶体抑制剂如硼替佐米。⑤作用于细胞周期的药物如周期素依赖性激酶(CDK)抑制剂和有丝分裂中 Aurora 激酶的抑制剂等。⑥作用于细胞凋亡调节因子的靶向治疗,如凋亡抑制基因 BCL-2 抑制剂 ABT737。⑦其他,如蛋白激酶 C 抑制剂、组蛋白去乙酰化酶抑制剂、法尼基转移酶抑制剂和金属蛋白酶抑制剂等。

随着分子靶向药物作用机制研究的不断深入,必将有更多的不同作用机制的靶向治疗药物出现,包括一些作用于多靶点的靶向治疗药物,如舒尼替尼和索拉非尼,能够同时抑制血小板衍生生长因子受体(PDGFR)、VEGFR、c-kit 和 FLT3 等,既能抑制肿瘤细胞的增生,又有抗新生血管形成的作用。

三、分子靶向药物的分类

(一)按照分子靶向药物靶点的空间定位分类

1.作用于细胞膜的药物

此类药物主要是针对跨膜生长因子受体或细胞膜分化抗原。例如①作用于 EGFR 的单克隆抗体西妥昔单抗,主要用于治疗晚期结直肠癌、头颈部鳞癌;②EGFR-TKI 吉非替尼、厄洛替尼和埃克替尼,主要用于治疗 EGFR 基因敏感突变的晚期非小细胞肺癌;③作用于 HER-2 受体的单克隆抗体曲妥珠单抗,主要治疗 HER-2 过表达的乳腺癌和胃癌;④作用于 CD20 抗原的利妥昔单抗,主要治疗 CD20 表达阳性的 B 细胞淋巴瘤;⑤针对免疫耐受机制起作用的 CTLA4 单抗,阻断活化 T 细胞表面的 PD-1 或其配体 PD-L1 的单抗等,PD-1 单抗 Nivolumab 已被食品药品监督管理局(FDA)批准用于治疗黑色素瘤和晚期鳞状非小细胞肺癌,Pembrolizumab 则被 FDA 批准用于治疗黑色素瘤。

2.作用于细胞质的药物

此类药物靶向干细胞内信号转导过程,例如 mTOR 抑制剂依维莫司,目前已用于与依西美坦联合治疗来曲唑或阿那曲唑治疗失败的晚期激素受体阳性、HER-2 阴性的绝经后乳腺癌;还有 MEK 激酶抑制剂 AZD6244、PI3K 抑制剂 BGT226 和 BE2235 等。

3.作用于细胞核的药物

此类药物靶向于 DNA 或 RNA,例如:①组蛋白去乙酰化酶抑制剂伏立诺他用于治疗皮肤 T 细胞淋巴瘤,西达本胺用于外周 T 细胞淋巴瘤;②DNA 甲基转移酶抑制剂地西他滨用于治疗骨髓增生异常综合征;③针对细胞周期依赖性激酶的 seliciclib。

4.作用于癌细胞外环境的药物

主要是抗肿瘤相关血管生成或抑制细胞外基质降解。如①重组人源化血管内皮生长因子单克隆抗体贝伐单抗主要用于结直肠癌、乳腺癌和非小细胞肺癌的治疗;②重组人血管内皮抑制素等;③抑制细胞外基质降解的药物,如基质金属蛋白酶抑制剂。

(二)按照分子靶向药物的结构分类

1.单克隆抗体

作用于生长因子受体、细胞表面抗原及其他细胞蛋白,如作用于 CD20 抗原的利妥昔单抗。

2.小分子化合物

可以作用于细胞结构中几乎所有靶点,如 EGFR-TKI 埃克替尼。

3.小干扰 RNA

此类药物作用于 RNA。

4.反义寡核苷酸

此类药物作用于 RNA、DNA 和蛋白。

5.经修饰的肽

可作用于生长因子受体、细胞表面抗原、细胞外和细胞内蛋白（例如酶类和信号转导分子）。

6.核酶

作用于肿瘤细胞的 RNA 和 DNA。

目前临床上应用最广泛的是小分子和单克隆抗体类药物。小分子药物可以穿透细胞膜，通过与细胞内的靶分子结合发挥作用，另外可通过血-脑屏障进入中枢神经系统。单克隆抗体类药物不能穿透细胞膜，而是作用于细胞外或细胞表面的分子。小分子和抗体类药物的研发过程各不相同，小分子药物主要通过大量化合物的筛选和优化，在成千上万种化合物中筛选出与靶分子作用最有效的一种，之后对筛选出的化合物进行化学修饰和再次筛选，最后进入临床前研究。抗体类药物的诞生是免疫技术和基因工程技术综合发展的结果，最初的抗体是通过用靶分子蛋白免疫动物获得的，但这时的抗体因为是动物源性的，应用于人体后具有较强的免疫原性，容易被人体的免疫机制清除，所以还需对抗体进行"人源化"以降低其免疫原性。人源化是通过基因工程技术，尽可能地将非人类抗体的分子结构部分，替换成人类的抗体分子结构的过程。

四、分子靶向药物的疗效

靶向药物的疗效与肿瘤细胞是否具有相对应的靶点有关。例如多数慢性粒细胞白血病（CML）的发生与 t(9;22)染色体异位相关，该染色体异位导致位于 9 号染色体上的部分 ABL 基因与 22 号染色体上的 BCR 基因融合。ABL 基因编码的 abl 蛋白是一个调控细胞增殖的重要信号分子，BCR-ABL 的基因融合使得具有酪氨酸激酶活性的 abl 分子处于持续的激活状态，因而导致了粒细胞的持续增殖和 CML 的发生。bcr-abl 是关键的细胞癌变分子，小分子靶向药物甲磺酸伊马替尼可以特异性抑制 bcr-abl 分子的酪氨酸激酶活性，对 CML 具有显著的疗效，可以使 90% 以上的 CML 患者获得临床上的血液学缓解，60% 达到细胞遗传学缓解。EGFR-TKI 目前已经成为晚期非小细胞肺癌的主要治疗选择之一，EGFR-TKI 在存在 EGFR 敏感突变肺癌患者中的临床获益率可达 80% 左右，而对无敏感突变的患者则几乎无效。

靶向药物是针对靶点的治疗，即使是不同病理类型的肿瘤，只要存在相应的靶点，均可能有效。例如针对 CD20 抗原的利妥昔单抗，对肿瘤组织表达 CD20 抗原的不同类型的 B 细胞淋巴瘤患者都有治疗作用。再例如 bcr-abl 酪氨酸激酶抑制剂伊马替尼，因同时具有特异性的抑制 c-kit 激酶活性的作用，对于 c-kit 基因突变所致的 c-kit 激酶异常激活的胃肠间质瘤，治疗有效率可达 80% 以上，而传统的细胞毒类药物对于这类肿瘤基本无效。由此可见，靶向治疗使得祖国传统医学所倡导的"异病同治、同病异治、辨证施治"的理论在现代肿瘤治疗学中得到发挥,针对特异性靶点的个体化治疗成为未来肿瘤内科治疗的发展方向。

由于目前在临床应用的小分子靶向药物很多,处于临床研究阶段的更多,不能一一介绍,这里仅举出几种作为范例。

(一)伊马替尼治疗费城染色体阳性的慢性髓系白血病

费城染色体(BCR-ABL 基因异位)存在于约 95% 的慢性髓系白血病。伊马替尼是一种小分子酪氨酸激酶抑制剂,可以抑制 BCR-ABL 基因。此药治疗 bcr-abl 阳性的慢性髓系白血病患者,血液学缓解率接近 90%,而细胞遗传学缓解率约 60%。伊马替尼的成功之处是能够作用于对特定病种的发生发展具有决定性作用的基因靶点,也就是人们常说的驱动基因。

(二)EGFR-TKI 治疗 EGFR 基因敏感突变阳性的非小细胞肺癌

与伊马替尼不同,EGFR-TKI 的疗效预测指标是在临床应用后才被发现的。在早期的临床试验中,虽然已经发现此类药物对肺腺癌、非吸烟者、女性和亚裔患者的效率更高,但并不了解其确切的分子机制。后来的研究发现 EGFR 基因敏感突变才是此类药物的疗效预测指标。临床分子流行病学研究结果显示,中国晚期肺腺癌患者的 50% 左右存在 EGFR 基因突变,而西方白人患者只有 15% 左右。采用 EGFR 基因敏感突变作为筛选标准的多个前瞻性对照研究一致表明在 EGFR 基因敏感突变的晚期肺癌患者中,EGFR-TKI 的疗效明显优于传统化疗,不良反应更轻。而 EGFR-TKI 吉非替尼早期的一项关键性临床试验没有按照临床特征和 EGFR 基因突变状态筛选患者,使该试验结果没有达到预期的终点指标,并使该药在美国退市。吉非替尼坎坷的研发经历生动地说明了分子靶点的发现、确证、检测和适应证在分子靶向治疗中的重要性。

(三)分子靶向药物耐药机制研究

与传统的细胞毒类化疗药物一样,靶向药物也会出现耐药,探索耐药机制并采取有针对性的治疗策略是进一步提高疗效的关键。以 EGFR-TKI 为例,在晚期非小细胞肺癌 EGFR-TKI 治疗的患者中,约 50% 左右的耐药机制是 EGFR20 外显子 T790M 突变,其他耐药机制还包括 MET 基因扩增和 PIK3CA 基因突变等,另有部分患者会出现病理类型改变,转化为小细胞肺癌。针对不同的耐药机制,应该采取不同的治疗策略。

Osimertinib(AZD9291)是第三代 EGFR-TKI,已被美国 FDA 批准用于治疗 EGFR20 号外显子 T790M 突变的晚期非小细胞肺癌。我国自主研发的同样作用机制的新药也已经进入临床研究。针对 MET 基因扩增和其他分子靶点的药物也正在临床研究中。

五、分子靶向药物的临床应用

(一)EGFR-TKI

目前应用于临床的有吉非替尼、厄洛替尼和埃克替尼,其中埃克替尼是我国自主研发的首个 EGFR-TKI 药物。

1.作用机制

是一种高度选择性 EGFR-TKI,直接作用于 EGFR 的胞内区,抑制或阻断酪氨酸激酶的自身磷酸化及底物的磷酸化,彻底阻断异常的酪氨酸激酶信号传导。

2.适应证

具有 EGFR 基因 19 或 21 外显子等敏感突变的局部晚期或转移性非小细胞肺癌患者的治疗。

(二)伊马替尼

1.作用机制

是一种非受体型酪氨酸激酶抑制剂,作用于 bcr-abl 酪氨酸激酶,抑制该激酶的活性。此外,它还是 c-kit 激酶的抑制剂。但它不影响其他刺激因子如表皮生长因子等的信号传递。

2.适应证

费城染色体阳性的慢性髓系白血病的慢性期、加速期或急变期;不能切除和(或)发生转移的胃肠道间质瘤的成人患者。

(三)依维莫司

1.作用机制

是一种口服的 mTOR 抑制剂,是西罗莫司的衍生物。mTOR 是一种存在于所有细胞,调控细胞生长、增殖和生存的关键性蛋白激酶。另外,依维莫司还可以下调 VEGF,抑制 VEGF 依赖性血管生成反应。

2.适应证

经 VEGFR 酪氨酸激酶抑制剂舒尼替尼或索拉非尼治疗进展的晚期肾细胞癌成年患者;无法手术切除的局部晚期或转移性胰腺源性神经内分泌肿瘤成年患者;与依西美坦联合治疗来曲唑和阿那曲唑治疗失败的晚期激素受体阳性、HER-2 阴性的绝经后乳腺癌患者;无需立即手术的复合型结节性硬化病相关的肾血管肌脂瘤成年患者;无法根治性切除的复合型结节性硬化病相关的室管膜下巨细胞星形细胞瘤儿童或成年患者。

(四)西达本胺

1.作用机制

是我国自主研发的选择性组蛋白去乙酰化酶(HDAC)抑制剂,主要针对与肿瘤的发生发展高度相关的第Ⅰ类 HDAC 亚型(HDAC1、2、3)和ⅡB类亚型 HDAC10,通过对特定 HDAC 亚型的抑制及由此产生的染色质重构与基因转录调控作用(即表观遗传调控作用),抑制肿瘤细胞周期、诱导肿瘤细胞凋亡,同时对机体的细胞免疫具有调节活性,诱导和增强自然杀伤细胞(NK)和抗原特异性细胞毒 T 细胞(CTL)介导的肿瘤杀伤作用。此外,西达本胺还通过表观遗传调控机制,实现诱导肿瘤干细胞分化、逆转肿瘤细胞的上皮间充质表型转化等功能,从而在恢复肿瘤细胞的敏感性和抑制肿瘤转移、复发等方面发挥潜在作用。

2.适应证

外周 T 细胞性淋巴瘤的二线治疗。

(五)克唑替尼

1.作用机制

是 ALK 抑制剂。ALK 最早在间变性大细胞淋巴瘤的一个亚型中被发现,2007 年报道了在非小细胞肺癌中发现染色体 2p 的倒位,造成棘皮动物微管相关类蛋白 4(EML4)的 N 端与 ALK 的激酶区域融合产生一个融合基因,后来的研究发现 EML4-ALK 倒位有多种变异。

2.适应证

用于治疗 ALK 阳性的转移性非小细胞肺癌。

第五节　肿瘤的耐药问题和对策

恶性肿瘤是影响全球人类健康的主要疾病,仅次于心脑血管疾患而位列人类死亡原因的第二位。以药物作为主要治疗手段的肿瘤内科治疗是恶性肿瘤治疗三大支柱之一,在人类征服癌症的历史进程中发挥着非常重要的作用。历史经验表明,单纯肿瘤内科药物治疗已能治愈某些恶性肿瘤,但对大多数恶性肿瘤治疗效果仍不尽如人意,其中最大的障碍源于肿瘤细胞耐药性的产生。因此,对肿瘤细胞耐药发生机制的研究和寻找开发逆转耐药的药物是当前值得研究的重要课题。

影响肿瘤内科治疗疗效的因素包括:机体因素,如药物代谢个体差异等;药物因素,如药物的选择性、给药剂量或给药途径等;肿瘤因素,如肿瘤大小、肿瘤耐药性的产生等。其中,肿瘤细胞的耐药性是影响肿瘤治疗疗效的关键所在。肿瘤细胞耐药性形成因素主要包括:药物靶标的突变或过表达、使药物失去活性以及使细胞内药物减少等。根据肿瘤细胞的耐药特点,耐药可分为内在性(未接触药物时原已存在的)和获得性(接触药物后产生)的两大类。一般来说,对一种抗肿瘤药物产生耐药性,可能会对结构和功能相似的药物产生交叉耐药性,但对其他非同类型的药物则仍敏感。如果肿瘤细胞不但对所接触的某种药物产生耐药,而且对其他结构上无关,作用机制不同的药物也产生耐药,这种广谱耐药现象称为"多药耐药性"(MDR)或"多向性耐药性"。

经过多年来的发展,肿瘤内科治疗已由非选择性细胞毒药物化学治疗(化疗)时代进入选择性生物靶向性药物治疗时代。化疗一直以来在肿瘤内科治疗中占主导地位,然而缺乏特异性、毒性大、耐药性产生是其疗效不佳并导致肿瘤复发的主要原因。化疗药物的耐药性机制相当复杂,概括有以下几点:①药物的转运或摄取过程障碍;②药物的活化障碍;③靶酶质和量的改变;④增加利用内在的代谢途径;⑤分解酶增加;⑥修复机制增加;⑦由于特殊的膜糖蛋白增加,而使细胞排出药物增多;⑧DNA 链间或链内交联减少;⑨激素受体减少或功能丧失等。MDR 往往是造成肿瘤化学药物治疗失败的主要原因。肿瘤分子靶向治疗,因其具有选择性高、疗效较好、副作用低的特点,近年来备受瞩目。然而,从临床效果看,部分上市的肿瘤靶向药物并没有想象中有效,耐药问题仍不可避免。分子靶向性药物耐药性也包括原发性耐药和获得性耐药,其中耐药性突变和旁路途径的激活是靶向药物耐药的主要机制。

一、化学药物的耐药机制与对策

(一)耐药机制

MDR 是造成肿瘤化疗药物治疗失败的主要原因。MDR 产生的机制很多,目前研究最多的是转运蛋白(P-糖蛋白、多药耐药相关蛋白、肺耐药蛋白);谷胱甘肽(GSH)解毒酶系统;DNA 修复机制与 DNA 拓扑异构酶含量或性质的改变等。

1.转运蛋白与 MDR

早在 1970 年,Biedle 和 Riehm 用 P_{388} 白血病细胞、中国仓鼠肺细胞与放线菌素 D 接触培养,观察到两种细胞不但对 ACTD 耐药,而且对结构不相似的药物,如柔红霉素(DRN)和长春碱(VLB)也产生耐药,从而首先发现了 MDR 现象。Juliano 和 Ling 等用中国仓鼠卵巢细胞使其对秋水仙碱耐药,首先揭示 MDR 与细胞内药物浓度降低有关,并证实 MDR 细胞中存在一种分子量为 170kDa 的细胞膜 P-糖蛋白(P-gp)与耐药有关。对小鼠、仓鼠和人细胞分别克隆的 cDNA 测序,证实 P-gp 由约 1280 个氨基酸组成。P-gp 分子的 N 侧 ATP 酶具有药物结合的特殊功能;C 侧 ATP 酶与药物泵出有关,两侧 ATP 结合位点只有按正确顺序排列才能发生耐药。不同起源的 MDR 细胞均可过度表达 P-gp,其水平与细胞耐药程度有关。P-gp 是一种能量依赖性药物输出泵,它由 mdr-1 基因编码。已从人 MDR 的 κB 细胞株中克隆出同源性的基因组序列,称 mdr-1 和 mdr-3 基因,但后者基因转染不产生耐药。P-gp 能将细胞内药物"泵"出细胞外,与 P-gp 有关的 MDR 一般称为典型 MDR,易引起典型 MDR 的药物一般是天然来源和疏水性药物(如 ADM 和长春花生物碱),也包括一些合成药物(如米托蒽醌)。

不同来源的人体肿瘤 mdr-1 RNA 表达水平存在明显差异。Mdr-1 RNA 水平高的肿瘤包括结肠癌、肾癌、肝癌、肾上腺癌、嗜铬细胞瘤、慢性粒细胞白血病(急性变)、类癌等。Mdr-1 RNA 水平低的肿瘤有乳腺癌、非小细胞肺癌、膀胱癌、食管癌、头颈癌、卵巢癌、Wilms 瘤等。一般来说,肿瘤对化疗药物的敏感性与耐药基因表达呈正相关。但一些低 mdr-1 RNA 表达的肿瘤(如非小细胞肺癌)对化疗并不敏感,而个别 mdr-1 RNA 高表达的肿瘤(如急性淋巴细胞白血病)对化疗比较敏感,提示可能有其他耐药机制的参与。

在一些正常组织中也有 mdr-1/P-gp 的少量表达,主要见于造血干细胞、肝胆小管内皮细胞、空肠和结肠黏膜上皮细胞、肾近曲小管上皮细胞、肾上腺、妊娠子宫、脑和睾丸毛细血管内皮细胞。其正常功能尚不明了,可能与促进毒素排出细胞、血-脑屏障功能以及妊娠子宫上皮对孕激素的转输有关。

多药耐药相关蛋白(MRP)由 Cole 等于 1992 年通过 mRNA 差异显示法在耐药的 H69 细胞系中筛选得到,MRP 基因定位于人染色体 16P13.1 区,MRP 蛋白为分子量 190000 的糖蛋白。与 P-gp 同为 ATP 结合的盒式膜转运蛋白的家族成员。生理条件下,MRP 存在于各组织器官,但肝和小肠呈低表达。在正常组织中,MRP 主要分布于细胞质中,而在肿瘤组织则主要分布于细胞膜。MRP 通过介导细胞内药物排出,改变药物在细胞内分布引起肿瘤耐药。GSH 系统与 MRP 介导的 MDR 密切相关。主要定位于细胞膜上的 MRP 能转运 GSH-轭合物,介导包括重金属在内的一些毒物的外排。研究表明,MRP 与肺癌、Hela 细胞等对 ADM 等药物的另一耐药机制有关。

肺耐药蛋白(LRP)首先在肺癌 MDR 细胞株 SW-1573/2R 120 中发现,细胞质中的 LRP 过度表达形成药物外输泵,使抗癌药物在肿瘤细胞内蓄积水平下降。已证实与肺等不同类型肿瘤对 ADM、VCR 和 VP-16 耐药有关。

2.GSH 依赖性解毒酶系统

该系统是存在于动、植物体内的重要解毒酶系统,其中最重要的是 GST(谷胱甘肽 S-转移酶),它是一组具有多种生理功能的蛋白质,能通过催化毒性物质与 GSH 相结合或通过非酶结合方式将体内有毒物质排出体外。其过度表达不仅可以催化亲电性烷化剂与谷胱甘肽结合，使其更有极性而加强外排，还可直接与亲电物质结合，消除自由基或过氧化物，保护肿瘤细胞；在人体内，许多抗肿瘤药物，如 CTX、MEL、CLB、BCNU、DDP、ADM 和 MMC 等可通过该系统失活，对这些药物耐药与该系统活性增高部分有关。已发现在对 DDP、MEL、ADM 和 MMC 等产生耐药的人体肿瘤细胞株中 GSH 和（或）GST 含量增高，并可有不同类型的 GST 同工酶活性增高。另外，谷胱甘肽过氧化酶能将有潜在毒性的过氧化物还原为毒性较低的醇化合物，此酶在 MDR 细胞中活性增加。

3.DNA 修复与 MDR

许多抗癌药物以 DNA 作为最终靶点，通过多种途径引起 DNA 损伤，细胞修复 DNA 损伤的能力与 MDR 产生密切相关。最常见的是亚硝基脲类药物（如 BCNU）可与 DNA 形成单功能加合物，即 O-6-氯甲基鸟嘌呤，进而形成 DNA 双链间交联而发挥抗肿瘤作用。细胞对亚硝基脲类药物产生耐药的机制，可能是在形成双功能烷化 DNA 加合物之前，DNA 修复蛋白质 O-6-氯甲基鸟嘌呤甲基转移酶（MGMT）将这种单加合物转移至受体分子的半胱氨酸残端，从而将鸟嘌呤 O-6 位置上的单烷化基团除去，受损的 DNA 得到迅速修复。

4.拓扑异构酶Ⅱ（topoⅡ）和 MDR

拓扑异构酶是细胞增殖的重要细胞核酶类，它们能引起 DNA 二维及三维结构改变，直接与基因表达和 DNA 复制有关。现已发现 topoⅡ是数种化疗药物的靶酶，包括非嵌入性药物，如表鬼臼毒素和 VM-26 以及各种嵌入性药物，如 ADM、米托蒽醌、氨苯吖啶和玫瑰树碱的衍生物。如果细胞对其中一种药物耐药，就可能对其他结构完全不同的药物产生交叉耐药。与"典型"MDR 比较，"非典型"MDR 细胞内药物浓度无变化，mdr-1 基因亦无过度表达，但细胞内 topoⅡ含量减少或性质发生改变。一般认为，这种现象可能是细胞的应激保护措施，一旦除去药物，多数情况下可能恢复正常。

5.其他

（1）P-糖蛋白磷酸化相关酶蛋白激酶 C（PKC）、DNA 多聚酶、O-6-烷基鸟苷 DNA 烷基转移酶等也被证实与肿瘤细胞多药耐药有关。一些抗 ADM 细胞株表现出 PKC 细胞信号传导系统的活性增高，同时表现 MDR。

（2）与细胞凋亡有关的因子及基因：许多化疗药物是细胞凋亡的诱导剂，近期研究表明：NF-κB、bcl-2、erbB2/neu、突变 P53 等与细胞凋亡相关因子及基因异常也可引起 MDR。

（3）对顺铂等金属类药物耐药与细胞内金属硫蛋白含量增加有关，并同时伴有 MT-ⅡA mRNA 表达增加。

（4）还有人发现 P-gp 表达受 Ras 蛋白和 P53 蛋白调控，并与 erbB2 的表达有相关性，提示一些癌基因扩增或其产物的过度表达也与耐药有关。P53 结构或表达异常在非小细胞肺癌（NSCLC）达 60%，过度表达与 NSCLC 耐药性相关。

（二）研究对策

近年来，人们针对肿瘤细胞对细胞毒药物的不同耐药机制，开展了一系列克服耐药的实验与临床研究。目前认为，克服耐药的重要途径有：①应用 MDR 调节剂；②剂量强度与大剂量化疗；③应用解救方案化疗；④生物治疗等。

1.MDR 调节剂

应用能抑制 P-gp 的药物是逆转 MDR 的一个重要手段,自从 Tsuruo 等报道钙通道阻断剂维拉帕米能阻断 P-gp 功能,并能克服小鼠白血病细胞 MDR 以来,已经发现有许多药物能抑制 P-gp 功能。

体外实验中证实能逆转 MDR 的药物:①钙通道阻断剂:维拉帕米、尼卡地平、尼莫地平、硝苯地平;②环孢素类:环孢素 A、SDZPSC-833;③钙调蛋白拮抗剂:吩噻嗪、三氟拉嗪等;④抗疟药:米帕林、奎宁;⑤激素类:他莫昔芬、克罗米酚、甲羟孕酮、甲地孕酮;⑥心血管药:双嘧达莫、奎尼丁、胺碘酮;⑦抗生素类:链脲霉素(STZ)、阿非迪霉素;⑧PKC 抑制剂:CGP41251、NA-382、K-252a、Calphostin C;⑨GSH/GST 抑制剂:丁硫氨酸亚砜胺(BSO)、依他尼酸(EA);⑩其他:包括表面活性剂(吐温-80)、P-gp 单抗(MRK16)、细胞因子(肿瘤坏死因子、NK、IL-2)、去污剂、维 A 酸类、三环类抗抑郁药。

临床试验中,维拉帕米是首先用于逆转 MDR 的药物,它能提高细胞内 ADM、VCR 等药物浓度,从而增加药物的细胞毒性。其主要作用机制是竞争性地与 P-gp 结合,使 MDR 类药物在细胞内累积。Slamon 等报道用 VAD 方案(VCR、ADM、DXM)加静脉持续滴注高剂量维拉帕米治疗耐药性骨髓瘤 22 例,总有效率 23%。Miller 等使用最大耐受剂量的维拉帕米,合用 CVAD 方案治疗耐药的恶性淋巴瘤,有效率达 72%(13/18)。然而,临床应用维拉帕米的突出缺点是,在体内血药浓度尚未达到体外有效逆转浓度时,即可出现低血压和心律不齐等严重不良反应。环孢素 A 也已进入临床试用。Sonneveld 等用 VAD 方案加环孢素 A 治疗 21 例耐药性多发性骨髓瘤,P-gp 阳性病例的有效率为 58%,mdr/mRNA 水平降低或 P-gp 阳性细胞消失,提示用环孢素 A 能使耐药性多发性骨髓瘤对 VAD 的敏感性恢复。

与 GSH/GST 有关的 MDR 体外逆转措施有:①利用 γ-谷氨酰半胱氨酸合成酶抑制剂 BSO 降低细胞内 GSH 浓度而逆转耐药,BSO 能使细胞内的 GSH 浓度明显降低,并增加肿瘤细胞对 MEL、DDP 和 MMC 等药物的敏感性;②抑制 GSH 的活性:Tew 等首先报道用 EA 作为烷化剂的增敏剂,并观察到 EA 对耐药细胞有选择性作用。其后的研究证实许多结构不同的化合物是一种或几种 GST 同工酶的抑制剂。我们的研究也表明,EA 可明显抑制 GST 活性和降低细胞内 GSH 浓度。EA 和 BSO 可增加 MMC 对 MDR 小鼠白血病 P388/R-84 细胞以及人体膀胱癌细胞 SCaBER 的杀伤作用,联合应用 EA 和 BSO 比单用 EA 或 BSA 的增敏作用更大。另外,前列腺素-I1(PG-I1)的类似物吡前列素和吲哚美辛是 GST 抑制剂,体外试验中也能够逆转烷化剂耐药。

另外,STZ 能降低 MGMT 活性,从而克服细胞对 BCNU 的耐药性。联合应用苯甲基鸟嘌呤和 STZ 对 MGMT 的抑制作用更大、更持久。正在进行 STZ 加 BCNU 治疗人体肿瘤的临床试验。设想抑制甲基化的药物或许能逆转与 topoⅡ 有关的耐药性。抗生素十字孢碱及其衍生物 NA-382 可抑制 PKC 活性,用 PKC 抑制剂也可部分恢复与 PKC 有关的 MDR 细胞的敏感性。

2.剂量强度与高剂量化疗

通过提高药物剂量有可能克服一些细胞的耐药性。细胞周期非特异性药物的疗效存在着剂量效应,剂量增加 5~10 倍可克服内在耐药。例如,增加药物剂量在蒽环类耐药的乳腺癌患者的治疗中已有研究。噻替哌（TASP）＋MA＋VP-16＋自体外周血干细胞移植（AMBT）的有效率为61％,其治疗相关死亡率为12.5％；MA＋TASP＋自体骨髓移植有效率39％,其治疗相关死亡率17％；IFO＋VP-16＋CBP＋G-CSF 有效率 16％；CTX＋PTX＋G-CSF 有效率64％。高剂量化疗虽提高了有效率,但相关毒性亦增加,特别是治疗相关死亡率较高。临床研究证明,在干细胞支持下的高剂量化疗可提高转移性乳腺癌的完全缓解率和有效率,可延长有高危预后因素乳腺癌患者术后无病生存期,但不能延长总生存期。另外,由于大剂量用药时副作用可能会表现得很严重,故提高药物剂量强度的前提是使用正确的化疗药,且只能用于提高剂量强度有可能增加疗效的肿瘤,并应考虑到受益与费用之比。

3.解救化疗

一旦发生耐药,应用非交叉耐药的药物进行解救化疗,可能是克服耐药的有效和简便的途径。

以乳腺癌为例,含紫杉类方案是蒽环类失败的乳腺癌的常用方案。单用紫杉醇治疗蒽环类耐药的晚期转移性乳腺癌的有效率为35.4％～49.0％。在蒽环类失败的复发转移性乳腺癌中,紫杉类与长春瑞滨（NVB）合用、紫杉类与铂类合用均显示出较高的疗效。Maiche 等应用紫杉醇与顺铂联合应用治疗 32 例难治性转移性乳腺癌的有效率达 50％。Martine 等采用紫杉醇与长春瑞滨联合治疗 33 例蒽环类耐药的转移性乳腺癌,有效率48.5％（16/33）,其中 3 例CR,13 例 PR。

含多西紫杉醇的方案治疗蒽环类耐药乳腺癌的有效率为 36％～61％,显示出较高的活性。Ⅲ期临床试验已经证实,单药多西紫杉醇的疗效优于甲氨蝶呤加氟尿嘧啶（有效率和TTP）以及长春碱加丝裂霉素（有效率、TTP 和生存期）。Airoldi 等采用多西紫杉醇联合长春瑞滨作为一线方案治疗 40 例蒽环类耐药的转移性乳腺癌,总有效率 61％,5 例 CR,19 例 PR,TTP8.5 个月,中位生存期 17 个月；并通过药代动力学研究发现,多西紫杉醇在长春瑞滨前给予,毒性较低。中国医学科学院肿瘤医院采用长春瑞滨加顺铂治疗蒽环类耐药的转移性乳腺癌的疗效为 46.7％,也不失为一种经济、有效的治疗方案。

近来报告的一项研究采用吉西他滨（GEM,健择）加紫杉类（GT）与紫杉醇单药（T）进行比较,一线治疗既往用过蒽环类化疗的转移性乳腺癌,结果显示 GT 组的中位疾病进展时间优于T 组（5.4 个月 vs. 3.5 个月,P＝0.0013）,GT 组的总缓解率明显高于 T 组（39.3％ vs. 25.6％,P＝0.0007）,提示 GT 方案治疗蒽环类失败的转移性乳腺癌有较高的疗效。吉西他滨加顺铂治疗蒽环类耐药的转移性乳腺癌的疗效为 26.1％～44.4％,两者联合的依据在于：吉西他滨和顺铂单药治疗乳腺癌均有效,两者联合使用有协同作用；两者的作用机制不同,与蒽环类无交叉耐药；毒性均较低且不重叠。中国医学科学院肿瘤医院报道以吉西他滨联合顺铂方案治疗50 例蒽环类耐药性晚期乳腺癌,可评价疗效 47 例,结果 CR 2 例（4.3％）,PR 18 例（38.3％）,SD 18 例（38.3％）,PD 9 例（19.1％）,总有效率42.6％,中位 TTP 4.5 个月。Fountzilas 等采用吉西他滨联合多西紫杉醇治疗 39 例蒽环类耐药的转移性乳腺癌,有效率 36％,其中 CR3 例（7.5％）,但血液学毒性较大,3～4 度中性粒细胞减少发生率为 49％。

卡培他滨（希罗达）是新一代肿瘤内激活的氟尿嘧啶前体药物,在肿瘤内经过胸苷磷酸化酶（TP 酶）的活化,生成具有细胞毒性的氟尿嘧啶,对肿瘤细胞具有较高的选择性。2000 年美国、加拿大和瑞典等国家已批准卡培他滨治疗晚期、耐药的转移性乳腺癌和结直肠癌患者。卡培他滨联合多西紫杉醇与单药多西紫杉醇相比,治疗蒽环类耐药的晚期转移性乳腺癌,客观有效率高(42% vs. 30%,P<0.01)。墨西哥的一项研究将219例蒽环类治疗失败的转移性乳腺癌患者随机分为3组,卡培他滨与紫杉类药物序贯或联合,研究结果显示联合治疗对于转移性乳腺癌患者可获得更高的有效率和肿瘤无进展生存率,卡培他滨与多西紫杉醇联合方案优于两药的序贯方案,但总生存率3组近似。中国医学科学院肿瘤医院报道以多西紫杉醇联合卡培他滨治疗16例蒽环类药物耐药性晚期乳腺癌,CR 2例,PR 7例,SD 4例,PD 3例,总有效率(CR+PR)56.2%。全组中位缓解期5个月(2～14个月)。主要毒性为骨髓抑制、胃肠道反应和手足综合征,骨髓抑制以白细胞减少为主,Ⅲ～Ⅳ度白细胞减少发生率为18.7%。

对于紫杉醇和蒽环类均耐药的转移性乳腺癌而言,临床上推荐的治疗药物有卡培他滨(单药有效率为20%～25%)、吉西他滨(单药有效率18%～23%)、长春瑞滨(单药有效率16%～25%),且联合可能优于单药。

体外研究表明,化疗药物(包括紫杉醇、多西紫杉醇、丝裂霉素、环磷酰胺等)可上调TP酶,卡培他滨与这些药物的联合,疗效可能更好。一项研究采用卡培他滨联合吉西他滨治疗蒽环类和紫杉类药物治疗失败的转移性乳腺癌,用法为吉西他滨2000m/m²,第1天;卡培他滨2500mg/(m²·d)(分两次),第1～14天用药。在接受治疗的23例患者中(19例曾用过蒽环类药物,19例曾用过紫杉类药物,8例曾用过大剂量化疗加造血干细胞移植),结果显示,缓解率为52%(PR 12例,SD 4例,PD 7例);中位TTP为315天,中位生存期为361天,此结果令人鼓舞。

4.生物治疗

近年来生物疗法在治疗肿瘤方面广为应用,生物药物与化疗药物作用机制不同,生物治疗与化疗可以有协同作用。曲妥珠单抗(赫赛汀)是针对HER-2过度表达的转移性乳腺癌的单克隆抗体。Slamon等报道以H(首先以4mg/kg负荷量,之后以2mg/kg静脉滴注,每周1次)+AC(ADM 60mg/m²,CTX 600mg/m²)或T(紫杉醇,泰素,175mg/m²,共3小时)治疗469例晚期乳腺癌。全部病例随机分为4组,对未曾接受AC治疗者,予AC或AC+H治疗;对曾接受AC治疗者,给予T或T加H。结果表明,AC+H或T+H的有效率分别为64.9%与57.3%,中位肿瘤进展时间9.0个月和7.1个月,优于单用AC或T(有效率分别为42.1%与25%,中位肿瘤进展时间分别为6.5个月和4.2个月)。

二、内分泌治疗药物的耐药机制及对策

众所周知,女性乳腺癌(Bca)和男性前列腺癌(Pca)是激素依赖性肿瘤,内分泌治疗(ET)经过多年来的发展已成为这两类肿瘤的主要治疗手段,其目的在于减少或消除雌激素(E)或雄激素(A)对癌细胞生长的促进作用。目前已有多种ET新药应用于临床,ET效果也得到了更加充分的肯定。然而,对于Bca患者而言,即使雌激素受体(ER)和孕激素受体(PR)均为阳性,也只有70%左右ET治疗有效,即约有30%的受体阳性患者存在ET原发耐药;并且几乎所有初治有效的患者在应用ET药物一段时间后会出现治疗无效,即继发耐药。对于Pca患

者而言,在 ET 开始阶段,绝大多数患者有效,但是,相当一部分患者在内分泌治疗 2～5 年后出现病情进展,Pca 从对激素依赖逐渐变为对激素不敏感,成为激素抵抗型 Pca(HRPC),即继发耐药;并且,研究显示,并非所有的 HRPC 均由初始的激素依赖型转为激素抵抗型,约有 15% 的前列腺癌细胞一开始就不依赖激素生长,从而对 ET 不敏感,即原发耐药。因此,有关 ET 耐药机制及逆转的研究已成为临床亟待解决的主要问题。

(一)耐药机制

根据对 ER 或雄激素受体(AR)的依赖性,ET 耐药可分为受体依赖性耐药和受体非依赖性耐药。

1.受体依赖性耐药

激素依赖性肿瘤细胞是通过激素与相关受体作用促进癌细胞生长,内分泌药物从不同环节阻断激素的作用,使肿瘤细胞停滞于 G_0/G_1 期,从而达到临床缓解。因此,受体依赖性耐药主要源于受体本身异常、参与受体激活的细胞因子、生长因子或共调节因子异常。

(1)受体突变:在多个 HRPC 试验模型显示,AR 表达的异常(AR 的表达增加或突变)是 HRPC 出现的主要原因。大量研究表明,单个位点的突变和核苷酸的插入或缺失是 ER 基因的重要突变或变异形式。受体的改变一方面使其本身的功能降低或丧失,另一方面异常的受体与正常的受体竞争配体、DNA 结合部位和转录因子等,而导致相应的配体或选择性雌激素受体调节剂类(SERMs)药物无反应。

(2)共调节因子在激素治疗抵抗中的作用:核受体共调节蛋白因子包括共激活因子(NCoAs)和共抑制因子(NCoRs)。有报道说至少是在培养的特定细胞,NCoAs 和 NCoRs 的差异性表达或活性可以调节 SERMs 的作为促效剂或抑制剂的活性,这解释了临床他莫昔芬(TAM)耐药现象,但尚需大量的临床资料进一步证实。

(3)生长因子与受体通路信号传导途径的串话调节:内分泌治疗耐药与多种生长因子信号传导途径相关,相关途径信号的激活或过表达使其失去了正常存在的内分泌治疗反应性,它们可能成为逆转耐药的治疗新靶点。研究表明,在发生耐药的乳腺癌细胞中,ER 的信号传导仍然起主要作用,有证据表明生长因子信号传导途径是通过串话调节在 ER 通路发挥作用的不同环节起作用的,且它们是内分泌治疗发生耐药的主要机制,相关信号因子的抑制剂在体内外均可有效抑制耐药肿瘤的增殖。HER-2 属于人类表皮生长因子受体(EGFR)家族的成员之一,其表达产物具有内源性酪氨酸激酶活性,可导致激素非依赖性的肿瘤过度生长和对化疗、内分泌治疗的抵抗。体外实验发现 HER-2 可以使 ER 阳性乳腺癌细胞内膜 ER 和核 ER 重分布,并增强 Sos、Ras、MAPK/ERK1/2 对 ER 途径的激活作用,可见 HER-2 酪氨酸受体通路与 ER 通路之间存在着复杂的信号传递和相互作用,且其与内分泌治疗耐药相关。临床资料也显示 HER-2 与 ER 的表达呈明显的负相关,HER-2 阳性的患者内分泌治疗反应低下。据文献报道,用他莫昔芬治疗 ER 阳性、HER-2 阴性的有效率在 50% 左右。ER 阳性,HER-2 过表达的有效率在 20% 左右,ER 阴性 HER-2 过表达者的有效率更低。研究证明,ER、生长因子(GF)和胰岛素样生长因子(IGF-1)协同作用可以诱导内分泌治疗耐药。在乳腺癌中,E 与 ER 作用促进这些通路中的相关蛋白的表达和活性,包括 EGFR 家族、自分泌生长因子(肿瘤生长因子 α 和 IGF-1)和信号传导介质(胰岛素受体底物 1,2)。E 依赖的膜 ER 可以直接激活不同的 GF 及其下游的激酶和信号分子,这种异常提高的 GF 信号传导通路的信号分子可能引起 E 依赖性的解除,从而导致肿瘤抗 E 治疗抵抗。相关研究也显示,芳香化酶抑制剂(AI)耐药时存在 ER 信号途径的活化和对一系列细胞内激酶,包括 MAPK、IGF/Akt、HER2 调节的高敏,这些信号因子可以激活残留的 ER 诱导细胞增殖,引起 AI 治疗抵抗。

2.受体非依赖性耐药

受体非依赖性耐药主要与原发性内分泌治疗耐药相关,表现为耐药基因的表达、DNA 甲基化、癌细胞的自分泌和旁分泌作用等。

(1)耐药基因的表达:抗雌激素耐药基因的表达使乳腺癌细胞能通过生长因子通路生长繁殖。Dorssers 研究组和 van Agthoven 研究组分别在 1993 年和 1998 年指出乳腺癌抗雌激素药物耐药性基因 BCAR-1 和 BCAR-3 的表达能使乳腺癌细胞在 ER 非依赖的环境下生长,大概是通过使生长因子信号通路的效能最大化。2006 年 Riggins 等研究指出 BCAR1/pl30CAS 蛋白在抗雌激素药物耐药机制方面起衔接蛋白作用。CAS 蛋白通过与 c-Src 结合,诱导 EGFR 活化进而导致内分泌治疗耐药细胞生长繁殖。

(2)DNA 甲基化:DNA 甲基化情况对基因的表达影响深远,DAN 低甲基化可引起 DNA 表达增加,高甲基化可引起 DNA 表达沉默。Fan 等指出在 TAM 耐药 MCF-7 细胞中,DNA 的低甲基化可引起 EGFR/HER-2 及相关蛋白等的基因激活和表达扩增;而 DNA 的高甲基化与肿瘤抑制基因和肿瘤凋亡基因的失活有一定的相关性。

(3)自分泌和旁分泌作用:乳腺癌或前列腺癌细胞周围内环境通过旁分泌或内分泌方式释放大量生长因子,作用于癌细胞,并且占据了肿瘤细胞生长的主要通路。

(4)其他:有研究表明原、继发 TAM 耐药乳腺癌中存在不同程度的各种激酶水平的提高,RAS-MAPK 途径及 PI3K/Akt 途径的活化等,能产生 ER 非依赖性配体激活,而乳腺癌 ER 的非依赖性激活可能是发展为激素治疗耐受的第一步。另外,受体非依赖性耐药还可能与抑癌基因的失活(如 PTEN)和抗凋亡基因 Bcl-2 的过表达等有关。

(二)研究对策

1.乳腺癌内分泌治疗耐药对策

(1)换用作用机制不同的内分泌治疗药物:SERMs、AI、促黄体激素释放激素类似物、孕激素类药物及氟维司群是目前颇具代表性的几种内分泌治疗药物。既往的研究表明各种内分泌治疗药物因作用的机制不同,不存在交叉耐药,若一种药物耐药可选用另一种内分泌药物,过去一度有效的患者再用新的内分泌药物还可能有效。不可逆的甾体类 AI 依西美坦和可逆的甾体类 AI 阿那曲唑、来曲唑间亦无交叉耐药。一项关于晚期转移性乳腺癌患者阿那曲唑/依西美坦序贯内分泌治疗的 II 期临床研究结果表明,100 例受体阳性的复发转移的乳腺癌患者阿那曲唑的有 27% 有效率,73% 的临床受益率,中位进展时间 11 个月;有 50 例患者继发耐药后接受了依西美坦的二线内分泌治疗,仍然可以获得 8% 的总有效率和 50% 的临床受益率二第 29 届圣安东尼奥乳腺癌会议上,美国 Gradishar 报告了 EFECT 试验的初期结果。该 III 期临床试验在一线非类固醇类 AI 治疗失败的绝经后进展期乳腺癌患者中,比较了氟维司群与依西美坦作为二线治疗的效果。结果显示,氟维司群组(288 例)与依西美坦组(299 例)在至疾病进展时间、总反应率、临床获益率和不良反应方面均无显著性差异。这表明氟维司群可作为一线非类因醇类 AI 治疗失败后绝经后进展期乳腺癌患者的治疗选择之一。

（2）应用信号传导抑制剂：实验和临床研究的数据均表明 SERMs 和 AI 的获得性耐药与细胞内信号途径分子提高 ER 途径的基因转录而使细胞逃脱内分泌治疗药物抑制生长效应相关，所以应用信号传导的抑制剂（STI）阻断高表达的 EGFR/HER2 和 MAPK 激活可能起到逆转耐药的作用。第 29 届圣安东尼奥乳腺癌会议上，加拿大 Mackey 报告了曲妥珠单抗联合阿那曲唑治疗 HER-2 过表达和激素受体阳性转移性乳腺癌的 Ⅲ 期临床试验——TAnDEM 试验的结果。该试验将 207 例患者随机分为两组，一组仅接受阿那曲唑（1mg/d）治疗，另一组接受曲妥珠单抗（4mg/kg，第 1 天，继之以 2mg/kg，每周 1 次）和阿那曲唑联合治疗。结果显示，联合治疗组的无进展生存期、临床获益率和至疾病进展时间均显著优于阿那曲唑单药组（P 值分别为 0.0016、0.026 和 0.0007），总反应率和总生存期也优于后者（P 值分别为 0.018 和 0.325）。亚组分析显示，对于无肝转移患者，联合治疗组的无进展生存期和总生存期均显著优于单药组（P 值分别为 0.0006 和 0.04）。上述结果表明，通过阻断生长因子的信号传导途径，可进一步提高内分泌治疗的效果。在内分泌治疗耐药的乳腺癌细胞中也存在 PI3K/Akt 途径的活化。P13K 的抑制剂 LY294002 或其下游效应分子西罗莫司同功异质体——替西罗莫司（CCI-779）或依维莫司（RAD-001）应用可能有助于逆转此类耐药的发生，相关临床试验正在进行。

2.前列腺癌内分泌治疗耐药对策

（1）化学治疗：过去认为，HRPC 对化疗低度敏感，FDA 批准米托蒽醌和雌莫司汀可用于治疗前列腺癌，与激素联用可以改善临床症状，降低血清 PSA 值，但均未延长患者的生存时间。2004 年全美临床肿瘤年会（ASCO）上，报告了两项以多西紫杉醇为主治疗 HRPC 的 Ⅲ 期临床研究 TAX327 和 SWOG9916 试验，结果显示能明显提高生存时间，从而改变了化疗在 HRPC 治疗中的地位。对于多西紫杉醇治疗失败的患者，可以选择包括米托蒽醌、长春瑞滨、沙铂、埃坡霉素等的联合化疗。一项长春瑞滨联合激素治疗 HRPC 的 Ⅲ 期临床试验证明，与米托蒽醌联合激素疗效类似，但对于有心血管并发症的老年患者具有较好的耐受性。美国西南肿瘤组（SWOG）研究证实，Ixabepilone 治疗后有 34% 的患者 PSA 降低，在多中心临床试验中，联合或不联合雌莫司汀治疗 HRPC，均具有显著的疗效。目前正进行 Ixabepilone 的 Ⅲ 期临床试验，以评价其作为 HRPC 二线治疗的价值。

（2）化疗联合靶向治疗：临床前试验表明，Oblmersen 直接针对 Bcl-2 的 mRNA，下调 bcl-2 水平，抑制 bcl-2 蛋白的表达，能显著增加化疗、内分泌治疗和放疗的治疗效果。EORTC 泌尿生殖研究中心前列腺癌 Ⅱ 期临床试验显示，联合使用 Genasense 和多西紫杉醇，能提高有效率和平均生存期，且毒副作用小，外周血单核细胞中 Bcl-2 的表达明显下降。另一项关于沙利多胺联合多西紫杉醇治疗前列腺癌的 Ⅱ 期临床试验结果提示，多西紫杉醇联合反应停组的 PSA 下降较快。随访 18 个月，多西紫杉醇联合反应停组的总生存率为 68.2%，而单用多西紫杉醇只有 42.9%，具有显著的差异。内皮素 1（ET-1）通过与内皮素 A 受体结合起效，在前列腺癌的进展和转移，尤其是骨转移中发挥重要作用。阿曲生坦是一种口服的高选择性内皮素 A 受体拮抗剂。临床 Ⅰ、Ⅱ 期治疗 HRPC 的研究表明，阿曲生坦耐受良好，明显延长前列腺癌的疾病进展时间（TTP），降低血清 PSA 和骨碱性磷酸酶水平，减少骨相关事件，提高生活质量。抗血管生成药物的相关研究中,在 AJ Armstrong 报告的Ⅱ期研究显示,210 例 mCRPC 患者接受了一线接受 Tasquinimod(口服抗血管生成药物)一线治疗,中位 PFS 达 7.6 个月,较安慰剂组(3.3 个月)提高了 1 倍多,基于该结果,该药的Ⅲ期临床研究现已开始进行。DCSmith 报告的 XL184(Met 和 VEGFR2 通路抑制剂)Ⅱ期研究纳入了 72 例内分泌治疗失败的晚期前列腺癌患者,其中 5/24 例(21%)患者获得影像学缓解,11/15 例(73%)患者骨痛缓解。另外,对比多西紫杉醇联合泼尼松加或不加 Avastin 治疗 HRPC 患者的Ⅲ期临床研究正在进行中。

(3)肿瘤疫苗治疗:将前列腺癌相关抗原作为 HRPC 治疗的靶目标,对癌细胞可以产生特异性杀伤作用,目前用于前列腺癌免疫治疗的抗原主要有 PSMA、PSCA、PSA、PAP 等。Provenge(APC8015)是采用 dendreon 公司专利技术——抗原传递盒技术开发的一种肿瘤疫苗。它利用在 95% 的前列腺癌中均能发现的一种前列腺酸性磷酸酶(pap)的重组物作为抗原,体外将靶抗原和患者自身的树突细胞结合,再回输到患者体内以刺激免疫应答。Ⅲ期临床试验选择无症状的 HRPC 患者随机分为两组:Provenge 组 82 例,对照组 45 例,14 天为一个周期,完成 3 周期。3 年存活率治疗组为 34%,对照组为 11%。中位生存期治疗组为 25.9 个月,对照组为 21.4 个月。而对于 gleason 分级≤7 的患者则可提高 6.4 个月的生存期,以此为基础的进一步研究正在进行中。

三、分子靶向性药物耐药机制与对策

众所周知,分子靶向治疗是目前肿瘤内科治疗的热点研究领域,在多种肿瘤治疗中发挥着越来越重要的作用。肿瘤分子靶向治疗是利用特异性分子封闭或抑制相关分子靶点,从而抑制肿瘤细胞的生长、转移或诱导其凋亡。目前上市的肿瘤分子靶向性药物主要有单克隆抗体和小分子化合物。成功治疗典范包括利妥昔单抗(美罗华)治疗 B 细胞非霍奇金淋巴瘤(NHL)、小分子酪氨酸激酶抑制剂(TKI)治疗非小细胞肺癌(NSCLC)、曲妥珠单抗(赫赛汀)治疗乳腺癌(BC)、西妥昔单抗(C225,爱必妥)治疗结直肠癌(CRC)、伊马替尼(格列卫,STI571)治疗胃肠道间质瘤(GIST)等。尽管如此,随着临床广泛应用,人们发现靶向治疗药物的耐药性已成为治疗中不可忽视的问题,如何防止和应对靶向治疗耐药是一个新的挑战性问题。

肿瘤是一种多因素影响、多基因参与、多阶段形成的复杂疾病,这是靶向治疗药物产生耐药的根本原因。分子靶向性药物耐药性也包括原发性耐药和获得性耐药,其中原发性耐药主要基于肿瘤的异质性,而获得性耐药源于肿瘤细胞在靶向药物治疗后的自主适应性调整(克隆性调整)。近年来研究显示,靶向性药物耐药机制可能主要包括:耐药性突变、合并其他基因组改变、旁路途径的激活、下游信号通路异常、反馈抑制物功能失调,等等。

基于分子靶向药物耐药机制,克服耐药的基本策略包括三方面的内容。一是源头策略,即基于"肿瘤干细胞假说"的识别、调控和彻底消灭肿瘤干细胞的策略,目前尚处于实验研究阶段;二是截流或分流策略,即规避和应对原发耐药,这需要对肿瘤异质性充分识别和理解,真正体现个体化;三是"兵来将挡、水来土掩"策略,即应对获得性耐药,应用不同作用机制的药物或联合用药以应对旁路途径或下游信号通路的激活,这是目前研究较为活跃的领域,被认为是克服分子靶向药物耐药的关键所在。

(一)小分子 TKI 耐药机制与对策

目前临床上已开发应用的小分子 TKI 主要包括表皮生长因子受体酪氨酸激酶(EGFR-TK)抑制剂、血管内皮细胞生长因子受体酪氨酸激酶(VEGFR-TK)抑制剂和血小板源生长因子受体酪氨酸激酶(PDGFR-TK)抑制剂,其中应用最为成熟的 TKI 类药物为吉非替尼(易瑞沙)、厄洛替尼(特罗凯)以及伊马替尼(格列卫),前两者属于 EGFR-TKI,而伊马替尼属于 PDGFR-TKI。

1.小分子 EGFR-TKI 耐药机制与对策

自从 2004 年发现 EGFR 基因活化突变与 TKI 治疗 NSCLC 的疗效相关以来,已有多项前瞻性临床研究证实,EGFR 活化突变阳性的 NSCLC 患者对 EGFR-TKI 的反应率显著高于 EGFR 野生型患者,无进展生存(PFS)期和总生存(OS)期也显著延长,因此筛选可能受益人群将会显著改善此类患者的生存获益。尽管如此,有一部分突变阳性的患者仍然对 TKI 药物治疗无效,并且大部分初始有效的患者的 PFS 不超过 12~14 个月,即对 TKI 发生了耐药。近年来的研究表明一些基因突变或表达异常与耐药相关,这些基因变异成为 EGFR-TKI 耐药的分子标志。

(1)原发性耐药:多项临床研究显示,女性、无吸烟史、病理类型为腺癌的亚裔人群对 EGFR-TKI 显示出较好的疗效,是这类靶向药物的最佳获益人群。而对于 EGFR 突变的高选择人群,IPASS、SLCG、NEJGSG002、WJTOG3405 等临床研究显示,患者一线接受 TKI 治疗的有效率为 70.6%~74.5%,PFS 为 10.6~14.0 个月。与一线化疗相比,疗效令人惊喜之余仍可见部分患者对 EGFR-TKI 治疗不敏感,亦即对 TKI 药物原发性耐药。其可能的耐药机制包括 K-ras 基因突变相关、EML4-ALK 融合基因相关等。

①K-ras 基因突变相关:K-ras 基因以野生型或突变型存在,是 EGFR 通路下游的效应子。突变型 K-ras 基因编码异常的蛋白,促进肿瘤细胞的生长和扩散,且不受上游 EGFR 的信号影响。研究显示约 5%~30% 的肺腺癌中有 K-ras 基因突变,EGFR 和 K-ras 突变在肺癌患者中相互排斥,很少同时出现在同一类型的肿瘤中。K-ras 基因突变是靶向药物原发性耐药的重要预测指标,是 EGFR-TKI 治疗的负性预测因子。相关研究及 Meta 分析结果显不,K-ras 突变患者接受 TKI 治疗的有效率约 3%,而 K-ras 野生型患者其有效率近 26%。由此 NCCN 指南推荐:存在 K-ras 突变的患者建议选择特罗凯以外的其他治疗,推荐级别为 2B 类。BATTLE 是一项整合相关生物学标志物来指导肺癌靶向治疗的 II 期临床研究,ASCO 年会报道了此项研究的初步结果:接受索拉非尼治疗组患者疾病控制率为 58%,其中 K-ras 突变阳性的患者其疾病控制率为 61%,EGFR 突变阳性的患者其疾病控制率要低于野生型患者(23% vs. 64%,P=0.012),另 EGFR 基因拷贝数扩增的患者其疾病控制率要低于无扩增的患者(27% vs. 62%,P=0.048),由此研究者认为,K-ras 基因突变阳性和(或)EGFR 基因野生型的患者可能从索拉非尼治疗中获益,而 EGFR 基因突变阳性及 EGFR 基因拷贝数扩增的患者其接受索拉非尼治疗可能效果欠佳。这个结果为 K-ras 突变及野生型、EGFR 野生型患者提供了治疗机会。但此项研究仅为小样本的 II 期临床研究,今后尚待大规模的临床研究来验证。

②EMI4-ALK 融合基因相关：棘皮动物微管相关蛋白样 4（EML4）编码蛋白 N-末端部分融合至间变淋巴瘤激酶（ALK）的细胞内酪氨酸激酶结构域，重排为 EML4-ALK，导致异常酪氨酸激酶表达。在未经选择的 NSCLC 人群中，EML4-ALK 阳性检出率较低，约 1.5％～6.7％；如果患者具备非吸烟或轻度吸烟史、腺癌等特征，则阳性检出率为 13％；如果不吸烟或仅少量吸烟者/和不伴有 EGFR 基因突变者，EML4-ALK 阳性率分别高达 22％和 33％。EML4-ALK 阳性者的某些特征与 EGFR 突变者相似，阳性几乎出现在不吸烟或轻度吸烟、腺癌患者中，但此部分患者不能从 EGFR-TKI 靶向治疗中获益，因而对这部分患者的治疗策略需要转变，比如尝试针对 ALK 的靶向治疗。Crizotinib（PF02341006）是针对 ALK 基因的小分子抑制剂，由于有明确的靶点和作用机制，其在Ⅰ期临床试验中就显示出了良好的疗效。Bang 等在 ASCO 年会上报告了 Crizotinib 治疗晚期 NSCLC 的临床研究结果，82 例携带 ALK 融合的 NSCLC 患者接受既往治疗的中位次数为 3 次，其接受 Crizotinib 治疗的中位时间为 5.7 个月，ORR 为 57％，缓解持续时间为 1～15 个月，＞90％的患者肿瘤缩小大于 30％，8 周疾病控制率 87％，72％的患者 6 个月时无疾病进展。研究者认为，对于携带 EML4-ALK 融合基因的 NSCLC 患者，Crizotinib 治疗的缓解率高且安全性良好。目前，Crizotinib 相关的多项临床试验正在进行中，我们期待分子靶向治疗的又一新成员早日面世。

（2）获得性耐药：EGFR-TKIs 初始治疗有效的患者，随着治疗时间的延长，最终几乎都会出现获得性耐药。究竟是什么样的机制在 EGFRTKIs 获得性耐药中起着主导作用？TKI 获得性耐药后如何采取治疗策略？这些问题成为关注的焦点。获得性耐药是指：①既往接受过 EGFR-TKI 单药治疗。②具有与药物敏感性相关的 EGFR 基因突变和（或）接受 EGFR-TKI 治疗明显临床获益（疗效评价为 CR、PR，或疗效评价为 SD 的患者连续服药时间≥6 个月）。③在接受 EGFR-TKI 连续治疗至少 30 天后出现肿瘤进展。目前考虑 EGFR-TKI 获得性耐药主要相关因素为 T790M 二次突变及 c-MET 基因扩增，二者所占比例分别为 50％及 20％左右。

①EGFR 外显子 20 T790M 突变：2005 年 Kobayashi 等通过一例病例报告解释了吉非替尼耐药的原因：EGFR 外显子 20 第 790 位苏氨酸被甲硫氨酸替代（2369 位胞嘧啶突变成胸腺嘧啶），导致其 ATP 结合区"口袋"变小，在空间上阻碍 TKI 与 EGFR 的可逆结合，从而引起耐药。研究显示约 3.6％未经治疗的 NSCLC 患者肿瘤组织标本中 T790M 突变阳性，而对吉非替尼或厄洛替尼耐药的 NSCLC 患者其阳性表达率为 50％。对于因 T790M 突变导致 TKI 耐药的 NSCLC，后续治疗可给予不可逆性的多靶点抑制剂，此类药物（如 EKB-569、HKl-272、Canertinib、BIBW2992 和 PF00299804 等）目前多在进行Ⅱ期或Ⅲ期临床研究。BIBW2992 为双重不可逆性的酪氨酸激酶抑制剂，以表皮生长因子受体（EGFR/HER1）和人类表皮受体 2（HER2）受体酪氨酸激酶为治疗靶点，其通过不可逆地与相应受体结合而发挥抗肿瘤作用。BIBW2992Ⅱ期临床研究显示，具有 EGFR 突变的 NSCLC 患者，对第一代 TKI 耐药时，BIBW2992 仍具有抗瘤活性。目前 BIBW2992 国际多中心Ⅲ期临床试验的第一项重要研究已经开始入组患者，研究对象为服用同类药物治疗失败 NSCLC，主要研究终点为 OS。研究结果令人期待。PF299804 为新的泛-人类表皮生长因子受体小分子抑制剂，其通过不可逆地与 HER-1、HER-2、HER-4 结合而发挥抗肿瘤作用。前期研究结果显示：PF299804 对于吉非替

尼原发性或继发性耐药的 NSCLC 均显示出潜在的抗肿瘤活性。Campbell 等报道了 PF299804 单药三线治疗既往化疗及厄洛替尼治疗失败的晚期 NSCLC 的多中心、开放的Ⅱ期临床研究结果,部分缓解 5.3%,63% 患者疾病稳定时间>6 周;7 例明确有 T790M 二次突变的患者,其中 5 例患者接受 PF299804 治疗疗效评价为 SD,2 例评价为 PD;EGFR 基因突变阳性的患者其 PFS 为 19.3 周,野生型患者为 11.1 周;腺癌患者 OS 为 45.3 周,非腺癌患者为 25.6 周。

②met 原癌基因扩增:met 原癌基因扩增是 2007 年发现的又一 EGFR-TKI 获得性耐药分子标志,其编码的肝细胞生长因子受体 MET 是一种跨膜酪氨酸激酶受体,在对 TKI 获得性耐药的 EGFR 突变阳性 NSCLC 患者中,约 20% 有 met 基因扩增。MET 联合 ErbB 家族成员,绕过 EGFR 活化下游 AKT 介导的信号通路,促进肿瘤细胞生长,抑制其凋亡。在体外实验中,通过 RNA 干扰技术抑制 MET 信号通路,可恢复耐药者对吉非替尼的敏感性。同时抑制 EGFR 和 MET,可克服 MET 扩增介导的 TKI 耐药。目前尚无针对 MET 的小分子抑制剂上市,但部分药物已进入Ⅱ期临床研究。ARQ197 是一种新型的选择性 c-MET 抑制剂。2010 年 ASCO 大会有一项专题报告,此研究为厄洛替尼联合 ARQ197(E+A)对照厄洛替尼联合安慰剂(E+P)治疗 TKI 失败的中晚期 NSCLC 的随机、双盲、全球多中心临床研究,研究共入组 167 例患者,结果显示 E+A 组患者的中位无进展生存期为 16.1 周,而 E+P 组为 9.7 周,非鳞癌、EGFR 基因为野生型及 K-ras 基因突变阳性的患者其 PFS 显著优于其他患者,两组患者的不良反应无显著性差异。因此,ARQ197 及其他 MET 抑制剂的上市值得期待。

③胰岛素样生长因子-1:除了 MET 途径,体外研究显示胰岛素样生长因子-1(IGF-1)通路在吉非替尼耐药中发挥作用。一项研究表明,吉非替尼灵敏度与 ICF-1 受体(IGF-1R)的表达负相关,而在该受体高水平表达的细胞中,阻断 IGF-1R 提高了吉非替尼的疗效。这些结果表明,对于高水平 IGF-1R 表达的患者,EGFR 和 IGF-1R 双靶点抑制剂作为潜在的治疗策略,可能有一定的价值。

④PTEN 信号通路:因为在厄洛替尼或吉非替尼治疗后出现进展的患者中,仅有 50% 的患者存在 T790M 突变,因此,很明显有替代机制促使肿瘤发展。其中一种机制可能通过下调 PTEN 的表达,PTEN 能够负向调节磷酰肌醇-3 激酶/蛋白激酶 B(P13K/Akt)信号通路,这在肿瘤发生中起着核心作用。通过 PTEN 通路下调 Akt 基因可以促进细胞凋亡。在对吉非替尼和厄洛替尼产生应答的患者中 Akt 的表达降低。当 PTEN 基因功能丧失,Akt 过度表达将导致凋亡抵抗,进而对 EGFR-TKI 产生耐药。在 NSCLC 患者中,PTEN 基因表达的缺失与预后差、低分化、淋巴结转移、远处转移以及癌症晚期有关。

2.小分子 PDGFR-TKI 耐药机制与对策

GIST 是一种少见肿瘤,根治性手术切除后 40%～80% 的患者会出现复发,且通常对化疗不敏感。在过去的十年中,GIST 的治疗发生了显著变化。这一变化在很大程度上是由于格列卫(甲磺酸伊马替尼)的问世所导致的。在接受格列卫治疗的患者中,虽大部分出现了较明确的治疗反应,但是,14% 的胃肠间质瘤患者对格列卫原发性耐药,另有 40%～50% 的患者在开始治疗后 2 年内出现格列卫继发耐药。

(1)原发性耐药:原发耐药是指肿瘤为野生型 KIT 的 GIST(未发现 c-kit 基因突变)。即使在突变型 KIT 的 GIST 中,不同的突变位点对格列卫的反应也不相同。临床研究证实,外显子 11 突变的 GIST 亚型对格列卫的治疗效果最好,有效率达 83.5%;次为外显子 9 突变的亚型,有效率为 47.8%。并非所有野生型 KIT 的 GIST 对格列卫均耐药,其中部分仍有良好疗效,在这些患者中存在 PDG-FRA 基因的突变。PDGFRA 基因突变的位点主要位于第 12 外显子和第 18 外显子,实验证实第 12 外显子突变的亚型在体外对格列卫敏感,在临床研究中也显示该药对此亚型具有一定疗效;另外,第 18 外显子突变亚型中存在 D842V 突变株对格列卫耐药,存在其他突变株对该药敏感。

(2)继发性耐药:格列卫继发耐药的机制并不十分清楚,可能的机制包括 KIT 或 PDGFRA 基因的扩增、其他致癌通路的激活或 c-kit 基因或 PDGFRA 基因中与药物结合位点的获得性、继发性突变。最近有报道分别称 2 例在 KIT 基因的 ATP 袋状结构域和 KIT 基因的激酶活性结构域 1 发生突变导致 GIST 患者对格列卫的继发耐药。

(3)研究对策

①提高格列卫的剂量:一项有关低剂量格列卫治疗后病情仍有进展的 GIST 患者转为接受高剂量格列卫治疗的可行性、安全性和有效性的国际研究结果显示,对于大多数服用低剂量格列卫 400mg/d 治疗后病情仍有进展的 GIST 患者,可将剂量增至 800mg/d,疗效改善,且大多数患者可以耐受。因此,GIST 患者在用低剂量格列卫治疗病情进展后可以选择高剂量格列卫。有关格列卫延长转移性 GIST 患者生存期量效关系的 S0033 多中心Ⅲ期临床研究也证实,虽然不同初始剂量的格列卫对患者生存期影响无显著差异,但当低剂量组患者出现进展后,如将剂量增加至 800mg/d,可使部分患者获益。正在进行的有 2 项新的大型多中心Ⅲ期临床研究。北美试验初步结果表明,这 2 种剂量的总缓解率分别为 43% 和 41%,87% 随访超过 1 年,6 个月无病生存率约为 75%,12 个月为 68%,1 年总生存率约为 90%,高剂量组无病生存时间明显延长,提示随着用药时间的延长,高剂量组可能获益更大。欧洲和亚洲的联合试验显示,1 年缓解率分别为 50.3% 和 51.1%。上述每组中均有 5% 的患者获得完全缓解。

②应用舒尼替尼(索坦,SU11248):舒尼替尼是一种口服的多靶点酪氨酸激酶抑制剂(KIT/PDGFR 抑制剂)。研究表明,舒尼替尼治疗格列卫耐药 GIST 有效,毒副作用轻微。一般推荐剂量 50mg/d,连续口服 14 天,休息 14 天。对于不同基因突变导致的格列卫耐药,舒尼替尼均能够控制肿瘤进展,使患者获得客观缓解。有必要进一步开展舒尼替尼的Ⅲ期临床研究。

③依维莫司:依维莫司是西罗莫非靶蛋白抑制剂。体外研究发现,与格列卫有协同作用,能够抑制格列卫耐药的 GIST 细胞增殖和诱导其凋亡。初步研究提示,依维莫司与格列卫联合应用在 GIST 治疗中有一定的协同作用,值得进一步关注。

④其他方法:如果出现对格列卫耐药,还可以选择其他的传统治疗措施如减瘤手术、放疗、肝动脉栓塞化疗以及腹腔化疗等。复发的 GIST 还可以试用格列卫联合常规的治疗手段。

(二)单抗类药物耐药机制与对策

1.耐药机制

目前临床用于治疗恶性肿瘤的单抗按其作用机制主要可分成两大类:非结合性单抗和偶联抗体。目前临床上应用最为成熟的单抗类药物为非结合性单抗,主要包括:利妥昔单抗、曲妥珠单抗及西妥昔单抗。基于非结合性单抗疗法的关键是选择合适的靶抗原,直接启动生长抑制信号或诱导凋亡或者间接激活宿主防御机制发挥抗肿瘤作用,因此其可能耐药机制包括:抗原抗体复合物的修饰或抗原脱落导致抗原表达下调;抗原表位发生突变;抗体结合位点封闭;其他受体旁路启动下游的信号通路;形成针对单抗本身的异种免疫反应;下游信号通路持续活化;反馈抑制物功能失调导致信号通路异常活化;细胞凋亡机制的异常;患者体内补体数量低或存在抑制分子导致抗体依赖的细胞毒效应(ADCC)与补体依赖的细胞毒效应(CDC)减弱等。

2.研究对策

临床研究证明,单抗类药物单独应用治疗肿瘤有效但非常有限,但在大多数情况下与常规化疗药物、放疗、免疫调节药物及其他单抗药物联合应用时具有协同作用,因此免疫化疗是目前临床应用单抗类药物的主要模式。基于单抗类药物的耐药机制,目前的应对策略包括:优化单抗与化疗联合方案;继续应用单抗联合合理解救化疗;换用改良单抗(包括新型抗体或结合型抗体);换用其他作用机制的靶向药物;多靶点联合治疗(也称"鸡尾酒疗法")等。下面以曲妥珠单抗(抗 HER2 单抗)治疗乳腺癌耐药后治疗策略为例加以说明。

(1)继续抗 HER2 单抗治疗:一项Ⅲ期随机对照临床试验共纳入 156 例曲妥珠单抗治疗后进展的转移性乳腺癌(MBC)患者。结果显示,曲妥珠单抗联合卡培他滨组与卡培他滨单药组的中位无进展生存(PFS)期分别为 8.2 个月和 5.6 个月(P=0.0338),总有效率(RR)分别为 48.1%和 27.0%(P=0.0115),临床获益率(CBR)分别为 75.3%和 54.1%(P=0.0068),但两组的中位总生存(OS)、治疗相关副作用无显著差异。该研究提示,对曲妥珠单抗治疗耐受的 MBC 患者,继续接受曲妥珠单抗联合二线化疗药物仍可提高 RR 和 CBR,延长 PFS 期。曲妥珠单抗治疗后进展的患者,为何继续采用曲妥珠单抗联合其他化疗药物仍然有效?这可能与以下几方面内容有关:①曲妥珠单抗除可通过抗增殖效应抑制肿瘤生长外,还可以通过调节细胞周期、降低 DNA 修复活性及 HER2 介导的抗血管作用发挥抗肿瘤效应;②曲妥珠单抗还具有单克隆抗体所有的独特化疗敏化机制;③曲妥珠单抗可诱导免疫调节,通过抗体依赖细胞介导的细胞毒作用来发挥抗肿瘤作用。因此,在持续的抗体暴露下,乳腺癌细胞绕过了曲妥珠单抗的抗增殖作用,但保留了化疗敏化机制,对其治疗耐药的患者继续应用该药仍可能有效。

(2)换用其他新型抗 HER2 药物:由于曲妥珠单抗的耐药机制可能与其他生长因子受体(如 EGFR、IGFIR 等)的信号传导通路激活有关,EGFR、HER2 双靶点酪氨酸激酶抑制剂(TKI)拉帕替尼可以通过抑制 EGFR 通路逆转耐药,从而继续发挥抗肿瘤效应。1 项共纳入 324 例曲妥珠单抗治疗进展者的Ⅲ期临床试验显示,拉帕替尼+卡培他滨组的疾病进展时间(TTP)、PFS 期和 RR 均显著优于卡培他滨单药组。另外 1 项Ⅲ期临床研究表明,拉帕替尼中加入曲妥珠单抗可显著改善患者 PFS 和 CBR。因此,对于既往应用曲妥珠单抗治疗后进展的 MBC,可考虑选择拉帕替尼联合曲妥珠单抗的非化疗方案。帕妥珠单抗是针对 HER2 二聚体作用的重组人源化单克隆抗体,可妨碍 HER2 与其他 HER 家族(HER1、HER3、HER4)的二聚体化,从而阻断信号传导,发挥抗肿瘤效应。目前相关研究正在进行中,有望提供更多答案。来那替尼为新型针对 HER1、HER2、HER4 的多靶点 TKI。圣安东尼奥乳腺癌会议报道了两项 neratinib 分别联合紫杉醇和长春瑞滨治疗 MBC 的Ⅰ/Ⅱ期试验结果。102 例 MBC 患者接受 neratinib 联合紫杉醇治疗的客观有效率(ORR)为 69%(其中 42%患者接受过曲妥珠单抗和拉帕替尼治疗),而 meratinib 联合长春瑞滨对既往接受拉帕替尼治疗患者的 ORR 达到57%。由此,neratinib 对于 MBC 是安全有效的药物,无论患者既往是否应用过抗 HER2 治疗。目前,neratinib 联合化疗的临床试验正在进行中,结果将在未来几年陆续公布。

(3)换用其他作用机制药物:热休克蛋白 90(HSP90)是维持 HER2 稳定性和功能的伴随分子,坦螺旋霉素(tanespimycin)是 HSP90 的阻滞剂,可通过阻滞 HSP90,降解 HER2 来达到抗肿瘤的目的。1 项关于 tanespimycin 治疗曲妥珠单抗耐药 MBC 的Ⅰ期临床试验评价了其安全性和有效性。结果证实,tanespimycin 有效且患者对副作用可耐受。此外,多项相关Ⅱ期临床试验也在进行中。曲妥珠单抗耐药的机制可能与 HER2 信号传导通路中某些下游分子的异常活化有关,如磷脂酰肌醇 3-激酶(P13K)的突变或 PTEN 蛋白磷酸酶活性下降等。因此,针对 P13K 和(或)哺乳动物西罗莫非靶蛋白(mTOR)的阻滞剂可以诱导曲妥珠单抗耐药细胞株的再次敏感。依维莫司作为 mTOR 阻滞剂,已进行了两项Ⅰ期临床试验。1 项研究对既往应用曲妥珠单抗治疗后进展的 30 例 MBC 患者给予了依维莫司联合紫杉醇及曲妥珠单抗治疗。结果显示,RR 为 40%,其中 2 例患者达完全缓解(CR);治疗相关副作用主要为中性粒细胞减少和粒细胞减少性发热。另 1 项研究针对既往应用曲妥珠单抗治疗后进展的 44 例MBC 患者,应用依维莫司联合长春瑞滨及曲妥珠单抗治疗,RR 为 18%,其中 1 例患者达 CR,疾病控制率(DCR)达 80%。这两项Ⅰ期临床试验均体现了依维莫司有一定的抗肿瘤活性,相关的Ⅱ期临床试验也将继续开展,有望在未来给我们提供更多的选择。

四、结论与展望

抗肿瘤药物耐药是一个复杂的问题,涉及基础和临床研究的许多方面。必须强调,细胞耐药机制依所用药物种类和肿瘤类型而异。不同肿瘤细胞对同一种药物可能有不同耐药机制,而一种肿瘤对一种药物也可能产生多种耐药机制。为了成功地克服临床上肿瘤耐药,应首先确定该肿瘤的耐药机制,必要时联合应用多种拮抗剂或治疗手段。尽管分子靶向治疗是目前肿瘤内科治疗中最活跃领域,并取得了一些突破性进展,然而化学治疗仍是目前肿瘤内科治疗的基石,继续探索和克服 MDR、发展新型抗肿瘤细胞毒药物,仍是当前抗肿瘤研究的重要任务之一。分子靶向药物耐药是新的挑战性问题,合理使用分子靶向药物并与细胞毒化疗有序结合以减少肿瘤耐药的发生,是人们首先需要考虑的问题。可喜的是,随着分子生物学等相关学科的进展,我们对肿瘤耐药的认识和理解已从细胞水平进入到分子水平,各种作用不同分子机制的生物靶向药物被开发利用,不断为我们克服肿瘤耐药提供了新的手段。因此,我们说,对于肿瘤耐药和对策的研究,我们在路上。

第二章　头颈部肿瘤

第一节　颅内肿瘤

颅内肿瘤习称脑瘤,分原发性与继发性。原发性颅内肿瘤来源于颅内各种组织成分如脑膜、脑组织、脑神经、脑血管、垂体腺与胚胎残余组织等。继发性颅内肿瘤则由身体其他部位如肺、子宫、乳腺、消化道、肝脏等的恶性肿瘤转移至脑部,或由邻近器官的恶性肿瘤由颅底侵入颅内。寄生虫囊肿、肉芽肿、脓肿、动脉瘤与血管畸形等均可发生于颅内,但不属于颅内肿瘤范畴,可统称为颅内占位性病变。儿童期以颅后窝及中线肿瘤较多见,主要为髓母细胞瘤、颅咽管瘤和室管膜瘤。成人则以大脑半球胶质瘤为最多,如星形细胞瘤、胶质母细胞瘤,其次为脑膜瘤、垂体腺瘤及听神经瘤。老年人以胶质母细胞瘤及转移瘤为多。

一、病因

颅内肿瘤的确切病因至今尚未完全清楚。相关因素有病毒感染、致癌物质、放射线、遗传、胚胎组织残余等,但每一种学说,只适合阐述某类肿瘤的病因。

(一)先天因素

胚胎发育过程中原始细胞或组织残留于颅腔或椎管内,在一定条件下具备分化与增殖功能,可发展成为神经系统先天性肿瘤。少数胚胎发育不良性肿瘤如表皮样瘤、皮样囊肿、畸胎瘤和成交感神经细胞瘤可以从先天发育性缺陷进展而来。神经系统先天性肿瘤发生率较高,约占颅内与椎管内肿瘤的9.5%。多属良性、以青少年较多见。

(二)遗传因素

已证实有三种神经系统肿瘤至少在一定程度上是家族性和(或)遗传性疾病:①神经纤维瘤病;②结节性硬化;③血管网状细胞瘤,三者均是常染色体显性遗传性疾病。神经纤维瘤病主要为神经外胚层组织发生,肿瘤成分系神经胶质和施万细胞增殖,多在脊神经根及周围神经干生长。可同时伴有颅内神经鞘瘤、胶质细胞瘤或脑膜瘤。结节性硬化在神经系统的表现可为室管膜下巨大细胞星型细胞瘤,男性占优,年轻时发病,可伴有皮肤及内脏器官如心、肾的病变。近年研究认为视网膜母细胞瘤亦为常染色体显性遗传性疾病,多于3岁前发病,男女发病率相等,患者染色体13的一对长臂可缺失其一(13q-),或染色体13的长臂上14带的缺失(13q14),且有一种与染色体13q14区基因相结合的脂酶D的活力缺失。

(三)颅脑创伤

与颅内肿瘤是否有关尚无定论。一般认为,创伤性肿瘤比较罕见,如果有,多半是发生在硬脑膜和蛛网膜损伤的基础上。创伤促进原已存在的肿瘤生长，或创伤引起的脑、脑膜瘢痕组织间变而成为肿瘤。

（四）激素

恶性肿瘤如髓母细胞瘤、恶性胶质瘤，有明显的性别偏爱，并有一定的发病年龄高峰，如髓母细胞瘤多发生在青春期。神经纤维瘤病和一些脑膜瘤在女性中占多数。在大部分脑膜瘤患者中，雌激素受体表达很低或测不出，但有约 2/3 的脑膜瘤患者表达孕激素受体。另外，促性腺激素在中枢神经系统生殖细胞瘤的形成中起一定作用。

（五）免疫因素

获得性免疫缺陷偶可致颅脑肿瘤（多表现为淋巴瘤和肉瘤），包括 Wiskott-Aldrich 综合征引起的免疫缺陷、AIDS 及器官移植后的免疫抑制治疗。Hodgkin 病和自身免疫性疾病如类风湿关节炎的治疗在一定程度上也可引起。肿瘤的发生可能与机体对异常细胞免疫监视机制的缺失有关。

（六）物理因素

许多动物实验及临床病例均发现接触放射线有导致肿瘤发生的可能性。急性淋巴细胞性白血病儿童接受中枢神经系统预防性放射治疗可增加星形细胞瘤、恶性胶质瘤发生的危险性，垂体腺瘤放射治疗后可出现胶质瘤，颅咽管瘤、松果体实质瘤、生殖细胞瘤放射治疗后以及恶性胶质瘤的近距离放射治疗后，常能见到神经上皮起源的肿瘤。低（≤800rad）、中和高剂量（＞2000rad）的放射线，均可诱发脑膜瘤，通常表现为不典型性或浸润性、多灶性，增殖速度较快，年轻人多见。

（七）化学因素

动物实验证明将多环芳烃碳氢物如甲基胆蒽、苯丙芘等，种植到动物体内，均可诱发神经系统肿瘤，但还没有确切的证据表明这些物质在人类颅脑肿瘤中的致病作用。有报道神经母细胞瘤和苯巴比妥或酒精有关，亦有研究提示妊娠妇女接触染发剂和子代患神经母细胞瘤之间有一定关系。

（八）生物学因素

许多病毒接种至动物脑内可诱发出肿瘤。常用的致瘤病毒有腺病毒、肉瘤病毒（RSV）、多瘤病毒、猴空泡病毒（SV40）及 Oncorna 病毒等。此外，尚有研究认为 EB 病毒、疱疹病毒与中枢神经系统淋巴瘤有关。

二、流行病学

据我国 6 城市居民中调查，颅内肿瘤患病率为 32/10 万，一项世界性的统计为 40/10 万。居全身肿瘤的发病率第五位（6.31％），成人占全身肿瘤总数的 2％，儿童期为 7％。

颅内肿瘤的发生率以神经上皮组织起源的肿瘤占首位，脑膜瘤居第二位，以下依次为垂体腺瘤、先天性肿瘤、神经鞘膜肿瘤、继发性肿瘤及血管成分起源的肿瘤。在神经上皮来源的肿瘤中以星形细胞瘤为最多，其次为胶质母细胞瘤、室管膜瘤、髓母细胞瘤和少突胶质细胞瘤。在先天性肿瘤中以颅咽管瘤最多见，其次为表皮样囊肿、皮样囊肿、畸胎瘤和脊索瘤。而继发性肿瘤中则以肺癌脑转移占首位。

不同类型肿瘤的性别比例不同,总的来说,男性略多于女性。颅内肿瘤的年龄分布主要发生在 21～50 岁,尤以 31～40 岁为高峰。脑瘤的发病年龄、好发部位与肿瘤类型存在相互关联,如儿童期多发生在幕下及脑中线部位,常见肿瘤为髓母细胞瘤、星形细胞瘤、室管膜瘤、颅咽管瘤与松果体瘤等;成人多见于幕上,少数位于幕下,常见的肿瘤为星形细胞瘤、脑膜瘤、垂体腺瘤与听神经瘤等;老年人多位于大脑半球,以多形性胶质母细胞瘤、脑膜瘤、转移瘤等居多。

从颅内肿瘤发生的具体部位分析,大部分肿瘤位于幕上,而近 1/3 发生在幕下。从肿瘤的好发部位看以大脑的额、颞、顶为首位,以下依次为鞍区、桥小脑角、小脑蚓部和四脑室。脑膜瘤多发生在大脑凸面,大脑各叶的脑实质内主要为胶质瘤,胼胝体可发生星形细胞瘤和少突胶质细胞瘤,透明隔可发生室管膜瘤及神经细胞瘤,侧脑室部位常发生脑膜瘤,而第三脑室和第四脑室则以颅咽管瘤和室管膜瘤为主,松果体区以生殖细胞肿瘤最常见,其次为畸胎瘤和表皮样囊肿,基底核区以星形细胞瘤最多见,蝶鞍部常见的肿瘤有垂体腺瘤、颅咽管瘤、脊索瘤和脑膜瘤,矢状窦旁及蝶骨嵴也是脑膜瘤的好发部位,脑干部位以星形细胞瘤及胶质母细胞瘤最多见,发生在小脑的肿瘤则主要为髓母细胞瘤、星形细胞瘤及血管网状细胞瘤,桥小脑角区以听神经瘤为主,其次为脑膜瘤、表皮样囊肿及皮样囊肿,斜坡主要为脊索瘤,枕骨大孔区则主要发生脑膜瘤。

三、病理与病理生理

神经系统肿瘤的分类尚未统一。20 世纪 20 年代,Bailey 和 Cushing 提出了胚胎残留学说的分类法,20 世纪 50 年代 Kernahan 从组织发生学角度提出了更为合理的分类方法,特别是对胶质瘤的四级分类法简单明了,符合肿瘤的生物学特征,被临床医师广泛采用。1977 年,WHO 对中枢神经系统肿瘤进行了较为权威性的分类,并分别在 1989 年、1993 年、2000 年、2007 年进行了四次修改和完善。

传统病理学主要根据肿瘤细胞学形态和核分裂评价肿瘤分化程度及增殖状态,简单有效,所以目前仍非常重要,尚不可被取代。但是,由于肿瘤的异质性,加之其核内多肽类物质的产生要早于核形态改变,存在着不能精确预测肿瘤的治疗反应、生存期等局限性。因此根据形态学分化程度标准难以准确判断肿瘤生物学行为,甚至可能导致部分病例诊断不可靠,作为传统病理学的补充工具,目前应用分子生物学手段研究颅内肿瘤已成为发展趋势。在实际工作中,科学的分类方法应根据肿瘤的解剖部位、组织来源、生物学特性及形态特征再结合肿瘤的恶性程度、免疫细胞化学和超微结构来分类和诊断。

细胞学的变化包括细胞的类型、核浆比例、胞核的形态、细胞的排列及与周围的关系;而间质则主要是血管和结缔组织的变化,它们的变化在一定程度上说明了肿瘤的生物学特点,一般来说偏于良性的肿瘤其形态接近正常,间质变化不大,而肿瘤恶性程度越高间质反应越明显。

对颅脑肿瘤良恶性的区分从病理学角度看通常以肿瘤包膜的完整性、细胞的分化程度、细胞排列的规则、胞核的异形性、细胞核/浆的比例,肿瘤的生长速度、生长方式以及手术后的复发情况等为指标,其中恶性肿瘤最重要的生物学行为是侵袭特性及转移性。大部分肿瘤为侵袭性生长,如星形细胞瘤、少突胶质细胞瘤、室管膜瘤、多形性胶质母细胞瘤及髓母细胞瘤等,部分为扩张性生长,也有的肿瘤两种生长方式兼有,如室管膜瘤、脉络丛乳头瘤、血管网状细胞瘤及部分垂体瘤和脑膜瘤等。包膜完整界限清楚的肿瘤主要有神经鞘瘤、颅咽管瘤、表皮样囊肿、皮样囊肿及部分垂体腺瘤和脑膜瘤;脑内弥漫性生长的肿瘤有弥漫性胶质瘤及弥漫性脑膜肉瘤。

有关肿瘤扩散与侵袭性生长的机制近年来已经做了大量的研究,其中最主要的因素与瘤细胞的黏附性、运动性和蛋白水解酶的分泌有关系。在肿瘤侵袭的过程中瘤细胞在体内的扩散能力提示瘤细胞与瘤细胞及瘤细胞与正常细胞之间相互识别及黏附的机制发生了变化,细胞之间的黏附既有连接结构参与也有黏附分子的作用,例如某些恶性肿瘤由于细胞分化很差,相邻细胞膜之间的连接结构发育不良就造成瘤细胞很容易离开原位向远处发生侵袭运动;除此之外,细胞膜表面的糖蛋白则是细胞间相互黏附的分子基础。已有研究证明肿瘤细胞的黏附分子表达下降,进而使瘤细胞之间的粘聚性降低而离散力增加。在肿瘤侵袭过程中另外一个重要因素是蛋白水解酶的作用,瘤细胞在侵袭运动中需要穿越一系列天然屏障如基底膜、间质结缔组织等,肿瘤细胞合成并释放的各种蛋白水解酶可以消化这些屏障进而为瘤细胞的运动排除障碍,在临床上较常见到室管膜瘤、髓母细胞瘤、少突胶质细胞瘤及脉络丛乳头瘤等肿瘤的脑脊液播散转移可能与以上机制有关。

四、临床表现

颅内肿瘤是生长在基本密闭的颅腔内的新生物,随其体积逐渐增大而产生相应的临床症状。其症状取决于脑瘤的部位、性质和肿瘤生长的快慢,并与颅脑解剖生理的特殊性相关。

颅内肿瘤的临床表现多式多样,早期症状有时不典型,而当颅内肿瘤的基本特征均已具备时,病情常已属晚期。通常,将颅内肿瘤的症状归纳为颅内压增高和神经定位症状两方面,有时尚可出现内分泌与全身症状。

颅内肿瘤多缓慢发病,首发症状可为颅内压增高如头痛、呕吐,或为神经定位症状如肌力减退、癫痫等。数周、数月或数年之后,症状增多,病情加重。发病也有较急的,患者于数小时或数日内突然恶化,陷入瘫痪、昏迷。后者见于肿瘤囊性变、瘤出血(瘤卒中)、高度恶性的肿瘤或转移并发弥漫性急性脑水肿,或因瘤体(囊肿)突然阻塞脑脊液循环通路,以致颅内压急剧增高,导致脑疝。

(一)颅内压增高

约有80%的患者出现颅内压增高,原因较复杂:①肿瘤在颅腔内占据一定空间,体积达到或超过了机体可代偿的限度(约达到颅腔容积的8%～10%),即出现颅内压增高;②肿瘤阻塞脑脊液循环通路任何部位,形成梗阻性脑积水,或因肿瘤妨碍了脑脊液的吸收;③脑瘤压迫脑组织、脑血管,影响血运,引起脑的代谢障碍,或因肿瘤特别是恶性胶质瘤与转移瘤的毒性作用与异物反应,使脑瘤周围脑组织发生局限或较广泛的脑水肿;④肿瘤压迫颅内大静脉与静脉窦,引起颅内淤血。这些因素相互影响,构成恶性循环,颅内压增高愈来愈剧烈。

头痛、恶心呕吐、视神经乳头水肿与视力减退是脑瘤引起颅内压增高的三种主要表现,尚可引起精神障碍、癫痫、头昏与晕眩、复视或斜视和生命体征的变化。

1.头痛

多因颅内压发生变化和肿瘤的直接影响等因素,使颅内敏感结构如脑膜、脑血管、静脉窦和神经受到刺激所引起。此为常见的早期症状,90%的脑瘤患者均有头痛。头痛的部位与肿瘤的部位多数不相一致,但也有规律性,如脑膜瘤常引起相应部位头痛,垂体腺瘤多为双颞侧或额部头痛,幕下肿瘤头痛常位于枕颈及额眶部,脑室内肿瘤,可因肿瘤位置移动、头位变化,引起严重颅内压增高,出现发作性剧烈难忍的头痛,严重时,出现颅内压增高危象。另一方面,少数患者颅内肿瘤发展到晚期而无头痛。

2.恶心呕吐

也常为颅内肿瘤的早期或首发症状,多伴头痛头昏。仍因颅内压增高或肿瘤直接影响于迷走神经或其他核团(呕吐中枢)之故,也可因颅后窝的脑膜受刺激引起。其特点是呈喷射性,与饮食无关,但进食有时也易诱发呕吐,呕吐后头痛可缓解,可伴或不伴恶心,头位变动可诱发或加重。小儿颅后窝肿瘤以呕吐为首发症状易误认为是胃肠道疾病。

3.视神经乳头水肿与视力障碍

颅内压增高到一定时期后方出现视神经乳头水肿。它的出现和发展与脑瘤的部位、性质、病程缓急有关,在诊断上有重要意义。日久,演变为继发性视神经萎缩,视力逐渐下降。长期颅内压增高发生明显视力减退前,常出现一过性黑矇,即阵发性眼前发黑或感觉视物昏暗而不清晰,过一会又恢复正常,这是将要出现持续视力障碍的警告。凡有视力减退的患者都应仔细检查视力、视野和眼底的改变,警惕颅内压增高和视觉通路附近肿瘤的可能。眼球外展麻痹引起斜视、复视,也常为颅内压增高之征。

4.精神症状

因大脑皮层细胞的正常新陈代谢受到扰乱引起,表现为一系列类似神经衰弱的症状,如情绪不稳定、易于激怒或哭泣、自觉症状比较多,诉述头昏、睡眠不佳、记忆减退,继而以一系列精神活动的缓慢、减少为特征,表现淡漠、迟钝、思维与记忆力减退,性格与行为改变,进而发展为嗜睡、昏迷。恶性肿瘤时,精神障碍较明显。额叶肿瘤常有欣快、多动、爱说、易怒,甚至打人毁物等兴奋型精神症状。

5.癫痫

有癫痫发作史者约可达20%,常为大发作。

6.生命体征变化

颅内压呈缓慢增高者,生命体征多无变化。颅内压显著增高或急剧增高可表现脉搏缓慢,可慢至每分钟50次上下,呼吸深慢、血压亦可升高,这些已属脑疝前期或已有脑疝的表现。下丘脑与脑室内肿瘤,恶性肿瘤有时出现体温升高。

(二)定位症状与体征

是肿瘤所在部位的脑、神经、血管受损害的表现。症状与体征可反映脑瘤的部位所在,因此称为定位症状。各部位脑瘤的定位症状,具有其特点,与该部神经解剖结构和生理功能密切相关。

1.额叶肿瘤

额叶与情感、运动、言语、小脑协调运动等有关,额叶肿瘤常引起精神症状、癫痫、对侧不同程度的偏瘫或中枢性面瘫、运动性失语、额叶性共济失调、强握和摸索反射、膀胱直肠功能障碍等。精神障碍表现为淡漠、迟钝、漠不关心自己和周围事物,理解力和记忆力减退或表现为欣快感,多言多语,有时可能误诊为神经衰弱或精神病。另外肿瘤侵及运动前回或双侧额叶,可出现吸吮反射或啜嘴反射。同向运动中枢受刺激时出现头及两眼球向对侧偏斜。额叶底面肿瘤当侵及颅前窝底,影响嗅神经时,可致嗅觉丧失。肿瘤向后发展压迫一侧视神经,可见同侧视神经乳头萎缩,同时因颅内高压而导致对侧视神经乳头水肿(Foster-Kennedy 综合征)等。

2.顶叶肿瘤

主要表现为对侧半身的皮质感觉障碍及感觉失认,另外还有感觉性癫痫发作、体象障碍、结构失用症、失读症以及轻瘫或单瘫等。

3.颞叶肿瘤

颞叶为脑功能的次要区域,此部位肿瘤可以长期不出现定位症状。可有轻微的对侧肢体肌力减弱,颞叶钩回发作性癫痫,表现为幻嗅幻味,继之嘴唇出现吸吮动作与对侧肢体抽搐(称为钩回发作)以及幻听。尚可引起命名性失语、视野改变、精神症状等。

4.枕叶肿瘤

枕叶的结构与功能较其他各脑叶单纯,其功能主要与视觉有关。枕叶肿瘤的特征性表现为出现幻视与病变对侧同向偏盲而中心视力不受影响,因中心视力是由分布广泛的黄斑纤维传导的。侵犯两侧枕叶的肿瘤可引起两眼完全失明,但瞳孔对光反射仍正常。而顶叶与颞叶后部病变,只出现对侧下 1/4 或上 1/4 视野缺损。主侧枕叶病变可引起失读症。

5.蝶鞍区肿瘤

包括鞍内、鞍上与鞍旁肿瘤。以垂体腺内分泌障碍,视觉障碍(视力减退、视野缺损、失明等)较常见,还可出现下丘脑症状与海绵窦受累的表现,如第Ⅲ～Ⅵ脑神经损害的症状。

6.小脑肿瘤

(1)小脑半球病变:出现同侧四肢共济失调,粗大的水平眼震,辨距不良,轮替障碍,指鼻和跟-膝-胫试验阳性,搜索样语言,同侧半身肌张力降低。

(2)蚓部病变:躯干性共济障碍,小脑暴发性语言,少有肌张力降低和肢体异常。齿状核病变出现运动过多,肌阵挛。

(3)小脑脚病变:小脑上脚(结合臂):出现同侧小脑性共济障碍,对侧红核受累引起不自主运动,头偏向患侧;小脑中脚(脑桥臂):额叶性共济障碍;小脑下脚(绳状体):同侧小脑性共济、平衡障碍、眼震及书写障碍。

7.脑桥小脑角肿瘤

以听神经瘤多见,肿瘤依次累及第Ⅷ、Ⅴ、Ⅶ、Ⅸ、Ⅹ、Ⅺ脑神经,表现为耳鸣、耳聋、同侧面部感觉减退与周围性面瘫,饮水呛咳、吞咽困难与声音嘶哑。而后出现一侧或两侧锥体束征,晚期引起梗阻性脑积水,颅内压增高。

8.脑干肿瘤

典型体征为病变侧脑神经与对侧肢体交叉性麻痹,其临床表现视肿瘤累及中脑、脑桥或延髓有所不同。

9.丘脑与基底核肿瘤

可出现对侧肢体轻偏瘫、震颤,有时引起对侧躯干与肢体自发性疼痛或出现偏盲。

10.脑室内肿瘤

原发于脑室内者,较少出现定位症状,直到肿瘤较大,影响周围神经结构才出现相应症状。如三脑室后部肿瘤,常引起两眼球上视、下视受限、瞳孔散大与共济失调;三脑室前下部肿瘤引起下丘脑受累的症状;侧脑室肿瘤出现对侧轻偏瘫;四脑室肿瘤早期出现呕吐与脉搏、呼吸、血压的改变等。

五、辅助检查

1.头颅平片

在有 CT 和 MRI 的单位,头颅 X 线平片的诊断意义和重要性逐渐下降,常被忽视,但头颅 X 线平片对颅内肿瘤的定位和定性诊断仍具有一定的价值。

颅内肿瘤常见的头颅平片异常包括:①局部钙化及颅内压增高引起的鞍背吸收;②脑外肿瘤,如脑膜瘤常可见颅骨内板甚至外板的过度增生,颅骨密度增高;听神经瘤常见内听道扩大,眶内累及眶尖的肿瘤可出现一侧眶上裂扩大;③三叉神经纤维瘤可引起卵圆孔扩大;④垂体瘤和颅咽管瘤则可引起蝶鞍的扩大。

2.放射性核素检查

在 CT 和 MRI 十分普及的情况下,放射性核素(RN)检查不是颅内肿瘤的常规检查项目。其结果显示,大部分(约 70%)肿瘤,尤其是颅内原发恶性肿瘤、转移瘤和恶性脑膜瘤,其摄取放射性核素的量明显增加。在诊断颅内肿瘤方面放射性核素检查优于头颅 X 线平片。

3.CT 和 MRI

脑肿瘤的 CT 和 MRI 征象可分为三类:一般征象、间接征象和直接征象。

(1)一般征象:包括肿瘤的大小、部位和数目。CT 和 MRI 常需在注射造影剂肿瘤出现增强之后才能大致区别肿瘤和瘤周水肿,因为某些肿瘤特别是胶质瘤可以呈现为不均匀增强现象,不增强的影像学信号可以与水肿相仿;此外,含有肿瘤细胞浸润的瘤周水肿也无增强效应。

(2)间接征象:包括中线结构向对侧移位、正常结构受推移和压迫而变形(如脑室、脑沟、脑池变形或闭塞,脑移位或变形)、正常钙化结构移位(如钙化松果体和脉络丛移位)、瘤周水肿(一般为血管源性水肿)、脑积水和脑疝。

水肿在 CT 上表现为低密度区,MRI 为 T_1WI 和长 TR 成像(PDWI 和 T_2WI 成像)分别显示为低信号和高信号区。CT 所显示的水肿范围常小于 MRI 所示,而水肿的显示以长 TR 成像者最佳。脑皮质受脑外肿瘤推压时,表现为脑灰质和脑白质交界面向内移位,据此可判断病灶位于脑外。脑皮质向内移位,其下方脑白质也随之内移和变形,即所谓的"白质塌陷征",此外,还可以参考脑回、软脑膜血管、蛛网膜下隙、硬脑膜和颅骨位置和形态的变化,进一步对肿瘤做出更精确的定位诊断。

(3)直接征象:即肿瘤本身所引起的影像学特征。

脑肿瘤在 CT 平扫上常显示为低密度。几乎所有的肿瘤周围都存在水肿带，低级别肿瘤的水肿较轻，以至于 CT 片上无法显示；如肿瘤为等密度，且缺乏占位效应时很容易漏诊。快速生长的恶性肿瘤，尤其是转移瘤，其水肿程度较严重。

多数肿瘤，特别是恶性胶质瘤在 CT 上常呈稍低密度，而另有一些少见的良恶性肿瘤常呈稍高密度，而含脂肪的肿瘤则为明显的低密度。结合肿瘤中发生的钙化、出血、囊变和坏死等，进行综合分析常有可能做出较正确的诊断。肿瘤钙化可呈现高密度区，有些原发性肿瘤较常发生钙化，如颅咽管瘤、少突胶质细胞瘤、脑膜瘤等，有助于肿瘤的定性诊断；转移性肿瘤一般不发生钙化。较新鲜的肿瘤出血常表现为病灶内高密度区，随时间推移可呈现为等密度，继而出现低密度区。CT 往往难以鉴别肿瘤的坏死和囊变，它们均表现为肿瘤内的低密度区。含有脂肪或类脂质的肿瘤，CT 值可为负值。生长缓慢的肿瘤，如星形细胞瘤和少突神经胶质细胞瘤，由于血-脑屏障未完全破坏，肿瘤可以无增强效应。

MRI 影像可区分脑灰质和脑白质，根据肿瘤信号与正常脑灰质信号比较，分别描述为等信号、低信号和高信号病灶。一般肿瘤在 T_1WI 时为低信号，在 PDWI 和 T_2WI 时为高信号。肿瘤内含有脂类或类脂成分时，根据脂质的分子结构可呈不同信号，含游离脂肪酸较多者，T_1WI、T_2WI 均呈高信号，含结合脂肪酸较多者，T_1WI 可呈低信号或等信号，T_2WI 信号也会改变。肿瘤血管的流空效应在 T_1WI、T_2WI 均呈低信号。

4.脑血管造影诊断

在 CT 和 MRI 广泛应用后，脑血管造影在诊断和处理脑肿瘤中的作用逐渐下降。目前肿瘤患者的脑血管造影主要是了解肿瘤血供或做术前栓塞，为手术或活检提供必要的信息。

脑肿瘤的脑血管造影表现有以下三方面：①瘤周动脉和静脉的移位和变形；②中线血管（大脑前动脉和大脑内静脉）的移位有时是巨大肿瘤引起脑疝的证据；③肿瘤的异常血供（肿瘤染色丰富）和静脉的早期充盈。

缓慢生长的胶质瘤血管分布少，而恶性胶质瘤尤其是 GBM，其血管分布极为丰富，肿瘤染色明显且有粗大的回流静脉，且静脉早期即可充盈，表明血液循环经肿瘤后加速。立体定向肿瘤活检前行脑血管造影是明智的选择，如果肿瘤血供丰富，选择开颅活检会更安全些。几乎所有恶性肿瘤在血管造影中都提示肿瘤血管丰富。脑膜瘤也可以出现均一持续的肿瘤染色，血液循环极快或出现早期静脉充盈，这类肿瘤鉴别诊断时要考虑血管外皮瘤的可能性。

六、诊断及鉴别诊断

颅内肿瘤的术前诊断有赖于对翔实的病史、客观的体征、影像学资料和实验室资料进行的综合分析，并提出初步诊断和需要鉴别诊断的疾病。颅内肿瘤的诊断包括定位诊断和定性诊断两部分，根据病史和影像学定位诊断一般困难不大，定性诊断需要进行详细的鉴别诊断，同时明确肿瘤的部位、大小、性质、累及范围以及血供等，以便对治疗方案的确定提供确切的依据。

颅内肿瘤有时需与以下疾病相鉴别。

(一)颅内炎症

1.慢性脑膜炎

常见的有结核性脑膜炎和新型隐球菌性脑膜炎等，一般均有全身症状和脑膜刺激征，视盘水肿早期少见,脑脊液检查有白细胞增多及糖含量减少,如脑脊液中发现致病菌则可确诊。影像学检查有助于鉴别。

2.化脓性脑炎

常急性或亚急性发病,引起化脓性脑炎的感染病灶多由慢性中耳乳突炎、鼻窦炎、面部感染或盆腔感染所致,也可由颅脑外伤后继发感染及身体其他部位感染引起。早期多有全身感染症状,如发热、白细胞增高、脑膜刺激征、C反应蛋白增高等。少数患者局部感染灶和全身症状不明显。急性脑炎期的影像学表现类似低级别胶质瘤,脓肿形成期可类似高级别星形细胞瘤。但急性脑炎期的病灶常出现片状或脑回样强化,病变常不仅局限于白质;脓肿形成期的环状强化一般较规则,壁薄且均匀,囊壁无结节。MRI有助于鉴别诊断。

(二)慢性硬脑膜下血肿

多为老年患者,有颅脑外伤史,但有时外伤轻微不能回忆。临床表现有精神障碍者易被误认为老年性痴呆,也可表现为颅压增高及运动感觉障碍。CT和MRI扫描可确诊。

(三)脑囊虫病

患者有便绦虫或有皮下结节存在。常有癫痫、精神症状和颅内压增高等表现。血、脑脊液囊虫补体结合试验和酶联免疫吸附试验(ELISA)有助于本病的诊断,CT或MRI有助于诊断。

(四)癫痫

原发性癫痫起病一般在20岁以前,无局灶性神经体征。颅内肿瘤以癫痫发病者其年龄一般较大,常为局限性发作,神经系统可能发现某些局灶体征呈进行性加重,并逐渐出现颅内压增高症状。对成年后发生癫痫者应做影像学检查。

(五)脑血管病

少数颅内肿瘤患者由于瘤内出血或坏死,使症状发展迅速,需与脑血管意外相鉴别。脑血管意外一般年岁较大,既往有高血压、动脉硬化史。多为突然起病,很快出现意识障碍、偏瘫等症状与体征。出血性脑血管病及少数缺血性脑血管病都能引起颅内压增高,甚至脑疝,但眼底视盘水肿较少见。脑血管造影或CT、MRI检查帮助鉴别。

脑梗死一般多为高龄患者,亚急性起病,短期内进行性加重,约1/3急性起病,以大脑半球病变居多,表现为病灶对侧偏瘫、偏身感觉障碍,或合并偏盲、失语等。影像学多呈基底达皮质的三角形,与血管分布一致,梗死面积较大者有占位效应。起病隐匿者需与低级别胶质瘤鉴别。脑梗死发病2~3周或以后CT和MRI增强扫描常出现梗死边缘脑回状或环状强化。

(六)多发硬化

为脱髓鞘疾病的常见类型,以轴索的弥散性脱髓鞘及神经胶质增生为特征,好发于脑室周围、视神经、脑干、小脑白质、小脑脚及脊髓。具有下述特点可与胶质瘤相鉴别:①多见于中青年,女性居多;②病程中缓解与复发交替;③白质内可同时存在两个以上病灶,显示新旧不一,CT扫描近半数可见局限性低密度灶,MRI检查新病灶 T_1WI 为等或略低信号,老病灶 T_1WI 为均匀低信号,T_2WI 为高信号,活动病灶可有增强。类固醇激素治疗可使强化密度减低者提示为活动性病灶。大多无占位效应。脑脊液琼脂糖凝胶电泳中可见 IgG 寡克隆带及髓鞘碱蛋白抗体放射免疫检测阳性。假瘤型炎性脱髓鞘病可以是多发性硬化的一种特殊类型,与胶质瘤不易鉴别,可试用甲泼尼龙试验性治疗或者进行组织活检,不应急于手术。

(七)精神病

需与其有精神症状的颅内肿瘤相鉴别。后者除精神症状以外,还有颅内压增高和(或)神经系统局限性体征。详细的神经系统检查及必要的影像学检查有助于鉴别诊断。

(八)视神经炎

起病急,明显视力减退伴眼球后疼痛,多波及双眼。颅内高压所致的视盘水肿早期常无视力减退,晚期可出现继发性视神经萎缩伴视力下降。球后视神经炎所致的原发性视神经萎缩需与蝶鞍区肿瘤压迫视神经、视交叉所致的继发性视神经萎缩相鉴别。临床体征与影像学有助于诊断。

七、治疗

(一)放射治疗

1.常规放射治疗

颅内肿瘤主要的辅助治疗措施之一。近年研究表明,生殖细胞瘤和淋巴瘤对放射线高度敏感,经活检证实后可列为首选,中度敏感肿瘤有髓母细胞瘤、室管膜瘤、多形性胶质母细胞瘤、生长激素垂体腺瘤和转移瘤;其他垂体腺瘤、颅咽管瘤、脊索瘤、星形细胞瘤和少突胶质细胞瘤对放射线低度敏感。

放射线应用于肿瘤治疗百余年来,虽然有了很大进展,但肿瘤周围的正常脑组织仍受到相当高的照射剂量,易致放射性脑损伤。放射性脑损伤一般分为急性、亚急性和远期三个阶段,急性反应主要引起神经细胞急性变性,出现的一过性临床症状加重,为可逆性损伤;在亚急性期(放疗后数周~3个月)患者常出现"嗜睡综合征",可能与中度到广泛的神经元脱髓鞘有关,但临床症状常短暂,多数情况下也是可逆的;远期影响出现在放射治疗后几个月~10年内,以灰白质发育不平衡逐渐造成各种神经功能损害为特征,在最初两年内发生率最高,这种脑损伤不可逆,且呈渐进性,严重者可危及生命。关于放射性脑损伤的病理机制,可能与血管内皮细胞和神经胶质细胞损伤有关。在放射治疗过程中,一定剂量的放射线可导致血管内皮细胞的肿胀、变平,细胞间隙变窄,局部血流减少,但这一过程将迅速逆转,随后即发生血管通透性升高,发生血管源性水肿,进一步发展,由于管壁变厚、管腔狭窄甚至闭塞,发生梗死后脑组织坏死,即放射性脑坏死。放射线可同时损伤神经胶质细胞,尤其是少突胶质细胞,发生增生、破坏和广泛脱髓鞘改变,随后白质区域可见囊变、坏死。放射性脑损伤与肿瘤复发,临床和MRI很难鉴别,其鉴别有赖于PET或SPECT检查。

高能线形能量转换(LET)射线治疗。为寻找更有效的放射治疗源,新的粒子束被临床应用,如快中子、质子、γ介子以及氦、碳等重粒子。目前认为质子加速器适用颅底肉瘤、视网膜恶性黑色素瘤和生长缓慢的颅内肿瘤。硼中子俘获治疗(BNCT)的基本原理是当非放射性的自然元素硼受到低能量热中子照射时,即发生核反应,从而产生具有高线性能量转换(LET)的α粒子,其本身衰变为锂元素核。BNCT临床研究主要是多形性胶质母细胞瘤和未分化星形细胞瘤,其疗效有待进一步明确。

2.间质内放射治疗

是将放射范围小的液体核素(如^{32}P、^{198}Au等)注入瘤腔内,或将颗粒状核素植入瘤体内,依靠γ或β射线的电离辐射作用杀伤肿瘤细胞,适用不宜手术、外放射治疗不敏感或失败的单一病灶囊性颅咽管瘤、胶样囊肿和原发或复发恶性胶质瘤。

3.立体定向放射外科治疗

利用立体定向原理选择照射靶点,将大剂量管束电离射线单次集中精确地照射靶点,使肿瘤细胞及周围毛细血管局灶变性坏死,肿瘤不再继续生长,并被胶质瘢痕化所代替,影像学检查仍可见到病变。立体定向放射外科的持续作用时间可长达2年,病例选择不当,会造成严重的放射性脑病和神经功能障碍,因此必须认真进行术前评估。这种技术对于小的良性肿瘤效果尤佳,并可以使周围的组织的损伤达到最小。一般讲,对边界清楚,直径≤3cm肿瘤效果较好。治疗更大的病变,由于解剖和放射生物学的限制,必须减小放射剂量;另外多处大剂量放射线重叠,立体定向的准确性会受影响。目前,一些手术危险较大、术后并发症多的手术,如脑膜瘤、听神经瘤等,为避免脑神经的损伤,可不用勉强全切除肿瘤,术后剩余肿瘤用伽玛刀治疗,这样可以提高患者的生活质量。

总的来说,传统放疗照射范围大,对正常脑组织损伤重,肿瘤局部照射量难以达到足够强度,即使用超分割照射治疗(HF)、加速分割照射治疗(AF)等方法,仍难以解决这些问题。X刀、γ刀在治疗听神经瘤、垂体瘤、颅咽管瘤等颅脑肿瘤上取得了很大成绩,但胶质瘤体积较大、浸润生长,X刀、γ刀治疗作用有限。三维立体适形放疗(3D-CRT)和调强放疗(IMRT)是新近发展的放射技术,与X刀、γ刀相似,都是立体定向放疗手段,但不同的是,凭借更新的立体靶向技术,3D-CRT可根据肿瘤三维形态进行照射,IMRT则更进一步在肿瘤内部实现了不同的放射密度。目前这两种方法在安全性及放射剂量选择上尚存在争议,国外对此进行了较多研究,随着技术的逐步成熟,可能实现放疗的真正精确化、数字化。分子影像学是影像学领域的另一进展,以图像的形式从分子水平描绘正常及病变组织结构与功能变化信息的影像,利用特异探针,通过PET、SPECT、MRI、CT和光学技术,对活体基因表达进行评估,其分辨率可达微米水平,分子影像学在肿瘤诊断、新药开发领域潜力巨大,如果与上述的影像导引治疗系统结合,可能实现细胞水平的放射治疗。

(二)免疫治疗

免疫治疗对于肿瘤具有特异和非特异杀伤作用,肿瘤的免疫治疗包括主动免疫治疗、被动免疫治疗、过继免疫治疗和免疫增强治疗。

细胞因子在治疗中可能加强免疫监视并诱导细胞介导的抗肿瘤免疫。IL-2、IL-4、IL-12、肿瘤坏死因子(TNF-α)和干扰素等细胞因子全身应用、鞘内和肿瘤内局部应用的实际效果均未获得理想效果。血脑屏障的限制、细胞因子中枢神经系统毒性限制了其最大剂量。采用转基因技术使细胞持续直接分泌相关的细胞因子的工程细胞植入颅内肿瘤,在局部稳定而长期产生细胞因子对此有所改进。后继研究通过工程化含细胞因子基因的减毒病毒载体直接将基因导入颅内的胶质瘤细胞中,具有感染效率高,肿瘤细胞分泌细胞因子避免了移植同种异体细胞的免疫排斥反应等优点。分泌细胞因子的神经干细胞也有较好的应用前景。

过继性免疫治疗是把具有杀伤肿瘤活力的免疫细胞转移至患者体内的治疗方法。实践中采用静脉输注、鞘内注射和局内脑内接种等方法。淋巴因子激活的杀伤细胞(LAK)与 IL-2 联合瘤腔注射取得了部分效果,但 IL-2 诱发的严重脑水肿不良反应限制了其应用。后来的研究更集中于特异性更强的 T 细胞群,比如肿瘤浸润淋巴细胞(TIL)、细胞毒性 T 淋巴细胞(CTL)和细胞因子诱导的杀伤细胞(CIK)。

主动免疫治疗主要是利用肿瘤疫苗使患者免疫系统对于自身肿瘤致敏而获得特异性抗肿瘤能力。这是理论上最可能取得突破进展的免疫治疗方向。尽管体液免疫可能有治疗作用,但细胞免疫,尤其是细胞毒性 T 细胞的抗肿瘤免疫反应被认为更为重要。将肿瘤抗原递呈给幼稚 T 细胞,进而活化、克隆扩增、对肿瘤发挥溶细胞性的肿瘤杀伤作用,产生的记忆 T 细胞可以发挥长期的抗肿瘤免疫作用。上述通路目前在实际实施中面临诸多困难。胶质瘤细胞表面没有足够数量和类别的细胞表面分子、胶质瘤的显著细胞异型性和脑组织内缺乏正常的专职抗原递呈细胞等使如何有效识别肿瘤相关抗原并成功递呈给体内的 T 细胞非常困难。活化的 T 细胞在缺乏淋巴结构的中枢神经系统内如何增殖到足够的数量并最终迁移、识别和杀伤肿瘤细胞的各个环节均存在很大困难。EGFRvⅢ、胶质瘤 IL-13 受体 α 链突变体和某些黑色素瘤相关抗原表达的免疫学重要性和疫苗应用前景仍有待评估。针对异质性胶质瘤细胞群内一个或多个抗原的特异性免疫治疗最终能否对长期的肿瘤生长和患者生存期延长产生作用有待观察。使用更强大的抗原递呈细胞(如树突细胞)是加强有效抗肿瘤 T 细胞反应的关键。树突细胞疫苗在动物模型和临床试验中的应用取得了部分鼓舞人心的结果。

(三)光动力治疗及热能治疗

光动力治疗(PDT)是利用光敏剂的光化学反应进行治疗。其基本原理是在机体接受光敏剂后的特定时间段内,光敏剂可以相对较高浓度存留在肿瘤组织内,此时以特定波长的光(激光)照射肿瘤部位,光敏剂发生化学反应。在有氧情况下,产生化学性质非常活泼的单态氧(ROS)和(或)某些自由基。与肿瘤组织和细胞内多种生物大分子发生作用,通过各种信号途径,引起细胞功能障碍和结构损伤,最终导致肿瘤细胞死亡。有证据显示,胶质瘤细胞比其他肿瘤细胞对 PDT 更敏感。因为正常脑组织的血-脑脊液屏障作用可减少光敏剂的进入,而肿瘤组织的血-脑脊液屏障受到破坏。不能阻止大分子光敏剂进入,因而胶质瘤细胞具有高度摄取光敏剂的能力,使光敏剂在肿瘤组织内进一步积聚,这为 PDT 选择性杀伤胶质瘤细胞奠定了基础。

临床应用的光敏剂应该是无毒的,能选择性地集中在癌组织中,并能被穿透组织能力强的光(600~800nm)所激发,最早用于 PDT 的光敏剂血卟啉的衍生物商品名为 Photofrin Ⅰ 和双血卟啉醚商品名为 Photofrin Ⅱ 均因红外区吸收系数小而限制了其光动力损伤的深度和疗效的进一步提高。目前临床应用的光敏剂还有丁氨基块茎糖酸、苯卟啉衍生物、酞菁类、植物萃取物及叶绿素降解产物衍生物。在临床上一般均采用激光作为激发光源。由于颅腔是一个密闭的腔,而胶质瘤亦为近球形实体,所以给胶质瘤的直接 PDT 治疗及治疗后的评估带来困难,故此手术后瘤腔内照射,干预胶质瘤的复发仍是 PDT 的主要方式。由于某些光敏剂具有很强的荧光效应,所以有人主张可将其用于临床诊断或术中定位。具体操作:根据光敏剂的不同选择给药时间,理想的时间是瘤体与瘤周所蓄积的光敏剂为最大量,并与周围正常组织形成绝对的浓度梯度的时间,光敏后患者常规开颅手术切除肿瘤,充分止血后移去所有止血物质,测量投照区的表面积,并校准光源的输出功率,直接照射瘤腔,也可用液体注入瘤腔作为光散射剂。PDT 用于治疗各级别的胶质瘤中均有较好的疗效。如澳大利亚皇家墨尔本医院对 116 例各级别的胶质瘤行 PDT 治疗,其中 36 例多形性胶质母细胞瘤的中位生存期为 24 个月,50% 患者生存期超过 2 年,39 例复发的多形性胶质母细胞瘤的中位生存期为 10 个月,37% 的患者生存期超过 2 年。对照组 100 例多形性胶质母细胞瘤中位生存期为 8 个月,无一例超过 3 年。寻找安全的,高特异性的光敏剂,以及理想的光源,统-PDT 的适应证和禁忌证,寻找较为理想的整体治疗方案,是 PDT 所面临的主要问题,相信随着 PDT 基础理论的深入研究与突破,临床实践经验的积累和丰富,PDT 作为一种治疗神经胶质瘤的辅助方法,一定会有更加广阔的前景。

Ikecla 等研究了狗脑对射频热疗的急性期反应,发现 43℃ 45 分钟灰质可出现凝固性坏死,而在白质则需要 60 分钟。肿瘤组织的血管结构和正常组织不同,其供血动脉及引流静脉结构均不完整,且脆性大,渗透性强,调节功能不良。胶质瘤细胞具有缺氧、低营养、低 pH 值的特点,对热的耐受性低,比正常细胞更易被杀灭。热疗的温度较高则细胞发生坏死,较低则以凋亡为主。Takahisa 等对恶性胶质瘤细胞系 A172 加热至 44.5℃,细胞出现坏死,加热至 43℃,细胞则出现凋亡,同时还伴随 P53 蛋白、Bax 蛋白和 Hsp72 蛋白升高。热疗与化疗有协同效应,其机制是:①热疗损伤血管内皮包和血脑屏障,促进药物向组织问的渗透;②破坏细胞膜的稳定性,使其通透性增加,促进细胞对抗癌药物的渗透和吸收;③增加某些药物对细胞作用。加热与放疗之间也有协同增效作用,主要有:①处于不同增殖周期的细胞对热疗的敏感性不同。同步培养的体外细胞试验证明,M 期细胞对放疗敏感,而对放疗抗拒的 S 期细胞则对热疗敏感;②放疗对肿瘤周边的富含氧细胞敏感,而对肿瘤中心的缺氧细胞不敏感,并且低热(40～41.5℃)可使血流量增高,改善乏氧和放射敏感性;③热疗可抑制受放射线损伤细胞的修复,主要是抑制 DNA 损伤的修复。Seegenschmiedt 等对恶性胶质瘤患者进行热放疗,在放疗前后进行热疗,取得了较好疗效。

第二节　鼻腔及鼻窦恶性肿瘤

鼻腔鼻窦恶性肿瘤在头颈恶性肿瘤中相对发病率较低,占全部头颈恶性肿瘤的 3%～5%;鼻腔鼻窦恶性肿瘤中,上颌窦恶性肿瘤最多见,筛窦恶性肿瘤次之,额窦、蝶窦恶性肿瘤和鼻腔恶性肿瘤少见;但晚期肿瘤常累及全部鼻腔鼻窦,难以确定起源。鼻腔鼻窦恶性肿瘤的病理类型多样,包括鳞状细胞癌、腺癌、肉瘤、神经内分泌癌、嗅神经母细胞瘤、腺样囊性癌、恶性黑色素瘤、来自于鼻腔鼻窦小涎腺的恶性肿瘤等等;其中以鳞状细胞癌、腺癌、嗅神经母细胞瘤、恶性黑色素瘤等居多,各种肿瘤的生物学特性各异,缺少统一的治疗规范。病例多集中在一些大的医院,一般医院的专科医师难以全部掌握各种鼻腔鼻窦恶性肿瘤的治疗,因此,对于鼻腔鼻窦恶性肿瘤应有从基础到临床的全面掌握分析,才能更好地为患者设计治疗方案。

一、鼻腔恶性肿瘤

鼻腔恶性肿瘤病理类型不同,但是临床表现大致相似。

（一）病因及流行病学

鼻腔恶性肿瘤的病因目前仍不清楚,可能和病毒感染、化学有害气体及粉尘刺激、家族的基因易感性等有关。人乳头瘤病毒感染引起的鼻腔鼻窦乳头状瘤和鼻腔的癌变有关。

（二）病理

鼻腔恶性肿瘤以鳞状细胞癌、腺癌、腺样囊性癌、恶性黑色素瘤、嗅神经母细胞瘤较多见,其他还有未分化癌、淋巴上皮瘤、肉瘤、恶性肉芽肿、淋巴瘤等;无色素型恶性黑色素瘤大体表现上容易和鼻息肉、鼻内翻乳头状瘤相混淆。恶性淋巴瘤特别是 NK-T 淋巴瘤可能没有明显的肿块可见,仅仅表现为黏膜的广泛的充血、糜烂及结痂。

（三）临床表现

1.症状

（1）涕中带血:早期肿瘤病变可发生溃疡、出血,导致涕中带血或鼻出血。这种症状可因局部治疗暂时好转,但不久即反复发作。

（2）鼻塞:肿瘤占据一侧鼻腔影响通气,以单侧鼻塞,进行性加重为特点。

（3）溢泪:肿瘤侵犯鼻泪管或泪囊时,导致泪道堵塞而引起溢泪。

（4）肿瘤晚期可累及鼻咽部、眶内及颅底,堵塞上呼吸道引起夜间睡眠打鼾或病理性睡眠呼吸暂停,也可有视力下降或复视、头痛等。

2.体格检查

鼻镜下可见鼻腔有表面粗糙的新生物,可有溃疡,触之质地脆,容易出血。肿瘤较大时,鼻腔常有臭味。

（四）诊断

依据症状体征,可以做出初步的诊断。最终的诊断依靠病理检查。

1.影像学检查

（1）CT 检查:可见鼻腔软组织影,边界不清,与鼻窦内阻塞性炎症难以区分,可以有邻近骨质破坏,CT 可以评估病变的软组织受累范围以及骨质破坏情况;如果颅底有受累,增强的 MR 扫描是必要的。

（2）MR 检查:可表现为鼻腔 T_1 高信号、T_2 低信号的软组织影,邻近鼻窦则表现为 T_1 低信号、T_2 高信号的影像;还可以判定硬脑膜及硬脑膜下受累及病变的范围。

2.鼻腔及鼻内镜检查

利用纤维鼻咽镜及鼻内镜可直接观察肿瘤原发部位、大小、形状和鼻窦开口情况。疑有上颌窦恶性肿瘤者,鼻内镜可进入窦内观察病变或取活检;蝶窦、额窦也可采用。

3.活检及细胞涂片检查

确诊依赖于病理学检查。肿瘤侵入鼻腔者可从鼻腔直接取材活检,疑有鼻窦肿瘤可鼻内镜下取活检或涂片,也可采用上颌窦穿刺检查。对于病理学检查结果阴性、诊断特别困难而临床上确属可疑病例,须多次活检,可行鼻窦探查术切片确诊。

（五）TNM 分期

T 分级

T_1:肿瘤局限在任何 1 个亚区,有或无骨质破坏。

T_2：肿瘤侵犯 1 个区域内的 2 个亚区或侵犯至鼻筛复合体内的 1 个相邻区域，伴或不伴有骨质破坏。

T_3：肿瘤侵犯眼眶的底壁或内侧壁、上颌窦、腭部或筛板。

T_{4a}：中等晚期局部疾病

肿瘤侵犯任何以下一处：眼眶内容物前部、鼻部或颊部皮肤、微小侵犯至前颅窝、翼板、蝶窦或额窦。

T_{4b}：非常晚期局部疾病

肿瘤侵犯任何以下一处：眶尖、硬脑膜、脑组织、颅中窝、脑神经（除外三叉神经上颌支）、鼻咽或斜坡。

N 分级

N_0：局部淋巴结无明显转移。

N_1：局部单个淋巴结转移，最大直径等于或小于 3cm。

N_2：同侧单个淋巴结转移，最大直径超过 3cm，但小于 6cm，或同侧有多个淋巴结转移，其中最大直径无超过 6cm 者。

N_{2a}：同侧单个淋巴结转移，最大直径超过 3cm，但小于 6cm。

N_{2b}：同侧有多个淋巴结转移，其中最大直径无超过 6cm 者。

N_{2c}：同侧或对侧淋巴结转移，其中最大直径无超过 6cm 者。

N_3：转移淋巴结的最大直径超过 6cm。

Nx：局部转移淋巴结完全无法分级。

M 分级

M_0：无明显远处转移。

M_1：有远处转移。

Mx：远处转移无法判断。

分期

0 期：$TisN_0M_0$

Ⅰ期：$T_1N_0M_0$

Ⅱ期：$T_2N_0M_0$

Ⅲ期：$T_3N_0M_0$；$T_1N_1M_0$；$T_2N_1M_0$；$T_3N_1M_0$

（六）治疗

鼻腔鼻窦恶性肿瘤一般采用以手术为主的综合治疗。根据病理类型、病变的范围采用综合治疗。对于中低度恶性的肿瘤，如鳞状细胞癌、腺癌、腺样囊性癌、嗅神经母细胞瘤等，如果根据影像学检查估计肿瘤可以彻底切除，可以先手术切除，然后放射治疗或同步放射化学治疗。如果肿瘤恶性程度较高或病变范围较大，不适宜先手术，则先选择放射治疗或同步放射化学治疗，然后再根据情况决定手术切除。

1.手术治疗

鼻腔恶性肿瘤可采用鼻内镜下手术切除，或鼻侧切开将肿瘤切除，随着鼻内镜技术的进步，越来越多的病例采用鼻内镜下手术切除，具有创伤小、功能保留好、痛苦小、患者恢复快等优势,并且取得了较好的疗效。对于患者面部美容要求较高,而鼻内镜下切除困难的病例,可以采用面中翻揭的进路切除肿瘤。

2.放射治疗

鼻腔恶性肿瘤的单独放射治疗效果不佳,一般和手术综合运用,根据病情选择术前放射治疗或术后放射治疗,或同步放射化学治疗,化学治疗药物可选择紫杉醇、顺铂、卡铂等,可联合用药,也可单药应用。

3.化学治疗

对于间叶组织来源的恶性肿瘤或分化差的上皮源性恶性病变,化学治疗可以使肿瘤缩小,起到一定的作用,因为肿瘤耐药性的问题,单独化学治疗很难根治肿瘤,可手术或放射治疗前给予诱导化学治疗 2～3 个周期,使肿瘤缩小。或与放射治疗一起应用的同步放射化学治疗。

(七)预后

鼻腔恶性肿瘤以局部扩展为主,淋巴结转移和远处转移较少,整体预后较好,5 年生存率 75% 左右。

二、上颌窦恶性肿瘤

上颌窦恶性肿瘤是鼻腔鼻窦恶性肿瘤中最常见的,约占头颈恶性肿瘤的 3%,占全身恶性肿瘤的 0.2% 左右。因上颌窦恶性肿瘤位置隐蔽,早期难以发现,一般发现都是中晚期,治疗困难,预后差。

(一)病因及流行病学

上颌窦恶性肿瘤的病因目前尚不清楚,可能和不良气体及粉尘刺激、反复慢性炎症、病毒感染、家族易感基因等有关,有流行病学发现伐木工人及家具制造工人容易发生上颌窦恶性肿瘤,可能和粉尘及化学气体的刺激有关。

(二)病理

鳞状细胞癌最多见,其他还有腺样囊性癌、乳头状瘤恶变、黑色素瘤、肉瘤、癌肉瘤,以及来自小涎腺的恶性肿瘤如黏液表皮样癌及肌上皮癌等。

(三)肿瘤的侵袭和转移

上颌窦上方毗邻眼眶,下方为牙槽突,内侧为鼻腔,外侧为翼颚窝和颞下窝,上颌窦周围有很多神经血管与颅内相通,通过这些神经血管或孔隙,肿瘤可向周围及颅内侵袭。侵犯前壁的眶下神经,可沿该神经向眶下裂及眶上裂侵犯而入颅达到海绵窦的前上部,累及视神经、动眼神经、展神经;向后外侧壁侵犯,累及上颌神经,沿上颌神经向上,经卵圆孔侵犯颅内,到达海绵窦的前下部,侵犯三叉神经的其他分支;也可累及颈内动脉。

(四)临床表现

通常从内眦到下颌角画一条假想的线,称为 Ohrgan 恶性线,肿瘤发生在这条线内下方的预后较好,发生在这条线外上方的预后较差。可能是因为发生在内下方的肿瘤容易早期发现。

1.面部蚂蚁爬行感

上颌窦前壁在面颊的深面,起源于前壁的肿瘤可向前累及眶下神经及面颊部的皮肤,导致面部麻木、面部蚂蚁爬行感。

2.鼻塞及涕中带血

上颌窦内侧壁也是鼻腔的外侧壁,肿瘤在内侧壁时可累及鼻腔导致鼻堵塞及涕中带血,也可以因为肿瘤溃破导致鼻出血,肿瘤可感染引起鼻涕中有腐败的臭味。

3.复视、视力下降及眼球突出

上颌窦的顶壁与眼眶相毗邻,肿瘤破坏顶壁,可以侵入眼眶,可引起复视、眼球固定、视力下降或眼球突出等。

4.面部及头部疼痛

上颌窦的后外侧壁毗邻翼腭窝、颞下窝,肿瘤突出到后外侧壁时,累及上颌神经时引起持续疼痛,药物难以缓解。累及翼肌时,可有张口困难的症状。

5.牙痛及牙齿松动脱落

上颌窦的下壁是上牙槽突,肿瘤累及下壁时,可引起牙痛、牙齿松动或牙齿脱落,不要误认为是牙齿的病变。

6.其他

早期肿瘤的检查往往无阳性发现,肿瘤增大到一定程度,可有面部肿胀、牙齿松动,牙齿叩痛,牙龈处肿块或硬腭肿瘤,有时会有肿瘤局部的溃疡。鼻内镜检查可见鼻腔外侧壁内移,肿瘤穿破上颌窦内侧壁进入鼻腔时,可在鼻内镜下见鼻腔肿瘤,伴溃疡或感染而形成表面的假膜。累及面部皮肤的可见面部皮肤红肿、压痛,边界不清,或有皮肤溃破,累及上唇时容易有颌下或颈部淋巴结肿大。

(五)诊断

根据临床表现及影像,一般可做出诊断,但最后诊断还是要靠病理活检。

1.CT

CT可见窦腔内软组织肿块,密度较均匀,边界不清,偶见坏死囊变;肿块较大时可见窦壁骨质破坏,肿瘤突破窦壁并向周围侵犯眼眶、颞下窝、翼腭窝等结构;增强扫描肿瘤明显强化,其内坏死囊变区不强化,CT三维重建可清楚显示肿瘤大小及侵犯范围。

2.MRI

MRI可以区分上颌窦腔内是肿瘤还是液体潴留。还可以观察早期骨质破坏时的上颌骨骨髓信号变化,判断是否有骨质早期破坏,用以区分是良性肿瘤还是早期恶性肿瘤。

3.PET-CT扫描

PET-CT扫描可以初步区分良性或恶性病变,并可以观察有无颈部淋巴结转移及远处转移,对于病变的临床分类分期有重要意义,但是价格较高。

4.活体组织检查

是最后确诊上颌窦癌的金标准,如果肿瘤侵入鼻腔,可直接钳取;如果肿瘤局限于上颌窦腔,可以在鼻内镜下,经上颌窦自然口或经下鼻道开窗进入上颌窦切取组织。

(六)临床分期

上颌窦癌的TNM分期如下:

1.解剖划分

从内眦至下颌角做一假想直线,由此将上颌骨分为后上(上部结构)和前下(下部结构)两部。上部包括骨性后壁和上颌骨顶壁的后半部，其余属下部结构。

2.T 分级

Tx：肿瘤无法确定。

Tis：原位癌。

T_1：肿瘤局限在上颌窦的黏膜，无骨质的破坏或侵蚀。

T_2：肿瘤导致骨质的破坏或侵蚀包括侵犯至硬腭和（或）中鼻道，除外侵犯至上颌窦的后壁和翼板。

T_3：肿瘤侵犯任何以下一处：上颌窦的后壁骨质、皮下组织、眼眶的底壁或内侧壁、翼腭窝、筛窦。

T_{4a}：中等晚期局部疾病。肿瘤侵犯眼眶内容前部、颊部皮肤、翼板、颞下窝、筛板、蝶窦或额窦。

T_{4b}：非常晚期局部疾病。肿瘤侵犯下列任何一个部位：眶尖、硬脑膜、脑组织、颅中窝、脑神经（除外三叉神经上颌支）、鼻咽或斜坡。

3.N 分级

N_0：局部淋巴结无明显转移。

N_1：局部单个淋巴结转移重要，最大直径等于或小于 3cm。

N_2：同侧单个淋巴结转移，最大直径超过 3cm，但小于 6cm，或同侧有多个淋巴结转移，其中最大直径无超过 6cm 者。

N_{2a}：同侧单个淋巴结转移，最大直径超过 3cm，但小于 6cm。

N_{2b}：同侧有多个淋巴结转移，其中最大直径无超过 6cm 者。

N_{2c}：同侧或对侧淋巴结转移，其中最大直径无超过 6cm 者。

N_3：转移淋巴结的最大直径超过 6cm。

Nx：局部转移淋巴结完全无法分级。

4.M 分级

M_0：无明显远处转移。

M_1：有远处转移。

Mx：远处转移无法判断。

5.分期

0 期：$TisN_0M_0$。

Ⅰ期：$T_1N_0M_0$。

Ⅱ期：$T_2N_0M_0$。

Ⅲ期：$T_3N_0M_0$；$T_1N_1M_0$；$T_2N_1M_0$；$T_3N_1M_0$。

ⅣA 期：$T_{4a}N_0M_0$；$T_{4a}N_1M_0$；$T_1N_2M_0$；$T_2N_2M_0$；$T_3N_2M_0$；$T_{4a}N_2M_0$。

ⅣB 期：T_{4b}，任何 NM_0；任何 TN_3M_0。

ⅣC 期：任何 T 任何 NM_1。

6.组织学分级（G）

Gx：级别无法评估。

G_1:高分化。

G_2:中分化。

G_3:低分化。

G_4:未分化。

（七）治疗

1.放射治疗

上颌窦癌的治疗原则是综合治疗模式,以外科手术切除为主,辅助放疗和(或)化疗。因受各医院技术力量、设备条件等因素影响,综合治疗组合模式可能不同,医师应根据患者的具体情况(病理类型、临床分期、一般行为状况、美容要求、患者意愿等)选择综合治疗的方式,并根据治疗反应情况及时调整治疗方案。

(1)放疗方式选择

①术前放疗:有手术指征的局部晚期患者,为增加手术切除的安全度,或争取保留面部重要器官的功能、美容效果等,均适合采用计划性术前放疗。

②术后放疗:a.术后病理为分化差的癌、恶性黑色素瘤、腺样囊性癌。b.颈淋巴结阳性。c.有下述任何不良预后因素:切缘阳性/距切缘近;淋巴结胞膜外侵犯;pT_3、pT_4病变;广泛淋巴结转移;神经周围侵犯;脉管癌栓。d.多次术后复发的内翻乳头状瘤。注意如为切缘阳性、淋巴结胞膜外侵犯建议同期放化疗。

③单纯放疗:a.组织学分化差的病理类型(建议照射50Gy时疗效评价,如效果不满意及时调整治疗方案)。b.虽有手术指征,但因其他内科疾病不能接受手术者。c.患者拒绝手术者。

④姑息性放疗:对于肿瘤晚期无手术指征、放疗也无希望根治、疼痛明显、肿瘤生长快、伴出血等,可行姑息性放疗缓解症状。

⑤颈部淋巴引流区放疗:指征为颈淋巴结阳性和组织学分化差,T_3、T_4病变应行颈淋巴引流区放疗。

(2)放射治疗技术

①定位技术

a.模拟机定位头架或头颈肩架、仰卧,选择合适头枕(尽量使面部与床面平行,以利于X线与电子线野的设计、衔接和治疗的实施),一般张口含瓶,将舌压在瓶下面(目的是保护舌和口底),头颈部摆正后,热塑成形膜固定。然后模拟机拍摄定位片,并将定位中心及相邻野共用界线标记在膜上。

b.CT模拟机定位体位固定同上,在膜上标记等中心位置,增强CT扫描,图像经局域网传输至治疗计划系统,进行计划设计和优化。

②靶区设计:根据临床检查和影像学检查情况,在普通定位片或CT定位图像上进行靶区勾画。病变局限于一侧时,一般用一前野和一侧野,均用45°楔形板,剂量比1∶1。如果病变超过中线,可用水平对穿野＋前野照射,水平对穿野加楔形板(楔形板度数和三野剂量比应根据TPS的剂量分布确定);由于侧野必须避开眼球,故前组筛窦需用电子线补侧野未照射区域剂量。

a.病变侵及一侧上颌窦、同侧鼻腔、筛窦时,靶区应包括对侧鼻腔、前后组筛窦和同侧上颌窦各壁。前野上界:眉弓结节连线水平(包括筛板和整个/部分额窦);下界:硬腭下缘下1.5cm。内界:中线健侧1.5~2cm;外界:皮缘/开放(应做整体挡铅遮挡患侧眶内容物,即前野为半"品"字形)。侧野上界:沿前颅窝或根据病变适当上抬。下界:同前野。前界:病变前缘前1.5cm,眼眶处挡铅避开眼球,至球后1~1.5cm。后界:上颌窦后壁后1~1.5cm。补前组筛窦电子线野上界:眉弓结节连线水平;下界:双侧眶下缘水平;外界:双侧内眦或角膜内侧缘垂线。

b.病变侵及同侧眶内容物时前野则为长方形,包括患侧眼眶(注意照射时睁眼保护角膜;如用电子线照射时要用铅珠遮挡角膜和晶体),其余同前。

c.病变侵及对侧鼻腔/筛窦/上颌窦时前野则为凸字形,整体挡铅遮挡双侧眶内容物,余边界同上。

d.如病变侵及鼻咽时侧野后界应包括鼻咽后壁,余边界同上。注意应根据病变侵及范围相应扩大靶区。

e.颈部照射设计:如颈淋巴结无转移、肿瘤分化差、T₃、T₄病变应行上颈淋巴引流区预防照射,靶区包括颈淋巴结Ⅱ区。病变侵及鼻腔后1/3时靶区同时应包括咽后淋巴结区和颈淋巴结Ⅱ、Ⅲ区。如病变侵及鼻咽时靶区应包括咽后、颈淋巴结Ⅱ~Ⅴ区。对于颈淋巴结阳性者靶区应包括全颈淋巴结区(转移部位治疗性照射,无转移部位淋巴结区预防性照射,必要时包括颈区淋巴结Ⅰ区)。如面部皮肤受侵,靶区应包括耳前淋巴结、腮腺淋巴结、颊淋巴结。

注意上颈淋巴结区照射应与原发病灶在同一靶区,照射36Gy后避开脊髓,颈淋巴结区改为电子线照射。

调强适形放疗需要逐层勾画GTV(肿瘤靶区,为影像所见病灶)、CTV(临床靶区,包括上颌窦、双侧鼻腔和筛窦,根据病灶侵犯程度、病理类型适当扩大)、ECTV(预防性照射区,根据上述原则确定)、PTV(计划靶区,为CTV外放3~5mm)和靶区周围重要器官,确定不同靶区的处方剂量和正常器官的剂量限制要求,然后进行逆向调强计划优化治疗方案。

③治疗计划设计:遵从个体化设计原则,即使采用普通外照射,也应在治疗计划系统进行治疗计划设计,调整照射野数目、照射野角度、楔形板角度、各野权重、射线能量以及与电子线的搭配等,最大限度保证把区内剂量分布均匀和减少靶区周围重要器官的剂量。

调强适形放疗计划完成后,要依据剂量体积直方图和靶区轴位图像逐层评价靶区涵盖度、正常器官受量等,达到临床要求后进行计划剂量验证,然后在CT模拟机上校位,将膜上定位中心移至治疗中心,确认无误后开始实施治疗。

④靶区剂量

a.术前剂量:普通外照射一般50Gy/25次/5周,如果上颌窦后壁受侵或腺样囊性癌术前照射剂量应达到60Gy/30次/6周。调强适形放疗GTV、CTV、ECTV单次剂量分别为2.15~2.3Gy、2.0~2.1Gy和1.8~1.9Gy,共28次。

b.术后剂量:普通外照射一般60Gy/30次/6周;颈淋巴结预防照射50Gy/25次/5周。调强适形放疗CTV、ECTV单次剂量分别为2.15~2.3Gy和1.8~1.9Gy,5次/周,28~30次。术后切缘阳性按根治放疗处理。

c.单纯放疗剂量:普通外照射一般70Gy/35次/7周,但要注意及时缩野;颈淋巴结预防照射50Gy/25次/5周。调强适形放疗GTV,CTV单次剂量分别为2.15~2.3Gy和2.0~2.1Gy,

5 次/周,33 次;ECTV 单次剂量 1.8～1.9Gy,5 次/周,28 次。

2.化学药物治疗

鼻腔、鼻窦癌的化疗目前尚无肯定的意见,可采用顺铂为主的药物行局部动脉灌注化疗或经静脉全身化疗。对于局部晚期的上颌窦癌动脉灌注化疗＋放疗与保守手术＋放疗的疗效较相近。对于肿瘤侵及眶内,需行眶内容物摘除的患者,期望保留眼球时,除术前放疗外,动脉灌注化疗作为诱导治疗也可以是选择之一。如果是晚期不能手术的鳞状细胞癌,可以选择顺铂、5-FU、紫杉醇加表皮生长因子单抗的联合化疗方案。

3.其他治疗

晚期癌肿多侵及筛窦、蝶窦,手术不易彻底,宜以放疗、化疗为主的综合治疗。此外近年来发展的免疫治疗亦可试用,有条件可尝试开展临床试验。

(八)预后

临床分期是重要的预后因素,Ⅱ、Ⅲ、Ⅳ期 5 年生存率分别为 75％、36％和 11％,其他影响预后的因素有:淋巴结转移、侵及皮肤、唇、软骨等。

三、筛窦恶性肿瘤

筛窦恶性肿瘤的发生率仅次于上颌窦,居第二位,以鳞癌及腺癌为主,也有嗅神经母细胞瘤、肉瘤、恶性黑色素瘤等。原发于筛窦的癌以腺癌较多见,来源于黏膜腺体或黏膜表面。鳞状细胞癌多继发于上颌窦癌。恶性黑色素瘤多继发于鼻腔,此外,发生于鼻顶区的嗅神经母细胞瘤常见向筛窦扩展。

(一)临床表现

由于筛窦体积小,筛窦气房骨壁甚薄,并与眼眶和前颅底紧密相连,而且有时骨瓣呈先天性缺损,因此筛窦恶性肿瘤更容易向周围扩散。筛窦恶性肿瘤早期局限在筛窦内时,常无明显症状,不易发现。肿瘤扩大累及周围组织时,才出现临床症状。

眼部症状:肿瘤如破坏纸样板进入眼眶,可出现眼球突出、眼球运动障碍、复视及视力障碍等。

颅底症状:侵及筛板或硬脑膜,患者表现为头痛。

鼻腔症状:肿瘤向鼻腔扩展,可导致鼻塞、嗅觉障碍、鼻涕中带血丝或鼻出血。

鼻窦症状:肿瘤向前上可侵犯额窦,向后可以侵犯蝶窦,向外下方可累及上颌窦,引起上述鼻窦的堵塞,导致鼻窦炎、窦腔内积液或黏液囊肿,骨质破坏等,患者可有低热、脓性鼻涕;有时鼻涕为脓血性,恶臭。

面部皮肤:肿瘤向前外发展可使内眦鼻根部隆起,也可累及内眦周围皮肤形成肿瘤性溃疡,这时容易有同侧腮腺区的淋巴结转移。

颈部:晚期可发生颌下或上颈深淋巴结转移。

鼻腔检查:可见筛泡突出,将中鼻甲被推向鼻腔,造成鼻道狭窄,鼻顶及中鼻道可见红色瘤组织,触之易出血。

(二)诊断

早期肿瘤可局限于筛窦或周围小范围的病变,晚期肿瘤向周围扩展,临床常难以鉴别肿瘤究竟原发于哪个鼻窦。CT 等检查可明确肿瘤范围、周围骨骼受累的情况,增强的 MR 检查可确定眶内软组织及颅底、颅内受累的范围和有无颅内转移,但确定肿瘤性质仍需活体组织检查。

(三)治疗

筛窦癌一般选择综合治疗的方法,对于筛窦的鳞状细胞癌、嗅神经母细胞瘤、腺癌、乳头状瘤恶变等上皮来源的中低度恶性的肿瘤,如果评估认为手术可以彻底切除,一般采用手术加放射治疗;如果评估认为不能彻底切除,则选择放射治疗加手术的模式。对于腺样囊性癌、黏液表皮样癌等对放射治疗不敏感的肿瘤,一般选择手术切除,辅助术后放射治疗的综合治疗模式,而对于间叶组织来源的恶性肿瘤如各种肉瘤及恶性黑色素瘤,因其恶性程度高,容易发生远处转移,可以选择先化学治疗,然后手术,再放射治疗的模式。

(四)预后

筛窦恶性肿瘤的预后整体较上颌窦恶性肿瘤略好,但和患者的病理类型、肿瘤的大小、治疗方式的选有关,5 年生存率为 50%～65%。

第三节　鼻咽癌

一、病因

我国耳鼻咽喉科学者对鼻咽癌病因方面有较多的研究和探讨,从目前资料看,其发病因素可能是多方面的,如遗传因素、病毒因素、地理环境和生活习惯等,但仍无定论。

(一)遗传因素

1.种族易感性

鼻咽癌主要发生于黄种人,以亚洲南太平洋地区国家为多,我国年发病率达 20/10 万人口,欧美大陆少,年发病率为 1/10 万人口。生活在低发地区的海外华侨及其后裔仍保持高发倾向。

2.家族的集聚性

鼻咽癌患者中有家族史者较为常见。曾在广东省内先后做过 5 次流行病学调查(病例一对照调查,共 1017 对),结果每次调查都发现鼻咽癌组中有家族史者多于对照组,而在文化程度、照明设备、居住条件、生活习惯等方面未发现差异。其中一次专门针对家族癌史的调查中,不仅进一步证实这一现象,而且发现家族癌者多见于兄弟姐妹,其次为父母,而夫妻之间未见显著差异。据报道,高癌家族,两代 20 人中有 11 人患癌症,其中 7 人为鼻咽癌(6 个同胞兄弟姐妹及母亲)。

3.免疫遗传标记

人类白细胞抗原(HLA)中的 A 位点的 $HLA-A_2$ 和 B 位点的新加坡 2(Sin_2)与中国人的鼻咽癌有关。杨新明等(1987)观察发现鼻咽癌患者外周淋巴细胞染色体脆性部位的出现并非多形性,而是突变型,这可能与鼻咽癌发生发展有关。

(二)病毒感染

近年来多认为 EB 病毒(Epstein-Barr 二人发现的一种疱疹性病毒)与鼻咽癌的发生有密切关系。EB 病毒的外壳是由 162 个壳粒组成的 20 面对称体,直径约 $120\mu m$,相对分子质量约 $100×10^6$。经免疫学方法证明带有壳抗原(VCA)、可溶性补体结合抗原(CF/s)、早期抗原(EA)、核抗原(EBNA)、膜抗原(MA)和淋巴细胞发现性膜抗原(LYDMA)。根据血清流行病学研究,认为 EB 病毒呈水平传播,感染遍布世界各地。我国 90% 以上的人在 3～5 岁时都已感染过(无明显症状),并终身隐伏在人体内。如初次感染发生在青春期,则约 50% 的人可发生传染性单核细胞增多症。

目前的研究虽不能证实 EB 病毒就是鼻咽癌的病因,但两者间关系十分密切,理由如下:

(1)鼻咽癌患者血清中常具有高滴度对 EB 病毒相关抗原(壳抗原 VCA、早期抗原 EA、膜抗原 MA、核抗原 EBNA 及可溶性补体结合抗原 CF/s)的特异性抗原(如 IgA 抗体等),可用免疫荧光及免疫酶标法检测出来,其阳性率大多在 90% 以上(其中低分化和未分化癌者 EBNA 检查 100% 为阳性),较正常人和其他恶性肿瘤显著增高,并随肿瘤分期逐步升高。

(2)鼻咽癌患者的口涎中,可测出有对 EB 病毒定性抗原具有特异性的 IgA 抗体。

(3)在鼻咽癌活组织切片中,可发现 EB 病毒和抗原存在于上皮性肿瘤细胞核内。

(4)将 EB 病毒接种于非人类的灵长类动物体中,可引起恶性改变。

(5)受 EB 病毒感染的人,其鼻咽癌发病率高。

但是,仍有人认为,EB 病毒只是"过客",因为这种病毒感染十分普遍,而鼻咽癌的地区性和人群易感性十分明显。因此,EB 病毒与鼻咽癌之间的关系仍有待大量的研究才能获得更进一步的阐明。

(三)环境因素

可能与多种化学致癌物质有关,如多环类、亚硝胺类及微量元素镍等。此外,维生素缺乏、性激素失调、空气污染等均可能为其诱因。

综上所述,目前推断鼻咽癌的病因发病学可归纳如下:具有遗传的易于受到 EB 病毒作用的鼻咽癌上皮细胞,受到 EB 病毒感染后,以一种潜在的感染状态存在数年到数十年,以后再受到一种或多种协同因素的作用,使细胞在繁殖过程中发生变异,促使鼻咽癌的发生。

二、扩展途径

1.向前扩展

肿瘤向前侵犯鼻腔,容易通过蝶腭孔浸润翼腭窝,一旦肿瘤侵犯翼腭窝,则可以:①沿着三叉神经第 2 支侵犯圆孔;②侵犯眶下裂、眶尖,通过眶上裂进一步侵犯颅内;③侵犯颞下窝,进而累及咀嚼肌或破坏翼突基底部,还可能沿着三叉神经第 3 支进入卵圆孔和侵犯颅内;④沿着翼神经侵犯翼管,进而侵犯颞骨岩尖。

2.向外侧扩展

直接通过咽颅底筋膜或间接通过莫干尼窦浸润咽旁间隙,往外进一步侵犯颞下窝和咀嚼肌间隙,累及翼肌。从咀嚼肌间隙沿三叉神经第 3 支浸润卵圆孔和海绵窦。

3.向后扩展

向后浸润咽后间隙和椎前肌,向后外侧侵犯颈静脉孔和舌下神经管,可引起舌下神经麻痹。在晚期患者偶尔会侵犯颈椎。

4.向下扩展

肿瘤沿黏膜下侵犯口咽、累及扁桃体窝。尽管影像学没有异常,但内窥镜可以发现侵犯。

5.向上扩展

鼻咽癌颅内侵犯可以通过不同途径,包括破裂孔、卵圆孔和破坏颅底骨质。通过破裂孔侵犯蝶窦及海绵窦或直接破坏斜坡、蝶骨基底部进一步侵犯海绵窦。

三、病理学

1978 年的 WHO 分类中记载着 3 种公认的鼻咽癌亚型。鳞状细胞癌(WHO 1 型),非角化性癌(WHO 2 型)和未分化型癌(WHO 3 型)。1991 年的 WHO 分类仍保留了鳞状细胞癌的亚型(角化性鳞状细胞癌),同时将上述两种亚型合并到"非角化性癌"中,并将其又细分为:"分化型"及"未分化型";淋巴上皮瘤样癌被认为是未分化型的变型。WHO 分类中的 1、2 和 3 型的数字化表示法被取消。

2005 年 WHO 分类增加了一种基底样鳞状细胞癌,将鼻咽癌的病理类型分为三型:非角化性癌(分化型或未分化型)、角化性鳞状细胞癌和基底细胞样鳞状细胞癌。在鼻咽癌高发区,如香港,95% 以上属于非角化性癌,而在低发区,如美国,角化性鳞状细胞癌的比例高达 25%。

(一)非角化性癌

1.组织病理学

活检标本有多种不同的形态表现,可为明显的肿块伴表面溃疡或表面上皮完整而在黏膜下层浸润等。肿瘤呈实性片状,不规则岛状、无黏着性的片状或梁状。癌巢和不同数量的淋巴细胞和浆细胞混在一起。进一步可将其再区分为未分化型及分化型,这是随机性的,因为这种细胞在临床或预后方面并无显著性的差异,而且同一肿瘤的不同区域或同一患者不同时期的不同的活检标本可以表现为一种或其他的多种亚型。当一个标本中的两种类型同时存在的时候,肿瘤可以根据占多数的类型来分类,或归为具有两种亚型特点的非角化性癌。

未分化型更常见,肿瘤细胞呈大的合体细胞样,细胞界限不清,核呈圆形或椭圆形泡状,大核仁位于中央。癌细胞常常排列密集甚至重叠(图 2-1)。有时核并不呈泡状,染色质丰富,细胞质少,呈双染性或嗜酸性。肿瘤也可伴有小灶状鳞状上皮分化,这些细胞质淡嗜酸性,量较多,并且细胞界限尚清。

分化型与未分化型不同,瘤细胞呈复层和铺路石状排列,常呈丛状生长,与膀胱的移行上皮癌相似。肿瘤细胞的界限非常清楚,有时细胞间桥并不明显,偶见角化细胞。与未分化型相比,肿瘤细胞常较小,核/浆(N/C)比低,细胞核内染色质丰富,核仁通常不明显(图 2-2)。

2.免疫表型和 EBV 检测

几乎全部肿瘤细胞对全角蛋白(AE1/AE3,MNF-116)表达强阳性;这与肺和甲状腺等其他部位的未分化癌常对以上的抗体只有局部阳性表达形成对比。对高分子量角蛋白(如

CK5/6,34βE12)表达强阳性,但对低分子量角蛋白(CAM5.2)等表达弱阳性或小灶状阳性。不表达 CK7 和 CK20。在未分化型非角化癌中,角蛋白的免疫组化可以勾画出细胞轮廓,描绘出大的细胞核外的细胞质和向外伸展的短窄的细胞突起(图 2-3)。因浸润的淋巴细胞破坏癌细胞巢,可清楚地勾画出丛状、网状或筛孔状的排列。分化型非角化性癌细胞具有宽的细胞质,表达多种细胞角蛋白。

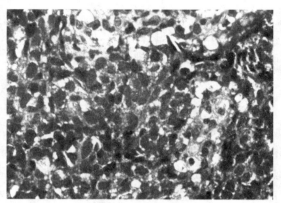

图 2-1 鼻咽部未分化型非角化性癌(×400)

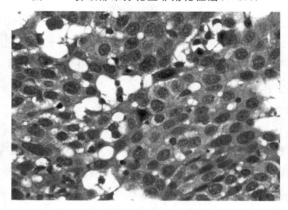

图 2-2 鼻咽部分化型非角化性癌(×400)

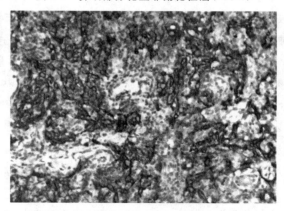

图 2-3 鼻咽部未分化型非角化癌中角蛋白表达强阳性(×200)

不管种族背景如何,非角化性鼻咽癌病例 100% 与 EBV 相关。检测 EBV 最简单和可靠的途径是利用原位杂交检测 EBV 编码的早期 RNA(EBER),它明显的表达于被 EBV 潜伏感染的细胞。几乎全部的肿瘤细胞核被标志(图 2-4)。在难以区别的癌与反应性的上皮不典型增生,EBER 原位杂交有助鼻咽癌的诊断。同时,阳性结果强烈提示一个原发灶不明的转移性非角化性癌来自鼻咽部(尽管不是绝对特异性的)。另一方面,用 PCR 方法确定 EBV 是不可靠的,因为小量 EBV 阳性的淋巴细胞亦可以造成阳性结果。

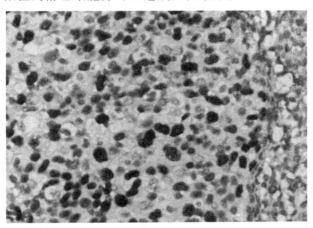

图 2-4　鼻咽部未分化型非角化性癌 EBER 原位杂交阳性

(二)角化性鳞状细胞癌

1.组织病理学

角化性鳞状细胞癌是一种浸润性癌,光镜下有明显的鳞状细胞分化,大部分肿瘤有细胞间桥和(或)角化物,形态上与其他发生在头颈部黏膜的角化性鳞状细胞癌相似。分化程度可分为:高分化(最常见)、中分化和分化差的癌。肿瘤呈典型的不规则巢状,伴有丰富的结缔组织间质和不同程度的淋巴细胞质细胞、中性粒细胞和嗜酸性细胞等的浸润。肿瘤细胞有多形性及复层排列。细胞界清由细胞间桥隔开。位于癌巢中心或靠近表面瘤细胞胞质内常有大量的嗜酸性玻璃样物,有时可见胞质内张力纤维。细胞内可见角化。偶见角化珠的形成,细胞核常染色质增多,核的多形性中到重度(图 2-5)。被覆上皮常见受累,表现为原位癌。

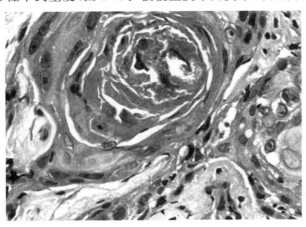

图 2-5　鼻咽部角化性鳞状细胞癌

2.免疫表型及 EBV 检测

角化性鳞状细胞癌表达全角蛋白和高分子量角蛋白,并局部表达 EMA。放射引起的角化性鳞癌与 EBV 无关。其与新发生的角化性鳞癌在与 EBV 的相关性方面有所不同。与非角化性癌相比,通常其抗 EBV 的 IgA 效价较低或阴性。对肿瘤组织中 EBV 的分子生物学研究也有不同的结果。研究表明 EBV 在鼻咽癌的高发地区几乎大部分显示阳性,在中等发病区也有较高的阳性率,在低发病区则只有部分病例显示阳性。角化性鳞癌与非角化性鳞癌比较,所携带的 EBV 拷贝数少。原位杂交显示细胞核中的 EBER 信号通常局限于分化较差的细胞,鳞状细胞癌分化明显的细胞则不表现。

(三)基底样鳞状细胞癌

一些基底样鳞状细胞癌,形态上与其他部位发生的此类肿瘤完全相同,作为鼻咽部的原发性肿瘤而报道。在报道的 6 例中,男∶女为 2∶1,发病年龄为 27～79 岁(中位年龄为 55 岁)。4 例处于 T_3 和 T_4;2 例有淋巴结转移,无远处转移。随访中 3 例在 34～54 个月内未复发;3 例带瘤生存 19～46 个月。鼻咽部的基底样鳞状细胞癌比其他头颈部癌的临床恶性度低。检测 EBV 的 4 例中,3 例亚洲病例全部阳性,1 例白种人为阴性。

四、临床特征

(一)鼻咽局部症状

1.涕血与鼻出血

70% 的患者有此症状,其中 23.2% 的患者以此为首发症状来就诊。常表现为回吸性血涕,由于肿瘤表面的小血管丰富,当用力回吸鼻腔或鼻咽分泌物时,软腭背面与肿瘤表面相摩擦,小血管破裂或肿瘤表面糜烂、溃破所致。轻者表现为涕血,重者可引起鼻咽大出血。

2.鼻塞

约占 48%。鼻咽顶部的肿瘤常向前方浸润生长,从而导致同侧后鼻孔与鼻腔的机械性阻塞。临床上大多呈单侧性鼻塞且日益加重,一般不会出现时好时差现象。

3.耳鸣与听力下降

分别占 51.1%～62.5% 和 50%。位于鼻咽侧壁和咽隐窝的肿瘤浸润、压迫咽鼓管,造成鼓室负压,引起分泌性中耳炎所致。听力下降常表现为传导性耳聋,多伴有耳内闷塞感。

4.头痛

约占初发症状的 20%。确诊时 50%～70% 的患者伴有头痛。以单侧颞顶部或枕部的持续性疼痛为特点。其原因可能是:①神经血管反射性疼痛;②三叉神经第一支(眼支)末梢在硬脑膜处受压;③鼻咽局部的炎性感染;④颅底骨质破坏。但每个病例的头痛发生的原因可能不同,也可能以上 4 种原因同时存在。此外,在颈淋巴结肿大的患者,特别是颈内静脉链上方高位转移的肿大的淋巴结,即可能压迫颈内静脉导致回流障碍而产生的头痛;也可能侵蚀颈椎骨质或压迫脊神经根引起的疼痛。

(二)眼部症状

鼻咽癌侵犯眼部或与眼球有关的神经时虽然已属较晚期,但仍有 7% 的患者以此症状而就诊。临床上 78% 的病例为患侧眼球受累,19.6% 为双侧受累。事实上,绝大多数为一侧受累,而后再扩展至对侧,但也有少数(2%)两侧同时出现眼部症状。

鼻咽癌侵犯眼部后可以引发的体征有:视力障碍(可致失明)、视野缺损、突眼、眼球活动受限、神经麻痹性角膜炎等,眼底检查则视神经萎缩与水肿均可见到。此外,颈交感神经受压也可在眼部有所表现。至于鼻咽癌侵入眼眶的途径,主要有以下两个途径:

1.经颅内侵入眼眶

鼻咽癌经颈内动脉管或破裂孔侵犯海绵窦,然后向前由眶上裂到达眼眶。大多数病例经此途径侵入。

2.经颅外扩展至眼眶

(1)由鼻咽腔经翼管进入翼腭窝,再从眶尖到眶内,这是一条自然通道。但事实上翼管是十分狭小,癌瘤不易经此而达到翼腭窝。因此,临床上更常见的是肿瘤先破坏翼管基底部,然后再经眶尖抵达眶内。由于三叉神经第二支(上颌支)处在翼腭窝后,肿瘤也可经此处继续向外,侵入翼下窝,导致颞部肿胀,而视神经和眼球运动不致受损。

(2)鼻咽顶后壁的肿瘤往往向前侵入鼻腔,然后经蝶腭孔进入翼腭窝,在由眶尖或眶下裂入眼眶内。当然,也可由翼腭窝侵及颞下窝。

由于蝶腭孔大部分由腭骨的眶突组成,介乎筛骨和上颌窦之间,位于眼眶的底部近眶尖处,因此蝶腭孔的受累,实质上就是眶尖受侵犯。此外,在鼻后孔与翼腭窝还有一条相通的自然通道,即翼腭神经(蝶腭节的分支,分布于咽鼓管圆枕区),肿瘤也可沿此神经而侵入翼腭窝,然后向眶内或颞下窝扩展。

(3)癌向前侵入鼻腔后份时,可很容易地破坏筛窦纸样板,再进入眼眶。

临床上,可以通过症状、体征、CT 扫描和 MRI 来对患者的侵犯情况做出正确的估计。突眼的发生可以是鼻咽癌先向上扩展至颅中窝,然后再经眶上裂入眼眶。此类病例一般先出现第 Ⅱ、Ⅲ、Ⅳ、Ⅴ、Ⅵ 对颅神经症状,而后才发生突眼;鼻咽癌也可以从颅底以外的途径进入眼眶,这时病者常先有突眼症状,以后陆续出现上述颅神经损害的表现,此类患者在前鼻镜检查时常可见明显有肿块,甚至鼻背部肿胀和泪囊阻塞。

(三)颅神经损害的症状

人体的 12 对颅神经均可受鼻咽肿瘤的压迫或侵犯,其发生率在确诊时为 34%。根据不同颅神经受损会引起相应的症状,如视朦、复视、眼睑下垂、眼球固定、面麻、声嘶、言语障碍或吞咽困难等。鼻咽癌患者颅神经损伤部位主要发生在各条颅神经离颅(或更低)的部位,而非中枢性损害,临床上常见多对颅神经相继或同时受累,其中以三叉神经(发生率 26.8%)、外展神经(发生率 17.6%)、舌下神经(发生率 13.1%)和舌咽神经(发生率 11.0%)受累最多,而嗅神经、面神经和听神经受累较少。

鼻咽癌向上直接浸润和扩展,可破坏颅底骨质,或经颅底自然孔道或裂隙,侵入颅中窝的岩蝶区(包括破裂孔、颞骨岩尖、卵圆孔和海绵窦区),使第 Ⅲ、Ⅳ、Ⅵ、Ⅷ 和第 Ⅴ 对颅神经受侵犯;鼻咽癌也可扩展至咽旁间隙的茎突后区,或咽旁淋巴结转移向深部压迫、浸润时,可累及第 Ⅸ、Ⅹ、Ⅺ、Ⅻ 对颅神经和颈交感神经。在局部的扩散中根据不同的侵犯部位,可产生一系列综合征:

1.眶上裂综合征

眶上裂是Ⅱ、Ⅳ、Ⅵ和第Ⅵ对颅神经出颅处,有肿瘤侵犯时上述神经可由部分麻痹发展到全部且完全性麻痹,出现复视、眼球活动障碍或固定伴轻微眼球外突(因全部眼外肌麻痹松弛所致)、上睑下垂、眼肌麻痹、光反射消失(动眼神经交感支麻痹)、三叉神经痛或脑膜受刺激所致颞区疼痛等。

2.垂体蝶骨综合征

肿瘤直接侵犯颅底骨的蝶窦区和筛窦后组并扩展至海绵窦时,第Ⅲ、Ⅳ、Ⅴ、Ⅵ对颅神经可同时受累。如累及垂体窝,视神经和三叉神经受累,可致失明和麻痹性角膜炎。

3.岩窦综合征亦称海绵窦综合征

原发于咽鼓管区周围的肿瘤可沿咽旁筋膜扩展至"岩蝶区",此区内有破裂孔、颞骨岩尖、卵圆孔、圆孔、蝶骨裂,在蝶骨裂的沟凹处有海绵窦。第Ⅱ～Ⅳ对颅神经密集在此,极易被肿瘤侵犯。外展神经首先受累,然后第Ⅲ、Ⅳ、Ⅴ对颅神经受累,第Ⅱ对神经常受侵较迟。凡有此综合征的患者均最终会出现麻痹性失明。

4.眼眶综合征

肿瘤直接进入眼眶后,可压迫眼球运动神经的任何一支,导致相应的眼肌麻痹。鼻咽癌侵犯鼻腔后,亦可经上颌窦或筛窦前组扩展至眶内。

5.Trotter三联

征原发于鼻咽侧壁的肿瘤可向前发展侵犯软腭,并可进入颌咽间隙压迫三叉神经的下颌支,而产生①听力减退;②软腭运动障碍;③下颌支分布区内疼痛。

6.腮腺后间隙综合征

相当于茎突后间隙受累。第Ⅸ～Ⅻ对颅神经和颈交感神经在颅外受压,可出现吞咽困难(咽上缩肌半瘫),舌后1/3味觉异常(Ⅸ),软腭、咽、喉黏膜感觉过敏或麻木,以及呼吸紊乱和涎腺紊乱(Ⅹ)。此外,并有斜方肌上份和胸锁乳突肌萎缩,同侧软腭半瘫(Ⅺ),一侧舌瘫痪、萎缩(Ⅻ)。大多数患者尚有Horner综合征(患侧睑裂变窄、瞳孔缩小、眼球内陷和病侧少汗或无汗)。

7.Jackson综合征

软腭、喉和舌的偏瘫。

8.颈静脉孔综合征

第Ⅸ、Ⅹ、Ⅺ对颅神经受压体征。亦可加上舌下神经受压体征,但无交感神经的受累。

(四)颈部淋巴结转移

尽管只有18%～66%的病例因颈部肿块就诊,但是60%～87%的首诊患者体格检查发现有颈淋巴结转移,40%～50%的患者发生双侧颈淋巴结转移。淋巴结转移的部位最多见于颈深上二腹肌下淋巴结,其次是颈深中组淋巴结和副神经链淋巴结。颈淋巴结转移一般无明显的症状,若转移的肿块巨大,浸透包膜并与周围软组织粘连固定,则可能发生血管神经受压的表现,包括:

(1)颈内动静脉受压或受侵出现与脉率一致的头痛或回流性障碍的面颈胀痛。

(2)颈深上组淋巴结转移压迫或侵犯颈动脉窦而致颈动脉窦过敏综合征,表现为发作性突然晕厥,这常在头颈部扭动、低头等转动体位时发生,有多次发作者其预后不良。

(3)颈深上组的后上组淋巴结转移即在颈动脉出入颅底处或乳突深面淋巴结转移,可压迫或侵犯后四对颅神经和颈交感神经节,临床有头痛,第Ⅸ、Ⅹ、Ⅺ、Ⅻ颅神经麻痹及 Horner 综合征,如有双侧喉返神经麻痹,则可出现重度呼吸困难而窒息。

(五)远处转移

确诊时约有 4.2% 的患者已出现远处转移,个别病例以远处转移为主诉而就诊。鼻咽癌发生远处转移与颈部淋巴结的转移密切相关,随着转移淋巴结的增大,数目的增多,远处转移的机会亦明显增加。中山大学肿瘤防治中心资料显示,鼻咽癌 5 年累积远处转移率为 20%～25%,N2、N3 患者的 5 年累积远处转移率分别是 30% 和 45%。

鼻咽癌虽可以转移至全身各个部位,但以骨转移最常见,肺和肝转移次之,且常为多个器官同时发生。个别患者还可出现骨髓转移,以及手指和脚趾的转移。

骨转移灶多半在局部有固定的疼痛和压痛,但 X 线片往往要在出现疼痛症状后 3 个月才能发现改变。大多为溶骨型,部分病例可见"肿瘤性新生物",即所谓的成骨型表现。部分病例二者兼有,成骨型可表现为斑片状,并在邻近关节引起增殖性改变,可造成误诊。目前由于全身核素扫描、MRI 和薄层 CT 的应用,往往可在临床出现症状前 3 个月发现骨转移灶,为及时治疗创造有利的条件。

肺转移多为双侧性,呈散在的多结节状。患者可有咳嗽、血丝痰、胸痛等症状。如纵隔受累常压迫喉返神经致声音嘶哑。后期亦可出现胸水和严重的呼吸困难。少数病例可因此而导致杵状指的改变。X 线片或 CT 检查均有助于更准确地掌握病灶范围。

肝转移主要表现为肝区压痛,肝肿大硬实或呈结节状,与原发性肝癌相似。B 型超声或 CT 检查有助诊断。肝转移往往提示病情发展迅速。

五、诊断及鉴别诊断

(一)诊断

1.病史

有涕血、鼻塞、耳鸣、头痛、颈部肿块或来自鼻咽癌高发区均应作鼻咽镜检查及影像学检查。

2.专科检查

除五官检查外,注意颈部检查,最常见颈部淋巴结转移部位为颈深上淋巴结,其次为颈后淋巴结。还需要注意 12 对脑神经的检查,其中以三叉神经、展神经、舌下神经和舌咽神经受累多见。间接鼻咽镜检查是诊断鼻咽癌的最基本检查,长期鼻塞、耳鸣与涕血者均需检查。光导纤维鼻咽镜可发现鼻咽部形态改变及黏膜的细微病变,并可采集病理标本。

3.影像学检查

(1)CT/MRI:鼻咽癌局部肿瘤侵犯范围评价主要依赖 CT 或 MRI 检查,文献报道 MRI 对鼻咽癌的诊断价值高于 CT,主要表现在鉴别鼻窦肿瘤侵犯与阻塞性炎症,鉴别咽后淋巴结转移与肿瘤直接侵犯咽旁间隙等方面。MRI 对鼻咽超腔、口咽、颅底骨质、海绵窦、鼻窦、颈椎等方面的检出率明显高于 CT。目前鼻咽癌的影像学诊断首选 MRI 检查。对局限于鼻咽内早期肿瘤的敏感性达 100%,特异性和准确性达到 95%。MRI 能清晰显示鼻咽癌侵犯周围的邻近结构。磁共振波谱分析可在活体状态下探测人体组织代谢物浓度,能够在形态改变之前检测到 N-乙酰天冬氨酸、胆碱与肌酸等代谢物浓度的变化,可用于放射性脑损伤的诊断。在鼻咽原发灶、转移淋巴结定性诊断方面有较大的研究价值。监测鼻咽癌患者病灶内的胆碱量,可推测肿瘤的生物活性,如出现胆碱峰,提示肿瘤细胞膜合成活跃,是诊断恶性病变的依据。如病灶内出现乳酸,则提示细胞的有氧代谢不能有效进行,是无氧酵解,组织出现缺氧状态。

(2)PET/CT:对肿瘤诊断具有高灵敏性、高特异性及高准确性。有助于早期发现远处转移灶,确定鼻咽癌的生物靶区,鉴别肿瘤治疗后的复发、残存或治疗后的改变并评估肿瘤预后。在放疗后残留或复发灶由于肿瘤细胞的高代谢表现为放射性物质高浓聚,在纤维化瘢痕则为低浓聚。有学者分析了 PET 和 MRI 对于鼻咽癌残留、复发诊断的相关文献,认为 PET 较 MRI 更有利于检出残留或复发肿瘤,敏感性为 PET 95%、MRI 78%;特异性为 PET 90%、MRI 为 76%。PET 可利用不同示踪剂测量肿瘤细胞的增殖、乏氧状态,生长因子受体表达及凋亡等,预测肿瘤的放射敏感性及预后。有学者对 62 例鼻咽癌患者进行 PET 检查发现最大标准化摄取值[SUVs(max)]低的鼻咽癌患者 5 年生存率和无病生存率明显高于 SUVs(max)的患者。PET 还可用于检测常规检查手段无法发现的远处转移,有报道 PET 发现远处转移灶的敏感性、特异性和准确性分别为 100%、90.1%和 91.6%。

(3)放射性核素骨显像:用于骨转移的诊断灵敏度高,可在骨转移症状前 3 个月或 X 线片检出骨破坏前 3～6 个月有放射性浓集表现。但在临床中要注意假阳性和假阴性的情况,对于曾经有骨外伤史的,要结合病史及体格检查。

(4)B超:主要用于颈部或腹部检查。对于颈部淋巴结可通过多普勒彩超检查,可根据有无血流、高血流或低血流及其分布,判定是否属于转移淋巴结。还可了解放射治疗前后颈内、外动脉及颈总动脉狭窄程度,用于评价放疗后血管损伤。

4.血清学检查

鼻咽癌患者常有 VCA-IgA、EA-IgA 效价增高、EBV-DNA 拷贝数增加,VCA-IgA、EA-IgA 可用作鼻咽癌早期诊断的标记物,VCA-IgA 抗体滴度随分期增加有增高的趋势,可作为高危人群的筛选指标和预后观察指标。有研究发现 VCA-IgA 阳性人群中鼻咽癌检出率为阴性人群的 40 倍以上。在鼻咽癌症状出现前 4～46 个月 VCA-IgA 抗体可呈阳性。鼻咽癌活检组织及患者血液中均存在 EBV-DNA,有研究发现 96%的鼻咽癌患者血浆中可检出 EBV-DNA,正常人群中检出率仅 7%,且其浓度低。近年来研究发现 EBV-DNA 浓度与肿瘤负荷呈正相关,并且随着肿瘤的进展或消退而变化,放疗后如果患者 EBV-DNA 水平持续较高,则预后不佳。还能够预测肿瘤的复发或转移,用于预后判断。有学者比较了放疗后 1 年内复发或转移患者,发现复发或转移患者平均拷贝数为 41756 拷贝/毫升,而无瘤存活组为 5807 拷贝/毫升,两组差异有显著性。同样 Ma 对 57 例鼻咽癌患者进行血浆 EBV DNA 的浓度检测和 PET、MRI 检查,发现血浆 EBV DNA 的浓度同 T、N 分期及 SUV 摄取率有关,可反映鼻咽癌患者的瘤负荷。血浆 EBV DNA 的浓度还可反映治疗的效果,有学者对 31 例 Ⅲ、Ⅳ 期鼻咽癌患者采用新辅助化疗＋同步放化疗治疗,随访 33.7 个月发现有 6 例远处转移,3 例局部复发,这9例治疗失败患者中有8例血浆 EBV DNA 的浓度升高,其余无治疗失败患者没有升高。

5.病理学检查

无论是初诊治疗还是疗后复发再治,治疗前都必须有病理证实。活检部位首选鼻咽,只有在原发灶无法取得明确病理诊断后才考虑颈部淋巴结检查。颈部淋巴结活检尽量选取单个能完整切除的。

(二)鉴别诊断

1.鼻咽慢性炎症增生性病变

多为鼻咽顶后壁软组织增厚隆起,黏膜多光滑可伴有充血,鼻咽部炎症较严重时可出现淋巴滤泡增生导致鼻咽表明凹凸不平,一般无头痛及颈部淋巴结肿大。

2.恶性淋巴瘤

起源于鼻咽或颈部淋巴瘤,临床可见鼻咽或颈部肿物。常伴有全身症状和体征,少见头痛及脑神经症状,与鼻咽癌难以区别,需作鼻咽活检才能鉴别。

3.鼻咽结核

可伴有溃疡或坏死,常伴有乏力、盗汗等全身症状,多无头痛及脑神经受损症状。特别要注意是否癌与结核并存。

4.鼻咽纤维血管瘤

该病以青少年多见,男性明显多于女性,临床表现为鼻咽反复出血及鼻塞,常无淋巴结肿大。鼻咽镜下肿物表面先滑,黏膜呈红色或深红色,可向鼻腔及颅内发展,引起头痛及脑神经受损症状,多无淋巴结肿大。活检要慎重,以免引起大出血。

5.脊索瘤

是起源于残存脊索组织的肿瘤,多见于蝶骨体、垂体窝、斜坡。当突入鼻咽腔或侵入咽旁间隙,鼻咽可见黏膜下肿物隆起,患者有明显头痛、脑神经麻痹及颅底骨质破坏。

六、临床分期

(一)国内常用的鼻咽癌临床分期

1.鼻咽癌1992年分期方案(以临床查体作为分期标准)

(1)T 分期

T_1　局限于鼻咽

T_2　侵犯鼻腔、口咽、颈突前间隙、软腭、椎前软组织、颈动脉鞘区部分侵犯

T_3　颈动脉鞘区完全被肿瘤占据,单一前组脑神经损害,颅底、翼突区、翼腭窝受侵

T_4　前后组脑神经均受损害,鼻窦、眼眶、颞下窝侵犯、颈椎1~2直接受侵

(2)N 分期

N_0　未触及肿大淋巴结

N_1　上颈淋巴结转移,最大直径<4cm,活动

N_2　下颈肿大淋巴结转移或直径4~7cm,或活动受限

N_3　锁骨上区肿大淋巴或直径>7cm,或固定及皮肤浸润

(3)M 分期

M_0 无远处转移

M_1 有远处转移

(4)临床分期

Ⅰ期　$T_1 N_0 M_0$

Ⅱ期　$T_2 N_{0\sim1} M_0$，$T_{1\sim2} N_1 M_0$

Ⅲ期　$T_3 N_{0\sim2} M_0$，$T_{1\sim3} N_2 M_0$

Ⅳa期　$T_4 N_{0\sim3} M_0$，$T_{1\sim4} N_3 M_0$

Ⅳb期　任何 T、N 和 M_1

2.鼻咽癌 2008 分期方案(以 MRI 作为分期标准)

(1)T 分期

T_1　局限于鼻咽

T_2　侵犯鼻腔、口咽、咽旁间隙

T_3　侵犯颅底、翼内肌

T_4　侵犯颅神经、鼻窦、翼外肌及以外的咀嚼肌间隙、颅内(海绵窦、脑膜等)

(2)N 分期

N_0　影像学及体检无淋巴结转移证据

N_{1a}　咽后淋巴结转移

N_{1b}　单侧Ⅰb、Ⅱ、Ⅲ、Ⅴa区淋巴结转移且直径≤3cm

N_2　双侧Ⅰb、Ⅱ、Ⅲ、Ⅴa区淋巴结转移，或直径＞3cm，或淋巴结包膜外侵犯

N_3　Ⅳ、Ⅴb区淋巴结转移

(3)M 分期

M_0　无远处转移

M_1　有远处转移(包括颈部以下的淋巴结转移)

(4)临床分期

分期	T	N	M
Ⅰ期	T_1	N_0	M_0
Ⅱ期	T_1	$N_{1a\sim1b}$	M_0
	T_2	$N_{0\sim1b}$	M_0
Ⅲ期	$T_{1\sim2}$	N_2	M_0
	T_3	$N_{0\sim2}$	M_0
Ⅳa期	$T_{1\sim3}$	N_3	M_0
	T_4	$N_{0\sim3}$	M_0
Ⅳb期	任何 T	任何 N	M_1

3.AJCC 第 7 版鼻咽癌临床分期

(1)T 分期

T_1　局限于鼻咽腔或肿瘤侵犯鼻腔和(或)口咽但不伴有咽旁间隙侵犯

T_2　侵犯咽旁间隙

T_3　侵犯颅底骨质和(或)鼻旁窦

T_4　侵犯颅内和(或)脑神经、下咽、眼眶或颞下窝/咀嚼肌间隙

(2)N 分期

N_0　无区域淋巴结转移

N_1　锁骨上窝以上单侧颈部淋巴结转移,最大直径$\leqslant$6cm,和(或)单侧或双侧咽后淋巴结转移,最大直径$\leqslant$6cm

N_2　锁骨上窝以上双侧颈部淋巴结转移,最大直径$\leqslant$6cm

N_{3a}　颈部转移淋巴结的最大径$>$6cm

N_{3b}　锁骨上窝淋巴结转移

(3)临床分期

分期	T	N	M
Ⅰ期	T_1	N_0	M_0
Ⅱ期	T_1	N_1	M_0
	T_2	$N_{0\sim1}$	M_0
Ⅲ期	$T_{1\sim2}$	N_2	M_0
	T_3	$N_{0\sim2}$	M_0
Ⅳa期	T_4	$N_{0\sim2}$	M_0
Ⅳb期	$T_{1\sim4}$	N_3	M_0
Ⅳc期	任何 T	任何 N	M_1

(二)鼻咽癌 UICC/AJCC TNM 分期系统(第 8 版)

1.原发肿瘤(T)

Tx　原发肿瘤无法评价

T_0　无原发肿瘤证据,但具有 EBV 阳性的颈部淋巴结累及

Tis　原位癌

T_1　肿瘤局限于鼻咽、或侵犯口咽和(或)鼻腔,无咽旁间隙累及

T_2　肿瘤侵犯咽旁间隙和(或)邻近软组织累及(翼内肌、翼外肌、椎前肌)

T_3　肿瘤侵犯颅底骨质、颈椎、翼状结构和(或)副鼻窦

T_4　肿瘤侵犯颅内,累及脑神经、下咽、眼眶、腮腺和(或)广泛的软组织区域浸润并超过翼外肌外侧缘

2.区域淋巴结(N)

临床 N(cN)

Nx　区域淋巴结无法评价

N_0　无区域淋巴结转移

N_1　单侧颈部淋巴结转移,和(或)单侧或双侧咽后淋巴结转移,最大径$\leqslant$6cm,环状软骨尾侧缘以上水平

N_2　双侧颈部淋巴结转移,最大径$\leqslant$6cm,环状软骨尾侧缘以上水平

N_3　单侧或双侧颈部淋巴结转移,最大径＞6cm,和(或)侵犯环状软骨尾侧缘以下水平

3.远处转移(M)

M_0　无远处转移

M_1　有远处转移

4.总体分期

分期	T	N	M
0 期	Tis	N_0	M_0
Ⅰ期	T_1	N_0	M_0
Ⅱ期	$T_{0\sim1}$	N_1	M_0
	T_2	$N_{0\sim1}$	M_0
Ⅲ期	$T_{0\sim2}$	N_2	M_0
	T_3	$N_{0\sim2}$	M_0
ⅣA 期	T_4	$N_{0\sim2}$	M_0
	任何 T	N_3	M_0
ⅣB 期	任何 T	任何 N	M_1

七、治疗

由于鼻咽癌对放射线治疗较为敏感,原发灶和颈部转移可同时完整暴露在照射野范围内,各期鼻咽癌放疗的 5 年生存率达 50%,而手术、化疗存在各自的局限性,因此,放射治疗(简称放疗)是目前治疗鼻咽癌的首选方法。病变局限在鼻咽腔的早期病例可给予单纯体外放射治疗,必要时辅以近距离腔内后装放射治疗,晚期患者可加用化学治疗(简称化疗)。已有远处转移者以化疗为主,并先期或同期给予转移灶姑息性放疗。放疗后病灶残留或复发病灶根据病情不同选择再程放疗或特殊放疗。

(一)鼻咽癌的放射治疗

1.放射治疗基础

(1)放射治疗原则

①必须获得病理诊断,并完善相关检查,尤其是 CT 或(和)MRI 检查,明确病变大小范围后制订因人而异的放疗计划,并签署知情同意书后才能进行。

②以体外放疗为主,腔内后装放疗为辅,必要时可补充立体定向放疗。

③外照射反射源应选用穿透力强而皮肤量低的高能放射线,如高能 X 射线或 ^{60}钴 γ 射线。

④临床Ⅰ期～Ⅲ期患者采取根治性放疗,Ⅳ期无远处转移者可给予高姑息性放疗。

(2)放射治疗的适应证

①根治性放射治疗适应如下情况:a.无远处转移。b.一般情况好、卡氏评分大于 60 分。c.白细胞大于 $3.5×10^9$/L,血小板大于 $8.0×10^9$/L,血红蛋白大于 80.5g/L,肝肾功能正常。d.颈部转移灶未达锁骨上区,淋巴结转移灶直径小于 6cm。

②姑息性放射治疗适应如下情况:a.有远处转移。b.一般情况差,卡氏评分小于 60 分。

c.头痛剧烈,广泛颅底骨质破坏。

（3）放射治疗的禁忌证

①全身情况差,不能耐受放疗。

②有广泛远处转移。

③有影响放疗的疾病,如严重的心、肺疾病,严重的贫血及白细胞减少、恶病质等。

④曾做过放疗的患者,有以下情况不能进行再次放疗。a.鼻咽及颈部接受根治性放疗剂量未满一年。b.出现放射性脑病及脊髓的症状。c.鼻咽部总疗程已经达三次,颈部放疗已达两次。

2.常用放射治疗方法

（1）常规体外放射治疗

①照射范围:常规照射范围包括鼻咽、颅底骨和颈部 3 个区域,若颈部无淋巴结转移,同时在颈上淋巴结引流区预防性照射;上颈部或下颈部有淋巴结转移,则要照射全颈。

②照射剂量:常规分割放射(高能射线肿瘤量,DT)1.8～2.0Gy/次,每周 5 次,鼻咽肿瘤剂量 DT 70Gy,若放射结束后仍有肿瘤残留可加用腔内后装放疗。颈部照射剂量:无淋巴结转移者预防性照射剂量为 DT 50～55Gy,有淋巴结转移者则为 DT 65～70Gy。

③照射分割方法与时间剂量

a.常规分割法:即连续照射,每周连续照射 5 天,每天 1 次,每次剂量 DT 1.8～2.0Gy。根治剂量 DT 70～80Gy/7～8 周,预防剂量 DT 50Gy/5 周。

b.超分割放射治疗:即每天照射 2 次或 2 次以上,2 次间隔时间至少 6 小时以上,每次剂量比常规放射低,DT 1.1～1.2Gy,总量在 7 周内达到 DT 76～82Gy。

c.超分割后呈加速放射治疗:即每天 2 次,每次 1.2Gy,2 次间隔 6 小时以上,每周 5 天;剂量达到 DT 48Gy/4 周时,改为每天 2 次,每次 DT 1.5Gy,2 次间隔 6 小时以上,剂量 DT 30Gy/2 周,总剂量 DT 78Gy/6 周。

d.连续加速超分割放射治疗:即每天照射 3 次,每次 1.4～1.5Gy,总剂量在 DT 50～54Gy,连续 12 天完成。

e.同期缩野加量放射治疗先给予常规放疗,每次 DT 1.8Gy,每周 5 次,在此基础上,加一个小野,仅包括肿瘤,与大野照射间隔 6 小时以上,每次 DT 1.5Gy,共 10 次,总剂量为 DT 69Gy/6 周。这一方法可缩短疗程,提高肿瘤局部控制率。

f.加速超分割合并分段放射治疗:即每天照射 2 次,间隔 6 小时以上,每次剂量 1.6Gy,照射到 DT 38Gy 后休息 10 天～14 天,然后进行下一阶段的放疗,总剂量 DT 67.2～70.6Gy。

g.分段放射治疗:即常规放疗 DT 30～40Gy/3～4 周,休息 2～4 周后再照射 DT 30～40Gy/3～4 周。此法虽然可明显减轻口咽疼痛等急性黏膜反应,但肿瘤局部控制率及生存率有所下降。因为分段放射治疗延长总疗程有利于肿瘤细胞增殖,而不利于肿瘤的控制。这一方法主要用于高龄、体弱、一般情况差或急性放疗反应非常严重者。

（2）腔内后装近距离放射治疗:腔内后装近距离放射治疗是目前鼻咽残留病灶最常见的放疗手段,具有副作用小、疗效较好、操作简单的特点,对鼻咽癌近期和远期疗效都有较大的提高。腔内后装近距离放疗由于空间剂量分布不均匀即衰减梯度大,治疗范围有限,因此只能治疗比较小的肿瘤,作为外照射的补充治疗方法。一般适应于初期患者($T_1N_0M_0$),或用于首程根治性外放疗后鼻咽腔内有残留病灶,或外照射 2 个疗程后鼻咽肿瘤复发、病变局限、肿瘤厚度小于 1cm 等。

剂量分割方法

①大分割法:每周 1～2 次后装治疗,每次剂量 DT 6～8Gy,共 2～3 次。

②超分割法:即每天 2 次,间隔 6 小时以上,总疗程 4～5 次。

③间插法:即在治疗中与治疗后各一次,总疗程共 2 次。

(3)立体定位放射治疗:立体定位放射治疗是借助立体定向装置和影像设备确定出照射区的空间位置,经计算机优化后通过 γ 射线或 X 射线聚焦照射,是肿瘤区接受高剂量均匀照射,而周围正常组织受照射量很低,以达到控制病灶目的。

放疗技术及时间剂量

①初次常规外照射达 DT 65～75Gy 以上仍有残留病灶,局部加量,采用 15～50mm 准直器,应用非共面照射野,以 60%～90% 的剂量曲线包围靶区,在 9～16 天内进行 3～4 次照射,每次照射剂量 DT 6～8Gy。

②初次放疗后一年以上复发并接受 2 个疗程超分割放疗 DT 50Gy 仍有局部残留者,进行局部加量放疗,9～16 天内照射 3～4 次,每次照射剂量 DT 6～8Gy。

(4)三维适形放射治疗:三维适形放射治疗是近年来迅速发展起来的一种立体放射治疗新技术,在立体定向放射技术的基础上,以 CT 或 MRI 影像进行靶区和关键器官的三维重建,应用三维治疗计划系统设计照射计划,借助立体固定系统,通过共面或非共面、多野或多弧照射的控制,使其照射野的形状在三维方向上与被照病变的形状吻合,达到在高剂量照射靶区的同时减少邻近正常组织受照射量的目的。

放疗方案及时间剂量:

①面颈联合野加鼻咽部三维适形放疗加颈部切线野:先以常规面颈联合野照射,剂量达到初次常规外照射量 DT 36Gy 后,以三维适形放疗进行缩野,整个鼻咽部为放疗靶区,设 5～7 个野,每次 DT 2～2.5Gy,每天 1 次,每周 5 次,剂量 DT 25～30Gy,使鼻咽部总剂量达 DT 60～65Gy,然后再次缩野,以开始治疗时的鼻咽部肿瘤区为靶区,使局部剂量达 DT 70～72Gy。颈部进行常规切线野照射,治疗剂量为 DT 65～70Gy,预防剂量为 DT 50Gy。

②全程三维适形治疗并颈部切线放疗:全程进行三维适形照射,以 5～7 个非共线野进行照射,每次剂量 DT 2～2.5Gy,每天 1 次,每周 5 次,剂量达到 DT 40～45Gy 时,缩野放疗至 DT 70～72Gy,如果无颈部淋巴结转移,以半颈部切线野进行预防性照射,剂量 50Gy,如有淋巴结转移则按常规全颈切线野照射,剂量 DT 65～70Gy。

③初次常规放疗后鼻咽部局部复发的再程治疗:在设计肿瘤靶区时应包括整个鼻咽部,给予 5～7 个非共面野进行缩野,每次剂量 DT 2～2.5Gy。每天 1 次,每周 5 次,剂量达到 DT 60～65Gy 后进行缩野,以复发时的病灶区为靶区,进行适形放疗,总剂量达 DT 70～72Gy。

(5)调强适形放射治疗:调强适形放射治疗是在照射方向上射野的形状与靶区的投影形成一致,同时能调整照射内诸点的输出剂量率,使靶区内及表面的剂量按要求的方式进行调整,能最大限度地使剂量集中于靶区内,有效的杀灭肿瘤细胞,最大可能的保护正常组织,使靶区周围正常组织、重要器官少受或免受射线的照射,从而提高肿瘤局部控制率和提高患者生存率,改善生活质量。适应于各期鼻咽癌的初治。

分次剂量与分割方法:①常规分割法:每天 1 次,每次剂量 DT 1.8～2Gy。②超分割法:每天 2 次,每次剂量 DT 1.6～1.8Gy,间隔 6 小时以上。③小分割法:每周 3 次,隔天 1 次,每次剂量 DT 4Gy。以上几种照射方法均已 5～7 个共面定向野照射,照射总剂量为 DT 70Gy 左右。

(6)放射治疗的急性不良反应、并发症及其防治

①全身反应:如出现乏力、纳差、恶心、呕吐、头昏及白细胞下降等,应积极进行对症、支持等治疗,必要时暂停放疗。

②口腔黏膜反应:多在放疗至 DT 30Gy 左右时出现,有口干,口腔、咽喉疼痛,吞咽困难等症状,查体可见口腔、鼻腔等黏膜水肿、充血、糜烂、溃疡等,常随剂量加重而加重,多数患者给予抗感染剂等进行含漱、喷雾等局部处理后可坚持放疗。鼓励患者多吃半流质高蛋白饮食,补充大量维生素,同时应戒烟、酒,避免过热和刺激性食物,保持口腔清洁。少数患者反应严重,疼痛明显,影响进食时,需暂停放疗,用 0.5%利多卡因稀释液餐前含漱。

③腮腺反应:在放疗开始的第 1～3 天内发生,常在放疗后 2～4 小时出现,因为腮腺受照射后水肿、充血、腮腺管黏膜水肿引流不畅所致,主要表现为腮腺肿胀疼痛,一般不需特殊处理,可自行消退。如果症状明显,伴局部红肿,全身发热,腮腺导管开口有脓性分泌物等,需局部及全身给予抗感染治疗并暂停放疗。

④皮肤反应:钴 60 或高能 X 射线照射表面剂量低,皮肤反应较轻,常规 X 射线或 β 射线照射时反应较明显。放射性皮肤反应分 3 度。Ⅰ度:照射野皮肤出现红斑伴有烧灼和刺痛感,以后逐渐变暗红,表皮脱落,成为干性脱皮。一般不予处理,注意保护照射野内的皮肤,避免强烈的阳光照射,避免摩擦和肥皂、碘酒、乙醇等刺激。Ⅱ度:局部皮肤出现水肿,表皮脱落、糜烂、渗出,为湿性脱皮,一般应暂停放疗,最好局部暴露,用维生素 E 涂在皮肤表面及局部。Ⅲ度:出现溃疡、坏死、有剧痛,局部用抗生素液湿敷,加强营养,勤于换药。

⑤张口困难:半数以上的患者会出现不同程度的张口困难,主要是由于咀嚼肌和颞颌关节受到照射所致。应嘱患者放疗后经常做张闭口练习,局部理疗等。

⑥鼻腔黏膜反应:患者有鼻塞、分泌物增多,轻者卧位下交替性鼻塞,重者立位也鼻塞,甚至张口呼吸,影响休息和睡眠。主要是由于鼻黏膜受照射后充血、水肿所致,剂量越高,反应越重。可给予淡盐水冲洗,冲洗干净后滴入复方薄荷油等,若鼻塞重,则短期内滴用血管收缩剂如 1%麻黄素等。

⑦口腔干燥症:口腔干燥症是鼻咽癌患者常规放疗后存在的严重后遗症之一,由于放疗使主要的唾液腺遭受破坏而导致放疗后口腔干燥症的产生,严重影响鼻咽癌患者放疗后的生存质量,并可导致患者咀嚼、吞咽功能障碍,影响味觉、讲话和睡眠,口腔组织易于受损伤和患病。目前无确切的防治方法,有条件者尽量采用适形放疗或调强适形放疗,可明显减轻口腔干燥症。中医药辨证治疗可减轻口腔干燥症状。

⑧放射性龋齿:放疗使唾液腺受损,导致口腔环境改变,有利于细菌生长,加上射线对牙槽骨及供血血管的直接损伤而导致放射性龋齿。主要有牙痛、口臭、咀嚼困难,常继发感染形成牙槽溢脓、牙龈肿痛、颌下淋巴结炎,甚至继发颌骨骨髓炎等。预防方法是放疗时选用高能射

线,放疗前要洁牙拔除患牙,放疗后 1~2 年内不能拔牙。放疗期间给予口腔清洁护理,加强营养,含漱朵贝氏液。

⑨放射性中耳炎:放疗后可以引起中耳肿痛,听力下降,应及时行听力分析检查,若有中耳积液,应及时抽液减压,若合并中耳感染则加用抗生素液滴耳治疗,必要时全身抗感染治疗。

⑩头面颈部急性蜂窝组织炎:放疗后局部软组织纤维化,淋巴回流障碍,局部免疫功能低下,易于发生头面颈部急性蜂窝组织炎,起病急,发展快,头面颈部原受照范围及其周围突然红肿,可伴全身高热,寒战,头痛,白细胞升高等,如不及时治疗可危及生命,应积极给予抗炎及对症等治疗。

⑪头颈部软组织纤维化:一般在放疗后 1~2 年内出现颈肌、咬肌纤维化致颈部坚硬,软腭会厌硬化,颈部活动障碍,头面肿胀,吞咽困难,呛咳,误咽,不能自主的阵发性颈肌、舌肌、咬肌痉挛抽搐,甚至出现一过性斜颈缩舌、牙关紧闭等症状。本病主要靠预防,主要掌握适当放疗剂量,避免相邻野重叠照射。

⑫放射性颅神经损伤:一般在放疗后 3 年以上出现某一颅神经或多支颅神经麻痹,主要见于后组颅神经,尤以舌下神经、喉返神经为多见,舌咽神经次之,也可见外展神经麻痹,发生的原因主要是由于放疗剂量较高或单纯使用面颈分野照射。一般不伴头痛,病程进展缓慢。舌咽神经麻痹可致吞咽疼痛、食物呛入鼻腔;舌下神经麻痹可致讲话、咀嚼及吞咽困难;喉返神经麻痹可致声音嘶哑,若双侧麻痹可致呼吸困难;常伴有放射性脑病等。放疗时应注意放射野设计及剂量,避免相邻野,尤其是耳前野下后部与颈部切线野上后部的剂量重叠,适时下移颅底野的上缘。一旦出现便不可逆转,可给予大量维生素,加强营养等,严重者应需气管造瘘、胃造瘘以维持生命,最终多因并发肺炎、恶病质而死亡。

⑬放射性脑病:一般在放疗后 3 年以上发生,主要表现为头晕、复视、记忆力下降或智力障碍,严重者还可出现头痛、呕吐、视力下降等,CT 或 MRI 检查可见颞叶广泛水肿,晚期可见囊性病变伴中心液化性改变,局部脑回变浅,脑室腔较小等征象。应给予大量维生素,血管扩张药、活血化瘀药物、脱水和激素等治疗。

⑭放射性脊髓病:早期反应以 Lhermitte 征为主要表现,即低头时出现腰骶、下肢触电样麻痹感,严重时低头触电感可波及颈背及四肢。多为一过性,经适当休息后可在 3~6 个月消失。晚期反应即为放射性脊髓病,一般在 1~7 年发生,出现下肢麻痹甚至高位截瘫。其治疗及预防同放射性脑病。

(二)鼻咽癌的化学治疗

多年来,放射治疗一直是鼻咽癌的首选方法,对早期患者的治疗效果明显,5 年生存率高达 80% 以上。然而由于鼻咽部位隐蔽,肿瘤不易早期发现,另外,鼻咽淋巴组织非常丰富,很容易出现颈淋巴结转移。初诊病例,颈淋巴结转移率可高达 60%~80%,临床确诊时早期患者的比例较低。致鼻咽癌总体 5 年生存率仍然徘徊在 50%~60% 之间,未有显著改善;放射治疗结束后的患者中 10%~18% 有局部残留,20%~30% 会出现局部和颈部复发,20%~36% 可发生远处转移,而且放射治疗后遗症严重影响患者的生存质量。因此,寻求疗效好、后遗症轻的鼻咽癌综合治疗方案是十分必要的。近年来有报道,鼻咽癌远处转移通过化疗为主的综合治疗获得长期生存,国内外广泛开展了鼻咽癌姑息化疗、辅助化疗、同期化疗、诱导化疗、化疗增敏以及上述不同化疗方式联合使用的临床研究。化疗能够改善肿瘤的局部控制率，减少远处转移，改善患者生存质量和延长生存时间。

1.姑息性化疗

目前认为5-氟尿嘧啶(5-FU)＋顺铂(DDP)或5-FU＋亚叶酸钙(CF)＋DDP是复发或转移鼻咽癌一线标准方案，联合化疗5-FU持续静脉滴注的效果好于静脉推注。紫杉醇、吉西他滨在鼻咽癌二线治疗中显示了良好的疗效及耐受性。

(1)一线化疗方案

①PF方案

顺铂(DDP)	20mg/m²	iv.Drip d1～5
5-氟尿嘧啶(5-FU)	1000mg/m²	iv.Drip d1～5

第1周用药5天，休息1周，第3周继续用药5天，即每3周为一个疗程。

②PBF方案

顺铂(DDP)	20mg/m²	iv.Drip d1～5
5-氟尿嘧啶(5-FU)	500mg/m²	iv.Drip d1～5
博来霉素(BLM)	10mg	im.d1,d3,d5

每4周为一个疗程

③PFL方案

顺铂(DDP)	20mg/m²	iv.Drip d1～5
亚叶酸(CF)	200mg/m²	iv.Drip d1～5(2小时滴完)
5-氟尿嘧啶(5-FU)	375mg/m²	iv.d1～5(在CF滴至一半时执行)

每4周为一个疗程。

(2)二线化疗方案

①IP方案

顺铂(DDP)	30mg/m²	iv.d1～5
异环磷酰胺(IFO)	1.2g/m²	iv.d1～5
美司钠(Mesna)	0.4g	iv.d1～5(在IFO静脉滴注开始后0小时、4小时、8小时)

每3～4周为一个疗程。

②MAP方案

丝裂霉素(MMC)	8mg/m²	iv.d1
多柔比星(ADM)	40mg/m²	iv.d1
顺铂(DDP)	60mg/m²	iv.d1

每3周为一个疗程。

③IFL方案

异环磷酰胺(IFO)	1.2g/m²	iv.d1～5
美司钠(Mesna)	0.4g	iv.d1～5(在IFO静脉滴注开始后0小时、4小时、8小时)

| 5-氟尿嘧啶(5-FU) | 375mg/m² | iv.d1~5 |
| 亚叶酸钙(Leucovorin) | 20mg/m² | iv.d1~5 |

每 3 周为一个疗程。

④IT 方案

紫杉醇(Taxol)	200mg/m²	iv.d1
异环磷酰胺(IFO)	4.0mg/m²	iv.d2~4
美司钠(Mesna)	1.2g/m²	iv.d2~4(在 IFO 静脉滴注开始后 0 小时、4 小时、8 小时)

每 3 周为一个疗程。

⑤M-VCA 方案

甲氨喋林(MTX)	30mg/m²	iv.d1
长春新碱(VCR)	1.2mg/m²	iv.d1
多柔比星(ADM)	30mg/m²	iv.d1
顺铂(DDP)	70mg/m²	iv.d1

每 4 周为一个疗程。

⑥COMP 方案

环磷酰胺(CTX)	500mg/m²	iv.d1,d8
长春新碱(VCR)	1.2mg/m²	iv.d1,d8
甲氨喋林(MTX)	12mg/m²	iv.d2,d5,d9,d15
顺铂(DDP)	60mg/m²	iv.d3

每 4 周为一个疗程。

⑦GP 方案

| 吉西他滨 | 100mg/m² | iv.Drip d1,d8 |
| 顺铂(DDP) | 20mg/m² | iV.Drip d2 |

每 3 周为一个疗程。

2.诱导化疗

诱导化疗又称新辅助化疗,是指放疗前使用的化疗。鼻咽癌治疗失败主要原因是远处转移和局部复发。其中远处转移发生率达 30%~40%,是治疗失败最主要的原因。往往在首次放疗时,就有隐匿病灶存在,因此晚期鼻咽癌实施诱导化疗是合理的,可能杀灭远处的亚临床病灶。同时放疗前患者的营养状态良好,对化疗有良好的耐受及敏感性;且没有放疗造成的纤维化,肿瘤血供良好,有利于放疗药物分布及发挥作用;对于局部晚期鼻咽癌可在短时间减轻肿瘤负荷及各种临床症状,增强随后放疗的敏感性。

目前常规诱导化疗采用 2~3 个疗程,一般而言,鼻咽部肿物消退大部分在 1~2 个疗程后 1~2 周内。诱导化疗的疗程不宜超过 3 个疗程,化疗间隙应尽量缩短,化疗后放射的时间亦应尽量提前,以免化疗造成肿瘤细胞发生加速再增殖,出现肿瘤的"反跳效应"而对患者不利。

国内外都有对鼻咽癌的诱导化疗的广泛研究,结果也并不完全一致。一般认为,新辅助化疗可提高无远处转移生存率、无病生存率和总生存率。一般推荐 PF 方案(5-FU+DDP)。

3.同期放化疗

同期放、化疗是指鼻咽癌在放射治疗的同时使用化疗。其优势在于没有延误放疗开始的时间,不足之处是由于非特异性增敏引起的副作用反应累积而被迫中断放疗,可能影响治疗增益。

4.辅助化疗

在鼻咽癌治疗中,辅助化疗是在鼻咽癌放疗后进行的化疗,其作用是杀灭放射后局部区域残留的肿瘤细胞及全身亚临床的转移灶,并有可能推迟远处器官转移发生时间。

第四节 涎腺肿瘤

涎腺,又称唾液腺,包括腮腺、颌下腺、舌下腺三对大涎腺,以及位于口腔、咽部、鼻腔及上颌窦黏膜下层,数量多达 600～1000 个的小涎腺。涎腺肿瘤是头颈部一大类特殊类型的肿瘤,其病理类型十分复杂,不同类型、不同部位的肿瘤,在临床表现、生物学行为、治疗以及预后等方面均有不同。

一、发病情况

文献报告涎腺肿瘤的发病率为 0.15～1.6/10 万人口,但不同国家之间有明显差异,加拿大的爱斯基摩人男性发病率为 3.9/10 万,女性达 7.7/10 万,其原因尚不清楚。美国的发病率为 2/10 万,非白色人种男性为 1.6/10 万,女性为 2.5/10 万。在我国,目前尚无确切的涎腺肿瘤发病率的统计资料。

涎腺肿瘤与全身肿瘤的构成比,据 John 等报告,不到 3%。但据 Frazell 报告,大涎腺肿瘤占除皮肤以外所有良恶性肿瘤的 5%。据国内 7 所口腔医学院口腔病理教研室统计,口腔颌面部肿瘤 69902 例,其中涎腺上皮性肿瘤 23010 例,占 32.9%。

在不同解剖部位的涎腺中,腮腺肿瘤的发生率最高,其次为颌下腺和小涎腺,舌下腺肿瘤少见。Seifert 等报告 2579 例涎腺肿瘤,腮腺占 80%,颌下腺占 10%,舌下腺占 1%,小涎腺占 9%。

某口腔医院 1963—2007 年间诊治涎腺肿瘤 4410 例,其中腮腺肿瘤 2803 例,占 63.6%,颌下腺肿瘤 398 例,占 9%,舌下腺肿瘤 89 例,占 2%,小涎腺肿瘤 1120 例,占 25.4%。与 Seifert 等的报告相比,小涎腺肿瘤的比例明显增高,而腮腺肿瘤的比例有所降低,其差别可能系小涎腺肿瘤多位于口腔内,患者常就诊于口腔专科医院所致。在小涎腺肿瘤中,腭腺最为常见,约占 50%,其他依次为唇腺、颊腺、舌腺、磨牙后腺等。

不同部位腺体发生恶性肿瘤与良性肿瘤的比例不一样,在大涎腺肿瘤中,腺体越小,恶性肿瘤的可能性越大。Seifert 等报告的 2579 例涎腺肿瘤中,恶性肿瘤的发生率,腮腺为 20%,颌下腺为 45%,舌下腺为 90%,小涎腺为 45%。某口腔医院累积的 5850 例涎腺肿瘤中,3819 例为良性肿瘤,2031 例为恶性肿瘤,分别占 65.3% 和 34.7%。

其中腮腺肿瘤良性者占 78.4% 明显多于恶性肿瘤占 21.6%;颌下腺肿瘤亦为良性占

66.5％多于恶性占 33.5％；舌下腺肿瘤中,恶性肿瘤的比例很高占 93.0％,而良性肿瘤只占极少数 6.9％。小涎腺肿瘤中,恶性肿瘤占 60.2％亦多于良性肿瘤占 39.8％。来自鼻腔、上颌窦黏膜下的小涎腺肿瘤绝大多数为恶性肿瘤。

不同组织类型的肿瘤在各个部位的涎腺中发生的相对比例也不一样。沃辛瘤、嗜酸性腺瘤几乎仅发生于腮腺;腺泡细胞癌、涎腺导管癌、上皮-肌上皮癌多见于腮腺;磨牙后区的腺源性肿瘤以黏液表皮样癌为常见,舌下腺肿瘤常为腺样囊性癌。

涎腺的多原发性肿瘤时有所见,部位以腮腺为常见,病理类型以沃辛瘤居多,其次为多形性腺瘤,恶性肿瘤少见。

任何年龄均可发生涎腺肿瘤,文献中时有新生儿先天性涎腺肿瘤的报道,可为良性肿瘤,亦可为恶性肿瘤。成人涎腺肿瘤良性多于恶性,但儿童涎腺肿瘤恶性肿瘤发生率明显增多,甚至可高于良性肿瘤。年龄愈小,发病愈少,但恶性肿瘤的比例愈高,且肿瘤的分化度低、恶性度高,故对儿童涎腺部位的肿块应给予高度重视。

有些涎腺肿瘤有明显的性别差异,沃辛瘤多见于男性,男女比例约为 6∶1;多形性腺瘤和黏液表皮样癌女性多于男性,男女比例为 1∶1.25～1.5。

二、发病因素

对于涎腺肿瘤的病因,尚未完全认识,下列因素可能与肿瘤的发生有关。

(一)外来因素

1.物理性因素

接受放射线照射已较明确为涎腺肿瘤的病因之一。在日本,原子弹爆炸后接触大量放射线的人群中,涎腺肿瘤的发病率明显增高。头颈部癌接受放射治疗后,引起涎腺肿瘤者屡见报道。Spitz 等报告,11.3％的涎腺肿瘤患者以前接受过低剂量放疗。Sener 等报告,放射治疗后,每年每 10 万人中,出现涎腺肿瘤 77 例;尚未接受放疗者,出现涎腺肿瘤者仅 1.1 例。

2.化学毒性物质

可能与涎腺肿瘤的发生有关。有文献报告,橡胶制品厂的工人涎腺肿瘤的患病率较高。在大鼠、家兔、小鼠及豚鼠等动物的实验研究中发现,芳香族碳化合物可使导管系统发生上皮化生,进而发展为不典型增生及癌,其中以鳞状细胞癌为多见,偶尔也可发生腺癌及腺样囊性癌。

有学者曾进行一组吸烟与腮腺肿瘤发病的对照研究。对 166 例腮腺沃辛瘤患者进行吸烟史调查,并以 200 例健康中老年人及 172 例腮腺多形性腺瘤患者作对照。结果显示,健康中老年人和多形性腺瘤患者中,吸烟者比例分别为 25.5％和 26.7％,无明显差异,而沃辛瘤患者中吸烟者占 95.2％,明显高于对照组。

按照不同性别分析,男性健康中老年人、多形性腺瘤及沃辛瘤患者中,吸烟者比例分别为 45％、51.3％及 97.9％;女性健康中老年人、多形性腺瘤及沃辛瘤患者中,吸烟者比例分别为 6％、7％及 76.2％。而且沃辛瘤患者大多吸烟量大、吸烟年限长,表明吸烟与沃辛瘤发病有关。

烟焦油中含苯、N-亚硝基呱啶等化学刺激物,这些成分长期作用于淋巴结中迷走的涎腺组织,可以导致这些组织化生进而瘤变。但是,吸烟仅为促发因素,而腮腺淋巴结中迷走的涎腺组织是发病的基础。因此,吸烟人群中患沃辛瘤者仅为少数。

3.生物性因素

有实验研究证明,涎腺肿瘤可由病毒引起。致瘤病毒包括多形性腺瘤病毒、腺病毒、猿猴空泡病毒。EB病毒及巨细胞病毒在涎腺肿瘤的发生中可能也起一定作用。

(二)内在因素

1.内分泌因素

机体的内分泌状态异常可能与涎腺癌的发生有关。文献报告,涎腺癌与乳腺癌有一定关联。如Berg报告的396例大涎腺癌患者中,7例以后发生乳腺癌,其危险性为期望数的8倍。其他激素依赖部位也存在危险,Prion等报告,3例涎腺癌伴前列腺癌,实际数与期望数之比为3.0∶0.71。有1例乳腺癌患者术后7年出现腮腺黏液表皮样癌,另1例甲状腺癌手术同年出现腮腺腺样囊性癌,其间可能有一定关联。

2.遗传因素

一些肿瘤家族史资料显示,涎腺肿瘤与遗传有关。Hyma报告一家4代人罹患包括腮腺和头皮在内的多个部位多发性膜性基底细胞腺瘤。腮腺膜性基底细胞腺瘤有明显的家族史,被认为是一种显性常染色体遗传病。Merrick等报告,在2个家族中,共5例(分别为3例和2例)患者患有涎腺癌。

涎腺肿瘤患者可有染色体异常、据Stenman和Mark等报告,腺样囊性癌患者有染色体易位,腺癌患者有Y染色体丢失,多形性腺瘤患者亦有染色体变异,特别是第8和第12对染色体的改变。Bullerdick等报告,25%的涎腺肿瘤患者有8q12,13.2%的患者有12q13~15的特异性结构异常。

有学者利用转基因技术,将人多形性腺瘤基因1(PLAG1)整合到小鼠基因组,在人巨细胞病毒启动子或MMTVLTR的控制下,实现了PLAG1基因的组织特异性和非特异性表达,建立了PLAG1转基因小鼠模型,提示该基因的高表达与涎腺肿瘤的发生密切相关。

三、病理与生物学特性

(一)黏液表皮样癌

黏液表皮样癌是大唾液腺中最常见的一种。1945年由Steward命名,其恶性程度差别很大,主要根据它的组织成分来定。一般认为黏液细胞越多,恶性程度越低;表皮样细胞越多,恶性程度也越高。恶性程度高的黏液表皮样癌还伴有各种类型的未分化细胞。黏液染色对分化差的癌肿有鉴别诊断价值。黏液表皮样癌的处理与预后的评估都与肿瘤的分级有密切关系,分级低者局部浸润率低,淋巴结转移和远处转移较少。分级高者局部复发率高达78%,区域淋巴结转移率达到40%,临床出现的远处转移率可为15%~20%。分级低的黏液表皮样癌术后5年生存率一般多超过90%,而分级高者还不到30%。虽然分级低的癌预后良好,但有时其分级和临床表现并不完全一致。癌肿常局部广泛浸润,几乎完全固定,但病理诊断仍属低度恶性。较多文献报道分级高的黏液表皮样癌好发于颌下腺,约为腮腺的2倍,且恶性程度特别高,常出现区域淋巴结和远处转移,5年生存率为18%～45%。

(二)腺样囊腺癌

腺样囊腺癌是一种较常见的唾液腺癌肿,好发于小唾液腺,约占所有小唾液腺肿瘤的1/3,其次是颌下腺和腮腺。好发年龄为40～50岁,男女发病率相仿。组织学特点是多个形状不同的囊性间隙,四周被恶性上皮细胞围绕,形成假囊性结构;一般可分成4种亚型,即管状型、圆柱形、筛状型和实质型。其中管状型预后最好,圆柱形和筛状型次之,实质型预后最差。腺样囊腺癌有3种生物学特性:①常浸润邻近的神经,并沿着神经鞘播散,所以腺样囊腺癌的患者很早就可出现疼痛和神经麻痹的症状;②易浸润邻近的血管和淋巴管,造成远处转移率(肺、脑、骨是最常见的转移部位)可达40%以上,大多数有远处转移的患者常是因其原发灶没有被控制;③区域淋巴结转移率较低,不到10%。肿瘤发展很慢,病程较长,即使出现远处转移,患者仍可带病长期生存(5～10年者并非少见),所以对腺样囊腺癌治疗后的随访应是长期的,至少要随访15年,其资料才有价值。颌下腺的腺样囊腺癌的预后比腮腺的要差,它极易侵累周围的软组织和下颌骨。癌细胞常沿舌或舌下神经向上蔓延,受累的神经会明显增粗。手术时应把受累神经切缘送检,必须确认切缘无癌细胞存在才能减少复发的机会。

(三)腺泡细胞癌

腺泡细胞癌是一种少见的唾液腺癌,主要发生在腮腺。绝大多数发生在一侧,偶在双侧。

少数可出现在颌下腺和小唾液腺。肿瘤的外表很像良性瘤,有明显边界,有不完整包膜,平均直径约4cm,区域淋巴结很少累及。由于易被误认为良性肿瘤而行局部切除,其术后复发率可高达30%。多次复发最终导致远处转移。所以影响生存率的主要因素是首次手术,如果处理不当会导致医源性播散。

(四)恶性混合瘤

恶性混合瘤是一种比较恶性的唾液腺癌,结合临床和病理可分为3种不同的情况,最多的一种是混合瘤恶变,所谓来自多形性腺瘤的癌。显微镜下可见到腺癌并伴有残存的混合瘤结构,仅上皮癌部分可以产生转移。另一种比较少见为癌肉瘤,其上皮和间叶成分都是恶性的,两者都可以产生转移。还有一种极罕见的在组织学上是良性混合瘤但可以远处转移。

混合瘤恶变在混合瘤中约占3%,病程比混合瘤长10年。大多数肿瘤为一无症状的肿块,其增长速度缓慢,若干年后突然增大,伴疼痛或出现神经麻痹等症状。肿瘤也可发生在以往无混合瘤史的年轻人,其病程短,首次就诊一般在3～4个月;其恶性程度高,发展快,预后较差,大多在5年内死亡。治疗失败的主要原因是局部复发。腮腺和颌下腺的恶性混合瘤约有75%会复发,约25%有远处转移。根据某医院的资料,患者5年生存率为47.5%,15年生存率约为25%。

(五)腺癌

腺癌是指除上述癌肿以外,凡是腺体来源的癌肿。有管状、乳头状和低分化等不同的组织类型。分化好的腺癌有良好的预后,分化差的局部浸润和转移率都很高,5年生存率在20%左右。低分化腺癌多见于颌下腺,预后较差。

(六)鳞状细胞癌

鳞癌大多起源于唾液腺大导管的上皮细胞,是属于高度恶性的癌肿。腮腺原发性鳞癌十分少见,只有排除了黏液表皮样癌和转移至腮腺淋巴结的鳞癌后,才能做出诊断。鳞癌较多见于颌下腺,常转移至区域淋巴结并广泛浸润周围软组织,预后很差,但远处转移少见,5年生存率约为30%。

(七)其他癌肿

如未分化癌和恶性淋巴上皮病。这些都是高度恶性的唾液腺癌肿,病程短,发展快,有局部复发、区域淋巴结转移和远处转移倾向,预后都很差。

四、诊断

(一)临床表现

对于绝大多数的唾液腺肿瘤,无论良、恶性,首次的主诉常常是出现一个无症状的肿块。

典型的良性混合瘤边界清楚呈结节状,包膜感明显,活动度好,无疼痛,增长很慢。即使长成巨大肿瘤也不会出现神经麻痹症状,如无外伤等情况皮肤是不会自行溃破的。但是硬腭部的混合瘤就不同,它与骨膜紧密粘连,完全固定,甚至压迫硬腭造成骨质疏松或缺损。发生在腮腺深叶的肿瘤包括来自面神经的神经鞘瘤,无论良、恶性,活动度均受限。有时肿瘤向咽侧发展,使软腭和扁桃体明显移位,咽腔缩小。相反耳前区肿块可能不明显甚至完全正常,双合诊检查常有助于确定肿瘤部位。神经麻痹是恶性肿块的一个重要体征,如果出现部分或完全的面神经麻痹,即是可靠的恶性依据。按照恶性肿瘤浸润性生长的生物学特性,它的临床表现就是不同程度的粘连和固定。腮腺癌侵累咀嚼肌群或翼腭窝后,除肿块固定外,还可逐渐出现张口困难等症状。癌肿浸润表面皮肤后,可发生溃破和继发感染。

疼痛也是一个重要的恶性体征。面神经受侵后除面瘫外可出现疼痛。有些腺样囊腺癌和黏液表皮样癌的患者首次的症状就是疼痛。

肿块的质地虽不能确定其良恶性,但对某些肿瘤也有一定的诊断价值。幼儿的腮腺区血管瘤质地软有压缩性;腺淋巴瘤有明显的囊性感;良性混合瘤质地不匀,富有弹性。大多数癌肿质地偏硬。

区域性颈淋巴结肿大也是区别唾液腺肿瘤良恶性的一个重要依据,大多数高度恶性的唾液腺癌常转移至同侧颈淋巴结。

来自颌下腺的肿瘤临床诊断比较困难,因大部分颌下区的肿块是炎性的,如慢性颌下腺炎、淋巴结结核等。有时颌下腺的某些高度恶性肿瘤,其临床表现就是一个迅速增长并伴有疼痛的肿块,很易和炎性肿块相混淆。如果颌下区出现一个进行性增大的无痛肿块,首先要考虑是肿瘤,而且恶性的可能性至少有1/4。对于颌下区肿块应常规做双合诊检查:检查者一只手用示指放在口底,另一只手放下颌下,两手配合进行扪诊。慢性颌下腺炎常可在口底扪到结石。颌下腺癌侵累面神经下颌缘支者较罕见,但累计舌下神经产生舌偏斜者有时可见到。颌下腺癌累及颈淋巴结者较多。

(二)诊断性检查

在一般情况下,唾液腺肿瘤的临床诊断是不困难的,但有时为了手术前对肿瘤性质和范围的准确评估,以便选择最佳的治疗方案,有些辅助性检查还是十分必要的。常用的影像学检查有以下几种。

1.腮腺碘油造影

在患者第 2 臼齿附近的颊黏膜上的腮腺导管口处,将麻醉用的硬膜外导管徐徐插入 4～5cm,略感阻力即达肌前缘,折向后外再插入 1～2cm 即可。固定导管防止脱出。在插管过程中操作幅度切勿过大,以免损伤颊黏膜误将导管插入黏膜下。固定导管后用结核菌针筒于导管内注入 40％碘油 0.8mL,注射时切不可把气泡注入。冬季气候寒冷,碘油黏滞度增加,可先将贮碘油的瓶子放在温水中加温然后再用。先摄前后位片,证实湿片拍摄良好后再从导管注入碘油 0.2mL 摄侧位片。从造影片上观察各级导管的走向和管腔通畅情况。正常腮腺的造影图像在前后位片上可见腮腺总导管向外侧延伸,至下颌骨升支外缘处再向上向下发出若干分支导管,导管由粗到细,分布均匀,致密有序,腺体一般不显影。如果显影的图像出现异常,常为肿瘤挤压或破坏导管,使导管移位或变形所致。混合瘤常迫使导管移位,使其呈垂柳枝样偏移一侧,但管腔一般无异常改变。恶性肿瘤对导管的破坏征象有导管中断、扩张或粗细不匀等。同时腺叶呈不规则显影。腮腺的炎症和恶性肿瘤的造影图像极为相似,不易鉴别。

2.CT 及 MRI 检查

(1)CT 检查:特别适用于检查腮腺深叶的肿瘤。部分腮腺深叶肿瘤向咽侧延伸,与咽旁软组织来源的肿瘤如神经元或淋巴系统肿瘤在临床上很难鉴别,CT 的应用不但可以定位,还可以观察肿瘤的范围和周围组织的关系。在做腮腺造影同时做 CT 对腮腺深叶肿瘤的确诊有很高的价值。

(2)磁共振成像(MRI)诊断:无放射损伤,显示清晰,对唾液腺肿瘤诊断具有较高价值。能很好地显示肿瘤与血管、神经的关系。凡能被 CT 检出的肿瘤,均能被 MRI 检出,其软组织的对比度更优于 CT,且具有三维图像,更有利于病变的定位。影像清晰,对判断良恶性肿瘤有较好帮助。特别适用于颌面深区如腮腺深叶肿瘤侵及咽旁者,以及腮腺肿瘤患者怀疑有面神经受累,需确定受累与否,以决定术中是否保留面神经时,均可采用 MRI 检查。但磁共振成像也很难区分唾液腺肿瘤的组织学类型。

3.放射性核素检查

^{99m}Tc 不仅可用于甲状腺体和骨的扫描,还可应用与唾液腺肿瘤的诊断。几乎所有唾液腺肿瘤,不论良、恶性,用^{99m}Tc 扫描均有冷结节,只有腺淋巴瘤或嗜酸性粒细胞瘤呈现热结节。特别是应用维生素 C 刺激促使唾液排空后,腺淋巴瘤内仍有较多的^{99m}Tc 存留,所以^{99m}Tc扫描对腺淋巴瘤有特殊的诊断价值。

4.超声波检测

超声波检查对正常唾液腺组织和肿瘤组织有较高的分辨率,对肿瘤的定位、大小、质地(实性还是囊性)、有无包膜等有一定的参考价值,但不能确定肿瘤的性质。其优点是简单易行,没有痛苦,可以反复检查。

5.细针吸取检查

细针吸取检查是细胞学检查,不同于以往的吸取活检。其操作简单安全,对唾液腺肿瘤的诊断准确率高,约 90％,能用来初步区别良恶性肿瘤,所以这个方法目前应用甚广。但临床上认为,是混合瘤时,诊断和手术可以一次完成,最好避免做细针穿刺。从理论上讲,刺破混合瘤包膜,瘤细胞可能带至包膜外导致种植,增加术后复发的机会。对于晚期唾液腺癌,用细针吸取以明确病理性质是十分必要的。细针吸取也有不足之处,有时未吸到代表性组织会误诊为良性瘤,所以诊断要结合临床,必要时重复进行。

五、分 期

按照 TNM 美国抗癌协会肿瘤分期标准进行分期(2010)。

1.T 分期

Tx   原发灶不能估计

T_0 原发灶不明

T_1 肿瘤直径≤2cm

T_2 肿瘤直径>2cm 或<4cm

T_3 肿瘤直径>4cm 但<6cm

T_4 肿瘤直径>6cm

2.N 分期

Nx   区域淋巴结不能估计

N_0 区域淋巴结无转移

N_1 转移至同侧单个淋巴结,直径≤3cm

N_2 转移至同侧单个淋巴结,直径>3cm 但≤6cm;转移至同侧多个淋巴结,直径<6cm;转移至对侧或双侧淋巴结,直径<6cm

N_3 转移淋巴结>6cm

3.M 分期

Mx   远处转移不能估计

M_0 无远处转移

M_1 远处转移

4.TNM 分期

Ⅰ期 $T_{1a}N_0M_0$,$T_{2a}N_0M_0$

Ⅱ期 $T_{1a}N_0M_0$,$T_{2a}N_0M_0$,$T_{3a}N_0M_0$

Ⅲ期 $T_{3a}N_1M_0$,$T_{4a}N_0M_0$,[任何 T(不包括 T_{4a})]N_1M_0

Ⅳ期 T_{4a}(任何 N)M_0,(任何 T)N_2,$3M_0$,(任何 T)(任何 N)M_1

其中 a 表示无局部侵累;b 表示局部侵累包括临床或镜检证明有皮肤、软组织、骨或神经受累。

六、治 疗

(一)放射治疗

以往认为唾液腺恶性肿瘤对放射性有抵抗性,因此放射治疗仅作为一种姑息性治疗手段,应用于晚期不能手术或具手术禁忌证的患者。近二三十年来许多学者报道,单纯根治性外科手术,因受邻近重要组织、器官的限制,使手术难以彻底,导致局部复发,特别是Ⅲ、Ⅳ期和病理类型属于分化差的肿瘤,复发率可高达50%～60%。近年来,国内外学者曾报道术前和术后放疗及化疗综合治疗这类较晚期癌瘤,可明显提高局部癌瘤的控制率和患者的生存率及生存质量,而且越来越受外科医师的重视及关注。

据报道,初次治疗的唾液腺恶性肿瘤患者,单独接受外科手术治疗者26%(5/19)失败于局部复发,而手术加术后放疗者局部复发率仅为4%(2/50);复发再治的18例患者中单独用外科治疗者复发率为100%(4/4),而手术加术后放疗者复发率为21%(3/14);单纯手术治疗的患者5年生存率为59%,手术加术后放疗患者的5年生存率为75%。因此手术加放射综合治疗能明显减少肿瘤的局部复发率和提高患者的生存率。

根据某肿瘤医院资料分析,Ⅲ、Ⅳ期病例占78.3%,复发再治病例占52.9%,治疗结果发现单纯放疗组5年和10年生存率分别为63.6%(7/11)和44.4%(4/9),其中一例黏液表皮样癌和一例低分化腺癌已生存15年以上。术前放疗组5年生存率为62.5%(5/8),10年生存率为50%(4/8);术后放疗组5年和10年生存率分别为58.8%(40/68)和48.3%(29/60)。因此,对手术有困难或具有手术禁忌证的患者,可考虑做单纯放射治疗,它不但能缓解症状,减轻痛苦,而且部分病例能获得根治。

单纯放疗是指对拒绝手术或有严重伴随疾病不能接受手术,因肿瘤晚期无手术指征且疼痛严重或影响呼吸、进食的患者。一般涎腺肿瘤患者不做术前放疗。

1.术后放疗适应证

(1)肿瘤组织学高度恶性,侵袭性强容易侵及神经组织学类型,如低分化黏液表皮样癌、腺癌、鳞状细胞癌、腺样囊性癌、涎腺导管癌、未分化癌等。

(2)治疗前已发生神经麻痹或手术中见肿瘤与面神经、舌神经、舌下神经关系密切,无论是否行神经解剖、切除或术后病理结果神经受侵与否,均应行术后放疗。

(3)手术切缘阳性或肿瘤残存,或由于解剖条件限制安全界小于5mm,无再手术机会者。

(4)局部病变晚期($T_{3\sim4}$),肿瘤侵及包膜或包膜外,或肿瘤广泛侵及周围肌肉、神经、骨骼等组织,腮腺肿瘤深叶受侵。

(5)淋巴结转移N_1以上或淋巴结包膜受侵。

(6)单纯手术后复发的涎腺恶性肿瘤患者二次术后或不能二次手术者,或多次术后复发的良性混合瘤以往未行放疗者。

2.放射治疗技术

传统常规放疗技术及适形放疗(三维适形、调强适形放疗)皆可用于涎腺癌的治疗。

(1)常规放疗

①靶区范围:所有涎腺肿瘤照射靶区应包括瘤床、手术瘢痕外1.5～2cm的正常组织、第一站的区域淋巴引流区范围。一般情况下,局部晚期、高度恶性的病理类型、第一站淋巴结有转移时应考虑中下颈部均预防照射。

②照射野:包括两侧野对穿照射技术,同侧两野交角楔形照射技术,单野混合线照射。

③体位:一般采用仰卧位,头尽量后伸。

④能量:4～8MeV X线、^{60}Co,电子线根据肿瘤深度以及与高能射线的配比而定,一般不

超过 15MeV。

⑤剂量：一般采用常规分割照射技术，术后放疗剂量 60Gy/6w，镜下残存或面神经受侵者的放疗剂量不能低于 66Gy/6～7w，肿瘤明显残存的术后放疗剂量局部应达到 70Gy/7w。

（2）适形放疗（三维适形、调强适形放疗）：三维适形放疗可通过 TPS 获得靶区及危及器官适形度较合适的治疗计划。调强适形放疗可进一步获得针对靶区的最佳剂量分布，进一步提高对危及器官的保护。

①靶区：GTVtb 根据术前影像学、临床查体及术中显示的肿瘤及术后病理结果所确定的肿瘤位置及侵犯范围。CTV 可分为高危临床靶区（CTV1）、低危临床靶区（CTV2）范围同常规照射野，包括瘤床、病变所在涎腺区、上颈部淋巴引流区。PTV：CTV 外放 3～5mm，外放后对周围重要器官进行适当修正。

②剂量：GTVtb：66Gy/2.2Gy/30f，CTV1：60Gy/2.0Gy/30f，CTV2：50～54Gy/1.8Gy/28～30f。

3.腮腺肿瘤

放疗技术：

（1）常规放疗：包括两侧野对穿照射技术（适用于病变侵犯深部结构且过体中线患者）；同侧两野交角楔形照射技术（适用于病变完全局限于一侧，为了更好避开对侧腮腺、脊髓和其他正常组织）；单野高能 X 线电子线混合照射（适用于无深层结构受侵）。由治疗计划系统（TPS）确定治疗条件及剂量配比等。

照射靶区：所有涎腺肿瘤照射靶区应包括瘤床、术床、手术瘢痕外 1.5～2cm 的范围。对于肿瘤分级较高、高度恶性、易发生淋巴结转移的组织学类型，局部晚期（T_3、T_4），颈部淋巴结阳性的患者还应包括相应的颈部淋巴引流区。术后镜下残存病例的照射参考深度为 5cm，范围包括同侧二腹肌下淋巴结引流区。肿瘤侵及神经，照射范围应包括由腮腺至颅底的脑神经走行区。

常规照射野体表标记：上界：颅底水平；下界：喉切迹水平；前界：咬肌前缘；后界：乳突后缘。具体设野应根据术前、后肿瘤情况及病理类型确定，若分化差的肿瘤或淋巴结有转移者，需行同侧下颈锁骨上区淋巴结预防照射。

术后常规外照射一般总剂量不低于 60Gy/6w，术后切缘阳性或肿瘤残存者剂量应提高到66～70Gy/6～7w，腺样囊性癌总剂量不应低于 66Gy。

（2）调强适形放疗：照射剂量：如肿瘤残存或组织学为腺样囊性癌，95%GTVp：66～74Gy，GTVnd：66～70Gy，如术后无肿瘤残存，留床区 GTVtb：60～66Gy，GTVnd：66～70Gy，PTV1：54～56Gy，PTV2：50Gy。单次剂量 GTVp 或 GTVtb：2.12～2.25Gy；PTV：1.8～2.0Gy。

4.颌下腺肿瘤

放疗技术：

（1）常规放疗：包括两侧对穿照射技术（适用于病变较大或病变过中线者）；同侧两野交角照射技术（适用于早期病变或局限于单侧的病变）。放疗中张口含物尽可能保护临近正常组织。

常规照射野体表标记：

上界：口角与耳垂根部连线，对于易侵及神经的组织学类型及已有神经受侵的患者应包括颅底；下界：喉切迹水平；前界：开放；后界：下颌骨升支后缘。

（2）调强适形放疗：参考涎腺肿瘤。

5.舌下腺肿瘤

放疗技术：

（1）常规放疗：两侧对穿照射技术。设野原则参照颌下腺肿瘤。

（2）调强适形放疗：参考涎腺肿瘤。

6.小涎腺肿瘤

放疗技术：

（1）常规放疗：腭腺、舌腺、唇腺部位的肿瘤一般采用两侧对穿照射技术，颊腺肿瘤采用单侧野或一前一侧野加楔形板照射。

设野范围根据肿瘤部位、侵及范围和病理类型而定。一般情况下与肿瘤发生的相应部位的鳞癌相似，但应注意两种情况：腺样囊性癌具有极强的侵袭性，易侵犯相邻的组织结构，放疗照射野范围除包括相应受侵部位外，还要要包括颅底，尤其是发生于腭部的腺样囊性癌；小涎腺肿瘤的淋巴结转移率较低，一般颈部不作预防性放疗，但发生于舌、口底、咽喉部的肿瘤，淋巴结转移率增高，需对未行淋巴结清扫的颈部行放疗。

术后放疗剂量：对于切缘阴性的患者，给予60Gy；切缘阳性66Gy；术后肉眼残存或接受单纯放疗者，常规分割70Gy。

（2）调强适形放疗：参考涎腺肿瘤。

7.放射治疗并发症

严重的放疗并发症并不多见，轻度和中度口腔干燥是常见的。当有广泛肿瘤浸润咬肌，放疗后引起咬肌和颞颌关节纤维化可产生牙关紧闭，但此种并发症少见。少数病员可产生耳痛、耳内干燥、听力减退症。一般如应用电子线加光子线照射，可无明显并发症发生。

（二）化学治疗

化学治疗是治疗唾液腺肿瘤的一种重要的辅助手段。特别对缺乏放射治疗条件的地区，为了提高中、晚期唾液腺癌的手术切除率和控制癌细胞的血行播散，术前化疗是切实可行的。常用的化疗药物有甲氨蝶呤（MTX）、顺铂（DDP）、平阳霉素（PYM）、环磷酰胺（CTX）、5-氟尿嘧啶（5-Fu）和阿霉素（ADM）等。给药的途径有动脉插管区域化疗和静脉给药全身化疗。动脉插管一般选用颞浅动脉，常用药有MTX，每次20mg，7～10次为1疗程。全身化疗目前多主张联合化疗，学者常用的方案是CTX 600mg溶于生理盐水40mL中，长春新碱（VCR）1mg溶于生理盐水10mL中，两者均静脉内给药。5-Fu 500mg溶于500mL 5％葡萄糖溶液内静脉滴注。经术前化疗后癌肿大多有明显缩小，为手术切除创造了条件。

第五节　口腔癌

口腔癌主要指发生在口腔黏膜的上皮癌。多年来口腔癌的发病率居高不下，每年仍有近半数新发病患者死于该疾患。WHO新近发布的统计数字显示,全球口腔癌发病达300373例,占全身恶性肿瘤发病的2.1%;死亡病例145353例。美国癌症协会统计口腔癌的平均发病年龄是63岁。尽管近几十年来恶性肿瘤的治疗技术有了显著进展,但口腔癌死亡率在发达与不发达国家均未见显著降低。

一、病　因

文献报道,在美国有超过3/4的头颈部癌症可以归因于烟草和乙醇的作用。如同大多数的癌症一样,对于口腔癌的发生,年龄本身就是一个危险因素,但对于没有烟酒嗜好的人,其口腔癌的平均发病年龄要比有烟酒接触史的人晚10年。

1.烟草

吸烟是口腔癌头号危险因素。作为男性口腔癌患者,90%的癌症危险来自于烟草。烟草和口腔癌相关的根本原因是烟草可诱发口腔上皮不典型增生,并促使其癌变,口腔上皮不典型增生是一种常见的癌前病变。

2.乙醇

研究公认,口腔癌是最常发生于大量烟酒嗜好的个体身上的一种疾病。长期饮酒导致口腔癌的发病部位是有特点的,有研究显示,非饮酒者患颊癌的风险要高于口底癌;对于饮酒者,口底癌的发病率是颊癌的2倍。

3.其他致癌因素

(1)槟榔:食用槟榔的年限以及每天食用槟榔的数量与口腔癌的发病风险呈剂量相关关系。像烟草与乙醇的协同作用一样,槟榔被证实同样可以协同烟草、乙醇促进口腔癌的发生。

(2)马黛茶:马黛茶本身被证明没有致癌性,但是和乙醇一样,它或许是其他致癌物的一种溶剂或者一种启动因素。

(3)口腔卫生条件:口腔卫生状况不良被证明与口腔癌有关但不是直接致病因素。口腔癌患者经常都有明显的慢性口腔炎病史。口腔卫生不佳可增大患口腔癌的风险。在多个研究中,多个牙的缺失可以作为评价口腔卫生与口腔癌的关系的一个替代指标。

(4)修复体:来自巴西的一项病例对照研究证明,齿性溃疡与口腔癌相关,美国威斯康星州的一项研究也证明疼痛或者就位不良的义齿与口腔癌有关。

(5)职业暴露:流行病学数据已经提出了职业暴露与口腔癌发生的关系。增加罹患口腔癌风险的职业很多,比较集中于那些接触有机化工、煤制品、水泥、染料、酿酒和油漆的职业。

(6)紫外线与电离辐射:早已有研究指出,唇癌及皮肤癌多见于户外工作,长期暴露在日光下接受过量的紫外线辐射者,特别是农民、渔民或牧民。电离辐射致癌主要为医源性,职业性者较罕见。无论是γ线或者是X线均有致癌作用。放射区癌均在放疗区内,可发生在口腔内任何部位。近年来临床上发现,因放射治疗而引起的继发性放射性癌也日益增多。

(7)感染:感染包括:①人乳头状瘤病毒,人乳头状瘤病毒特别是HPV16是诱发人口腔黏膜鳞癌的相关病毒之一;②人免疫缺陷病毒(HIV),人免疫缺陷病毒(HIV)与头颈部鳞状细胞癌的相关性成为新近研究热点。来自纽约的最新研究发现,5%的头颈部癌症患者存在HIV

的感染。

(8)营养状况:很多研究已经多次指出高水果、蔬菜摄入可降低头颈部鳞状细胞癌发病风险,这种关系归因于一些营养物质诸如维生素 C、E 和 β 胡萝卜素等的摄入。

(9)遗传和免疫缺陷:随着分子水平研究的进展,近年来认为人类染色体中存在着癌基因。现已证实,在口腔颌面癌瘤中有 H-RAS、K-RAS、c-myc 以及 C-ERBB 等癌基因的表达。在人体与动物实验性癌瘤中均已证实存在着肿瘤抗原与免疫反应:一般认为,机体的抗癌免疫反应是通过免疫监视作用来实现的,如果机体出现了免疫缺陷,则可逃避免疫监视,从而导致肿瘤的发生和发展。

(10)区域性癌化:头颈部癌症病史也是不可忽略的致癌因素。每年有大致 4% 的治疗后的癌症患者在经过一段时间后发生头颈部、食道和肺的二次癌症。

二、临床表现与诊断

(一)口腔癌的临床表现

口腔位于头面部,张口直视即可见。一旦出现肿瘤病变,诊断应该并不困难。然而,许多患者就诊时,或由于患者平时不重视,或由于临床医生初诊误诊,肿瘤往往处于临床中晚期,应当引起广大人群和临床医生的足够重视。

口腔癌大都生长较快,初起局限于黏膜内或表层之中,称原位癌;继之肿瘤穿过基底膜侵入周围组织,成一小硬块。恶性肿瘤一般无包膜,因此,边界不清,肿块固定,与周围组织粘连而不能移动。口腔癌在临床上可表现为溃疡型、外生型(乳突状型或疣状型)及浸润型三种。

溃疡型肿瘤多发生于皮肤或黏膜浅部,表面坏死脱落并向周围扩展,形成中间凹陷、边缘隆起的火山口状溃疡。

外生型肿瘤是由于肿瘤迅速向表面增生,形成菜花样,常合并感染、坏死(疣状型则仅以外突为主)。

浸润型肿瘤发展较快,早期向深部与周围组织生长,侵入黏膜下层和肌组织,表面稍隆起而粗糙不平,深部可扪到不易移动的硬块。

另外,由于恶性肿瘤生长较快,并具破坏性,常发生表面坏死,溃烂出血,并有恶臭、疼痛。当其向周围浸润生长时,可以破坏邻近组织器官而发生功能障碍。

例如:损害面神经造成面瘫;感觉神经受侵时,可引起疼痛、感觉迟钝或消失;波及骨组织时,可造成牙松动或病理性颌骨骨折;肿瘤侵犯翼腭窝、颞下颌关节、咬肌、翼内肌、颞肌等肌群时,可引起张口困难。

随着肿瘤的不断增大,癌细胞可逐渐侵入附近的淋巴管和血管中。这时,由于机体的防卫作用,大部分存在淋巴结中的癌细胞被消灭,未被消灭的则可以在淋巴结中形成局部(区域性)淋巴结转移。口腔癌由于语言、咀嚼、吞咽活动,常促使癌细胞早期向下颌下、颏下及颈深淋巴结转移。

当癌细胞阻塞一侧淋巴管或淋巴结后,淋巴管内的癌细胞可随淋巴液逆行转移到颈浅淋巴结或对侧的淋巴结。当肿瘤细胞侵入血管或由淋巴道汇入血液后,可沿血道发生远处转移。

由于肿瘤迅速生长破坏而产生的毒性物质,可引起代谢紊乱,加以出血、感染、疼痛、饥饿等使机体不断消耗,因此,口腔癌发展到晚期,病员多出现消瘦、贫血、机体衰竭等综合征,称为"恶病质"。

(二)口腔癌的诊断

早期发现,正确诊断是根治口腔癌的关键。医务工作者必须具有高度的责任感和对癌症的警惕性。在临床上,口腔癌易误诊为牙龈炎、损伤性溃疡、上颌窦炎、颌骨骨髓炎、结核等,从而使病员延误或失去治愈的机会。因此,在解决肿瘤的诊断时,首先,要区别肿瘤或非肿瘤疾病(如炎症、寄生虫、畸形或组织增生所引起的肿块);其次,要鉴别良性或恶性,因二者在治疗方法上是不同的。把恶性肿瘤当良性肿瘤治疗,就会贻误病情;反之,把良性肿瘤当恶性肿瘤治疗,将给患者带来不应有的损失,包括造成精神上的负担,后遗畸形和丧失语言、咀嚼功能等。

1.病史采集

在采集病史时,应当查询最初出现症状的时间、确切的部位、生长速度以及最近是否突然加速生长,这在临床上区分良性肿瘤与恶性肿瘤,以及确定晚期恶性肿瘤的原发部位大有帮助。遇到可疑症状,应抓住不放,不要忽视患者的任何一个主诉。此外,还应询问患者的年龄、职业和生活习惯。过去有无损伤史、炎症史、家族史以及接受过何种治疗等。这对肿瘤发病规律的探讨和选择治疗方法均有所帮助。

2.临床检查

应详细检查患者全身及口腔颌面部的情况,不要忽略任何一个体征。一般可通过望诊、触诊来进行检查。望诊可以了解肿瘤的形态、生长部位、体积大小以及有无功能障碍,如开口大小、舌及眼球活动度等。触诊可以了解肿瘤的边界、质地、活动度以及与邻近组织的关系。对淋巴结的触诊检查尤为重要,以便判断淋巴结有无转移。在颊部、口底、舌部等的深部肿瘤应进行双手触诊;听诊对血管源性肿瘤的诊断有一定帮助。

全身检查方面应包括患者的精神和营养状态,有无远处转移、恶病质及其他器质性疾病,特别是肝、肾、心、肺等重要器官的功能状况,这些对患者的处理均有重要参考价值。

3.影像学检查

包括 X 线检查、超声检查、磁共振检查以及放射性核素显像检查等。

(1)X 线检查:X 线摄片主要用以了解骨组织肿瘤的性质及其侵犯范围。是原发灶还是继发灶;是良性或是恶性。由破坏部位,可确定为颌骨原发的肿瘤抑或由于邻近组织肿瘤的侵蚀。同时,某些肿瘤在 X 线片上有其特征,可协助诊断,例如:成釉细胞瘤多表现为大小不等的多房性病损等。

对恶性肿瘤还应常规行胸部摄片检查肺部有无转移。

造影检查也可协助诊断,如唾液腺造影、颈动脉造影、数字减影血管造影(DSA)、淋巴管造影、瘤(窦)腔造影等均可协助决定肿瘤的性质、范围及为治疗提供参考。

计算机体层扫描摄片(CT)除具有图像清晰、层面连续,便于判断病损的部位、范围、破坏性质等外,还可借助注射造影剂,拍摄增强片以显现某些软组织结构(肌、血管等)所出现的不同密度的变化,以判断变病累及范围、大小和性质,对临床诊断和治疗有重要参考价值;目前已处于普及阶段。

（2）超声体层（UT）检查：通常采用 B 型超声探测仪。超声波在体组织内传播时，由于各种组织的密度和特性不同而有不同的回声图，对口腔颌面部囊性肿瘤和软组织肿瘤，如原发于腮腺、颈部的肿瘤的诊断有帮助。它能较准确地提示有无肿块存在及其大小。此外，由其声像图的周界清晰度和肿瘤内光点分布的均匀与否，尚可提供判断肿块属良性抑或恶性的证据。

超声检查方法简便，对患者无痛苦也无损伤，易于为任何年龄的病员所接受。

（3）磁共振成像（MRI）：MRI 是一种超导磁体装置，能进行解剖学的剖面成像。它的优点是：对软组织或血管的病变显示特别好；能充分显示病变的全貌及立体定位。与 CT 比较，不用造影剂增强即能显示肌、血管，以及肿瘤的浸润范围，以及无电离辐射，对人体基本无害。

（4）放射性核素检查：由于肿瘤细胞与正常细胞在代谢上有区别，核素的分布就不同。给病员服用或注射放射性核素后，可应用扫描或计数以测定放射性物质的分布情况来进行诊断和鉴别诊断。其中最突出的是闪烁照相的广泛应用。其优点是灵敏度和分辨率都显著提高，图片清晰，扫描时间缩短。目前倾向于应用半衰期短和低能量的核素，如 ^{99m}锝（Tc）、^{131}碘（I）、^{32}磷（P）、^{35}锶（Sr）、^{113}铟（In）、^{67}镓（Ga）等。

甲状腺癌及口腔内异位甲状腺可应用 ^{113}I 或 ^{125}I 诊断，^{125}I 的分辨力较好。诊断颌骨恶性肿瘤主要用 ^{99m}Tc。近年出现的发射型计算机断层仪（简称 ECT）和应用显像剂 ^{18}FDG，正电子发射型断层扫描（简称 PET）对肿瘤有无远处转移，特别是骨、肺等病损的显示良好；常常在 X 线检查无表现之前就可出现阳性表现，从而能协助临床早期诊断有无骨质破坏或远处转移。

4.穿刺及细胞学检查

对触诊时有波动感或非实质性含有液体的肿瘤，可用注射针作穿刺检查。如为囊肿，穿刺可吸出液体，涂片检查有时有胆固醇晶体；深部血管瘤可抽出血液；囊性淋巴管瘤可抽出淋巴液。

近年来对唾液腺或某些深部肿瘤也可以用 6 号针头行穿刺细胞学检查，或称"细针吸取活检"（FNAC/FNAB）。此法需要有细胞学检查诊断的基本训练，区别良恶性肿瘤的确诊率可达 95％；但有时对肿瘤的组织学类型难以完全肯定。

操作技术：常规肿块处皮肤消毒，用 6 号细针，10mL 干燥针筒，将针刺入肿块，反复抽吸数次后拔出，推出针头中的少许液体及组织，涂片、染色、镜检。

5.活体组织检查

活体组织检查可简称"活检"。系从病变部取一小块组织制成切片，在显微镜下观察细胞的形态和结构，以确定病变性质，肿瘤的类型及分化程度等。这是目前比较准确可靠的，也是结论性诊断方法；但也不是绝对的，有时也必须结合临床和其他检查方法综合分析，才能更正确地做出诊断。另一方面，活体组织检查必须正确掌握，因为不恰当的活体组织检查不但增加患者痛苦，而且可以促使肿瘤转移，影响治疗效果。从原则上说：应争取诊断与治疗一期完成；必须先行活检明确诊断者，活检时间与治疗时间应越近越好。

6.肿瘤标志物检查

肿瘤标志物是近年来临床上大家都在积极探索的一种诊断方法，寻找肿瘤标志物，特别是特异性的肿瘤标志物将有助于肿瘤的诊断以及治疗效果的观察和临床有无肿瘤复发的监控手段,当临床出现肿瘤复发前,含量可有显著变化,为早期发现、诊断和及时处理提供了信息。

肿瘤标志物是随着生物化学和免疫学检查技术的发展而进一步发展起来的一种临床检测技术和方法。肿瘤标志物是一些特殊的化学物质,它们通常以抗原或酶蛋白的形式出现,并主要(或可能)由肿瘤细胞(或被肿瘤破坏的细胞)产生、分泌和释放。比较成熟的一些标志物(可包括晚期骨肉瘤患者的血清碱性磷酸酶)可增高;多发性浆细胞肉瘤血浆球蛋白增高,尿内可发现凝溶蛋白(亦称本-周蛋白);恶性黑色素瘤全身转移时,尿中黑色素试验可呈阳性等。

在近年有关口腔颌面癌肿瘤标志物的研究中有癌胚抗原(CEA)、纤维结合蛋白(Fc)、血清唾液酸(TSA)和脂结合唾液酸(LSA)以及血清唾液腐胺等的临床报道。遗憾的是这些标志物目前还缺乏特征性;对口腔癌来说只能作为检测预后,判断预后以及在临床提示治疗后癌肿有无复发的可能,而不能作为临床诊断的最后依据。

(三)口腔癌的鉴别诊断

常常需要鉴别的一些口腔良性肿瘤或类瘤疾病分别择要叙述。

1.乳头状瘤

病理上分鳞状细胞乳头状瘤及基底细胞乳头状瘤两类。发生在口腔黏膜者主要是鳞状细胞乳头状瘤。临床上,病变呈乳头样凸起,多数有蒂,偶可无蒂,界清,多无粘连,局部常伴慢性刺激因素,如义齿或残根等。

2.假上皮瘤样增生

亦名继发性假上皮瘤样增生。为类肿瘤疾病。发生在口腔黏膜者,常伴有牙周炎、不良修复体甚至异物存在。临床上病变可呈结节、斑块或溃疡。

3.角化棘皮瘤

可单发或多发。好发于唇红部位,也可发生于皮肤。起初为一小乳头状病变,生长较为快速,常易误诊为癌;以后可以逐渐稳定或停止生长;甚至可以自行愈合,故有自愈性上皮瘤之称。

4.牙龈瘤

来源于牙周膜及颌骨牙槽突结缔组织增生。非真性肿瘤,但手术不彻底易复发。先天性龈瘤为牙胚发育异常所致。牙龈瘤以中青年女性多见。通常位于牙龈乳头部,有蒂或无蒂,局部常见刺激因素存在,如残根、结石与不良修复体;牙可松动或被压迫移位。妊娠期发生的牙龈瘤与内分泌有关,极易出血,分娩后可自行缩小或消失。先天性龈瘤主要见于新生儿的牙槽峰部;大小数毫米至数厘米不等。

5.纤维瘤

可见于牙槽突、硬腭、舌及口底部。肿块较小,呈圆球形突起,有蒂或无蒂;边界清楚,表面可覆以正常黏膜。发生在牙槽突者可使牙移位。

6.牙龈纤维瘤病

亦称牙龈橡皮肿瘤。临床上分先天性与药物性两类。先天性牙龈纤维瘤病被认为可能是常染色体显性遗传,故常有阳性家族史。药物引起者多有长期服用苯妥英钠的历史。临床表现为上下牙龈均呈弥漫性增生;其质地坚韧,色泽与正常牙龈相似,先天性者其增生程度更甚,可将牙移位或将牙冠大部甚至全部覆盖。

7.神经鞘瘤

神经鞘瘤来自神经鞘神经膜细胞,故亦称雪旺瘤;神经纤维瘤则来自神经纤维组织。神经鞘瘤在口腔内好发于舌体。其特点是几乎全层侵犯黏膜及肌,舌体增大,有时呈巨舌及引致前牙呈开殆;此外常伴有皮肤的神经纤维瘤病变,如咖啡色斑块,以及悬垂状增生等。

8.颗粒细胞瘤

曾称为颗粒型肌母细胞瘤。本瘤的组织来源尚不肯定。绝大多数为良性,常位于舌背及舌根部,亦可见于唇、腭、龈或口底。为无痛性肿块,扪诊局部坚韧;其上可覆以增生的角化上皮,易出血。极少数为恶性,此时可出现浸润症状。

9.脉管瘤或血管畸形

系起源于胚胎期成血管组织及淋巴组织的一种良性肿瘤。或被认为是一种发育畸形的类肿瘤。临床可分为血管瘤或血管畸形与淋巴管瘤或淋巴管畸形两类。可发生于口腔任何部位,但以舌、口底及颊黏膜为最好发。可单独发生,亦可混合发生,混合发生时,按不同病变成分的多少称淋巴血管瘤(畸形)或血管淋巴瘤(畸形)。临床表现为弥漫小结节,常伴紫红色小结,此为毛细管型。海绵型血管瘤(畸形)则呈泛蓝色,柔软,有时具有压缩性,边界不清。

10.淀粉瘤

亦称淀粉样变性为单株型免疫球蛋白增多症,属类肿瘤疾病。多见于成年。发生于局部者称局限型,发生于全身多处时称系统性或全身型。口腔内常见于腭部、口底区;发生于舌部者常形成巨舌症。临床呈良性肿瘤表现。质地中等硬度。除头颈部外,可伴发心脏、肝、脾及皮下同样的病变。

11.脂膜炎

病因尚不明确,可能为一种变态反应。主要病理表现为在脂肪层形成炎性结节或片块。临床多见于女性。病程进展迅速,常侵犯舌,并形成巨舌症。此外可伴全身发热、乏力等症状。

12.舌叶状乳头炎

为舌根叶状乳头的非化脓性慢性炎症过程。多见于中年患者。常主诉舌根有疼痛及肿块,因恐癌而就诊。对比两侧舌叶状乳头时,可见患侧比健侧略大,充血,有时有触痛,但触不到肿块或浸润块。有时在相应部位(常为第二、三磨牙)可查到刺激因素(残根或锐利的牙嵴)。

13.口腔黏膜溃疡

溃疡仅仅是一个临床症状,在多种疾病中均可以出现溃疡,因此应根据临床特点进行分析。常见有溃疡的口腔病有以下几种:

(1)复发性口疮:其特点是有周期性反复发作的病史。为单个或多个小圆形凹陷性溃疡,周围有红晕,底部有黄色假膜,伴有疼痛。一般在 7~10 日内可以自愈。

(2)创伤性溃疡:亦称压疮性溃疡。特点是溃疡无定形,呈外翻状。在相应部位多能发现残冠、残根、义齿等刺激物;除去刺激原及经治疗后溃疡很快愈合。

(3)结核性溃疡:可有结核病史。溃疡边缘呈紫色,厚而不规整,呈口小底大的所谓潜行性损害。激发或自发痛明显。结核菌素试验可为阳性。

(4)梅毒性溃疡:多为后天梅毒的早期表现,因在溃疡底部触诊较硬,故亦称硬性下疳。硬性下疳除阴茎外,还可发生在唇部,后者亦称唇下疳。溃疡为黄红或暗红色,圆形或椭圆形;溃疡上可覆以棕黄色薄痂。溃疡一般无痛。患者可询问出性接触史。血清学检查大多呈阳性。

（5）多形渗出性红斑：发病快。溃疡面积大而不规则，浅表。有自发性渗出倾向；唇红上常可见血痂堆积，疼痛剧烈。可同时伴眼、生殖器及皮肤损害。

（6）慢性盘状红斑狼疮（DLE）：是相对良性的慢性结缔组织疾病，但被认为可转化为系统性红斑狼疮（SLE）。好发于下唇唇红黏膜，呈桃红色微凹的斑块，常伴糜烂与结痂，可伴头面部皮肤病损。有时也可发生于颊黏膜。

以上所介绍的一些疾病，除临床诊断外大多需要病理检查后才能最后确诊。

（四）口腔多原发癌

多原发癌（MPC）系指同一患者在同时或不同时期出现有 2 个以上的原发癌而言。

近年来，MPC 的病例日渐增多，临床报道数万例以上。这种增多的原因可能是由于：①人类自然寿命的延长；②患第一个原发癌经治疗后控制时间的增加（其中 5%～10%的患者在其长期生存中可发生第二原发癌）；③现代生活、自然环境中致癌源不断地增加。

有关 MPC 的报道和研究已有多年历史。最早全面论述 MPC 者当首推 Billroth；而最早详细报道口腔 MPC 者则应为 Sarasin。然而，只有 1974 年在意大利召开了多原发性恶性肿瘤的第一次国际会议后，才表明对 MPC 的研究已引起了国际上更大的重视。因为对 MPC 的研究不但是整个肿瘤学问题的一部分，而且它有很多独特的有利的条件来回答某些肿瘤学的病因问题。

到目前为止，Warren 和 Gates 所提出的多原发癌标准仍是公认的，其依据是：

（1）所有肿瘤必须具有恶性的组织学特征；

（2）各个肿瘤必须是独立的（在解剖或组织学图像上）；

（3）必须排除转移癌的可能性。

MPC 的类型亦大多依据 Lund 的分类法：

（1）多中心性起源的多原发性恶性肿瘤：

①同一组织，同一器官；

②不同器官相同的组织成分（或相邻器官、相同组织的 MPC）；

③双侧成对器官的相同组织。

（2）不同组织或不同器官的 MPC。

（3）多中心性起源的 MPC 加一个或多个不同组织或器官的病损。本类型实际上为上述（1）、（2）类型的相加。

全身任何组织及器官均可发生 MPC，但以皮肤、消化道、上呼吸道为最多见；口腔亦为 MPC 之常见器官。全身 MPC 的发生率，由于其资料来自临床或尸检的不同，其差别较大。据国外统计约为 0.2%～13.1%；口腔 MPC 的发生率则约为 3.6%～21%。国内报道的全身 MPC 的发生率在 0.4%至 0.52%之间。

关于口腔颌面部 MPC，根据上海交通大学医学院附属第九人民医院口腔颌面外科 1953—1985 年的统计，口腔颌面部 MPC 在病理确诊为口腔颌面部恶性肿瘤的 2989 例病例中有 49 例，占 1.63%。其中二重癌 44 例（89.8%）；三重癌以上 5 例（10.2%）。

MPC 的发生时间可为同时发生（指在 6 个月内）或相继（亦称异时）发生（指 6 个月以上）。

相继发生的最长时间有长达 10～36 年之久者。MPC 在同一患者可发生达 5 次之多。

临床上对 MPC 的解释仍以多中心起源论为主。癌肿的多中心起源问题早在 1865 年 Thiersch 就曾推测过。据 Moertel 的观察,临床上口腔的多中心性起源癌为 8.7%,唇癌约为 6.3%;而在显微镜下的观察,口腔癌的多中心病变可高达 93%。Slaughter 特别支持口腔癌的多中心起源学说。他按照 Willis 的观点解释认为:致癌源作用的并不仅仅只是一个或一组细胞,而是或多或少的一片区域;但是在某些点或区域接受刺激的强度却是不等的。

肿瘤首先在刺激作用最强的地方发生;但在接受同样刺激的邻近组织,以后也将发生肿瘤性变化。临床上,广泛性的癌前病变(例如口腔白斑)常常发生 MPC,也强有力的支持多中心性起源的论点。

在显微镜下,多中心性起源的癌瘤,各肿瘤之间可见有正常的组织,或呈现为白斑,或由正常组织转变为癌的移行地带,Slaughter 称此为"癌化区"或"生癌野"。根据这一理论,Slaughter 认为,多数临床所谓局部复发,极大可能是第二原发癌而非复发。

在原先手术过癌灶区出现第二次癌的可能性有 3 种:

(1)由于手术切除不彻底而出现的真正复发。

(2)第一次手术时忽略了周围组织存在的病变,因而切除范围不足。

(3)邻近组织在第一次手术时是正常的,但在手术后继续接受同样的致癌刺激,而再次发生癌变。

然而,临床上除第二原发癌距离第一原发癌有明确地分隔距离,或组织学图像二者迥然不相同外,要完全鉴别究竟是第二原发癌抑或复发有时是有一定困难的。在这一点上,手术后对标本切缘以及组织病理学图像的仔细检查可能有一定帮助(这需要病理学家予以充分的重视和合作);存在多发性癌前病损时也有助于多原发癌的诊断。

除此外,尚可参考术后随诊期。口腔癌术后局部复发或转移绝大多数发生在前 2 年;3 年以后复发者不到 10%。如果生存期已达 5 年甚至 10 年以上,原位再次出现癌肿时,也应多考虑为第二原发癌的可能。

三、病理类型及 TNM 分期

病理诊断是口腔颌面部肿瘤诊断中最重要、最基本的诊断技术,是肿瘤诊断中的金标准。随着口腔颌面外科学及肿瘤病理学的迅速发展,要求对口腔颌面部肿瘤的病理诊断更为准确和详细。

要得到正确的病理诊断,有赖于完整的临床资料、详细的大体描述、组织标本的正确处理和高质量切片的制作,需要临床医师、病理医师、技术员的通力合作。由此可见,病理诊断除了病理科的工作外,还需要完整的临床资料,诸如患者年龄、性别、肿块部位、临床表现等,不应被临床医师忽视。

(一)常用的病理诊断技术

1.苏木精-伊红染色(HE 染色)

HE 染色是病理学制片中最广泛应用的染色方法,故也称常规染色,它在病理学、组织学、细胞学工作中具有重要价值。主要用来显示正常及病变组织、细胞的一般形态结构。组织病理学的基本知识绝大部分是从观察 HE 染色切片得来的。

组织在进行切片、染色前需经固定、脱水、包埋等处理,主要程序如下:临床送检标本经 10％甲醛固定 24 小时后取材,记录标本组织或器官来源、大小、颜色、质地,准确选取病变区及部分相邻正常组织(如唾液腺良性肿瘤应包括肿瘤包膜、唾液腺恶性肿瘤应包括周围正常组织、口腔鳞癌应包括邻近正常黏膜),组织块大小不超过 2cm×2cm×0.3cm。组织块经梯度乙醇(70％乙醇-无水乙醇)脱水、二甲苯透明、石蜡浸蜡、包埋,切片厚 4～6μm。切片经脱蜡水洗后,苏木精染色 10 分钟,水洗及 1％盐酸乙醇分化,伊红染色 2 分钟,切片脱水、透明、封片。

2.组织化学

为了显示组织或细胞中存在的某些特殊物质(如唾液腺黏液表皮样癌中的黏液、腺泡细胞癌中的酶原颗粒)、酶(如颌骨成骨性肿瘤中的碱性磷酸酶)、病原体(如口腔念珠菌病中的白色念珠菌)等,需要选用相应的方法,显示这些成分的化学组成、定位及定量,即为组织化学染色。它是将组织化学与生物化学相结合的学科,利用组织化学染色有助于诊断和鉴别诊断。

口腔颌面部肿瘤中较常用的特殊染色方法有网状纤维染色、结缔组织染色、横纹肌染色、糖原染色、黏液染色等。

3.冰冻切片

手术中制作冰冻切片的目的是决定手术方案,如腮腺浅叶良性肿瘤只需做浅叶摘除,恶性肿瘤需做全叶切除,有颈淋巴结转移的恶性肿瘤则需做根治性颈清。对冰冻切片的诊断要求是快速、准确,但由于冰冻切片质量不如石蜡切片,且取材有限,而某些肿瘤尤其是唾液腺肿瘤的形态多变,即使是同一来源肿瘤,也可有不同形态学表现,而某些恶性肿瘤如腺样囊性癌细胞异形并不明显,这些都给冰冻切片的正确诊断带来了困难。

在冰冻切片诊断困难时,病理医师一定要与临床医师加强联系,结合患者的临床表现和术中所见做出可能的诊断。如冰冻切片诊断实在不能确诊时,不要勉强诊断,以免造成误诊。这时要依靠石蜡包埋组织多切片、多观察,做出最终诊断。

4.免疫组织化学

近 20 年来,免疫组织化学(简称免疫组化)开始广泛应用于病理诊断。它利用抗原抗体发生特异性结合的基本免疫学原理,在组织或细胞水平原位显示抗原或抗体成分。常用的有免疫荧光法、免疫酶标法等。目前免疫组化方法已成为病理诊断学中一个十分重要的辅助检查手段。

(二)病理学检查

鳞状细胞癌是最常见的口腔癌,组织学表现为有鳞状分化的恶性上皮性肿瘤,特征为有角化珠形成及出现细胞间桥。其病理特征与其他部位的鳞状细胞癌基本无差别。肿瘤来自表面口腔黏膜上皮,肿瘤性上皮团或上皮岛浸润下方结缔组织,细胞特征可表现为丰富的嗜酸性胞质,核浆比大,程度不同的细胞及胞核的多形性,鳞状上皮形成的角化珠和单细胞的角化均可见。

组织学分级分为 3 级。

Ⅰ级(高分化):组织学、细胞学特征与正常口腔黏膜上皮相似。基底细胞及有细胞间桥的鳞状细胞比例不等,角化明显,核分裂象少,不典型核分裂及多核细胞罕见,细胞及胞核多形性不明显。

Ⅱ级(中分化):组织学表现介于Ⅰ级与Ⅲ级之间,与Ⅰ级相比,角化少,细胞及胞核的多形性较明显,核分裂增多,偶见异常核分裂,细胞间桥不明显。

Ⅲ级(低分化):组织学、细胞学特点与正常口腔黏膜上皮仅略微相似。角化及细胞间桥均少见,核分裂象多见,常见不典型核分裂,细胞及胞核多形性明显,多核细胞多见。

当同一肿瘤中同时出现不同分化级别的表现时,以恶性程度高者决定分级标准。这种对口腔鳞状细胞癌的分级标准已被广泛采用,但由于受到肿瘤部位、范围、是否有转移等因素的影响,这种分级方法并不能完全决定临床治疗、预后评估。

肿瘤分级的自身也存在着一定的局限性,如对组织学、细胞学特征的评价存在着主观性,所取组织标本较小,对组织学表现不一致的肿瘤缺乏全面评价;组织标本的处理过程中存在缺陷,分级依赖于肿瘤细胞的结构特征而非功能特性,决定分级时只注意肿瘤细胞的特性而未考虑周围支持组织和细胞的特点等等。

肿瘤周围组织可表现不同程度的慢性炎症反应,有时可出现结缔组织增生性反应。肿瘤可浸润神经及邻近骨组织,并可见血管、淋巴管扩散和转移。

(三)临床病理注意问题

(1)与深部肿瘤有所不同,口腔癌大多位置表浅,不需要切开组织即可取材,在多数情况下甚至只要用剪或手术刀即可一举成功,而且无须麻醉。若必须应用麻醉者应选择阻滞麻醉,不宜行局部浸润麻醉,以免对肿瘤组织产生压力,导致瘤细胞扩散。取材后若有渗血可采用轻压止血或电凝止血。与任何恶性肿瘤的处理一样,口腔癌活检与治疗的时间间隔愈短愈好。

(2)临床上有时可以出现多次活检都不能确诊。这可能有以下两种情况:

①取材部位不当,特别是对那些在癌前病变的基础上,局限性发生癌变者。解决取材部位也有两种方法:其一,多点取材法;其二,应用四环素荧光或血卟啉衍生物(HPD)荧光光谱分析法协助定位取材。前一种方法无疑损伤较大;后一种方法中因四环素荧光不需特殊设备,较为简单适用,具体方法请参阅有关文献。

②由于癌变的部位较深在,无法得到术前确诊。在这种情况下,可采用手术探查或手术切除;确属必要时,亦可结合快速冰冻活检以协助确诊。

(3)要充分考虑深部肿瘤或全身肿瘤在口腔内作为首发症状出现的可能性,而不应只单纯考虑口腔本身的病变。

例如:上颌窦及颌骨中心性肿瘤可以首先出现牙松动,牙龈、硬腭等症状;其他如朗格罕细胞病、血液疾病等都可以首先出现口腔内症状。考虑到这些可能时,进行其他的检查,诸如X线摄片、血象检查等都是必要的。

(4)对颈部肿大淋巴结,若怀疑为转移癌时最好在手术时行快速冰冷活检,以使诊断与治疗能一期完成。必要时也考虑细针穿刺细胞学检查,或切除一个整体的淋巴结活检。当然对颈部淋巴结的病理检查还应参照原发灶的情况而定。

(四)TNM分期

现代生物医学研究证实,肿瘤的发生发展是一个多阶段的、循序渐进的过程,是一个由量变到质变的过程。在某个发展阶段施予一定的干预措施,有发生逆转的可能,这就是肿瘤预防的科学基础。在不同的发展阶段施以治疗或干预,其疗效和预后有所差异。从临床治疗的角度看,不同发展阶段的肿瘤,其治疗方法的选择是不同的,而正确的治疗方法则直接关系到肿瘤的预后。

一般来说,肿瘤治疗方法的选择应结合肿瘤的组织来源和发病部位、肿瘤的生物学行为、临床分期和患者的全身状况来综合考虑,其中临床分期是重要的参考因素之一,故 TNM 分期系统应运而生。美国癌症联合会(AJCC)国际抗癌联盟(UICC)标准 1987 年 1 月 1 日统一,并在世界范围使用,在实践中常吸纳合理建议修订内容,使系统愈加科学和完善。目前已 7 次修订,最新版本于 2010 年出版。

1.唇和口腔癌的 TNM 分期(UICC,2010)

(1)解剖学

①原发部位

口腔前界为上、下唇红唇与皮肤交界,后上界为软硬腭交界,后下界为舌轮廓乳头线,分以下几个特别区:

唇黏膜介于红唇与皮肤交界,上、下唇吻合线,两侧口角之间的红唇黏膜。

颊黏膜包括所有的唇和颊内侧表面衬里黏膜,介于上、下唇吻合线,上下牙槽嵴黏膜附着线,翼下颌皱襞(颊咽肌缝)之间。

下牙槽嵴指覆盖下颌牙槽突的黏膜,介于颊沟黏膜附着线与口底游离黏膜线之间,后界至下颌支。

上牙槽嵴指覆盖上颌牙槽突的黏膜,介于上龈颊沟黏膜附着线与硬腭交界处之间,后界为翼腭弓上末端。

磨牙后区牙龈(磨牙后三角)指覆盖下颌支的附着黏膜,其尖端向上与上颌结节连接。

口底指覆盖下颌舌骨肌和舌骨舌肌的半月形间隙,介于下牙槽嵴内面至舌腹下面,后界为扁桃体前柱,由系带分为左右两侧,含有下颌下腺和舌下腺开口。

硬腭指上颌牙槽嵴与覆盖腭骨的腭突黏膜之间的半月形区,介于上牙槽嵴内面至腭骨后缘。

舌前 2/3(舌口腔部)指舌的活动部分,介于轮廓乳头之前至舌腹面与口底移形处之间。由 4 部分组成:舌尖、舌侧缘、舌背和舌腹面。

②区域淋巴结:口腔黏膜癌可扩散至区域淋巴结,每一解剖部位的肿瘤都有其固有的可预知的区域淋巴结扩散规律。区域淋巴结转移的危险性一般与 T 分类情况和原发肿瘤浸润深度有关,后者可能更重要。唇癌转移风险低,开始易累及邻近颏下淋巴结和下颌下淋巴结,然后至颈淋巴结。同样,硬腭癌和牙槽嵴癌转移潜在性也较低,易累及颊淋巴结、下颌下淋巴结、颈淋巴结,偶尔至咽后淋巴结。

其他部位的口腔癌开始主要扩散至下颌下淋巴结和颈淋巴结,很少至颈后三角(锁骨上)淋巴结。舌癌可以直接扩散至颈下淋巴结,接近中线者有双侧颈淋巴结扩散的危险。颈部任何治疗,如手术和(或)放疗,可以改变淋巴正常引流规律,导致与通常引流不一致的区域淋巴结的扩散。一般情况下,原发性口腔癌的颈淋巴结扩散有一定的规律性:由原发灶至颈上淋巴结,然后至颈中淋巴结,再至颈下淋巴结。

但是口腔前部癌也可直接扩散至颈中淋巴结。头颈癌远处转移的危险性,N 与 T 相比,更取决于 N。中线淋巴结应认为是同侧淋巴结。除了描述 N 分类的组成以外,区域淋巴结还应按照相关颈部平面描述。可以看出,颈部受累淋巴结平面对预后是相当重要的(越低越差),单个淋巴结出现肿瘤转移的结外扩散表现对预后也相当重要。

影像学检查显示受累淋巴结边缘呈不规则毛刺样改变,或由于淋巴结间脂肪组织受侵,造成淋巴结由正常的卵圆形变成圆形,则强烈提示肿瘤结外扩散;但是为了确定此类疾病的程度,病理学检查是必要的。目前为止,影像学检查仍不能分辨区域淋巴结在显微镜下可见的微病灶,也不能鉴别是小的反应性淋巴结或是小的恶性淋巴结(除非 X 线显示淋巴结中央质地不均)。对 pN,选择性颈清扫术通常将包括 6 个或更多的淋巴结,根治性颈清或改良根治性颈清术通常将包括 10 个或更多淋巴结,少于上述数目的淋巴结病理学检查阴性,仍将认为是 pN_0。

③转移部位:肺是最常见的远处转移部位,骨和肝转移相对较少。纵隔淋巴结转移也认为是远处转移。

(2)分期规则

①临床分期:原发肿瘤的评估是根据口腔和颈部检查和触诊做出的,附加检查可包括 CT 和 MRI。一般来讲,一种影像学检查方法足以评估原发灶和淋巴结的范围程度。黏膜受累范围和程度的临床评估比影像学评估更准确,深部组织和区域淋巴结受累的范围和程度的影像学评估比临床评估通常更准确。通常 MRI 能更好地显示软组织、血管周围和神经周围的扩散范围、颅底受累和颅内肿瘤,高分辨率强化 CT 也可达到相似的结果。

如果仔细操作,CT 扫描可提供更好的骨和喉微观结构的影像,而且身体移动对其影响最小。CT 或 MR 成像多用于晚期肿瘤骨侵犯情况(上颌骨或下颌骨)和深部组织侵犯情况(深部舌外肌、舌正中和颈部软组织)。辅助牙片或全景 X 线检查对确定骨皮质受累有帮助。

若原发肿瘤做 CT 或 MRI 检查,应当同时做相关受累淋巴结检查。对于晚期患者,应适当考虑影像检查可能发生的远处转移,超声作为一种辅助检查可能对评估大血管受侵有帮助。肿瘤必须做组织学确诊,第一次确定治疗前所有临床、影像和病理学的可用数据资料都可用于临床分期。

②病理分期:原发灶完整切除和(或)区域淋巴结清扫,然后通过切下标本的病理学检查分别确定 pT 和(或)pN。对放疗或化疗后切除的标本需要标识,而且需要考虑治疗前后变化的情况。pT 是指手术标本未固定前肿瘤实际测量的大小,应当注意手术切除的软组织标本可发生高达 30%的收缩。病理分期是附加的和重要的参考资料,在肿瘤分期中应当包含病理分期,但是它不能作为最初的分期设计计划取代临床分期。

③TNM 定义

原发肿瘤(T)

Tx:原发肿瘤无法评估

T_0:无原发肿瘤的证据

Tis:原位癌

T_1：肿瘤最大径≤2cm

T_2：肿瘤最大经＞2cm，但≤4cm

T_3：肿瘤最大径＞4cm

T_4：（唇）肿瘤侵犯穿破骨皮质、下牙槽神经、口底；或面部皮肤，即颏或鼻

T_{4a}：（口腔）肿瘤侵犯邻近结构，例如：穿破骨皮质、侵入深部舌外肌（例如颏舌肌、舌骨舌肌、腭舌肌和茎突舌肌）、上颌窦、面部皮肤

T_{4b}：肿瘤侵犯咬肌间隙、翼板，或颅底和（或）包绕颈内动脉

注：牙龈原发肿瘤仅浅表地侵蚀骨或牙槽窝，不足以归为 T_4。

区域淋巴结（N）

Nx：区域淋巴结无法评估

N_0：无区域淋巴结转移

N_1：同侧单个淋巴结转移，最大径≤3cm

同侧单个淋巴结转移，最大径＞3cm，但≤6cm；

或同侧多个淋巴结转移，最大径均≤6cm；

或双侧或对侧淋巴结转移，最大径均≤6cm

N_{2a}：同侧单个淋巴结转移，最大径＞3cm，但≤6cm

N_{2b}：同侧多个淋巴结转移，最大径均≤6cm

N_{2c}：双侧或对侧淋巴结转移，最大径均≤6cm

N_3：转移淋巴结最大径＞6cm

远处转移（M）

Mx：远处转移不能评估

M_0：无远处转移

M_1：有远处转移

④分期（表 2-1）

0 期	Tis	N_0	M_0
Ⅰ期	T_1	N_0	M_0
Ⅱ期	T_2	N_0	M_0
Ⅲ期	T_3	N_0	M_0
	T_1	N_1	M_0
	T_2	N_1	M_0
	T_3	N_1	M_0
ⅣA 期	T_{4a}	N_0	M_0
	T_{4a}	N_1	M_0
	T_1	N_2	M_0
	T_2	N_2	M_0

	T_3	N_2	M_0
	T_{4a}	N_2	M_0
ⅣB期		N_3	M_0
	T_{4b}	任何 N	M_0
ⅣC期任	何 T	任何 N	M_1

⑤组织病理学类型与分级

鳞状细胞癌占绝大多数。分期标准适用于各种类型的癌,不包括非上皮性肿瘤,例如淋巴组织肿瘤、软组织肿瘤、骨和软骨肿瘤(即淋巴瘤、黑色素瘤和肉瘤)。

必须要有组织学确定的诊断。推荐鳞癌的组织病理学分级;分级是主观的,既是用于描述性的形式又是数值化的形式,即根据肿瘤组织与黏膜所在位置的鳞状上皮的相似程度或差异程度分为高分化、中分化和低分化。也推荐原发肿瘤侵犯深度的定量评估以及是否存在血管侵犯和神经周围侵犯。

组织学分级(G)

GX   分级无法评估

G_1 高分化

G_2 中分化

G_3 低分化

⑥肿瘤特征

内生性生长:用千分尺目测侵袭性鳞癌表面至瘤体最深区域垂直线,以 mm 记录。不应当在辨识不清表面成分的肿瘤切面上或病变区域上进行测量。

外生性生长:测量肿瘤表面至瘤体最深区域,将此作为肿瘤厚度,而不称其为肿瘤侵入深度。

溃疡型:测量溃疡基底至瘤体最深区域,或测量侵袭癌最边缘区的表面至瘤体最深区。

应记录肿瘤侵入深度(mm),T 的分期不用深度值。

尽管肿瘤分级不纳入到肿瘤分期中,但是应当记录。任何淋巴结切除标本的病理学描述应当包括大小、数目、受累淋巴结位置以及有无结外扩散

四、癌前病变及预防

(一)癌前病变和癌前状态及其处理

癌前病变的定义为:一种已发生形态学改变的、与相应的正常组织相比更易发生癌变的组织。癌前病变分为临床分类与组织学分类,其临床分类中包括白斑、红斑、与吸烟有关的腭部角化症。WHO 认为白斑为临床定义,不涉及组织学表现,分为均质型与非均质型两类。在组织学上均质型白斑主要表现为过度正角化和棘层增生,不出现上皮异常增生,而非均质型白斑、红斑、红白斑则常与上皮异常增生、原位癌、鳞状细胞癌相关。癌前病变的组织学分类包括鳞状上皮异常增生、原位癌和日光性角化病。

癌前状态的定义为：与显著增高的癌变危险性相关的一般状态。癌前状态使口腔黏膜对致癌因子更敏感，更易发展为口腔癌。癌前状态的共同特点是上皮萎缩，故所包括的各种疾病均具此特征。癌前状态包括多种病变，常见的有扁平苔癣、口腔黏膜下纤维化、盘状红斑狼疮等。

以下就临床常见的口腔黏膜癌前病变与癌前状态加以概要论述。

1.白斑

是指在口腔黏膜表面发生的白色或灰白色角化性病变的斑块状损害，不能被擦掉，在临床及病理上不能诊断为其他疾病者。我国有学者报道白斑的患病率为 10.5％，好发年龄为 50～59 岁，以男性居多，男女比例为 27∶1。白斑是最常见的癌前病变，癌变率 6％～19％，平均病变病程 8.2 年。

白斑的局部表现主要为口腔黏膜上出现白色斑块状病变，具有一定特点，但并非特异性。临床上白斑除表现为白色以外，还可表现为红白间杂损害，色泽较红或混有某些红色成分者，较单纯白色病变更易癌变。白斑患者一般无自觉症状，常在体检时偶然发现。有些患者出现味觉减退、疼痛等症状。白斑可发生于口腔黏膜的任何部位，常见于颊黏膜、上下唇、软腭等部位。

据报道，发生在以下 3 个危险区域的白斑和红斑，其演变为鳞癌的概率明显大于其他部位，应引起高度重视。这 3 个区域是：①软腭复合体（包括软腭-咽前柱-舌侧磨牙后垫）；②口底-舌腹（包括舌缘）；③颊黏膜在口角区的三角形区域。根据病损特点，白斑在临床上可分为 4 型：颗粒型、斑块型、皱纸型和疣型。当白斑出现溃疡时，常表明癌前损害已有了进一步发展，确诊必须有病理切片证实，以作为进一步选择治疗方法的依据。

白斑的发生与吸烟及局部机械刺激有关，戒烟及去除刺激因素如残根、残冠、不良修复体、更换金属修复体、避免不同修复体的电流刺激，是预防和治疗白斑的基本措施。

对口腔黏膜白斑的早期预防，重点应放在卫生宣教上。开展流行病学调查，早期发现"白斑"患者，进行卫生宣传及必要的健康保健，包括去除刺激因素，少食辛、辣、烫食物，检查免疫状况，进行治疗等。凡有癌变倾向者，应定期复查。白斑在治疗过程中如有增生、硬结、溃疡等改变时，应及时手术切除活检。

对溃疡型、疣状、颗粒型白斑应手术切除全部病变。手术切除的同时，应去除局部刺激因素。局限性白斑，也可用冷冻治疗。在药物治疗方面，可用 0.1％～0.3％维 A 酸软膏局部涂布，但不适用于充血、糜烂的病损。也可用 50％蜂胶玉米朊复合药膜或含维生素 A、E 的口腔消斑膜局部敷贴。

实验证实中草药绞股蓝对防止 DMBA 诱发的金黄地鼠颊囊白斑癌变有肯定的效果。在接触致癌剂 3 周以后，服用绞股蓝，远期观察可见到中度异常增生的上皮细胞向正常方向逆转。白斑患者局部可用鱼肝油或博莱霉素（以 DMSO 作溶媒）涂搽，也可内服鱼肝油，或用维生素 A5 万 U/d。局部可用维甲酸衍生物 RAII 号（维胺酸）涂搽，浓度以 1％较适宜。白斑局部用 10％维生素 C 或活血化瘀中药提取液作离子透入，也有一定疗效。如证实为白色念珠菌感染引起，可配合抗真菌药物治疗。

2.口腔毛状白斑(OHL)

是一种发生在口腔黏膜的白色毛绒状病变。由 Greenspan 于 1984 年首次报道,并认为 OHL 是一种与白色念珠菌病不同的实体疾病,是艾滋病的高度预兆,可能是人类免疫缺陷病毒(HIV)感染的早期体征。OHL 的形成机制尚不清楚,在 OHL 中未发现 HIV 抗原,所以 HIV 并非 OHL 的直接原因,目前认为 OHL 可能与 EB 病毒感染有关。临床上,口腔毛状白斑病损为白色斑块,或为白色不规则的皱褶状,形成似毛绒地毯样表现。病损大小不一,不易擦掉,可出现溃疡。

好发于舌外侧缘,多为双侧。其次见于颊、口底、软腭、牙龈和扁桃体。患者通常无自觉症状,或伴有烧灼感及疼痛,味觉减退。此外患者还有艾滋病相关综合征的表现,例如长期中低度发热、疲乏、HIV 抗体阳性等。病理学上,毛状白斑很少见到上皮异常增生,表现为上皮增殖,表面过度角化,多数有毛状突起,棘层增厚,细胞气球样变性,可见空凹细胞,偶伴轻度不典型增生。PAS 染色可见念珠菌。电镜检查可见 EB 病毒。大剂量的抗病毒药物可暂时控制 OHL。抑制 HIV 逆转录酶的药物也可使 OHL 消退。

3.红斑

是指口腔黏膜上出现的鲜红色、光亮似无皮样斑块,在临床和病理上不能诊断为其他疾病者。这个含义不包括局部感染性炎症,而是指癌前病变和癌性质的红斑。红斑常发生于 40～50 岁之间,中年女性患者多于男性。一般无自觉症状,溃疡时感疼痛。好发于舌腹(缘)口底、口角区颊黏膜与软腭复合体等区域。病变区质地柔软,病损可分为均质型红斑和颗粒状红斑。

红斑的病因不明,均质型红斑镜下表现为上皮萎缩或上皮异常增生,或原位癌。颗粒型红斑大多为原位癌或早期浸润癌,只有少数为上皮异常增生。红斑多见于中年女性,好发于三个危险区域,病损表现为红色光亮,似天鹅绒样斑块,根据上述表现及病理特点,即可确诊。一旦确诊,应尽早手术切除,标本送病理检查。手术切除较冷冻治疗更为可靠。

4.口腔扁平苔藓

扁平苔藓(LP)是一种皮肤黏膜的慢性炎症,病损可同时或分别发生在皮肤、黏膜、指(趾)甲及生殖器。中年女性较多,但也有性别上无显著差异的报道。目前其病因不明,可能与下列因素有关:免疫学因素、精神因素、遗传因素和药物因素。此外,还认为可能与白色念珠菌感染、吸烟、局部刺激等有关。

口腔扁平苔藓是常见的口腔黏膜病,我国调查的患病率为 0.51%,发病年龄差别较大,以中年人多见,女性略多于男性,男女比例为 1:1.2～2.3。可发生于口腔黏膜任何部位,大多左右对称,双侧颊黏膜最易受累。此外还可累及舌背、舌缘、舌腹部。下唇多于上唇。牙龈主要发生于附着龈,腭部以硬腭多见。在颊、唇、龈部病损,多累及黏膜移行皱襞区域。单个部位病损较少见,病损可同时在口腔多个部位出现。

病损主要表现为珠光白色角化丘疹,呈圆顶状,表面光滑,可互相交织延伸成线网状、树枝状、环状、斑块等多种形态。黏膜可有充血、发疱、糜烂及色素沉着等病损。根据病损形态,可分为网状型、环状型、条纹型、斑块型、丘疹型、水疱型、糜烂形和萎缩型等 8 型,其中以网状型最常见。

患者一般无自觉症状,部分患者有涩感、烧灼感、黏膜粗糙不适。如果黏膜糜烂,则进食有疼痛感。口腔扁平苔藓与皮肤扁平苔藓的病理变化基本相同,即上皮不全角化或过度角化,棘层增厚或萎缩,基底细胞液化变性,固有层淋巴细胞浸润带。根据病损特征及组织学检查,诊断一般不难做出。

一般认为,扁平苔藓属于慢性皮肤-黏膜疾患,预后良好。但最近 10 多年的资料,包括某些专著已将本病列入癌前病变范畴。在各型扁平苔藓中,糜烂型、萎缩型及斑块型较易恶变,部位以颊黏膜最多见。

由于病因不明,目前尚无有效治疗方法。患者应尽量减轻精神负担,力求生活规律。保持口腔卫生,去除一切局部刺激因素,特别是充血糜烂区域。在药物治疗方面,可选用皮质激素、维 A 酸类药物、环孢素 A、磷酸氯喹、昆明山海棠、雷公藤、左旋咪唑等。也可试用中医中药治疗。患者应严密随访,定期观察;怀疑恶变时,及时活检确诊,以求早发现、早治疗。

5.口腔黏膜黑斑

口腔黏膜黑斑是指与种族性黑色素沉着、系统性疾病综合征所致的口腔黏膜黑色素沉着无关的黑色素沉着斑。患者一般无自觉症状,唇部尤以下唇最常见,龈、颊、腭黏膜及其他部位亦可见到。黑斑的周界清楚,常呈均匀一致的片状或小团块状,不高出黏膜表面,直径约为 5mm。少数黏膜黑斑呈不规则状,面积较大,其色泽依不同的种族、个体、黑色素的数量及黑色素在聚集部位的深浅而有所差异。

黑色素在上皮中的部位愈浅,色泽愈黑。生理性黏膜黑斑被认为与黑色素细胞的数量无关,而是黑色素细胞功能活跃的结果。临床上常见到来自黑斑的黏膜黑色素瘤。在发展为肿瘤前,部分患者先有黏膜黑斑,初起为一扁平、缓慢扩展的无症状黑色素沉着区,以后黑色素沉着区粗糙、隆起、易出血,出现肿块。在出现上述症状之前,黑色素瘤难与黏膜黑斑相鉴别。所以对上腭及牙龈上出现的黏膜黑斑应警惕恶变。

唇部黏膜黑斑,目前认为是良性病变,其他部位黏膜黑斑的潜在恶性尚在探讨之中。Page 指出,病损 5 年内若出现色泽、大小变化,发生溃疡、出血等,均应手术切除。5 年以上者,无特殊变化也应密切观察或手术切除。另外,由于黑色素细胞对低温十分敏感,因而也可采用冷冻治疗,尤其适用于面积较广泛的口腔黏膜黑斑。

6.口腔黏膜下纤维化

口腔黏膜下纤维化或称口腔黏膜下纤维变性(OSF)是一种慢性进行性疾病。本病病因不明,可能与下列因素有关:咀嚼槟榔;食辣椒、吸烟、饮酒;维生素缺乏、免疫功能异常、遗传、微循环及血液流变学等因素。

本病的主要表现是:口腔黏膜首先是疼痛、烧灼感、味觉减退及口干、唇舌麻木感、出现小疱、破溃后形成溃疡,继而出现淡黄、不透明、无光泽的条索样损害。张口度受限,吞咽困难。受累的黏膜有颊、腭、唇、舌、翼下颌韧带、牙龈、口周等处。腭部主要是软腭受累,黏膜出现苍白或灰白色板块,严重者出现软腭缩短,弹性降低,腭垂缩小,舌、咽腭弓处出现瘢痕样条索,常伴有口腔溃疡与吞咽困难。

舌背和舌边缘出现苍白,舌前伸受限。舌背表面丝状乳头消失,成为光滑舌。上下唇黏膜表面出现苍白,红唇与黏膜交界处可扪及纤维条索。诊断时,需根据不同地区就诊患者,追问其生活习惯。本病的临床特征是口腔黏膜发白、颊部或翼颌韧带处有条索状瘢痕,牙关紧闭或张口受限等。

触诊时,可触及纤维条索。实验室检查可有贫血、血沉增快、血液嗜酸性粒细胞增高等,病理检查可见胶原纤维变性。本病约有 1/3 最终可发展为癌,因而被认为是癌前状态。

目前,对口腔黏膜下纤维化尚无满意的治疗方法。维生素 A、E 及维 A 酸、激素等均可试用,但疗效欠佳。对于张口受限的患者,可行手术松解瘢痕,创面植皮或以颊脂垫修复。戒除不良咀嚼槟榔习惯。对本病患者,应严密随访观察,以便早期发现癌变,早期处理。

7. 上消化道上皮萎缩性病变

上消化道上皮萎缩性病变导致的癌变常为多发性,被认为是一种潜在的癌前病损,代表性病变为 Plummer-Vinson 综合征,是以低色素性贫血、吞咽困难、口角炎、舌病变为特征的一组病变。

引起本病的原因为铁摄入不足、铁吸收障碍、铁丧失过多和铁需要增多等。除缺铁外,B 族维生素缺乏、未知的营养物质摄入不足等也为可能的原因。本病以女性占绝大多数,发病年龄在 40 岁左右。有家族内同时发病者,因此似有遗传倾向。另外好发生于偏食者。患者多具有缺铁性贫血的症状,如食欲缺乏、乏力、心悸、面色苍白、舌痛、舌色淡而光滑,舌乳头明显萎缩,有时发红,裂纹经久不愈。皮肤粗糙,指、趾变形、脱发等。25% 患者有中度脾大,少数病例可发生丝状角膜炎。

口腔表现为口角炎,口角裂痕;口腔黏膜糜烂、溃疡,常经久不愈,或反复出现。患者吞咽困难,咽部有异物感。患者常痛苦大,精神负担重,由此影响进食,发生消瘦,甚至营养不良。眼结膜苍白、干燥、静脉迂曲,偶见视网膜出血及视盘水肿。中年妇女如出现上述三大主征:缺铁性贫血、吞咽困难、口角炎,即当怀疑本征。在 PV 病变基础上,常发生口腔癌、口咽癌和食管癌,故应严密监视随诊患者。如有癌变证据,宜早做根治性手术治疗。

本征的治疗主要是对症处理,有明显缺铁证据时,可口服铁剂,如枸橼酸铁、硫酸亚铁、富马酸亚铁等,亦可用铁注射剂。宜摄取含铁量较多的食物,如青菜、动物脏腑类食品,并摄取多种维生素,如维生素 B_2、B_6、B_{12}、泛酸、叶酸等。为解除患者顾虑,可服安定,亦可用暗示疗法以消除其恐癌心理。

8. 乳头状瘤

乳头状瘤分为鳞状细胞乳头状瘤和基底细胞乳头状瘤 2 类。后者包括老年性角化症,称为日光角化肿瘤,肿瘤表面为增生鳞状上皮,覆盖以结缔组织构成柱状核心。

乳头状瘤是一种良性上皮肿瘤,多由慢性机械刺激和慢性感染引起。口腔黏膜乳头状瘤呈乳突状突起,表面高低不平,分有蒂或无蒂两种。周界清楚,无粘连。局部常有不良刺激和残根、义齿。口腔乳头状瘤可在白斑基础上发生,此型有较大恶变倾向。恶变时局部生长迅速,有溃疡、出血、疼痛,基底部有浸润。唇、颊、龈及皮肤多发生乳头状瘤伴牙发育不良、多指、并指畸形以及虹膜、脉络膜缺损或斜视时,称为多发性乳头状瘤综合征(Goltz-Gorlin 综合征)。老年性角化症好发于 50 岁以上老年人,常发生于颞、颊、内眦、额部、手背或前臂暴露皮肤。病变皮肤有色素沉着,呈扁平斑状,表皮棕褐色,界限清楚、粗糙有鳞屑。少数疣状增生溃疡可发生癌变。

乳头状瘤为交界性肿瘤,手术切除不彻底容易复发或癌变。虽然乳头状瘤不属于癌前病变范畴,但在认识和处理上应予高度重视。切除时应注意基底部切除深度,有足够安全切除缘。切除后常规送病理检查,排除癌变。

9.皮角

皮角是一种癌前病变,多认为与过度日光暴晒、离子放射等刺激有关。皮角由致密的角质构成,皮肤颗粒层与其他组织间分界清楚,有时角质可侵入浅层棘细胞间。50%的病变可发生恶变。临床上,皮角多见于老年人,病程较长,可达数10年。好发于颜面部如颅顶、额、颞、唇等。肿物为坚硬的角化物,大小不等,表面粗糙,顶端有明显角化,基底部黄或灰黄色。有时皮角可自行脱落,亦可再度生长。鉴于皮角是一种癌前病变,确诊后应做局部彻底切除术。

(二)预防

与60年代及70年代比较,目前,口腔颌面部癌瘤病员的5年生存率虽有大幅度提高,然效果尚不能令人满意。其原因是现在癌症的治疗大都是一种"癌后治疗",即在癌症已经形成之后。倘若能在癌症形成之前,在发现细胞形态的某些前驱性变化,或发现癌症的生化标志物之后即进行积极治疗,把癌变过程阻断在癌前阶段,定能收到更好的疗效。因此,肿瘤的诊治工作必须贯彻"预防为主"的方针。

癌症的预防一般可分三级:Ⅰ级预防为病因学预防,是降低发病率的最根本措施;Ⅱ级预防主要是贯彻三早,即:"早发现、早诊断、早治疗",以提高治愈率;Ⅲ级预防系指以处理和治疗病员为主,其目的是根治肿瘤,延长寿命,减轻疼痛以及防止复发等。

根据上述概念对口腔癌的预防包括以下内容:

1.消除或减少致癌因素

去除病因是最好的预防方法。对口腔癌的预防应消除外来的慢性刺激因素,如及时处理残根、残冠、错位牙,以及磨平锐利的牙尖,除去不良修复体和不良的局部或全口义齿,以免口腔黏膜经常损伤和刺激,从而避免诱发肿瘤,特别是舌、颊及牙龈癌。注意口腔卫生,不吃过烫和有刺激性的食物。在这些方面,口腔预防保健对于预防口腔癌的发生具有一定的意义。

艾滋病可以继发恶性肿瘤,在口腔颌面常引起的是出血性肉瘤,或称卡波西肉瘤,也可以诱发恶性淋巴瘤及口腔鳞癌。因此,应预防艾滋病,而加强个人修养,注意生活道德,杜绝多个性伴侣、性乱交是目前预防艾滋病的最好方法。

改善环境,也能消除致癌因素。曾有报道饮水加氟后,不但龋病的发病有所控制,口腔癌、食管癌的死亡率也有所降低。

从医源性致癌的观点来看,除恶性肿瘤外,应该反对对良性病损应用放疗或化疗。在我们总结的22例临床诊断为继发性放射性癌瘤中因良性病损接受放疗而引起者有3例,约占14%,不能不引以为戒。

临床上对放射癌的诊断标准大多根据Cahan的建议,即:

(1)放疗前除原发肿瘤外,其他组织无恶性肿瘤存在;

(2)再发的癌瘤必须在放射野内;

(3)放射治疗与再发癌瘤的时间应有一定间隔;

(4)再发癌与原发癌的组织病理类型不同。

根据上述标准,在1969—1985年我们共收治此类病例22例。这22例中还有3例属二重放射癌。放疗后至出现第二原发癌的间隔时间为 $3 \sim 32$ 年,中位时间 9 年;而 59% 的病例发生在 10 年以上,说明放射性癌瘤的发生有较长的潜伏时间。

虽然有人认为中剂量的放射是最易诱发第二原发癌,但在我们的病例中,绝大多数病例接受的放疗剂量在 $70 \sim 80Gy$。

为了预防放射性癌瘤的发生,我们主张:①放疗时应对准病灶,对正常组织应采取防护性措施;②尽量做到单疗程即达到根治量,不要反复照射;③良性病变不宜或最好不采用放射治疗。

在化疗药物中,氮芥的致癌作用在 1949 年即已被发现,但环磷酰胺等药的致癌作用则在 1966 年以后才被注意到。Marquardt 等的实验研究指出:大多数化疗药物在哺乳类动物细胞培养中有恶变作用,可在体外导致突变,支持可能对人也有致癌能力。

Schmahl、Weisbrger 以及 Sieber 等的实验研究进一步指出,大多数细胞毒素类药物以及甲基苯肼均有强烈的致癌作用。Schmahl 还发现细胞毒素类药物的致癌作用并不只局限于一个靶器官,而可以同时作用于不同器官,被认为具有多能作用。

国内学者曾对 14 种常用抗肿瘤药物,应用 SOS 反映原噬菌体诱导法检测其致突变性,结果有 9 种药物呈阳性反应。它们的致突变能力大小依次是:"＋＋＋"反应者有丝分裂霉素 C(MMC)和平阳霉素(PYM);"叶斗"反应者有盐酸氮芥(HN2)、阿糖胞苷(Ara-c)、氟尿嘧啶(5-FU)、顺氯胺铂(CDDP)和足叶乙甙(VP-16);"＋"反应者有甲氨蝶呤(MTX)和长莫司汀(BCNU)。值得特别引起注意的是平阳霉素,虽然它在口腔鳞癌的治疗中有良好的效用,但近年来却有被用于治疗良性病变,特别使用以治疗管型瘤或脉管畸形的趋势。虽然目前尚未见引起癌瘤的临床报道,但它强烈的致突变作用,应引起高度重视和警惕。

2.加强防癌宣传

应使群众了解癌瘤的危害性,提高对癌瘤的警惕性;是群众能了解一些防癌知识,加强自我保健能力。诸如:认识癌前病损及早期症状的特点;有怀疑时应进行检查,及时发现肿瘤,早期治疗;注意口腔卫生,不吃过烫和刺激性的饮食,保证适宜的营养,戒除烟、酒等不良习惯。许多癌瘤的发生与机体的衰老和慢性疾病有关,开展群众性体育活动,可防止机体衰老和少得疾病。因此,宣传体育锻炼,对预防肿瘤的发生也具有一定的意义。

可以利用现代化的传媒体如科教电影、电视等进行防癌宣传,也可应用科普杂志进行宣传。科普杂志的群众接触面可能更广,所引起的作用可能更大,效果可能更好。应当提倡口腔颌面外科及肿瘤科医师多写科普文章,拍科教电影、电视;努力参与到防癌的活动中去。

3.开展防癌普及易感人群的监测

防癌检查应在高发人群或易感人群中进行普查,而不应盲目进行,以期获得最大的效益。发现有可疑症状的人后,再进一步检查,以确定有无肿瘤,并对发现的癌症及早期癌症患者给予治疗。

口腔癌的高发人群或易感人群泛指:

(1)与环境因素、生活习惯有关的某些高发地区人群,如有咀嚼烟叶、槟榔习惯地区的人群;

(2)某些特定与职业有关的人群,如长期接触放射源或镍、铬等重金属的工人;

（3）高龄（一般指 50 岁以上）人群；

（4）曾接受过放疗或化疗（包括曾进行过器官移植，接受过化疗者）的人群；

（5）已发生过或具有癌前病损的人群；

（6）具有遗传倾向的癌瘤家族。

肿瘤的普查一般 3～5 年进行一次。在普查的间隙期可通过医院的肿瘤专科门诊检查发现新的病例，并随访已确诊、治疗过的病例，和对具有遗传因素患者的子女进行监视性随访。

无论是普查还是易感人群的追踪，都需要有效而灵敏的监测手段。对此，还有待进一步研究和完善。

4.口腔癌的化学预防

化学预防是近年来在肿瘤预防工作中提出的，是非常有意义的一个新概念。癌瘤的化学预防是应用天然的或合成的药物或物质，干扰形成恶性肿瘤的致癌源，从而达到预防的目的。

由于化学预防的一些化合物广泛存在于食物特别是蔬菜和水果中，于是一些临床研究也证实经常食用蔬菜和水果可以起到预防发生口腔癌、口咽癌和降低死亡率的作用。日本的大样本追踪研究指出，每日食用绿色、黄色蔬菜者其发生口腔癌的 RR 仅为 0.46，与非每日食用蔬菜者相比较，其患癌危险性明显为低。同样，印度的前瞻性研究也指出，咀嚼烟叶的非素食者其口腔癌 RR 为 8.3，相比之下咀嚼烟叶的素食者，其 RR 仅为 3.3，二者有显著差别。

上述资料证明，人们生活习惯，特别是饮食习惯对口腔癌的发生、发展确有很大影响；提倡每日多进食绿色蔬菜及水果，将是化学预防的主要方式。

五、治疗

手术治疗和放射治疗是早期和局部晚期可切除口腔病变的标准治疗，详细的治疗方案应根据临床 TNM 分期以及淋巴结受侵的情况来制订。因为患者的咀嚼、吞咽和构音等重要的生理功能可能受到影响，所以多学科综合治疗对于口腔肿瘤特别重要。NCCN 大多数专家组成员还是选择手术治疗可切除的口腔肿瘤，显微血管技术、游离皮瓣在术后缺损重建中的应用使得局部晚期肿瘤患者能较好地保留口腔功能。

口腔的淋巴循环非常丰富，淋巴引流首先至颈部 I 区、II 区和 III 区的淋巴结。约 30% 的患者就诊时存在区域淋巴结肿大，但是不同部位的颈部淋巴结转移发生率有差异，例如原发于上牙龈和硬腭的肿瘤较少出现转移，而舌癌患者的隐匿性颈部转移却很常见，可达 50%～60%。总而言之，绝大部分患者都要行单侧或双侧选择性颈淋巴结清扫术；对于 $T_{1\sim2}$、N_0 的患者，如果首选放射治疗，颈部高危引流区至少给予 50Gy 照射。

对于所有手术可切除的口腔肿瘤，存在淋巴结包膜外受侵和（或）切缘阳性的病理不良预后因素，推荐行术后同步化放疗（1 类）。对于其他不良预后因素：如原发肿瘤 pT_3 或 pT_4、淋巴结转移 N_2 或 N_3、IV 或 V 区肿大淋巴结、神经周围侵犯、血管内瘤栓，应根据临床评判考虑是否补充单纯放疗或在放疗基础上增加化疗。

诱导化疗，新辅助化疗在 NCCN 的专家中存在争议。20 世纪 80 及 90 年代发表的大部分随机研究中，诱导化疗序贯手术治疗或放射治疗并没有提高患者的生存率，研究表明诱导化疗对于局部控制也没有很大的作用,然而,在许多临床试验中它确实减少了远处转移的发生率。

有三个Ⅲ期临床试验比较了顺铂＋5-FU输注加或不加紫杉醇类诱导化疗的疗效。结果显示同时使用三药联合的诱导化疗方案在缓解率、无瘤生存率或总体生存率均优于两药联合方案。综合来说,这些结果表明三联用药比起以前90年代推荐的顺铂＋5-FU标准诱导疗法更有效。然而,目前仍缺乏证据表明这种疗法比同步化放疗能获得更高的生存率,因此专家组一致认为应该开展临床试验以研究是否行同步化放疗加上诱导化疗来改善口腔局部晚期肿瘤患者的生存率。这类试验仍在进行中,专家组成员都建议患者入组此试验,但他们对于这些治疗是否应当做标准治疗手段仍有分歧,只有少部分专家提倡,该建议定为3类,反应了意见的不一致。

此外,口腔癌患者治疗后的生活质量越来越受到重视,因为口腔肿瘤对患者的基本生理功能如咀嚼、吞咽、味觉和人类独有的特征如容貌与声音产生了巨大的影响。在非正式使用时,健康状态、功能及生活质量等术语经常被混为一谈,而实际上他们之间是有一定区别。健康状况评价是用来描述一个个体的身体、情感和社会能力和限度;功能和行为评价是描述一个个体承担重要角色、任务或活动的能力水平;而生活质量重点是放在个体对他们自己的健康状况的一个自我评价,完全是由患者自己的感觉所决定的。对头颈部肿瘤来说,得到最广泛认同的3种评估方法是:华盛顿大学生活质量表(UW-QOL);欧洲癌症研究与治疗组织的生活质量问卷(EORTC-HN35)和癌症治疗功能评估量表头颈部肿瘤模块。

(1)早期口腔癌:包括Ⅰ期、Ⅱ期的患者($T_{1\sim2}$,N_0)可行单纯手术或放射治疗,NCCN指南推荐首选手术治疗。建议行原发灶切除±单侧或双侧选择性颈清扫。

①术后病理结果显示无不良预后因素(包括淋巴结包膜外受侵、切缘阳性、原发肿瘤pT_3或pT_4、淋巴结转移N_2或N_3、Ⅳ或Ⅴ区肿大淋巴结、神经周围侵犯、血管内瘤栓)则可以随访;

②1个阳性淋巴结,无不良预后因素,可选择术后单纯放疗(2B类);

③a.有不良预后因素,淋巴结包膜外受侵和(或)切缘阳性,推荐行同步化放疗(1类),或手术再切除(如果技术上可行,予以再切除,1类),或单纯放疗;b.切缘阳性(仅为T_1,N_0),可行再切除或放疗;c.其他不良预后因素,行放疗或考虑同步化放对于接受手术治疗的患者,在治疗前都要由头颈肿瘤外科医生进行评价,确保达到以下标准:核实活检标本的病理,复核分期和影像学资料以研究病变累及的范围;排除其他同时存在的原发肿瘤,评估目前的功能状况,如果初步治疗是非手术性的,评价施行挽救性手术治疗的可能性;在保留患者口腔的基本形态与功能的同时最大限度地提高生存率为目的,对患者的治疗方案进行多学科参与的讨论;制订定一个前瞻监测计划,包括充分的口腔科、营养、健康行为评价与干预措施,以及其他能够帮助全面康复的辅助评价;对于按计划进行手术治疗的患者,应该制定完整的手术方案、切缘以及重建计划,以达到切除所有大体肿瘤并保留足够的无瘤切缘。强调手术方案不能以任何治疗前观察到的反应为基础进行修改,除非在肿瘤进展的情况下,后者要求更加广泛的手术范围,以便在进行根治性切除的时候能够完整切除肿瘤。

颈部cN0患者的处理,可行选择性颈清扫术(Ⅰ～Ⅲ区)。对于肿瘤位于或者靠近中线的,双侧颈部都具有转移的风险,应当进行双侧颈清扫。如累及舌前端或者接近或跨过中线的口底癌,应同时进行对侧颈清扫,保证肿瘤的完全切除。

如选择外照射±近距离放疗,治疗结束后:a.无肿瘤残留,可随访;b.有肿瘤残留则需行挽救性手术。口腔癌的放射治疗原则,根治性放疗,原发灶以及转移淋巴结需给予 66～74Gy(每次 2.0Gy,星期一至星期五每天 1 次,常规分割放疗),颈部未受侵淋巴结区域,44～64Gy。如采用非常规分割放疗:a.6 次/周加速放疗,肉眼可见病变照射剂量 66～74Gy,亚临床病变照射剂量 44～64Gy;b.同步推量加速放疗,72Gy/6 周(大野每次 1.8Gy,在治疗的最后 12 天,每天再加小野补充照射 1.5Gy,作为 1 天中的第 2 次照射);c.超分割放疗,81.6Gy/7 周(每次 1.2Gy,1 天 2 次)。

(2)临床分期为 T_3、N_0 的Ⅲ期口腔癌患者,需行原发灶切除,如有指征行单侧或双侧选择性颈清扫。

①术后病理结果显示无不良预后因素,行术后放疗(可选);

②有不良预后因素:a.淋巴结包膜外受侵和(或)切缘阳性,推荐行同步化放疗(1 类),或手术再切除(1 类),或放疗;b.其他不良预后因素,行放疗或考虑同步化放疗。

局部相对晚期口腔癌的治疗应当根据肿瘤累及的结构,采用较为公认的标准充分切除肿瘤,才可以达到手术治愈。a.只要可行,就应当尽可能将原发肿瘤完整切除;b.当原发肿瘤直接累及颈部时,有必要与颈清扫大体连续整块切除;c.手术切除计划的制定应当以原发肿瘤的侵犯程度为基础,由临床检查以及影像学检查结果的仔细判读来确定;d.当肿瘤靠近运动神经如舌下神经或者感觉神经如舌神经的时候,应当考虑是否存在神经周围侵犯,一旦疑似侵犯,应切除病变部分,神经近心端和远心端均送冰冻切片来判断切缘,确保肿瘤完全切除;e.有必要进行部分或节段性切除下颌骨,确保切除大体中包含所有肿瘤以及足够的无瘤切缘,对于累及或者黏附在下颌骨骨膜上的肿瘤,完整的肿瘤切除要求进行部分水平或者矢状面下颌骨切除;对于严重侵犯下颌骨骨膜(肿瘤固定在下颌骨上)的肿瘤或者在术中或术前影像学检查时有证据显示肿瘤侵犯到骨皮质的情况下,应行下颌骨节段性切除,具体的切除范围以临床和术中评估的肿瘤侵犯程度为基础。

术后放疗,建议在手术后 6 周内进行,原发灶给予≥60Gy(每次 2.0Gy),颈部受侵淋巴结区域 60～66Gy(每次 2.0Gy),未受侵淋巴结区域 44～64Gy(每次 1.6～2.0Gy)。

(3)临床分期为 T_{4a},任何 N,或 $T_{1～3}$,$N_{1～3}$ 的ⅣA 期口腔癌患者,先行手术治疗,其中 N_0,N_1、$N_{2a～b}$、N_3 的患者行原发灶切除和同侧颈清扫±对侧颈清扫;如是 N_{2c}(双侧颈淋巴结转移)则行原发灶切除＋双侧颈清扫。术后病理结果显示:

①无不良预后因素,行术后放疗(可选);

②有不良预后因素:a.淋巴结包膜外受侵和(或)切缘阳性,推荐行同步化放疗(1 类),或手术再切除(1 类),或放疗;b.其他不良预后因素,行放疗或考虑同步化放疗。

晚期肿瘤的原发灶切除,要注意切缘情况,应进行冰冻切片检查,有助于肿瘤的完全切除,有些情况下足够切缘的获得可能要求切除口腔毗邻结构,如舌根、下颌骨、喉等。a.足够切缘的定义是肿瘤整体切除后至少有距离大体肿瘤 2cm 的切缘或者冰冻切片显示切缘阴性。一般来说,如果切缘距离肿瘤小于 2cm,由于肿瘤边界不明确而导致不能确定切除的范围,或者怀疑有残留病变(如软组织、不规则黏膜或者颈动脉),均应在术中进行切缘的冰冻切片检查;b.切缘的详细情况应当在手术记录中描写清楚,切缘情况可能要从切除的标本或者手术台上通过合理定位进行评估;c.切缘干净的定义是:镜下切缘距离肿瘤边缘 5mm 或者更远;d.近切缘,切缘距离肿瘤边缘小于 5mm;e.以充分方便病理科医生定位的方式对原发肿瘤进行标记;f.颈清扫应当被定位和分区,以确定清扫中包括的淋巴结区域;g.手术缺损的重建经头颈外科医生慎重考虑后应采用常规技术进行,合适的情况下都建议一次性闭合切口,但是不应当以牺牲无肿瘤安全切缘为代价。手术缺损的修复可用局部/区域性皮瓣、游离转移皮瓣或者薄层植皮或者其他皮瓣带或不带下颌骨重建。

术后放化疗,指征为:淋巴结包膜外受侵和(或)切缘阳性,原发肿瘤 pT_3 或 pT_4、淋巴结转移 N_2 或 N_3、IV 或 V 区淋巴结转移、神经周围侵犯、血管内瘤栓,推荐行同步单药顺铂 $100mg/m^2$,每 3 周 1 次。其他化疗方案还包括:西妥昔单抗(1 类)、5-FU/羟基脲、顺铂/紫杉醇、顺铂/5-FU 输注、卡铂/5-FU 输注、卡铂/紫杉醇(2B 类)。虽然术后放化疗比单纯放疗提高了疗效,但也有更多的副作用。两个试验组均报道急性严重副作用在同步放化疗组明显升高了,包括黏膜炎、骨髓毒性和肌肉的纤维化,分析表明在不良预后因素中淋巴结包膜外侵犯和切缘阳性更受益。因此有专家建议同步放化疗适用于有较好的体质及以上不良的预后因素患者。

(4)临床分期为 T_{4b},任何 N,或不可切除的淋巴结病灶(MO)的 IVB 期口腔癌:

①推荐行临床试验;

②标准治疗:根据患者的体力状态评分,a.PS 0～1 分,首选同步化放疗(1 类,以顺铂为主),或诱导化疗,继之化放疗(3 类),如原发灶控制,有颈部淋巴结残留,可行颈部淋巴结清扫,术后随访;b.PS 2 分,行根治性放疗±同步全身治疗;c.PS 3 分,根治性放疗或最佳支持治疗,有颈部淋巴结残留,可行颈部淋巴结清扫术。

常规根治性放疗,通常原发灶以及颈部受累淋巴结,给予 ≥70Gy(每次 2.0Gy);颈部未受侵淋巴结区域 44～64Gy(每次 2.0Gy)。如果行非常规分割放疗,则:a.6 次/周加速放疗,肉眼可见病变照射剂量为 70Gy,亚临床病变照射剂量≥50Gy;b.同步推量加速放疗,72Gy/6 周(大野每次 1.8Gy,在治疗的最后 12 天,每天再加小野补充照射 1.5Gy,作为 1 天中的第 2 次照射);c.超分割放疗,81.6Gy/7 周(每次 1.2Gy,每天 2 次);d.修正的分割放疗总剂量>70Gy,疗程<7 周。

这类非常晚期的口腔癌 NCCN 推荐行同步化放疗,目前同步化放疗均采用常规分割放疗,即 7 周内给予每次 2.0Gy,至≥70Gy,同时每 3 周 1 次单药顺铂 $100mg/m^2$,共 3 次。不过,其并发症是比较明显的,包括神经性毒性,听力丧失,强烈的恶心和呕吐以及肾功能不全等,很多患者难以完成整个治疗,替代方案可以选择每周低剂量的顺铂或每周卡铂加紫杉醇。但是大剂量顺铂三周方案还是作为首选推荐方案。

其他分割放疗(如 1.8Gy)、多药联合化疗以及经非常规分割放疗合用化疗的方案的使用都未得到共识。一般来说同步化放疗有很高的毒性风险,而非常规分割放疗或多药化疗会进一步增加该风险。对于任何化放疗方案,应该注意具体化疗药物、剂量、用药时间安排等,同时需要由有经验的医疗团队进行化放疗并辅以积极的支持治疗。

全身化疗,则多采用联合方案,NCCN 将顺铂或卡铂＋5-FU＋西妥昔单抗(C225)列为 1 类,其他方案还有顺铂或卡铂＋多西他赛或紫杉醇;顺铂/西妥昔单抗;顺铂＋5-FU。单药化疗可用：顺铂、卡铂、紫杉醇、多西他赛、5-FU、甲氨蝶呤、异环磷酰胺、博来霉素和西妥昔单抗。

许多随机试验和临床试验的荟萃分析表明同期或交替使用化疗＋放疗比起单独放疗能更明显地改善总体生存率、无瘤生存率和局部控制率。但所有联合放化疗方案的黏膜毒副作用都有不同程度的增加，因此需要密切观察患者情况，最好由有治疗头颈部肿瘤经验的医疗人员执行。多种单药的放化疗方案没有经过随机试验直接比较，因此，目前没有证实哪种药物效果最佳。在一个Ⅲ期随机试验中，以西妥昔单抗为基础的放化疗被证明可提高局部控制，并改善Ⅲ/Ⅳ期头颈部肿瘤患者的生存率。另外一个有关晚期口腔癌的Ⅱ期随机试验表明，顺铂＋紫杉醇和放疗可能比起顺铂＋5-FU＋放疗和羟基脲＋5-FU＋放疗有更高的生存率，但是未有统计分析比较结果。Bonner 和其同事将 424 例局部晚期且有可测量病灶的头颈鳞癌随机分配到 2 组，分别接受根治性放疗及根治性放疗＋西妥昔单抗，后者比前者在局部控制、生存期（49个月 vs. 29.3 个月，P＝0.03）上有明显改善。放疗＋西妥昔单抗治疗可能为不适合用标准放化疗方案的患者提供另一种治疗方案。但需要更多的研究来证实。

（5）临床分期为ⅣC 期口腔癌，出现远处转移患者，行姑息性治疗。对有症状部位进行姑息性放疗，控制局部晚期病灶。进行单药或联合用药全身化疗，单药化疗的缓解率为 15％～35％，最常用的药物包括顺铂、卡铂、紫杉醇、多西他赛、5-FU、甲氨蝶呤、异环磷酰胺等。最常用的有效联合方案包括：顺铂或卡铂＋5-FU 或者顺铂或卡铂＋紫杉醇，这些方案可提高有效率达 30％～40％。

临床随机试验结果表明顺铂＋5-FU 联合和单药顺铂、5-FU 或甲氨蝶呤比较可达到更好的缓解率，但是总体生存率无差别。化疗中位生存时间大约为 6 个月，1 年生存率大约为20％。是否达到完全缓解与患者生存时间有关联，虽然完全缓解发生率较低，但通常见于联合化疗组。

这类无法治愈、远处转移口腔癌的标准疗法还取决于患者的体力状态。体力状态良好（0～1分）的患者可以给予联合或单药化疗，之前应充分告之患者治疗目标，联合化疗的花费和可能出现的额外毒副作用。对于体力状态 2 分患者，最适合用单药含化疗或最大程度的支持治疗。如体力状态好的患者在用一线化疗方案后出现复发，可采用临床试验中二线治疗方案或最佳支持治疗。对于体力状态 3 分的患者，可用最佳支持治疗。

口腔鳞癌产生于多种基因变化事件的积累。此过程需经历多个步骤，其中一步是重要分子的突变，使癌细胞能够长期生存下去。表皮生长因子受体（EGFR）是一个跨膜的糖蛋白，其激活引发一系列对调整表皮细胞的生长很重要的下游细胞内信号事件的级联反应。在超过90％的头颈鳞癌中可观察到 EGFR 和（或）共同配体的过表达。这个发现推动了 EGFR 抑制剂的发展，如单克隆抗体西妥昔单抗和小分子酪氨酸激本酶抑制剂（如厄洛替尼和吉非替尼）。在Ⅱ期临床试验中，西妥昔单抗和顺铂联合用于治疗对铂类药物不敏感的头颈鳞癌，12％～14％的患者有客观肿瘤缓解。Vermorken 等报道有 13％对铂类药物不敏感的患者对单用西妥昔单抗有效。Burtness 和其同事直接对比顺铂＋西妥昔单抗和顺铂＋安慰剂一线治疗复发肿瘤，结果显示前者比后者的治疗效果有显著提高（26％ vs. 10％）。总的来说，西妥昔单抗单药的缓解率大约在 12％～14％。此外，和顺铂联合作为一线治疗方案，可观察到协同作用。另一个临床试验，442 例复发或转移性头颈鳞癌患者的Ⅲ期临床试验的初步结果表明西妥昔单抗＋顺铂/5-FU 或卡铂/5-FU 比起标准的双药化疗延长了中位生存时间(10.1 个月 vs. 7.4 个月,P＝0.036)。最近,其他Ⅱ期临床试验顺铂/多西他赛/厄洛替尼或者紫杉醇/西妥昔单抗也表明 EGFR 抑制剂能有效治疗口腔鳞癌。

第六节　口咽癌

一、流行病学

据文献报道,90％以上的口咽部恶性肿瘤系黏膜上皮鳞状细胞癌,极少数来自小涎腺和软组织。2000 年,全球共发生 389650 例口腔及口咽癌病例,其中口腔癌 266672 例,口咽癌 122978 例。上述数字占男性癌症的 5％和女性癌症的 2％。2009 年,世界范围内约有 7 万人死于口咽鳞状细胞癌。男性比女性更易受到影响,因为在多数国家,男性更多沉溺于饮酒和吸烟。

目前,西方国家中男性发病率最高的是法国,在法语国家瑞士、北意大利、欧洲的中部和东部(尤其是匈牙利)和拉丁美洲的部分地区的发病率有较快的所增长。在整个南亚,男性和女性的发病率都有所增长。在美国,男性黑人的发病率比男性白人的高两倍。欧洲的多数国家和日本的发病率以惊人的速度上升,并且具有强烈的群体效应,这些人大概生于 1930 年,表现出明显升高的发病率和死亡率。在北美,白人的发病率明显地下降,但黑人发病情况仍然严峻。从全球范围上讲,除去一些最高等专科治疗中心之外,近几十年来口咽部恶性肿瘤患者的生存率没有明显改善。许多西方国家报道,最近 10 年,年轻患者明显增加,尤其是男性。

但是,总的口咽癌的发病率并不高,据美国资料显示其发病率约 1.6/10 万,占全身恶性肿瘤的 0.5％。据国内资料统计口咽部恶性肿瘤占全身恶性肿瘤的0.2％～1.2％,约占头颈部肿瘤的 7.4％。其中,以原发于扁桃体者为最多,病理类型则以癌占首位,其次为恶性淋巴瘤。

1.吸烟和饮酒

目前口咽部恶性肿瘤的确切病因仍不清楚,但大多数学者认为烟酒的不良刺激有可能促使癌瘤发生。据流行病学研究,对于头颈部肿瘤的发生,饮酒的相对危险性约为 3.7～9.0,如果大量吸烟加上烈性酒,咽部患肿瘤的相对危险性可增高两倍以上。说明吸烟和酗酒这两个因素具有很强的协同作用。一项对 634 例男性口咽癌患者的分析显示,只有 1.6％患者不吸烟,2.7％不饮酒。在欧洲、美洲和日本,75％口腔和口咽癌患者有咽酒嗜好。高水平的烟酒消费与低水平的消费相比,其相对危险性从 70 到 100 以上。

最近几年,在北欧的西方国家中,口咽部肿瘤发病率增长主要是由于酒精消费量的增高,在欧洲南部是由于香烟的消费增加。在不饮酒的吸烟者中,其罹患肿瘤危险性有明显增长,对于不吸烟的酗酒者危险增长的程度较低。一项研究试图分别评价葡萄酒、啤酒和烈性酒与发病之间的相关性及差异,结果显示各种酒精饮料的过度饮用都将增加发病的危险,危险的高低很大程度上与各种人群的饮酒习惯相关,而这又与社会文化相关。

2.咀嚼烟草/槟榔

在印度次大陆、东南亚、中国(包括中国台湾)以及有这些国家移民的国家,口腔和口咽部鳞状细胞癌的主要致病原因是吸无烟烟草,尤其是含槟榔壳和氢氧化钙(石灰)的烟叶。槟榔壳为公认的人类致癌物。在印度,几乎50%的男性和超过90%的女性口腔和口咽癌患者嗜好咀嚼烟草。在苏丹和中东地区,传统的烟草制品做成粉末形式,经过发酵,与碳酸氢钠混合,这种处理方式含有非常高的烟草特有的亚硝胺,具有高度致癌性。

3.人类乳头状瘤病毒感染

国际乳头状瘤委员会根据人类乳头状瘤病毒(HPV)基因组的L1开放读码框架(ORF)的核酸序列差异,将HPV分为不同类型,到目前为止已鉴定出130多种HPV基因型。研究表明不同类型的HPV与特定部位的皮肤黏膜损害有关,可引起多种皮肤和黏膜的良、恶性肿瘤。学者们根据不同型别的HPV与肿瘤发生的危险性高低将其分为低危型和高危型。低危型包括HPV6、11、42、43、44等,常引起外生殖器尖锐湿疣、宫颈上皮低度病变和复发性呼吸道乳头状瘤病;高危型包括HPV16、18、31、33、39、56、58等型别,与宫颈癌和宫颈上皮内瘤病变密切相关。因此,在宫颈和皮肤中具有公认的高度致癌潜能的基因型已被确立。此外,例如HPV16和HPV18,在口腔癌中有不同的发现,而且占有较小的比例。但是在扁桃体和口咽部鳞状细胞癌则占到41%甚至50%以上,尤其是扁桃体,而且约93.3%为HPV16和HPV18。2000—2004年间美国口腔癌患者在舌根、咽扁桃体、腭扁桃体及韦氏环部位检出HPV感染数量以每年5.2%的速度增加。在美国,HPV被认为是最常见的性传播病毒。2008年美国社会医学协会估计大约75%～80%的性活跃美国人,在其一生中的某个阶段时间会感染HPV。目前研究表明,HPV感染是一小部分口腔癌和40%以上口咽癌的致病因素。推测在一些病例中,口腔-生殖器接触导致HPV感染。研究发现HPV16阳性的头颈部鳞状细胞癌患病危险因素与性行为方式和吸食大麻有关,而与吸烟、饮酒及口腔卫生状况无关。研究还发现,HPV阳性的口咽癌患者,更有可能发生在女性非吸烟及不咀嚼槟榔的个体身上。

HPV阳性的口咽鳞状细胞癌容易向颈部淋巴结转移,原发肿瘤分化级别较高。其中Ⅲ～Ⅳ期口咽鳞状细胞癌对以铂类为基础的诱导化疗和同步放化疗十分敏感,其敏感性随HPV拷贝数量增加而增加,因而建议将肿瘤HPV感染状态作为临床制定治疗策略参考指标之一。同等情况下高危HPV阳性的肿瘤患者预后要明显好于HPV阴性的肿瘤。目前国内对肿瘤感染HPV类型的分析主要针对HPV6/11/16/18这4种类型,但是由于存在标本例数少的缺点,因此,为能够开发适合我国国情的肿瘤预防策略和治疗性疫苗提供理论依据和靶标,对相关研究有待进一步深入进行。

二、病理

咽部的上皮不是完全一样的,大多数口咽癌起源组织为小涎腺、鳞状上皮或Waldeyer环的淋巴上皮。软腭和悬雍垂与咽后壁相接触,在这一部位,鼻咽后壁的纤毛呼吸上皮转变为鳞状上皮。口咽的鳞状上皮是典型的非角化上皮。大量的小涎腺分布在整个口腔、口咽的黏膜下。这些腺体没有包囊并且由局部区域命名。口咽部的小涎腺收集部位位于软腭、扁桃体柱、磨牙后舌根和舌扁桃体。口咽小涎腺恶性肿瘤常见部位为舌根、软腭和磨牙后三角。

(一)癌前病变

上呼吸消化道的鳞癌可由原位癌转变为侵袭性癌。这种转变过程因人而异且不能预测。

根据世界卫生组织定义,癌前病变是组织形态学发生改变的一种状态。该组织较其他正常组织在物理、化学因素作用下更易发生癌变。癌前病变包括黏膜白斑、红斑和扁平苔藓等。黏膜白斑是一片不能被擦掉的白色黏膜,是一种增生性病变。发病年龄在15～70岁之间。黏膜白斑可以消退、保持稳定或继续进展。54%～70%这类病变包含异型增生,恶变率3.5%～17.5%不等。这类病变的治疗临床上可用外科切除或激光切除。

黏膜红斑是与白斑类似的红色病变。白斑的出现率是红斑的6倍。这两种病变更易出现在男性中。红斑是临床最常见的早期口腔癌。通常,红斑都会伴有异型增生、原位癌或癌。这种浅红色病变可以是无症状的。或者在进食辣或热的食物后产生烧灼感。红斑可以出现在口咽的任何部位,但更多出现在口腔。不是口腔、口咽内所有的红色病变都是红斑,它是指黏膜出现的边界清楚的、色泽鲜红似天鹅绒样的斑块。对于这些病变,病理活检是唯一的确诊方式。

扁平苔藓是一种白色、边缘不整齐的口腔黏膜病变,是一种慢性免疫炎症性疾病。也是临床常见的癌前病变。

(二)口咽常见恶性肿瘤

1.鳞状细胞癌

所有的口咽、鼻咽恶性肿瘤中,超过90%为鳞状细胞癌,口咽癌的诊断基于病理标本的苏木精和伊红染色研究。除了角化型和非角化型鳞状细胞癌,其他病理学变异还包括:疣状细胞癌、基底细胞样鳞癌、梭形细胞癌、腺癌和未分化癌。

(1)角化型鳞状细胞癌:角化型鳞状细胞癌被认为起源于外胚层,这一病变延伸成为溃疡型和蕈伞型,并伴有黏膜下扩展的趋势。它产生不同数量的细胞内和细胞外的角蛋白。具有大细胞和明显的细胞内间桥。这些肿瘤镜下观类似上呼吸消化道的鳞状细胞癌。

(2)非角化型鳞状细胞癌:非角化型病变通常被认为从呼吸道黏膜内胚层分化而来,比角化型鳞癌少见,非角化型鳞状细胞癌呈网状形式生长,肿瘤细胞包括一个明显的带有小泡的核仁,可以出现梭形细胞形态学改变。

(3)基底细胞样鳞癌:基底细胞样鳞癌是一种少见的,具有侵袭性的鳞状细胞癌的变异类型。更多见于男性(男女比4∶1)。主要位于舌根、喉、下咽和扁桃体。多数患者首次发现时即为晚期阶段。肿瘤为围绕一个特征性的中心溃疡呈黏膜下生长。它由紧密排列的中等多晶形成细胞巢的基底细胞组成。基底细胞鳞癌具有高度的局部和远处转移的特性。有些报道指出呼吸消化道基底细胞鳞癌常常伴有第二原发肿瘤。

(4)疣状细胞癌:较口咽肿瘤,疣状细胞癌更多见于口腔癌中,肿瘤边缘伴有明显的炎性浸润。镜下改变主要是细胞异型性和少数的有丝分裂。活检病理可能诊断为良性肿瘤,患者治疗首选手术切除。

(5)梭形细胞癌:这种肿瘤由鳞状细胞和梭形细胞组成,鳞状细胞通常较小并且不易找到。梭形细胞倾向于形成肿瘤的大部分。

梭形细胞癌的临床生物学行为与传统的鳞状细胞癌相类似。外科治疗结果与同期的鳞状细胞癌也类似。多数梭形细胞癌患者为50～80岁男性。大多数这样的病变为息肉状,质硬并有黏膜侵犯。肿瘤表面常呈溃疡状,肿瘤表面病理活检通常不能确诊,推荐的活检部位为病变的根部。

（6）淋巴上皮源性肿瘤：Waldeyer淋巴环的淋巴组织可以产生淋巴上皮源性肿瘤。发病年龄40～80岁，男女比为3∶1。这种肿瘤与未分化鼻咽癌病理学上相同。淋巴上皮源性肿瘤是一种未分化型、非角化型肿瘤。它由多个小单个细胞聚集或带有淋巴细胞的细胞构成。肿瘤细胞有大的圆形细胞核和核仁。肿瘤细胞表现鳞状细胞分化，在许多情况下可以包含传统的鳞状细胞癌。

与传统的角化型鳞状细胞癌比较，淋巴上皮源性肿瘤更多地影响年轻患者，吸烟与过度饮酒似乎与本病发病无关。鼻咽、口咽淋巴上皮源性肿瘤对放射线很敏感。

2.小涎腺肿瘤

口咽的小涎腺肿瘤包括腺样囊性癌、黏液表皮癌和腺癌。在所有这些病理类型中，肿瘤的位置、大小、分期、肿瘤边缘、骨侵犯、神经侵犯是可以判断预后的因素。多数学者认为治疗首选手术治疗。有些类型患者手术时没有切除邻近的骨组织常常会发生局部复发。手术加放疗适用于具有预后不良因素的患者，如阳性切缘，分期较高，神经、骨和肌肉侵犯，颈部淋巴结转移和姑息性治疗等。

（1）腺样囊性癌：腺样囊性癌是小涎腺肿瘤中最常见的肿瘤，占33％～55％，发病年龄40～60岁，女性发病率较男性高，生长方式为筛状细胞癌和实体性肿瘤。腺样囊性癌的分期是基于这些生长方式的。筛状细胞癌较实体肿瘤具有更好的预后。Ⅲ级肿瘤具有标志性的神经侵犯，腺样囊性癌首选外科治疗，但外科手术切缘还没有清晰地确立。腺样囊性癌倾向于血行转移，常见部位为肺、骨，如果颈部有可触及的肿块，颈淋巴清扫的作用是有限的。腺样囊性癌对放疗中度敏感，最近研究表明对于涎腺肿瘤的治疗，中子射线的疗效强于传统放疗。在所有的腺样囊性癌中，小涎腺起源、肿瘤最大直径大于4cm、晚期肿瘤、骨侵犯、局部复发等是预后不良的征象。

（2）黏液表皮样癌：黏液表皮样癌是小涎腺起源的第二常见恶性肿瘤。病理学确诊的依据是发现黏液细胞、表皮样细胞和中间细胞。绝大多数这类肿瘤为高分化肿瘤。颈淋巴结转移发生率24％。当怀疑有或临床明确有颈淋巴结转移时，颈淋巴清扫术是必要的。肿瘤最大直径超过2cm为预后不良因素。术前放疗和术后放疗对这类患者的生存率与局部控制并无明显影响。以往研究表明口咽黏液表皮样癌首选的治疗是外科手术切除并颈淋巴清扫术，如果存在预后不良因素尚需术后放疗。

3.淋巴瘤

口咽部位大量的淋巴组织可以产生多种恶性肿瘤。最常见的淋巴细胞病变为腭扁桃体和舌根淋巴瘤。这些病变多是大的实体肿瘤，通常有一个时间较短的症状期。对于增大的扁桃体，门诊患者必须切取足够多的组织病理活检明确病理诊断。

多数头颈部非霍奇金淋巴瘤是Waldeyer淋巴环病变。在Ⅰ～Ⅱ期非霍奇金淋巴瘤有较高的结外侵犯。Ⅰ期非霍奇金淋巴瘤首选放疗。放疗剂量取决于淋巴瘤的病理，较好的病理类型需要较低剂量，较差的病理类型需要较高剂量。头颈部Ⅰ期非霍奇金淋巴瘤五年生存率58％～77％。

三、诊断、分期与评估

(一)诊断

获得一个完整的病史并进行彻底的体格检查是得出正确诊断最重要的部分。口咽癌诊断中常见的一个问题是延误时间,上呼吸消化道肿瘤可以快速生长,肿瘤可以在 6 周内成倍增长,因此,准确的早期诊断与治疗对于获得肿瘤治疗的良好结果是至关重要的。口咽癌早期症状包括咽喉刺激感、进食辛辣食物时烧灼感、颈部肿物与咽痛,常常伴有单侧耳痛。扁桃体癌患者常有咯血或口腔出血。

口咽癌晚期症状包括吞咽困难、构音障碍、语言含糊不清、张口障碍、气道阻塞症状等,发生咽鼓管阻塞可造成中耳炎,也可以出现体重减轻和营养不良。早期与晚期症状的出现与进展必须及时记录,是获得正确诊断宝贵的第一手资料。

口腔口咽的首次检查必须彻底,另一个需要重点观察的是肿瘤是否保持不变达数月或者正在快速生长。另外,肿瘤的危险因素必须重视,如吸烟饮酒的数量与持续时间、营养习惯、体重减轻的时间与程度、整体状态等。纤维鼻咽镜和间接喉镜的检查也非常重要。镜检能补充检查。软质镜检查能对软腭的后表面、舌根、喉做出评估。当观察会厌谷病变时,将舌体前拉有助于暴露病变。拉开舌腭弓有利于暴露腭扁桃体。口咽的指诊是非常重要的。它可以评估肿瘤与下颌骨的潜在的固定关系,也是评估舌根病变黏膜下侵犯最好的方法。

检查也包括牙齿状况的评估和全面的颅神经检查。所有口咽癌患者上呼吸消化道均应详细检查。颈部进行细致的触诊,判断是否有淋巴结转移并记录位置(Ⅰ~Ⅵ区)、大小、活动度、与周围结构的关系及与原发肿瘤的关系是非常重要的。

(二)影像学检查

临床分期可能不能完全反映肿瘤侵犯程度,尤其是在舌根的局部侵犯上常常无法准确判断肿瘤与周围结构的关系。影像学对于肿瘤的深部侵犯和周围扩展是很有帮助的。CT 与 MRI 都能评估口咽肿瘤的局部扩展。CT 能更好地提供关于骨结构受累的信息,MRI 则能对软组织侵犯范围提供更准确的信息。这些影像可以在冠状位、轴位和矢状位获得影像信息而无须变换体位。胸部放射学检查,后前位与侧位都能评估急慢性肺部疾患、肺转移和同时存在的肺部原发肿瘤。胸部放射学检查如有异常发现可进一步做 CT、PET 或二者都做。

PET 检查机理基于肿瘤细胞葡萄糖吸收率的增高。总的来说,PET 是有用的工具,尤其是评估具有高级别肿瘤时。在患有较小原发肿瘤时,有时会出现假阴性结果并导致延误治疗。

在 N0 患者中是否应用 PET 仍有争议。在确定非典型的对侧转移或无法确定的远处转移时,应用 PET 是非常重要的,这对于制订治疗计划非常重要。在术后随访方面,在判断肿瘤复发与改变治疗计划时,PET 是非常有用的工具。

(三)原发肿瘤活检

口咽病变的活检可以在门诊局麻下进行。扁桃体与软腭可以容易地活检。当原发灶和颈淋巴结转移临床诊断明确的情况下,也可以通过用或不用超声引导下细针穿刺来活检。当无法活检可疑病变时,可以在手术室全麻下进行活检。为获得侵犯范围、分期和准确的细胞病理学的评估,需要足够的病理标本。

(四)临床分期

1.口咽癌(p16+)UICC/AJCC TNM 分期系统(第 8 版)

(1)原发肿瘤(T)

Tx　原发肿瘤无法评价

T_0　无原发肿瘤证据

Tis　原位癌

T_1　肿瘤最大径≤2cm

T_2　肿瘤最大径>2cm,≤4cm

T_3　肿瘤最大径>4cm,或侵犯会厌的舌面

T_4　中等晚期或非常晚期局部疾病

T_{4a}　中等晚期局部疾病

肿瘤侵犯喉、舌的外部肌肉、翼内肌、硬腭或下颌骨[*]

T_{4b}　非常晚期局部疾病

肿瘤侵犯翼外肌、翼板、鼻咽侧壁、或颅底或包绕颈动脉

[*] 注释:舌根或会厌谷的原发肿瘤侵犯至会厌舌面黏膜并不意味着侵犯喉

(2)区域淋巴结(N)

临床　N(cN)

Nx　区域淋巴结无法评价

N_0　无区域淋巴结转移

N_1　同侧单个淋巴结转移,最大径≤3cm,并且 ENE(-)

N_2　同侧单个淋巴结转移,最大径>3cm,≤6cm,并且 ENE(-);或同侧多个淋巴结转移,最大径≤6cm,并且 ENE(-);或双侧或对侧淋巴结转移,最大径≤6cm,并且 ENE(-)

N_{2a}　同侧单个淋巴结转移,最大径>3cm,≤6cm,并且 ENE(-)

N_{2b}　同侧多个淋巴结转移,最大径≤6cm,并且 ENE(-)

N_{2c}　双侧或对侧淋巴结转移,最大径≤6cm,并且 ENE(-)

N_3　单个淋巴结转移,最大径>6cm,并且 ENE(-)或任何淋巴结转移,并且临床明显 ENE(+)

N_{3a}　单个淋巴结转移,最大径>6cm,并且 ENE(-)

N_{3b}　任何淋巴结转移,并且临床明显 ENE(+)

注释:可以采用"U"或"L"的标识分别代表环状软骨下缘水平以上的转移(U)或以下的转移(L)。同样,临床和病理 ENE 需要记录 ENE(-)或 ENE(+)

(3)区域淋巴结(N)

病理　N(pN)

Nx　区域淋巴结无法评价

N_0　无区域淋巴结转移

N_1　同侧单个淋巴结转移,最大径≤3cm,并且 ENE(-)

N₂ 同侧单个淋巴结转移,最大径≤3cm,并且 ENE(+);或最大径>3cm,≤6cm,并且 ENE(-);或同侧多个淋巴结转移,最大径≤6cm,并且 ENE(-);或双侧或对侧淋巴结转移,最大径≤6cm,并且 ENE(-)

N₂ₐ 同侧或对侧单个淋巴结转移,最大径≤3cm,并且 ENE(+);或最大径>3cm,≤6cm,并且 ENE(-)

N₂ᵦ 同侧多个淋巴结转移,最大径≤6cm,并且 ENE(-)

N₂ᵧ 双侧或对侧淋巴结转移,最大径≤6cm,并且 ENE(-)

N₃ 单个淋巴结转移,最大径>6cm,并且 ENE(-);或同侧单个淋巴结转移,最大径>3cm,并且 ENE(+);或多发同侧、对侧或双侧淋巴结转移,并且其中任意一个 ENE(+);或对侧单个淋巴结转移,无论大小,并且 ENE(+)

N₃ₐ 单个淋巴结转移,最大径>6cm,并且 ENE(-)

N₃ᵦ 同侧单个淋巴结转移,最大径>3cm,并且 ENE(+);或多发同侧、对侧或双侧淋巴结转移,并且其中任何一个 ENE(+);或对侧单个淋巴结转移,无论大小,并且 ENE(+)

(4)远处转移(M)

M₀ 无远处转移

M₁ 有远处转移

2.口咽癌(p16+)UICC/AJCC TNM 分期系统(第 8 版)

(1)原发肿瘤(T)

Tx 原发肿瘤无法评价

T₀ 无原发肿瘤证据

Tis 原位癌

T₁ 肿瘤最大径≤2cm

T₂ 肿瘤最大径>2cm,≤4cm

T₃ 肿瘤最大径>4cm,或侵犯会厌的舌面

T₄ 中等晚期局部疾病

肿瘤侵犯喉、舌的外部肌肉、翼内肌、硬腭或下颌骨或更远*

*注释:舌根或会厌谷的原发肿瘤侵犯至会厌舌面黏膜并不意味着侵犯喉

(2)区域淋巴结(N)

临床 N(cN)

Nx 区域淋巴结无法评价

N₀ 无区域淋巴结转移

N₁ 同侧单个或多个淋巴结转移,最大径≤6cm

N₂ 对侧或双侧淋巴结转移,最大径≤6cm

N₃ 转移淋巴结最大径>6cm

(3)区域淋巴结(N)

病理 N(pN)

Nx 区域淋巴结无法评价

pN_0　无区域淋巴结转移

pN_1　淋巴结转移数目≤ 4个

pN_2　淋巴结转移数目> 4个

（4）远处转移（M）

M_0　无远处转移

M_1　有远处转移

3.总体分期

（1）总体分期（临床）

	T	N	M
Ⅰ期	$T_{0\sim2}$	$N_{0\sim1}$	M_0
Ⅱ期	$T_{0\sim2}$	N_2	M_0
	T_3	$N_{0\sim2}$	M_0
Ⅲ期	$T_{0\sim3}$	N_3	M_0
	T_4	$N_{0\sim3}$	M_0
Ⅳ期	任何T	任何N	M_1

（2）总体分期（病理）

	T	N	M
Ⅰ期	$T_{0\sim2}$	$N_{0\sim1}$	M_0
Ⅱ期	$T_{0\sim2}$	N_2	M_0
	$T_{3\sim4}$	$N_{0\sim1}$	M_0
Ⅲ期	$T_{3\sim4}$	N_2	M_0
Ⅳ期	任何T	任何N	M_1

（五）颈部淋巴结的评估

颈部转移与肿瘤的大小、侵犯的深度和原发灶部位淋巴系统的解剖结构密切相关。相关文献指出65%口咽癌患者存在颈部转移。10%的患者存在隐匿性转移，大约30%临床颈部阴性患者（N0）病理学检查为阳性（pN＋），cN0患者隐性转移发生的风险与肿瘤的大小正相关。多数研究表明区域性转移的出现大约降低50%的生存率。目前的分期系统包括转移淋巴结的数目、大小和阳性淋巴结的位置。值得指出的是颈部转移淋巴结的位置是患者生存预后的影响因素之一。上颈部淋巴结转移5年生存率37%，中颈深淋巴结转移5年生存率32%。颈深下为25%，锁骨上与颈后三角淋巴结转移预后最差。

外科治疗颈淋巴结转移取决于颈淋巴侵犯的范围。一般来说，N0、N1病例可行择区或改良的颈淋巴清扫术，N2、N3病例可以行经典的颈淋巴清扫术。到目前为止，没有有效的诊断方法能准确预测有无颈淋巴结转移。手术切除的数目与术后病理检查是辨认微转移的重要方法。临床N0病例经手术经验丰富的医师行颈淋巴清扫术后有很轻微的症状。如果颈部为临床与影像学检查阴性，多数口咽鳞癌患者可以行改良颈淋巴清扫术。口咽癌患者手术标本的病理学检测可以为患者提供后续治疗的重要信息。当T1或T2病例原发肿瘤切除后的切缘阴性。颈淋巴结切除后病变微小或没有颈部淋巴结转移，可以避免术后放疗。提示患者预后不良的病理学特征包括：包膜外侵，4 个或以上淋巴结转移，淋巴血管间隙受侵，软组织受侵，邻近神经受侵等。最近研究表明Ⅱ区Ⅲ区最常见淋巴结阳性。然而，许多阳性淋巴结也可位于Ⅰ区和Ⅳ区，因此，口咽癌择区清扫包括Ⅰ区和Ⅳ区，一般来说，如果其他区域没有阳性淋巴结无须切除Ⅴ区淋巴组织。

口咽癌患者常常出现对侧转移，尤其是病变位于软腭与舌根患者。当原发病变具有对侧转移倾向时，可以行双颈淋巴清扫或放射治疗。舌癌患者大约 20％出现对侧转移，这些患者通常具有超过中线的较大肿瘤或者一侧晚期严重病例。

四、治疗

（一）放射治疗

1.扁桃体癌

对于早期病变，外科治疗与放疗的不同并不明显。早期治疗通常选择外科治疗。这样不能造成功能损害，结果是可以预料的，并且住院时间短。大范围扁桃体切除并不造成术后言语、吞咽功能的损害。即使一部分软腭与舌根切除也不能造成严重的功能影响。多数 T_1 或 T_2，N_0 或 N_1 肿瘤无须术后放疗，除这些阶段的肿瘤外，扁桃体癌预后不佳。由于放射诱发的第二原发恶性肿瘤也不可忽视，尤其是年轻患者。严重的并发症如放射性下颌骨坏死也比较常见。早期病变在经过放射治疗后，患者常常需要行手术切除颈部转移病变。

对于更晚期病变（Ⅲ期或Ⅳ期）放疗成为治疗计划中不可缺少的一部分。手术与术后放疗的联合已经表明较任何一种模式具有更好的结果。手术加术后放疗总体 5 年生存率为 75％，而单纯手术为 48％。在下颌骨受侵的病例，因为这些病变无法单纯用非手术方法治愈，应行手术治疗、术后放疗或术后放化疗。

（1）放疗原则

①早期口咽癌，放射治疗和手术治疗的效果相似。如果手术损伤大、功能影响明显，则主张对早期口咽癌首选放射治疗。

②局部晚期口咽癌的治疗以手术和放疗的综合治疗为主。

（2）单纯放疗适应证

①早期病变。

②晚期病变可做计划性术前放疗或姑息减症治疗。

（3）手术＋放疗综合治疗

①外生性肿瘤，若无明显的坏死溃疡、周围浸润及骨受侵等情况。分化差的癌或未分化癌就可首选术前放射治疗。

②浸润型、溃疡型病变、伴骨受侵等；分化程度高的腺癌可首选手术＋术后放疗/术后同步放疗化疗。

（4）术后放疗指征

①手术切缘不净、残存或安全缘不够。

②局部晚期病变如 T_3、T_4。

③广泛的淋巴结转移(≥2个)或淋巴结包膜受侵、转移淋巴结直径>3cm。

(5)常规放疗技术

①放疗体位:仰卧位,头垫合适角度头、肩枕使颈椎伸直,面罩固定。双侧水平对穿照射。下颈锁骨上区单前野垂直照射。

②首选4~6MeV高能X线或^{60}Co。

③分割剂量

a.根治性放疗:原发灶 DT 66~74Gy/33~37f/6.5~7w;预防性照射剂量:DT 50Gy/25f/5w。

b.术前放疗:原发灶及阳性淋巴结 DT 50Gy/25f/5w。

c.术后放疗:DT 60Gy/30f/6w,对有残留者应局部加量至根治剂量。

④放疗技术:标准照射野为"双侧面颈联合野+下颈、锁骨上野"。两侧面颈联合野包括原发病变、周围邻近结构(包括颊黏膜、齿龈、舌根、鼻咽和咽侧、后壁)和上颈淋巴结(包括Ⅰb、Ⅱ、Ⅴ区上部)。

a.面颈联合野

上界:沿颅底走行;

下界:喉切迹水平,或根据病变向下侵犯的范围而定;

前界:至少超出病变前缘前2cm;

后界:以包括颈后淋巴结为准。

两野的剂量比为1:1。

照射至肿瘤剂量 DT≤40Gy 时,照射野后界前移以避开脊髓继续加量放疗。避开的颈后区可用合适能量的电子线补量。

b.下颈、锁骨上野:上界:与双侧水平野的下界共线,为避免颈髓处两野剂量重叠而造成过量,在共线与体中线相交处的下方应挡铅2cm×2cm~3cm×3cm或挡楔形铅块。下界:沿锁骨下缘走行。外界:肩关节内侧缘内。

(6)调强放疗技术

GTV:原发肿瘤 GTVp 及转移淋巴结 GTVnd,术后的原发肿瘤及转移淋巴结所在的部位为瘤床,分别为 GTVtb 及 GTVnd-tb。

CTV1:包括口咽及病变上中颈部和对侧上颈部淋巴引流区。

靶区设计基本包括GTV、双侧上颈淋巴引流区。

CTV2:下颈、锁骨上预防照射。

PTV:CTV+3~5mm。

PGTV=69.96Gy/33f,分次量2.12Gy

PTV1=60.06Gy/33f,分次量1.82Gy

PTV2=50.96Gy/28f,分次量1.82Gy

2.软腭癌

如果病例肿瘤的直径超过2cm,外科切除将导致相当大的功能缺失,这时更应考虑放射治疗。放射治疗能够保留中到大的软腭癌患者功能。许多研究报道经放疗后取得较好的治疗效果。治疗失败后的外科挽救手术,包括原发灶与颈淋巴结切除能够获得可以接受的生存结果。晚期病例推荐行多种治疗模式的综合治疗。

(1)放疗原则:除极小的浅表性病变可采用单纯局部手术切除外,一般均以放疗或放疗与手术的综合治疗为主。放疗技术包括外照射、体腔管照射、组织间插植或敷贴。

单纯放疗适应证:

①早期病变。

②晚期病变可做计划性术前放疗或姑息减症治疗。

(2)常规放疗技术

①放疗体位:仰卧位,头垫合适角度头、肩枕使颈椎伸直,面罩固定。双侧水平对穿照射。

②首选 4~6MeV 高能 X 线或 ^{60}Co。

③分割剂量

a.根治性放疗:原发灶 DT 66~74Gy/33~37f/6.5~7w;预防性照射剂量:DT 50Gy/25f/5w。

b.术前放疗:原发灶及阳性淋巴结 DT 50Gy/25f/5w。

④放疗技术:标准照射野为"双侧面颈联合野＋下颈、锁骨上野"。两侧面颈联合野包括原发病变、周围邻近结构和上颈淋巴结(包括Ⅰb、Ⅱ、Ⅴ区上部)。

a.面颈联合野

上界:沿颅底走行;

下界:喉切迹水平,或根据病变向下侵犯的范围而定;

前界:至少超出病变前缘前 2cm;

后界:以包括颈后淋巴结为准。

两野的剂量比为 1：1。

照射至肿瘤剂量 DT≤40Gy 时,照射野后界前移以避开脊髓继续加量放疗。避开的颈后区可用合适能量的电子线补量。

b.下颈、锁骨上野:原则:如病理为高分化鳞癌,上颈无转移淋巴结,中下颈不需要预防性照射,如一侧上颈颈部淋巴结阳性则同侧中下颈及锁骨上区应行预防性照射。对侧中下颈无须照射。如病理为分化较低的鳞癌或低分化癌或未分化癌,则不论上颈是否有淋巴结转移,双侧中下颈、锁骨上区都要给予预防性照射。

上界:与双侧水平野的下界共线,为避免颈髓处两野剂量重叠而造成过量,在共线与体中线相交处的下方应挡铅 2cm×2cm~3cm×3cm 或挡楔形铅块。

下界:沿锁骨下缘走行。

外界:肩关节内侧缘内。

(3)调强放疗技术

GTV:原发肿瘤 GTVp 及转移淋巴结 GTVnd,术后的原发肿瘤及转移淋巴结所在的部位为瘤床,分别为 GTVtb 及 GTVnd-tb。

CTV1:包括口咽及病变上中颈部和对侧上颈部淋巴引流区。

靶区设计基本包括 GTV、双侧上颈淋巴引流区

CTV2:根据病理情况决定是否加下颈、锁骨上预防照射。

PTV:CTV+3~5mm。

PGTV=69.96Gy//33f,分次量 2.12Gy

PTV1=60.06Gy/33f,分次量 1.82Gy

PTV2=50.96Gy/28f,分次量 1.82Gy

3.舌根癌

放疗已经成为舌根癌治疗的重要措施之一,已经提高了许多舌根癌的治疗结果。放疗可以单独应用,也可以联合手术或化疗。成功治疗的关键在于选择合适的病例。放射治疗完成后通常需要进行颈淋巴结清扫术。据报道 5 年生存率为 25%～80%,然而,在许多研究中,放疗患者包括 T_1 或 T_2,N_0 或 N_1 者,通常有较好的预后,这些患者也可以应用外科手术单独治疗。放疗的副反应包括早期和晚期黏膜炎、口腔干燥、味觉消失、暂时性与永久性吞咽困难、咽或食管狭窄、放射性骨坏死与辐射诱导恶性肿瘤。如果病变可以单独应用手术治疗,这些副反应是可以避免的,放疗诱发第二原发肿瘤也可以避免。对于相似的肿瘤患者,进行术后放疗的患者似乎较单纯放疗预后好。最好的治疗效果是针对每个患者的个体化治疗方案,放疗后手术是比较困难的,并且有更高的瘘的形成与感染发生率,因此,通常首选手术治疗。

(1)放疗原则:以放疗为主,可手术切除的晚期病变行术后放疗,不能手术切除的晚期病变行术前放疗。可以手术切除的局部晚期病变,如浸润或溃疡型的 T_3、T_4 病变,应根据具体情况加用术前或术后放疗;不能手术切除的局部晚期病变,也应给以足量的放疗,仍可取得较好的姑息作用,甚或因对放射治疗敏感,瘤体缩小明显,由不能手术转为可以手术,个别患者甚至因此而获得治愈。

①单纯放疗适应证:a.T_1、T_2 和外生型 T_3 病变首选放疗;b.晚期病变姑息减症治疗。

②术前放疗适应证:如浸润或溃疡型的 T_3、T_4 病变。

③术后放疗适应证:a.手术切缘不净、残存或安全缘不够。b.局部晚期病变如 T_3、T_4。c.广泛的淋巴结转移(≥2 个)或淋巴结包膜受侵、转移淋巴结直径)3cm。

(2)常规放疗技术

①放疗体位:仰卧位,头垫合适角度头、肩枕使颈椎伸直,面罩固定。张口含瓶/或楔形压舌器,将舌压于瓶底。双侧野对穿照射+下颈锁骨上垂直照射技术。

②首选 4～6MeV 高能 X 线或 ^{60}Co。

③分割剂量:a.根治性放疗:原发灶 DT 66～70Gy/33～35f/6.5～7w;预防性照射剂量:DT 50Gy/25f/5w。b.术前放疗:原发灶及阳性淋巴结 DT 50Gy/25f/5w。

④放疗技术:标准照射野为"双侧面颈联合野+下颈、锁骨上野"。

a.双侧照射野包括原发病变及上颈部淋巴引流区(包括上颈深、颌下、颈后淋巴结)。

上界:颧弓上缘(至少超过舌体、舌根上缘 1.5～2cm),如口咽侧壁受侵则沿颅底走行。

下界:舌骨下缘水平,可根据病变下侵程度及颈部转移淋巴结位置适当调整。

前界:包括咽峡及部分舌体,至少在肿瘤前缘前 2cm。

后界:以包括颈后三角淋巴引流区为原则。

b.下颈、锁骨上野：

上界：与双侧水平野的下界共线，为避免颈髓处两野剂量重叠而造成过量，在共线与体中线相交处的下方应挡铅 2cm×2cm～3cm×3cm 或挡楔形铅块。

下界：沿锁骨下缘走行。

外界：肩关节内侧缘内。

对非浸润性生长的舌根癌，高剂量率近距离后装组织间插植方法是一种较有效的手段，常在外照射达肿瘤剂量 DT 40～50Gy 时，休息 2 周再行插植，局部推量至根治剂量。

（3）调强放疗技术

GTV：原发肿瘤 GTVp 及转移淋巴结 GTVnd，术后的原发肿瘤及转移淋巴结所在的部位为瘤床，分别为 GTVtb 及 GTVnd-tb。

CTV1：包括口咽及病变上中颈部和对侧上颈部淋巴引流区。

CTV2：对侧中颈，双下颈、锁骨上预防照射。

PTV：CTV＋3～5mm。

PGTV＝69.96Gy//33f，分次量 2.12Gy

PTV1＝60.06Gy/33f，分次量 1.82Gy

PTV2＝50.96Gy/28f，分次量 1.82Gy

（二）化疗

为改善晚期口咽癌的预后，不少研究者在探索化疗在其综合治疗中的作用。目前临床资料表明，放疗或手术前的诱导化疗并不能显著改善晚期头颈部鳞癌的预后，HPV 相关的局部晚期口咽癌诱导化疗有很好的疗效。而同时放化疗临床实践中提高疗效并成为标准治疗，但同时同步放化疗伴有很高的风险。HPV 相关口咽癌的最佳治疗方式还有待明确。已经清楚的是，HPV 感染相关肿瘤比非 HPV 感染相关肿瘤患者的生存要好。然而，吸烟降低了 HPV 感染相关的扁桃体癌的生存。危险因素分层系统将 HPV 感染和吸烟状态合并进行了研究。低危患者被定义为 HPV 感染相关扁桃体癌的不吸烟患者（每年吸烟量少于 10 包）。

口咽癌所用药物主要为 DDP、MMC、BLM、5-Fu 等。联合化疗方案主要是含 DDP 和不含 DDP 的两大类。含 DDP 的联合化疗方案疗效优于单一用药，亦优于许多不含 DDP 的联合化疗方案。以 DDP 为基础的联合化疗方案在晚期癌的治疗中目前认为是最为有效的。常用的化疗方案有：

1.MVP 方案

DDP：30mg/m^2，静脉滴注，d1～3；

VLB：30mg/m^2，静脉注入，d1、d8；

MTX：20mg/m^2，静脉注入，d1、d8。

每 3 周重复。

2.PMDY 方案

DDP：80mg/m^2，静脉滴注，d1，水化利尿；

PYM：5mg/m^2，肌内注射，2 次/周；

MTX：20mg/m^2，静脉注入，d1、d8。

每 3 周重复。

3.DDP＋5-Fu

DDP：30mg/m²，静脉滴注，d4；

PYM：5mg/m²，肌内注射，d3、d10、d17、d24；

MTX：40mg/m²，静脉注射，d1、d15；

5-Fu：600mg/m²，静脉滴注，d1、d15。

每 4 周 1 次，共 3 次。

第七节　喉癌

喉癌是喉部最常见的恶性肿瘤。在我国的发生率占全身恶性肿瘤的 1％～5％，占耳鼻咽喉科恶性肿瘤的 7.9％～35％，为该科各部三大恶性肿瘤之一。喉癌多发生于 50～70 岁，患者以男性居多。近年来，喉癌诊断和治疗的进展很大，在恶性肿瘤中属疗效较好者。总体 5 年生存率达 50％左右，早期的声门癌和声门上癌 5 年生存率可达 80％左右。

治疗喉癌患者时应正确判断肿瘤侵犯的范围，选择最佳的治疗方案，以求既治愈疾病，又尽可能多保留一些喉的功能。

喉癌的发病率在世界各地差异很大。据文献报道，意大利的瓦雷泽、巴西的圣保罗和印度的孟买为世界三大高发区。波兰的华沙、法国和西班牙的部分地区为亚高发区。美国为喉癌的中等发病区。北欧为低发区。在同一地区不同种族的人发病率也有不同。如在夏威夷，白种人喉癌发病率（8.1/100000）约为在同一地区生活华人的发病率（1.4/100000）的 6 倍、为该地区菲律宾人（2.0/100000）的 4 倍、日本人（3.3/100000）的 2.5 倍。

我国喉癌的发病率也有很大的差异。东北地区发病率最高，据哈尔滨及长春的病理资料（1963—1972），喉癌占全身恶性肿瘤的 5.7％～7.6％，明显高于全国 1％～5％的水平。

近年来，喉癌的发病率呈上升趋势。据 Iwamoto 报道，1960—1969 年日本喉癌的发病率上升约 1.5 倍。国内有学者重统计了中国医大一院的临床资料，1973—1975 年喉癌患者为 1953—1955 年的 25 倍。

发病年龄以 50～70 岁最多，35 岁以下少见。

男性喉癌发病率远高于女性，男女之比为 7～10∶1，相差最悬殊的是意大利为 30∶1，相差最小的是加拿大为 6∶1。

关于声门上癌、声门癌和声门下癌的各自发病率也有地区差异。从世界绝大多数地区的报道来看，声门癌的发病率最高，声门上癌次之，声门下癌最少。但意大利米兰、芬兰的赫尔辛基，我国辽宁省都是以声门上癌为主，声门癌次之。这种地区差异的原因还有待于进一步深入研究。

一、病　因

喉癌的病因迄今尚未完全明了，目前认为可能与下列因素有关。

1.性激素及其受体

喉是第二性征,也被认为是性激素的靶器官。人体各种肿瘤中,喉癌发病率的性别差异仅次于生殖系统肿瘤。喉癌主要发生在老年男性。有研究表明体内雄激素水平相对或绝对增高可能与喉癌的发生发展有关,抗雄激素治疗对喉癌可能有抑制作用。Saez(1976)研究发现正常人喉黏膜不论男性和女性均存在高水平特异性雄激素受体,癌变后逐渐丧失表达雄激素受体的能力。但性激素及其受体与喉癌之间的确切关系尚未完全弄清,有待于进一步深入研究。

2.吸烟

吸烟可引起呼吸道肿瘤。从世界范围的研究来看,绝大部分喉癌患者有长期吸烟史。喉癌的发病率与每日吸烟的量和吸烟的总时间成正比,长期被动吸烟亦可致癌。岩本分析了6360例喉癌患者,96％有吸烟史,52％是重度吸烟者。近年来,女性喉癌患者增加,可能与女性吸烟人数增加有关。

目前研究表明:烟草燃烧时产生的烟草焦油,含有致癌物质苯并芘。此外烟草燃烧时产生的烟使呼吸道纤毛运动停止或减弱,黏液的黏性增加,黏膜充血水肿,上皮增厚和鳞状化生,成为癌肿的发生基础。

为什么同样吸烟有人患喉癌,有人不患喉癌? Drozda 首先报道吸烟者喉癌的易感性与肝脏内 N-乙酰转移酶表型有关。国内学者也对 N-乙酰转移酶表型在吸烟导致喉癌过程中的作用进行研究,他们的结论是肝脏中的 N-乙酰转移酶对香烟烟雾中的芳香胺类致癌物质起转化作用,由于遗传因素使个体间这种酶的活力有强弱之分,该酶活力强者吸烟不易患喉癌,该酶活力弱者吸烟易患喉癌。此外,有学者报道体内芳烃羟化酶能激活香烟烟雾中的多环芳烃类致癌物,芳烃羟化酶活力强者易患喉癌。这些研究表明:吸烟者存在个体差异,有些人易患喉癌,有些人不容易患喉癌。

3.空气污染

据报道长期在木料粉尘、石棉、芥子气、镍等环境中工作的人喉癌发病率明显上升。有学者对辽宁省工业城市大气污染与喉癌关系进行研究,其结论是大气污染程度与喉癌发病率成正相关。

4.癌前期病变

喉角化症(包括白斑病和厚皮病)及慢性增生性喉炎等,由于长期的上呼吸道感染、吸烟、有害气体的刺激,可导致上皮细胞的异常增生或不典型增生,往往最后发生癌变。

喉白斑是指喉黏膜上产生白色斑块。多见于男性,好发在声带上。临床上按有无隆起分为扁平型和疣状型。其组织病理改变为黏膜上皮增生,故也有人称之为喉过高角化症、喉厚皮病或角化不良症。不少学者通过长期观察发现有部分喉白斑病发展为喉癌,有的患者甚至第一次活检时就有癌变。由于诊断标准不统一,癌变发生率各家报道也不一致,从 3.4％～67.2％。因此对喉白斑病的处理应采取认真负责的态度,可在全麻支撑喉镜下行喉显微手术或通过喉裂开术将白斑剥除,术后标本送病理检查,有癌变者,按喉癌处理。未癌变者可定期随访,以免延误治疗时机。

5.病毒感染

据观察,人类喉乳头状瘤病毒(HPV)的感染,与喉癌的发生有一定的相关性,有学者的研究,发现约 41% 的喉鳞癌组织中可发现 HPV,其中以 HPV16、18 亚型最为多见。喉乳头状瘤通常与 HPV 感染有关,且认为是喉癌的癌前期病变,即成人喉乳头状瘤有一定的恶变发生率,据认为,可能与喉乳头状瘤感染的 HPV 型别有关,或在喉乳头状瘤发展的过程中,HPV 的型别发生了变化。有学者观察到,HPV16、18 的感染,可能不是喉癌发生的根本原因,只有当病毒复制的早期基因 E6/E7 表达时,才会引起恶变的风险。以上结论,尚有待于更大样本的研究证实。

6.其他

放射线可以致癌,用放射线治疗颈部疾病引起喉癌、喉咽癌在文献中已有报道,应引起重视。

也有人认为喉部黏膜慢性炎症和喉癌有一定关系。临床上可见到有的患者长期声嘶,检查见声带充血,一直作为慢性喉炎处理。最后声带长出肿物,活检证实为鳞癌,故慢性喉炎长期不愈者,应注意随访。

目前认为喉乳头状瘤和病毒感染有关,而成人喉乳头状瘤有一部分癌变,因此喉癌可能与病毒感染有一定关系,亦有人将成年人的喉乳头状瘤视为癌前病变。值得进一步研究。

常饮烈酒易发生喉癌,烟酒并用者,危害更大。但也有人认为酒不直接和喉部接触,两者关系不大。法国人酒的消费量大,其喉癌发病率高。但与此相反,英国的苏格兰人饮酒也很多,但喉癌的发病率并不高。

二、病理

喉部恶性肿瘤中以鳞癌为最多见,占喉部恶性肿瘤的 96%～98%,其余分别为未分化癌、腺癌、纤维肉瘤、淋巴系统恶性肿瘤及其他恶性肿瘤。据某医院对 615 例喉部恶性肿瘤患者的病理分析:鳞癌 596 例,占 96.91%;未分化癌 5 例,占 0.81%;腺癌 4 例,占 0.65%;纤维肉瘤 6 例,占 0.98%;淋巴系统恶性肿瘤 2 例,占 0.33%;其他恶性肿瘤 2 例,占 0.33%。

喉癌绝大部分为原发,从邻近器官如食管、甲状腺等处浸润来的较少见,从远处转移来的更少见。

喉腔解剖上分为声门上区、声门区及声门下区,原发于这 3 个不同部位的喉癌分别称为声门上癌、声门癌和声门下癌。

近年来又有人提出贯声门癌作为第四型喉癌。这是 McCavran 等首先提出的,其主要特点是癌肿以跨过喉室的形式侵犯声带、室带,其原发部位很难确定,这种癌肿易侵犯声门旁间隙,瘤体大于 2cm 者易侵犯软骨,3%～40% 的患者有颈淋巴结转移。但也有人持不同观点,他们通过组织病理学仔细研究发现贯声门癌是起始于声带和室带的黏膜移行部位,因此仍应归在声门上癌或声门癌。如果癌肿从声门上区侵入声门区,应视为声门上癌 T_2,反之也一样。如侵犯声门旁间隙和喉软骨应视为喉癌的晚期病变。因此至今国际抗癌联合会(UICC)几经修改的 TNM 分类中均未提及贯声门癌。

喉癌可以从鳞状上皮发展而来,也可以从呼吸道上皮发展而来,其演变过程大致可以分为以下阶段:癌前期病变、原位癌、浸润癌。当然临床上并不是每个患者都可以看到这几个阶段。

喉癌的癌前期病变主要是喉白斑和成人喉乳头状瘤。根据上皮不典型增生情况喉白斑又可分为以下三种情况：第一，喉白斑伴上皮轻度不典型增生，即异形细胞局限于上皮层的下 1/3；第二，喉白斑伴上皮中度不典型增生，即异形细胞局限于上皮层的下 2/3；第三，喉白斑伴上皮重度不典型增生，即异形细胞累及上皮全层，第三种情况相当于原位癌，此时上皮的基底膜仍完整。成人喉乳头状瘤有一定的恶变发生率，故有人认为这是一种处于良恶性之间的肿瘤。喉乳头状瘤接受放射治疗后癌变机会更多，故有人反对用放射疗法治疗喉乳头状瘤。

原位癌一般归在癌肿的早期阶段，这是指癌变仅局限于上皮层，基底膜完好或基本完好，结缔组织无浸润者。但如活检时取材过于表浅，或取自癌变区邻近部位，可将浸润癌误诊为原位癌。

当基底膜被穿透即进入浸润癌阶段，此时癌肿发展迅速，侵犯结缔组织、肌肉、软骨等喉的组织结构。

声门上癌发展和转移较快，这与该处癌细胞分化较差，而血供和淋巴管较丰富有关。声门区的血管和淋巴管均较少。因此声门癌的发展和转移相对较慢。原发于声门下区的癌较少，但其位置隐蔽，早期不易发现，故预后较差。

Broders 根据癌细胞分化程度将喉癌分为四级（表 2-2）。

表 2-2　Broders 癌肿分级

级别	未分化细胞百分数（%）
Ⅰ	0～25
Ⅱ	25～50
Ⅲ	50～75
Ⅳ	75～100

喉癌的级别和预后有关，Ⅰ～Ⅱ级的喉癌预后相对较好，局部淋巴结转移较晚。Ⅲ～Ⅳ级喉癌转移较早，预后较差。

因Ⅱ级和Ⅲ级不易分辨，故也有人将喉癌分为三级：高分化、中度分化和低分化。但应注意同一肿瘤其不同部位的癌组织分化程度可能不同。

三、临床表现

据病变部位和发生的情况，不同类型喉癌都有其特有症状。

1.声门上型

初期无明显症状，或仅表现为感到咽部不适和（或）异物感。肿物表面溃烂，则患者可有轻度咽喉疼痛，随病情的进展可逐渐加重。当癌肿向喉咽部发展时，疼痛可放射到同侧耳部，并可影响进食，但和喉结核相比，疼痛要轻。可有咳嗽，但不剧烈。癌肿溃烂后，常痰中带血，并有臭痰咳出，多见于晚期患者。早期无声音嘶哑，当肿瘤侵及声带，则有声音改变。因癌肿阻塞所致呼吸困难，多在晚期才出现。声门上区癌多发生于会厌喉面根部，室带及杓会厌襞。

声门上型喉癌的淋巴结转移较早，常发生于同侧颈总动脉分叉处颈静脉链淋巴结转移，无痛、质硬，逐渐长大，并可向上、下沿颈内静脉深处的淋巴结发展。由于此型喉癌在早期无明显症状,不易引起注意,确诊时患者多晚期。

2.声门型

是最常见的类型。声带癌好发于声带前、中 1/3 交界处的边缘,肿瘤很小就可以影响到声带的闭合和发声,所以声音嘶哑出现最早。肿瘤的发展较为缓慢,开始声嘶时轻时重,随癌肿增长,影响声带闭合,声嘶逐渐加重。癌肿表面出现溃烂,则痰中可带血,但很少有大量咯血。声门为喉腔最狭窄的部位,癌肿长到一定体积,就可以阻塞声门,引起呼吸困难。声带癌局限于声带时,颈部转移极少;当癌肿向声门上、下区发展,到疾病的晚期,也可发生颈深淋巴结及,或喉前、气管前淋巴结转移。

3.声门下型

病变比较隐匿,早期常无症状,间接喉镜检查不易发现。40% 以上的患者就诊时已有颈淋巴结转移或/和甲状腺受累。可有刺激性咳嗽,痰中带血。如癌肿向上发展,侵犯声带深层组织,或侵及喉返神经或环杓关节,影响声带活动,则出现声音嘶哑。癌肿继续增大,也可堵塞气道,引起呼吸困难。位于后壁的癌肿,易侵及食管前壁可以影响吞咽,预后较差。

四、辅助检查

(一)喉镜检查

这是诊断喉癌最重要的手段。目前喉部检查的方法较多,实际工作中可按照由简到繁的顺序进行选用。最先应使用间接喉镜检查,对咽反射敏感的患者可做咽部表面麻醉,常用的表麻药物为 1% 丁卡因溶液或 1% 达克罗宁溶液。对咽反射过分敏感或喉部暴露不满意的患者可采用纤维喉镜检查,绝大部分患者都能接受此项检查。此外,还可使用频闪喉镜,观察声带波的变化,以利于发现早期的肿瘤。个别患者用上述方法检查仍不满意,则可在全麻支撑喉镜下用手术显微镜进行检查。检查时应按一定顺序,如先从两侧声带开始,然后依次检查室带、杓区、杓会厌皱襞、梨状窝、声门下以及会厌的喉面、舌面、会厌谷,并注意观察声带运动情况,全麻支撑喉镜下做喉部检查时可用特制的小拉钩将室带拉开,检查喉室内的情况。有条件的医院还可通过纤维或电子喉镜进行喉部录像或拍摄照片。

(二)活组织检查

这是目前确诊喉癌的主要依据。通过活检不仅可以确定诊断,还可以了解肿瘤分化程度。活检取材应避免肿瘤坏死区。所取组织应适当大一点,以利于病理检查,但也不宜过大,以免引起出血。对声门裂狭小、已有呼吸困难者,最好先行气管切开,以免发生窒息。

(三)颈部检查

首先检查甲状软骨。通过触诊了解甲状软骨翼板、环甲膜及甲状舌骨膜处有无膨隆及触痛,判断上述部位有无肿瘤侵犯。接着左右推移甲状软骨,正常时可感觉到甲状软骨后缘和颈椎之间的摩擦音。如摩擦音消失,说明肿瘤已向后侵犯。最后通过视诊和触诊检查颈部淋巴结。检查也应按一定顺序对颈部各个解剖区域逐一检查,以免疏漏。有经验的医生大致上可以分辨有肿瘤转移的淋巴结和一般慢性炎症的淋巴结,但这种判断有时候不完全可靠。

(四)影像学检查

影像学检查的目的是进一步了解肿瘤的范围。虽然通过喉部检查可大致了解肿瘤的大小,但往往不够精确。近年来,临床上广泛开展保存喉功能的手术。精确地了解肿瘤侵犯的范围对彻底切除肿瘤,又尽可能保留正常喉组织有重要意义。用于喉部影像学检查有 X 线摄片、CT 及磁共振(MRI),现分述如下。

1.X 线摄片

喉部侧位片用于全面了解喉及气管的情况,尤其是了解声门下受累的情况,对于能否手术,手术时气管应切到第几环,常起到指导作用。侧位片上还可以了解到会厌前隙的情况。喉断层摄片避开了颈椎的阴影,又可进行左右两侧对比,能清楚显示喉前庭、室带、喉室、声带及声门下的情况,也可以了解到两侧梨状窝的情况,对了解肿瘤的大小及侵犯范围有很大的帮助。

2.CT

传统的喉镜检查和 X 线检查虽能大致推断喉癌侵犯范围,但不能获得肿瘤侵犯喉深部结构的精确情况。20 世纪 70 年代中期,CT 开始用于喉部检查,经数十年来的临床应用。喉 CT 片和整块连续切片对照研究发现其有以下优点:第一,能确定喉黏膜下肿瘤浸润的范围;第二,可清楚地显示声门旁间隙有无肿瘤侵犯;第三,可清楚地显示会厌前间隙有无肿瘤侵犯;第四,能发现 5mm 以上的软骨破坏区;第五,由于 CT 能清楚地显示肿瘤对喉深部结构侵犯的范围。因此提高了 T 分期的准确性,尤其对临床上难以区分的 T_3、T_4 期喉癌诊断,有很大的帮助。

3.磁共振成像(MRI)

据廖建春(1992)报道,MRI 所显示喉部肿瘤的图像较 CT 清晰,能清楚地显示喉软骨是否受到肿瘤的破坏。因此对喉癌的诊断、术式选择有较大帮助。

五、临床分期

目前均采用 AJCC 喉癌 TNM 临床分期法。

T　原发肿瘤

TX　原发肿瘤无法评估

T_0 无原发肿瘤证据

Tis　原位癌

声门上型

T_1　肿瘤局限于声门上的一个亚区,声带活动正常

T_2　肿瘤侵犯声门上一个以上邻近的亚区、侵犯声门区或声门上区以外(如舌根、会厌谷、梨状窝内壁黏膜),无喉固定

T_3　肿瘤限于喉内,声带固定和(或)侵犯下列任何一个部位:环后区、会厌前间隙、声门旁间隙,和(或)甲状软骨轻微破坏(如内面皮质)

T_{4a}　肿瘤侵犯穿过甲状软骨和(或)侵犯喉外组织(如气管、包括深部舌外肌在内的颈部软组织、带状肌、甲状腺或食管)

T_{4b}　肿瘤侵犯椎前间隙,包绕颈动脉或侵犯纵隔结构

声门型

T_1　肿瘤局限于声带（可以侵及前联合或后联合），声带活动正常

T_{1a}　肿瘤局限于一侧声带

T_{1b}　肿瘤侵犯两侧声带

T_2　肿瘤侵犯声门上区和（或）声门下区，和（或）声带活动受限

T_3　肿瘤局限于喉内，伴有声带固定和（或）侵犯声门旁间隙，或甲状软骨轻微破坏（如内面皮质）

T_{4a}　肿瘤侵犯穿过甲状软骨和（或）侵犯喉外组织（如气管、包括深部舌外肌在内的颈部软组织、带状肌、甲状腺或食管）

T_{4b}　肿瘤侵犯椎前间隙，包绕颈动脉或侵犯纵隔结构

声门下型

T_1　肿瘤局限于声门下区

T_2　肿瘤侵犯声带，声带活动正常或受限

T_3　肿瘤限于喉内伴有声带固定

T_{4a}　肿瘤侵犯环状软骨或甲状软骨和（或）喉外组织（如气管、包括深部舌外肌在内的颈部软组织、带状肌、甲状腺或食管）

T_{4b}　肿瘤侵犯椎前间隙，包绕颈动脉或侵犯纵隔结构

N　区域淋巴结

NX　区域淋巴结无法评估

N_0　无区域淋巴结转移

N_1　同侧单个淋巴结转移，最大径≤3cm

N_2　同侧单个淋巴结转移，最大径＞3cm，但≤6cm；或同侧多个淋巴结转移，最大径均≤6cm；或双侧或对侧淋巴结转移，最大径均≤6cm

N_{2a}　同侧单个淋巴结转移，最大径均＞3cm，但≤6cm

N_{2b}　同侧多个淋巴结转移，最大径均≤6cm

N_{2c}　双侧或对侧淋巴结转移，最大径均≤6cm

N_3　转移淋巴结最大径＞6cm

M　远处转移

MX　远处转移无法评估

M_0　无远处转移

M_1　有远处转移

临床分期

0 期　Tis N_0 M_0

Ⅰ期　T_1 N_0 M_0

Ⅱ期　T_2 N_0 M_0

Ⅲ期　T_3 N_0 M_0　T_1 N_1 M_0　T_2 N_1 M_0　T_3 N_0 M_0

ⅣA 期　T_{4a} N_0 M_0　T_{4a} N_1 M_0　T_1 N_2 M_0　T_2 N_2 M_0　T_3 N_2 M_0　T_{4a} N_2 M_0

ⅣB期　T_{4b}　任何 N M_0　任何 T N_3 M_0

ⅣC期　任何 T 任何 N M_1

六、治疗

喉癌根据解剖分区可以分为声门上型喉癌、声门型喉癌和声门下型喉癌。其中声门型喉癌占 60%～65%,声门上型占 30%～35%,声门下型约 5%,AJCC 对于喉癌的分期取决于累及亚区的数目、声带活动情况以及有无区域淋巴结转移。而颈部淋巴结转移的发生率和方式因喉部原发灶而异,过半数原发于声门上区的患者出现局部转移。因为该处有很丰富的跨越中线的淋巴系统,双侧淋巴结累及在早期肿瘤中并不少见,因此,声门上型喉癌在确诊时通常已经为局部晚期。不同的是,声门区的淋巴引流并不丰富,该部位的早期原发肿瘤很少扩散到局部淋巴结,而且声嘶是该区肿瘤的早期症状,大部分患者确诊时仍处于早期,因此,声门型喉癌的治愈率非常高,达 80%～95%,如发生淋巴结转移者,生存率会下降 50%。

喉的治疗需要多学科团队的参与,最初评估及后续制定喉癌患者治疗计划均需要一个多学科的团队,包括具备各种能力的专家。同样的,处理及预防根治性手术、放疗和化疗的并发症也需要各种熟悉该疾病的健康护理专家。充分的营养支持能够预防头颈部肿瘤患者治疗后的严重体重下降。我们应鼓励患者戒烟、戒酒,因为这些习惯会降低治疗效果。应用行为疗法联合戒烟药物对于戒烟很有效。

根据 NCCN 指南喉癌患者的治疗主要分为以下三类:①声门型喉癌;②无淋巴结转移(NO)的声门上型喉癌;③有淋巴结转移(N+)的声门上型喉癌。

对于喉部原位癌的治疗推荐包括内镜下切除(剥除、激光)或者单纯放疗,NCCN 同时也鼓励患者参与临床试验。对于浸润性的肿瘤,手术(内镜下或开放式部分喉切除)和放疗对早期声门和声门上型肿瘤有同样的效果。治疗方式的选择取决于是否能保存喉功能、患者的意愿、可靠的随访以及患者的一般情况。

对于颈部转移灶的处理须根据肿瘤出现隐匿性淋巴结转移的危险程度而定,NCCN 鼓励肿瘤有局部进展且需要行全喉切除的患者参与临床试验。可切除的晚期声门和声门上型原发肿瘤可行手术治疗,而综合治疗则包括多种方式:①全喉切除术;②推荐同步放化疗(1 类),化疗以单药顺铂 $100mg/m^2$,每 3 周 1 次为标准方案。大部分临床随机对照研究表明,喉癌患者采用放疗＋同步顺铂化疗比诱导化疗序贯放疗或者单用放疗对保留喉功能和局部病灶的控制有更好的疗效。有些病例还可以行保存声带功能的保守手术。

局部晚期肿瘤患者如希望保留喉功能也可行同步化疗＋放疗,化疗包括在第 1、22 和 43 天应用顺铂 $100mg/m^2$(1 类);另外一个选择的方案是单独的根治性放疗,适合于身体状况不理想或者拒绝用化疗的患者。如放疗后肿瘤仍继续存在或者有局部复发者可行挽救手术切除。

目前 NCCN 对需要的喉切除术的局部晚期可切除的声门和声门上型肿瘤推荐的处理方法是依据组间试验 R91-11 的结果。在 2002 年以前,NCCN 头颈部肿瘤指南根据美国退役军人管理局(VA)喉癌研究组在 1991 年公布的试验结果,推荐使用的治疗喉癌标准疗法是采用顺铂＋5-FU 的诱导化疗序贯放疗或者单独用根治性放疗。在 2002—2008 年版本的指南里，同步放疗和顺铂 $100mg/m^2$ 被推荐为保留喉功能的治疗选择。R91-11 是 VA 试验的后续试验，它比较了 3 种非手术治疗方案：①顺铂＋5-FU 诱导化疗序贯放疗（与 VA 试验使用同一个对照组）；②同步放化疗和第 1、22、43 天使用顺铂 $100mg/m^2$ 化疗；③单独放疗。放疗的方式三组均相同，70Gy/7 周，每次 2.0Gy。喉切除可作为治疗失败患者的挽救性治疗措施。Ⅲ期和Ⅳ期（M_0）患者可以入组试验，排除原发灶 T1 期和巨大的原发灶 T_4 期肿瘤（肿瘤侵犯超过舌根 1cm 或者穿透甲状软骨）。本试验的一个重要发现是顺铂同步化放疗组的 2 年喉保留率可达 88%，相比起诱导化疗组的 74% 和单独放疗组的 69% 有明显的提高，且有统计学意义；诱导化疗组和单独放疗组间的喉保留率差别无统计学意义；3 组的生存率接近。这些 R91-11 试验结果改变了传统的治疗标准，对于 T_3，N_0 和 T_{4a}，N_0 的声门上型喉癌和大多数 T_3，任何 N 的声门型喉癌，同步放疗和顺铂化疗（1 类）更受推崇，因为对保留喉有更好的效果。

对于 T_{4a} 的声门型肿瘤患者，标准的治疗方法是喉切除＋同侧甲状腺切除，如有指征行颈淋巴结清扫。对于某些 T_{4a} 的声门型喉癌，专家推荐①考虑同步放化疗；②或者参与研究保留喉功能的手术或非手术治疗的临床试验。

对于 T_{4a}，N_0 的声门上型喉癌，专家组区分了以下两种情况：①体积大，侵犯舌根（＞1cm）或者肿瘤穿透软骨；②肿瘤体积小，影像学检查示未穿透软骨或者侵犯舌根＜1cm 者。后者的 T_{4a} 的声门上型喉癌可入组 R91-11 试验。对于肿瘤体积小且未穿透软骨的患者，委员会专家推荐使用非手术的可保留喉的治疗，即同步放疗和顺铂全身治疗（1 类）。与之相反的是，对于大体积的 T_{4a}，N＋肿瘤（如软骨破坏、皮肤受累、大范围侵犯舌根）患者，推荐的治疗方案是：①全喉切除＋同侧甲状腺切除＋同侧或双侧颈淋巴结清扫术序贯化疗/放疗；②临床试验；③单独根治性放疗，用于高危但身体情况不佳的患者。

以下是喉癌治疗的具体方案：

1.声门型喉癌的治疗

（1）声门型原位癌：可行①内镜下切除，包括支撑喉镜下激光手术或声带切除；②临床试验；③放射治疗。

（2）不需要做全喉切除的大多数声门型 $T_{1\sim2}$，N_0 和极少数 N＋的患者，可行①放射治疗；②如有指征进行部分喉切除/内镜下或开放式手术切除。

（3）需要全喉切除的大多数声门型 T_3，$N_{0\sim1}$ 患者：

①同步放化疗，推荐顺铂（1 类）。

②如果患者不适合同步放化疗，则行单纯放疗；以上两种选择同步放化疗或单纯放疗，a.如原发灶达到完全临床缓解（最初分期 N_0），可随访观察。b.如原发灶完全临床缓解，但最初分期为 N＋患者，有颈部肿瘤残留者需要行颈部淋巴结清扫，而颈部淋巴结完全临床缓解者，需行治疗后评估，阴性则观察，阳性需行颈部淋巴结清扫术。c.当原发灶有肿瘤残留，必须行挽救性手术＋颈清扫术。

③手术治疗，a.临床分期 N_0，行喉切除联合同侧甲状腺切除术±单侧或双侧颈清扫；b.临床分期 N_1，行喉切除联合同侧甲状腺切除术，同侧颈清扫±对侧颈清扫。术后病理显示无不良预后因素（包括淋巴结包膜外受侵、切缘阳性、原发肿瘤 pT_4、淋巴结转移 N_2 或 N_3、神经周

围侵犯、血管内瘤栓),可随访观察;如有不良预后因素,淋巴结包膜外受侵和(或)切缘阳性需行同步放化疗(1类),而其他不良预后因素,可行单纯放疗或考虑行同步放化疗。

Forastiere 等报道,547 例局部晚期喉癌患者被随机分为三组,中位随访时间为 3.8 年,第一组给予顺铂+5-FU 诱导化疗,然后行放射治疗;第二组给予顺铂同步放化疗;第三组单纯行放射治疗。结果显示第二组的喉保存率(88%)最高,第一组(75%,P=0.005),第三组(70%,P<0.001),相比而言,降低了 43% 的喉切除率。而且局部控制率也是最高(78%),其他两组分别为 61% 和 56%。生存率三组无明显差别,第一组有 15% 的患者发生远处转移,第二组有 12%,第三组 22%。毒副作用比较,同步放化疗 82%,诱导化疗后放疗 81%,单纯放疗只有 61%。因此,同步放化疗被认为是晚期喉癌保喉的标准治疗方案。

(4)需要全喉切除的大多数声门型喉癌 T_3,$N_{2\sim3}$ 的患者:

①同步放化疗,推荐顺铂(1类),a.如原发灶达到完全临床缓解,有颈部肿瘤残留者需要行颈部淋巴结清扫,而颈部淋巴结完全临床缓解者,需行治疗后评估,阴性则观察,阳性需行颈部淋巴结清扫术;b.当原发灶有肿瘤残留,如有指征行挽救性手术+颈清扫术。

②手术治疗,行喉切除联合同侧甲状腺切除术±单侧或双侧颈清扫,术后病理显示:a.无不良预后因素,可随访观察;如有不良预后因素,淋巴结包膜外受侵和(或)切缘阳性需行同步放化疗(1类),b.其他不良预后因素,可行单纯放疗或考虑行同步放化疗。

③诱导化疗(3类),根据诱导化疗后疗效决定,a.原发灶完全缓解(CR),可行根治性放疗(1类)或考虑同步放化疗(2B类),有颈部肿瘤残留者需要行颈部淋巴结清扫,而颈部淋巴结完全临床缓解者,需行治疗后评估,阴性则观察,阳性需行颈部淋巴结清扫术;b.原发灶部分缓解(PR),行同步放化疗(2B类),肿瘤完全缓解者,可观察随访,如有肿瘤残留,需行挽救性手术;c.原发灶<部分缓解,行手术治疗,术后病理无不良预后因素,行放射治疗;如有不良预后因素,淋巴结包膜外受侵和(或)切缘阳性需行同步放化疗(1类);其他不良预后因素,可行单纯放疗或考虑行同步放化疗。

喉癌诱导化疗标准方案是顺铂+5-FU(PF方案),其中顺铂 $100mg/m^2$,接着给予每天 5-FU $1000mg/m^2$,持续 24 小时灌注,共 5 天。但近年来许多临床试验结果表明顺铂+5-FU+紫杉醇或多西他赛[TPF 方案,多西他赛 $75mg/m^2$,1 小时内静脉输注,接着顺铂 $100mg/m^2$,半小时至 3 小时,最后给予5-FU $1000mg/(m^2 \cdot d)$,持续 24 小时灌注,连用 4 天]更优于传统的 PF 方案。Marshall 等进行了 3 期临床试验共 501 例患者。结果显示 TPF 化疗组 3 年总生存率为 62%,PF 组 48%,相应的中位生存期为 71 个月和 30 个月(P=0.006),局部肿瘤控制率,TPF 组高于 PF 组(P=0.04),但两组的远处转移率无明显差异。化疗的毒副作用比较,TPF 组 83% 的患者发生 3 或 4 级中性粒细胞减少,PF 组发生率为 56%(P<0.001),尽管应用抗生素预防,发热性中性粒细胞减少和中性粒细胞减少引起的感染 TPF 组均比 PF 组高。两组 3 或 4 级贫血发生率相似,而 PF 组的 3 或 4 级血小板减少比 TPF 组高(11% vs. 4%,P=0.005)。3 或 4 级非血液学毒性,包括黏膜炎、恶心、吞咽疼痛、吞咽困难、食管炎、食欲缺乏、呕吐、腹泻等在这两个研究组相似,TPF 组 65%,PF 组 62%。试验结果还显示,TPF 组病患者比 PF 组较少出现治疗延迟,影响到后续的放射治疗(29% vs. 65%,P<0.001),反映了 TPF 组的整体毒副作用更容易纠正,能更好地完成综合治疗计划。

（5）声门型喉癌 T_{4a}，任何 N 的患者，建议手术治疗。

①临床 N_0，行喉切除联合同侧甲状腺切除术±单侧或双侧颈清扫。

②临床 N_1，行喉切除联合同侧甲状腺切除术，同侧颈清扫±对侧颈清扫。

③临床 $N_{2\sim3}$，行喉切除联合同侧甲状腺切除术，同侧或双侧颈清扫。所有患者术后均需行同步放化疗（1 类）。

由 RTOG 和 EORTC 施行的两个 3 期临床试验，对术后同步放化疗进行研究，其主要目的是比较顺铂＋放疗是否比单纯放疗能提高预后。结果在 RTOG9501 试验中，同步放化疗明显地降低了局部复发率，而 EORTC22931 中，无进展生存和总体生存率均比单纯放疗高，但两个试验都没有显示顺铂化疗降低了远处转移率，其中在放疗组远处转移率为 25％，同步放化疗组为 20％。

（6）声门型喉癌 T_{4a} 的患者，如拒绝手术：

①考虑同步化放疗，a.如原发灶达到完全临床缓解，有颈部肿瘤残留者需要行颈部淋巴结清扫，而颈部淋巴结完全临床缓解者，需行治疗后评估，阴性则观察，阳性需行颈部淋巴结清扫术；b.当原发灶有肿瘤残留，如有指征行挽救性手术＋颈清扫术。

②保留功能的手术或非手术治疗的临床试验。

③诱导化疗序贯同步放化疗（2B 类）。

（7）声门型喉癌 T_{4b} 的患者，任何 N；或不可切除的淋巴结病灶：

①推荐行临床试验。

②标准治疗：a.体力状态评分，PS 0～1 分，首选同步化放疗（1 类，以顺铂为主），或诱导化疗，继之化放疗（3 类），如原发灶控制，有颈部淋巴结残留，可行颈部淋巴结清扫，术后随访。b.PS 2 分，行根治性放疗±同步全身治疗。c.PS 3 分，根治性放疗或最佳支持治疗，有颈部淋巴结残留，可行颈部淋巴结清扫术。

（8）声门型喉癌放射治疗原则：根治性放疗。

①T_1，N_0，63～66Gy（每次 2～2.25Gy）。

②$T_{1\sim2}$，＞66Gy，使用常规分割放疗（每次 2.0Gy）。

③≥T_2 的原发灶以及受侵淋巴结，常规分割放疗 70Gy（每次 2.0Gy），7 周；非常规分割放疗：a.同步推量加速放疗，72Gy/6 周（大野每次 1.8Gy，在治疗的最后 12 天，每天再加小野补充照射 1.5Gy，作为 1 天中的第 2 次照射）；b.超分割放疗，79.2～81.6Gy/7 周（每次 1.2Gy，1 天 2 次）。

④未受侵淋巴结区域，44～64Gy（每次 1.6～2.0Gy）。

推荐高危患者进行术后放疗，包括多个淋巴结转移（没有淋巴结包膜外受侵）或侵犯神经周围/淋巴管/血管。对于有镜下残留的病变，应给予高剂量放疗（60～65Gy）以降低由正常血管结扎、瘢痕形成和肿瘤床术后相对缺氧造成的局部区域治疗失败的可能性，建议在手术后 6 周内进行。

声门型喉癌术后放疗：①指征为：原发肿瘤 pT_4、淋巴结 N_2 或 N_3、神经周围受侵或血管内瘤栓；②建议在手术后 6 周内进行；③原发灶，60～66Gy（每次 2.0Gy）；④颈部，受侵淋巴结区域，60～66Gy（每次2.0Gy），未受侵淋巴结区域，44～64Gy（1.6～2.0Gy）。

声门型喉癌术后放化疗:①指征:淋巴结包膜外受侵和(或)切缘阳性;②其他不良预后因素也可考虑化放疗,如原发肿瘤 pT_4、淋巴结 N_2 或 N_3、神经周围受侵或血管内瘤栓;③推荐同步单药顺铂 $100mg/m^2$,每 3 周 1 次。

2.声门上型喉癌的治疗

(1)不需要做全喉切除的大多数 $T_{1\sim2}$,N_0 患者,可行:

①内镜下切除术±颈清扫。

②开放性声门上部分喉切除术±颈清扫;术后病理结果显示:a.淋巴结阴性,$T_{1\sim2}$,N_0 的可行随访观察;b.1 个阳性淋巴结,无其他不良预后因素的,可考虑术后放疗;c.淋巴结阳性,有不良预后因素,如切缘阳性,行再次手术切除或单纯放疗或考虑行同步放化疗(2B 类);d.有不良预后因素,淋巴结包膜外受侵,行同步放化疗(1 类)或放疗(2B 类);e.淋巴结阴性,$T_3\sim T_{4a}$,N_0,可具体参考后面 T_3 及 T_{4a} 声门上型喉癌的治疗。

③根治性放疗。

(2)需要做全喉切除的 T_3,N_0 患者:

①同步化放疗,化疗方案推荐单药顺铂(1 类):a.原发灶,完全临床缓解,可随访观察;b.如有原发灶残留,有指征行挽救性手术+颈部淋巴结清扫。

②或喉切除+同侧甲状腺切除联合同侧或双侧颈清扫术,术后病理示 a.N_0 或 1 个阳性淋巴结,无不良预后因素,可选放射治疗;b.有不良预后因素,包膜外受侵和(或)切缘阳性,行同步放化疗(1 类),而其他不良预后因素,则行单纯放疗或考虑同步放化疗。

③如果患者身体不适合同步放化疗,行单纯放疗。

④诱导化疗(3 类),a.当原发灶完全缓解(CR),行根治性放疗(1 类)或考虑同步放化疗(2B 类),颈部有淋巴结残留行颈清扫术,如颈部完全临床缓解,需行治疗后评价,阴性则观察,阳性则行颈清扫。b.原发灶部分缓解(PR),行同步放化疗(2B 类),颈部淋巴结完全临床缓解,可随访观察,颈部有淋巴结残留行挽救性手术。c.原发灶<部分缓解,行手术治疗,术后病理无不良预后因素,行放射治疗;如有不良预后因素,淋巴结包膜外受侵和(或)切缘阳性需行同步放化疗(1 类);其他不良预后因素,可行单纯放疗或考虑行同步放化疗。

(3)不需要全喉切除的 $T_{1\sim2}$,$N+$ 和选择性的 T_3,N_1 患者:

①同步放化疗,推荐顺铂(1 类)。

②根治性放疗:a.原发灶完全临床缓解,而颈部淋巴结残留,行颈部清扫;颈部完全临床缓解,需行治疗后评估,阴性者观察,阳性者需行颈清扫。b.原发灶有肿瘤残留,如有指征持挽救性手术+颈清扫。

③声门上部分喉切除+颈清扫术,术后病理无不良预后因素,行观察或放射治疗;如有不良预后因素,淋巴结包膜外受侵和(或)切缘阳性需行同步放化疗(1 类);其他不良预后因素,可行单纯放疗或考虑行同步放化疗。

④诱导化疗(3 类):a.当原发灶完全缓解(CR),行根治性放疗(1 类)或考虑同步放化疗(2B 类),颈部有淋巴结残留行颈清扫术,如颈部完全临床缓解,需行治疗后评价,阴性则观察,阳性则行颈清扫。b.原发灶部分缓解(PR),行同步放化疗(2B 类),颈部淋巴结完全临床缓解,可随访观察,颈部有淋巴结残留行挽救性手术。c.原发灶<部分缓解,行手术治疗,术后病理

无不良预后因素,行放射治疗;如有不良预后因素,淋巴结包膜外受侵和(或)切缘阳性需行同步放化疗(1类);其他不良预后因素,可行单纯放疗或考虑行同步放化疗。

(4)需要全喉切除的 T_3,$N_{2\sim3}$ 患者:

①同步放化疗,推荐顺铂(1类):a.原发灶完全临床缓解,而颈部淋巴结残留,行颈部清扫;颈部完全临床缓解,需行治疗后评估,阴性者观察,阳性者需行颈清扫。b.原发灶有肿瘤残留,如有指征持挽救性手术+颈清扫。

②喉切除术和同侧甲状腺切除联合颈清扫,术后病理无不良预后因素,行放射治疗;如有不良预后因素,淋巴结包膜外受侵和(或)切缘阳性需行同步放化疗(1类);其他不良预后因素,可行单纯放疗或考虑行同步放化疗。

③采用诱导化疗序贯同步放化疗(2B类):a.当原发灶完全缓解(CR),行根治性放疗(1类)或考虑同步放化疗(2B类),颈部有淋巴结残留行颈清扫术,如颈部完全临床缓解,需行治疗后评价,阴性则观察,阳性则行颈清扫。b.原发灶部分缓解(PR),行同步放化疗(2B类),颈部淋巴结完全临床缓解,可随访观察,颈部有淋巴结残留行挽救性手术。c.原发灶<部分缓解,行手术治疗,术后病理无不良预后因素,行放射治疗;如有不良预后因素,淋巴结包膜外受侵和(或)切缘阳性需行同步放化疗(1类);其他不良预后因素,可行单纯放疗或考虑行同步放化疗。

(5)T_{4a},$N_{0\sim3}$ 患者,行全喉切除,同侧甲状腺切除及同侧或双侧颈清扫术,术后病理显示淋巴结包膜外受侵和(或)切缘阳性需行同步放化疗(1类);其他不良预后因素,可行单纯放疗或考虑行同步放化疗。

(6)拒绝行全喉切除手术的 T_{4a},$N_{0\sim3}$ 患者:

①考虑同步放化疗:a.原发灶完全临床缓解,颈部淋巴结残留,行颈部清扫;颈部完全临床缓解,行治疗后评估,阴性者观察,阳性者需行颈清扫。b.原发灶有肿瘤残留,如有指征持挽救性手术+颈清扫。

②临床试验。

③诱导化疗后给予同步放化疗(2B类):a.当原发灶完全缓解(CR),行根治性放疗(1类)或考虑同步放化疗(2B类),颈部有淋巴结残留行颈清扫术,如颈部完全临床缓解,需行治疗后评价,阴性则观察,阳性则行颈清扫。b.原发灶部分缓解(PR),行同步放化疗(2B类),颈部淋巴结完全临床缓解,可随访观察,颈部有淋巴结残留行挽救性手术。c.原发灶<部分缓解,行手术治疗,术后病理无不良预后因素,行放射治疗;如有不良预后因素,淋巴结包膜外受侵和(或)切缘阳性需行同步放化疗(1类);其他不良预后因素,可行单纯放疗或考虑行同步放化疗。

(7)对于声门上型喉癌治疗后复发、残存的疾病:

①局部区域复发,先前无放疗史,a.可切除的,行手术或同步放化疗,无不良预后因素,观察随访,有不良预后因素,则根据不良预后因素的情况来决定下一步治疗;b.不可切除的,则根据患者的体力状态评分决定治疗方案。

②先前有放疗史的局部区域复发或第二原发病灶,a.可切除的,行手术±再次放疗或±化疗(推荐临床试验);b.不可切除的,行再次放疗±化疗,推荐临床试验或者化疗。

③有远处转移,a.推荐临床试验,b.标准治疗,PS 0～1 分,联合化疗或单药化疗,化疗方案推荐临床试验或最佳支持治疗;PS 2 分,行单药化疗或最佳支持治疗;PS 3 分,最佳支持治疗。

(8)声门上型喉癌的放疗原则:

①根治性放疗:a.$T_{1～2}$,N_0 的患者,给予≥66Gy,使用常规分割放疗(每次 2.0Gy);b.$T_{2～3}$,$N_{0～1}$,常规分割放疗,原发灶以及受侵淋巴结,给予≥70Gy(每次 2.0Gy),颈部未受侵淋巴结区域,44～64Gy(每次 1.6～2.0Gy)。使用非常规分割放疗,6 次/周加速放疗,肉眼可见病变照射剂量为 66～74Gy,亚临床病变照射剂量 44～64Gy;同步推量加速放疗,72Gy/6 周(大野每次 1.8Gy,在治疗的最后 12 天,每天再加小野补充照射 1.5Gy,作为 1 天中的第 2 次照射);超分割放疗,81.6Gy/7 周(每次 1.2Gy,1 天 2 次)。颈部未受侵淋巴结区域,44～64Gy(每次 1.6～2.0Gy)。

非常规分割放疗包括加速治疗,使每周达到 1000cGy 以上和超分割放疗。应用超分割放疗的生物学原理基于 Withers 及其同事的发现,即晚期和早期反应的组织在修复能力上存在巨大的、一致差异。加速分割放疗是通过采用压缩时间,剂量方案来治疗快速的肿瘤增殖。一些Ⅱ期临床试验已经表明在各种头颈肿瘤中非常规分割放疗计划的应用有优势。

两个大型的随机临床试验已报道通过应用非常规分割放疗的方法提高了局部区域控制情况。欧洲癌症研究和治疗组织(EORTC)的 22791 试验方案将超分割放疗(每天 2 次 1.15Gy,或 7 周放疗 80.5Gy)与常规分割放疗(每天 1 次 2Gy,或 7 周放疗 70Gy)治疗进行了对比。随访 5 年,超分割放射治疗的患者组统计数据显示局部控制率明显提高(38% vs. 56%,P=0.01),而且晚期并发症没有增加。一项长期的随访分析也显示出超分割放疗对于生存率的提高略有优势(P=0.05)。另一个 EORTC 的试验 22851 将加速分割放疗(每天 3 次 1.6Gy,或 5 周放疗 72Gy)与常规分割放疗对中到晚期头颈肿瘤患者的治疗情况进行对比。随访 5 年时加速分割放疗组的患者在局部区域控制方面有显著优势(P=0.02)。然而,加速分割放疗组的急性和慢性毒性都有所增加,所以需要考虑加速分割放疗的净获益问题。美国肿瘤放疗治疗学组(RTOG)报道了一项将超分割放疗和 2 种加速分割放疗与标准的分割放疗进行比较大型的Ⅲ期临床试验方案的最初 2 年结果和随后较成熟的结果(中位随访时间为 8.5 年),经过 2 年的随访,与标准的分割放疗相比,伴推量照射的加速分割放疗(AFX-C)和超分割放疗都可以提高局部控制率和无疾病生存率。但是,急性毒性也有所增加。各治疗组在治疗开始后的 6～24 个月内 3 级或以上的远期毒副反应发生率无显著性差异。长期随访证实与标准分割放疗相比,AFX-C 和超分割放疗的方法都能使局部控制率得到显著提高。然而,无病生存率和总体生存率都没有明显提高。AFX-C 治疗的患者严重后后期毒性效应更加常见。新近发表一项荟萃分析的数据分析了超分割放疗和加速分割放疗对头颈部肿瘤患者生存率的影响,分析包含了 15 个随机试验,以标准分割放疗作为对照组。报道指出 5 年时有 3.4% 的绝对生存获益(HR=0.92,95% CI:0.86～0.97,P=0.003),但是该生存获益仅限于 60 岁以下的患者。因此,NCCN 成员仍未对给予同时推量照射或超分割放疗的非常规放疗应用于Ⅲ期或Ⅳ期的声门上型喉癌的治疗达成共识。

②声门上型喉癌化放疗:同步铂类联合 70Gy/7 周,常规放疗。

③声门上型喉癌术后放疗:a.指征:原发肿瘤 pT_4、淋巴结 N_2 或 N_3、神经周围受侵或血管

内瘤栓;b.建议在手术后 6 周内进行;c.原发灶,60～66Gy(每次 2.0Gy);d.颈部,受侵淋巴结区域,60～66Gy(每次2.0Gy),未受侵淋巴结区域,44～64Gy(每次 1.6～2.0Gy)。

④声门上型喉癌术后放化疗:a.指征:淋巴结包膜外受侵和(或)切缘阳性;b.其他不良预后因素也可考虑化放疗,如原发肿瘤 pT_4、淋巴结 N_2 或 N_3、神经周围受侵或血管内瘤栓;c.推荐同步单药顺铂100mg/m²,每 3 周 1 次。

化疗在具有不良预后因素的患者中所起的作用已经由 2 个独立的多中心随机临床试验和针对头颈肿瘤包括喉癌的高危患者进行的 2 个临床试验综合数据分析阐明清楚。

美国组间试验 R95-01 随机选定有 2 个或以上淋巴结受侵、切缘阳性或肿瘤包膜外受侵的患者接受标准术后放疗或相同的放疗加顺铂治疗,剂量为 100mg/m² 每 3 周 1 次,共 3 次。欧洲的临床试验也采用了同样的治疗方法,但还包括了神经周围或血管周围病变等不良预后因素。美国的临床试验证明术后同步放化疗显示提高了局部区域控制率和无病生存率,但总体生存率没有差异;而欧洲的临床试验发现术后同步放化疗能显著提高生存率。需要说明的是随机临床试验支持几种顺铂的使用方案(如每周 50mg,静脉滴注或每天 6mg/m²),但大多数医疗中心采用高剂量顺铂治疗(每 3 周 100mg/m²)。

为了更好地定义不良预后因素,对 2 个临床试验的预后因素和治疗结果/转归进行了综合分析。分析证明 2 个试验中有肿瘤淋巴结包膜外受侵和(或)切缘阳性的患者都能从术后放疗加顺铂化疗中获益。对于有多个区域淋巴结受侵但没有包膜外受侵的患者,在生存率上没有优势。这些文献成为 NCCN 最新指南中进行推荐的基础。同步放化疗能够明确用于具有不良预后因素或淋巴结包膜外受侵和(或)黏膜切缘阳性者(1 类)。而对于仅有多个淋巴结受累及、没有包膜外受侵或其他不良预后因素的患者推荐进行术后单纯放疗,但是否进行同步放化疗可根据临床判断。

此外,喉癌患者治疗后的康复、随访和监测也同样重要。如有指征,言语、听力、吞咽检查和康复可能对患者有帮助,治疗组专家建议患者戒烟。随访,尤其对于非手术治疗患者来说,到训练有素的头颈外科肿瘤医生处做仔细和定期的随访检查是十分重要的,他们可以早期发现局部或区域的肿瘤复发,有机会行挽救性手术,如有指征还可以行颈部淋巴结清扫术。因此,对于难以随访的患者推荐术后 3～6 个月对原发灶和颈部的影像学检查,了解基线情况;如临床体检发现可疑体征或者症状时应重复影像学检查。如果用 PET 检查随访患者,第 1 次检查应在治疗 12 周之后。许多喉癌综合治疗后的患者需要进一步行一系列内镜或高分辨率的先进放射影像学检查,因为大剂量放疗后喉组织和颈部容易出现瘢痕、水肿和纤维化。

第八节　下咽癌

喉咽癌(下咽癌)较少见,发病率低于鼻咽癌、喉癌或口咽部恶性肿瘤。据国内统计,占全身恶性肿瘤的 0.25%,占头颈部恶性肿瘤的 2.5%。

由于喉和喉咽是两个密切相邻的器官,两者之间的界限不是十分清楚,故不同的学者,可以有不同的概念。临床上根据其原发部位,主要分为三种。①梨状窝癌:原发于梨状窝侧壁或内壁;②喉咽后壁癌:原发于喉咽部颈椎的前壁;③环状软骨后癌:原发于紧靠环状软骨板的喉咽前壁。

喉咽癌患者多为 40 岁以上男性,男女之比为 1.8～12.6∶1,其中梨状窝癌和喉咽后壁癌以男性为主,而环状软骨后区癌则多见于女性。

一、病因

病因仍不清楚。可能与长期大量吸烟和饮酒等慢性刺激有关。据国外报道 96％的喉咽癌患者有吸烟史,93％有饮酒史。另据认为,女性患者多发的环状软骨后癌与缺铁性贫血有密切关系,亦可能与绝经期内分泌功能紊乱有关。

二、病理

以鳞状细胞癌多见,约占 97％,未分化癌、腺癌少见,偶见肉瘤及淋巴瘤等。

三、诊断

(一)临床表现

初起症状往往不够明显,为空咽时一侧喉部不适、异物感,或有轻微吞咽痛,或喉部后方有压迫感,常被忽视。随着病情发展,可出现下列症状。

1.吞咽困难

为喉咽癌特有症状,因癌肿侵及梨状窝尖、食管入口,或阻塞喉咽腔所致。常于进食或饮水时,反流入喉,引起刺激性呛咳,甚至发生吸入性肺炎。

2.咽喉疼痛

当癌肿已溃烂或继发感染时,可出现咽喉痛,并可放射至同侧耳部。偶可吐出带有腥臭的脓血分泌物。若癌肿已侵及喉部软骨,则可发生一侧颈部剧烈疼痛。

3.声音嘶哑

环后癌累及环杓关节运动或损坏喉返神经,梨状窝癌侵及声带,均可引起声音嘶哑。喉咽后壁癌突入喉咽腔,讲话时像口中含物含糊不清。也可出现不同程度的呼吸困难。

4.颈淋巴结肿大

常为首发症状就诊,以单侧为多,少数为双侧。肿块增长迅速,质硬、无触痛,常见于颈中深部淋巴结。

5.远处

晚期可有转移,主要部位为肝、肺、骨。患者消瘦,呈恶病质。

(二)辅助检查

1.影像学检查

X 线片及 CT/MRI 可了解恶性肿瘤扩展程度。胸片拍摄以排除肺部转移。

2.细胞学检查

扁桃体脱落细胞检查或颈淋巴结穿刺做细胞学检查,有一定价值。

3.活组织检查

应自溃疡边缘取材,包括一部分正常组织,或切开黏膜,在黏膜下取材。取材需避开大血管,不宜过深,以免出血。

(三)诊断标准

喉咽癌早期可以完全没有症状,或者症状不明显,患者仅感到咽部不适或异物感,易被误诊为慢性咽炎或咽喉神经官能症,而随便处理,所以早期诊断尤为重要。

凡年龄在 40 岁以上,咽喉部有异物感或吞咽痛,或伴有颈淋巴结肿大者,应仔细询问病史。

喉镜检查可见癌肿呈菜花状、肉芽状,或发生溃疡。喉咽深部癌难以发现,有时仅有患侧梨状窝及杓区后方黏膜肿胀变化,并有唾液积存。颈部触诊检查,左、右推挤喉头时摩擦感消失,并可触及质硬肿大的淋巴结。X 线摄片、CT、MRI 检查可了解病变部位、扩展范围、软骨破坏及移位情况。诊断最终取决于病理检查,有时尚需要重复活检,才能做出明确诊断。颈部肿大的淋巴结穿刺或活检,可确定肿块性质,若为恶性可根据其颈部转移部位及其性质,做出癌肿原发病灶部位的初步诊断。

四、临床分期

1.原发肿瘤(T)

Tx 原发肿瘤无法评价

T_0 无原发肿瘤证据

Tis 原位癌

T_1 肿瘤局限在下咽的某一解剖亚区且最大径≤2cm

T_2 肿瘤侵犯一个以上下咽解剖亚区或邻近解剖区

T_3 肿瘤最大径>4cm 或半喉固定或侵犯食管

T_4 中等晚期或非常晚期局部疾病

T_{4a} 中等晚期局部疾病

肿瘤侵犯甲状/环状软骨、舌骨、甲状腺或中央区软组织[*]

T_{4b} 非常晚期局部疾病

肿瘤侵犯椎前筋膜,包绕颈动脉或侵犯纵隔结构

[*] 注释:中央区软组织包括喉前带状肌和皮下脂肪

2.区域淋巴结(N)

临床 N(cN)

Nx 区域淋巴结无法评价

N_0 无区域淋巴结转移

N_1 同侧单个淋巴结转移,最大径≤3cm,并且 ENE(一)

N_2 同侧单个淋巴结转移,最大径>3cm,≤6cm,并且 ENE(一);或同侧多个淋巴结转移,最大径≤6cm,并且 ENE(一);或双侧或对侧淋巴结转移,最大径≤6cm,并且 ENE(一)

N_{2a} 同侧单个淋巴结转移,最大径>3cm,≤6cm,并且 ENE(-)

N_{2b} 同侧多个淋巴结转移,最大径≤6cm,并且 ENE(-)

N_{2c} 双侧或对侧淋巴结转移,最大径≤6cm,并且 ENE(-)

N₃ 单个淋巴结转移,最大径>6cm,并且 ENE(-)或任何淋巴结转移,并且临床明显 ENE(+)

N_{3a} 单个淋巴结转移,最大径>6cm,并且 ENE(-)

N_{3b} 任何淋巴结转移,并且临床明显 ENE(+)

注释:可以采用"U"或"L"的标识分别代表环状软骨下缘水平以上的转移(U)或以下的转移(L)。同样,临床和病理 ENE 需要记录 ENE(-)或 ENE(+)

3.区域淋巴结(N)

病理 N(pN)

Nx 区域淋巴结无法评价

N₀ 无区域淋巴结转移

N₁ 同侧单个淋巴结转移,最大径≤3cm,并且 ENE(-)

N₂ 同侧单个淋巴结转移,最大径≤3cm,并且 ENE(+);或最大径>3cm,≤6cm,并且 ENE(-);或同侧多个淋巴结转移,最大径≤6cm,并且 ENE(-);或双侧或对侧淋巴结转移,最大径≤6cm,并且 ENE(-)

N_{2a} 同侧或对侧单个淋巴结转移,最大径≤3cm,并且 ENE(+);或最大径>3cm,≤6cm,并且 ENE(-)

N_{2b} 同侧多个淋巴结转移,最大径≤6cm,并且 ENE(-)

N_{2c} 双侧或对侧淋巴结转移,最大径≤6cm,并且 ENE(-)

N₃ 单个淋巴结转移,最大径>6cm,并且 ENE(-);或同侧单个淋巴结转移,最大径>3cm,并且 ENE(+);或多发同侧、对侧或双侧淋巴结转移,并且其中任意一个 ENE(+);或对侧单个淋巴结转移,无论大小,并且 ENE(+)

N_{3a} 单个淋巴结转移,最大径>6cm,并且 ENE(-)

N_{3b} 同侧单个淋巴结转移,最大径>3cm,并且 ENE(+);或多发同侧、对侧或双侧淋巴结转移,并且其中任何一个 ENE(+);或对侧单个淋巴结转移,无论大小,并且 ENE(+)

4.远处转移(M)

M₀ 无远处转移

M₁ 有远处转移

5.总体分期

	T	N	M
0 期	Tis	N₀	M₀
Ⅰ期	T₁	N₀	M₀
Ⅱ期	T₂	N₀	M₀
Ⅲ期	T_{1~2}	N₁	M₀
	T₃	N_{0~1}	M₀

Ⅳ A 期	T$_{1\sim3}$	N$_2$	M$_0$
	T$_{4a}$	N$_{0\sim2}$	M$_0$
Ⅳ B 期	T$_{4b}$	任何 N	M$_0$
	任何 T	N$_3$	M$_0$
Ⅳ C 期	任何 T	任何 N	M$_1$

五、治疗

喉咽癌的治疗一般采用手术、放射治疗、化学治疗等综合治疗手段。

（一）外科治疗

1.早期的病变（T$_1$、T$_2$病变）

如果可以做保留喉功能的手术,则可以选择手术加术后放射治疗的方案。手术方式包括经口支撑喉镜下激光切除、部分喉咽切除、部分喉咽部分喉切除,新近的经口机器人手术也在试验应用中,可以做喉咽大部切除术。颈部淋巴结需要同期根治或改良根治性颈淋巴结清扫。手术后再辅以放射治疗。

2.中晚期病变（T$_3$、T$_4$病变）

对于不能做保留喉功能手术的 T$_3$、T$_4$病变,可以选择手术加术后放射治疗,全喉及部分喉咽切除,或全喉全喉咽切除,缺损可以胸大肌皮瓣或游离空肠、游离股前外侧皮瓣等方式修复。颈淋巴结的处理同上。累及颈段食管的病变,也可以采用全喉全喉咽全食管切除,胃上提修复颈段食管缺损,也可以用横结肠、左半或右半结肠做食管重建。手术后往往需要根治性放射治疗。

（二）放射治疗

喉咽癌单纯放射治疗的有效率不及手术加放射治疗的综合治疗。病理检查肿瘤中人乳头瘤病毒阳性（HPV＋）的患者对于放射治疗较敏感。放射治疗可于术前或术后结合手术综合应用。对于保留喉功能意愿强烈的患者,也可采用同步放射化学治疗的方法,同步放射化学治疗的疗效优于单纯放射治疗,但与手术加放射治疗的综合治疗方案对比,尚无明确结论孰优孰劣,同步放射化学治疗对于保留喉功能有优势。同步放射化学治疗可以选择的化学治疗药物有紫杉醇、顺铂、氟尿嘧啶等,可以联合用药,也可以紫杉醇或顺铂（或卡铂）单药与放射治疗同步应用。

（三）化学治疗

单纯化学治疗对于喉咽癌的治疗作用有限,一般和放射治疗联合应用;也可以应用诱导化学治疗—放射治疗,或诱导化学治疗—手术—放射治疗的综合治疗方案。对于中晚期手术不能保留喉功能的病变,可以采用诱导化学治疗 2～3 个周期,然后评估疗效,如果原发灶病变达到 CR 或 PR,则可以选择非手术治疗的放射治疗或同步放射化学治疗,如果未达到 CR 或 PR,再选择手术切除加手术后放射治疗。该方案有助于在保证生存率的同时,最大限度的保留喉功能。

（四）生物治疗

可用于喉咽癌的生物治疗药物主要是表皮生长因子单克隆抗体,以及抗血管生成的抗体。

这些药物单独应用疗效有限,一般结合放射治疗或化疗应用。现欧洲已经普遍使用 HPV16 和 18 型疫苗,我国于 2016 年 7 月起批准上市。

六、预后

喉咽癌的整体预后较喉癌差。5 年生存率 40％左右,早中期病变(临床 1、2 期)5 年生存率在 50％左右,中晚期病变(临床 3、4 期)5 年生存率仅为 20％～30％。

第九节　甲状腺肿瘤

甲状腺的恶性肿瘤有以下两种:①甲状腺癌,包括乳头状腺癌、滤泡状腺癌、未分化癌、髓样癌等;②甲状腺间质的恶性肿瘤,包括淋巴肉瘤、血管肉瘤、纤维肉瘤、骨肉瘤等。

甲状腺的恶性肿瘤中最常见的是甲状腺癌。甲状腺癌在人体所有恶性肿瘤中的发病率不高,占全身恶性肿瘤的 1％～1.5％,男性占 0.3％～0.5％。据国内的普查报道,实际发生率为 11.44/10 万,男性为 5.98/10 万,女性为 14.56/10 万。美国癌症研究所统计,甲状腺癌发病率为 4/10 万。死于甲状腺癌者每年仅 0.6/10 万。在临床中,甲状腺癌是经常遇到的甲状腺疾病之一,占甲状腺肿瘤的 10％以上。在设有甲状腺疾病专科的医院,甲状腺癌病例尤可常见。甲状腺癌的发病率随年龄增大而升高,女性较男性高 3 倍。地方性甲状腺肿流行地区甲状腺癌发病率较高。甲状腺癌与较常见的结节性甲状腺肿、甲状腺腺瘤难以鉴别,在具体处理上有时较为棘手,因此,甲状腺癌在临床上具有一定的重要性。近年来,在我国甲状腺癌的发病率似有上升趋势。

一、病因

迄今为止,甲状腺癌的真正发病原因尚不明确。但以下 3 种情况是引起甲状腺癌的重要因素,已获公认。

(一)促甲状腺激素(TSH)的长期刺激

有实验证明,凡是足以引起实验动物长期而过量分泌 TSH 的各种情况,都可以刺激甲状腺,使甲状腺普遍增生和癌变,有的甚至可以引起癌的肺转移。如鼠长期缺碘或长期服致甲状腺肿药物(硫脲嘧啶),能导致甲状腺发生乳头状癌。在人体,这种情况也可发生。如先天性甲状腺肿如不及时用甲状腺素做替代治疗,其甲状腺最终可能恶变为甲状腺癌。儿童的甲状腺结节,其甲状腺癌的发生率可高达 50％～70％;地甲病流行区的单纯性甲状腺肿患者,其癌变率明显升高,亦与垂体反馈分泌过量的 TSH 长期刺激甲状腺有关。

(二)放射线的影响

用放射线照射实验鼠的甲状腺或给鼠口服^{131}I,能促使鼠发生甲状腺癌。如在口服^{131}I 的同时,长期服用致甲状腺肿药物,更易促使甲状腺发生癌变。有学者报道的儿童甲状腺癌病例中,80％～100％的病例接受过上纵隔或颈部放射治疗。长崎和广岛原子弹爆炸后的幸存者中,受过大量射线照射者,甲状腺癌发生率显著增加。甲亢患者接受^{131}I 治疗后,可导致甲状腺细胞核增大、核染色加深、核分裂增多的现象,持续若干年,个别病例甚至最终癌变。

(三)其他甲状腺疾病的影响

在临床上,甲状腺癌与甲状腺其他疾病并存的现象颇为常见,但其因果关系尚不十分清楚,目前争论较多,意见尚不一致。1995 年,有学者报道了甲状腺与其他甲状腺疾病并存病例 49 例,包括与甲状腺腺瘤共存 30 例,与结节性甲状腺例,与原发性甲亢共存 8 例,与甲状旁腺腺瘤共存 1 例,以及甲状腺癌与甲状腺鳞癌共存的因果关系争论意见如下。

1.关于甲状腺腺瘤恶变的争论

国内外报道的临床统计资料,甲状腺腺瘤恶变率达到 7%～38%。也有人在长期喂养抗甲状腺素药物和^{131}I的动物中,观察到甲状腺腺瘤逐渐进展为癌的现象。许多病理学家也偶然发现了甲状腺腺瘤的病理类型与甲状腺癌的病理类型不一致。如某学者报道该院统计的甲状腺腺瘤 84.4% 为滤泡状腺瘤,乳头状腺瘤仅为 2.8%,而该院 240 例甲状腺癌中 56.6% 为乳头状腺癌,这便与甲状腺腺瘤恶变的观点难以一致。Degroot 提出,甲状腺腺瘤一开始就是良性肿瘤,大部分甲状腺癌同样一开始就是恶性的,甲状腺腺瘤变为甲状腺癌是一种不常见的现象。

2.对结节性甲状腺肿是甲状腺癌癌前病变的争议

文献报道结节性甲状腺肿切除标本中甲状腺癌发生率达 4%～17%,部分学者认为结节性甲状腺肿是甲状腺癌的癌前病变。某学者统计的甲状腺癌与地方性甲状腺肿流行区并不一致,临床上结节性甲状腺肿多发生在中老年人,而甲状腺乳头状腺癌多见于青年组,这一现象也不支持结节性甲状腺肿是甲状腺癌癌前病变的观点。Degroot 复习了有关文献,也认为地方性甲状腺肿患者发生甲状腺癌的机会在统计学上并没有出现有意义的增高。有些报道认为,在结节性甲状腺肿切除标本中甲状腺癌发生率很高是由于组织学诊断甲状腺癌的标准不同所致。所以可以认为地方性结节性甲状腺肿发生甲状腺癌的危险性是很小的。从临床实际出发,结节性甲状腺肿有癌变的可能性,临床医师不应忽视。

3.原发性甲亢与甲状腺癌的关系

过去,人们一直认为甲亢与甲状腺癌是相互排斥的,甲亢患者很少并发甲状腺癌,但越来越多的报道提示甲亢患者易发生甲状腺癌。甲亢与甲状腺癌共存的发生率各家高低不一,2.5%～8.7%均有报道。甲亢合并甲状腺癌者,以男性多见,高发年龄为小于 20 岁和 40～60 岁之间。其机制与 TSH 的刺激有关,因 TSH 是甲状腺组织增生的重要因子,它能刺激甲状腺细胞的生长、组织增生及 DNA 的合成,甲状腺组织细胞过度增生分裂,从而导致癌。Farbota 认为,TSAb、TSBAb 等抗体通过 TSH 受体或其他途径对甲状腺产生致癌作用。

4.甲状旁腺腺瘤与甲状腺癌共存的发生率

甲状腺腺瘤患者发生甲状旁腺腺瘤的比例很低,而甲状旁腺腺瘤患者可能同时存在甲状腺癌。文献报道的发生率为 2%～11%,值得临床医师重视。

5.甲状腺癌与淋巴细胞性甲状腺炎共存

此种共存有增多的趋势,有人假设甲状腺癌的周围存在局灶性淋巴细胞性甲状腺炎,可能为甲状腺癌免疫反应的结果,但此观点尚难定论。

6.甲状腺鳞癌

罕见。其组织来源一般认为是甲状腺乳头状腺癌合并扁平上皮化生后恶变而来,也可能从滤泡上皮细胞间变而来。某学者报道的甲状腺癌与甲状腺鳞癌共存 2 例,认为可能与甲状腺多原发癌有关。

综上所述,甲状腺癌的发生虽与甲状腺腺瘤、结节性甲状腺肿、甲亢、甲状腺炎以及甲状旁腺疾病等其他甲状腺疾病尚无明确的因果关系,但其共存是临床事实,因此对甲状腺其他疾病与甲状腺癌的相关性应予充分注意。

二、病理

甲状腺癌是一种组织形态各异、生物学行为不同的癌。客观上,甲状腺癌的病理诊断与分类比较困难。有些甲状腺癌,如属于恶性的乳头状癌与属良性的腺瘤,界限有时难以区分。一般需见到血管或淋巴管被侵犯,甲状腺包膜和邻近组织被浸润,颈淋巴结或远位器官、组织有转移,方才能肯定为是属于恶性的甲状腺癌。不同类型的甲状腺癌,其生物学行为差别较大。因而其临床表现、治疗方案、治疗效果及预后都不尽相同。因此,临床医师必须了解甲状腺癌的病理分型。除原发甲状腺癌外,尚可有甲状腺转移癌。甲状腺转移癌一般以肾癌、乳腺癌、肺癌和恶性黑色素瘤为最多,易误诊为甲状腺原发癌。曾报道在癌肿病例的尸检中发现 5% 有甲状腺转移癌,因癌转移至死的 24% 的患者有癌的甲状腺转移。常见的甲状腺癌的病理分型如下。

1.甲状腺乳头状癌(PTC)

乳头状癌在甲状腺癌中发生率最高,为最常见的类型,占甲状腺癌中高分化癌的首位。一般占甲状腺癌总数的 60%～70%,Sehwartz 报道占 59.6%,国内报道为 63%～80%。乳头状癌生长缓慢,好发于 20～40 岁。儿童及青年人常见。女性发病率明显高于男性,临床发现的甲状腺乳头状癌多为女性患者。70% 的儿童甲状腺癌及 50% 以上的成年人甲状腺癌均属此型。乳头状癌的转移主要为淋巴结转移,而且多是颈淋巴结转移,颈淋巴结转移率为 50%～70%。血行转移少见,肺和其他远处转移少于 5%。有时甚至颈淋巴结转移为患者的首发症状。血行转移的终末病灶最多的是肺,其次为骨和脑。

甲状腺乳头状癌分化良好,属高分化型腺癌。恶性程度低,生长缓慢,转移多在颈淋巴结,一般预后良好。如果原发癌灶为隐匿癌或包膜内型,在尚未发生血行转移前,其预期寿命与正常人大致相等。许多患者经适当治疗后,常能存活 10 年以上,仅 3%～5% 的患者最终死于本病。某学者报道的乳头状癌 10 年生存率为 92.3%。如病灶已侵及甲状腺周围组织,则预后明显较差,最终死于本病者可达 40%。在老年患者中,乳头状癌可迅速发展产生局部复发和血行播散转移。甲状腺乳头状癌初起包埋在甲状腺组织中,边界明显,切面略呈高起,组织脆软易碎,颜色橙红或暗红,中心常有囊性变,囊内充满血性液体。也可以发生钙化,致使切面呈沙粒样,但囊性变、钙化与其恶性程度无关,也不影响预后。

2.甲状腺滤泡状癌(FTC)

亦有人将其称为恶性腺瘤,占甲状腺高分化癌中的第二位,约占 30%,占全部甲状腺癌总数的 15%～20%。多见于中年人,以 50～60 岁多见。George 报道 84 例甲状腺滤泡状癌病例,平均年龄女性为 53 岁,男性为 55 岁。偶可见于青年人。发病率女性比男性高 3 倍。此型癌发展较迅速,属中度恶性。某学者报道的甲状腺滤泡状癌 10 年生存率为 84%,而 George 报道的 5 年生存率仅为 73%,且 5 年无瘤生存率仅为 44%,10 年生存率为 43%。甲状腺滤泡状癌颈淋巴结转移少,主要转移途径是经血行转移到肺和骨。当颈淋巴结出现转移时,往往已有血行转移。因血行转移造成的继发癌(肺、骨、脑、肝)都远远高于乳头状癌。骨和肝的血行转移,有时可以较原发灶的发现为早。有时甲状腺内原发癌灶直径不到 1cm,但可表现为病理性骨折。有的首次甲状腺手术切除标本,病理诊断为甲状腺腺瘤,可数年后出现骨和肺的转移,始被证实为甲状腺癌者屡见不鲜。George 报道的 84 例中,有 27 例从发现颈部肿块到诊断为甲状腺滤泡状癌的时间长达 3～5 年。滤泡状癌大小不一,圆形或椭圆形,实性、坚韧、切面呈灰白或肉样色,可合并出血、坏死及纤维化。

Hurthle 细胞癌是特殊类型的滤泡状癌。在组织切片上可见癌瘤由 Hurthle(嗜酸性滤泡)细胞组成。Hurthle 细胞是滤泡上皮细胞的一种变异,在组织上源自甲状腺实质细胞,在生物学行为上亦与滤泡状癌相似,但较易侵犯周围组织,较多发生区域淋巴结转移。Hurthle 细胞癌术后复发机会较多,整个病程较长,此外不能摄[131]I,此点亦与滤泡状癌不同。甲状腺滤泡状癌的预后,年龄是最重要的因素。小于 40 岁预后较好,治愈率可达 80%;年龄＞60 岁者预后差,治愈率仅为 26%。此外,肿瘤直径超过 5cm,远处转移,局部复发,淋巴结侵犯,Hurthle 细胞癌已做过手术者可能预后不佳。手术范围或术后长期服用甲状腺素片,加用外放射或[131]I 治疗,均不能影响预后。

3.甲状腺髓样癌(MTC)

甲状腺髓样癌于 1959 年由 Hazard 正式命名,是指源于甲状腺滤泡旁细胞(又称 C 细胞或明亮细胞)的恶性肿瘤,又称滤泡旁细胞癌。它可以多发性内分泌瘤 MEN Ⅱ 型的部分病症出现,具有独特的病理学特征。此型少见,为少见病,占甲状腺恶性肿瘤的 5%～15%,国内 3.6%～8%。男、女发生率相似,也有报道女性居多。发病年龄多见于 30～40 岁中年人,以 40 岁左右居多,家族型发病年龄比散发型明显提前。

本病分为散发型和家族型。以散发型者多见,甲状腺肿块可以大小不等,形状多样,质硬,移动度差,可以突破甲状腺包膜侵犯邻近组织器官而产生相应症状体征。甲状腺髓样癌早期便可发生颈淋巴结转移。有时原发癌灶很小,甚至未被发现,却已有颈淋巴转移肿大而就诊。甲状腺髓样癌一般属中度恶性,较早出现淋巴结转移,且可血行转移到肺。发展缓慢,预后较好。但如有淋巴结转移者,则预后较乳头状癌要差,也有少数自发现颈部肿块后,可于 1 年内死亡,晚期可经血行转移到骨、肺、肝等,则预后极差。某学者报道的甲状腺髓样癌 10 年生存率仅为 25%。

甲状腺髓样癌的肿瘤细胞除可分泌降钙素(CT)和产生淀粉样物质外,尚可分泌其他多种内分泌激素,如前列腺素、血清素、促胃液素、5-羟色胺(5-HT)和 ACTH 等。其分泌量足以引起相应内分泌器官的功能紊乱,这些症状常在根治性手术治疗后消失,复发或转移常可再现,其中较为常见的是不明原因的非炎症性顽固性水样腹泻。有学者报道以类癌综合征为表现的甲状腺髓样癌表现为发作性颜面潮红、腹痛、腹泻等类癌表现,并提出如临床上患者具有类癌综合征表现,则不论甲状腺能否触及肿物,只要颈部软组织 X 线摄片颈前有斑点状钙化影,甲状腺 B 超检查示甲状腺弥漫性病变伴多发钙化及血钙降低者,均应怀疑甲状腺髓样癌。按内分泌功能紊乱出现的症状不同,可将 MTC 分为 4 种类型,即 MEN-Ⅱa 型、MEN-Ⅱb 型、不合并 MEN 的家族型和散发型。其中 MEN-Ⅱa、MEN-Ⅱb 型合并嗜铬细胞瘤的机会较多,也是唯一伴有嗜铬细胞瘤的甲状腺癌。MEN-Ⅱb 型有时伴甲状旁腺瘤;如伴黏膜神经瘤,有时呈现 Marfan 样体型。

MTC 细胞分泌的降钙素可用放射免疫法直接测定出血清中含量。根据基础的及激发后的 CT 值均增高,便可确诊 MTC。其升高水平与癌瘤的质量、病变范围和有无转移成正相关。癌肿未切尽 CT 值不会降到正常,术后复发、广泛转移 CT 值可再度升高。因此,CT 值是 MTC 最敏感的肿瘤标记物,其临床应用价值很高。癌胚抗原(CEA)可作为 MTC 的第二位肿瘤标记物,对其术前诊断、手术彻底性的监测和肿瘤复发或转移的监测也有较高的临床价值。

4.甲状腺未分化癌(UTC)

甲状腺未分化癌系高度恶性,不常见,占全部甲状腺癌的 10%～15%。未分化癌多见于老年人,平均年龄在 60 岁左右,更多见于女性,特别是小细胞未分化癌,但巨细胞未分化癌似见于男性。

电子显微镜观察证明未分化癌来自滤泡上皮细胞。在病理上,未分化癌可分为巨细胞癌和小细胞癌两种。小细胞癌又可分为致密型和弥散型。根据化生的形态,又有梭形细胞癌或鳞状细胞癌。梭形细胞癌有时很像纤维肉瘤,鳞状细胞癌有时称上皮癌,其实都是分化不良而恶性程度很高的癌。

甲状腺未分化癌病程时间短,平均为 1.5 个月,预后极差,一般在确诊后 6～12 个月死亡;平均生存期为 62 个月,5 年生存率仅为 7.1%。某学者报道的未分化癌 2 年内全部死亡。有学者对 33 例甲状腺未分化癌进行回顾性分析,指出年龄及原发癌灶大小与预后有密切关系:年龄<45 岁者比>45 岁者好,原发癌灶<4cm 者比>4cm 者好。

三、临床分期

甲状腺癌的分期目前国内外最为通用的均为 T(肿瘤大小)N(淋巴结状态)M(有无远处转移)分期,可参照 2018 年开始实施的美国癌症协会(AJCC)第 8 版的 TNM 分期标准。必须注意的是,影响甲状腺癌预后的因素首先是病理分型,不同的病理类型预后差别很大,而与其他恶性肿瘤不同的是,年龄对于分化型甲状腺癌的分期有着重要的影响,甚至有学者认为甲状腺癌的分期不单单是 TNM 分期,而应该是 a(age)TNM 分期。另外,如果存在多个病灶,仍需要以最大的病灶直径来定义 T 分期。

甲状腺癌 TNM 定义如下。

T:①Tx,原发肿瘤无法评价。②T_0,无原发肿瘤证据。③T_1,局限于甲状腺内,最大直径≤2cm,可再按照肿瘤是否>1cm 分为 T_{1a}(肿瘤直径≤1cm)和 T_{1b}(1cm<肿瘤直径≤2cm)。④T_2,局限于甲状腺内,最大径≥2cm 且≤4cm。⑤T_3,局限于甲状腺内,最大径≥4cm,或任何大小的肿瘤伴有明显的只侵袭带状肌的腺外侵袭,进一步细分为 T_{3a}(局限于甲状

腺内,最大径≥4cm)和 T_{3b}(任何大小的肿瘤伴有明显的只侵袭带状肌的腺外侵袭(包括胸骨舌骨肌,胸骨甲状肌,甲状舌骨肌,肩胛舌骨肌)。⑥T_4,肿瘤侵犯带状肌外的其他组织器官,其中 T_{4a} 为任何大小的肿瘤浸软超过甲状腺包膜至皮下软组织/喉/气管/食管/喉返神经,而肿瘤侵犯椎前筋膜/包绕颈动脉或纵隔血管则定义为 T_{4b}。

N:区域淋巴结包括颈正中部淋巴结、颈侧淋巴结、上纵隔淋巴结。①Nx,区域淋巴结无法评估。②N_0,无区域淋巴结转移。③N_1,存在区域淋巴结转移,其中转移到Ⅵ、Ⅶ区淋巴结(中央区淋巴结:气管前/气管旁/喉前/上纵隔区)为 N_{1a},转移到单侧/双侧/对侧颈部(Ⅰ、Ⅱ、Ⅲ、Ⅳ、Ⅴ区)淋巴结为 N_{1b}。与第 7 版 AJCC 分期不同的是,第 8 版分期明确定义了 pN0,1 个或多个经细胞学或组织学证实为良性的淋巴结为 pN_0。

M:M_0 无远处转移;M_1 有远处转移。

甲状腺癌 TNM 分期:分化型甲状腺癌自第 2 版 AJCC 分期开始,即以 45 岁为界区分不同分期,近年来随着甲状腺微小癌的大量检出和治疗手段的进步,甲状腺癌预后已与前期明显不同,第 8 版 AJCC 分期中将年龄界限改为 55 岁。髓样癌起源于滤泡旁细胞,与分化型甲状腺癌有着明显不同,AJCC 关于分化型甲状腺癌的 TNM 分期也适用于髓样癌,但需将基因突变、降钙素和 CEA 添加到髓样癌的预后因素中。而对于所有的甲状腺未分化癌,无论肿瘤大小和淋巴结状态,旧版分期均将其划入 T_4 期,而新版分期中则对其进行了进一步的细分,这也意味着对于肿瘤较小、较为局限的未分化癌仍有可能获得手术治疗的机会。

四、诊断

1.病史和体格检查

甲状腺肿物或结节的检出并不难,重要的是如何鉴别结节的性质。绝大多数甲状腺结节患者没有临床症状,常常是通过体检或自身触摸或影像学检查发现。当结节压迫侵犯周围组织器官时,可出现相应的临床表现,如声音嘶哑、憋气、吞咽困难等。合并甲状腺功能亢进(甲亢)时,可出现甲亢相应的临床表现,如心悸、多汗、手抖等。

详细的病史采集和体格检查对于评估甲状腺结节性质很重要。病史采集的要点是患者的年龄、性别、有无头颈部放射线治疗史或辐射暴露史(特别是童年期)、结节的大小、变化和增长的速度、有无局部症状、有无甲亢、甲状腺功能减退(甲减)的症状,有无甲状腺肿瘤、甲状腺髓样癌或多发性内分泌腺瘤病 2 型(MEN2 型)、家族性多发性息肉病、某些甲状腺癌综合征(如Cowden 综合征、Carney 综合征、Werner 综合征和 Gardner 综合征等)家族史等。

体格检查中应重点注意:甲状腺肿物的数目、大小、形态、质地、活动度、表面是否光滑、有无压痛、能否随吞咽上下活动、局部淋巴结有无肿大及声带活动情况等。提示甲状腺恶性结节的病史和体格检查结果包括:①童年期头颈部放射线照射史或放射性尘埃接触史;②因骨髓移植接受全身放疗史;③有甲状腺癌和(或)甲状腺癌综合征家族史;④年龄小于 14 岁或大于 70岁,儿童期甲状腺结节 50%为癌;⑤男性;⑥结节短期内突然增大,甲状腺腺瘤、结节性甲状腺肿等恶变为甲状腺低分化癌或未分化癌时,肿物可短期突然增大。但甲状腺腺瘤等合并囊内出血,也可表现为短期内突然增大,应注意鉴别;⑦产生压迫症状,如持续性声音嘶哑、发声困难、吞咽困难和呼吸困难；⑧肿瘤质地硬实，表面粗糙不平，形状不规则、活动受限或固定，不随吞咽上下移动；⑨伴颈部淋巴结肿大，某些病例淋巴结穿刺可抽出草绿色液体。

2.辅助检查

(1)血清TSH：对所有甲状腺结节患者均应检测血清TSH水平，因多项研究已经显示较高水平的TSH（即使在正常范围内）预示着结节有较高的恶性风险。如果血清TSH水平降低，应对结节行放射性核素扫描以确定其是否为"热结节"或功能自主性/高功能性结节（比周围正常甲状腺组织的摄取率高）。功能自主性结节恶变率很低，因此可不必对此类结节行细胞学检查。

(2)甲状腺球蛋白(Tg)：Tg是由甲状腺滤泡上皮细胞分泌的一种特异性蛋白，是甲状腺激素合成和储存的载体糖蛋白。血清Tg水平升高与以下3个因素有关：结节性甲状腺肿；甲状腺组织炎症和损伤；TSH、人绒毛膜促性腺激素(hCG)或TRAb对甲状腺刺激。在许多甲状腺疾病中均可出现血清Tg水平的升高，因此它并不是甲状腺癌特异的、敏感的指标。不建议将血清Tg浓度的检查作为甲状腺结节术前良恶性评估的常规检查。

(3)降钙素(Ct)：甲状腺滤泡旁细胞(C细胞)是循环中降钙素(Ct)的主要来源。一些前瞻性、非随机研究评估了血清Ct检测的实用价值。研究数据显示常规测定Ct浓度可早期检出甲状腺C细胞增生和甲状腺髓样癌，从而改善这类患者的整体生存率。正常基础血清Ct值应低于10ng/L，如>100pg/mL则提示可能存在甲状腺髓样癌。激发试验包括五肽胃泌素激发试验或钙激发试验，可协助早期诊断C细胞异常，通常用于：①当基础降钙素仅轻度增高(<100ng/L)时；②在RET重排突变体阳性携带者中筛查C细胞病；③RET阳性儿童的术前监测；④手术后监测肿瘤复发；⑤高危人群无法进行遗传学检查时。值得注意的是，临床常规所采用的免疫学检测Ct仍存在一些技术性问题，而且甲状腺髓样癌以外的某些疾病也可出现Ct水平增高，如神经内分泌肿瘤、良性C细胞增生、严重肾功能不全、高胃酸血症、高钙血症、急性肺炎、局部或全身性脓毒血症等。如临床怀疑甲状腺髓样癌，检测Ct值的同时应检测癌胚抗原(CEA)。

(4)其他实验室检查：血清游离甲状腺素(FT_4)和游离三碘甲腺原氨酸(FT_3)可以辅助血清TSH，判定甲状腺结节患者的甲状腺功能状态。多数甲状腺结节患者FT_4和FT_3正常，因此测定结果对结节的良恶性鉴别没有帮助。

甲状腺自身抗体，包括抗甲状腺过氧化物酶抗体(TPOAb)、抗甲状腺球蛋白抗体(TgAb)和TSH受体抗体(TRAb)有助于结节合并自身免疫性甲状腺病（慢性淋巴细胞性甲状腺炎和Graves病）的诊断，对结节的良恶性鉴别无帮助。

有MTC家族史的甲状腺结节患者，尤其是儿童，应考虑进行RET原癌基因检测。因为近90%的家族性甲状腺髓样癌(FMTC)存在RET基因突变，约95%的2型多发内分泌腺瘤(MEN2)存在RET基因突变。

3.甲状腺结节的影像学评估

(1)甲状腺超声检查：甲状腺超声是评价甲状腺结节首选的、最敏感的方法。对可触及的、可疑的、在CT、MRI中意外发现的结节，以及^{18}F-DG-PET扫描中显示甲状腺有摄取者，均应行甲状腺超声检查。超声高频探头的临床应用，可以观察到甲状腺内直径2mm以上的微小病灶。超声不仅可确定结节的存在,还可用于结节大小、位置、质地(实性或囊性)、形状、边界、包膜、钙化、血供情况的判别,也可评估颈部区域淋巴结的大小、形态,有助于结节良恶性的鉴别。另外,超声能够引导甲状腺细针穿刺,提高穿刺病理学检查的成功率和准确性。

提示甲状腺结节可能为恶性的征象:①结节与正常甲状腺组织相比为低回声。②结节内血供丰富(TSH 正常情况下)。③结节形态及边缘不规则、晕环缺如。④结节钙化:细小钙化,针尖样弥散分布或簇状分布的钙化考虑恶性肿瘤可能大;环形钙化可继发于组织坏死的营养不良性肿瘤;粗大钙化中 50% 左右为恶性肿瘤。⑤结节前后径与横径比值>1。提示淋巴结转移的征象:形态呈圆形、饱满、淋巴门消失、边界不规则、模糊,内部回声不均,结节内出现钙化、囊性区域,出现非淋巴门的边缘血供等。提示甲状腺结节可能为良性的征象:纯囊性结节,含多个小囊泡(占该结节体积的 50% 以上)、呈海绵状改变的甲状腺结节(99.7% 为良性)。

(2)甲状腺核素扫描:利用甲状腺组织能够摄取放射性核素[131]I/[123]I 或[99m]Tc 的特性,可通过核素扫描显像来了解甲状腺组织或结节的摄取功能。根据结节与周围正常甲状腺组织对核素摄取能力的比较,可将结节分为"热结节"或功能自主性/高功能性结节(比周围正常甲状腺组织的摄取率高)、"温结节"或等功能性结节(与周围组织摄取率相同),以及"凉(冷)结节"或无功能性结节(比周围正常甲状腺组织的摄取率低)。由于显像仪分辨率的局限性,核素扫描仅适用于评估大于 1cm 的甲状腺结节。

[131]I 和[123]I 都是稳定碘元素的放射性核素,除释放射线外,离子态的[131]I 或[123]I 与稳定碘离子理化及生物学特性完全一致,所以[131]I 或[123]I 甲状腺扫描能直观反映甲状腺组织摄取碘离子的代谢状态。但[131]I 半衰期长(8.02 天)并释放中能 β 射线,检查剂量受到限制;[131]I 释放 γ 射线多成分且主成分射线能量高(364keV),扫描图像质量较差;所以目前临床已少用于单纯判断甲状腺结节性质。[123]I 半衰期短,释放的 γ 射线能量适中(159keV),图像质量高,但[123]I 生产成本高,在国内尚无法常规应用。[99m]Tc 的半衰期也短,释放的 γ 射线能量(140keV)最适合显像,图像质量高,而且生产成本较低。虽然离子态的[99m]Tc 的理化特性不同于离子态的[131]I 或[123]I,但对甲状腺结节摄取功能判断方面,[99m]Tc 甲状腺显像等效于[131]I 或[123]I 甲状腺显像,所以目前临床甲状腺核素显像常规使用[99m]Tc。但须注意,全身扫描只能使用[131]I 或[123]I。

对血清 TSH 降低的甲状腺结节患者,甲状腺[131]I/[123]I 或[99m]Tc 核素扫描有助于判定其某个或某些结节是否具有功能自主性。功能自主性的"热结节"恶性情况罕见,因此无须进一步的 FNAB 评估。血清 TSH 正常或升高的甲状腺结节患者,如其结节>1cm 而无 FNAB 条件,可酌情行甲状腺核素扫描评价结节的摄取功能,因为非囊性"冷结节"的恶性概率增高。另外,甲状腺结节在甲状腺核素显像上呈"凉"结节或"冷"结节时,可考虑行[99m]Tc-MIBI 或[201]T[1] 肿瘤阳性显像,有助于协助鉴别结节的良恶性。有条件者也可选择采用[18]F-DG-PET 检查,在协助评估结节良恶性的同时进行全身性评估。

(3)CT 和 MRI:CT 与 MRI 对甲状腺肿瘤的诊断有一定的价值,但在临床并不主张以其作为常规检查。对临床考虑需手术的患者,尤其是恶性肿瘤患者,可考虑作增强 CT 检查或 MRI。CT 检查可明确显示病变的范围,肿瘤与邻近器官关系及其组织侵犯情况,对邻近结构如气管、食管、肌肉、血管等有无压迫、破坏,以及气管旁、咽后、上纵隔、颈部淋巴结有无转移等,对胸内甲状腺 CT 有独特的诊断价值。特别当病变无功能时,CT 检查还能确定胸廓内甲状腺肿瘤范围,纵隔有无转移病灶,以及与邻近结构如大血管的关系,为治疗方案提供可靠依据。MRI 检查在甲状腺肿瘤诊断价值同 CT 检查。

(4)[18]F-DG-PET:[18]F-DG-PET 显像可评估甲状腺结节对葡萄糖的摄取能力,不作为甲状腺结节的常规影像学检查手段。对在全身或颈部[18]F-DG-PET 显像检查中意外发现的甲状腺结节,需行颈部超声予以证实。[18]F-DG-PET 意外发现的甲状腺结节,经超声证实的恶性概率高达 33%。

(5)细针穿刺抽吸活检(FNAB):FNAB 是鉴别甲状腺结节良恶性的最精确、性价比最高的诊断方法。文献报道其敏感性达 83%(65%~98%),特异性达 92%(72%~100%),阳性预测值达 75%(50%~96%),假阴性率为 5%(1%~11%),假阳性率为 5%(0~7%)。但是,FNAB 检查区分甲状腺滤泡状癌和滤泡细胞腺瘤较为困难。术前 FNAB 检查有助于减少不必要的甲状腺结节手术,并指导确定正确的手术方案。

FNAB 的适应证:直径大于 1cm 的结节,均可考虑 FNAB 检查,但伴有 TSH 降低、甲状腺核素扫描证实为"热结节"及超声高度提示为良性的结节(如纯囊性结节、含多个小囊泡的海绵状改变的结节)可不穿刺。

直径小于 1cm 的结节,FNAB 不作为常规推荐,但如存在下述情况,可考虑在超声引导下行 FNAB:①超声提示有恶性征象的结节(如微小钙化的实性低回声结节);②超声检查提示伴颈部异常淋巴结改变的结节;③幼年期有颈部放射线照射史或辐射污染接触史;④甲状腺癌病史及家族史;⑤[18]F-DG-PET 显像阳性;⑥无任何干扰因素情况下血清 Ct 值水平升高。

五、治疗

(一)甲状腺乳头状癌和滤泡状癌

分化型甲状腺癌治疗以手术为主,包括原发灶的处理及颈部淋巴结清扫。RAI 治疗、TSH 抑制治疗是重要的辅助和姑息治疗方法,外照射放疗和化疗不占重要地位但在有选择的情况下可以考虑。

1.手术

甲状腺原发灶的术式有:同侧腺叶切除伴或不伴峡叶切除,甲状腺次全切除(保留>1g 的未被肿瘤侵犯的甲状腺后被膜),甲状腺近全切除(切除几乎所有甲状腺组织,只保留喉返神经入口处<1g 的组织),全甲状腺切除。淋巴结清扫的术式有:预防性中央区淋巴结清扫术、中央区淋巴结清扫术、侧颈淋巴结清扫术、功能性的"整块"淋巴结清除术。

(1)腺叶+峡部切除术:适应证为:年龄 15~45 岁,单侧分化型甲状腺癌,原发灶≤4cm,没有颈淋巴结及远处转移,没有甲状腺外侵犯。若术中或术后发现病灶呈多灶性、峡部切缘阳性,需再次行全甲状腺切除或近全切除术。当年龄>45 岁时,即使肿瘤<1.0cm,也需行全甲状腺切除或近全切除术。

(2)双侧甲状腺全切除或患侧全切除+对侧近全切除:适应证为:①原发病灶>4cm;②双侧分化型甲状腺癌;③多灶性分化型甲状腺癌;④高细胞型、柱状细胞型、弥漫硬化型、岛状细胞或分化程度低的类型;⑤双颈部淋巴结转移;⑥伴有甲状腺腺外侵犯(肌肉、气管、食管、神经等);⑦已有远处转移可作^{131}I治疗的分化型甲状腺癌。年龄<15岁或>45岁。

NCCN指南通常建议,甲状腺癌应该行全甲状腺切除,它能够减少对侧腺叶复发风险,有利于术后准确监测和核素治疗,使全身性碘扫描及血清Tg的检测、放射性碘清除甲状腺或转移灶不再受剩余腺体的影响。但青少年患者全甲状腺切除后容易出现甲状旁腺功能低下等并发症,全甲状腺切除术需要谨慎。甲状腺全切术需要由经验丰富的医生来实施,以减少并发症如甲状旁腺功能减退、喉返神经损伤等的发生。甲状腺次全切除手术的风险较小,并发症发生率较低,但如果残留的甲状腺组织偏多,则对术后的进一步处理造成影响,用RAI对残余甲状腺组织的清除成功率会较低。

PTC有很高的颈淋巴结转移的发生率(20%~90%),它对低危组患者的预后有无明显影响存在不同意见。对FTC及年龄>45岁的PTC患者,颈淋巴结转移是降低生存率的独立因素。一般认为,对临床淋巴结阴性患者(cN0)不主张行预防性颈淋巴结清扫术,因其不能改善预后。由于中央区淋巴结(气管前与气管旁淋巴结,亦称"Ⅵ区淋巴结")为甲状腺癌颈淋巴结转移的第一站,可行预防性中央区淋巴结清扫术,如阳性需清除侧颈淋巴结(Ⅱ~Ⅳ区),减少因淋巴结转移而采取的二次手术。DTC的颈淋巴结转移多为包膜内转移,可考虑功能性颈清扫术。有条件的可采用保留颈丛神经的颈清扫术。仅做可疑淋巴结摘除术,不符合肿瘤治疗原则。

甲状腺癌淋巴结转移还可达前上纵隔(Ⅶ区)及Ⅰ区,如果术前超声引导下的淋巴结穿刺活检证实这些区域有淋巴结转移,术中应予以清除。

以甲状腺良性疾病行甲状腺腺叶切除术后发现为甲状腺癌(意外甲状腺癌)的患者,除直径<1cm、切缘阴性、无腺外侵犯、无可疑淋巴结者的低危组不再考虑手术而定期随访外,均应再次行全甲状腺切除或近全切除术。

2.TSH抑制治疗

术后常规口服甲状腺素抑制TSH,能降低高危组患者局部复发率及远处转移率,但还没有证明是否有益于低危组患者。由于甲状腺素可对机体造成一定毒性作用,如快速性心律失常(特别在老年人),诱使缺血性心脏病患者心绞痛发作,骨质脱钙(特别是绝经后的女性)以及亚临床甲亢,建议根据患者危险度补充甲状腺素,即高危组及中危组抑制TSH至低于0.1mU/L,低危组(无论残留灶是否被清除)维持在0.1~0.5mU/L。

单侧甲状腺切除术后3周起,双侧甲状腺切除术后2周起,即可给予左旋甲状腺素(L-T$_4$)片,<60岁,2.2μg/(kg·d);>60岁,1.5~1.8μg/(kg·d)。常用的初始剂量为L-T$_4$ 50~100μg/d。但其敏感度有个体差异,须定期测定TSH、T$_3$、T$_4$和依据毒副反应调整剂量。甲状腺素粉剂(片剂)亦可使用,剂量20~40mg/d,用药原则与L-T$_4$相同。TSH长期抑制的患者,需保证每日摄取钙1200mg和维生素D 1000U。

3.放射性碘治疗

曾认为术后RAI辅助治疗可以降低复发率和死亡率,但未被设计周密的临床研究所证实。目前DTC手术后RAI辅助治疗的指征为:①原发肿瘤直径>4cm;②有癌残存;③肿瘤扩展至甲状腺包膜以外;④颈淋巴结或远处转移;⑤不能手术切除的DTC;⑥分化差的PTC亚型,如细胞呈高柱状、柱状或弥漫硬化型;⑦Hurthle细胞癌;⑧手术超过3个月后血清Tg

浓度升高。残留的甲状腺组织摄^{131}I率大于5%、年龄<15岁或>45岁也可考虑。FTC没有血管侵犯且<1cm的单纯手术切除预后很好，不需要该治疗。有指南建议，术后Tg<1ng/L，TgAb和^{131}I扫描阴性，无须RAI治疗；甲状腺床碘摄取可疑或阳性，RAI 30~100mCi。有学者认为侵袭性的组织学亚型，剂量可提高到100~200mCi。RAI的禁忌证为：妊娠期或哺乳期、甲状腺切除手术后创面尚未愈合、外周血白细胞<$3.0×10^9$/L、肝肾功能有严重损害。

RAI治疗通常在甲状腺全切后3~4周进行，此时TSH水平最高，残余甲状腺组织的清除效果最好。由于TSH水平超过30mIU/L时才能最大限度地刺激残余或复发的甲状腺癌细胞摄取碘，已行甲状腺切除并且在使用甲状腺素治疗者，如果预期RAI治疗有效，应停用甲状腺素4周，或使用rhTSH，但残留较多正常甲状腺组织的患者血中TSH可能不会升至30mU/L以上。

RAI治疗前应该行^{131}I扫描，因为吸收碘的病灶，RAI才可能有效，不吸收碘的病灶不可能从RAI中获益。RAI前1~2周每天摄碘量应少于50μg，治疗期间多饮水，以减少全身、性腺和膀胱的吸收剂量。保持大便通畅可减少结肠的吸收剂量。RAI后5~7天后做全身显像，以了解体内有无功能性转移灶，为下一步治疗提供依据。如果第1次随访发现甲状腺未完全去除，应进行第2次^{131}I去除残留甲状腺治疗。RAI治疗要在特殊病房隔离2~3天。

RAI并发症不严重。单次^{131}I<100mCi时，一般没有明显的并发症；200mCi时约5%的患者发生呕吐，可用多潘立酮等治疗；吸收剂量达到500mCi时，约20%的患者治疗后1周内发生急性放射性甲状腺炎，表现为颈前疼痛、水肿、唾液腺炎、吞咽困难，甚至有甲亢表现，但是一过性的，可酌情用水杨酸盐或泼尼松治疗。短暂但可逆的造血系统抑制也可发生，一般程度较轻不需要特殊处理。少数女性患者可有4~10个月的停经或月经量少，怀孕应在治疗后1年。男性患者全身累积剂量在500~800mCi可引起血清卵泡刺激素持续升高，但生育能力没有明显改变。^{131}I治疗有可能引起肺纤维化、鼻泪管阻塞，继发癌症或白血病的相对风险增高。

DTC不需要辅助化疗，有外放射治疗指征的患者，蒽环类抗生素可作为放疗增敏治疗。

4.复发或转移的治疗

分化型甲状腺癌的主要转移部位是骨和肺，怀疑有复发转移者，应行相关检查。如Tg<1μg，且TgAb和RAI影像学检查阴性，无须RAI；如果^{131}I阳性，最好能进一步测定放射量，以便给予最大的RAI剂量。一般，肺转移首次^{131}I为400mCi，6~12个月后再予100~300mCi。骨转移可给150~300mCi，脑转移^{131}I反应差，主要由外照射治疗或外科切除。

RAI治疗期间及治疗后，TSH抑制治疗仍应继续，原先没有使用者应启用。

DTC发生转移后长期生存的患者并不少见，若有负重骨转移，可考虑骨科手术。对于脊柱转移癌，是否手术可以参考Tomit和Tokuhashi系统评分。

DTC对外照射不敏感，外照射仅在下列情况下考虑：病变穿透包膜并侵及邻近器官，术后局部复发的危险性大；肿瘤肉眼残存明显，不能手术切除，单纯依靠放射性碘治疗不能控制；术后残存病灶不吸碘。外照射放疗与RAI的顺序取决于残存病灶的大小及肿瘤对RAI的反应程度。

DTC对化疗不敏感，相关治疗的经验不多，治疗方案多参考MTC和未分化癌。

（二）甲状腺未分化癌

未分化癌为高度恶性肿瘤，发现时多已远处转移或局部浸润。对有指征者手术治疗，术后常规外放射放疗。放疗范围：上界包括上颈淋巴结，下界应至气管分叉水平以包括上纵隔淋巴结。剂量及分割方式：200cGy/f，每日 1 次，每周 5 次，总剂量≥6400cGy。不能手术者放疗配合化疗。

未分化癌对化疗有一定的敏感性，常用药物有蒽环类抗生素、氟尿嘧啶等。常用化疗方案如下：

(1)多柔比星 75mg/m²，静推，第 1 天，每 3 周重复。

(2)多柔比星＋顺铂：多柔比星，60mg/m²，静推，第 1 天；顺铂，40mg/m²，静推，第 1 天，每 3～4 周重复。

六、预后及随访

甲状腺癌的预后与病理类型、年龄、手术根治程度及病期等有关，复发和远处转移是 DTC 预后不良的最主要因素。DTC 大多预后良好，而未分化甲状腺癌多于确诊后 1 年内死亡，MTC 介于两者之间。<15 岁和>45 岁的 DTC 预后较 15～45 岁的预后差，未分化甲状腺癌、MTC 的预后与年龄关系不大。

未分化甲状腺癌疗效不佳，中位生存期仅 3～7 个月。1 年和 5 年生存率分别为 17％和 8％，高龄、男性、治疗前有呼吸困难者预后更差。

DTC 随访内容如下：体检、甲状腺超声、甲状腺功能、Tg，术后第一年每 3 个月 1 次，术后第二年每半年 1 次；胸片：每年 1 次。其他有关检查可酌情进行。许多国家主张在手术和残余甲状腺组织清除 1 年后，应反复进行放射性碘扫描。但有人认为，低危险性患者复发率只有 5％或更低，如复发多出现在颈部淋巴结，可以被颈部超声所发现，故最初治疗后的第一阶段只需颈部超声，甲状腺素治疗期间测定血清 Tg 配合颈部超声足够，而这两种检查费用低廉、简便宜行。

RAI 引起第二肿瘤的可能性比较小，但对于反复 RAI 治疗的长期生存的年轻甲状腺癌患者，有必要警惕其引发涎腺癌、膀胱癌及结肠癌的长期风险。对男性和女性生殖系统的远期风险尚无有说服力的资料。

第十节 颈部淋巴结转移癌

一、头颈部淋巴结的分布和癌转移机理

头颈部淋巴系统十分丰富，大约分布着 150～300 个淋巴结，成组分布在不同的部位。其中较重要的有枕、耳后、腮腺、颌下、颏下、颈浅、颈前、咽后、内脏旁、颈内静脉上、中、下、副神经和锁骨上窝淋巴结群，这些淋巴结即是转移癌常发生的部位。

经淋巴途径转移播散是来自于上皮组织的恶性肿瘤：癌的主要转移途径，癌细胞脱离了癌

肿后侵犯并穿过基底膜,浸润生长,与毛细淋巴管内皮细胞粘连,穿过内皮细胞间隙进入淋巴管,部分癌细胞在淋巴管内存活了下来并随淋巴液到达淋巴结,其先在边缘窦停留、增殖,而后穿过窦内皮细胞和基底膜进入淋巴结实质内增殖成为转移癌。淋巴结早期对癌细胞有过滤和屏障作用,随着新的淋巴结癌灶的形成,就成为再转移癌的来源,这样由近及远地转移播散。因此,相邻淋巴结的直接播散和瘤栓向邻近淋巴结的扩散是颈部淋巴结转移的主要方式。因癌细胞对淋巴系统的侵犯,部分淋巴液的流向发生了改变、部分淋巴管堵塞,又引起了"逆行性"转移或"跳跃性"转移。

根据其来源不同,头颈部转移癌可以分为三大类:来自头颈部癌的转移癌、来自锁骨下癌的转移癌和原发灶不明的转移癌。

1970 年 Skandalakis 等曾将除甲状腺疾病以外的颈部肿物的病因规律总结为"80％的规律",即在上述肿物中,肿瘤占 80％;肿瘤中,恶性者占 80％;在恶性肿瘤中,转移者占 80％;在转移性颈部肿块中,能找到原发灶和原发灶在锁骨以上部位者均各占 80％。近年来随着肿瘤普查宣传工作的开展,各类临床新技术的应用,上述比例有所改变。某肿瘤医院近年来对3125 例颈部非甲状腺非涎腺病例统计资料显示,肿瘤性疾病(良性肿瘤及恶性肿瘤)占全部病例的 80.1％;而在所有肿瘤性疾病中,恶性肿瘤性疾病占 81.8％;在恶性肿瘤性疾病中,转移性恶性肿瘤占 63.3％;在转移性恶性肿瘤中,能找到原发灶者占 87.7％;而原发灶明确的转移性恶性肿瘤中,来源于锁上转移癌占 62.3％。以上统计结果显示表明,随近年来诊断技术提升,原发灶不明转移癌已较之前减少。

二、转移癌的临床检查和组织病理分型

(一)组织病理学检查

头颈部转移癌的诊断依靠组织病理学或细胞学检查,尤其是组织病理学检查可以确定头颈部肿块是否是转移癌和其组织病理分类,转移灶的组织病理类型对寻找其原发癌灶有指导意义,对确定治疗方法和评估患者预后有重要的价值。

不同组织类型和不同部位肿瘤检查的方法也有不同,鳞癌、甲状腺癌可以经粗针吸活检或细针吸活检获得诊断。恶性淋巴瘤因针吸活检难以确定诊断、恶性黑色素瘤也不宜针吸活检,均应施行切除活检。涎腺癌,可以首先采用细针吸活检。

其他肿瘤应以手术切除活检为首选。在设计活检切口时应考虑到进一步手术的可能性即下次手术能将本次针吸的针道处或切口处的组织一并切除或利用本次的切口。送检标本应为肿块的代表性部分,一般为肿物与正常组织的邻接处或单个完整的淋巴结肿块。单发的肿大淋巴结最好是完整切除活检,须做切开或楔形切除时,应妥善缝合淋巴结包膜以防癌细胞的污染和种植。并应尽快安排有效的治疗。不能为了手术方便而随意取材,以免不能做出诊断甚至得出错误的诊断。如肿块较大,不要在肿块的中心部针吸或切取活检,因该处常有坏死而不能做出正确的诊断。连续切片是检测淋巴结内微小转移癌灶的有效方法,可使淋巴结转移癌的检出率提高 14％～24％,但其因工作量大而较难广泛开展。

(二)分子生物学检查

传统的组织病理检查方法不易发现肿瘤的微小转移癌灶,而肿瘤的微小转移对患者的肿

瘤复发、转移和预后、临床治疗策略的选定都有着决定性的作用。有无微小的转移是独立于肿瘤分级和临床分期的重要的预后指标。

分子生物学理论和技术的发展使我们能在分子水平检测肿瘤的微小转移,如头颈部鳞癌患者血清中鳞癌抗原(SCC-Ag)、组织多肽特异性抗原(TPS)水平在已发生淋巴结转移时均有明显的升高。

肿瘤的血管生成是转移过程中的一个重要环节,涉及多种细胞因子的活动,癌组织中Ⅷ因子染色区大于10%的患者发生淋巴结转移的可能性高达93%,而染色区＜10%的患者其该可能性仅为2%。癌细胞核 DNA 含量测定和倍性分析也是检查淋巴结转移的方法,异倍体发生率和癌的淋巴结转移率有显著的正相关性。

但目前,分子生物学检查技术尚未在临床广泛应用,除了血液病外,在患者的血液和淋巴结内发现的癌细胞都来自实体瘤灶的转移,这类肿瘤都有其特定的组织起源,如能找到其起源组织的特异性标志物就能发现肿瘤的转移灶。

目前这些标志物大致可以分为三类:组织特异性 mRNA(如角蛋白 mRNA、CKsmRNA)、癌胚抗原 mRNA(CEAmRNA)、前列腺特异性抗原 mRNA(PSAmRNA)等,癌基因及肿瘤相关抗原如 p53 基因产物抗原、p16 基因和端粒酶基因抗原,免疫分子和其他相关因子如白细胞介素 10、转化生长因子(TGF)抗原等。这些标志物可以通过免疫组化染色、放射免疫检测、PCR 检测和流式细胞术等方法检出,使以前不能发现和确定的微小转移癌灶得到早期诊断。

(三)组织病理分型

头颈部转移癌的组织病理类型多样,以腺癌和鳞癌居多,少数为低分化癌、小细胞癌、恶黑等,某肿瘤医院曾报道一组诊治的 996 例转移癌中,腺癌 493 例(49.5%),鳞癌 403 例(40.5%),小细胞癌 43 例(4.3%),未分化癌 25 例(2.5%)。其来源器官统计如下:

1.腺癌

多来自甲状腺癌,其次为涎腺癌,少数来自胃、肺、胰腺和卵巢,其中甲状腺癌占 62.7%(309/493)。来自甲状腺和涎腺癌的转移癌一般都分化较好,而来自锁骨下器官者多分化不良。

2.鳞癌

多来自鼻咽癌、喉癌、下咽癌、口腔癌、肺癌和食道癌,多分化不良。

3.低分化癌

多来自鼻咽癌、腭扁桃体癌、肺癌,少数来自舌根癌和口咽癌。

4.其他类型癌

小细胞癌多来自肺癌,透明细胞癌来自肾癌,恶性黑色素瘤多来自头面部皮肤和黏膜,少数来自阴囊和足部皮肤。

三、转 移 途 径

(一)淋巴结播散的途径

1.淋巴系统转移途径

肿瘤细胞脱离原发灶,侵袭和穿透基底膜,与毛细淋巴管内皮细胞粘连。穿过内皮细胞间的裂隙进入淋巴管,随淋巴引流转运,通过输入淋巴管进入第一站淋巴结皮质的边缘窦,在此停留增殖。进一步穿过淋巴窦内皮细胞和基底膜进入淋巴结实质内生长,破坏正常淋巴组织结构。再经输出淋巴管,进入下一站淋巴结,最后癌细胞经胸导管或右淋巴导管进入锁骨下静脉,从而进入全身血液循环系统。

2."跳跃"转移

淋巴系统肿瘤转移有一定规律。原发肿瘤脱落的瘤栓,进入淋巴管后转移至第一站淋巴结,继而至第二站淋巴结、第三站淋巴结等。最终在颈内静脉及锁骨下静脉夹角间进入血循环。但是,临床上有时也发现淋巴结转移不遵循这一规则,近处淋巴结没有转移,而远处淋巴结已有肿大,所谓"跳跃"转移。

(二)颈淋巴结转移的规律及意义

目前对于区域淋巴结在癌细胞转移或播散中的真正作用还不是十分清楚。研究表明,在肿瘤生长的初期,区域淋巴结的 T 淋巴细胞根据癌细胞的免疫特性产生一定杀伤效应,小的局灶癌细胞在区域淋巴结内被 T 淋巴细胞消灭,但是伴随肿瘤生长产生的 T 抑制细胞反而有助于肿瘤生长和转移,因此,区域淋巴结对肿瘤的生长转移只起到短暂的屏障作用。临床上也发现,癌被限制在局部淋巴结中一段时间后,也会继续转移到其他部位。但另一方面,癌一旦发生颈淋巴结转移,标志肿瘤发展到了较晚期的阶段,患者的预后较差,是影响预后的最主要的因素之一。总体上来讲,头颈癌伴有颈淋巴结转移的病例的治愈率要比不伴有颈淋巴结转移的病例的治愈率降低一半左右。若为头颈部以外部位的肿瘤转移至颈部则预后更差,均属4 期。

颈淋巴结转移患者的治愈率下降的原因:

1.除了局部和区域失败率较高以外,远处转移率也增高

头颈部鳞癌 N_2 及 N_3 病例的远处转移率要比 N_0 及 N_1 的病例的远处转移率高。

2.颈淋巴结转移的数目

N 分级已经部分说明了转移的数目是影响预后的重要因素,实际上随着病理检查手段的提高,仅发现单个淋巴结转移的情况比较少,更多是多个淋巴结转移。

3.颈部转移淋巴结位置

包括以下几种情况:

(1)下颈(Ⅳ区)和后颈部(Ⅴ区)淋巴结转移的病例预后很差,其预后作用甚至比多个淋巴结转移或淋巴结包膜外侵犯还要重要。Ⅳ和Ⅴ区转移常常伴有Ⅰ～Ⅲ区多个水平的转移。口腔癌患者的治疗效果直接与转移的淋巴结水平相关,局限于Ⅰ区的患者 5 年治愈率是 45%,当转移逐步进展到Ⅱ、Ⅲ和Ⅳ区时,5 年治愈率依次下降到 28%、24%和 18%。

(2)气管旁和咽后淋巴结(Ⅵ区)是容易遗漏的区域,临床上触诊不易摸及。全颈清扫范围的定义是指Ⅰ～Ⅴ区淋巴结,未将Ⅵ区淋巴结包括在内。有一些报道显示,口咽癌、喉癌、下咽癌和颈段食管癌发生Ⅵ区淋巴结转移发生率不低,颈清扫和放疗时应将相应的部位包括在内。头颈部癌中鼻咽癌转移率最高,咽后壁癌其次。有咽后淋巴结转移的患者颈部复发率、远处转移率均较无咽后淋巴结转移患者要高,导致生存率下降。

(3)双侧颈部淋巴结转移,大约 5%的头颈部癌发生双侧颈部淋巴结转移,主要发生在舌

根癌、声门上型喉癌和下咽癌。口腔和口咽有时也会发生双侧转移。一旦出现双侧颈部转移，患者预后一般都很差。颈部淋巴结复发是影响声门上喉癌患者预后的主要因素，声门上喉癌治疗后颈部复发与淋巴结转移数目无关，而与是否做双颈清扫有关。

4.淋巴结包膜侵犯

转移癌侵犯淋巴结包膜，已可能有周围组织受侵，预后较差。

四、临床表现

颈部淋巴结转移癌多发生于中老年人，为一侧或双侧颈部进行性增大的肿块，一般无疼痛和其他不适症状，初期多为单发，体积较小，中等硬度，活动度差。而后，肿块的体积不断增大、数目增多且可以相互融合成一较大的不规则形肿块，也多无疼痛。肿块压迫气管、食管和神经而引起相应的症状。部分转移性鳞癌和甲状腺癌的较大肿块可以发生中心部液化坏死而呈囊性或囊实性。少数转移性鳞癌可以累及其表面的皮肤，破溃出血或继发感染。

五、诊断

颈部转移癌的诊断目的是确定其组织类型、寻找其原发灶。

仔细地进行临床评估，行头颈部黏膜的纤维内镜检查并在有怀疑的部位钳取活检，配合CT、MRI、超声和PET/CT扫描，发生在上颈的鳞癌，在腭扁桃体可找到25%的原发癌；发生在下颈的腺癌应着重在肺、乳腺、食道、胃和卵巢寻找原发癌，其中有25%的病例可通过PET/CT找到原发癌。

凡40岁以上、近期在颈部尤其在胸锁乳突肌前方或深面、锁骨上窝或乳突前下方出现持续增大的淋巴结，经保守治疗2周无效，都应排除颈部转移癌的可能。肿大淋巴结如位于一侧或双侧上颈的深部、乳突尖的下方，则原发癌在鼻咽的可能性较大。如位于耳屏前方、下方或颌下，则原发癌在头皮、涎腺和口腔颌面部的可能性较大。如位于喉结附近，则原发癌可能位于喉和下咽。甲状腺癌的转移淋巴结常位于颈中下部、胸锁乳突肌深面和内侧、锁骨上窝内侧份。锁骨下器官癌常转移到胸锁乳突肌和斜方肌之间的锁骨上窝处即锁骨上窝的外侧份（图2-6）。

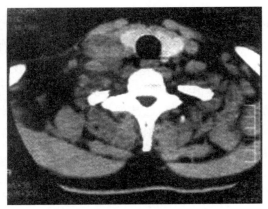

图 2-6 右锁骨上淋巴结转移癌，原发灶来自食管

　　详细询问患者及其亲属的既往头颈部和身体他处的恶性肿瘤史、既往放疗史、面部和颈部已消失的肿物或皮肤病史、上消化道和呼吸道的症状史包括咽喉痛、音哑、咽下不利、听力丧失和重听史和以前的手术史(乳腺、腹部、胸部)。常可以获得寻找颈部淋巴结转移癌原发灶的线索。颈部体检包括肿块的部位、大小、动度、与邻近结构的关系,同时检查其他部位如乳腺、腋下、腹股沟、前列腺和睾丸、腹部等处。

　　除了根据转移癌的部位和组织学类型,对那些常见原发癌的部位进行详细的体检,首先要确定颈部的肿块是否转移癌,颈部的触诊是十分重要的,其对颈部转移癌的检出率可达70%以上,当然需要医生有一定的临床经验。而影像检查和必要的化验室检查外,内镜检查也十分重要。

　　1.影像学检查

　　已有多种影像学检查如上消化道造影、CT、MRI,PET/CT 在临床应用。CT 扫描有助于查出临床颈部转移癌灶,其不仅能显示其位置、大小、形状、其与邻近组织器官的关系,还有助于辨别是增生还是转移。其主要根据病变淋巴结的大小、有无中央坏死和包膜外播散、有无淋巴结周围脂肪间隙消失,其检出率达87%左右。同时对于原发灶(头颈部/锁下器官)检出非常关键。

　　MRI 对软组织的分辨优于CT,其对转移淋巴结的诊断标准有淋巴结中央坏死、淋巴结的直径超过了1cm、癌灶淋巴引流区有3个以上的淋巴结融合。其对颈部淋巴结转移的敏感性和特异性都在80%左右。

　　PET/CT 检查可以同时显示全身各个组织系统有否同时存在的可疑癌灶,这是其优于CT 和 MRI 之处,也是很理想的查找原发癌的方法,约25%的原发不明的颈部转移癌可以通过 PET/CT 找到原发癌。

　　有报道对17例原发灶不明颈部转移癌的 CT、MRI 检查仅发现了5例的原发癌灶,而PET/CT 检查发现了9例的原发癌灶。但是其检查费用较高,特异性还不够强。超声检查在颈部淋巴结转移癌的诊断方面价值较高,其对颈部淋巴结转移癌的敏感性和特异性均高于CT 和 MRI,其阳性诊断准确率可达90%以上。其对原发灶的检出主要集中在实体器官(甲状腺,涎腺)上。

　　2.肿瘤标志物检测

　　肿瘤标志物是肿瘤生长过程中其代谢产生的某些与肿瘤密切相关的生物活性物质,存在于血液和体液中,其包括蛋白质类、酶类、癌基因类和激素类。在肿瘤的早期诊断、鉴别诊断和治疗后随访等方面有重要的参考价值。如甲状腺球蛋白水平可以反映出分化型甲状腺癌的残存、复发,癌胚抗原和癌抗原125在消化道肿瘤的诊断中有一定的价值。EB 病毒的血清学检测在鼻咽癌的诊断和随访中有重要的价值,已被列为有上颈部转移淋巴结且病例报告为低分化癌患者的常规检查。有报道在发生了颈淋巴结转移的68%的肺癌患者血液中可以发现甲状腺转录因子1,在69%的消化道癌患者也可发现细胞角蛋白20等。

　　3.分子生物学检测

　　抑癌基因的失活和原癌基因的激活是恶性肿瘤发生的原因,如可疑部位的组织活检发现了与颈部淋巴结转移灶相同或相似的基因改变,则提示了该部位有可能即为原发癌灶。有报道利用 PCR 分析了 18 例原发灶不明的病例,在 10 例发现了转移灶和原发灶相同的基因改变。

当然,最后的诊断必须由癌灶的组织病理或细胞学的检查做出。在鉴别诊断方面,必须与颈部淋巴结结核病鉴别。结核性淋巴结肿大常发生于青年和中老年女性,多位于锁骨上或颈后三角区,常有多个肿大的淋巴结同时存在,相互可以融合,伴有低热、易疲劳等症状。有时临床上较难与转移癌鉴别,可行活检和嗜酸杆菌化验室检查。

在寻找原发癌灶的过程中,组织病理检查发挥着定性和导航的作用。适当地选用分子生物学技术、肿瘤标志物检测和 PET-CT 等检查方法。颈部转移癌灶的标本取样可采取细针吸、粗针吸活检和切取活检。细针吸活检简便易行,可多次重复,创伤小,其一般可用于病理类型的诊断,因其标本量小,诊断上有局限性。

针吸活检后手术中应将针道处组织一并切除。有报道在减少远处转移和复发方面,针吸活检优于手术活检。免疫组化染色提高了光镜诊断的准确性。

在鉴别淋巴瘤、神经内分泌癌、鳞癌和低分化癌方面,电镜检查具有一定的诊断价值。对原发不明的颈部转移癌应在治疗中和治疗后定期复查(1~3 个月),如有自觉症状应随时就诊。每次复查除常规查体外,还应根据需要有选择地重点重复某些检查并做好记录。

六、治疗

颈部淋巴结转移癌的治疗要根据转移癌的来源、部位、组织病理分型等综合考虑,选用适宜的治疗方法。治疗方法有外科手术根治和放疗,化疗应用权重近年来增加。

有报道部分转移癌在 N_1 期颈清术和放疗的疗效相近,而 N_2、N_3 期需手术切除、放疗、化疗和生物治疗的综合治疗,但放疗范围仍存在争执,化疗的长期疗效仍不能肯定。除鳞状细胞癌外,其他转移癌的治疗方案不同,预后也有一定差异。仅局部侵犯而较少出现远处器官转移的转移性鳞癌和腺癌,手术切除是主要治疗方法。近年来,多提倡手术切除辅以放化疗的综合治疗方法。

其他转移癌的治疗取决于其组织类型和原发的部位。有报道放疗联合转移癌灶内注射平阳霉素治疗颈部转移鳞癌和腺癌 70 例,获得了较好的疗效。其方法是在局部放疗的同时(60Gy),转移癌灶内注射 8mg 平阳霉素,每周 2 次,连续 4 周。

(一)来自头颈部癌的颈部转移癌
根据原发癌的部位、病理类型及患者的全身情况等选用适当的治疗策略。

(二)来自锁骨下器官癌的颈部转移癌
锁骨下器官癌发生了颈部转移常表明患者的病情已属晚期,不宜手术彻底切除颈部转移癌灶。如其原发癌能够被切除,或已经被切除且已得到了控制,患者的体质尚可,也可考虑姑息性切除或放疗、化疗。

(三)原发灶不明的颈部转移癌
对于原发灶不明的颈部转移癌,努力查找原发癌的同时应积极治疗颈部转移癌。但治疗方法仍有争议,一般说来在患者身体情况较好、转移癌细胞分化较好时采用以手术切除为主、放化疗为辅的综合治疗,否则采用放化疗为主的姑息性治疗,手术治疗也以缓解临床症状为目的。

例如,如其来自甲状腺癌,可行手术切除,术中检查甲状腺,如发现隐性癌则可行联合根治术。上颈部尤为位于胸锁乳突肌深面的转移癌,病理报告为分化差的鳞癌,应检查鼻咽部,可酌情行包括鼻咽部的放射治疗。对原发癌部位不能确定的颈部转移癌,如患者全身情况和局部情况允许,也可行转移癌局部切除,如不适宜手术切除,可试行化疗、放疗。

大约有40%的原发灶不明颈部转移癌在治疗和随访的一年之内发现其原发灶,经适当治疗后有些仍可获得较好的效果。原发灶不明的颈部转移癌患者的预后在很大程度上取决于转移癌的病理类型和发生的部位。有报道127例患者中,治疗后原发于甲状腺癌的患者多存活3年以上,约有1/4的原发为鳞癌的患者存活达3年以上,而位于锁骨上窝的转移性腺癌、未分化癌无一例治疗后存活达3年。一般来说,颈上部转移癌的预后好于颈下部尤其是锁骨上窝转移癌,其3年存活率约在25%~34%。

第三章　胸部肿瘤

第一节　肺癌

原发性支气管肺癌,简称肺癌,系肿瘤细胞源于支气管黏膜或腺体,常有区域性淋巴结转移和血行播散,早期常有刺激性咳嗽、痰中带血等症状,病情进展速度与细胞生物特性有关。肺癌是严重威胁人类健康和生命的疾病,根据世界卫生组织(WHO)2014年公布的资料显示,肺癌无论是发病率(180万/年)还是死亡率(159万/年),均居全球癌症首位。在中国,肺癌也是癌症死亡的首要病因,且发病率及死亡率逐年增加。肺癌患者预后很差,五年生存率极低,2/3的患者确诊时已失去手术机会。因此,要提高肺癌患者生存率,有赖于早期诊断和早期规范有序的多学科治疗方案。

一、病因和发病机制

肺癌的病因及发病机制尚未明确,但研究表明与下列因素有关。

(一)吸烟

大量研究表明,吸烟,特别是吸纸烟,是肺癌发病率和死亡率进行性增加的首要原因。烟雾中的尼古丁、苯并芘、亚硝胺和少量放射性元素钋等均有致癌作用,尤其易致鳞状上皮细胞癌和未分化小细胞癌。与不吸烟者相比,吸烟者发生肺癌的危险性平均高9～10倍,重度吸烟者可达10～25倍。吸烟量与肺癌之间存在着显著的量-效关系,开始吸烟年龄越小,吸烟时间越长,吸烟量越大,肺癌的发病率和死亡率越高。被动吸烟或环境吸烟也是肺癌的病因之一,其风险增加20%～30%。鼓舞人心的是戒烟1～5年后,肺癌的发病危险性可减半。美国相关研究结果表明,戒烟2～15年期间,肺癌发生的危险性进行性减少,此后的发病率与终生不吸烟者相当。

(二)大气污染

无论是发达国家还是发展中国家,城市居民的肺癌死亡率均高于乡村,且随城市化的程度而升高。大气污染包括室内小环境和室外大环境污染,室内被动吸烟、燃料燃烧和烹饪过程中均可能产生致癌物。有研究表明,室内用煤、接触煤烟或不完全燃烧物为肺癌的危险因素,特别是对女性腺癌的影响较大。烹饪时释放出的油烟雾也是不可忽视的致癌因素。在重工业城市大气中,存在3,4苯并芘、氧化亚砷、放射性物质、镍、铬化合物、不燃的脂肪族碳氢化合物等致癌物质。污染严重的城市居民每天吸入空气中的苯并芘量可超过20支纸烟的含量。大气中苯并芘含量每增加 $1\sim6.2\mu g/1000m^3$，肺癌的死亡率可增加 $1\%\sim15\%$。另外，大剂量电离辐射可引起肺癌，不同射线产生的效应也不同，如日本广岛原子弹释放的是中子和 α 射线，长崎仅有 α 射线，前者患肺癌的危险性高于后者。美国 1978 年报道，一般人群中电离辐射的来源约 49.6% 来自自然界，44.6% 为医疗照射，其中 X 线诊断的电离辐射占 36.7%。

（三）职业因素

已被确认的致人类肺癌的职业因素包括石棉、砷、铬、镍、铍、煤焦油、芥子气、三氯甲醚、氯甲甲醚、烟草的加热产物以及铀、镭等放射性物质衰变时产生的氡和氡子气、电离辐射和微波辐射等。这些因素可使肺癌发生危险性增加 $3\sim30$ 倍。从接触到发生肺癌的时间与保留的程度有关，通常超过 10 年，平均为 $16\sim17$ 年。其中石棉是公认的致癌物质，接触者肺癌、胸膜和腹膜间皮瘤的发病率平均较高，接触石棉吸烟者的肺癌死亡率为非接触吸烟者的 8 倍，潜伏期可达 20 年或更久。另外，铀暴露和肺癌发生之间也有密切关系，尤其是小细胞肺癌。

（四）饮食

血清中 β 胡萝卜素水平低的人，肺癌发生的危险性也高。流行病学调查也表明，较多地食用含 β 胡萝卜素的绿色、黄色和橘黄色的蔬菜和水果及含维生素 A 的食物，可减少肺癌发生的危险性，这一保护作用对正在吸烟或既往吸烟的人特别显著。

（五）遗传及基因改变

1.遗传因素

肺癌的许多特征提示肺癌的发生可能与家族相关。经过长期的探索和研究，如 Rb 基因和 p53 基因遗传突变可能会发生肺癌。肺癌患者的一级亲属患肺癌或其他肿瘤的危险性增加 $2\sim3$ 倍，且其发生可能与吸烟无关。

2.基因改变

随着分子生物学的不断发展，大量研究表明，某些原癌基因的过度表达或突变可导致癌变。虽然许多基因发生癌变的机制还不清楚，但这些改变最终涉及细胞关键性生理功能的调控，包括增殖、凋亡、分化、信号传导及运动等。与肺癌关系密切的癌基因主要有 ras 癌基因家族编码区的点突变；myc 基因家族的扩增、重组和（或）转录控制丧失；Bcl-2、Her-2/neu 和端粒酶基因的过度表达；c-erb-2、c-fos 以及 c-jun 基因等。与肺癌发生、发展相关的分子改变还包括错配修复基因 Hmsh2 及 hPMS1 的异常，Akt2、Raf1 及 p70S6K 的过表达等。其中，肺腺癌的驱动基因主要包括：KRAS、EGFR、ALK、MEK1、BRAF 等；肺鳞癌的驱动基因主要包括：TP53、CDKN2A、PIK3CA 等。另外，基因流行病学研究也提出了 P450 酶或染色体脆性（致突变物敏感性）基因型与肺癌发生相关。而肺癌的抑癌基因包括 p53、Rb、CDKN2、FHIT 基因等。非小细胞肺癌有 ras 基因突变者预后差，小细胞肺癌出现 c-myc 扩增者预后差。

（六）慢性呼吸系统疾病

美国癌症协会将肺结核列为肺癌发病因素之一。结核病患者患肺癌的危险性是正常人群的 10 倍，其主要组织学类型是腺癌。此外，某些肺部疾病包括慢性支气管炎、病毒和真菌（黄曲霉）感染、肺间质纤维化及肺尘埃沉着症等，对肺癌的发生可能也起一定影响。土壤中的硒和锌含量的减少可能与肺癌发生有关。

二、病理和分类

（一）按解剖学部位分类

1.中央型肺癌

发生在主支气管至段支气管的肺癌称为中央型肺癌，约占 3/4，以鳞状上皮细胞癌和小细胞肺癌（SCLC）多见。

2.周围型肺癌

发生在段支气管以下的肺癌称为周围型肺癌，约占 1/4，以腺癌（ADC）多见。

（二）按组织病理学分类

目前，从治疗角度出发，临床上常概括为非小细胞肺癌（NSCLC，占 85％以上）和小细胞肺癌两大类。而为临床应用方便，将肺癌主要分为腺癌、鳞癌、大细胞癌和小细胞癌四类。2015年 WHO 肺癌病理分型如表 3-1。

表 3-1　2015 WHO 肺癌病理分类

上皮型肿瘤
 腺癌
  贴壁型
  腺泡型
  乳头型
  微乳头型
  实体型
   浸润性黏液腺癌
  浸润和非浸润性混合型黏液性腺癌
  胶质性腺癌
  胎儿型腺癌
  肠型腺癌
  微小浸润型腺癌
   非黏液性腺癌
   黏液癌
  侵袭前病变
   非典型腺瘤样增生
   原位腺癌
    非黏液性
    黏液性
 鳞癌
  角化型鳞癌
  非角化型鳞癌
  基底鳞状细胞癌
  侵袭前病变

鳞状细胞原位癌

神经内分泌肿瘤

小细胞癌

结合小细胞癌

大细胞神经内分泌癌

结合大细胞神经内分泌癌

类癌肿瘤

典型类癌肿瘤

非典型类癌肿瘤

侵袭前的病变

弥漫性特发性肺神经内分泌细胞增生

大细胞癌

腺鳞癌

癌肉瘤样癌

多形性癌

梭形细胞癌

巨细胞癌

癌肉瘤

肺胚细胞瘤

其他未分类癌

淋巴上皮样癌

NUT 肿瘤

唾液型肿瘤

黏液表皮样癌肿瘤

腺样囊性癌

上皮-肌上皮癌

多形性腺瘤

乳头状瘤

鳞状细胞乳头状瘤

外生型的

逆向生长

腺型状瘤

腺鳞混合型乳头状瘤

腺瘤

良性硬化性肺细胞瘤

泡腺腺瘤

乳头状腺瘤

黏液性囊腺瘤

黏液腺腺瘤

间叶性肿瘤

　肺错构瘤

　软骨瘤

　PEComatous 肿瘤

　　淋巴管平滑肌瘤病

　　PEComa,良性

　　　透明细胞瘤

　　PEComa,恶性

　先天性支气管周肌成纤维细胞肿瘤

　弥漫性肺淋巴管瘤病

　炎症性肌成纤维细胞瘤

　上皮样血管内皮瘤

　胸膜肺母细胞瘤

　滑膜肉瘤

　肺动脉内膜肉瘤

　肺黏液肉瘤伴 EWSR1-CREB1 易位

　肌上皮肿瘤

　　肌上皮瘤

　　肌上皮癌

　淋巴细胞组织细胞肿瘤

　结外边缘区黏膜相关淋巴组织淋巴瘤(MALT 淋巴瘤)

　弥漫性大细胞淋巴瘤

　淋巴瘤样肉芽肿

　血管内大 B 细胞淋巴瘤

　肺朗格汉斯细胞组织细胞增生症

　Erdheim-Chester 病

异位肿瘤

　生殖细胞肿瘤

　　畸胎瘤,成熟

　　畸胎瘤,不成熟

　肺内的胸腺瘤

　黑色素瘤

　脑膜瘤

转移性肿瘤

1.非小细胞肺癌

(1)鳞癌:包括乳头状型、透明细胞型、小细胞型和基底细胞样型。典型的鳞癌细胞大,呈多形性,胞质丰富,有角化倾向,核异形,染色深,细胞间桥多见,常呈鳞状上皮样排列。显微镜下,鳞癌的特征是由很多典型的有丝分裂细胞构成,细胞生长呈复层,形成有角化碎屑的网称为上皮珠。细胞由不同的细胞间桥连接,构成毛刺外观。此类肺癌的恶性程度一致,以中央型肺癌多见,有向管腔内生长的倾向,早期常引起支气管狭窄导致肺不张或阻塞性肺炎。癌组织易变性、坏死,形成空洞或癌性肺脓肿。鳞癌最易发生于主支气管,发展成息肉或无蒂肿块,也常通过侵犯血管和淋巴管后转移到远处或局部淋巴结。

(2)腺癌:肺腺癌常表现为周围型实质肿块或磨玻璃结节。典型的腺癌呈腺管或乳头状结构,细胞大小比较一致,圆形或椭圆形,胞质丰富,常含有黏液,核大,染色深,常有核仁,核膜比较清楚。腺癌倾向于管外生长,早期即可侵犯血管、淋巴管,常在原发瘤引起症状前即已转移。2011 年国际肺癌研究学会、美国胸科学会及欧洲呼吸学会(IASLC、ATS、ERS)联合推出了肺腺癌的国际多学科分类新标准。新分类标准不再使用细支气管肺泡癌(BAC)和混合型腺癌的名称,而代之以原位腺癌(AIS)和微浸润腺癌(MIA)命名;AIS 被定义为≤3cm 局限性小腺癌,癌细胞呈铁壁生长,无间质、血管或胸膜浸润,无乳头或微乳头结构,肺泡腔内无癌细胞聚集;MIA 被定义为≤3cm 局限性腺癌,癌细胞以贴壁生长方式为主且浸润灶≤5mm。浸润性腺癌被分为贴壁为主型、腺泡为主型、乳头为主型、微乳头为主型和实性为主型版黏液产生共5 个亚型,对浸润性腺癌提倡全面而详细的组织学诊断模式。浸润性腺癌的变异型则包括浸润性黏液腺癌(之前的黏液型 BAC)、胶样腺癌、胎儿型腺癌、肠型腺癌。

(3)大细胞肺癌:包括大细胞神经内分泌癌、复合性大细胞神经内分泌癌、基底细胞样癌、淋巴上皮瘤样癌、透明细胞癌、伴横纹肌样表型的大细胞癌。大细胞肺癌较鳞癌和腺癌比缺乏自身特征,由带丰富胞质的较大的恶性细胞组成。细胞较大、但大小不一,常呈多角形或不规则形,呈实性巢状排列,常见大片出血性坏死;癌细胞核大,核仁明显,核分裂象常见,胞质丰富,可分巨细胞型和透明细胞型,透明细胞型易被误认为转移性肾腺癌。大细胞肺癌倾向于发生在周围肺实质。这类肿瘤生长迅速,常侵犯淋巴结和血管,易转移到局部淋巴结和远处器官。其诊断率与送检标本是否得当和病理学检查是否全面有关,电镜研究常会提供帮助。

2.小细胞肺癌

它包括燕麦细胞型、中间细胞型、复合燕麦细胞型。显微镜下可见到肿瘤细胞由相当于淋巴细胞 2~4 倍大小的恶性细胞组成。癌细胞多为类圆形,核充满染色质,核仁大小类似,胞质少(中间细胞型可有较多的胞质),很多细胞处于有丝分裂状态。燕麦细胞型和中间型可能起源于神经外胚层的 Kulchitsky 细胞或嗜银细胞,胞质内含有神经内分泌颗粒,具有内分泌和化学受体功能,能分泌 5 羟色胺、儿茶酚胺、组胺、激肽等肽类物质,可引起类癌综合征。SCLC通常发生于大支气管,浸润支气管壁,造成管腔狭窄,但不形成分散的支气管内肿瘤。其发生发展的早期多已转移到肺门和纵隔淋巴结,且其易侵犯血管,因此在诊断时大多已有肺外转移。

3.其他

如果对肿瘤的各部分进行充分的组织学检查,很多肺癌可有两种甚至四种细胞类型,其中以腺鳞癌较常见。还包括类癌、肉瘤样癌、唾液腺型癌(腺样囊性癌、黏液表皮样癌)等。肿瘤的不同细胞分型并不意味着它仅有一种类型的细胞组成,只说明该细胞类型占优势。另外,将鳞癌和腺癌进一步分为高分化、中分化和低分化 3 种,其中高分化者肿瘤生长慢、转移晚、预后较好。大细胞肺癌和 SCLC 基本都是未分化的,不适合这种区分。

三、临床诊断

恶性肿瘤的治疗效果主要取决于其早期诊治,肺癌亦不例外。要做到肺癌的早期诊断需注意以下两方面的重要内容:一是普及肺癌的防治知识,对任何可疑的肺癌症状要及时进一步检查,尤其是高危人群;二是提高医务人员对肺癌早期征象的认识,避免漏诊、误诊。

(一)高危人群

肺癌是多基因参与、多时相细胞混杂、多因素影响发病的一类复杂性疾病,其病因及发病机制至今尚未明了,正因为如此,对高危人群的肺癌知识普及显得极为重要。肺癌高发区或有高危因素的人群需定期查体或在有可疑征象时进行排除肿瘤的有关检查,特别是 40 岁以上有长期重度吸烟史(吸烟指数大于 400 支/年,烟龄 10 年以上)、高危职业接触史(如冶金、开矿、接触石棉、水泥粉尘等)及恶性肿瘤家族史等因素者,但近年来肺癌发病年龄日趋年轻化,且非吸烟者发病率明显增加,尤其是女性的肺癌发病率呈逐年上升趋势,据资料显示可能与被动吸烟及环境污染有关,所以定期查体时可重点关注高危人群,是肺癌筛查重点,在临床工作中,不要把高危人群的概念看得过重,有下列情况者应作为可疑肺癌对象进行相应检查:①刺激性咳嗽持续 2~3 周以上,经仔细查找仍然原因不明,对症治疗无效者;②原有慢性呼吸道疾病,咳嗽性质改变者;③痰中带血丝或者血块,持续存在或短期内反复出现而无明显原因可解释者;④肺炎,特别是段以下肺炎,治疗后反复在同一部位发生者;⑤影像学怀疑肺脓肿,但无异物吸入史,无中毒症状,无大量脓痰,抗感染治疗效果不佳者;⑥四肢关节疼痛及杵状指(趾),排除结缔组织性疾病、慢性缺氧性肺疾病和发绀性先天性心脏病等已知原因者;⑦影像学(X 线、CT、MRI)发现局限性肺气肿或段、叶性肺不张,无明显原因可解释者;⑧影像学发现肺内孤立性圆形病灶伴有毛刺、分叶或胸膜牵拉征者或单侧性肺门阴影增大者;⑨原有肺结核病灶已稳定,而形态变饱满、性质在钙化病灶基础上新增软组织密度改变者;⑩胸腔积液,尤为血性并进行性增加,无结核中毒症状,无明确感染性原因存在者;⑪有慢性呼吸系统疾病、出现肺癌标志物明显升高或进行性升高者。

(二)临床表现

肺癌的临床表现与肿瘤的发生部位、大小、是否压迫或侵犯邻近器官及组织细胞学类型、分化程度、生物学行为等情况有着密切关系。肺癌早期可无明显症状,大多在胸部影像学检查时发现,若病灶尚未侵犯、压迫主气道或侵犯胸膜、胸壁及心血管系统等,即使病灶已较大,也可无任何症状,尤其周围型病灶,这使得大部分患者确诊时已到晚期,至少已到局部晚期。

肺癌的无症状就诊包括 4 种情况,一是患者无任何临床症状,仅在查体时发现;二是患者无呼吸道症状,但以肺癌侵及周围组织或转移时出现的症状为首发表现;三是先以副癌综合征来就诊,患者可能会在其他科室辗转就医,若接诊医生经验不足或者患者拒绝排除肺癌检查,往往会延误诊断时间;四是以肿瘤标志物升高来就诊,尤其是那些与肺癌密切相关的肿瘤标志物,更应注意鉴别排查。

1.肺癌本身症状

当肺癌发展到一定程度时,可出现以下症状。

(1)咳嗽：肿瘤在较大的支气管内生长或肺癌压迫较大支气管引起狭窄时，可以出现刺激性干咳或伴有少量黏液痰，尤其病灶位于主支气管或隆凸附近更明显，患者干咳剧烈，镇咳药物不易控制。肿瘤引起支气管管腔狭窄，咳嗽可进行性加重，多为持续性，且呈高调金属音，是一种特征性的阻塞性咳嗽。肺泡癌也可出现剧烈咳嗽，但往往伴有大量黏液痰。

(2)咯血：肺癌引起的咯血通常为痰中带血点、血丝或断续的少量血块痰，除非有大血管受侵蚀破坏，一般很少出现大量咯血。从肿瘤发生部位上看，中央型者较周围型者容易出现，从组织类型上分析，鳞状细胞癌较其他类型的肺癌多发。由于肿瘤的血管主要分布于肿瘤表面，当肿瘤表面破溃或侵蚀血管或肿瘤组织坏死与肺泡管以上气道相通时，此时血痰中查到癌细胞概率较高，但也有部分患者因剧烈咳嗽造成呼吸道局部血管破裂出血，此时血痰脱落细胞学检查为阴性。

(3)发热：主要是由于继发感染、肿瘤坏死吸收热和肿瘤细胞本身释放热原造成，极少数是由于肿瘤压迫并阻断血液供应导致正常肺组织坏死。肿瘤阻塞支气管，排痰不畅，远端肺组织继发感染，可出现发热，表现为感染性发热的特点，与气道相通时可伴有脓痰和痰液增多，不通时可出现肺脓肿，值得注意的是，影像学经常提示"阻塞性肺炎"而患者并无发热、咳嗽及咳痰等感染症状，此时并非真正的炎症，是由于分泌物潴留所致；另一方面，肿瘤较大或生长速度较快而与肿瘤血管生长不同步引起组织坏死时，表现为肿瘤坏死物质吸收热，为低至中度发热，多在午后或夜间出现，可自行消退，伴或不伴有咳嗽、咳痰等症状，这可能是由于肿瘤细胞坏死释放热原或肿瘤细胞本身代谢产物刺激体温中枢引起；再一方面，肺癌发热也可能是炎性细胞在肿瘤病灶中及周围聚集形成无菌性炎症并释放炎性介质所致，此时抗生素治疗无效，需用非甾体消炎镇痛药物或激素抑制炎性细胞及炎性介质才能退热。

(4)胸闷、哮鸣及气促：多是由于肿瘤造成的较大支气管不同程度的堵塞或受压产生相应的肺叶或一侧全肺不张、肿瘤侵犯胸膜引起胸腔积液或严重肺感染造成。

2.肺癌侵及周围组织或转移时出现的症状

(1)肿瘤压迫或侵犯喉返神经：出现声带麻痹、声音嘶哑，因左侧喉返神经走行途径较长，故以左侧多见。

(2)肿瘤压迫上腔静脉：可因原发灶本身或肿大的纵隔淋巴结压迫上腔静脉，导致回流于上腔静脉的头颈部及上肢的静脉回流受阻，引起相应的临床表现，如患者出现头痛和头晕或眩晕、胸闷、头面部及上肢皮肤发紧等症状，查体可发现醉酒面容或发绀面容，面、颈部、上肢和上胸部皮肤呈紫红色改变，静脉充盈或怒张，毛细血管显现，头面部、上肢皮下组织非凹陷性水肿等上腔静脉压迫综合征体征。多见于中心型肺癌或肺癌纵隔淋巴结转移，为肿瘤急症之一，需及早治疗。

(3)肿瘤侵犯胸膜或导致淋巴回流受阻：可引起胸膜腔积液，往往为血性；大量积液可以因肺叶或一侧肺全不张或气管移位引起胸闷、哮鸣及气促，患者喜欢患侧卧位或半坐卧位。

(4)胸痛：肿瘤侵犯壁层胸膜、肋骨及肋间神经，可以引起持续剧烈的胸痛。若肿瘤位于脏胸膜附近时，则产生不规则的钝痛或隐痛，于呼吸、咳嗽时加重。肋骨、脊柱受侵犯时，可有局限性压痛点。肿瘤压迫肋间神经，疼痛可累及其分布区。肿瘤压迫臂丛可引起臂丛神经痛，表现为以腋下为主、向上肢内侧放射的火灼样疼痛，夜间尤甚。

（5）上叶尖部肺癌：亦称 Pancoast 肿瘤，可侵入纵隔和压迫位于胸廓入口的器官组织，如第 1 肋骨、锁骨下动静脉、臂丛神经、颈交感神经等，产生剧烈胸肩痛，上肢静脉怒张、水肿、臂痛和上肢运动障碍，也可出现颈交感神经综合征，表现为同侧上眼睑下垂、瞳孔缩小、眼球内陷、面部无汗等表现。

（6）肿瘤发生纵隔转移时可压迫食管引起吞咽困难。

（7）肿瘤发生脑转移：近期出现头痛、恶心、眩晕或视物不清等神经系统症状和神经定位体征应当考虑发生脑转移的可能。

（8）肿瘤发生骨转移：持续、固定部位的骨痛伴有血浆碱性磷酸酶或血钙升高应当考虑发生骨转移的可能，多发生于有造血功能的扁骨，严重时可出现骨髓增生不良。

（9）肿瘤发生肝转移：患者出现食欲减退、恶心、消瘦、右上腹痛伴有肝大、碱性磷酸酶、谷草转氨酶、乳酸脱氢酶或胆红素升高应当考虑发生肝转移的可能。

（10）肿瘤发生其他转移：伴有尿潴留或失禁、便秘、走路不稳易跌倒，甚至出现截瘫时要考虑发生脊髓受压或转移的可能；发生皮下转移时可在皮下触及结节；血行转移到其他器官可出现相应症状和体征。

3.副癌综合征

少数肺癌尤其是腺癌、低分化或未分化癌患者，由于肿瘤细胞产生内分泌物质，临床上可出现不同的全身症状，如原因不明的肥大性肺性骨关节病包括杵状指、骨关节肥大等；肿瘤分泌促肾上腺皮质激素样物可引起 Cushing 综合征，肿瘤分泌促性激素引起男性乳腺发育，肿瘤分泌抗利尿激素引起抗利尿激素分泌失调综合征，少数患者表现为神经肌肉综合征，包括重症肌无力、多发性神经肌肉痛、皮肌炎及硬皮病等自身免疫性疾病表现，且与肿瘤的发生部位和有无转移无关，该临床表现可以发生于查出肿瘤前数年，也可与肿瘤同时存在，有效消除病灶的各种治疗措施可使副癌综合征部分缓解甚至消失。

（三）体格检查

多数肺癌患者在早、中期无特异性阳性体征，当压迫、侵犯邻近器官及出现转移等情况后可能会有如下相应体征：①体检可有声带麻痹、上腔静脉阻塞综合征、Hornner 征、Pancoast 综合征的体征；②体检可有肺不张、阻塞性肺炎、胸腔积液的体征；③体检发现肝大伴有表面凹凸不平、皮下结节、锁骨上窝淋巴结肿大、肋骨或脊椎棘突压痛等提示发生远处转移的可能；④少数患者出现原因不明，久治不愈的肺外征象，如杵状指（趾）、非游走性肺性关节疼痛、男性乳腺发育、皮肤黝黑或皮肌炎、共济失调及静脉炎等。

（四）影像检查

对肺部有孤立结节的患者应当追问其过去有无影像学检查史，如对比发现病灶增大、性质改变或出现新的病灶，影像学诊断疑为恶性肿瘤者应进一步检查。X 线平片一般用于健康查体，强化 CT 检查是目前临床诊断肺癌和评价治疗疗效的重要手段，B 超、MRI 可作为转移部位的补充检查，骨扫描检查是用于判断骨转移的常规检查，特殊情况下可进行全身 PET-CT 检查，简单概括如下。

1.胸部 X 线检查

胸片是在查体时早期发现肺癌的一个重要手段。

2.胸部 CT 检查

胸部 CT 可以进一步验证病变所在的部位和累及范围,也可根据病灶的毛刺征、分叶征、胸膜牵拉征、厚壁偏心空洞及病灶对周围组织的侵袭特征或者淋巴结、血行转移的征象大致区分其良、恶性,是目前诊断肺癌的重要手段。CT 可清楚显示肺叶中 0.5cm 以上的肿块阴影,对肺门及纵隔、锁骨上下及腋窝淋巴结转移的情况,以及是否侵犯脏胸膜、壁胸膜及其他脏器、胸腔积液、肿瘤空洞内部情况等可提供详细信息;CT 引导下经皮肺占位穿刺活检是获取细胞学、组织学诊断依据的技术,在各种影像学检查手段中显示肺结构的清晰度最好。

3.B 型超声检查

主要用于发现腹部重要器官及腹膜、腹膜后淋巴结有无转移,也用于颈部淋巴结的检查;对于邻近胸壁的肺内病变或胸壁病变,可鉴别其囊、实性并进行超声引导下穿刺活检,最大优势是实时监控,可实时显示穿刺路径,对于穿刺路径上的血管显示最清晰,避免活检时损伤血管引起大出血;超声对液体的诊断优于目前所有其他影像学设备,在肺癌并发少量胸腔积液时尤显其重要性,常用于胸腔积液抽取定位、定量、置管引流和治疗效果随访。

4.MRI 检查

MRI 检查对肺癌的临床分期有一定价值,特别适用于判断脊柱、肋骨及颅脑有无转移;因开放性 MRI 扫描系统可进行 360°扫描,MRI 引导下进行经皮肺占位穿刺活检,尤其对某些特殊部位的肿物较扫描角度受限的 CT 有无可比拟的优势,配有 MRI 兼容的导引系统时可相对实时显示穿刺路径。

5.骨扫描检查

是骨代谢检查,反映的是骨代谢率,发现骨转移病灶可早于 X 线、CT 等影像学检查 3～6 个月,是用于判断骨转移的常规筛选检查,当骨扫描检查提示骨转移可能时,可对可疑部位进行 CT 和 MRI 检查验证。

6.正电子发射断层扫描(PET-CT)检查

是一种功能影像学检查,反映的是组织代谢能力高低,由于多数肿瘤是高代谢,故可用于肿瘤的诊断和疗效评价。因目前价格昂贵,不推荐常规筛查使用,主要用于临床表现及各项检查高度怀疑恶性肿瘤而 CT、MRI 等常规检查不能确诊或未发现原发灶的患者,也可作为判断肺癌根治性手术切除可能性及术后、放化疗治疗后的疗效评价手段。

(五)内镜检查

1.纤维支气管镜(简称纤支镜)检查

是诊断肺癌最常用的方法,包括纤支镜直视下刷检、支气管灌洗获取细胞学及活检进行组织学诊断,对中心型肺癌诊断的阳性率较高,由于段以下支气管太细,目前的纤支镜不适于段以下支气管检查。

2.TBNA 和 EBUS-TBNA

经纤支镜引导下的透支气管壁穿刺术(TBNA)和超声纤支镜引导下的透支气管壁穿刺活检术(EBUS-TBNA)对周围型肺癌及普通纤支镜难以到达的部位可取得针吸细胞涂片标本;在可疑局部晚期病例,可望获得纵隔淋巴结 N_1 和 N_2 的病理诊断结果,有助于术前评估根治性手术切除的可能性。

3.纵隔镜检查

可直接观察气管前隆凸下及两侧支气管区淋巴结情况,并可获取标本做组织病理检查,这对局部晚期病例的分期和手术可能性评估尤其重要,是目前临床评价肺癌纵隔淋巴结状态的"金标准",尽管 CT、MRI 及近年应用于临床的 PET-CT 能够对肺癌治疗前的 N 分期提供极有价值的证据,但仍是影像学表现,纵隔镜可提供纵隔淋巴结和器官组织的组织标本,得到的是病理学诊断,故纵隔镜的诊断价值难以取代。

4.胸腔镜检查

胸腔镜主要用于肺癌脏胸膜、壁胸膜转移的诊断及近脏胸膜的肺占位的切除,尤其是肺部微小结节病灶行胸腔镜下病灶切除,可达到既明确诊断又进行了病灶切除的目的。对于中晚期肺癌,胸腔镜下可以行淋巴结、胸膜和心包的活检,胸腔积液及心包积液的细胞学检查,为系统地制订治疗方案提供可靠依据。

(六)其他诊断性检查技术

与其他恶性肿瘤的诊断标准一样,组织病理学是诊断的"金标准",肺癌的诊断也不例外。

1.痰细胞学检查

是目前诊断肺癌简单方便的无创伤性诊断方法之一。对起源于较大支气管的中央型肺癌,特别是伴有血痰者,痰中找到癌细胞的概率较高。标本取材要求是,最好晨起留取,先漱口洗脱口咽分泌物,再以诱发的方式诱发深咳获得深部痰,必要时在医生认为病情许可的前提下深吸一口烟诱发深咳。为避免细胞自溶性坏死,标本要及时送检,时间限定在 2 小时最好 1 小时内为好。一般最好连续查 3 次,其阳性率可达 60%。痰液细胞学的阳性结果不能作为肺癌的唯一确诊依据,应尽可能获得纤支镜下针吸细胞学或经皮肺穿刺活检的病理组织学结果。

2.经胸壁肺占位穿刺活检术(TTNA)

可以在 CT 或 B 超或 MRI 引导下进行,获取组织进行普通病理、组织化学检测及分子病理学相关检查,敏感度和特异性均较高。不但可完成肺癌的组织学来源、性质、分类,还可通过基因检测,测定其分子生物学行为,为后续治疗原则、具体方案和预后分析提供依据。

3.胸腔穿刺术

当胸腔积液原因不明时,可以进行胸腔穿刺,获得细胞学诊断,细胞学的结果与肺癌的分期密切相关,细胞学阳性时分期为 M_{1a}。必要时抽取胸腔积液做离心处理后,取其沉淀做涂片,可提高阳性率。需要强调的是,与痰液脱落细胞学一样,胸腔积液涂片易误诊,不能作为确定肺癌诊断的唯一细胞和组织学证据,只用于分期判断。

4.胸膜活检术

当胸腔积液穿刺未发现细胞学阳性结果时,胸膜活检可以提高阳性检出率。

5.淋巴结活检术

对于肺部占位病变或已临床诊断为肺癌的患者,如果伴有浅表淋巴结肿大,此时行淋巴结活检是简单可靠的获得病理学诊断的方法,有助于判断肺癌的分期,确定治疗原则,制订个体化的治疗方案,指导治疗。

(七)血液和体液免疫生化检查

对于原发性肺癌,尽管某些化验结果与肺癌的组织类型、分化程度和细胞生物学行为有一定的相关性,但目前尚无特异性的血液和体液免疫生化检测方法,多用于病情程度的判断和肺癌治疗过程中的评估。

1.血液生化检查

对于原发性肺癌,肺癌患者血清碱性磷酸酶(ALP)或血钙升高考虑骨转移的可能,但中国人出现血钙增高的较少。肝转移时,由于肝细胞受损或胆系受侵,血清碱性磷酸酶、谷草转氨酶、乳酸脱氢酶或胆红素可升高,但一般见于肝转移肿瘤负荷较大时。

2.血液肿瘤标志物检查

与肺癌相关性较明显的肿瘤标志物有癌胚抗原(CEA)、神经特异性烯醇化酶(NSE)、细胞角蛋白 19(CK19)及鳞状细胞癌抗原(SCC)等。血清肿瘤标志物 CA50、CEA、CYFRA21-1 和 SCC 在肺癌诊断中的价值,检测 260 例肺癌患者、65 例肺良性病变患者及 117 例健康体检者,结果肺癌患者 CA50、CEA、CYFRA21-1 和 SCC 在肺癌患者中的阳性率分别为 46.9%、66.5%、57.7%和 58.1%,显著高于肺部良性病变患者和健康对照组。CA50、CEA、CYFRA21-1 和 SCC 在 SCLC 患者中较 NSCLC 患者表达水平低,CA50 和 CEA 在肺腺癌高表达,CYFRA21-1 在肺鳞癌高表达。CYFRA21-1、NSE 和 CEA 在肺癌诊断中的价值,发现 3 个瘤标对肺癌的诊断灵敏度分别为 44.7%、22.6%和 38.7%,如三者联合检测则诊断灵敏度显著提高至 71.9%。探讨 7 种血清肿瘤标志物单项和联合检测对肺癌诊断的临床价值,结果肺癌患者的 7 种血清肿瘤标志物水平均明显高于肺良性病变组和健康对照组,肺癌组 7 种血清肿瘤标志物阳性率均明显高于肺良性病变组,肿瘤标志物测定水平与病理类型有关,血清 NSE 水平升高以 SCI-C 为主,CYFRA21-1 以鳞癌为主,而 CA125 则以腺癌为主。有学者探讨了 CYFRA21-1 和 SCC 对肺鳞癌的临床意义,发现 CYFRA21-1 诊断肺鳞癌敏感性为 57.84%、特异性为 92.45%、准确性为 69.68%,SCC 诊断肺鳞癌敏感性为 33.33%、特异性为 92.45%、准确性为 53.55%。

3.浆膜腔积液的肿瘤标志物检查

胸腔积液、心包腔积液的肿瘤标志物可数倍于相应的血清肿瘤标志物检查结果,一般以 4 倍于血清值为阳性标准。

(八)病理组织学诊断

手术或组织活检标本的组织病理学诊断是肺癌确诊的"金标准",是个体化治疗的重要参考依据。如因活检取材的限制,活检病理不能确定病理诊断时,建议临床医师重复活检或结合影像学检查情况进一步选择诊断方案,必要时临床与病理科医师联合会诊确认病理诊断。

(九)鉴别诊断

1.肺结核性病变

是肺部疾病中较常见也是最容易与肺癌相混淆或共存的病变。肺结核球多见于年轻患者,多见于结核好发部位,如肺上叶尖后段和下叶背段。一般无症状,病灶边界清楚,密度高,可有包膜。可含钙化点,有时是纤维结节状病灶,多年不变,对于临床上难于鉴别的病变,应做穿刺活检,直至开胸探查。肺门淋巴结结核易与中央型肺癌相混淆,急性粟粒性肺结核应与弥漫性细支气管肺泡癌相鉴别,但结核患者年龄较轻,有发热、盗汗等全身中毒症状,痰细胞学检查、痰查结核菌可助鉴别,结核菌素试验阳性、抗结核抗体阳性不能作为排除肺癌的指标。应该注意的是肺结核与肺癌共存的可能,其原因是肺结核与肺癌均可导致机体免疫功能下降或出现于机体免疫功能下降的前提下,两种病可能先后或同时发生。原有肺结核病灶经抗结核治疗后已稳定,而形态或性质发生改变者要想到瘢痕癌的可能,原因可能与抗结核药直接有关,如异烟肼的代谢产物可使小鼠肺癌发病率明显上升,但在人类使用时间尚不够长而不好评价,另外利福平也是一种免疫抑制药,导致机体免疫功能下降。对肺结核还是肺癌的诊断有困难者禁忌行放射治疗或化学药物治疗,但可进行诊断性抗结核治疗并密切随访。

2.肺炎

约有 1/4 的肺癌早期以肺炎的形式出现。对起病缓慢,症状轻微,抗感染治疗效果不佳或反复发生在同一部位的肺炎应当高度警惕有肺癌可能。肺部慢性炎症机化,形成团块状的炎性假瘤,往往边缘不整,核心密度较高,易伴有胸膜增厚,病灶长期无明显变化。

3.良性肿瘤

常见的有肺错构瘤、支气管肺囊肿、巨大淋巴结增生、硬化性血管瘤、肺纤维瘤、肺脂肪瘤等。这些良性病变在影像检查上各有其特点,若与恶性肿瘤不易区别时,应当考虑活检或手术切除。

总之,目前肺癌的确诊必须有组织病理,可来源于手术、纤支镜或经皮活检等。细胞学检查不能作为唯一的确诊依据。

四、分期

肺癌分期对选择恰当的治疗方法和判断预后具有重要意义。包括原发肿瘤的位置和大小、向肺外生长的情况,以及有无局部、肺门和纵隔淋巴结转移及远处转移。

(一)TNM 分期

国际抗癌联盟(UICC)在第 7 版肺癌 TNM 分期标准的基础上发布了第八版肺癌 TNM 分期(表 3-2)。

表 3-2　NSCLG 的 TNM 分期

原发肿瘤(T)	
T_x	未发现原发肿瘤,或者通过痰细胞学或支气管灌洗发现癌细胞,但影像学及支气管镜无法发现
T_0	无原发肿瘤的证据
Tis	原位癌
T_1	肿瘤最大径≤3cm,周围包绕肺组织及脏层胸膜,支气管镜见肿瘤侵及叶支气管,未侵及主支气管
T_{1a}(MIA)	肿瘤最大径≤1cm
T_{1b}	肿瘤最大径>1cm,≤2cm
T_{1c}	肿瘤最大径>2cm,≤3cm

T_2	肿瘤最大径＞3cm，≤5cm；侵犯主支气管(不常见的表浅扩散型肿瘤，不论体积大小，侵犯限于支气管壁时，虽可能侵犯主支气管，仍为 T_1)，但未侵及隆突；侵及脏胸膜；有阻塞性肺炎或者部分肺不张。符合以上任何一个条件即归为 T_2
T_{2a}	肿瘤最大径＞3cm，≤4cm
T_{2b}	肿瘤最大径＞4cm，≤5cm
T_3	肿瘤最大径＞5cm，≤7cm。直接侵犯以下任何一个器官，包括胸壁(包含肺上沟瘤)、膈神经、心包；同一肺叶出现孤立性癌结节。符合以上任何一个条件即归为 T_3
T_4	肿瘤最大径＞7cm；无论大小，侵及以下任何一个器官，包括纵隔、心脏、大血管、隆突、喉返神经、主气管、食管、椎体、膈肌；同侧不同肺叶内孤立癌结节

区域淋巴结(N)

N_x	区域淋巴结无法评估
N_0	无区域淋巴结转移
N_1	同侧支气管周围及(或)同侧肺门淋巴结以及肺内淋巴结有转移，包括直接侵犯而累及的
N_2	同侧纵隔内及(或)隆突下淋巴结转移
N_3	对侧纵隔、对侧肺门、同侧或对侧前斜角肌及锁骨上淋巴结转移

远处转移(M)

M_x	远处转移不能被判定
M_0	没有远处转移
M_1	远处转移
M_{1a}	局限于胸腔内，包括胸膜播散(恶性胸腔积液、心包积液或胸膜结节)以及对侧肺叶出现癌结节(许多肺癌胸腔积液是由肿瘤引起的，少数患者胸液多次细胞学检查阴性，既不是血性也不是渗液，如果各种因素和临床判断认为渗液和肿瘤无关，那么不应该把胸腔积液纳入分期因素)
M_{1b}	远处器官单发转移灶为 M_{1b}
M_{1c}	多个或单个器官多处转移为 M_{1c}

TNM 与临床分期的关系如表 3-3 所示。

表 3-3　TNM 与临床分期的关系

分期	T	N	M
隐匿性癌	Tis	N_0	M_0
ⅠA1 期	T_{1a}(MIA)	N_0	M_0
	T_1a	N_0	M_0
ⅠA2 期	T_{1b}	N_0	M_0
ⅠA3 期	T_{1c}	N_0	M_0

分期	T	N	M
ⅠB 期	T_{2a}	N_0	M_0
ⅡA 期	T_{2b}	N_0	M_0
ⅡB 期	$T_{1a\sim c}$	N_1	M_0
	T_{2a}	N_1	M_0
	T_{2b}	N_1	M_0
	T_3	N_0	M_0
ⅢA 期	$T_{1a\sim c}$	N_2	M_0
	$T_{2a\sim b}$	N_2	M_0
	T_3	N_1	M_0
	T_4	N_0	M_0
	T_4	N_1	M_0
ⅢB 期	$T_{1a\sim c}$	N_3	M_0
	$T_{2a\sim b}$	N_3	M_0
	T_3	N_2	M_0
	T_4	N_2	M_0
ⅢC 期	T_3	N_3	M_0
	T_4	N_3	M_0
ⅣA 期	任何 T	任何 N	M_{1a}
	任何 T	任何 N	M_{1b}
ⅣB 期	任何 T	任何 N	M_{1c}

Tis,原位癌;T_{1a}(MIA),微浸润性腺癌。

(二)SCLC 分期

SCLC 分期采用的是局部和广泛两期分类法。国际肺癌研究协会(IASLC)经讨论达成共识:局限期值肿瘤局限于单侧胸腔内及其所引流的区域淋巴结、双侧的纵隔淋巴结和锁骨上淋巴结,且无该肺的广泛转移;同侧的胸水、喉返神经受侵及上腔静脉阻塞也列为局限期。一般认为,TNM 分期中的Ⅰ～Ⅲ期相当于 SCLC 的局限期。

五、治疗

(一)放射治疗

肺癌的放射治疗自 20 世纪 50 年代钴-60/^{60}Co 远距离治疗机问世开始,至今已经发展 50 余年,现今,放疗已成为肺癌治疗的主要手段之一。在肺癌的综合治疗中,无论是早期、局部晚期的根治、术后辅助,还是全身多发转移的姑息治疗,放疗起到越来越重要的作用。

1.非小细胞肺癌

非小细胞肺癌（NSCLC）的病理类型包括鳞癌、腺癌、大细胞癌等,占所有肺癌病例的 80% 以上。其中鳞癌约占 50%,腺癌约占 25%,这些病理类型的肺癌在生物学行为上相似,治疗原则基本一致,早期以手术为主;中期可行手术为主的综合治疗;不可切除的局部晚期采用放化疗综合治疗;晚期应以系统性全身治疗为主,局部可加姑息放疗。

（1）早期的非小细胞肺癌:早期非小细胞肺癌是指病情分期处于 $T_{1-2}N_{0-1}$,根治性手术切除是标准治疗,如患者有手术禁忌或拒绝手术,可行放射治疗,放疗靶区包括原发病灶和影像学检查阳性的淋巴结,早期非小细胞肺癌根治放疗后失败的原因主要是局部复发,高达 50%,增加淋巴引流区放疗,可以降低局部复发率,同时靶区增大,也会提高肺部及食管放疗并发症,临床上是否做淋巴结引流区预防照射应根据患者 PS 评分、肺功能等情况做综合分析。

早期非小细胞肺癌放疗的 5 年生存率为 25%～30%,常规分割照射时,＞70Gy 的剂量有着更好的局控率。临床上建议 65～70Gy,至少不低于 60Gy。RTOG93-11 研究项目结果显示:如果 37% 的肺组织受照剂量不超过 20Gy,放疗的安全剂量可达 77.4Gy;如果 25% 的肺组织受照剂量不超过 20Gy,靶区剂量最大可达到 90.3Gy。超分割照射时,相对生物学剂量（BED）＞105Gy 时有较好的生存获益,2012 年 9 月 GrillsIS、Hope AJ 等人发表了一篇早期肺癌立体定向放疗（SABR）的量效关系,研究共分析了 505 个分期在 $T_{1-3}N_0M_0$ 的非小细胞肺癌,研究结果表明:影响局部复发率最重要的两个因子是 BED 和肿瘤最大直径,当等效生物剂量≥105Gy 时,局控率可达到 96%,等效生物剂量＜105Gy 时,局控率约 85%,研究同时发现,可手术患者两年总生存率约 78%,对比不可手术患者（58%）有显著差异。

对于可切除的非小细胞肺癌,规范治疗是推荐手术切除,同时放疗也可以在等效生物剂量足够的条件下获得很好的局部控制率和总生存率。2016 年 M.D 安德森癌症中心张玉蛟教授总结两个随机Ⅲ期临床试验（STARS 和 ROSEL）的 51 个早期非小细胞肺癌病例,经评估均可手术切除,STARS 临床试验中,周围型肺癌剂量分割采用 54Gy/3fr（BED 151.2Gy）,中央型肺癌采用 50Gy/4fr（BED 112.5Gy）,ROSEL 临床试验中,放疗病例随机接受 54Gy/3fr（BED 151.3Gy）或 60Gy/5fr（BED 132Gy）。研究结果表明,SABR 组在 1 年、3 年总生存率均优于手术组（100% vs 88%,95% vs 88%）,两者在局部复发、区域复发、远处转移及 3 年无复发生存方面无明显差别。可看出对于早期可切除的非小细胞肺癌,SABR 疗效优于手术,但是该研究最大的局限性即样本量明显不足,随访时间短,不能有效评估 SABR 治疗的远期毒副作用。手术或 SABR 均是Ⅰ期 NSCLC 患者可靠的治疗手段之一,但优劣方面缺乏真正意义上的临床随机对照研究结果进行权威评判。

（2）局部晚期非小细胞肺癌:局部晚期的非小细胞肺癌（ⅢA 和ⅢB 期）约占 NSCLC 总数的 1/3,小部分ⅢA 期和极少数ⅢB 期可以采用以手术为主的综合治疗,放疗主要在术前或者术后起辅助治疗作用。大部分局部晚期患者已经失去手术机会,可采用同期放化疗。

术前放疗的主要目的是提高手术切除率,降低肿瘤活性,减少肿瘤转移,但没有明显改善生存率,多数情况下已被诱导化疗取代。肺尖癌及术前纵隔镜或 PET/CT 提示 N_2 阳性淋巴结行术前放疗有明确的效果,是术前放疗的适应证。靶区包括原发灶及周围 1.5～2.0cm 正常组织,同侧肺门和中上纵隔淋巴结引流区。剂量 40～44Gy。

术后放疗有利于提高局部控制率和总生存率,对于原发灶全切且术后病理 N_0 者不需要术后辅助放疗。对于原发灶残留者,应给明确恶性的病灶根治剂量 $60\sim70Gy/(30\sim35$ 次),如肺门和(或)纵隔有淋巴结残留,除应给残留淋巴结根治剂量 $60\sim70Gy/(30\sim35$ 次)外,还应照射同侧肺门和纵隔淋巴结引流区,上纵隔淋巴结残留射野还应该包括锁骨上区,肺门和纵隔淋巴结无残留时,仅需照射同侧肺门和纵隔淋巴结引流区,淋巴结引流区剂量 $44Gy/22$ 次。

不可手术的非小细胞肺癌的标准治疗方案是同期放化疗,如ⅢA 期有多站 N_2 阳性、巨块型或固定的 N_2 以及ⅢB 期中 $T_{1-3}N_3$、T_4N_{2-3}。局部晚期非小细胞肺癌的主要死亡原因是胸内进展,同期化疗可以提高局部控制率。对于 KPS 评分较好的患者应积极给予根治性治疗。放疗的靶区应包括原发灶、同侧肺门和双侧中上纵隔淋巴引流区(放疗野下至隆突下淋巴结引流区),处方剂量应达到 $60\sim70Gy/(1.8\sim2.0Gy)$。最佳的同期化疗方案尚无定论,低剂量可采用紫杉醇 $45mg/m^2$ ＋卡铂(AUC＝2)每周方案×6 周、顺铂 $30mg/m^2$ 每周方案×6 周、紫杉醇 $60mg/m^2$ 每周方案×6 周,足量每 4 周方案包括:依托泊苷 $50mg/m^2$ d1-5、d29-33＋顺铂 $50mg/m^2$ d1,d8,d29,d36。

(3)晚期非小细胞肺癌:晚期肺癌患者治疗的最主要目的是姑息减症,提高生存质量,少数患者可延长生存期。

脑转移的患者如有颅高压症状和占位效应,生活质量显著下降,如全身肿瘤控制良好、肿瘤负荷小的脑转移患者建议积极治疗。1~3 个脑转移瘤可根据手术难易程度选择手术＋全脑放疗(WBRT)或立体定向放疗(SRT)＋WBRT,不能耐受高剂量脑照射的患者可行单纯SRT。有治疗靶点(如 EGFR 突变)的无症状脑转移瘤可先行靶向治疗。>3 个转移瘤者可行WBRT 或 SRT。WBRT 的标准方案为 $30Gy/10fr$ 或者 $37.5Gy/15fr$。神经功能状态差者短疗程放疗方案也可以考虑($20Gy/5fr$)。SRT 可用于体力状态好且总的肿瘤体积小的患者。如果肿瘤占位效应严重、颅高压危及生命,可行姑息手术。全身肿瘤进展的患者可考虑姑息治疗、支持治疗或者放疗。

骨转移放疗的主要目的是减轻疼痛,防止病理性骨折,50％以上的患者放疗后疼痛症状明显改善,推荐大分割 $20\sim30Gy/(3\sim4Gy)$,放疗可联合唑来膦酸,同时抑制破骨细胞功能,减少病理性骨折的发生。

2.小细胞肺癌

小细胞肺癌(SCLC)约占所有肺癌病例的 15％,是一种以生长迅速、早期转移、高度侵袭性为特点的病理类型,临床上更容易早期广泛转移,所以在治疗策略上与其他病理类型有着显著的差异。小细胞肺癌局限期(LD)是指肿瘤局限于一侧胸腔、同侧肺门、双侧纵隔、同侧锁骨上区,且除外恶性心包积液或恶性胸腔积液等情况,确诊时局限期病例仅占全部小细胞肺癌的30％。广泛期(ED)是指Ⅳ期或多发肺内转移结节和(或)肿瘤病灶、转移淋巴结靶区过大而难以耐受根治性放疗。局限期小细胞肺癌以根治性同期放化疗为主要治疗手段,广泛期小细胞肺癌因病变广泛、预后差,放疗仅起到姑息治疗作用。

(1)局限期:局限期中早期小细胞肺癌($T_{1-2}N_0M_0$,Ⅰ 期)可行根治性手术,如术后发现淋巴结阳性,则需要给予术后同期放化疗或序贯化放疗,如果淋巴结阴性,则只需辅助化疗。术后放化疗或化疗后应给予脑预防照射(PCI)。对于无法手术的早期 SCLC,可行根治性同步放化疗或立体定向放射治疗（SBRT）。

局限期小细胞肺癌的一线治疗包括含铂双药化疗联合胸部放射治疗（TRT）。EP 方案（依托泊苷＋顺铂/卡铂）是首选化疗方案，放疗加入时间越早越好，最好在化疗开始后 30 天内进行。加拿大国立癌症研究所一项随机研究发现虽然早放疗组（30 天内）和晚放疗组（＞30 天）的完全缓解率没有明显区别，但早放疗组的无疾病进展生存（P＝0.036）和总生存（P＝0.008）均优于晚放疗组，且晚放疗组脑转移率明显增高（P＝0.006）。对于初诊肿瘤体积较大的可先化疗 1～2 个周期，化疗后肿瘤体积缩小，再加入放疗有利于保护周围正常组织。如果化疗前有多站淋巴结转移或同期 4 程化疗后有肿瘤残留，也可行 2 程 EP 方案巩固化疗。

放疗的靶区包括照射影像学检查（CT/MRI/PET/CT）可见的原发灶、淋巴结转移灶和纤维支气管镜下可见的病灶，PET/CT 图像最好在治疗前 4 周内获得，最晚不超过 8 周。传统照射野未被累及的纵隔淋巴结一直都包含在放疗靶区内，而未受累及的锁骨上淋巴结一般不包含在靶区中。目前因预防性淋巴结照射缺少充分的依据，且几个大综回顾性及前瞻性研究提示因选择性淋巴结照射而遗漏的淋巴结导致孤立的淋巴结复发的概率是很低的（0～11％，大多＜5％），尤其是当使用 PET 分期/靶区确定时（复发率为 1.7％～3％）。为了减少放射性食管炎和放射性肺损伤，可以考虑减免预防性淋巴结照射，减少照射的体积。对于行序贯化放疗的患者，化疗后残留的肿瘤体积作为靶区 GTV，但治疗前已受累及的淋巴结区域应包含在内。

目前比较认可的局限期小细胞肺癌放疗模式有两种，超分割时总剂量 45Gy，每次 1.5Gy，每天 2 次，共 3 周，两次治疗间隔不少于 6 小时；普通分割时总剂量 60～70Gy，每次 1.8～2Gy，每天 1 次。1999 年，发表于《新英格兰医学杂志》的前瞻性临床试验 INT 0096，奠定了超分割放疗联合化疗作为局限期小细胞肺癌（SCLC）标准治疗的地位。该临床试验共 412 例局限期患者接受同步化放疗，在 45Gy 总剂量相同，同期 EP 化疗的条件下，比较超分割放疗组（45Gy、2 次/天、1.5Gy/fr）和常规放疗组（45Gy、1 次/天、1.8Gy/fr）放疗的疗效。这项临床试验的结果：2 次/天组和 1 次/天组的中位生存期（MST）分别为 23 个月、19 个月（P＝0.04），5 年生存率分别为 26％、16％，2 次/天组显示更好的生存获益，但 3～4 级食管炎发生率更高（27％ vs 11％，P＜0.001），两组的局部复发率无统计学差异（1 次/天组为 52％，2 次/天组为 36％，P＝0.066）。在这项临床试验中，两组之间生物等效剂量是不等同的，普通分割并未给到最大耐受剂量，超分割剂量组也有较高的局部失败率（36％），3/4 度放射性食管炎发生率较高，因此，超分割是否优于 1 次/天放疗仍未明确。考虑到 INT 0096 试验设计缺陷及近 30 年放疗技术的革新，研究者提出了 CONVERT 试验（欧洲）和 RTOG 0538 试验（美国）。今年 6 月 CONVERT 研究结果在《柳叶刀·肿瘤学》上公布。研究入组英国、法国、加拿大等 8 个国家 73 所中心共 547 例患者，随机进行常规放疗（剂量：66Gy、1 次/天、2Gy/fr）（273 例）与超分割放疗（剂量：45Gy、2 次/天、1.5Gy/fr）（274 例）。放疗同步化疗，化疗为 4 个或 6 个周期顺铂及依托泊苷方案，在随机分组后 4 周内进行。研究结果表明：超分割组（30 个月）与常规组（25 个月）的中位 OS 无显著差异，P 值为 0.14。超分割组与常规组的 2 年生存率分别为 56％及 51％，绝对差值为 5.3％；5 年生存率分别为 34％及 31％，绝对差值为 2.8％（HR：1.17，P＝0.15）。超分割组与常规组中位 PFS 分别为 15.4 个月和 14.3 个月（HR：1.12，P＝0.26）。急性毒性方面，超分割组有更多的 4 级中性粒细胞减少症（49％ vs 38％，P＝0.05）。其余急性毒性两组无统计学差异。远期毒性也相当,3～4 度放射性食管炎两组发生率无差别(均为 19％),3～4 度放射性肺炎两组发生率均较低(超分割组 2.5％,常规组 2.2％)。CONVERT 研究结果证明,对局限期 SCLC 进行同步放化疗时,常规分割放疗不优于超分割放疗。但 CONVERT 研究相比 INT0096 研究两组病例 OS 均高于后者,毒副作用发生率较低,这主要得益于三维适形放疗及调强放疗等技术的应用减少了危及器官的受照体积。尽管没有统计学差异,但超分割放疗的 2 年 OS 略高于常规分割放疗,这可能是由于该组总剂量较少,可有效限制危及器官受量,放疗治疗时间更短,从而避免早期癌细胞再群体化。CONVERT 研究结论支持超分割放疗仍然是局限期 SCLC 胸部放疗的标准模式。目前,另一项前瞻性研究 RTOC0538 正在进行之中,该研究对比的是胸部放疗(45Gy、2 次/天、1.5Gy/fr)与(70Gy、1 次/天、2.0Gy/fr)联合同步化疗用于局限期 SCLC 的疗效和安全性,该研究的结果值得期待。

在同步放化疗结束后 3～4 周复查影像学评估疗效,如完全缓解(CR)或很大程度部分缓解(PR),可给予全脑预防性放疗(PCI),推荐剂量是 25Gy/10fr 或 30Gy/15fr。Auperin 等荟萃分析 7 个前瞻性随机对照研究,研究证实经 PCI 治疗的患者无病生存率和总生存率优于未行 PCI 的患者。当常规分割总剂量不超过 36Gy 时,可减低颅内肿瘤复发的风险,并且没有增加神经毒性。只有当单次剂量＞3Gy 和(或)PCI 联合同期化疗时,易发生远期神经毒性。在 RTOG 0212 试验中年龄＞60 岁的患者当中约有 83％的患者在 PCI 后 12 个月后出现慢性神经毒性反应,而对于年龄＜60 岁的患者该反应的发生率却只有 56％(P＝0.009)。综上,全脑放疗时,应尽量避免同步化疗,放疗总剂量应≤36Gy,高龄患者应慎重行 PCI 治疗。

(2)广泛期:广泛期采用化疗为主的综合治疗,化疗 4～6 周期 EP 方案后,疗效评价达 CR 或 PR 均可给予患者 PCI,同时可给予胸部姑息放疗,45Gy/15fr,其他寡转移病灶姑息放疗 30Gy/10fr。如果患者无法耐受同时胸部放疗＋PCI,可先给予胸部放疗,后给予 PCI。如果胸部之外的寡转移病灶化疗后完全消失,则可不给予寡转移灶放疗,只给予胸部残留病灶姑息放疗,45Gy/15fr。如果胸部病灶化疗后完全消失,则可考虑只给予胸部原纵隔转移淋巴结姑息放疗,对于肺部原发灶化疗后可不给予照射,因为无法准确确定可能残留的亚临床病灶位置。如果患者多发转移,非寡转移,化疗后病灶达到完全缓解或部分缓解,则需根据患者一般情况,可只给予胸部病灶姑息放疗 30Gy/10fr。

Slotman 研究显示目前对于 ES-SCLC,PS 评分 0～2,患者全身化疗后达缓解时(完全缓解和部分缓解),可以给予胸部原发灶放疗 30Gy/10fr＋PCI,可降低 50％胸部复发风险,提高 2 年总体生存率。但需要知道的是,42％的患者在接受 30Gy/10fr 胸部放疗后,仍出现胸部复发,所以 30Gy/10fr 是否剂量不足? 正在进行的 RTOG 0937 有待解答该问题,其入组 1～4 个有颅外转移的 ES-SCLC,经过全身化疗后至少有一个病灶缓解,其他转移病灶不进展,然后随机分为胸部放疗(45Gy/15fr)＋PCI 组和单纯 PCI 组,研究终点为 1 年生存率。

不伴脑转移的小细胞肺癌经过数程化疗,如肿瘤控制良好,仍建议行 PCI,EORTC 对 386 名已行初期化疗的广泛期 SCLC 患者进行随机对照研究,一组化疗后行 PCI,一组不行 PCI,研究证实 PCI 可以减少有症状的脑转移发生率(14.6％ vs 40.4％)并且提高 1 年生存率(27.1％ vs 13.3％)。

（二）免疫靶向治疗

肿瘤免疫治疗是指激发或调动机体的免疫系统,增强肿瘤微环境抗肿瘤免疫力,从而控制和杀伤肿瘤细胞。与以往的手术、化疗、放疗和靶向治疗不同的是,免疫治疗针对的靶标不是肿瘤细胞和组织,而是人体自身的免疫系统。随着对肿瘤免疫逃逸机制的深入研究,国内外研发出了大量免疫治疗药物,其中针对程序细胞死亡蛋白1(PD-1)和PD-1配体(PD-L1)复合物和细胞毒性T淋巴细胞抗原4(CTLA-4)等免疫检查点的免疫治疗药物,已经在越来越多的临床研究中证实有显著的临床疗效。肺癌的免疫治疗主要分为主动免疫治疗和被动免疫治疗。

1.主动免疫治疗

主动免疫治疗是通过激活自身免疫应答反应,增强抗肿瘤作用。目前主动免疫治疗的主要方式是注射肺癌疫苗和针对T细胞负性调控分子的单克隆抗体。

肿瘤疫苗的基本原理是利用肿瘤抗原,通过主动免疫方式诱导机体产生特异性抗肿瘤免疫应答,激发机体自身的免疫保护机制,达到治疗肿瘤或预防复发的作用。目前研制的肺癌疫苗主要有:以细胞为载体的肿瘤免疫;蛋白质/多肽疫苗;核酸免疫等。

以细胞为载体的肿瘤免疫包括肿瘤细胞疫苗、树突细胞疫苗、DC/肿瘤融合疫苗。肿瘤细胞疫苗是从肿瘤组织中分离纯化肿瘤细胞,灭活处理后去除致瘤性,保留抗原性,接种后完整的细胞表面特异性抗原可诱导机体产生肿瘤免疫应答。树突状细胞(DC)是功能最强的抗原提呈细胞(APC),通过肿瘤抗原致敏DC或肿瘤抗原基因修饰的DC注射人体后诱导特异性细胞免疫。DC/肿瘤融合疫苗是融合表达MHC抗原及其他协同刺激因子的DC和表达肿瘤特异抗原的肿瘤细胞形成异核体细胞,高效向T细胞呈递肿瘤抗原,从而逆转机体对肿瘤抗原的耐受。

肿瘤抗原经过抗原提呈细胞的降解成短肽,并形成MHC-TCR复合物才能被T细胞识别,激发相应的CTL反应,由于肿瘤细胞的抗原肽与MHC结合的部位缺少合适集团,所以并不能有效激活CTL反应,现有的蛋白质/多肽疫苗通过更换结合部位的氨基酸序列,增强细胞免疫应答,达到抗肿瘤的目的。

核酸免疫是通过反转录病毒等载体将外源性目的基因导入受体细胞而制成的疫苗,在宿主体内,目的基因转录翻译成抗原蛋白,机体抗原提呈细胞识别抗原,加工提呈给T细胞,诱导宿主产生免疫应答。

T细胞负性调控分子的单克隆抗体治疗包括针对细胞毒性T淋巴细胞抗原4(CTLA-4)的抗体和针对CD8阳性T细胞的程序性死亡因子PD-1抗体和PD-L1抗体。抗CTLA-4是一种单克隆抗体,CTLA-4是细胞毒性T淋巴细胞(CTL)表面负调节受体之一,正常情况下,T细胞的活化需要双信号的刺激,第一信号是T细胞受体(TCR)接受MHC提呈的抗原,第二信号是共刺激分子B7和CD28结合,CTLA-4可以与CD28竞争性结合到B7上,阻断T细胞的活化过程。Ipilimum可以阻断CTLA-4的竞争性抑制作用,消除免疫抑制,增强CTL的抗肿瘤作用。

目前能够应用人体的CTLA-4抗体有两种:Ipilimumab(伊匹单抗)和Tremelimumah。Ipilimumab是第一代CTLA-4单克隆抗体,可有效阻断CTLA-4相关T细胞活性抑制信号,增强细胞免疫。2011年FDA批准Ipilimumab用于转移性黑素瘤的治疗,近年来,

Ipilimumab 也被逐渐应用于肺癌的临床研究中。Lynch TJ 等报道了一项 Ipilimumab 联合紫杉醇/卡铂一线治疗Ⅲ/Ⅳ期 NSCLC 的随机双盲多中心Ⅱ期临床试验,结果显示 CP 方案序贯 Ipilimumab 组与安慰组相比,能显著提高免疫相关无疾病进展时间(irPFS)(序贯组 vs 对照组:5.7 个月 vs 4.6 个月),也延长了无进展生存(序贯组 vs 对照组:5.1 个月 vs 4.2 个月),序贯组和对照组中位总生存期分别为 12.2 个月和 8.3 个月。在不良反应方面,序贯组与对照组发生 3/4 级不良反应比率相近,分别为 39% 和 37%。ArriolaE 等报道了一项在广泛期小细胞肺癌患者中使用 Ipilimumab 联合卡铂/依托泊苷的Ⅰ期临床试验(共 42 例),结果显示中位 OS 达 17 个月(95% CI:7.9~24.3),但同时 89.7% 的患者出现至少有一种的≥3 级的毒性反应,其中有 27 人的毒性反应与 Ipilimumah 相关。从目前临床研究看,Ipilimumab 联合化疗的治疗方式还在探索中,小细胞肺癌患者 EP 方案联合 Ipilimumab,不良反应是亟待解决的问题。

Tremelimumab 又称为 CP675206,也是一种人源化 CTLA-4 的抗体。Tremelimumab 在黑色素瘤的治疗过程中取得了一定的成绩,但在肺癌治疗方面研究少,且目前看来效果不佳,近几年 Tremelimumab 联合其他免疫治疗的临床试验尚无确定疗效的阳性结果。

PD-L1 是 B7/CD28 协同刺激因子超家族中的成员,PD-1 主要表达在活化的 T 细胞表面,它有两个配体,PD-L1 和 PD-L2,PD-L1 可表达在抗原提呈细胞、B 细胞、T 细胞、非造血细胞、肿瘤细胞上,PD-L1 和 PD-1 结合后可抑制 T 细胞免疫,导致 T 细胞功能耗竭,包括分化、分泌细胞因子、裂解肿瘤细胞的功能丢失,PD-1 抗体及 PD-L1 抗体可增强机体细胞免疫,达到抗肿瘤目的。

2005 年,PD-1 抗体(Pembrolizumab 和 Nivolumab)获 FDA 批准用于非小细胞肺癌(NSCLC),2017 年,PD-L1 抗体可用于转移性非小细胞肺癌,另一 PD-L1 抗体 Durvalumab 针对多种癌症的研究都在进行中。

Nivolumab 是一种抑制 PD-1 受体的人源化 IgGA 型单克隆抗体。Topalian SL 等人在新英格兰医学杂志上发表的Ⅰ期队列研究结果,评估了 Nivolumab 在包括晚期 NSCLC 在内的 296 例晚期实体瘤患者中的疗效和安全性,跨剂量队列分析表明,患者 1 年生存率和 2 年生存率分别为 42% 和 24%,OS 为 9.9 个月,ORR 为 17.1%。在所有患者中,3mg/kg 剂量组 ORR 最高,达 32%,OS 最长,为 14.9 个月,鳞癌与非鳞癌患者的 ORR 分别为 33% 和 12%,而 OS 无明显差异。药物相关的不良事件总发生率为 41%,3/4 级的严重药物不良事件发生率为 5%,3/4 级药物相关的肺炎发生率为 2%。

Pembrolizumab 是一种高度选择性拮抗 PD-1 的人源性 IgG4-κ 同型性抗体,它释放出 PD-1 途径的双配体(PD-L1 和 PD-L2)阻断物。GaronEB 等人在公布的 KEYNOTE-001 Ⅰ期研究结果中可知,所有患者客观有效率是 19.4%,中位无进展生存时间 3.7 个月,中位总生存时间 12 个月,亚组分析中,当 PD-1 表达率>50% 时,有效率是 45.2%,中位无进展时间 6.3 个月,中位总生存时间在文章发表时尚未随访到,提示这个亚组患者可以得到有效的 PD-L1 通路靶向治疗。不到 10% 的患者出现 3 级或以上的治疗相关的严重不良反应,低于单纯治疗组。肺炎是免疫介导的不良反应,特别多见于非小细胞肺癌患者,其总发生率<4%,其中半数不超过 3 级。所以 Pembrolizumab 作为晚期 PD-L1 阳性 NSCLC 患者的一线治疗药物,有稳

健的抗肿瘤作用。2016 年 ReckM 等人公布 Ⅲ 期 KEYNOTE-024 研究,旨在比较 Pembrolizumab 单一治疗与铂类双药化疗作为一线治疗 PD-L1 阳性转移性 NSCLC 患者的疗效,Pemhrolizumah 对比化疗,PFS 期延长了近 4 个月(10.3 个月 vs 6.0 个月,风险比为 0.50,P<0.001)。虽然 OS 数据尚不成熟,但也可看出次要终点 OS 得到明显延长,接受治疗 6 个月后,Pembrolizumab 组中约有 80% 患者存活,而同期观察发现,化疗组仅约有 72% 患者存活(HR:0.60,P=0.005)。与化疗相比,Pembrolizumab 单药总体有效率达到 45%(45% vs 28%,P=0.0011);且 Pembrolizumah 缓解时间更长,而副作用更低,3/4/5 级不良反应发生率为 26.6%(化疗为 53.3%)。因此,"晚期非小细胞肺癌如 PD-L1 表达水平≥50% 即阳性结果,Pembrolizurnah 可作为一线治疗"已被写入 NCCN 指南。

Atezolizumab 是一种针对 PD-L1/PD-1 免疫哨卡同时不针对 PD-L2/B.71 相互作用的人源单克隆抗体,2016 年 FehrenhacherL 等人公布的 POPLAR 研究显示,Atezolizumab 组和多西他赛组患者的中位 OS 分别为 12.6 个月和 9.7 个月(HR:0.73,P=0.04)。亚组分析显示,PD-L1 中高度表达患者接受 Atezolizumab 治疗的效果更好,中位 OS 为 15 个月;对于 PD-L1 低表达的患者,Atezolizumab 组和多西他赛组的生存期无统计学意义,均为 9.7 个月。POPLAR 研究结果与免疫靶向药物 Nivolumab 的 CherkMate 057 研究结果基本一致。不同免疫靶向药物在相同人群中取得了相似的结果,为免疫靶向治疗的应用提供了更有力的临床数据支持。

免疫治疗应用过程中面临的主要问题是其严重的毒副作用。CTLA-4 和 PD-1/PD-L1 抑制剂都是通过非特异性刺激免疫系统来增强抗肿瘤免疫反应,可能引发一系列的免疫治疗相关不良反应(irAE),常见的 irAE 包括皮肤瘙痒、皮疹、肠炎、肝炎、肺炎、肾炎及内分泌紊乱等。与 PD-1/PD-L1 抑制剂相比,CTLA-4 抑制剂继发严重 irAE 的可能性更大,尤其是在联合化疗和免疫治疗的临床试验中不良反应的发生率相对增高。

2.被动免疫治疗

被动免疫治疗通过向患者输入免疫应答终产物,如效应细胞、抗体或细胞因子,进而起到增强抗肿瘤的免疫应答。通过回输效应细胞的治疗方式也称为过继免疫细胞治疗(AIT),主要是从患者外周血中分离的单个核细胞经过体外诱导、激活和扩增后输入患者体内,诱导或直接杀伤肿瘤细胞,或增强机体的免疫功能,从而达到治疗肿瘤的目的。对于 NSCLC,已有 AIT 联合手术和放化疗的相关临床研究,并展现出一定的临床疗效。目前尚无 AIT 用于 SCLC 的报道。常用的免疫细胞有 CTL、CIK、NK、γδT、NKT 细胞等。常见的抗体主要是单克隆抗体,细胞因子主要包括白介素-2、干扰素、肿瘤坏死因子、粒细胞-巨噬细胞集落刺激因子。

目前免疫治疗的临床研究多用于肺癌进展期患者,肺癌细胞可通过多种途径逃避免疫监视,一旦产生免疫耐受疗效就会大打折扣,未来随着分子生物、生物工程及免疫学基础理论的发展,肿瘤免疫治疗如能克服免疫耐受,肺癌治疗将迎来新的曙光。

(三)放疗联合免疫治疗

既往观点认为,传统放化疗杀伤免疫细胞,具有免疫抑制作用。但最近越来越多的研究表明,局部放疗能够促进肿瘤相关抗原释放、主要组织相容性复合物 Ⅰ(MHCⅠ)分子表达及免疫细胞招募,促进机体抗肿瘤免疫反应,其与免疫治疗相结合具有协同作用。免疫治疗和放疗之间的协同作用已经成为癌症研究项目中的一个热门领域。

局部放疗联合免疫刺激会产生一种系统的、免疫介导的全身抗肿瘤反应,这种放射野外的肿瘤缩小称为远位效应。此前的临床前期研究已经证明,放疗联合免疫检查点抑制剂,如抗细胞毒性 T 细胞抗原 4(CTLA-4)和抗 PD-L1 抗体,能够引起有效的远位效应,在黑色素瘤中效果尤为显著。2012 年,在《新英格兰医学杂志》上发表的一个案例报道引起了人们的广泛关注。一位晚期黑色素瘤患者,在使用抗 CTLA-4 的伊匹单抗过程中出现了疾病进展,但联合胸部放疗后,全身多处转移灶出现缩小,甚至达到完全缓解(CR)。监测患者血液学指标,发现其外周血中抗原递呈细胞(APC)数量较前明显升高,而髓系抑制细胞(MDSC)较前降低。这提示局部放疗联合免疫治疗诱发了全身抗肿瘤免疫反应。Golden 等人于 2015 年 6 月 18 日在线发表于 Lancet Oncol 杂志的研究首次在非小细胞肺癌及乳腺癌中证明放疗联合免疫治疗所致远位效应的存在。在这项研究中,放疗联合 GM-CSF 诱导 22%(4/18)的非小细胞肺癌、36%(5/14)的乳腺癌,患者出现远位效应,再次证实放疗的免疫原性作用。

众多临床前研究数据显示在使用 SABR 后免疫应答激活。在小鼠模型中,使用单次分割(15~25Gy)照射后,引流淋巴结区域的 T 细胞增多,导致 $CD8^+$ T 细胞依赖的原发性肿瘤缩小或根除以及远处转移。有研究发现,表达卵清蛋白(OVA)的 B16-F0 肿瘤经过单次分割(15Gy)或照射(3Gy×5 次)后,无论使用其中任何一种分割方案,都会加快抗原提呈以及 T 细胞在引流淋巴结区域的集聚。另一个 B16-OVA 的黑色素瘤小鼠研究发现,在经过不同分割方式(总剂量达 15Gy)的放疗后,放疗剂量为 7.5Gy 和 10Gy 均可以有效激活免疫系统,但 5Gy 不行,使用较高剂量放疗(≥15Gy)会增加脾脏调节 T 细胞(TREG)的比例。有许多研究显示使用放疗联合抗 CTLA-4 治疗后,与单一治疗模式相比,可以使肿瘤更大程度退缩,且原发灶及远处转移均缩小。进一步研究证实这些效应是由 $CD8^+$ T 细胞依赖的抗肿瘤免疫效应引发的。其他类型的免疫治疗联合高剂量放疗也能增强抗肿瘤效应。例如刺激抗肿瘤免疫的相关单克隆抗体(如抗 CD137 抗体和抗 CD40 抗体)或解除免疫抑制的相关单克隆抗体(抗 PD-1 抗体)联合单次(12Gy)/多次[(4~5Gy)×4 次]放疗。在小鼠模型中,单次分割的放疗与抗 CD137 和抗 PD-1 抗体结合提高了宿主抗肿瘤免疫应答能力(肿瘤排斥率达 40%)。类似地,多次分割放疗结合抗 CD137 和抗 PD-1 抗体也被证实比单一治疗模式更有效。综合这些数据,可以看出放疗后可以产生有效的免疫刺激。

随着 PD-1 抑制剂成为晚期 NSCLC 的标准治疗之一,放疗与 PD-1 抑制剂联合使用的临床研究成为空前的热点,部分研究已取得令人鼓舞的结果。PACIFIC 研究是一项随机、双盲、安慰剂对照的大型多中心Ⅲ期临床研究,旨在评估 Durvalumab 在经含铂方案同步放化疗后未发生疾病进展的局部晚期 NSCLC(Ⅲ期)患者中巩固治疗的疗效。PACIFIC 研究开始于 2014 年 5 月,预计于 2019 年 7 月结束。全球 26 个国家共 235 个医学中心参与该项研究。计划入组患者 983 例,截至 2017 年 2 月已入组患者 712 例,按 2∶1 比例随机为 Durvalumab 巩固治疗组(10mg/kg,2 周为 1 个周期,最长治疗 12 个月)468 例,安慰剂对照组 234 例。结果显示,Durvalumah 巩固治疗组患者 PFS 得到显著的提高,达 16.8 个月,而安慰剂对照组为 5.6 个月(风险比为 0.52,95% CI:0.42~0.65,P<0.0001)。在治疗的中位有效时间方面,Durvalumah 巩固治疗组目前尚无法计算(药物继续有效),而安慰剂对照组为 13.8 个月。

ORR方面(以同步放化疗结束后评价为基础进行比较),Durvalumab巩固治疗组患者达到28.4%(95% CI:28.28~32.89),安慰剂对照组为16.0%(95% CI:11.31~21.59),P<0.001。与安慰剂治疗组相比,Durvalumab巩固治疗组患者最常见的药物不良反应(AE)包括咳嗽(35.4% vs 25.2%)。肺炎、放射性肺炎(33.9% vs 24.8%),乏力(23.8% vs 20.5%),呼吸困难(22.3% vs 23.9%)以及腹泻(18.3% vs 18.8%)。3级或4级AE在Durvalumah巩固治疗组和安慰剂对照组分别为29.9%和26.1%。Durvalumab巩固治疗组中,有15.4%的患者因不可耐受的AE而停止治疗,而在安慰剂对照组中,这一比例为9.8%。PACIFIC研究证实了Durvalumah相比于安慰剂对照,显著提高局部晚期NSCLC患者的PFS,次要研究终点的指标也得到显著提高。同时,与安慰剂组相比安全性数据相似。

免疫疗法正在革新肿瘤学领域。广泛的临床前数据显示放射治疗可以通过扩大T细胞中的免疫库(疫苗接种效应)、将T细胞吸引至辐照部位(归巢效应)、使受照射的细胞更易被T细胞介导的细胞杀伤(脆弱性影响),从而与免疫治疗药物产生协同作用。而如何以最佳方式将放疗整合到免疫治疗中,还有许多问题尚未解决,比如最佳的分割和剂量、目标体积、治疗技术、时机和安全性,这些问题有待正在进行的免疫治疗联合放疗的临床试验给出答案。

第二节　恶性胸膜间皮瘤

恶性胸膜间皮瘤是最常见的胸膜恶性肿瘤,其年发病率为(0.8~2.1)/百万。男性多于女性(2:1),发病年龄为40~70岁。石棉是最常见的致病因素,约70%的恶性胸膜间皮瘤患者存在石棉暴露史。胸膜间皮瘤早期症状不明显,随着脏层胸膜和壁层胸膜上病变的不断发展,肺的容积不断缩小、呼吸活动和心跳受限,患者最终可能死于肿瘤对肺脏和心脏的过度限制。

一、病因及发病机制

(一)病因

恶性胸膜间皮瘤发病原因至今仍不十分清楚,可能与下列因素有关:

1.长期接触石棉

所有种类的石棉纤维几乎都与间皮瘤的发病机制有关,最危险的是接触青石棉,危险性最小是接触黄石棉。第一次接触石棉到发病的潜伏期一般为20~40年,间皮瘤的发病率与接触石棉的时间和严重程度成正比。动物实验及相关病理检查已有证实。

2.猿病空泡病毒40感染(SV40感染)

在没有石棉接触史的患者中30%~50%可能与SV40感染有关。

3.其他

接触天然矿物纤维、接触放射线、胸膜腔慢性感染(结核性胸膜炎)以及反复的肺部感染也可引起胸膜间皮瘤。

(二)发病机制

恶性胸膜间皮瘤的发病机制尚不清楚。单个间皮细胞突变后增殖产生大量突变细胞,需要经过很多年才能导致肿瘤的发生。发生的过程包括癌基因激活或突变、抑癌基因缺失等。

1.染色体异常

石棉可导致染色体突变这一结论得到多项细胞实验的证实。平均染色体数目与间皮瘤患者生存相关,其中染色体数目正常者生存期最长。某些间皮细胞内可见异常染色体核型,常见非整倍体 22 号染色体缺失;基因结构重排以 1p、3p、9p 和 6q 多见。

有一些染色体改变在恶性间皮瘤的发病中起十分重要的作用。22 号染色体单倍型与 NF2 基因突变有密切关系。74% 的恶性间皮瘤有 1P 缺失。42%~62.5% 的恶性间皮瘤 3P-个或多个位点杂合性缺失。p16ink4 基因所在的 9P 缺失亦较常见。

2.癌基因异常激活

动物实验发现小鼠胸膜间皮细胞在石棉刺激后,c-fos 及 c-junmRNA 水平上调,进而证实 c-fos 基因及 c-jun 基因是间皮瘤的癌基因。野生型 K-Ras 在细胞系水平得到证实。而 c-Myc 基因免疫细胞化学水平上过度表达常见。

3.抑癌基因失活

肿瘤生长需要正常细胞进程,以抑制细胞过度生长和监测损伤的修复肿瘤抑制基因专司这个功能,所以肿瘤抑制基因功能缺失就会失去对细胞周期的监控,细胞得以无限制地生长。75% 鼠类间皮瘤细胞系可发现 p53 基因改变,然而在人间皮瘤细胞系 36 及原发肿瘤组织中多表达野生型 p53。

p16ink4 抑制 pRb 磷酸化,其丢失将导致肿瘤进展。人间皮瘤细胞系中也可出现含 CDKN2A(非 CDKN2B)的 9 号染色体片段缺失。既往发现 85% 的间皮瘤细胞系及 22% 的原发肿瘤中存在 p16 缺失。

72% 原发间皮瘤存在 p15 及 p16 共同缺失。74% 人间皮瘤存在 p16/CDKNA2 纯和性缺失。

(三)病理

恶性间皮瘤的病理诊断存在争论,临床上将其分为 3 种类型:上皮型、肉瘤(间质)型、混合型。上皮型的肿瘤细胞有各种不同的结构,例如乳头状、管状、管乳头状、带状或片状,多角形上皮细胞有很多长而纤细,表面有分支的微绒毛桥粒成束的弹力细丝和细胞间腔。间质型的细胞类似纺锤状纤维细胞肉瘤,其细胞呈纺锤状,平行构形,有蛋形或细长形的细胞核,核仁发育良好。混合型兼有上皮型和纤维型两种组织结构。对间皮瘤进行组织病理学诊断很困难,常需借助特殊染色免疫组化、电镜等方法加以鉴别腺癌及恶性胸膜间皮瘤。

二、症状及体征

(一)症状

恶性间皮瘤的临床症状常较隐蔽,并且缺乏特异性。典型临床表现包括胸痛、呼吸困难、咳嗽、体重减轻、疲乏,偶伴发热和夜间盗汗,上述症状可在确诊前就存在数月。极少数情况下,胸膜间皮瘤可累及膈肌,引起腹痛或腹部不适、便秘、恶心,偶可出现脐疝等症状。随着肿瘤的增大和积液增多,患者呼吸困难症状逐渐加剧,甚至窒息死亡。

(二)体征

恶性间皮瘤患者早期查体时大多无阳性体征,病情进展引起胸腔积液时可出现胸部叩诊浊音,听诊时呼吸音减弱,纵隔偏向健侧,极少数患者还可能出现上腔静脉综合征、杵状指、全身淋巴结肿大等。

三、诊断

(一)辅助检查

1.胸部 X 线

胸片可发现单侧胸腔肿块、胸腔积液和胸膜斑块(伴有或不伴有钙化)。膈肌钙化斑常提示既往石棉接触史。病变侧胸廓萎缩常是恶性间皮瘤晚期的表现,导致剧烈疼痛。

2.CT 扫描

CT 扫描目前被认为是最重要的影像学评估方法,弥散性或结节性的胸膜增厚可能具有提示意义。单纯影像学检查可以显示肿物的位置和大小但不能明确诊断和得到可靠的分期。

3.MRI

当怀疑肿瘤有跨膈生长和心脏大血管、神经丛侵犯时,可行 MRI 协助判断。

4.PET/CT

PET/CT 扫描中 SUV(标准化摄取值)是判定恶性胸膜间皮瘤分期和评估预后的重要因素,有研究表明 SUV 值升高以>10 为临界值,SUV 值越高,生存期越短。PET/CT 在间皮瘤的诊断和疗效评估中有一定的作用,但其准确性仍需进一步得到证实。

5.肿瘤标记物

胸腔积液肿瘤标记物 CEA、CAls-3、CA72-4、CA19-9、CA549、NSE、CYFRA21-1 的水平可区分胸腔积液良恶性,但在区分肿瘤类型方面证据甚少。有研究表明:84%的恶性间皮瘤患者可溶性间皮素相关肽(SMRP)水平升高,而其他肺或胸膜疾病只有不到 2%者升高。SMRP水平与细胞病理和组织病理检测相结合可能是诊断恶性胸膜间皮瘤较为理想的辅助检查。

(二)胸膜活检

当临床和放射学检查怀疑存在间皮瘤时,胸腔镜胸膜活检是最佳的确诊方法。除非存在手术禁忌证或胸膜粘连,均推荐进行胸腔镜检查,以便于明确诊断。对于细胞学检查提示的间皮瘤疑似病例,应行进一步考虑做胸腔镜检查,通过对典型肿瘤充足的组织量的取材活检进行组织学检查,必要时可包括脂肪和(或)肌肉组织,以评估肿瘤的侵袭程度。胸腔镜检查可为90%的病例提供确切诊断。

四、治疗

目前,无论处于哪一期的恶性胸膜间皮瘤患者,非姑息性治疗的水平还不成熟。通常对于早期病例应手术切除,术后再辅助放疗和化疗。中期应以放疗为主,肿瘤缩小后再考虑能否手术切除或辅助化学治疗。对于晚期则进行以化疗为主的综合治疗,放疗和手术是姑息性的,主要是为了提高患者的生活质量。

（一）手术

外科手术是目前唯一可能获得根治性疗效的手段。但恶性胸膜间皮瘤常呈弥漫性生长并易于复发，外科治疗的效果往往不尽如人意，仅极少数较局限的病例可彻底切除。外科手术的目的是切除肿瘤、缓解呼吸困难、增加辅助治疗措施的疗效。外科治疗可分为姑息性和相对根治性两大类手术方法。姑息性外科治疗主要有：胸腔置管引流术和胸膜固定术。恶性胸膜间皮瘤相对根治性的手术方式主要有两种：胸膜外全肺切除术（EPP）和胸膜切/剥除术（P/D）。胸膜外肺切除术与胸膜切/剥除术相比局部复发率较低（31％～65％ vs. 64％～72％），但远处复发率较高（41％～44％ vs. 64％～72％）。

（二）放射治疗

胸膜间皮瘤细胞对放射线较敏感。放疗的指征为：胸膜外肺切除术后或胸膜切除术后的患者；不能手术但疼痛严重者以及全身化疗后的后续治疗者。但目前在临床上尚无最佳的放疗技术、包括分次模式及放疗剂量等可遵循。但据 Gordon 等报道，放疗有效的最低剂量应为40Gy，方可取得一定程度的症状缓解。对于肿瘤直径≥3cm 的肿瘤，有效控制剂量应争取达到 60～70Gy。而更高剂量的放疗由于受到周围肺、心脏等重要器官的限制而无法实施。

单纯放射治疗尚不能明显改善生存率，但对于缓解恶性胸膜间皮瘤引起的顽固性胸痛、改善生存质量方面有着肯定的疗效。如果配合手术治疗较为早期的恶性胸膜间皮瘤则有延长生存期的作用。Rusch 等报道，胸膜外肺切除术后辅助放疗（适形放疗），整个半胸壁最佳剂量54Gy，能减少局部复发率，使其降至 13％，但远处转移率高达 64％。高剂量的放疗（54Gy）联合化疗与低剂量放疗（胸腔 30Gy，纵隔 40Gy，阳性淋巴结 54Gy）相比，前者的局部控制率更好，但在生存时间上并无差别。放疗计划要求 20％正常肺体积，放射量不能超过 20Gy，对侧正常肾小于 15Gy，肝脏小于 35Gy，70％心脏小于 45Gy，最高不能超过 60Gy，脊髓最高耐受剂量 50Gy。因此，调强放疗技术（IMRT）在临床应用上有一定的优势，它能使局部控制率达到87％，放射野的疾病控制率为 95％，并能保护周围正常组织和器官（如心脏、肝）。但由于曾有调强放疗技术（IMRT）引起严重肺毒性的案例报道，该技术并不推荐临床试验以外的应用。恶性胸膜间皮瘤病灶的大小直接影响治疗的疗效。放射治疗与减瘤手术相结合，可有效杀灭胸膜表面的亚临床病灶，然后采用缩野局部加量照射技术或后装近距离放疗治疗局部残存大体肿瘤病灶区。这种治疗策略可以获得最大程度的肿瘤局部控制率和最少的正常组织放疗并发症。

另外，治疗前曾接受有创性检查（如胸腔穿刺）的恶性胸膜间皮瘤患者，在有创性诊断行为后 28 天内连续 3 天，每天接受 7Gy 的局部放疗，可能能够减少局部肿瘤的播散。这种预防性放射治疗在 3 个临床试验中未取得明显临床获益，并未得到专家们的推荐，但该方法简单易行，仍受到广泛应用。

（三）化疗

恶性胸膜间皮瘤对化疗不敏感。因此化疗常与手术和放疗联合。新辅助化疗主要是为了减小肿瘤体积，辅助化疗能减少局部和远处的复发。局部晚期或远处转移的患者，化疗能改善其生活质量，缓解肿瘤引起的相关症状。最常用于治疗间皮瘤的单药化疗有蒽环类、铂类和抗代谢药类。目前证实，顺铂是最有效的单药。但单药治疗往往不能取得满意的治疗效果，多采用联合化疗。蒽环类为基础的联合化疗有效率为 11％～32％,中位生存期为 5.5～13.8 个月。铂类为基础的联合化疗有效率为 6％～48％,中位生存期为 5.8～16 个月。培美曲塞联合顺铂是目前治疗恶性胸膜间皮瘤的标准一线化疗方案。

(四)分子靶向治疗

虽然目前对恶性胸膜间皮瘤的生物学特点了解相对较少,但很多研究对包括血管生成、信号转导以及细胞受体等在内的许多因素进行了探索,以求找到恶性胸膜间皮瘤治疗的新靶点,其中研究较多的是血管内皮生长因子(VEGF)信号传导途径和表皮生长因子受体(EGFR)。VEGF 是一种自分泌生长因子,为最具特征的促血管生成因子,能与内皮细胞上的受体结合,产生级联放大信号从而刺激血管的生成,在恶性胸膜间皮瘤的侵袭性生长和转移中起重要的作用,所以可以考虑通过抑制 VEGF 活性来治疗恶性胸膜间皮瘤。另外一种有可能的治疗方法是把 VEGF 的抑制剂和现在的细胞毒药物联用,目前在研究的抗 VEGF 活性的药物主要有 SU5416、thalidomide、PTK787/ZK222584、Bevacizumab 等。但目前报道的有关 Bevacizumab 的 Ⅱ 期临床试验,并未取得较好的疗效。血清 VEGF 基线水平较高的患者,无疾病生存时间和总生存时间较短。

EGFR 是另外一个引起关注的与血管生成有关的目标,恶性胸膜间皮瘤经常过度表达 EGFR,有 68％的恶性胸膜间皮瘤石蜡包埋切片报告发现其表达。但有研究结果表明恶性胸膜间皮瘤中 EGFR 的表达和无复发生存期无关。在一些 Ⅱ 期临床试验中,EGFR 抑制剂(吉非替尼和厄洛替尼)与血小板源性生长因子受体(PDGFR)抑制剂(伊马替尼)对恶性胸膜间皮瘤的无效。但在细胞培养中,吉非替尼能抑制恶性胸膜间皮瘤细胞的生长,厄洛替尼能诱导肉瘤型细胞的凋亡。体内或体外试验表明,伊马替尼能通过抑制 PI3K/AKT 通路引起细胞凋亡,并能增强恶性胸膜间皮瘤对吉西他滨或培美曲塞的敏感性。一个小型探索性研究用伊马替尼联合吉西他滨治疗 12 名患者,在 7 例可评价的患者中,有 2 例患者获得长期部分缓解(分别是 22 个月和 5 个月)。另外 5 个患者疾病稳定平均 4.3 个月(范围:3～6 个月)。全部患者都获得明显的症状缓解。PET/CT 检查表明该联合治疗方案能显著降低肿瘤增殖比。并且该方案耐受性良好。

恶性间皮胸膜瘤的预后不佳,常规治疗(如手术、放疗、化疗)的疗效均无法令人满意,所以一直在寻求更多有效的治疗方法,如基因治疗,免疫治疗、光动力治疗等。但由于恶性胸膜间皮瘤的例数较少,许多新治疗的临床疗效未得到验证,临床价值有待开发。

第三节　纵隔肿瘤

纵隔肿瘤在胸外科临床较常见。纵隔里的组织器官多,因而即使肿瘤很小也会引起循环、呼吸、消化和神经系统的功能障碍。常见的纵隔肿瘤有胸腺瘤和畸胎瘤。其中胸腺瘤是最常见的前纵隔原发肿瘤之一,可能合并重症肌无力(MG)。而前上纵隔是畸胎瘤好发部位,压迫邻近器官是其最常见并发症。

一、病因

纵隔肿瘤分为原发性和转移性两种,原发性纵隔肿瘤与胚胎发育有关;转移性纵隔肿瘤则较为常见,并多数为纵隔淋巴结的转移,经血道性转移者非常少见。

二、应用解剖及生理

纵隔是位于胸骨后方、脊柱前方、两侧胸膜腔之间的器官的总称:两侧有纵隔胸膜和胸腔分开,上为胸廓入口,下为膈肌。因纵隔和颈部筋膜相通,其间有气管、食管及颈部大血管等通过,故颈部感染可能伸展至纵隔。此外在胚胎发育过程中,随着心脏和膈肌从颈部下降至胸部,胚胎时期的鳃弓组织可能被带到纵隔而继续发展成为囊肿或肿瘤。

纵隔有不同的分类方法,九分法将纵隔分为前纵隔(位于气管、升主动脉及心脏的前缘,呈倒置的狭长的三角区域)、中纵隔(相当于气管、主动脉弓、肺门和心脏的范围)和后纵隔(食管前缘以后的区域)。临床分类法将纵隔分为上纵隔(胸骨角至第 4 胸椎体下缘的水平线以上;以气管为界,分为前后纵隔)和下纵隔(胸骨角至第 4 胸椎体下缘的水平线以下;以心包为界、心包前方为前纵隔;心包与气管处为中纵隔;心包后方为后纵隔)。三分法是由 Shields 于1972 年提出的最简单的分类方法,所有的纵隔分区都是上至胸廓入口,下至膈肌。前纵隔:前为胸骨,后为心包、头臂血管和主动脉前缘,包括胸腺、乳内血管和淋巴结;中纵隔:前为心包、大血管前缘,后为椎体前缘,包括心包、心脏、升主动脉、主动脉弓、颈部血管分支、肺动静脉、上下腔静脉、气管、主支气管及其邻近的淋巴结;后纵隔:前为心包后缘,后为胸壁,为潜在间隙,位于椎体两侧及邻近的肋骨处,包括食管、奇静脉、半奇静脉、神经、脂肪、淋巴结。

许多胸内器官均位于纵隔内。在上纵隔,最前面的器官为胸腺,分左右两叶,上端可伸入颈部,下端可扩展至前纵隔。胸腺后面为左无名静脉,自左向右斜行,和右无名静脉相连后,组为上腔静腔。上腔静脉的后方为升主动脉、主动脉弓及其分支。肺动脉在主动脉弓之下分为左右肺动脉。右肺动脉在升主动脉之后,而左肺动脉在降主动脉之前。气管在升主动脉和主动脉弓的后方。主动脉弓横跨气管的前面,并在其左侧向下形成降主动脉。气管之后为食管。在中纵隔有心脏、大血管、气管分叉、总支气管、淋巴及其附近的淋巴结、心包及心包两侧的膈神经。在后纵隔有支气管、食管、奇静脉、半奇静脉、交感神经干、降主动脉和胸导管。

纵隔的位置有赖于两侧胸膜腔压力的平衡。当一侧压力增加时,纵隔被推向另一侧。相反地,如一侧的肺萎缩或高度瘢痕纤维性收缩,纵隔便被牵向病变的一侧。如两侧压力不平衡,而且在呼气和吸气时,两侧压力的差度有变化,纵隔便左右摆动,对呼吸和血液循环功能造成不良影响。

三、组织及病理学特点

儿童与成人的原发纵隔肿瘤在发病率及部位上有明显差异。纵隔肿瘤及囊肿好发于不同的年龄人群,在婴幼儿以神经源性肿瘤最为常见,其后依次为前肠囊肿、生殖细胞肿瘤、淋巴瘤和血管瘤、胸腺肿瘤和心包囊肿。婴幼儿以后神经源性肿瘤、前肠囊肿、良性胚细胞瘤、淋巴瘤、血管瘤及淋巴管瘤、心包囊肿等纵隔肿瘤及囊肿逐渐减少。

前纵隔的主要肿瘤有胸腺瘤、淋巴瘤、胚细胞瘤;少见的肿瘤有血管及间质器官肿瘤;罕见的肿瘤有异位甲状腺及异位甲状旁腺。

中纵隔以前肠囊肿(支气管、食管、胃囊肿)、原发及继发淋巴结肿物最为常见,胸膜心包囊肿常见于前心膈角,囊性淋巴管瘤常见于心脏的前或后面,神经源性囊肿及胃肠囊肿见于儿童的脏纵隔,其他如淋巴结肿瘤、胸导管囊肿及其他少见囊肿也发生在中纵隔。

后纵隔以神经源性肿瘤最常见。血管瘤、间皮瘤、淋巴疾病也可见到。

纵隔肿瘤中最常见为胸腺瘤和畸胎瘤,胸腺瘤 TNM 分期详见表 3-4。

表 3-4　胸腺瘤 WHO TNM 分期

	T	N	M
Ⅰ期	T_1	N_0	M_0
Ⅱ期	T_2N_0	M_0	
Ⅲ期	T_1	N_1	M_0
	T_2N_1	M_0	
	T_3	N_0、1	M_0
Ⅳ期	T_4	任意 N 期	M_0
	任意 T 期	$N_2\sim3$	M_0
	任意 T 期	任意 N 期	M_1

四、临床表现

多数良性纵隔肿瘤临床上常无症状,多于体检时发现。恶性纵隔肿瘤常见的症状有:

(1)胸闷胸痛是各种纵隔肿瘤最常见的症状,如果疼痛剧烈,患者难以忍受者多为恶性肿瘤。

(2)呼吸道压迫症状,当肿瘤压迫或侵犯肺、支气管时,常引起咳嗽、气短,严重时发生呼吸困难。肿瘤溃破会产生肺不张和肺感染。

(3)神经系统症状,交感神经受压表现为眼睑下垂、瞳孔缩小、眼球内陷等;喉返神经受压表现为声音嘶哑;累及膈神经引起呃逆、膈肌麻痹。

(4)心血管症状,心慌、心律不齐、面部、颈部水肿。

(5)吞咽困难,肿瘤压迫或侵犯食管引起的。

五、诊断要点

除上述的临床症状外,以下的辅助检查有助于明确诊断:

1.实验室检查

(1)一般检测:①血常规;②肝肾功能等检测及其他必要的生化检查;③如需进行有创检查或手术治疗的患者,还需进行必要的凝血功能检测。

（2）肿瘤标志物：纵隔肿瘤类型多，一般不具有特异性，但可作为临床诊断和治疗的参考指标。常用的有癌胚抗原（CEA）、鳞状细胞癌抗原（SCC）、神经特异性烯醇化酶（NSE）等。

2.影像学检查

（1）X线检查：常规胸部正侧位，X线照片及透视检查，可做出初步诊断。进一步检查方法有：支气管造影、断层造影、血管造影及纵隔充气造影等。

（2）内镜检查。

（3）放射性同位素检查。

（4）电子计算机X线分层摄影检查（CT）。

（5）纵隔磁共振（MR）。

3.病理及细胞学检查

纵隔肿瘤病理诊断的标本主要来自：①细针穿刺活检组织；②剖胸探查或胸骨纵劈切开，切除肿块或活体组织病理检查，确定诊断，及时手术治疗；③痰细胞学或胸腔积液细胞学。

六、鉴别诊断

1.上纵隔肿瘤

（1）胸腺瘤多位于前上纵隔或前中纵隔，约占原发性纵隔肿瘤的1/4～1/5，男女发病相等，30％为恶性，30％为良性，40％为潜在或低度恶性，良性者常无症状，偶在X线检查时发现，若肿瘤体积较小，密度较快，紧贴于胸骨后，X线检查颇难发现，胸腺瘤多邻接升主动脉，故可有明显的传导性搏动，按组织学特点可分为淋巴细胞型、上皮网状细胞型、上皮细胞和淋巴细胞混合型等，常见的上皮细胞和淋巴细胞占优质的良性胸腺瘤，若手术切除不彻底，有复发和浸润转移之可能，胸腺瘤被认为是低度恶性肿瘤，术后应给予放射治疗，恶性胸腺瘤易侵犯周围组织，可发生程度不等的胸骨后疼痛和气急，晚期患者可产生血管、神经受压的症状，如上腔静脉阻塞综合征、膈肌麻痹、声音嘶哑等，10％～75％胸腺瘤患者可有重症肌无力的症状，但重症肌无力患者仅有15％～20％有胸腺的病变，切除肿瘤后约2/3患者的重症肌无力症状得到改善，少数患者可发生再生障碍性贫血、皮质醇增多症、红斑狼疮、γ者球蛋白缺乏症和特发性肉芽肿性肌炎。X线检查，在前上纵隔见到圆形或椭圆形块影，良性者轮廓清楚光滑，包膜完整，并常有囊性变；恶性者轮廓粗糙不规则，可伴有胸膜反应，胸腺瘤手术切除效果良好，某医院报告207例胸腺瘤术后5年生存率为59.7％，10年生存率43.4％。

（2）胸内甲状腺肿包括先天性迷走甲状腺肿和后天性胸骨后甲状腺肿。前者少见，为胚胎期残留在纵隔内的甲状腺组织，发育成甲状腺瘤，完全位于胸内，无一定位置。后者为颈部甲状腺沿胸骨后伸入前上纵隔，多数位于气管旁前方，少数在气管后方。胸内甲状腺肿大多数为良性，个别病例可为腺癌。肿块牵引或压迫气管，可有刺激性咳嗽、气急等，这些症状可能在仰卧或头颈转向侧位时加重。胸肌或脊柱受压可出现胸闷、背痛，偶可出现甲状腺功能亢进症状，出现剧烈咳嗽、咯血、声音嘶哑时，应考虑到恶性甲状腺肿的可能。约有半数患者可在颈部摸到结节样甲状腺肿，X线检查可见到前上纵隔块影，呈椭圆形或梭形，轮廓清晰，多数偏向纵隔一侧，也向两侧膨出，在平片上如见到钙化的肿瘤，具有诊断的价值，多数病例有气管受压移位和肿瘤阴影随吞咽向上移动的征象。

2.前纵隔肿瘤

生长在前纵隔的肿瘤以畸胎样瘤较为常见,可发生于任何年龄,但半数病例症状出现在20~40岁之间,组织学上均是胚胎发生的异常或畸形,畸胎样瘤可分成二型:

(1)皮样囊肿:是含液体的囊肿,囊内有起源于外胚层的皮肤、毛发、牙齿等,常为单房,也有双房或多房,囊壁为纤维组织构成,内壁被覆多层鳞状上皮。

(2)畸胎瘤:为一种实质性混合瘤,由外、中、内三胚层组织构成,内有软骨,平滑肌,支气管,胸黏膜,神经血管等成分。畸胎瘤恶变倾向较皮样囊肿大,常可变为表性样癌或腺癌。文献报道386例畸胎瘤,其中14.2%呈恶变。畸胎瘤体积小者,常无症状,多在X线检查中发现。若瘤体增大压迫邻近器官,则可产生相应器官的压迫症状,如上腔静脉受压可发生上腔静脉阻塞综合征;喉返神经受压则发生声音嘶哑;压迫气管可发生气急,患者仰卧时气急加剧,囊肿向支气管溃破,可咳出含毛发,皮脂的胶性液,胶性液吸入肺内,可发生间质性肺炎和类脂性肉芽肿,囊肿有继发感染时,可出现发热和周身毒性症状,囊肿若在短期内迅速增大,应想到恶变,继发感染或瘤体出血的可能,化脓性囊肿破入胸腔或心包时,可发生脓胸或心包积液。

X线检查囊肿位于前纵隔,心脏主动脉弓交接处,少数位置较高,接近前上纵隔,也可位于前下纵隔,多向一侧纵隔凸出,少数可向两侧膨出,巨大者可凸入后纵隔,甚至占满一侧胸腔,多呈圆形或椭圆形,边缘清楚,囊壁钙化较常见,有时可见特征时的牙齿和碎骨阴影。

3.中纵隔肿瘤

极大多数是淋巴系统肿瘤,常见的有何杰金病、网状细胞肉瘤、淋巴肉瘤等,多以中纵隔淋巴结肿大为特征,但也可侵入肺组织形成浸润性病变,本病病程短,症状进展快,常伴有周身淋巴结肿大、不规则发热、肝脾肿大、贫血等,X线检查示肿大淋巴结位于气管两旁及两侧肺门,明显肿大的淋巴结可融合成块,密度均匀,可有大分叶,但无钙化,支气管常受压变窄。

4.后纵隔肿瘤

几乎皆是神经源性肿瘤,可原发于脊髓神经、肋间神经、交感神经节和迷走神经,可为良性和恶性,良性者有神经鞘瘤,神经纤维瘤和神经节瘤;恶性者有恶性神经鞘瘤和神经纤维肉瘤。电镜检查发现神经鞘瘤与神经纤维肉瘤的超微结构类似,但胶原含量有所不同。极大多数神经源性肿瘤位于后纵隔脊柱旁沟内,多数有被膜,X线征象为光滑、圆形的孤立性肿块。巨大的肿块迫使肋间隙增宽或椎间孔增大,有时肿瘤呈哑铃伸进椎间孔,侵入脊椎管,引起脊髓压迫症状。神经纤维瘤多见于青壮年,通常无症状,肿瘤较大可产生压迫症状,如肩胛间或后背部疼痛、气急等。

5.支气管囊肿

可发生在纵隔的任何部位,多半位于气管、支气管旁或支气管隆变附近。支气管囊肿多属先天性肺胚芽发育异常,部分支气管树停止发育,并与邻近正常气道组织分离,多见于10岁以下儿童。通常无症状,若与支气管或胸膜相通,则形成瘘管,继发感染时则有咳嗽、咯血、脓痰,甚至发生脓胸。X线检查在中纵隔的上中部,气管或大支气管附近,呈现圆形或椭圆形,密度均匀,边界清晰的块状阴影,呈分叶或钙叶,若囊肿与支气管相通,可见到液平面。

七、分期

1.恶性胸腺上皮肿瘤的 TNM 分期

—T 原发肿瘤

T_x:原发肿瘤无法评估

T_0:未见原发肿瘤

T_1:肿瘤包膜完整

T_2:肿瘤侵犯包膜外组织

T_3:肿瘤侵犯临近结构,如心包、纵隔胸膜、胸壁、大血管和肺

T_4:肿瘤播散于胸膜或心包

N—区域淋巴结转移

N_x:区域淋巴结无法评估

N_0:区域淋巴结无转移

N_1:前纵隔淋巴结转移

N_2:其他胸内淋巴结(不包括前纵隔淋巴结)转移

N_3:斜角肌和(或)锁骨上淋巴结转移

M—远处转移

M_x:远处转移无法评估

M_0:无远处转移

M_1:有远处转移

注:T_1 包膜完整,镜下可有少量包膜浸润,但未超出包膜以外。

2.临床分期

Ⅰ期 $T_1 N_0 M_0$

Ⅱ期 $T_2 N_0 M_0$

Ⅲ期 T 任何 $N_1 M_0$,$T_3 N_0 M_0$

Ⅳ期 $T_4 N$ 任何 M_0,T 任何 $N_{2-3} M_0$,T 任何 N 任何 M_1

八、治疗

1.胸腺瘤

胸腺瘤一经诊断即应外科手术切除。无论良性或恶性胸腺瘤都应尽早切除。对于包膜完整的Ⅰ期胸腺瘤,术后可不放疗。Ⅱ期以及包膜完整或姑息切除的Ⅲ期胸腺瘤,术后还应给予根治性放疗。对于手术无法切除,应行局部放疗加化疗等综合治疗。Ⅳ期患者原则上予以放化疗,对于累及重要器官的行姑息性切除以减轻肿瘤负荷和解决急症。原发性胸腺癌恶性程度高,侵袭性强,手术切除率低,术后易复发或转移,术前放疗可提高手术切除率。对于无法手术或术后、放疗后留有残余和复发的进展性晚期胸腺瘤患者,以及手术切除或放疗后有复发危险的患者,应给予全身化疗,常用的方案有:

（1）BAPP 方案

BLM 12mg/m² 静脉滴注 d1

阿霉素 50mg/m² 静脉滴注 d1

DDP 50mg/m² 静脉滴注 d1

泼尼松 40mg/m² 口服 d1～d5

每 3 周重复。

（2）VIP 方案

VP-16 75mg/m² 静脉滴注 d1～d4

IFO 1.2g/m² 静脉滴注 d1～d4

DDP 20mg/m² 静脉滴注 d1～d4

每 3 周重复。

（3）EP 方案

VP-16 120mg/m² 静脉滴注 d1～d3

DDP 50mg/m² 静脉滴注 d1

每 3 周重复。

（4）PAC 方案

DDP 60mg/m² 静脉滴注 d1

阿霉素 50mg/m² 静脉滴注 d1

CTX 500mg/m² 静脉滴注 d1

每 3 周重复。

2.神经源性肿瘤

神经源性肿瘤为最常见的原发性后纵隔肿瘤,病理上良性占多数,包括神经鞘瘤、神经纤维瘤和节细胞神经瘤,恶性的有恶性神经鞘瘤(神经性肉瘤)、节神经母细胞瘤和交感神经母细胞瘤。较少见的有从副神经节发生的良、恶性嗜铬细胞瘤,能分泌肾上腺素,临床上呈波动较大的高血压。治疗以手术为主。多数对化疗不敏感,部分晚期神经母细胞瘤也可行姑息性化疗,方案有 EP(VP16＋DDP),COAP(CTX＋VCR＋ADM＋DDP)等。

3.纵隔生殖细胞肿瘤

根据组织类型、肿瘤起源、年龄及临床分期等有不同,需采取个体化的综合治疗方案,近年来随着有效化疗药物的不断发展,外科手术治疗水平提高,尤其在选择手术时机与提高手术切除率等方面取得了长足的进步。另外,放射治疗也是某些生殖细胞肿瘤类型的重要治疗手段。

良性畸胎瘤首选手术,对于界限不清,肿瘤与周围组织粘连明显,不必强求完整切除,复发概率小。对部分切除患者,应术后予以放疗提高局部控制率。纵隔精原细胞瘤对放化疗敏感,对于无远处转移及明显外侵患者,首先放疗;已有周围器官侵犯或远处转移且瘤体巨大,含DDP 的联合化疗已经成为首选治疗方案。放疗联合 PEB(BLM＋VP-16＋DDP)方案化疗可达到 70％～90％的完全缓解率。

纵隔非精原细胞瘤恶性程度高,易转移,对放化疗不敏感,预后差。

4.纵隔淋巴瘤

纵隔淋巴瘤常见于霍奇金病,手术不是治疗霍奇金淋巴瘤的必要手段,而且完整切除也是不可能的,主要任务是提供足够诊断的组织标本以帮助病理分期,通过影像学检查,对已经明确病变范围的肿块采取适宜的手术方法,获取足够材料以更好的明确诊断。放射治疗和化疗仍是治疗淋巴瘤的最主要方法。

5.胸内甲状腺肿瘤

一般多采用手术切除,如肿瘤位置靠上且肿块体积不大,行颈部切口切除,如肿块下降进入胸腔,可行胸部前外侧切口切除,如肿块较大且位置较深以后外侧切口进胸较好或行正中切口显露更佳。手术时应特别注意喉返神经损伤,此点必须引起高度重视。

第四章 消化道肿瘤

第一节 食管癌

食管癌是起源于食管的恶性肿瘤,2018 年最新的全球癌症数据显示食管癌的发病率和死亡率在所有恶性肿瘤中居第 7 位及第 6 位。根据组织来源,主要将食管癌分为食管鳞状细胞癌(ESCC,以下简称食管鳞癌)和食管腺癌(EAC)。食管鳞癌是食管癌最主要的组织学类型,主要发生在发展中国家,我国是食管鳞癌的高发区;食管腺癌好发于欧美,我国近年来有增多的趋势。

一、流行病学

(一)发病率及病死率

2018 年公布的世界癌症数据显示,全球食管癌预测新发病例 57.2 万例,按照全世界 74 亿人口计算,发病率为 7.7/10 万;死亡 50.9 万例,病死率为 6.9/10 万,发病率及病死率较 2008 年皆有所增长。2018 年世界卫生组织公布的数据显示,在我国食管癌的发病率为 13.9/10 万,居我国所有恶性肿瘤的第 6 位;病死率约为 12.7/10 万,居第 4 位。

(二)性别与年龄

70% 食管癌发生于男性,世界范围内男性食管癌患者的发病率及病死率为女性患者的 2~3 倍。在我国,男性食管癌的发病率和病死率分别为 19.7/10 万和 18.2/10 万;女性的发病率和病死率分别为 8.2/10 万和 7.4/10 万。

(三)地域差别

食管癌的发生与地域有明显的关系,全球范围内食管鳞癌好发于发展中国家和地区,比如东非、南非以及东亚、东南亚地区。近年随着生活水平的提高、饮食方式的改变等,食管腺癌的比例有所提升。在食管癌高发地的不同地域发病率也不同,我国是食管癌大国,高发地区有河南、河北、山西三省交界的太行山南侧地区,其发病率可达 100/10 万;另外如江苏北部、浙江沿海地区、广东部分地区也是我国食管癌相对高发的地域。

二、病因

食管癌的确切病因及发病机制目前尚不清楚。食管癌的发生该地区的生活条件、饮食习惯、存在强致癌物、缺乏抗癌因素以及遗传易感性有关。食管癌的高危因素包括:①大量饮酒与吸烟;②长期亚硝酸盐及真菌霉素饮食;③长期进食槟榔以及热咖啡;④食管腺癌的发生与超重、胃食管反流病(GERD)、Barrett食管密切相关;⑤遗传因素:食管癌有遗传倾向,有阳性家族史的食管癌发病率为正常人群的8倍,同时食管癌中存在大量基因突变,比如CCND1、MYC以及p53基因;⑥感染因素:人乳头瘤病毒感染者罹患食管鳞癌的风险比普通人群升高近3倍。

三、病理

食管癌主要发生在食管中段(50%～60%),下段次之(30%),上段最少(10%～15%)。对于临床上部分胃底贲门癌延伸至食管下段,2017年第8版食管癌TNM分期标准规定:食管胃交界区被重新定义,肿瘤中心距离贲门≤2cm按照食管腺癌进行分期;超过2cm应按照胃癌进行分期。

(一)食管癌的大体分型

1.早期食管癌

是指病灶局限于黏膜层及黏膜下层,且无淋巴结转移的食管癌,包括原位癌、黏膜内癌和黏膜下癌,相当于TNM分期中$T_1N_0M_0$期。

2.进展期食管癌

是指病灶突破黏膜下层侵及肌层或外膜,或者同时出现淋巴结转移与远处转移的食管癌,相当于TNM分期除$T_1N_0M_0$之外的分期。

3.食管癌前疾病和癌前病变

癌前疾病是指与食管癌相关并有一定癌变率的良性病变,包括慢性食管炎、Barrett食管、反流性食管炎、食管憩室、贲门失弛缓症、食管白斑症以及各种原因导致的食管良性狭窄等;癌前病变是指已证实的与食管癌发生密切相关的病理变化,食管鳞状上皮异型增生是食管鳞癌的癌前病变,Barrett食管相关异型增生是食管腺癌的癌前病变。

(二)食管癌的病理形态分型

1.早期食管癌

按其形态可分为隐伏型、糜烂型、斑块型和乳头型。

2.进展期食管癌

可分为髓质型、蕈伞型、溃疡型、缩窄型、腔内型和未定型。

(三)食管癌的病理组织学分型

我国常见的食管癌病理组织学类型为食管鳞状细胞癌是食管鳞状细胞分化的恶性上皮性肿瘤;食管腺癌是主要起源于食管下1/3的Barrett黏膜的腺管状分化的恶性上皮性肿瘤,偶尔起源于上段食管的异位胃黏膜或黏膜和黏膜下腺体。其中鳞癌包括基底细胞样鳞癌、疣状癌、梭形细胞鳞癌等;其他还有腺鳞癌、黏液表皮样癌、腺样囊性癌、小细胞癌、未分化癌以及非上皮性恶性肿瘤等。鳞癌和腺癌根据其分化程度分为高分化、中分化和低分化。

(四)食管癌的临床病理分期

2017年美国癌症联合会(AJCC)与国际抗癌联盟(UICC)第8次更新了其联合制定了恶

性肿瘤的 TNM 分期系统,该系统是目前世界上应用最广泛的肿瘤分期标准,其对了解疾病所处病程,治疗方案的选择及制订,以及判断患者预后、评估疗效有重要意义。根据手术标本确定的病理分期 pTNM 是肿瘤分期的"金标准",而根据临床分期 cTNM 是在治疗前通过有创或无创的方法获取疾病的临床信息进行的分期。

现有的第 8 版 TNM 分期标准包含了 5 个关键指标:T 指原发肿瘤的大小,N 指区域淋巴结的受累情况,M 指远处转移情况,G 指癌细胞分化程度,L 指癌变位于食管的位置。第 8 版 TNM 分期分别对临床、病理及新辅助治疗后进行分期,不再使用共同的分期系统。

1.T 分期

(1)T_x:肿瘤无法评估。

(2)T_0:无原发肿瘤的证据。

(3)Tis:重度不典型增生,定义为局限于基底膜的恶性细胞。

(4)T_1:肿瘤侵犯黏膜固有层、黏膜肌层或黏膜下层(T_{1a}:侵犯黏膜固有层或黏膜肌层;T_{1b}:侵犯黏膜下层)。

(5)T_2:肿瘤侵犯食管肌层。

(6)T_3:肿瘤侵犯食管外膜(纤维膜)。

(7)T_4:肿瘤侵犯食管周围结构(T_{4a}:侵犯胸膜、心包、奇静脉、膈肌或覆膜;T_{4b}:侵犯其他结构如主动脉、椎体、气管)。

2.N 分期

(1)N_x:区域淋巴结无法评估。

(2)N_0:无淋巴结转移。

(3)N_1:1～2 枚区域淋巴结转移。

(4)N_2:3～6 枚区域淋巴结转移。

(5)N_3:≥7 枚区域淋巴结转移。

3.M 分期

(1)M_0:无远处转移。

(2)M_1:远处转移。

4.G 分期

(1)食管鳞癌

①G_x:分化程度无法评估。

②G_1:高分化癌,>95％肿瘤为分化较好的腺体组织。

③G_2:中分化癌,50％～95％肿瘤为分化较好的腺体组织。

④G_3:低分化癌,肿瘤呈巢状或片状,<50％有腺体组织。

⑤G_3 腺癌:未分化癌,癌组织进一步检测为腺体组织时。

(2)食管腺癌

①G_x:分化程度无法评估。

②G_1:高分化癌,伴角质化,及伴颗粒层形成和少量非角质化基底样细胞成分,肿瘤细胞排列成片状、有丝分裂数少。

③G_2：中分化癌，组织学特征多变，从角化不全到低度角化，通常无颗粒形成。

④G_3：低分化癌，通常伴有中心坏死，形成大小不等的巢样结构，巢主要由肿瘤细胞片状或铺路样分布组成，偶可见角化不全或角质化细胞。

⑤G_3鳞癌：未分化癌，癌组织进一步检测为鳞状细胞组分或仍为未分化癌时。

5.L 分期（以肿瘤中心为参考）

（1）Lx：位置无法评估。

（2）U：颈段食管至奇静脉弓下缘。

（3）M：奇静脉弓下缘到肺下静脉下缘。

（4）L：肺下静脉下缘到胃，包括食管胃交界处。

（五）食管癌的转移方式

1.直接浸润

早、中期的食管癌主要为壁内扩散，晚期食管上段癌可侵入喉部、气管及颈部软组织，甚至侵入甲状腺；中段癌可侵入支气管，形成支气管-食管瘘，也可以侵入胸导管、奇静脉、肺门及肺组织，部分可侵入肺动脉，引起大出血致死；下段癌可累及心包。受累频度最高者为肺和胸膜。食管壁因缺少浆膜层，因此食管癌的直接浸润方式很重要。

2.淋巴转移

淋巴转移是食管癌转移的最主要方式，淋巴转移是判断食管癌患者预后的重要因素，好发的淋巴结转移部位依次为纵隔、腹部、气管及气管旁、肺门及支气管等。

3.血行转移

多见于晚期患者，常见的转移部位依次为肝、肺、骨、肾、肾上腺、胸膜、网膜、胰腺、甲状腺和脑等。

四、临床表现

（一）早期症状

根据对早期食管癌的病例分析，90％有症状，10％无症状，其中最主要有 4 种症状：

1.大口吞咽干性食物时有轻微的梗阻感

占51％～63％，多不引起注意，可自行消失和复发，不影响进食。常在患者情绪激动时发生，故易被误认为是功能性症状。但这种现象逐渐加重且频率增多时，要高度怀疑食管癌。

2.吞咽时胸骨后闷胀隐痛不适感

与食管癌早期的黏膜糜烂和浅溃疡有关。表现为胸骨后和剑突下疼痛，咽下食物时有胸骨后或剑突下痛，其性质可呈烧灼样、针刺样或牵拉样，以咽下粗糙、灼热或有刺激性食物为明显。初时呈间歇性，当癌肿侵及附近组织或有穿孔时，就会有剧烈而持续的疼痛。疼痛部位常不完全与食管内病变部位一致。疼痛多可被解痉剂暂时缓解。

3.食管内异物感

20％左右的患者在吞咽时有食管内的异物感。

4.食物滞留感

咽下食物或饮水时,有食物下行缓慢并滞留的感觉,以及胸骨后紧缩感或食物黏附于食管壁等感觉,食毕消失。症状发生的部位多与食管内病变部位一致。

上述这些症状十分轻微并且断续发作,每次时间短暂,易被忽视。有的持续数年而无明显改变,也有的呈进行性加重,但大部分进展缓慢,详细询问病史对诊断有一定的意义。必须强调,这些症状并非早期食管癌所特有,贲门失弛缓症、慢性食管炎、胃食管反流症、进食过硬或过热食物引起的食管外伤等,都可能产生这些症状。

(二)中晚期症状

1.吞咽困难

进行性吞咽困难是中晚期食管癌最典型的症状。一般患者初起时只在进食干硬食物时出现吞咽障碍,也可能是间歇性的吞咽困难,以后则进半流质、流质食物时亦有此症状,呈进行性加重,最后可发展至滴水不入。由于食管具有良好的弹性及扩张能力,一般出现明显吞咽困难时,肿瘤常已侵犯食管周径 2/3 以上,此时常伴有食管周围组织浸润和淋巴结转移。部分患者症状发展缓慢,时轻时重。有的患者甚至到了晚期,吞咽困难仍不十分严重。

吞咽困难的程度随着食管癌病理类型的不同而差异很大。如缩窄型、髓质型吞咽困难明显,而蕈伞型、溃疡型、腔内型则较前者轻。其原因是前者肿瘤多累及食管全层,管壁僵硬、管腔狭窄明显,因而吞咽困难症状明显,而后者肿瘤多以沿食管的纵轴扩张为主。在肿瘤侵犯管腔的 1/3～1/2 周,甚至 2/3 周时,未受累的食管仍可以正常地扩张,液体和固体食物易于通过,因而吞咽困难症状轻。当病变部位发生感染、进食不当或过度疲劳时。症状加重,经短期禁食、补液、抗感染治疗后或坏死组织脱落时症状可明显减轻,但并非肿瘤真正好转。吞咽困难的严重程度与肿瘤大小、手术切除率和生存率并无一定的平行关系。

2.吐大量沫状黏液

为食管癌的另一常见症状,这是由于食管癌的浸润和炎症引起食管腺与唾液腺分泌增加所致。每日量达 1000mL 以上,严重时可达 1500～3000mL。呕吐量与梗阻的程度有关。呕吐物主要为沫状黏液,其中可能有食物残渣,有的混有陈旧血迹,甚至有恶臭味。其原因是食管呈不完全或完全梗阻状态,食管腺体和唾液腺的分泌液仅有少部分吞咽入胃,这些液体积存于肿瘤上方的食管腔内,当液体太多时便会借食管壁的逆蠕动而反流出来,并常会被吸入呼吸道,引起阵发性呛咳,严重时可引起吸入性肺炎。

3.疼痛

胸骨后或背部肩胛区持续性钝痛常提示食管癌已有外侵,引起食管周围炎、纵隔炎,但也可以是肿瘤引起食管深层溃疡所致。约有 10% 的病例咽下时出现疼痛,晚期可达 20%。疼痛的特点是吞咽时发作或使之加剧,随病情发展而加重,可伴有吞咽困难。疼痛的性质与早期病例不同,疼痛较重,为隐痛、刺痛或灼痛,并与病变部位相吻合。若疼痛加剧,伴发热,常预示着肿瘤穿孔。

4.声音嘶哑

常是肿瘤直接侵犯或转移淋巴结压迫喉返神经所引起,但有时也可以是吸入性炎症引起的喉炎所致,间接喉镜有助于鉴别。

5.出血

食管癌患者有时也会因呕血或黑便来院就诊。肿瘤可浸润大血管特别是胸主动脉而造成致死性出血。对于有穿透性溃疡的患者特别是CT检查肿瘤侵犯胸主动脉者,应注意大出血的可能。

6.其他症状

因食管不全或完全梗阻而进食量少。呕吐大量黏液、疼痛及烦恼,患者营养情况恶化,表现出体重下降、脱水、消瘦、贫血、虚弱无力等。

(三)终末期症状和并发症

(1)恶病质、脱水、全身衰竭,此系食管梗阻滴水难入和全身消耗所致,常伴有贫血,水、电解质紊乱。

(2)肿瘤侵犯并穿透食管,累及气管、纵隔、支气管、肺门、心包、大血管等,引起纵隔炎、脓肿、肺炎、气管-食管瘘、大出血等。

(3)全身广泛转移引起相应的症状,如肝、肺、脑等重要脏器转移,引起相应的黄疸、腹水、肝功能急性衰竭致昏迷、全身水肿、呼吸困难等。纵隔、锁骨上淋巴结或全身皮下转移,引起声带麻痹、气管压迫、呼吸困难、疼痛等。出现颈部包块、皮下结节等体征。

五、治疗

(一)手术治疗

对于食管癌TNM分期Ⅰ、Ⅱ期的患者可行手术切除肿瘤,手术切除率为80%～90%。对于可切除病变来说,外科手术是标准的处理方法,患者术前应充分评估身体状况。食管癌的手术方式有多种,主要依据食管原发肿瘤的大小、部位以及外科医师的经验。对于Ⅲ期的患者可先行放化疗,随后根据治疗效果评估能否进行手术治疗;对于颈段的食管癌患者不宜进行手术,以放化疗为主。手术治疗的禁忌证包括:①恶病质者;②若肿瘤明显外侵,有多个淋巴结转移(N_3)有侵入邻近脏器和远处转移征象;③有严重心肺功能不全,不能耐受手术者。

(二)放射治疗

鳞癌和未分化癌对放疗敏感,而腺癌对放疗不敏感。放疗主要适用于Ⅲ期及Ⅳ期的肿瘤患者;手术难度大和不符合适应证的食管癌患者。术前放疗可使肿瘤体积缩小,提高切除率以及术后存活率。对于$T_2N_0M_0$以及$T_3N_0M_0$食管癌患者,R0切除肿瘤后行放射治疗可降低患者术后淋巴结转移率。对于食管鳞癌患者推荐术后放疗,对于食管腺癌患者推,荐术后化疗。

(三)化学治疗

食管癌化疗分为姑息性化疗、新辅助化疗(术前)、辅助化疗(术后)。常用的方案包括:对于食管鳞癌,DDP＋5-Fu(顺铂＋氟尿嘧啶)是最常用的化疗方案,其他可选择的有DDP＋TXT(顺铂＋多西他赛)、DDP＋PTX(顺铂＋紫杉醇)、Oxaliplatin＋5-Fu(奥沙利铂＋氟尿嘧啶)。对于食管腺癌,常用的方案是ECF方案(表柔比星＋顺铂＋氟尿嘧啶)。

(四)内镜治疗

随着内镜的发展,内镜介入治疗早期肿瘤病变的手段及应用越来越多。常用的早期食管癌内镜下切除技术包括：内镜下黏膜切除术（EMR）、多环套扎黏膜切除术（MBM）、内镜黏膜下剥离术（ESD）等。

早期食管癌和癌前病变内镜下切除的绝对适应证：病变局限在上皮层或黏膜固有层（M1、M2）；食管黏膜重度异型增生。相对适应证：病变浸润黏膜肌层或黏膜下浅层（M3、SM1），未发现淋巴结转移的临床证据；＞3/4 环周的病变可视为相对适应证，应向患者充分告知术后狭窄等风险。禁忌证：明确发生淋巴结转移的病变，病变浸润至黏膜下深层，一般情况差、无法耐受内镜手术者。相对禁忌证：抬举征阴性；伴发凝血功能障碍及服用抗凝剂的患者，在凝血功能纠正前不宜手术；术前判断病变浸润至黏膜下深层，患者拒绝。

晚期食管癌患者无法进行手术治疗时，可采用内镜下治疗手段缓解患者食管梗阻症状，改善生活质量。常用的治疗方法包括单纯扩张、食管内支架植入、化学药物注射以及射频治疗等。

六、预后

食管癌总体预后较差。分期较早的肿瘤患者生存期较长，T_1 或 T_2 的患者和无淋巴结转移的患者 5 年生存率超过 40％，T_3 和 T_4 的患者 5 年生存率小于 15％。因此，术前分期有助于指导治疗以及提示预后。0 期、Ⅰ 期、Ⅱ 期的食管癌是可以治愈性切除的，其 5 年生存率可达 85％、50％、40％。Ⅲ 期及 Ⅳ 期患者即使行手术治疗，其预后也不佳。

七、预防

预防食管癌措施：①改变不良饮食及生活习惯；②高发区进行食管癌宣传教育及人群筛查；③积极治疗反流性食管炎、贲门失弛缓症、Barrett 食管等与食管癌相关的疾病；④易感人群监测。

第二节　胃癌

胃癌是威胁我国居民健康的最常见的恶性肿瘤之一，也是癌症预防和控制策略的主要对象之一。据世界卫生组织国际癌症研究所（WHO/IARC）公布的统计数据显示，2012 年全球胃癌新发病例 95.2 万，我国胃癌新发病例 40.2 万，占全球胃癌发病率的 42.6％；全球范围内胃癌死亡病例 72.3 万，我国胃癌死亡例数 32.5 万，占全球死亡率的 45％。

不同于日韩等国，我国的胃癌具有发病率和死亡率高、早期胃癌比例低（仅 10％左右）、进展期胃癌为主要诊治对象等特点。另外，近年来新发胃癌患者呈现年轻化趋势，由 20 世纪 70 年代的 1.7％上升到当前的 3.3％，严重影响了社会劳动力和社会生产，给家庭和社会带来了很大危害。要减少胃癌的死亡率最有效的措施就是做到早发现、早治疗，因此不仅要加大宣传力度，提高居民对胃癌前期症状的重视，更重要的是加强人群尤其是高危人群的胃癌筛查工作，这对降低我国胃癌死亡率，提高全民健康水平具有重要意义。

一、胃癌的危险因素

（一）行为生活方式

1.膳食因素

（1）氮亚硝基化合物：国内外大量流行病学调查资料显示，在整个胃癌发病的过程中饮食因素为胃癌的主要危险因素，特别是通过不良饮食习惯或方式摄入某些致癌物质，其中最受重视的为 N-亚硝基化合物的前体物，如亚硝胺、亚硝酸盐、硝酸盐类等，该类物质进入人体内可合成有强致癌性的 N-亚硝基化合物，从而引发胃癌。硝酸盐和亚硝酸盐主要来源于腌制的蔬菜和腌肉。

（2）多环芳烃类化合物（PAH）和杂环胺类化合物：PAH 可污染食品或在食品加工过程中形成。食物在火上烟熏煎烤时，有机物高温分解和不完全燃烧形成 PAH，PAH 进入人体后经代谢活化成为高毒性的代谢产物，能不可逆损伤生物大分子，产生多种毒性效应，包括细胞毒性、遗传毒性、免疫毒性、致畸性和致癌性等。鱼、肉类食物在煎、炸过程中会产生杂环胺类物质，实验研究已证实杂环胺具有致基因突变和致癌作用。

（3）微囊藻毒素：微囊藻毒素是由广泛生长在世界各地水体中的某些蓝藻产生的，具有较强的肝毒性。研究表明，饮用水微囊藻毒素的暴露与男性消化道主要恶性肿瘤死亡率，尤其是胃癌死亡率的上升有关。

（4）微量元素：微量元素在体内主要通过形成结合蛋白、酶、激素等而起作用，与机体免疫功能有一定关系。硒是人体生长发育、维持健康必需的微量元素，人体内不能储存硒，需定期通过食物或饮水来补充。研究表明，血液中硒的水平与肿瘤的发病率和死亡率呈负相关，提示低硒可能是肿瘤的危险因素之一。

（5）其他膳食因素：证据表明高盐食物可破坏胃黏膜的完整性，表现为黏膜变性坏死及糜烂灶形成，长期高盐饮食可使胃黏膜上皮呈现不同程度的异型增生，乃至癌变。此外，某些营养素（动物蛋白、维生素）的缺乏、抗氧化剂的减少及部分药物作用均是胃癌发病的重要危险因素。

2.吸烟、饮酒

吸烟是胃癌发生的危险因素之一。存在于烟草中的 3,4-苯并芘属多环芳烃类化合物，具有强烈的致癌作用。吸烟者将烟雾吞入胃中，3,4-苯并芘可直接与胃黏膜接触。Tredaniel 等人用 Meta 分析发现吸烟者患胃癌危险增加 1.5～2.5 倍，他们认为 11% 的胃癌是由吸烟所致。2003 年，EPIC 发现吸烟与胃癌发生密切相关，曾经吸烟、目前吸烟男性和目前吸烟女性患胃癌的危险度分别为 1.45、1.7 和 1.8，且危险度随着吸烟量的增加和持续时间的延长而增加。乙醇本身也可能是胃癌的危险因素之一，但目前研究没有发现饮酒与胃癌发生存在确切关联。

（二）生物病因

1.幽门螺杆菌（Hp）

自 1983 年 Warren 首先从人胃黏膜组织中分离出 Hp 以来，Hp 在胃癌发病中的作用引起广泛的关注。Hp 感染是许多慢性胃病发生发展环节中的一个重要致病因子，在胃癌发病过程中发挥重要作用。一项 Meta 分析发现,Hp 感染患者发生胃癌的比值比为 1.92。一项前瞻性的研究表明 Hp 感染者患胃癌的危险性增加 2~3 倍,然而,高 Hp 感染率并不意味着高胃癌发病率,由此可见,Hp 感染只是促进胃癌发生的众多危险因素之一,宿主特定的基因型可能是 Hp 致癌的基础。

Hp 感染的致癌作用在不同解剖部位的胃癌也不尽相同,一些地区在 Hp 流行控制及胃窦癌发病率下降的同时贲门癌发病率却直线上升就说明了这个问题。一些研究发现 Hp 感染是非贲门部胃癌的危险因素,同时另外一些研究却提示 Hp 感染与食管贲门癌的发病呈负相关。推测其中原因,可能与 Hp 感染相伴随的萎缩性胃炎显著降低了胃食管反流的发病率有关。

许多研究表明,Hp 感染的致癌作用非常缓慢,需要超过 40 年的慢性暴露。目前认为,Hp 感染促进胃癌发生的机制,主要通过诱发胃黏膜炎症反应,导致胃黏膜上皮细胞再生,具有促癌作用。Hp 感染能导致胃酸分泌能力下降,胃中硝酸盐还原酶阳性菌增多,胃内亚硝酸盐含量增加,具有辅助致癌作用。

2.EB 病毒(EBV)

EBV 为疱疹病毒科嗜淋巴细胞属的成员。大多数罕见的淋巴上皮瘤样胃癌及少部分胃腺癌组织中可检测到 EBV。研究显示 EBV 感染能使原代培养的正常上皮细胞永生化,至少约 10% 的胃癌发生与 EBV 有关。

(三)环境理化因素

1.电离辐射

第二次世界大战期间日本广岛和长崎原子弹爆炸后幸存者的一项前瞻性研究表明,80000 名遭到核辐射的幸存者中有 2600 名患胃癌。20 世纪 30 至 60 年代接受消化性溃疡胃部辐射治疗的患者胃癌的发病率亦明显升高。

2.石棉

WHO 已公认石棉为人类致癌物,致肺癌和间皮瘤已是不争的事实,但能否引起胃肠道肿瘤尚无定论。国内外一些有关石棉职业暴露的研究发现其与胃癌的发病危险存在一定的联系,但仍存在争议。

(四)机体因素

1.胃部疾病和手术史

WHO 将胃溃疡、胃息肉、残胃、慢性萎缩性胃炎、胃黏膜异型增生及肠上皮化生等癌前慢性疾病和癌前病变列为胃癌前状态,这些癌前状态与胃癌的发病有关。此外,许多研究均发现胃部手术可增加胃癌发生的危险,这种危险主要发生于胃部手术后 15 年以上。

2.遗传易感性

A 型血者胃癌发病率比其他人群高 15%~20%,也有研究发现胃癌发病有家族聚集倾向,均提示胃癌发病可能与遗传因素有关。遗传性非息肉性结直肠癌(HNPCC)、家族性腺瘤性息肉病(FAP)以及 BRC42 基因突变与结肠癌、胃癌有关。E-钙黏蛋白基因变异与遗传性弥漫型胃癌有关,基因变异导致 E-钙黏蛋白表达下降,肿瘤细胞与基质分离,促进胃癌细胞的转移和浸润,研究发现弥漫型胃癌患者中有 51% 出现 E-钙黏蛋白表达的下降。

3.肥胖

肥胖是贲门癌的一项重要危险因素。肥胖能加剧胃食管反流,导致 Barrett 食管,即一种胃食管连接处的癌前病变。一项瑞典研究发现,人群中体重最重的 1/4 人口患贲门癌的风险是体重最轻的 1/4 人口的 2.3 倍。

4.基因改变

胃癌发生和发展是多阶段、多步骤的过程,出现了一系列基因改变,包括原癌基因激活、抑癌基因失活、细胞间黏附减弱、新生血管形成以及微卫星不稳定等。肠型和弥漫型胃癌的分子生物学改变不尽相同,抑癌基因 p53 和 p16 在肠型和弥漫型胃癌中均失活,而 APC 基因突变在肠型胃癌中更常见。细胞黏附分子 E-钙黏蛋白在大约 50％ 弥漫型胃癌中减低或缺失,而微卫星不稳定见于 20％～30％ 的肠型胃癌。

二、胃癌的预防及筛查

1.一级预防

胃癌的第一级预防也称为病因预防,主要是减少危险因素的暴露程度,增加保护因素的保护作用。

(1)饮食因素:饮食因素在胃癌的第一级预防中占有重要地位,因此要养成良好的饮食习惯,细嚼慢咽,不吃烫食,少吃质硬、粗糙的食物。每天进食盐量应低于 10g,尽量少吃或不吃腌渍、腊肉、熏鱼等,不吃霉变食物。冰箱的普遍使用,保持了食品的新鲜,减少了对化学方法保存食品的依赖,可望进一步降低胃癌的发病率。多吃新鲜蔬菜、水果,多饮绿茶。新鲜蔬菜、水果富含具有抗氧化作用的维生素 C、维生素 E 及 β 胡萝卜素,绿茶中的茶多酚对胃黏膜具有保护作用。有关通过补充维生素进行化学预防的研究结论并不一致。B10t 等在我国林县进行的随机对照研究发现,补充维生素 E、β 胡萝卜素及微量元素硒能使因胃癌而死亡的概率降低 21％。然而芬兰的研究却发现,维生素 E 及 β 胡萝卜素对中年吸烟者胃癌发病并无保护作用。

(2)预防和治疗幽门螺杆菌感染:采取适当的公共卫生措施改善卫生条件是降低 Hp 感染流行的关键,治疗 Hp 感染是胃癌化学预防的潜在措施。已有证据显示,治疗 Hp 感染至少可以使其发生逆转。也有一些研究发现根治 Hp 可以降低胃癌的发病率。Wong 等人对我国胃癌高发区进行了一项 1630 人参加、长达 8 年的前瞻性随机安慰剂对照研究,认为根除 Hp 可以显著降低无癌前病变人群患胃癌的危险,但不能降低人群总的患病风险。日本研究显示,在早期胃癌的病例联合采用抗 Hp 疗法可以明显降低胃癌复发率。鉴于既往所有的试验对象针对的都是成年人,这些人可能已经感染 Hp 数十年,Hp 感染对胃黏膜损伤造成的分子改变在抗 Hp 干预试验中可能已无法恢复,因此有必要进行针对青少年的干预试验。三联疗法对 Hp 感染的治愈率接近 80％,然而在发展中国家再感染率很高。目前建议,至少应在一级亲属患有胃癌的人群中检测并治疗 Hp 感染。

(3)环氧化酶抑制剂:环氧化酶-2(COX-2)在细胞增殖、凋亡和血管生成过程中具有重要作用,可能是诱发癌症过程中的重要介质。研究显示,萎缩性胃炎向肠上皮化生及胃腺癌发展过程中伴有细胞内 COX-2 活性升高,吸烟、酸性环境、Hp 感染均能诱导 COX-2 表达。McCarthy 等发现成功根治 Hp 感染后胃黏膜内 COX-2 表达下降。此外,阿司匹林及其他非类固醇性抗炎药(NSAID)能通过抑制 COX-2 来抑制肿瘤细胞增殖。一项 Meta 分析表明,使用 NSAID 与非贲门部胃癌的患病风险降低有关。

2.二级预防

胃癌的第二级预防是指早期发现、早期诊断和早期治疗。第二级预防的主要措施是对高危人群进行筛查,以期早期发现,做到早诊断、早治疗,提高患者的生存率。在胃癌高发区进行筛查成效最为显著,日本即是此项工作的成功范例。

确定胃癌高危人群应考虑以下特征:①处于胃癌高发区,社会与经济地位低下,长期抽烟,喜食盐腌、烟熏、油炸食物;②年龄 40 岁以上,有上消化道症状;③有胃癌前状态者,如萎缩性胃炎、胃溃疡、胃息肉、手术后残胃;④有胃癌前病变,如不典型增生、肠上皮化生等;⑤有胃癌家族史。

胃癌筛查方法要求特异性强,敏感性强。选择合适的胃癌初筛方法能显著提高筛查的效率,MiKi 通过 Meta 分析认为,测定血清Ⅰ型/Ⅱ型胃蛋白酶原的比值作为初筛手段,其阳性预测值为 0.77%～1.25%,阴性预测值为 99.08%～99.90%,是极具临床价值的方法。初筛后进一步通过 X 线、纤维胃镜检查和胃黏膜活检,绝大多数胃癌均可获得确诊。

胃癌一经确诊,应及早争取手术治疗,术后根据病情进行恰当的综合治疗。随着肿瘤防治工作的深入开展,目前我国早期胃癌病例亦日益增多,占手术病例的 10%～20%。日本是世界上开展胃癌筛查最积极的国家,目前临床上约有 50%的胃癌病例属无症状的早期胃癌,胃癌的死亡率自 20 世纪 70 年代以来下降了一半以上。

3.三级预防

胃癌的第三级预防是指采取积极措施提高生存率,促进康复。对于早期胃癌可考虑行内镜下黏膜切除术、腹腔镜胃楔形切除术以及保留功能的胃切除手术等,提高术后生存质量。中期胃癌病例应积极施行根治手术,若无淋巴结转移可不做辅助化疗,对中、晚期胃癌应加强综合治疗,提高生存率。晚期病例要努力消除临床症状,延长患者生存期,提高生存质量。

三、病理

1.Lauren 分类

Lauren 根据 1344 例外科手术标本的组织结构和组织化学的研究,提出把胃癌分为"肠型"和"弥漫型"两大类。肠型胃癌多见于老年人,男性更多,手术预后佳,常伴有广泛萎缩性胃炎,组织结构上表现为有纹状缘的柱状细胞,杯状细胞。弥漫型胃癌则多见于青壮年、女性,预后较差,多数无萎缩性胃炎,组织学上表现为黏附力差的小圆形细胞单个分散在胃壁内,如果含有黏液则呈印戒细胞样。胃癌高发区肠型胃癌高于弥漫型胃癌,而低发区两者则比例类似。近年来胃癌发病率下降的国家,主要是肠型胃癌发生率下降。

2.WHO 分类

将胃癌的组织学分为腺癌、肠型、弥漫型、乳头状腺癌、管状腺癌、黏液腺癌、印戒细胞癌、腺鳞癌、鳞状细胞癌、小细胞癌、未分化癌。临床最常见的病理类型为腺癌,胃的腺癌可分为两种不同的类型,即肠型(分化良好)与弥漫型(未分化),两者在形态学表现、流行病学、发病机制及遗传学特征等方面均不同。形态学差异主要在于细胞间黏附分子,在肠型胃癌中保留完好,而在弥漫型胃癌中存在缺陷。在肠型胃腺癌中,肿瘤细胞彼此黏附,往往排列成管状或腺体状,与发生于肠道其他部位的腺癌类似(因此被命名为"肠型")。相反,在弥漫型胃癌中缺乏黏附分子,因此相互分离的肿瘤细胞生长并侵犯邻近结构,而不形成小管或腺体。流行病学上,肠型胃癌主要与 H.pylori 感染有关,近年来随着 H.pylori 感染率的下降,尤其是在胃癌高发地区,肠型胃癌的发生率逐年下降,但在低危地区,肠型胃腺癌与弥漫型胃腺癌的发病率趋于一致。E-钙黏着蛋白是一种在建立细胞间连接及维持上皮组织细胞排列中的关键性细胞表面蛋白,其表达缺失是弥漫型胃癌中的主要致癌事件。编码 E-钙黏着蛋白的基因 CDH1 可因生殖系或体细胞突变、等位基因失衡事件或通过 CDH1 启动子甲基化异常导致在表观遗传学上基因转录沉默而发生双等位基因失活。基因表达研究已经确定了两种分子学表现不同的胃癌类型:肠型(G-INT)和弥漫型(G-DIF)。这两种亚型与根据 Lauren 组织病理学分型所划分的经典肠型和弥漫型之间存在部分相关性。然而,基因组分型与组织病理学分型之间的一致性只有 64%。基因组学变异型对治疗也有一定的指导意义。G-INT 型肿瘤细胞可能对氟尿嘧啶(5-FU)和奥沙利铂更敏感,而 G-DIF 型细胞似乎对顺铂更敏感。肠型胃癌的发病机制尚未很好明确。然而,肠型胃癌似乎遵循多步骤进展的模式,通常始于 H.pylori 感染。某些肿瘤同时存在肠型和弥漫型两种表型的区域。在这些病例中,CDH1 突变与 E-钙黏着蛋白表达缺失仅见于肿瘤的弥漫型成分,这提示 E-钙黏着蛋白缺失可能是使弥漫型克隆从肠型胃癌中分离出来的遗传学基础。

四、临床病理分期

2016 年 10 月美国癌症联合委员会(AJCC)和国际抗癌联盟(UICC)共同制定了第 8 版胃癌 TNM 分期,第 8 版 TNM 分期较前更加精准,可更加精准地评判预后情况,变化最大的是在前版单一病理分期(pTNM)基础之上,更加精细地分支出 2 个新系统:临床分期(cTNM)和新辅助治疗后分期(ypTNM),而且对其适用范围、规范均进行了相应的初步界定,对胃癌个体化精准医疗和多学科诊疗协作组(MDT)在临床上的推广具有重大意义。

胃癌 TNM 分期 AJCC UICC 2017 见表 4-1~表 4-4。

表 4-1 TNM 分类及标准

原发肿瘤(T)		
T 分类	T	标准
Tx	原发肿瘤无法评估	
T0	没有原发肿瘤的证据	
原位癌	原位癌:肿瘤局限于上皮内,没有浸润固有层,重度异型增生(Tis)	
T_1	肿瘤侵入固有层,黏膜肌层或黏膜下层	

T_{1A}	肿瘤侵入固有层或黏膜肌层
T_{1B}	肿瘤侵入黏膜下层
T_2	肿瘤侵犯固有肌层*
T_3	肿瘤穿透浆膜下结缔组织,无内脏腹膜或邻近结构的浸润[#][△]
T_4	肿瘤侵及浆膜(内脏腹膜)或邻近结构[#][△]
T_{4A}	肿瘤侵犯浆膜(内脏腹膜)
T_{4B}	肿瘤侵入邻近的结构/器官

区域淋巴结(N)

N 分类	N 标准
Nx	区域淋巴结无法评估
N_0	无区域淋巴结转移
N_1	在 1 个或 2 个区域淋巴结转移
N_2	3～6 个区域淋巴结转移
N_3	在 7 个或更多区域淋巴结转移
N_{3A}	在 7～15 个区域淋巴结转移
N_{3B}	在 16 个或更多区域淋巴结转移

远处转移(M)

M 分类	M 标准
M_0	没有远处转移
M_1	远处转移

* 肿瘤可穿透固有肌层,延伸至胃结肠或胃肠韧带,或进入大网膜或大网膜,而不会穿透覆盖这些结构的内脏腹膜。在这种情况下,肿瘤被分类为 T_3。如果内脏腹膜穿孔覆盖胃韧带或网膜,则肿瘤应归类为 T_4。[#] 胃的相邻结构包括脾、横结肠、肝、膈肌、胰腺、腹壁、肾上腺、肾、小肠和腹膜后。[△] 十二指肠或食管的壁内延伸不被认为是邻近结构的侵入,而是使用任何这些部位中最大侵入的深度进行分类

表 4-2　胃癌的临床分期(cTNM)

	cT	cN	M
0 期	Tis	N_0	M_0
Ⅰ 期	T_1	N_0	M_0
	T_2	N_0	M_0
Ⅱ A 期	T_1	N_1、N_2 或 N_3	M_0
	T_2	N_1、N_2 或 N_3	M_0
Ⅱ B 期	T_3	N_0	M_0
	T_{4a}	N_0	M_0

	cT	cN	M
Ⅲ期	T_3	N_1、N_2 或 N_3	M_0
	T_{4a}	N_1、N_2 或 N_3	M_0
ⅣA 期	T_{4b}	任何 NM_0	
ⅣB 期	任何 T	任何 NM_1	

注:根据胃癌的 TNM 分期(AJCC UICC 2017)编译

表 4-3　胃癌的病理分期(pTNM)

	pT	pN	pM
0 期	Tis	N_0	M_0
Ⅰ A 期	T_1	N_0	M_0
Ⅰ B 期	T_1	N_1	M_0
	T_2	N_0	M_0
Ⅱ A 期	T_1	N_2	M_0
	T_2	N_1	M_0
	T_3	N_0 M_0	
Ⅱ B 期	T_1	N_{3a}	M_0
	T_2	N_2	M_0
	T_3	N_1	M_0
	T_{4a}	N_0	M_0
Ⅲ A 期	T_2	N_{3a}	M_0
	T_3	N_2	M_0
	T_{4a}	N_1 或 N_2	M_0
	T_{4b}	N_0	M_0
Ⅲ B 期	T_1	N_{3b}	M_0
	T_2	N_{3b}	M_0
	T_3	N_{3a}	M_0
	T_{4a}	N_{3a}	M_0
	T_{4b}	N_1 或 N_2	M_0
Ⅲ C 期	T_3	N_{3b}	M_0
	T_{4a}	N_{3b}	M_0
	T_{4b}	N_{3a} 或 N_{3b}	M_0
Ⅳ 期	任何 T	任何 NM_1	

注:根据胃癌的 TNM 分期(AJCC UICC 2017)编译

表 4-4　胃癌的新辅助治疗后分期(ypTNM)

	ypT	ypN	M
Ⅰ期	T_1	N_0	M_0
	T_2	N_0	M_0
	T_1	N_1	M_0
Ⅱ期	T_3	N_0	M_0
	T_2	N_1	M_0
	T_1	N_2	M_0
	T_{4a}	N_0	M_0
	T_3	N_1	M_0
	T_2	N_2	M_0
	T_1	N_3	M_0
Ⅲ期	T_{4a}	N_0	M_0
	T_3	N_2	M_0
	T_2	N_3	M_0
	T_{4b}	N_0	M_0
	T_{4b}	N_1	M_0
	T_{4a}	N_2	M_0
	T_3	N_3	M_0
	T_{4b}	N_0	M_0
	T_{4b}	N_3	M_0
	T_{4a}	N_3	M_0
Ⅳ期	任何 T	任何 N	M_1

注:根据胃癌的 TNM 分期(AJCC UICC 2017)编译

2017 年版与 2010 年早期分类中最重要的变化之一是重新定义食管癌和胃癌之间的界限。涉及食管胃交界(EGJ)与肿瘤中心进入近端胃不超过 2cm 的肿瘤分为食管癌而不是胃癌。相比之下,EGJ 肿瘤的中心距离近端胃超过 2cm,被分为胃癌。尽管通过手术病理学确定分期是最准确的,但应用临床分期可以指导初始治疗方法。术前检测后若仅有局部区域受累(Ⅰ～Ⅲ期)的胃癌患者可以治愈;所有原发性胃癌的患者,如果通过评估后认为已侵入黏膜下层(T_2 或更深)或者高度怀疑淋巴结受累,应进行多学科评估,以确定最佳治疗策略。Ⅳ期的患者通常根据其症状和身体状态进行姑息治疗。多项研究表明,全身治疗可延长生存期,提高生活质量。术前评估的目的是首先将患者分为两个临床组:局部区域可能可切除的(Ⅰ～Ⅲ期)疾病和全身(Ⅳ期)受累的患者。无法切除的指标:唯一被广泛接受的胃癌无法切除的标准是存在远处转移和主要血管结构的侵入,例如主动脉、肝动脉或腹腔轴/近端脾动脉的疾病包裹或闭塞。远端脾动脉受累不是不可切除的指标;可以整块切除血管,左上腹部切除,包括胃、脾和远端胰腺。胃周围的淋巴管很丰富,并且在解剖上远离肿瘤的局部淋巴结转移(例如,在胃的较大曲率上具有原发性肿瘤的腹腔淋巴结)不一定是不可切除的指标。在大约 5% 的原发性胃癌中,胃壁的广泛区域甚至整个胃被恶性肿瘤广泛浸润,导致胃硬化,称为皮革胃,皮革胃预后极差,许多外科医师认为皮革胃是很难达到治愈性切除。

五、临床表现

(一)早期胃癌

国外学者通过对人群进行大量普查分析发现,许多早期胃癌没有症状,只有少数有症状,这些症状包括疼痛、不适或上腹饱胀感和恶心。这些症状均为非特异性症状,是否与胃癌有关尚不确定,因为许多胃癌患者甚至胃肿块较大的患者直到晚期才出现症状。

国内大部分学者认为,在胃壁的某一部分发生胃癌往往不影响整个胃的功能,因此早期很少出现临床症状,有人认为 70% 以上可毫无症状,只有待肿瘤增大到一定程度发生破溃、感染、出血和梗阻时才出现症状,但这时往往已属晚期。还有部分学者认为,胃癌早期不是无临床症状而是多数无特殊症状,所以常易被忽视。实际上大多数早期胃癌是在胃炎的基础上发生的。症状常常持续只是缺乏特殊性未受重视。根据国内 400 例早期胃癌的临床资料,66% 的病例具明显慢性胃病史,1/4 的病例症状长达 10 年以上,无任何症状者仅 23%。早期胃癌的症状以上腹痛及食欲减退较常见。

对早期胃癌患者进行体格检查时,常常不能查出与早期胃癌有关的体征。

(二)进展期胃癌

1.上腹痛

上腹痛是进展期胃癌首发症状,约占 64.3%。虽然该症状最常见但也最无特异性而易被忽视,由于不少胃癌常有慢性胃炎等背景性疾病,因此可有上腹不适,心窝部隐痛或有膨胀及沉重感。另外,胃窦部癌也易引起十二指肠功能改变,可出现节律性疼痛,与急性或慢性消化性溃疡相似。尤其是上述症状按胃炎或溃疡病治疗,可得到暂时性缓解,因而易放松警惕。直到病情进一步发展,疼痛发作频繁,症状持续,疼痛加重甚至出现出血、梗阻等并发症时,才引起注意,此时往往已是疾病的晚期。所以,必须重视胃部痛这一常见而又不特异的症状。对 40 岁以上的患者,如出现胃部痛等症状,服药虽能缓解,但短期内症状又反复发作,就要予以注意,不要一味等待出现所谓"疼痛无节律性""进食不能缓解"等典型症状,延误进一步检查而贻误诊断。如疼痛症状持续性加重且向腰背部放射,则可能为胃癌晚期侵及胰腺的表现。肿瘤一旦穿孔,则可出现剧烈腹痛的胃穿孔症状。此外,有人认为腹痛也与胃癌发生的位置有关,肿瘤发生于胃小弯时较易出现疼痛,而发生于胃体、胃大弯的癌肿,有时虽已出现远处转移,如左锁骨上淋巴结转移,但亦无明显消化道症状。

2.食欲减退、消瘦、乏力

这组症状也较常见且无特异性。许多胃癌患者就诊时便有体重减轻,有时也可作为胃癌的首发症状,可伴或不伴胃脘痛,当与胃部疼痛症状同时出现又能排除肝炎时,尤应予以重视。

初时患者常因饱食后出现饱胀、嗳气而自动限制饮食,以后出现厌食,尤其是肉类食物,以致出现体重下降。

3.梗阻症状

梗阻症状常在病期较晚,肿瘤较大时发生,并且随癌瘤在胃内的部位而不同。贲门部肿瘤开始时可出现进食不畅,以后随病情进展而发生吞咽困难和食物反流。当胃癌在黏膜下浸润到食管时,也出现与贲门失弛缓症完全相同的临床表现。胃窦部的肿瘤因其接近幽门,故常出现幽门梗阻症状,如上腹胀满不适、打嗝,出现恶心、呕吐且逐渐加重,可吐出有腐败臭味的隔夜食。胃小弯或胃角切迹的肿瘤,因影响胃窦之蠕动,故亦常出现类似幽门梗阻的症状。

4.出血和黑粪

不论肿瘤生于何处,在其长到一定程度发生破溃、糜烂时,就可有消化道出血,多发生慢性少量失血,表现为黑粪,大出血者(呕血)较少见。凡无胃病史的老年患者一旦出现黑粪时,必须警惕有发生胃癌的可能。

5.转移症状

胃癌发生继发性转移时,患者常不出现症状,但有些患者可因肝脏或腹膜转移出现腹水而感到腹胀。因贫血或转移性腹水而出现呼吸短促。胃癌直接扩散到结肠形成胃结肠瘘时,可出现恶臭性呕吐或在粪便中发现刚摄入的食物成分。据报道,胃癌患者还可表现出肾病综合征、血栓静脉炎(Trousseau 症)和神经肌病。

此外,患者可因缺乏胃酸或胃排空快而腹泻,有时也可表现为便秘及下腹痛。进展期胃癌患者也可以没有明显体征,体征多是病变较明显后出现。30%左右的病例可触及上腹部肿块,肿块多在剑突下,较硬,呈结节性,有轻度压痛,可随呼吸移动。如肿块已固定,则多表示肿瘤已侵及邻近器官。但贲门胃底部的肿瘤,虽已生长至相当程度,亦很难触及肿物。如已出现幽门梗阻,则在上腹部可见蠕动波,并有空腹振水音。晚期病例可出现贫血、水肿、肝大、黄疸、腹水、恶病质。

胃癌发生远外转移的证据包括锁骨上淋巴结(尤其在左边)、左腋窝前淋巴结(Irish 淋巴结)、直肠膀胱陷凹或直肠子宫凹陷的肿块(直肠指检时可触及),或仅表现为脐部淋巴结浸润(Sister Joseph 淋巴结)。如果怀疑患者患有胃癌,这些部位应仔细检查,因为这些体征可以确定肿瘤能否通过手术切除而治愈。

盆腔检查可发现有增大的卵巢转移瘤(Krukenberg 瘤),并且常为双侧都有转移。胃癌皮肤表现不常见,包括转移性癌肿小结节、黑色棘皮症(过度色素沉着,特别是在腋窝)或LeserTrelat 症(突然出现的疣状角化症和瘙痒症),有时胃癌还可伴有皮肤肌炎。

(三)体征

绝大多数胃癌患者无明显体征,部分患者有上腹部轻度压痛,晚期者呈恶病质。位于胃窦或胃体的进展期胃癌有时可扪及肿块。当肿瘤向邻近器官或组织浸润时。肿块常固定而不能推动。有幽门梗阻者可见扩张之胃形,可闻及振水声。胃癌穿孔导致弥漫性腹膜炎时出现腹肌板样僵硬、腹部压痛等腹膜刺激症状。亦可浸润邻近腔道而形成内瘘,如胃结肠瘘者食后即排出不消化食物。在女性患者癌细胞可种植在卵巢上形成 Krukenberg 瘤。肝转移时,可出现黄疸、肝大、表面不平、有结节感。当肝十二指肠韧带、胰十二指肠后淋巴结转移或原发灶直接浸润压迫胆总管时,可发生梗阻性黄疸。胃癌通过圆韧带转移至脐部时在脐周围可扪及质硬之结节,通过胸导管转移可出现锁骨上淋巴结肿大。晚期胃癌有盆腔种植时,直肠指检于膀胱(子宫)直肠陷凹内可扪及结节。有腹膜转移时可出现腹水。小肠或系膜转移使肠腔缩窄,可出现部分或完全性肠梗阻。

(四)胃癌的伴癌综合征

胃癌在其早、晚期及治疗后复发时,可出现与病灶本身及转移灶无直接关系的一系列临床表现,称为伴癌综合征,它是胃癌细胞直接或间接产生某些特殊激素和生理活性产物所致的特殊临床表现,可同时或先于胃癌出现。

1.皮肤表现

(1)带状疱疹:肿瘤患者带状疱疹的发病率为正常人的2倍多。年老体弱的胃癌患者常常可以伴发此症。有些往往是癌肿的前驱症状。

(2)皮肌炎:皮肌炎患者恶性肿瘤发病率比一般人高5～7倍,有报告的157例皮肌炎中,其中71例(45.2%)患胃癌。因此,在有皮肌炎者特别是年龄在40岁以上者,应高度警惕胃癌的发生。

(3)黑棘皮病:临床上分为良性、恶性。恶性黑棘皮病,大多数伴有体内消化道腺癌,以胃癌为常见黑棘皮病常在肿瘤确诊之前出现,是诊断胃癌的早期线索。

(4)红皮病:胃癌伴发红皮病者表现为全身皮肤普遍潮红、脱屑。

2.内分泌与代谢

(1)异位 TSH 综合征:肿瘤组织分泌去甲状腺素样物质,引起血浆中总 T_4、游离 T_4,总 T_3 及血浆蛋白结合碘增高,临床多表现为乏力、消瘦、精神症状等。

(2)异位 ACTH 综合征:5%～10%的消化道肿瘤可出现库欣综合征。临床表现不典型,主要有皮肤色素沉着、高血压、水肿、肌无力、低血钾性碱中毒,实验室检查特点:①血浆 ACTH 明显增高;②血浆皮质醇昼夜节律消失;③地塞米松抑制试验无反应。

(3)异位胰岛素综合征:少数胃癌患者可出现低血糖。严重时可出现中枢神经缺糖综合征,如定向障碍、抽搐、昏迷等。此种类型低血糖不能被胰高血糖素所控制。

(4)异位 ADH 综合征:为胃癌细胞异常分泌 ADH 所致,临床主要表现低血钠所致乏力、厌食、口渴、嗜睡、肌肉痛性痉挛等。实验室检查特点为低血钠症,尿钠增高,尿渗透压大于血浆渗透压及血浆 ADH 增高。

(5)其他综合征:异位 HCG 引起血中 HCG 增高,表现为男性乳房发育,女性有不规则子宫出血;异位促生长素(GH)增高引起血糖、尿糖增高。

(6)代谢异常:主要表现为低钙血症、低脂血症和高 AFP 血症。

3.神经肌肉综合征

癌性周围神经病:表现为进行性肢端感觉障碍和运动功能障碍。癌性肌病表现为肿瘤患者恶病质所不能解释地肩胛带、骨盆带及四肢近端肌力低下,肌肉萎缩,四肢深反射减弱或消失。

4.副肾病综合征

Eagan 等报告 171 例肿瘤伴发肾小球病变,胃癌时往往有此综合征。其病理表现为膜性肾小球肾炎,而膜性肾炎都是以肾病综合征为主要表现,在肿瘤切除或治疗后症状可消失,复发时蛋白尿又出现。

5.血液系统

血液系统病变可表现为慢性贫血、血小板减少和 DIC 等。有人报道,胃癌常伴发淋巴细胞性类白血病反应或嗜酸粒细胞增多的类白血病反应。

六、辅助检查

(一)常规检查

大便隐血试验:如患者大便隐血试验持续阳性,对胃癌的诊断有参考意义。

(二)胃液检查

1.胃液分析

正常胃液无色或浅黄色,每 100mL 胃液中游离盐酸0～10U,总酸度为 10～50U。胃癌患者的胃酸多较低或无胃酸。当胃癌引起幽门梗阻时,可发现大量食物残渣,如伴有出血,则可出现咖啡样液体,对胃癌的诊断具有一定的意义。

2.四环素荧光试验

四环素试验方法很多,但基本原理都是根据四环素能与癌组织结合这一特点。如四环素进入人体后被胃癌组织所摄取,因而可以在洗胃液的沉淀中见到荧光物质。方法是口服四环素 250mg,每日 3 次,共 5 日,末次服药后 36 小时洗胃,收集胃冲洗液,离心后沉渣平铺滤纸上,室温干燥,在暗室中用荧光灯观察,有黄色荧光者为阳性。阳性诊断率为 79.5%。

3.胃液锌离子测定

胃癌患者的胃液中锌离子含量较高,胃癌组织内含锌量平均为 11400mg/kg,等于健康组织含锌量的 2.1 倍。因胃癌患者的胃液内混有脱落的胃癌细胞,癌细胞中的锌经过胃酸和酶的作用,使其从蛋白结合状态中游离出来,呈离子状态混入胃液中,所以,胃癌患者的胃液中锌离子含量增高。

4.高效液相色谱方法

是一种常用的化学分析方法,可以同时分离检测多种物质并显示每一种物质的浓度与光谱特性。这种方法操作简便,采用细颗粒的高效固定相,分辨率高,非常适用于分离生物大分子、离子型化合物、不稳定的天然物质及其他各种高分子化合物。高效液相方法可以同时分析多种物质的成分及含量,以紫外光检测器检测,可同时获得多种物质的紫外光吸收光谱特征。应用高效液相方法分析胃液的成分,发现进展期胃癌与胃内良性病变患者胃液的高效液相紫外光吸收光谱明显不同,胃癌患者峰位数明显多于胃内良性病变患者,这表明进展期胃癌与胃内良性病变患者胃液的成分明显存在差异。以 CART 方法建立胃癌最佳判别模型,诊断进展期胃癌先验概率的敏感度为 91.9%,特异度为 90.7%,后验概率的敏感度为 89.2%,特异度为 90.7%。这反映胃癌患者胃内成分的复杂性及胃液多种成分联合检测用于胃癌诊断的可行性。高效液相光谱法用于胃癌诊断具有广阔的前景。

（三）病理学检查

1.胃脱落细胞学检查

由于该方法改进、诊断技术的提高,诊断胃癌的阳性率已达 80％～96％。胃脱落细胞学检查是诊断胃癌的一种较好的方法,操作简单,阳性率高,痛苦小,患者易于接受。但它不能确定病变的部位,所以,应与 X 线检查、胃镜等检查相结合应用。

2.胃黏膜活检

胃黏膜的活检主要通过胃镜检查进行。由于活检的组织小,组织挤压变形明显,诊断较大病理困难。胃组织活检的诊断正确率高,误诊主要是由于没有活检到肿瘤组织,有时由于胃活检钳取组织小,无法鉴别诊断。

（四）免疫学检查

1.胎儿硫糖蛋白抗原（FSA）

为胃液中 3 种硫糖蛋白抗原之一。此类抗原可存在于胃癌细胞及癌组织周围黏膜细胞内,胃癌患者的胃液中含量较高。

2.胃癌抗原（GCA）

是一种肿瘤相关的抗原。存在于胃癌患者的胃液中,是具有免疫活性的糖蛋白。

（五）胃蛋白酶原法筛选胃癌

血清胃蛋白酶原是萎缩性胃炎的标志物,虽不是真正意义上的肿瘤标志物,但由于萎缩性胃炎是胃癌的癌前病变,所以把胃蛋白酶原法筛选呈阳性者作为胃癌高危人群加以筛选这一方法,已被应用于对胃癌的检诊。

（六）基因检测诊断

胃癌的发生是一个多因素、多基因变异的过程,该过程涉及多种原癌基因的激活和抑癌基因的失活。原癌基因的活化和抑癌基因的失活是导致肿瘤发生、发展的重要因素,而抑癌基因可能是抵御肿瘤发生的重要保护机制。基因诊断是以探测基因的存在,分析基因的类型和缺陷及其功能是否正常,从而达到诊断疾病的一种方法。目前所谓的肿瘤分子诊断是指检测肿瘤相关基因及其表达产物的诊断方法。目前已发现的与胃癌有关的癌基因和抑癌基因及其表达产物有 bcl-2 基因、c-myc 基因、p16 基因、p53 基因、p27 基因及其他基因,如 c-jun、ets、ras、fas、survlvm、cerbB2、apc、dcc、rb、c-met、nm23、ck18 等基因,不但参与肿瘤的发生,而且也参与肿瘤的转移过程,与肿瘤的浸润及转移有密切的关系。

（七）生物芯片癌检技术

肿瘤的早期诊断极为困难,近年来,肿瘤的蛋白表达物的基础研究发展迅速,已有多种肿瘤标记物被公认为较好的临床诊断指标。但其种类偏少、特异性较差仍是阻碍临床应用的主要原因。为了提高诊断的阳性率和准确率,临床上通常需要联合几种肿瘤蛋白标志物同时对一种肿瘤进行检测。为此,生物芯片技术应运而生。生物芯片技术是 20 世纪 90 年代出现的一种高通量、高灵敏度、高特异性且微型化的蛋白质分析技术,是当今生命科学研究领域发展最快的技术之一,该技术可以同时对十余种常用肿瘤蛋白标志物进行联合检测,对肝癌、肺癌、胃癌、食管癌、前列腺癌、结直肠癌、乳腺癌、卵巢癌、胰腺癌和子宫内膜癌等十多种常见肿瘤进行早期诊断。

（八）X 线检查

X 线检查是胃癌主要的检查方法，X 线钡剂检查在胃癌的定性检查中具有重要意义，其定位诊断价值超过纤维胃镜，是临床上常用的诊断方法。它的主要缺点是对＜1cm 的病灶容易漏诊，对早期浅表性肿瘤诊断困难。胃癌的 X 线检查主要是通过对胃黏膜的形态、胃充盈的形态、胃壁的柔软度和蠕动进行诊断，有两种方法：①传统的黏膜法、充盈法、挤压法；②低张 X 线双重气钡对比检查。前者对于较大的病灶诊断价值较高，但易漏诊较小的病灶，一般诊断正确率在 90% 左右。低张 X 线双重气钡对比检查对较小的病变诊断有较大价值，可以发现＜1cm 的肿瘤，但年老体弱者不易耐受。

1.早期胃癌的 X 线表现

（1）隆起型（Ⅰ型）：肿瘤呈圆形或椭圆形向腔内凸起，形成充盈缺损，多较小，加压检查时容易发现。

（2）浅表型（Ⅱ型）：肿瘤呈轻微的隆起或凹陷，表现为不规则的轻微隆起和凹陷、黏膜中断、纠集。检查时最好使用加压或双重气钡检查。

（3）溃疡型（Ⅲ型）：肿瘤呈浅溃疡改变，表现为大小不等的不规则凹陷，边缘呈锯齿状。

2.进展期胃癌的 X 线表现

（1）增生型：肿瘤呈巨块状，向胃腔内生长为主。X 线表现为充盈缺损、多不规则，病灶边缘多清楚，胃壁僵硬且蠕动差。

（2）浸润型：肿瘤沿胃壁浸润性生长。X 线表现为黏膜破坏、紊乱、蠕动消失、胃腔狭窄，严重者呈"皮革胃"改变。

（3）溃疡型：肿瘤向胃壁生长，形成局部增厚、中心坏死，形成溃疡。表现为不规则龛影，周围有环堤、边缘不整，常见指压征。

（4）混合型：肿瘤具有上述多种改变。X 线检查亦具有以上 3 型的各种表现。

3.胃癌与胃良性溃疡的 X 线鉴别诊断

胃良性溃疡是常见疾病，其 X 线表现明显不同于胃癌。二者的鉴别诊断重点见表 4-5。

表 4-5　胃癌与良性溃疡的 X 线鉴别诊断

项目	良性溃疡	恶性溃疡
龛影大小	多较小	多较大（＞2.5cm）
龛影形态	圆或椭圆形	多不规则
龛影位置	胃轮廓外	胃轮廓内
溃疡边缘	整齐	不整齐
溃疡底部	多光滑	多凹凸不平
溃疡周围黏膜	粗细一致、柔软，有 Hampton 线	结节增厚、不规则中断，无 Hampton 线
溃疡周围胃壁蠕动	正常	减弱或消失

（九）CT 检查

CT 检查是一种常用的胃癌检查方法，对于胃癌的定位、范围的确定、浸润深度、周围器官的侵犯、淋巴结的转移有极大的临床价值，在肿瘤的定性诊断和鉴别诊断方面亦有一定意义。

特别在术前帮助判断肿瘤能否切除有肯定价值。胃癌的 CT 检查主要通过对胃壁厚度、肿瘤的浸润深度、周围器官的侵犯、淋巴结的肿大、腹腔其他器官的改变来诊断胃癌。

正常的胃壁厚度为 5mm 以下,在肿瘤情况下,局部胃壁增厚、肿块、伴不规则改变、局部强化。通常 Borrmann Ⅰ 型表现为胃壁的局部肿块,Borrmann Ⅱ 型和 Ⅲ 型表现为肿块和溃疡,Borrmann Ⅳ 型表现为弥漫的胃壁增厚。

肿瘤向周围侵犯主要表现在肿瘤与邻近器官间的脂肪层消失、肿瘤与相关器官融合成块等,需结合其他改变综合分析。

胃周围淋巴结的正常大小有不同报道,一般直径为 8~15mm。对于直径＜10mm 的淋巴结很难确定是否是转移性淋巴结。如淋巴结较大、呈圆形或椭圆形、有融合,多为转移性淋巴结。

在胃的上腹部 CT 检查中,可同时观察肝、腹膜等的转移。

胃淋巴瘤是胃的恶性肿瘤之一,近年发病率增加很快。临床上,术前诊断比较困难,主要表现为胃壁的弥漫性增厚及胃周的淋巴结肿大。

(十)胃镜检查

胃镜经历多年的发展,从硬管胃镜、半可屈式胃镜、纤维胃镜,直到现今广泛使用的电子胃镜、超声胃镜。胃镜的发明和发展对胃黏膜病变和胃癌的诊断,特别是早期诊断具有极大的意义。胃镜的定性价值极大,但定位价值欠佳,而 X 线钡剂检查定位诊断非常可靠,两者结合方可获得准确的定性诊断和定位诊断。

1.早期胃癌的表现

(1)表浅型:病变与周围黏膜等高,无明显的隆起或凹陷,主要表现为黏膜的充血、糜烂,范围往往较小,肉眼诊断较困难。此型与胃黏膜炎性病变较难鉴别,多需病理检查确定。

(2)隆起型:病变呈颗粒状、息肉状、乳头状隆起,黏膜可呈苍白或充血糜烂样,与周围边界不清,如病变较大、广基常为恶性改变。此型与黏膜下病变如间质来源的肿瘤、黏膜病变如良性息肉等需做鉴别。

(3)凹陷型:病变呈糜烂、溃疡凹陷状,与周围界限多较清楚,溃疡内黏膜可呈高低不平、附有污秽、出血等,周围黏膜可呈纠集、增粗、中断等。此型与良性溃疡需做区别。

2.进展期胃癌的表现

进展期胃癌肿瘤较大,表现类型同早期胃癌,但较大的肿块、溃疡临床上诊断多不困难。需要特别注意的是,弥漫浸润型(皮革胃)胃癌有时胃黏膜完好,仅可发现胃壁较硬,蠕动不明显,易于造成误诊。可结合 X 线检查帮助诊断。

七、鉴别诊断

(一)上腹痛

胃癌初期最常见症状之一,上腹痛开始轻微或伴有腹胀,无特异性,极易被忽略。疼痛可为间歇性,呈钝痛或胀痛,进食后可加重,碱性药物不能缓解。疼痛可渐进性加重,胃癌累及幽门区可出现呕吐,而溃疡型胃癌疼痛可有节律性。临床需与下列疾病相鉴别。

1.胃炎

慢性胃炎疼痛无节律性及周期性,以消化不良为主,与进食无关,餐后常有饱胀不适和烧灼感,少数患者伴有反酸、嗳气等。疼痛多为隐痛,时隐时现,长期存在,胃镜检查可明确诊断。

2.消化性溃疡

最重要的特征是反复发作,具有明显周期性及节律性,上部溃疡呈餐后痛,幽门溃疡为空腹痛,夜间痛常见。碱性药物可缓解疼痛,全身症状轻,X线钡剂检查、胃镜检查有特征性表现。

3.胃恶性淋巴瘤与胃平滑肌肉瘤

上腹痛可为其最常见症状,早期缺乏特异性,仅表现为消化不良,进展期表现为贫血、消瘦及上腹部包块。鉴别诊断主要依靠 B 超、CT 和胃镜等检查。

4.胆囊炎

持续性右上腹部钝痛,可向右肩部放射,伴有腹胀、恶心、嗳气,急性发作时可有阵发性绞痛、发热、黄疸,B 超及造影能明确诊断。

5.慢性胰腺炎

腹痛同样为胰腺炎最常见症状,常为上腹部深部疼痛,具有穿透性,进食后加重,夜间可发作。可放射至腰背部,反复发作。急性期可出现黄疸、发热,血淀粉酶、尿淀粉酶升高,B 超、CT 有诊断价值。

(二)食欲减退及消瘦

恶性肿瘤是消瘦的常见原因,部分胃癌患者食欲缺乏为首发症状,肿瘤早期即可引起胃肠功能紊乱,导致摄入不足、代谢消耗增加,出现消瘦、乏力、贫血及营养不良。其他消化系统疾病如慢性胃炎、肝病、肠道肿瘤亦可出现食欲缺乏及消瘦,其鉴别除有赖于各器官系统疾病特有的症状、体征外,当患者年龄较大、出现不明原因消瘦时应警惕恶性肿瘤的存在。如无肯定发现,应定期随访观察症状变化以期及时发现。

(三)恶心、呕吐

胃癌早期即可表现为恶心,发展至中、晚期,特别是胃下部癌包括胃窦癌及幽门管癌,出现幽门梗阻(癌肿堵塞或水肿),恶心、呕吐可为常见症状。尤其是餐后隔夜或数餐后呕吐宿食,以及夜间呕吐等,呕吐前常伴有明显腹痛,呕吐后腹痛仍然存在,应警惕胃癌的可能。而活动性消化性溃疡可因幽门充血、水肿、痉挛致餐后呕吐,呕吐物一般无隔夜宿食,且呕吐后腹痛可缓解。肠梗阻表现为进食或不进食均可出现频繁剧烈呕吐,根据梗阻部位不同,呕吐物成分可不同。腹部 X 线片、B 超和造影等可鉴别。

(四)上消化道出血及黑粪

上消化道出血临床最常见的原因依次为消化性溃疡、食管胃底静脉曲张破裂、急性胃黏膜病变和胃癌等。胃癌多为少量出血,早期即可出现黑粪,长期少量出血表现为大便隐血试验持续阳性并引起贫血,常伴有食欲缺乏、上腹痛、消瘦等。中老年患者既往有胃病史,持续大便隐血试验阳性,出血量与贫血不符,应警惕胃癌的可能。上消化道出血可为胃体癌首发症状,溃疡型胃癌侵蚀大血管时可出现剧烈呕血和黑粪。

1.消化性溃疡

本病消化道出血居首位。十二指肠溃疡占绝大多数。一般为静脉出血,表现为黑粪或柏油样便,出血量大时可为鲜血。出血前数日腹痛加重,应用碱性药物缓解效果不佳,呕血时有强烈恶心感,呕血后疼痛可消退,确诊依靠胃镜检查。

2.食管及胃底静脉曲张破裂出血

肝硬化门静脉高压失代偿期表现,可合并黄疸、腹水、脾大,常为无痛性大量呕血,多有肝炎病史。

3.急性胃黏膜病变

包括糜烂性胃炎和应激性溃疡,多存在诱发因素,如进食药物或应激刺激,出血为其主要表现。常为反复少量多次出血,应激性溃疡多发生于疾病 2~15 日,胃镜检查显示多发溃疡,表浅不规则,直径 0.5~1.0cm,基底干净,好发于胃底和胃体。

4.胃恶性淋巴瘤与胃平滑肌瘤

反复持续少量出血较为常见,部分可为首发症状,常伴有疼痛、包块及贫血症状。

5.胆管出血

表现为右上腹或剑突下阵发性绞痛,疼痛缓解后可出现便血或呕血,呕血呈细条状,可触及肿大的胆囊,可伴有发热、寒战、黄疸等。胆石症、肿瘤和创伤为其原因。

(五)吞咽困难

表现为吞咽费力,吞咽过程延长或无法吞咽食物。胃上部癌吞咽困难为其最具特征性表现,常为首发症状,表现为渐进性吞咽困难,常伴有恶心和烧灼感,久之出现食欲缺乏及消瘦,X 线钡剂检查、内镜检查均可明确诊断。

1.食管癌

吞咽时胸骨后烧灼感,呈针刺样疼痛,伴有轻度哽噎、食物滞留感,进展期呈进行性吞咽困难,X 线造影及食管镜检查可明确诊断。

2.食管、胃上部平滑肌瘤

呈缓慢进行性、间歇性吞咽困难,食管内异物感,胸闷,食管镜检查或胃镜检查为主要诊断手段。

3.食管贲门失弛缓症

吞咽困难为本病最常见及最早出现的症状,可突然出现,症状反复,病程长,与食物及精神刺激相关,夜间反流常见。X 线钡剂检查、造影示食管下段呈"鸟嘴样"改变。

(六)上腹部包块

临床上最多见的即是肿瘤性包块,恶性肿瘤居多,病情较复杂,鉴别诊断困难。部分胃癌患者可在中、上腹部相当于胃投影区任何部位触及肿块,以右上腹最多见。胃体癌肿块常位于中线附近,实性,结节样,边界不清,外形不规则,表面粗糙、质硬等,多为原发肿瘤。晚期肿块向周围组织浸润而固定。发生转移时可在腹腔、盆腔、直肠、子宫(膀胱)陷凹、脐部等处触及肿块,临床上发现上腹部肿物应注意与下列疾病相鉴别。

1.胃平滑肌瘤(肉瘤)

病程长,肿瘤较大、有沉重感,呈球形或椭圆形,好发于胃上部,表面光滑,活动度好,肉瘤表面不光滑,肿瘤较大时可引起溃疡坏死及出血、梗阻。腔内型肿瘤做 X 线检查和胃镜检查有相应表现,腔外型肿瘤进行 CT、MRI 检查有诊断意义。

2.胃恶性淋巴瘤

是除胃癌外最常见的胃部恶性肿瘤,多发于胃窦及幽门前区,绝大多数为非霍奇金淋巴瘤,除上腹痛、消瘦外,有 1/3 的患者可触及肿物。贫血及穿孔等较多见。X 线诊断率低,内镜检查需深部活检,有时可明确诊断,部分患者需剖腹探查。

3.胰腺肿物

包括炎性肿物、囊性癌肿等。炎性肿物可追问到上腹剧痛、发热、恶心、呕吐及黄疸等急性炎症史,肿块位于左上腹或脐部,边界不清,有压痛。血淀粉酶可升高。CT 检查可发现胰腺钙化、水肿等。囊肿以假性囊肿多见,继发于胰腺炎或创伤后,好发于胰体尾部,肿块位于中上腹偏左,囊性感,表面光滑。B 超、CT 检查示胰腺结构不清,囊性肿物单发或多发,血淀粉酶可升高或正常。胰腺癌多起始于胰头部,囊腺癌多位于体、尾部。以进行性黄疸、持续性腹痛为主要表现,能触及肿块者多数已为晚期。

4.结肠肿块

特别是结肠癌,一般位置较深,轮廓不规则,质地坚硬,有沉重感,表面不光滑,临床上常有上腹胀痛,大便习惯改变,隐血试验持续阳性或有慢性贫血征象,部分患者可并发梗阻症状。钡剂灌肠及肠镜可明确诊断。但当胃癌侵及横结肠或横结肠癌累及胃体时可造成诊断困难,甚至需剖腹探查。

5.左肝癌

既往有病毒性肝炎史、肝区疼痛、食欲减退、消瘦、腹胀。查体,肝区有压痛及不规则肿块,AFP 升高。B 超及 CT 检查发现左肝占位病变。

6.消化性溃疡

肿块少见,当溃疡穿孔形成局限包裹时可触及包块。患者多有间歇性发热,无规律性疼痛,制酸药疗效差,查体时肿块有压痛,可追问到溃疡穿孔史。

7.其他如肠系膜肿块

小肠肿瘤及胆系肿块等临床少见,胃部症状不明显,鉴别较容易。

(七)胃癌转移病灶症状鉴别诊断

胃癌邻近脏器转移常需与胰腺、肝、胆囊、横结肠等疾病相鉴别。肝转移发现黄疸、腹水及肝大时,需与肝硬化腹水、结核性腹膜炎或其他脏器恶性肿瘤所致的腹水鉴别。腹腔种植转移时直肠陷凹可触及肿块。妇科检查可触及卵巢肿物。胃癌远处转移常引发相应脏器症状。肺转移出现呼吸困难、咯血、胸痛。脑转移出现颅压增高等神经症状。少数患者首诊以转移灶症状就诊,需提高警惕,在排除其他脏器疾病的同时,努力寻找胃原发灶是关键。

(八)胃癌伴癌综合征鉴别诊断

胃癌伴癌综合征主要有:皮肤综合征、癌性非转移性神经肌肉综合征、心血管-血栓栓塞综合征、内分泌代谢综合征、血液病综合征。其他尚有肾病综合征等伴癌综合征可与胃癌同时存在,并随胃癌治疗效果相应变化。临床上遇到伴癌综合征发现于胃癌症状之前的病例时,应提高警惕,尚需施行钡剂造影、内镜等相应检查,以免漏诊或误诊。

八、治疗

(一)辅助治疗和新辅助化疗

对于存在潜在可切除的非贲门部胃癌患者,随机试验及荟萃分析表明,多种治疗方法较单独手术可获得显著的生存获益,包括辅助放化疗、围术期化疗(术前加术后化疗)以及辅助化疗。胃癌常用的辅助化疗方案包括:多西他赛、顺铂和氟尿嘧啶(DCF方案);改良的多西他赛、顺铂和氟尿嘧啶(改良DCF方案);表柔比星、顺铂和氟尿嘧啶(EGF方案);表柔比星、顺铂和卡培他滨(ECX方案);表柔比星、奥沙利铂和卡培他滨(EOX方案);FOLFIRI(氟尿嘧啶、亚叶酸和伊立替康)方案。对于大多数潜在可切除的临床 T_2N_0 期或更高期胃癌患者,建议优先选择新辅助治疗而非初始手术。新辅助化疗可用作一种在尝试进行根治性切除前对局部进展期肿瘤进行"降期"的方法。该方案已被用于胃癌可切除的患者,以及看似不可切除但并未转移的胃癌患者。新辅助化疗的另一益处在于,对于远处转移高危患者,例如有较大 T_3/T_4 期肿瘤、术前影像学检查可见胃周淋巴结受累或有皮革胃外观的患者,如果化疗后出现了远处转移的证据,则可能免于不必要的胃切除术所带来的并发症。多项大型临床试验直接比较了手术联合与不联合新辅助化疗或围术期化疗,其中2项试验表明新辅助化疗可带来生存获益。

(二)靶向及免疫治疗

近年来,靶向和免疫治疗成为肿瘤治疗的热点。目前用于胃癌的靶向治疗主要包括 HER2 靶点和 VEGF 靶点。HER2 靶点 HER2 属于酪氨酸激酶受体,具有酪氨酸激酶活性,但缺乏特异性配体,是一种原癌基因,通过17号染色体 ERBB2 编码。HER2 在许多组织中,包括乳腺癌、胃肠道、肾脏和心脏中表达。晚期胃癌的患者经常发现 HER2 阳性,提示 HER2 可能与肿瘤进展及不良预后有关。HER2 是通过与肿瘤细胞增殖、凋亡、黏附、迁移,从而导致肿瘤发生的关键驱动因素。曲妥珠单抗是第一个研发上市的靶向 HER-2 通路的单克隆抗体,最初用于 HER-2 阳性乳腺癌的治疗。2010年第一次将曲妥珠单抗用于 HER2 阳性晚期胃癌患者的治疗。在标准化疗(顺铂/氟尿嘧啶)的基础上联合曲妥珠单抗,可显著延长总生存期(13.8个月 vs. 11.1个月,P=0.0046)。关于曲妥珠单抗在晚期胃癌的维持治疗及围术期治疗中的应用也在探索中。一项回顾性研究结果显示,应用曲妥珠单抗联合化疗诱导之后,采用曲妥珠单抗单药维持治疗耐受性良好,中位生存期可达16.4个月。

血管内皮生长因子(VEGF)是在生理和病理条件下的多种组织新生血管形成的关键。VEGFR 属于酪氨酸激酶受体,包括 VEGFR-1、VEGFR-2 和 VEGFR-3。VEGF 在多种肿瘤中高表达,通过与其受体结合,促进上皮细胞的存活、分化、迁移和增加血管通透性。靶向 VEGFR2 的雷莫芦单抗在晚期胃癌二线治疗中取得了显著疗效,REGARD 和 RAINBOW 两项研究相继证实,无论是单用还是与紫杉醇联合应用,雷莫芦单抗均显示出明显的生存获益。雷莫芦单抗于2014年4月在美国获准用于治疗进展期胃癌和胃,食管交接处腺癌患者,是第二个在胃癌治疗中占据一席之地的靶向药物。雷莫芦单抗是完全人源化的 IgG1 单克隆抗体,针对 VEGFR2 的胞外结构域,从而阻断 VEGFR-2 及其配体间的相互作用,抑制新生血管生成,进而阻断肿瘤细胞血液供应,导致肿瘤细胞凋亡。雷莫芦单抗用于二线治疗时可改善患者的无进展生存期和中位总生存期,使用过程中最常见的不良反应为高血压(8%),但均可耐受,且不会导致治疗中断。

免疫检测点抑制剂作为一种新兴的免疫治疗手段,研究热点是针对程序性死亡受体(PD-1)和细胞毒性 T 淋巴细胞相关抗原(CTLA-4)的抗体。在多种肿瘤治疗方面,免疫治疗均显示出其有效性,其中比较肯定的是黑色素瘤。对于免疫治疗对胃癌的疗效目前正在进行中。相信未来胃癌的治疗会开拓更广的治疗空间。

第三节 结直肠癌

结直肠癌即大肠癌,包括结肠癌和直肠癌,通常指结直肠腺癌,约占全部结直肠恶性肿瘤的 95%。其发生与发展系遗传和环境因素协同作用的结果。

结直肠癌从发生学分为遗传性(家族性)结直肠癌和散发性结直肠癌,前者均来自腺瘤,而后者发生机制涉及 3 种途径:经典的腺瘤(CRA)-腺癌途径(包括较特殊的"锯齿状途径")、denovo 途径和炎-腺途径(即溃疡性结肠炎等 IBD 癌变途径),其中腺瘤-腺癌途径最为重要。结直肠肿瘤主要包括结直肠癌和结直肠腺瘤。

结直肠癌的诊断依赖肠镜和病理组织学检查,早期诊断则需要通过筛查等手段明确高危人群。治疗包括外科手术、内镜下治疗早癌、化疗、靶向治疗和免疫治疗等。

一、流行病学

根据全球各国癌症发病、死亡和患病数据的估计(GLOBOCAN),2018 年预测结直肠癌全球每年新发病患者数达 109.66 万人,死亡人数约 55.13 万人;分别占全部恶性肿瘤的第 4 位和第 5 位。根据《2015 年中国癌症统计数据》报道显示,结直肠癌在我国男性和女性最常见的肿瘤中分别列第 5 位和第 4 位,2015 年有约 38 万新发病例和 19 万的死亡病例,且发病率呈逐年上升趋势。

二、病因与发病机制

(一)环境因素

过多摄入高脂肪或红肉、膳食纤维不足等是重要因素。对于结直肠癌而言,肠道微生态(肠菌等微生物及其代谢产物)是特殊的环境因素。具核梭杆菌等致病菌的肠黏膜聚集等为代表的肠微生态紊乱,参与结直肠癌的发生发展。

(二)遗传因素

遗传性结直肠癌包括家族性腺瘤性息肉病(FAP)癌变和遗传性非息肉性结直肠癌[HNPCC,现国际上称为林奇(Lynch)综合征]。散发性结直肠癌主要是由环境因素引起基因突变。即使是散发性结直肠癌,遗传因素在其发生中亦起重要作用。

（三）高危因素

1.结直肠腺瘤

是结直肠癌最主要的癌前疾病,尤其是进展性腺瘤(即高危腺瘤)。后者的定义是具备以下三项条件之一者:①腺瘤长径≥10mm;②绒毛状腺瘤或混合性腺瘤而绒毛状结构超过25%;③伴有高级别上皮内瘤变。

2.炎症性肠病

特别是溃疡性结肠炎可发生癌变,而幼年起病、病变范围广而病程长或伴有原发性硬化性胆管炎者癌变风险较大。

3.其他高危人群或高危因素

除前述情况外,还包括:①大便隐血阳性;②有结直肠癌家族史;③本人有癌症史;④慢性阑尾炎或阑尾切除史、慢性胆囊炎或胆囊切除史、血吸虫病史、长期精神压抑者;⑤长期吸烟、过度摄入酒精、肥胖、少活动、年龄>50岁;⑥慢性腹泻或便秘或黏液血便等排便习惯与粪便性状改变者;⑦有盆腔放疗史者。

三、病理

1.大体病理形态

早期结直肠癌是指癌肿局限于结直肠黏膜及黏膜下层,已侵入固有肌层者为进展期结直肠癌或称中晚期结直肠癌;后者大体分为肿块型、浸润型和溃疡型。

2.组织学分类

常见的组织学类型包括最常见的腺癌,另有腺鳞癌、梭形细胞癌、鳞状细胞癌和未分化癌等,还有少见的筛状粉刺型腺癌、髓样癌、微乳头癌、黏液腺癌、锯齿状腺癌和印戒细胞癌等6个变型。

3.临床病理分期

临床上多采用美国癌症联合委员会(AJCC)/国际抗癌联盟(UICC)提出的 TNM 分期系统;也可按照改良的 Dukes 分期法将结直肠癌分为 A、B、C 和 D 四期。

4.转移途径

结直肠癌的转移途径有直接蔓延、淋巴转移和血行播散等。

四、临床表现

男性发病率高于女性,>50岁人群的发病和患病率较高,75～80岁为高峰期。但30岁以下的青年结直肠癌并非罕见。

结直肠癌起病隐匿,早期或仅见粪便隐血阳性。可能出现的临床表现如下:

1.排便习惯与粪便性状改变

常表现为血便或粪便隐血阳性,而出血与否及量多少与肿瘤的大小和部位及溃疡深度等因素相关。可有顽固性便秘,大便形状变细。也可表现为腹泻或腹泻与便秘交替。发生于右半结肠癌可见黏液脓血。

2.腹痛

右侧结直肠癌者较多,可为右腹钝痛或同时涉及右上腹、中上腹,也可出现餐后腹痛。如并发肠梗阻,则腹痛加重或为阵发性绞痛。

3.腹部肿块

常提示已属中晚期。

4.直肠肿块

多数直肠癌患者经指诊可发现直肠肿块,质地坚硬,表面呈结节状,局部肠腔狭窄,指诊后的指套上可有血性黏液。

5.全身情况

包括多发于右侧结直肠癌患者的贫血、低热;左侧结直肠癌则以便血、腹泻、便秘和肠梗阻等症状为主。晚期患者可有进行性消瘦、恶病质、腹水等;如有并发症则伴有肠梗阻、肠出血及癌肿腹腔转移引起的相关症状与体征。

五、辅助检查

1.粪便隐血

对本病的诊断无特异性,更非确诊手段;但简便易行是筛查或早期预警高危人群的重要手段。

2.结肠镜

结合病理检查是确诊结直肠癌的"金标准"。通过结肠镜能直接观察结直肠肠壁黏膜、肠腔改变,并确定肿瘤的部位、大小,初步判断浸润范围。早期结直肠癌的内镜下形态分为隆起型和平坦型。

结肠镜下黏膜染色可显著提高微小病变尤其是平坦型病变的发现率。采用染色放大(包括窄带内镜加放大,即 NBI 放大)结肠镜技术结合腺管开口分型有助于判断病变性质和浸润深度。超声内镜技术有助于判断结直肠癌的浸润深度,对结直肠癌的 T 分期准确性较高,有助于判定是否适合内镜下治疗。

3.X 线钡剂灌肠

仅用于不愿或不适合肠镜检查、肠镜检查有禁忌或肠腔狭窄、镜身难以通过者。可发现结肠充盈缺损、肠腔狭窄、黏膜皱襞破坏等征象,显示癌肿部位和范围。

4.CT 结肠成像(肠道 CT,CTE)

主要用于了解结直肠癌肠壁和肠外浸润及转移情况,有助于进行临床分期,有利于精准制订治疗方案并可术后随访。缺点是早期诊断价值有限及不能对病变活检,对细小或扁平病变存在假阴性、易受肠腔内粪便等影响。

六、临床分期

本指南采用 UICC/AJCCTNM 分期系统(2017 年第 8 版),适用于原发于结肠和直肠的病理类型为腺癌、鳞状细胞癌、高级别神经内分泌癌的肿瘤。本分期系统不适用阑尾癌。

本分期系统的详细内容如下：

T、N、M 的定义

原发肿瘤（T）

T_x　原发肿瘤无法评价

T_0　无原发肿瘤证据

T_is　原位癌,黏膜内癌（肿瘤侵犯黏膜固有层但未突破黏膜肌层）

T_1　肿瘤侵犯黏膜下层（肿瘤突破黏膜肌层但未累及固有肌层）

T_2　肿瘤侵犯固有肌层

T_3　肿瘤穿透固有肌层到达结直肠旁组织

T_{4a}　肿瘤穿透脏层腹膜（包括肉眼可见的肿瘤部位肠穿孔,以及肿瘤透过炎症区域持续浸润到达脏层腹膜表面）

T_{4b}　肿瘤直接侵犯或附着于邻近器官或结构

区域淋巴结（N）

N_x　区域淋巴结无法评价

N_0　无区域淋巴结转移

N_1　有 1~3 枚区域淋巴结转移（淋巴结中的肿瘤直径≥0.2mm）,或无区域淋巴结转移、但存在任意数目的肿瘤结节（TD）

　　N_{1a}　有 1 枚区域淋巴结转移

　　N_{1b}　有 2~3 枚区域淋巴结转移

　　N_{1c}　无区域淋巴结转移,但浆膜下、肠系膜内、或无腹膜覆盖的结肠/直肠周围组织内有肿瘤结节

　　N_2　有 4 枚及以上区域淋巴结转移

　　N_{2a}　有 4~6 枚区域淋巴结转移

　　N_{2b}　有≥7 枚区域淋巴结转移

远处转移（M）

M_x　远处转移无法评价

M_0　影像学检查无远处转移,即远隔部位和器官无转移肿瘤存在的证据（该分类不应该由病理医师来判定）

M_1　存在一个或多个远隔部位、器官或腹膜的转移

　　M_{1a}　远处转移局限于单个远离部位或器官,无腹膜转移

　　M_{1b}　远处转移分布于两个及以上的远离部位或器官,无腹膜转移

　　M_{1c}　腹膜转移,伴或不伴其他部位或器官转移

七、诊断与鉴别诊断

有高危因素的个体出现排便习惯与粪便性状改变、腹痛、贫血等症状时,应及早进行结肠镜检查。诊断主要依赖结肠镜检查和黏膜活检病理检查。早期结直肠癌病灶局限且深度不超

过黏膜下层,不论有无局部淋巴结转移;病理呈高级别上皮内瘤变或腺癌。

筛查是早期预警和早期诊断的重要手段。目前国际和我国针对结直肠癌推荐的筛查方式为粪便隐血试验、问卷调查和结直肠内镜检查,部分国家开展粪便 DNA 检测和血清 SEPT9 分析等。近年来基于 miRNA 辅助诊断结直肠癌的研究层出不穷,从敏感性及特异性等数据上来看具备一定的潜力,然而无论是基于单一 RNA 还是基于 RNA 芯片,缺乏来自多个严谨的大型临床试验的验证。而新的血清中结直肠癌相关蛋白检测的报道效力有限,亟待后续更深入的探讨。不少研究关注了血液、尿液及粪便内代谢产物在结直肠癌中的诊断作用。其中以粪便中多种氨基酸、短链脂肪酸等指标综合计算后设立的标志物的研究较之血液及尿液的而言更为严谨,但以代谢产物为诊断标记物的各类研究总体而言,还需要进一步更大人群的探索和验证。结直肠癌患者粪便菌群变化集中于拟杆菌门、梭菌门及变形菌门的增加,厚壁菌门的相对减少。其中最具代表性同时也被诸多研究所公认的与疾病发生正相关的是具核梭杆菌、产毒型脆弱拟杆菌和致病性大肠埃希菌及共生梭菌。

结直肠癌的鉴别诊断则包括:右侧结直肠癌应注意与阿米巴肠病、肠结核、血吸虫病、阑尾病变、克罗恩病等鉴别。左侧结直肠癌则需与痔、功能性便秘、慢性细菌性痢疾、血吸虫病、溃疡性结肠炎、克罗恩病、直肠结肠息肉、憩室炎等鉴别。

八、治疗

近年来,结直肠癌的发病率在我国呈上升趋势,患者的总体治疗效果仍不满意,其死亡率仅次于肺癌和肝癌。每年我国约有 10 万以上的患者死于结直肠癌,且死亡人数正逐年增加。随着医学科学的进步,新的诊断和治疗手段的出现,已经使结直肠癌的治疗有了很大的发展,治疗效果也有明显的提高。除此之外,结肠癌综合治疗模式的进步,特别是临床多学科综合治疗团队(MDT)的出现,对传统的结直肠癌治疗观念产生了重大的变革,现代结直肠癌的治疗更加依靠包括医学影像学、肿瘤外科、肿瘤内科、放疗科、病理科等多个工作团队的协作配合共同完成。在国际上,MDT 已经成为各种大型综合医院和肿瘤专科医院治疗结直肠癌的固定模式。

结直肠癌的治疗方法包括外科手术、放疗、化疗、介入治疗以及生物靶向治疗等,治疗方案的选择必须根据患者的体质、肿瘤所在部位、肿瘤的病理类型、浸润深度、分期和转移情况,合理地综合应用现有各种有效治疗手段,以期最大限度地提高肿瘤治愈率,延长患者生存和改善患者生活质量。

(一)手术治疗

目前,手术仍是结直肠癌患者获得根治的唯一有效治疗方法,是结直肠癌综合治疗的重要组成部分。结肠癌根治术后患者的 5 年生存率为 70% 左右,直肠癌则为 50% 左右,早期病例效果较好,晚期则效果较差。手术方式分为根治性手术和姑息性手术,具体式式的选择应根据肿瘤的部位、病变浸润转移的范围及分期、伴发疾病(肠梗阻、肠穿孔等),以及结合患者的全身情况来决定。

如患者情况允许,应尽量争取行根治性切除术,手术方法要求整块切除原发肿瘤所在的肠管和系膜以及充分的区域淋巴结清扫。结肠癌根治术根据肿瘤的部位不同,可分为右半结肠根治术(适用于右半结肠肿瘤,包括盲肠、升结肠及结肠肝曲)、横结肠根治术(适用于横结肠中段肿瘤),左半结肠根治术(适用于结肠脾曲及降结肠肿瘤),乙状结肠切除术(适用于乙状结肠中、下段肿瘤)。直肠癌根治术术式包括经肛门局部切除、低位前切除术(LAR)、行结肠-肛管吻合的全直肠系膜切除术(TME)、腹会阴联合切除术(APR)。距肛缘 8cm 以内、肿瘤<3cm、侵犯直肠周径小于 30% 的中高分化小癌灶、没有淋巴结转移的证据,可以行经肛门局部切除,切缘阴性即可;对于中高位直肠癌,应选择比肿瘤远端边缘低 4~5cm 的 LAR 手术,并继以结直肠吻合;对于低位直肠癌,需要行 APR 或 TME 伴结肠肛管吻合。新辅助和辅助放化疗可提高手术的切除率,降低术后复发率,应根据患者的具体情况进行选择。

近年来,腹腔镜下结直肠癌根治术在全世界获得了较广泛的开展。现有的临床研究表明,腹腔镜辅助结直肠癌根治术的术中和术后并发症与开放式手术无明显差异;而手术时间、术中出血等优于开放式手术。且两者在 3 年总生存率、无瘤生存率(DFS)和局部复发率等方面均无明显差异。腹腔镜辅助结直肠癌根治术也存在许多不足之处,如手术时间长、费用高、缺乏大宗病例术后的长期随访结果,远处转移不能完全发现,局部浸润范围难确定等。因此,对于腹腔镜结直肠癌根治术是否符合肿瘤学原则,能否达到根治的目的,以及对术后肿瘤的转移、复发的影响等方面仍存在较大的争议。目前推荐腹腔镜下结直肠癌根治术仅应由经验丰富的外科医生进行,术中必须进行全腹腔的探查。中低位直肠癌、伴有急性肠梗阻或穿孔、明显的局部周围组织器官浸润(即 T_4 期)者不推荐进行腹腔镜切除术。

近 20 年来在结直肠癌外科治疗领域取得的另一重要进展就是转移瘤外科切除理念及技术的更新,主要体现在肝转移瘤切除方面。结直肠癌伴肝转移,包括部分仅有肺转移或卵巢转移的患者,目前认为这部分患者不排除有治愈的可能,应该采取积极地态度,进行根治性切除。对于初始可切除或通过化疗能转化的潜在可切除肝转移瘤,手术切除是首选的治疗方法。合并肝转移的结直肠癌患者接受根治性切除术后 5 年生存率可达 30%~58%,接近 20% 的患者存活可超过 10 年。判断肝转移瘤是否适合手术切除或可否外科治愈的标准正在演变,人们逐渐将重点放在保留足够肝脏的同时获得阴性手术切缘上。结直肠癌肝转移的外科治疗策略包括:原发灶和肝转移灶同期切除,术前患侧门静脉栓塞以提高术后残留肝脏的体积和功能,对于累及两叶或以上的病灶行二期切除等。除非有可能切除所有的已知病灶(即达到 R_0 切除),否则不能达到根治目的的"减瘤措施"不推荐采用。部分患者由于基础疾病、转移瘤处于特殊解剖部位,或预期残留肝脏不足,则可以采用消融治疗(冷冻、微波、射频等)。消融治疗可以经皮肤单独进行,也可与传统开腹手术结合治疗难以完全切除的深部病灶。已有相当多的循证医学证据证明,局部消融的疗效仍不能与外科切除相当,更不能取代传统外科切除手术,依其疗效依次为外科切除>开腹消融>经皮消融。

姑息切除术适用于无法达到根治性切除的患者,主要包括局部切除术、短路手术及造瘘术等,其意义在于减轻患者的痛苦,解除患者的症状,提高患者的生活质量,相对延长患者的生存期。部分接受姑息切除的患者,其原发灶和(或)转移灶经治疗转变为可切除后,仍有可能通过二期切除获得长期生存。

（二）放射治疗

放射治疗在结肠癌综合治疗中的意义不如直肠癌重要。对于术后切缘阳性，T_4 期肿瘤穿透至邻近器官无法完全切除，或伴腹腔内局限性转移的结肠癌可考虑采取术中或术后放疗。直肠癌局部复发风险较高，对于大部分Ⅱ期和Ⅲ期的患者，推荐接受包括手术、放疗和化疗的多学科综合治疗。

直肠癌的放疗包括术前放疗、术中放疗和术后放疗，并常与以氟尿嘧啶为基础的化疗同期联用。术前放疗可提高手术切除率，增加保肛的可能性，减少淋巴结和远处转移的风险，降低局部复发率，提高患者的生存率。而术前同期放化疗则具有放疗增敏，根除微小转移灶，增加病理学完全缓解率（pCR）和保肛率等优点。术前放疗的一个缺点是可能使那些其实并不需要放疗的早期患者接受了过度治疗，这就需要进行准确的术前分期。术后放疗主要应用于肿瘤累及直肠浆膜或周围脂肪组织、器官，淋巴结有转移未完全清除，姑息切除或切缘阳性，术后病理显示肿瘤高度恶性复发风险高，或 T_3N_1 分期以上术前没有接受放疗的患者。直肠癌放疗的照射野应包括全盆腔淋巴引流区，如已有相邻脏器受累，则应包括髂外淋巴结；传统推荐剂量是 $45\sim50Gy/25\sim28$ 次，不可切除肿瘤的剂量则应达到 54Gy 以上，而小肠的剂量应限制在 45Gy 以下。欧洲等国的研究者多采用术前短程放疗（SGyx5 次），放疗 1 周后手术，而北美地区的研究者则更多的应用常规放疗剂量（50.4Gy/28 次/5.5 周）。从目前研究结果来看，术中放疗仅用于治疗局部晚期 T_4 或复发性肿瘤，于术中一次性照射（$10\sim25Gy$）残留肿瘤及瘤床。

临床上可切除的直肠癌较常用的治疗方法是手术＋术后综合治疗和术前综合治疗＋手术＋术后化疗。近年来，研究者越来越多的开始研究术前综合治疗。德国直肠癌研究协作组开展的一项大型临床随机对照研究结果显示，术前放化疗与术后放化疗相比，能显著降低局部复发率（6% vs. 13%，P＝0.006），减少治疗相关毒副作用。一项评价术前同期放化疗治疗可切除直肠癌效果的Ⅲ期临床研究结果表明，同期联合 5-FU/LV 化疗提高放疗效果，与单纯术前放疗相比，可显著缩小肿瘤，降低 pTN 分期，减少脉管和周围神经浸润，但未能显著改善总生存。术前放化疗＋手术的综合治疗方法已成为Ⅱ/Ⅲ期直肠癌的标准治疗方法。但是，手术、放疗、化疗的最佳序贯目前尚不明确，有待更多临床研究为我们解决这个问题。

（三）化学治疗

近年来，随着肿瘤内科学的飞速发展，各种抗肿瘤新药及新方法的不断涌现，结直肠癌的化疗已经成为综合治疗的重要组成部分。除部分早期患者不需要化疗外，大多数的患者需要在不同的时期接受化疗。化疗分为新辅助化疗、辅助化疗、姑息化疗和局部化疗，近年来又提出了针对结直肠癌肝转移患者的转化性化疗。

1.辅助化疗

辅助化疗指外科切除（一般指 R_0 切除）之后进行的全身化疗，其目的在于杀灭手术无法清除的微小病灶，减少复发，提高生存率。因此，具有高转移复发风险的患者均应接受术后辅助化疗。对于Ⅲ期结肠癌，辅助化疗已成为治疗的标准。部分具有高危因素的Ⅱ期结肠癌患者也应考虑进行 6 个月的辅助化疗，高危因素包括肿瘤为 T_4（ⅡB 期）、组织学分级差（3 级或4 级）、淋巴结转移、血管侵犯、伴有肠梗阻或局部穿孔、肿瘤靠近切缘、切缘不确定或阳性、清除淋巴结数目不足（少于 12 个）。可选择的治疗方法有：5-FU/LV 联合奥沙利铂、卡培他滨单药、5-FU/LV 等。基于欧洲 MOSAIC 试验的结果,静脉滴注的 5-FU/LV 联合奥沙利铂(FOLFOX)方案目前被认为是可切除的 Ⅱ/Ⅲ 期结肠癌术后辅助化疗的标准方案。该研究结果显示,与 5-FU/LV 方案相比,高危 Ⅱ 期和 Ⅲ 期患者应用 FOLFOX 方案辅助化疗,3 年、5 年的无瘤生存、6 年的总生存均有改善。最近的一项 meta 分析结果也强烈支持在辅助化疗中应用 FOLFOX 方案。与此相反,研究数据表明 5-FU/LV 联合伊立替康(FOLFIRI 方案)用于辅助化疗并不优于 5-FU/LV 方案,因此不支持在 Ⅱ/Ⅲ 期结直肠癌的辅助化疗中使用含伊立替康的方案。临床随机对照研究发现,辅助化疗在 FOLFOX 方案基础上联合靶向药物贝伐单抗或西妥昔单抗并不能延长患者的无瘤生存(DFS),因此目前也不推荐辅助化疗中使用靶向药物。对于术前未接受新辅助治疗的 Ⅱ/Ⅲ 期直肠癌患者,术后的辅助化疗多考虑与放疗联合。NSABP R-02 研究显示,术后联合放化疗与单纯术后化疗相比,可显著降低 Ⅱ/Ⅲ 期直肠癌的局部复发率。而对于术前接受过新辅助放化疗的 Ⅱ/Ⅲ 期直肠癌患者,术后辅助化疗的价值尚不明确,但在大多数的肿瘤中心仍推荐这部分患者接受为期 4 个月的术后辅助化疗。

2.新辅助化疗

新辅助化疗指在结直肠癌手术切除前给予的,旨在缩小病灶以利于手术切除,消灭微转移灶以改善预后的化疗。新辅助化疗是可切除的直肠癌综合治疗的重要组成部分,可切除的结肠癌一般不考虑进行新辅助化疗。患者接受术前新辅助化疗还是术后辅助化疗,要根据准确的临床分期、治疗的毒副作用、括约肌的功能能否保存、肿瘤对化疗的反应等因素来综合考虑。一般来说,术前分期为可切除的 $T_{3/4}N_0$ 或任何 TN_{1-2} 的直肠癌患者应接受新辅助治疗。对于这部分患者,单独采用术前全身静脉化疗者目前报道甚少,主要通过配合术前放疗使肿块缩小,减轻周围组织粘连,提高中、下段直肠癌保肛手术的成功率。结直肠癌新辅助化疗主要以5-FU 为基础,推荐使用持续静脉滴注的 5-FU 或卡培他滨同期联合放疗,近年来也有研究者在同期放化疗的方案中加入奥沙利铂,但结果未能显示无瘤生存和总生存的改善,反而明显增加了毒副作用。目前的研究还不能回答,到底哪个化疗方案与放疗联合最佳,正在进行的NSABP R-04 临床研究也许可以给我们提供这个问题的答案(该研究选取 Ⅱ/Ⅲ 期直肠癌患者,进行术前盆腔放疗的同时,使用静脉持续滴注的 5-FU/LV、卡培他滨单独或联合奥沙利铂四个方案进行对比)。而新辅助化疗究竟需要几个周期目前尚无统一的标准,根据现有的循证医学证据,至少 3 个周期的新辅助化疗,总疗程大约为 6 个月的术前、术后辅助化疗是合适的,但延长化疗时间是否会带来风险尚无相关研究报道。

新辅助化疗也是结直肠癌肝转移患者综合治疗的重要组成部分,对于初始可切除的肝转移灶,新辅助化疗能使病灶缩小以保证足够的切缘、减少肝实质的切除和最大限度地保留肝功能,同时也可根据肿瘤对新辅助化疗的敏感性来作为选择术后辅助化疗方案的依据;对于初始不能切除的肝转移病灶,越来越倾向于使用新辅助化疗来缩小转移灶以便将其转化为可切除,即转化性化疗,这是近年来提出的一个新的理念。虽然转化性化疗也可以认为是姑息性化疗的一部分,但应尽量把两者区别开来,这取决于对潜在可切除者“可转化性”的判断。由于结直肠癌肝转移术前新辅助化疗的缺点包括:化疗诱导的肝损伤,因为疾病进展或化疗后获得完全缓解使手术切除范围的确定变得异常困难而错过“手术机会的窗口期”等。因此,对于潜在可切除的转移性结直肠癌患者,一旦确诊即应接受多学科团队评估其切除的可能;并在术前化疗过程中,每2个月由多学科团队重新评估手术的可能性,病灶变为可切除后应尽早手术。新辅助化疗方案的选择应取决于患者转移灶是否可切除或有转化的可能性、化疗方案的有效性以及安全性和毒性。对于转移瘤有可能转化为可切除的患者应该考虑使用有效率高的化疗方案,包括FOLFOX、CapeOX、FOLFIRI、FOLFOXIRI联合或不联合贝伐单抗或西妥昔单抗(限于K-RAS野生型肿瘤)等。全身化疗联合靶向药物的反应率可达70%或更高,并可使更多的患者从不可切除转为可切除。需要强调的是,肝转移灶切除术后仍应根据患者具体情况考虑辅助化疗,以使围术期的化疗总疗程达到6个月。EROTC40983研究表明,围术期化疗疗程达到6个月的患者,其无进展生存较单纯手术者明显延长。

3.姑息性化疗

姑息性化疗指用于晚期不可切除或转移性癌症患者的全身化疗,目的是延长患者生存、改善生活质量。因此,不必片面追求高反应率,而应综合考虑耐受性、生活质量和总生存。目前有多种有效药物可用于治疗晚期转移性结直肠癌,包括5-FU/LV、卡培他滨、伊立替康、奥沙利铂、贝伐单抗、西妥昔单抗和帕尼单抗等,具体方案需根据既往化疗方案、时限、药物毒副作用以及患者的身体状况来选择,并在初期治疗时即计划好出现疾病进展情况下的更替方案和发生特定毒性反应时的调整方案。对于适合接受高强度治疗的患者,可考虑选择FOLFOX、CapeOX、FOLFIRI、5-FU/LV、FOLFOXIRI等作为初始治疗方案,也可以考虑联合贝伐单抗或西妥昔单抗(限于K-RAS野生型肿瘤)。目前的研究认为,FOLFOX、CapeOX和FOLFIRI方案疗效相当,作为一线治疗时缓解率、无进展生存和总生存相似。对于不适合接受强烈化疗的患者,初始治疗方案可选卡培他滨或5-FU/LV,或联合贝伐单抗,或单药西妥昔单抗。初始治疗失败后,二线或以上的方案选择取决于初始治疗的方案,如初始治疗使用的是FOLFOX或CapeOX,后续治疗可考虑FOLFIRI、伊立替康单药加或不加西妥昔单抗;初始治疗使用的是FOLFIRI为基础的,后续治疗可考虑FOLFOX或CapeOX;初始治疗使用了西妥昔单抗失败者,后续治疗中不推荐再使用西妥昔单抗或帕尼单抗。在治疗过程中使用所有的3种细胞毒毒物(即5-FU、奥沙利铂、伊立替康),可以延长患者的中位生存期,而且这些药物使用的先后顺序与总生存期无关。由于新的化疗药物,特别是靶向药物的应用,晚期结直肠癌患者的中位生存时间已由原来单用5-FU治疗时不到1年延长到现在已超过2年。

4.局部化疗

局部化疗主要包括肝动脉灌注化疗(HAI)、腹腔内灌注化疗等。HAI是针对结直肠癌肝转移灶的局部治疗,最常用的药物为氟尿苷(FUDR)。HAI可导致较为明显肝脏毒性,但是适当的疗程和药物剂量可减少肝脏毒性的发生。研究表明,应用HAI联合全身化疗比单纯全身化疗能更有效地缩小肝转移灶,延长肝转移灶进展时间,改善生存,可以考虑用于结直肠癌肝转移患者术前或术后的辅助治疗。对合并腹膜转移的患者可考虑腹腔内灌注化疗,但该治疗手段还处于探索阶段,尚需科学的临床随机对照研究来验证其风险和益处。

(四)生物靶向治疗

随着分子生物学和基因工程技术的不断发展,肿瘤的治疗已不局限于传统的手术治疗、放疗和化疗,生物治疗已经显示出良好的发展前景,成为肿瘤治疗的第四种模式。

可用于治疗结直肠癌的生物治疗方法主要包括:①肿瘤细胞因子治疗,如干扰素(INF)、白细胞介素(IL)、肿瘤坏死因子(INF)等;②免疫刺激剂,如卡介苗、蛋白质疫苗、肿瘤细胞疫苗、树突状细胞疫苗等;③肿瘤靶向治疗,如贝伐单抗、西妥昔单抗、帕尼单抗等;④免疫效应细胞,如肿瘤浸润淋巴细胞(TIL)、淋巴因子激活杀伤细胞(LAK)、细胞因子诱导的杀伤细胞(CIK)、细胞毒淋巴细胞(CTL)等;⑤肿瘤基因治疗,如 P53 基因、El-B 缺陷腺病毒等。结直肠癌的靶向治疗相对比较成熟,3 个单克隆抗体(贝伐单抗、西妥昔单抗和帕尼单抗)在临床上的应用大大提高了结直肠癌治疗的疗效。

贝伐单抗是一种针对 VEGF 的重组人单克隆 IgG1 抗体,它能选择性地抑制 VEGF,从而阻止 VEGF 与 VEGFR-1、VEGFR-2 受体结合而激活,抑制血管形成。多项临床研究结果显示,贝伐单抗联合化疗,无论是一线还是二线治疗,均能提高晚期结直肠癌患者化疗的有效率,延长患者的无进展生存和总生存。

西妥昔单抗和帕尼单抗是抗表皮生长因子受体(EGFR)的单克隆抗体,可高选择性地与 EGFR 结合从而抑制 EGFR 介导的细胞内信号转导。研究表明,西妥昔单抗和帕尼单抗的疗效与肿瘤细胞中的 K-ras 基因是否有突变有明确的关系,K-ras 基因突变者对以西妥昔单抗或帕尼单抗为基础的治疗无效。西妥昔单抗联合 FOLFOX 或 FOLFIRI 方案一线治疗 K-ras 基因野生型的转移性结直肠癌患者,可显著提高有效率和延长无进展时间。对于一线治疗失败,特别是伊立替康治疗失败的患者,应用西妥昔单抗单药或联合伊立替康可取得一定的疗效。帕尼单抗主要用于治疗 5-FU、伊立替康、奥沙利铂治疗失败后的 K-ras 基因野生型的转移性结直肠癌患者。其他的生物治疗尚处于探索阶段,其确切价值还有待临床随机对照研究进一步证实。

第四节 胃肠间质瘤

近十余年来,随着病理学和分子生物学研究的进步,人们发现约 95% 的"平滑肌肿瘤"不是起源于平滑肌细胞,而是起源于胃肠道原始间叶细胞(PMC),瘤细胞显示向 Cajal 间质细胞(ICC)分化。这种瘤细胞显示有Ⅲ型受体酪氨酸激酶基因功能获得性突变,表达 C-kit 蛋白(CD117)或 PDGFR-α 蛋白,并正名为胃肠道间质瘤(GIST)。GIST 发病率为 1~2/10 万,好发于 50 岁以上成年人,平均年龄 58 岁。40 岁以下少见,儿童罕见。男女患病比例约 1∶1.1。60%~70% 发生在胃部,30% 发生在小肠,食管、结肠,直肠和阑尾也少有发生,偶可发生于大网膜、肠系膜、盆腔和腹膜等肠道外部位。

随着对 GIST 本质认识的深入,对其治疗模式和观念也发生了明显改变,首先是手术范围趋于缩小,腹腔镜和内镜下治疗的适应证选择有所扩大;在伊马替尼等靶向治疗药物的疗效得以肯定的基础上,出现了新辅助治疗的模式,即先行靶向治疗使瘤缩小,然后切除的治疗模式,不仅肿瘤得以切除,又可保留器官的功能;对转移或复发的患者也可依赖药物,维持带瘤长期生存。

一、临床诊断

GIST 的临床表现多与肿瘤的大小、部位、肿瘤占位、挤压、牵拉或堵塞、并发症和转移等有关。直径小于 2cm 的早期 GIST 常无症状。往往是在常规体检或肿瘤普查、内镜检查或影像学检查时偶然发现;随着肿瘤的增大(尤其是肿瘤直径大于 5cm 时)以及病情进展等可产生一系列症状。这些症状虽然缺乏特异性,但可以为进一步检查和治疗提供重要线索。

1.腹部不适或疼痛

腹部不适、疼痛或胀满是 GIST 常见的症状,最初甚轻微,时隐时现。随着肿瘤的增大,由于瘤体的牵拉、压迫、侵犯浆膜、粘连等,疼痛部位可相对固定。胃部肿瘤疼痛常位于上腹部,常与进餐有关;空肠肿瘤多发生脐周隐痛;回肠则多为右下腹痛。肿瘤压迫黏膜层可形成溃疡;有时发生肠套叠、肠扭转等而出现肠梗阻症状。结直肠 GIST 的疼痛可在便前呈现,并随排便或虚恭而缓解。

2.消化道出血

直径小于 2cm 的 GIST,其表面黏膜完整,一般不会出血。随着肿瘤的增大,肿瘤压迫可造成黏膜糜烂、溃疡进而导致出血;肿瘤自身坏死导致肿瘤破裂也可发生出血。约 60% 的 GIST 患者是以消化道出血为首发症状而就诊。有的仅表现大便潜血阳性,有的则出现柏油便或便血,出血量大时可发生呕血。反复多次出血或大量出血可导致贫血或失血性休克。

3.腹部肿块

GIST 有向胃肠腔外膨胀性生长的倾向。因此,有时可在体检时触及腹部肿块。多呈圆形或椭圆形,少数呈分叶状,边界清晰,有不同程度的活动度,小肠肿瘤往往活动度大。有时腹部肿块是肿大腹腔淋巴结所致。有周围组织侵犯或粘连时,肿块可以固定,边界不清。

4.其他

食管或贲门附近的 GIST 可引起吞咽困难。肠道肿瘤可引起急性或慢性肠梗阻、便秘、腹泻等。胃肠穿孔和腹膜炎时有发生。病程长者可出现贫血、消瘦和营养不良性水肿。远处转移可引起相应症状如肝功能损害或呼吸道症状等。

二、内镜诊断

GIST 根据生长方式可以分为腔内型、壁内型、壁外型和混合型等。内镜检查对发现腔内型有重要价值:部分病例可以获得活组织标本有确诊意义。

(一)普通内镜诊断

胃镜、结肠镜、小肠镜和胶囊内镜可以用以检出不同部位胃肠道腔内型 GIST。不同部位 GIST 内镜下表现大致相似,多呈丘状、半球状或球状隆起,也有的呈哑铃状或分叶状,多为单发。多数基底宽而边界不清,以活检钳触压可在黏膜下滑动,也有少数有蒂。瘤体质地韧。瘤体直径可为 0.5～2cm,也有大于 5cm 甚至 10cm 者。瘤体过大可致胃肠腔变形或狭窄。多数表面黏膜紧张光滑,色泽正常,可见桥形皱襞。有时肿瘤顶部可形成缺血坏死性溃疡,大小和深浅不一,有污秽苔。

(二)超声内镜诊断

GIST 是起源于胃固有肌层的黏膜下肿瘤,被覆完整正常黏膜的较小 GIST 超声内镜下主要在第 4 层或第 2 层显示圆形、椭圆形或不规则形低回声团块,内部回声均匀,边界清楚。有时 GIST 突入黏膜下时也可显示位于第 3 层；体积很大的 GIST 可能难于分辨其占据的层次。较大肿瘤可能中心坏死或液化而表现液性暗区。也有的显示边缘空晕，呈现"牛眼征"。

超声内镜检查的优势在于：①图像分辨率高，有利于发现小的病灶。②提高了壁内型和腔外型 GIST 的发现率。③有利于与其他肿块的鉴别：如脂肪瘤主要在第 3 层，均匀强回声，边界清晰；静脉瘤位于第 3 层，无回声，均匀，边界清晰；异位胰腺也位于第 3 层，低回声间有点状强回声，边界清晰；壁外压迫可显示壁外肿块，而胃肠壁结构正常。④可以较清晰地观察临近脏器受累情况和发现肿大淋巴结。⑤可以进行超声内镜引导下穿刺活检。

（三）内镜下活检诊断

GIST 是黏膜下肿瘤，普通内镜下活检不容易成功取得瘤组织；而且该瘤血管丰富、部分瘤组织质地脆、常有中央液化，不适当的活检或穿刺有造成肿瘤种植播散和大出血之虞。因此，专家共识意见是：①医生在活检前要慎重考虑活检的必要性并充分估计活检带来的风险，如出血、种植扩散、囊性病灶破裂等；②凡高度疑似 GIST 病例，病灶局限、考虑可以完整切除的，术前不推荐活检或穿刺，待取得手术切除标本进行病理检查更为安全；③初发疑似 GIST 病例，如必须明确病灶性质以指导制订治疗方案者，提倡在超声内镜引导下穿刺活检，以减少腔内种植的风险；④胃部 GIST，其顶部发生溃疡，可考虑在溃疡边缘深取活检，往往可取到肿瘤组织，但出血的风险较大；⑤需要联合多脏器切除者，可行术前活检或穿刺；⑥可以肯定病灶无法切除，在正规药物治疗前，提倡活检或穿刺，以行病理检查确诊；⑦肿瘤已经播散或治疗后复发者，如果适宜操作，可以采取经皮穿刺；⑧直肠和盆腔 GIST 如需术前活检，推荐经直肠前壁穿刺活检。

三、影像学诊断

（一）气钡双对比造影

可显示腔内型 GIST 的部位、形态和范围。局部黏膜撑开、展平、壁柔软，无溃疡时表面黏膜完整，可形成桥样皱襞；有溃疡形成时，可表现深大裂隙样或烧瓶状龛影。主要用于初步筛选。

（二）CT 诊断

CT 和 MRI 下 GIST 显像多呈结节、肿块状或分叶状，病灶边界多较清晰，增强 CT 呈中高度强化，瘤周多显示多发性迂曲血管；中央可呈现低强化区域，是出血、坏死、囊变和黏液变的特征。少数表现均匀强化。也可清晰显示溃疡的形态，如裂隙状、烧瓶状或潜掘状等。可分辨出瘤在胃肠道上的生长方式，壁内型（Ⅰ型）、腔内型（Ⅱ型）、腔外型（Ⅲ型）和混合型（Ⅳ型）。影像学检查是发现转移病灶的重要手段，以肝转移最常见。CT 扫描肝转移表现有低密度结节，呈周边强化，提示中央坏死，周边血运丰富，典型可呈"牛眼征"。淋巴结转移非常少见，肺转移、骨转移和脑转移也少见。在临床工作中 CT 检查是对肿瘤分级、制订治疗方案和预后评价的主要手段。

（三）MRI 诊断

在 MRI 上肿瘤实性部分表现为 T_1WI 低信号，T_2WI 高信号，增强扫描明显强化。肿瘤内部出血区域随出血时间的延续在 T_1WI 和 T_2WI 图像中由高信号向低信号转变。MRI T_1WI 反相位成像时,邻近脂肪间隙一侧的组织会出现线样无信号区,可以协助判断肿瘤是来自胃肠道还是邻近脏器。由于 MRI 无辐射损伤,可进行连续多期增强,更全面地反映肿瘤的动态增强特征。即强化早期速升或缓升,强化后期无廓清现象。MRI 对组织成分的分辨能力优于 CT,对肿瘤内部坏死囊变、黏液变区与实性区的嵌插分布、边界的清晰状况较 CT 更为敏感。MRI 对发现肝脏转移瘤较 CT 敏感,组织结构显像更清晰。

(四)PET-CT

PET 是一种功能性显像技术,是给予一种放射性示踪剂(最常用的是 ^{18} F-氟脱氧葡萄糖,FDG),能够探测到肿瘤内糖代谢的早期变化,用以评价肿瘤的生物学行为,确定肿瘤的范围、恶性程度、肿瘤的分期,检测肿瘤对药物治疗的敏感性、疗效和预后。PET-CT 能够将 PET 的功能显像与 CT 的解剖学显像结合起来,起到互补作用。

(五)彩色超声

对发现壁内型、壁外型和转移病灶尤其肝转移病灶有实用价值,有报告超声造影可以用于评价靶向治疗的疗效。

四、病理诊断

GIST 病理诊断是疾病诊断的最重要依据,必须综合大体病理学、病理组织学和免疫组化等检测结果做出诊断。

1.GIST 组织学形态

GIST 内瘤细胞有 2 种形态,即梭形细胞和上皮样细胞。根据两种细胞的比例不同可将其分为 3 种类型:①梭形细胞为主型,占 50%~70%;以往曾认为平滑肌肉瘤的特征性形态;瘤细胞呈梭形或短梭形,多为短条束状或漩涡状排列,部分区域呈长条束状或鱼骨样排列;也有的病例以长条束状排列为主,或见鱼刺骨状、栅栏状排列。②上皮样细胞为主型,占 20%~40%;多发生在胃或大网膜;瘤细胞胞质透亮,空泡状或嗜伊红深染,或呈印戒样,呈巢状或片状分布。③混合型,约占 10%。

2.GIST 免疫组化

95% GIST 表达 CD117,主要在瘤细胞膜或胞质内呈弥漫性强阳性,约 50% 可同时呈点状染色。约 5% 不表达 CD117,主要是某些上皮样型或混合型的胃和大网膜 GIST,这部分患者应该检测 C-kit 和 PDGFR-α 基因突变,以确定 GIST 的诊断。

3.GIST 恶性程度判断

①对于已经发生腹腔播散或肝脏等转移的 GIST,可以确定恶性无疑。②对于尚未发生转移或扩散的 GIST,界定 GIST 的良恶性较困难,目前主要根据 GIST 的大小、核分裂象计数以及肿瘤所在部位来评估恶性程度(表 4-6)。

表 4-6　GIST 恶性程度组织学判断标准

危险等级	肿瘤大小(cm)	核分裂象计数(50HPF)	肿瘤原发部位
极低	<2	≤5	任何部位

危险等级	肿瘤大小(cm)	核分裂象计数(50HPF)	肿瘤原发部位
低	2～5	≤5	任何部位
中等	2～5>5		胃
	<5	6～10	任何部位
	5～10	≤5	胃
高	任何大小	任意数值	肿瘤破裂
	>10	任意数值	任何部位
	任何大小	>10	任何部位
	>5	>5	任何部位
	2～5	>5	非胃
	5～10	≤5	非胃

五、鉴别诊断

（一）与起源于黏膜的病变鉴别

1.与息肉和起源于黏膜层的肿瘤鉴别

增生性息肉是由于炎症引起的黏膜上皮增生所致,呈丘状、圆形或椭圆形隆起,多为单发,也可多发,直径多在 0.5～2.0cm,表面光滑平整,小者多数无蒂,较大者可有蒂。腺瘤性息肉是由异型的胃黏膜上皮形成的隆起性病变,多位于胃窦部,呈球形或半圆形,多为广基,少数有短蒂,多为单发。较大的息肉有时与 GIST 混淆,超声内镜检查有鉴别价值。

2.与胃癌鉴别

腔内型 GIST 须与隆起型早期胃癌或 Borrmann 1 型进展期胃癌鉴别;壁间型 GIST 有时与平坦型早期胃癌、Borrmann 3、4 型进展期胃癌混淆,色素内镜及超声内镜有益于鉴别。内镜下活检或术后标本病理检查可以鉴别。

（二）与黏膜下病变的鉴别

1.平滑肌瘤

胃肠道平滑肌瘤可发生在食管、胃、小肠和结肠等部位,其临床表现、大体病理、内镜下表现和组织学病理等都与 GIST 极为相似,以往多数属于误诊,如今两者更不能混淆。主要靠免疫组化和基因突变检测鉴别。胃肠道平滑肌瘤表达 α-SMA 和 MSA 和 desmin.不表达 CD117 和 CD34(少数 CD117 和(或)呈弱阳性,但不足以诊为 GIST)。

2.平滑肌肉瘤

与 GIST 更难区分。免疫组化标记显示,平滑肌肉瘤细胞主要表达平滑肌分化的标志物,如 α-SMA 和 MSA 和 desmin 和 h-caldesmen,不表达 CD117。

3.胃肠道神经鞘瘤

好发于中老年人,常因非特异性消化道症状或无症状内镜检查时偶然发现,主要表现为半圆形肿块,黏膜完好,一般小于 5cm。60%~70% 位于胃部,少数位于直肠,偶见于食管和胆囊。显微镜下,多数在肿瘤周围可见淋巴细胞套,有时可见模糊的栅栏状排列。免疫组化标记显示瘤细胞 S-100 蛋白、leu-7、GFAP 和 PGP9.5 呈弥漫性强阳性表达,部分病例表达 CD34,但不表达 CD117。

4.富细胞性神经鞘瘤

是较少见的周围神经良性肿瘤,多数位于纵隔和盆腔腹膜后等深部组织,发生于腹腔内者易被误诊为 GIST。肿瘤具有完整的包膜,包膜下或包膜外可见淋巴细胞聚集灶,形成套袖样结构。肿瘤实质由形态一致的梭形细胞组成,呈紧密条索或交织状排列,类似束状区,但不见栅栏状排列。免疫组化标记显示瘤细胞呈现 S-100 蛋白、leu-7、GFAP 和 PGP9.5 弥漫性强阳性表达,但多不表达 CD117。

5.胃肠道血管周围上皮样细胞瘤(PEComa)

该瘤是一种具有血管周围上皮样细胞(PEC)分化的肿瘤,发生在胃肠道时可误为 GIST。男女之比 1:3.3,患病年龄在 6~63 岁。肿瘤主要位于结肠和直肠,仅少数发生在小肠、阑尾和胃。可位于浆膜面,多数大于 5cm,也可位于黏膜或黏膜下,呈息肉状,多分布在盲肠和直肠。可出现腹痛、便血或不全肠梗阻等症状。显微镜下瘤细胞分布于血窦样血管网之间或分布在血管周围,常呈片状或巢状排列。瘤细胞的胞质透亮或含嗜伊红颗粒。免疫组化标记瘤细胞表达 HMB45、PNL2 和 A103 等色素细胞标志物,少数病例可表达 CD117,但 GIST 瘤细胞不表达 HMB45 可与之鉴别。

6.胃肠道炎性纤维性息肉

多见于成年人,无性别差异。病变多位于胃窦部,少数见于食管和小肠。内镜下呈小息肉样突起,表面可有溃疡,有时带蒂。显微镜下病变位于黏膜下层,由梭状间质细胞组成,呈交织的短条束状排列,部分区域可见席纹状结构,间质疏松、水肿样,有较多嗜酸性颗粒细胞浸润。病变内有薄壁小血管,常有梭形细胞呈洋葱皮样包绕。免疫组化标记显示:梭形细胞表达 vimentin、CD34 和 fascin,88% 病例表达 α-SMA,25% 表达 calponin,灶性表达 CD35,不表达 CD117 和 h-caldesmon。

7.炎性肌纤维性母细胞瘤

青少年,极少发生于 40 岁以上者。肿瘤多位于呼吸道、泌尿道、腹腔或腹膜后等。位于腹腔内者可有腹痛、腹部包块、胃肠梗阻、消化不良等症状,常伴有发热、体重减轻、贫血、血沉加快,高丙种球蛋白血症等。影像学检查可发现质地不均匀的结节状或分叶状肿块。显微镜下可见瘤体由胖梭形成纤维细胞/肌成纤维细胞组成,间质内由大量的炎性细胞浸润,包括成熟的浆细胞、淋巴细胞、嗜酸粒细胞和少数中性粒细胞,可见生发中心形成。尚可见类圆形组织细胞样细胞、多边形、奇异型细胞、类似节细胞和 R-S 细胞。免疫组化标记,多数表达 α-SMA、MSA 或 desmin,50% 表达 ALK1,不表达 CD34 和 CD117。

8.其他良性或恶性胃肠道间叶瘤或黏膜下肿瘤

①胃肠道血管球瘤:瘤细胞呈规则的圆形,胞质淡染或嗜伊红色,胞界清晰。瘤细胞表达 actins 和 Ⅵ 型胶原,不表达 CD34。②胃肠道透明细胞肉瘤:瘤细胞表达 S-100 蛋白和 HMB45,RT-PCR 可检测到 EWSATF1 融合蛋白。③血管肉瘤:瘤细胞表达 CD34,但同时表

达 CD31、F8 和 UEA-1 等内皮标记物。④腹腔内促结缔组织增生性小圆细胞瘤：有时可累及消化道壁，易误为恶性上皮样 GIST。瘤细胞不表达 CD34 和 CD117，但表达 AE1/AE3、desmin 和 NSE。⑤腹腔内结外滤泡树突细胞肉瘤：肿瘤由胖梭形、卵圆形上皮样瘤细胞和多少不等的小淋巴细胞组成。前者多呈席纹状、漩涡状或条束状排列，或呈片状分布；淋巴细胞夹杂在肿瘤内或围绕在血管周围，形成血管淋巴套。此外还可见多核性瘤细胞或合体样细胞，类似 Warthin-Finkeldy 巨细胞。部分肿瘤内可见一些扩张的囊样腔隙，内含淡伊红色的蛋白样液体，加上聚集在血管周围的小淋巴套，酷似胸腺瘤的结构常可提示诊断。瘤细胞不表达 CD34 和 CD117，但表达 CD21、CD23、CD35 以及低亲和性神经生长因子受体（LNGFR）和 CAN42。⑥肠系膜或盆腔内韧带样纤维瘤病：韧带样型纤维瘤病，发病年龄 14～70 岁，男性略多见。早期无症状，随肿瘤的增大可发现腹部肿块，位于盆腔者可误为卵巢肿物；肠系膜纤维瘤往往体积较大，多位于小肠系膜，也可位于胃结肠韧带、大网膜或后腹膜。少数可有腹痛、便血；13％伴有肠息肉病（Gadenner 综合征）。极少数因其他原因剖腹手术或尸体解剖时偶然发现。显微镜下瘤体由梭形成纤维细胞/肌成纤维细胞组成，呈平行状或长条束状排列，间质可伴有黏液样变性等。免疫组化标记显示，瘤细胞表达 β-catenin（核染色），灶性表达 actins，不表达 CD34，少数表达 CD11。⑦偶有反应性结节状纤维假瘤、胃肠道卡波西肉瘤等误为 GIST 的报道。

六、治疗

（一）外科治疗原则

1.活检原则

GISTs 质软且脆，是否需要活检应该根据病变的程度和临床医师怀疑为其他疾病的可能性来决定。如果肿瘤容易切除而且不需要术前治疗，则不需要活检。但是，如果肿瘤不可切除或需要术前治疗时，则应该进行活检。由于活检可能导致瘤内出血，增加肿瘤播散的风险，故内镜超声（EUS）活检要优于经皮穿刺活检。对于直肠和盆腔肿物，如需术前活检，推荐经直肠前壁穿刺活检。要明确 GISTs 诊断，EUS 介导的细针活检（FNA）需要获得足够多的组织。经皮穿刺活检适用于证实远传转移灶。另外，不推荐常规进行术中冰冻活检，除非手术中怀疑 GISTs 有周围淋巴结转移或不能排除其他恶性肿瘤。

2.手术指征

（1）对于肿瘤最大径线＞2cm 的局限性 GISTs，原则上可行手术切除；而不能切除的局限性 GISTs，或临界可切除，但切除风险较大或严重影响脏器功能者，宜先行术前药物治疗，待肿瘤缩小后再行手术。

（2）对于肿瘤最大径线≤2cm 的可疑局限性 GISTs，有症状者应进行手术。位于胃的无症状 GISTs，一旦确诊后，应根据其表现确定超声内镜风险分级（不良因素为边界不规整、溃疡、强回声和异质性）。如合并不良因素，应考虑切除；如无不良因素，可定期复查超声内镜（6～12个月）。位于直肠的 GISTs，由于恶性程度较高，且肿瘤一旦增大，保留肛门功能的手术难度相应增大，倾向于及早手术切除。

（3）复发或转移性 GISTs，分以下几种情况区别对待：①未经分子靶向药物治疗，但估计能完全切除且手术风险不大，可推荐药物治疗或考虑手术切除全部病灶；②分子靶向药物治疗有效，且肿瘤维持稳定的复发或转移性 GISTs，估计在所有复发转移病灶均可切除的情况下，建议考虑手术切除全部病灶；③局限性进展的复发转移性 GISTs，鉴于分子靶向药物治疗后总体控制比较满意，常常只有单个或少数几个病灶进展，可以考虑谨慎选择全身情况良好的患者行手术切除。术中将进展病灶切除，并尽可能切除更多的转移灶，完成较为满意的减瘤手术；④分子靶向药物治疗下广泛性进展的复发转移性 GISTs，原则上不考虑手术治疗；⑤姑息减瘤手术只限于患者能耐受手术并预计手术能改善患者生活质量的情况。

（4）急诊手术适应证在 GISTs：引起完全性肠梗阻、消化道穿孔、保守治疗无效的消化道大出血以及肿瘤自发破裂引起腹腔大出血时，须行急诊手术。

3.手术原则

手术是局部或潜在可切除 GISTs 的首选治疗；而对于转移性 GISTs，推荐的初始治疗为伊马替尼治疗。对于局部进展或不可切除 GISTs，建议先进行术前伊马替尼等系统性治疗。如果患者术后仍存在转移、复发病灶，只要患者耐受，应继续口服伊马替尼治疗。

GISTs 易碎，所以手术中应尽量避免肿瘤破裂。手术的目标是要做到整块切除，保证假包膜的完整（R_0 切除）。彻底切除后，应该对术后标本进行仔细的病理检查以明确诊断。只要能达到病理切缘阴性，可以选择部分切除或楔形切除。因为 GISTs 淋巴结转移的发生率很低，所以通常不需要行淋巴结清扫。手术应尽量减少并发症，避免进行复杂的多脏器联合切除。再手术不是镜下切缘阳性的适应证。如果为了保证切缘阴性，必须行腹膜切除，应考虑术前伊马替尼治疗。如果外科医生认为手术可能很复杂，应该先进行多学科讨论，决定是否采用术前伊马替尼治疗。如果 GISTs 位于直肠或食管胃结合部，首先考虑进行保留括约肌或食管的手术。如果为了达到阴性切缘，需要腹会阴联合切除，则应该考虑术前伊马替尼治疗。

腹腔镜手术在 GISTs 中应用得越来越广泛。目前虽然缺乏前瞻性的试验证据，但是已经有不少小样本回顾性分析证明，腹腔镜或腹腔镜辅助肿瘤切除不仅可行性良好，而且能降低复发率，缩短住院时间，减少并发症。对某些解剖部位（如胃前壁、空肠、回肠）的 GISTs，可以考虑腹腔镜手术。腹腔镜手术也应该遵循整块切除的手术原则。切除的标本应该用塑料包好后再从腹腔取出，以防止肿瘤在切口处溢出和种植。其他解剖部位的 GISTs 也可以考虑腹腔镜手术，如直肠的微小 GISTs，但是这方面的资料还非常有限。

4.不同部位 GISTs 的手术特点

（1）胃 GISTs 手术：一般采取局部切除、楔形切除、胃次全切除或全胃切除，切缘 1～2cm、满足 R_0 切除要求即可。近端胃切除术适用于 GISTs 切除缝合后可能造成贲门狭窄者。多病灶、巨大的 GISTs 或同时伴发胃癌时可以采取全胃切除，否则应尽量避免全胃切除术。单灶性病变，估计需全胃切除者可先行术前药物治疗；联合脏器切除应该在保障手术安全和充分考虑脏器功能的前提下，争取达到 R_0 切除。胃 GISTs 很少发生淋巴结转移，一般不常规进行淋巴结清扫。

（2）小肠 GISTs 手术：对于直径 2～3cm 的位于小肠的 GISTs，如包膜完整、无出血坏死可适当减少切缘距离。空肠间质瘤相对较小，切除后行小肠端端吻合即可，有时肿瘤与肠系膜血管成为一体,以空肠上段为多见,无法切除者,可药物治疗后再考虑二次手术。10%～15%的病例出现淋巴结转移,要酌情掌握所属淋巴结清扫范围。小肠GISTs可有淋巴结转移,宜酌情清扫周围淋巴结。

(3)十二指肠和直肠GISTs手术:应根据原发肿瘤的大小、部位、肿瘤与周围脏器的黏连程度以及有无瘤体破裂等情况综合考虑,决定手术方式。十二指肠的GISTs,可行胰十二指肠切除术、局部切除及肠壁修补、十二指肠第3、4段及近端部分空肠切除、胃大部切除等。直肠GISTs,手术方式一般分为局部切除、直肠前切除和直肠腹会阴联合根治术。近年来,由于分子靶向药物的使用,腹会阴根治术日益减少,推荐适应证为:①药物治疗后肿瘤未见缩小;②肿瘤巨大,位于肛门5cm以下,且与直肠壁无法分离;③复发的病例,在经过一线、二线药物治疗后,未见明显改善影响排便功能者。

(4)胃肠外GISTs手术:目前认为,胃肠外GISTs对于常规的放疗和化疗均不敏感,外科手术仍为首选的治疗方式,手术治疗的彻底性与疾病预后密切相关,推荐行病灶的整块完整切除。在部分患者中,肿瘤可与周围组织广泛黏连或播散,有时也可采用活检术或姑息性手术,以达到明确诊断或减瘤而缓解症状的目的。

(5)GISTs内镜下治疗原则:由于GISTs起源于黏膜下,生长方式多样,内镜下恐难行根治性切除,且并发症高,不常规推荐。有文献报道,黏膜下剥离(ESD)可一次性完整切除直径>2cm以上的病灶,切除深度包括黏膜全层、黏膜肌层及大部分黏膜下层,较高的整块切除率能减少病灶残留及复发。建议有条件的单位可行研究性治疗,必要时行内镜-腹腔镜联合的双镜手术。

(二)分子靶向药物治疗原则

1.术前治疗

(1)术前治疗的临床试验:有两项Ⅱ期随机试验评价了术前伊马替尼治疗的安全性和有效性,对象为原发GISTs或转移灶可切除者。RTOG0132/ACRIN6665评价了对潜在可切除原发GISTs(30例)或潜在可切除复发/转移灶(22例)患者进行术前伊马替尼(600mg/d)治疗的有效性。原发GISTs的有效率为PR 7%、SD 83%;复发/转移灶的有效率为PR 4.5%、SD 91%,两者的OS分别为93%和91%,2年PFS分别为83%和77%。在M.D.Andersen癌症中心开展的一项随机研究中,19例手术患者随机接受术前伊马替尼治疗(600mg/d),治疗3天、5天或7天。结果显示,FDG-PET和CT评估的有效率分别为69%和71%。手术联合伊马替尼治疗的中位DFS为46个月。肿瘤大小是肿瘤复发的预测指标。Fiore等的前瞻性研究表明,术前伊马替尼治疗可有效提高手术切除率并减少死亡率。肿瘤中位大小减少34%,3年PFS为77%,所有患者给予2年的术后辅助治疗。BFR14的Ⅲ期临床试验中,无远处转移的局部进展期GISTs患者,术前伊马替尼治疗的部分缓解率为60%,36%的患者在口服伊马替尼7.3个月(中位时间)后接受了手术治疗。术后3年PFS及OS分别为67%和89%,术后均接受伊马替尼辅助治疗。尽管以上几项试验都肯定了术前伊马替尼治疗的安全性和有效性,但是,因为所有的患者同时也接受了术后2年的伊马替尼治疗,所以术前治疗能否带来生存受益还不能完全确定。目前,对于原发可切除或局部进展GISTs是否进行术前治疗应该根据具体情况来确定。

（2）术前治疗的适应证：①术前估计难以达到 R0 切除；②肿瘤体积巨大（>10cm），术中易出血、破裂，可能造成医源性播散；③特殊部位的肿瘤（如胃食管结合部、十二指肠、低位直肠等），手术易损害重要脏器的功能；④肿瘤虽可以切除，但估计手术风险较大，术后复发率、死亡率较高；⑤估计需要进行多脏器联合切除手术。

（3）术前治疗时间、治疗剂量及手术时机选择在药物治疗期间，应定期（每 3 个月）评估治疗效果，因为部分患者会很快进展至无法切除。如出现出血和（或）明显症状，应该尽早手术。在进行术前伊马替尼治疗前，建议先进行基础的 CT 和（或）MRI 检查。因为最佳治疗时间还不明确，所以术前伊马替尼应该用至效果最大时（定义为连续 2 次 CT 检查无好转）。但是不一定必须等到效果最大时再手术，如果肿瘤无进展且可切除，也可考虑手术。一般认为给予伊马替尼术前治疗 6 个月左右施行手术比较适宜。过度延长术前治疗时间可能会导致继发性耐药。术前治疗时，推荐伊马替尼的初始剂量为 400mg/d。如果 CT 确定肿瘤进展，则应该中断伊马替尼治疗，尽早手术；不能手术者，可以按照复发转移患者采用二线治疗。

（4）术前停药时间及术后治疗时间：建议术前停药 1 周左右，待患者的基本情况达到要求，即可考虑进行手术。术后，原则上只要患者胃肠道功能恢复且能耐受药物治疗，应尽快进行药物治疗。对于 R₀ 切除者，术后药物维持时间可以参考辅助治疗的标准；对于姑息性切除或转移、复发患者（无论是否达到 R₀ 切除），术后治疗与复发转移未手术的 GISTs 患者相似。

2.术后辅助治疗

（1）辅助治疗的临床试验：手术很难彻底治愈 GISTs。约有 85% 的患者能够彻底手术切除，切除后有 50% 会出现复发或转移，五年生存率约 50%。高风险 GISTs 术后的中位复发间隔时间约为 2 年。美国外科医师协会肿瘤学研究组（ACOSOG）的一项多中心单臂 II 期试验首次评价了术后伊马替尼的疗效。研究对象为高风险原发 GISTs 患者（106 例），术后持续伊马替尼 400mg/d 治疗 1 年。结果显示，术后伊马替尼治疗能够延长 RFS，并且能够改善 OS。2002 年，ACOSOG 开展的一项 III 期双盲随机试验（29001）也评价了术后伊马替尼治疗（400mg/d vs.安慰剂）的作用。手术切除后，患者被随机分为伊马替尼组（359 例）或安慰剂组（354 例），期中分析结果显示术后伊马替尼能改善 GISTs 的 RFS。中位随访 19.7 个月（713 例）后的结果也已经发表，67% 的患者接受了 1 年的伊马替尼治疗，两组的一年 RFS 存在显著性差异（伊马替尼 98% vs.安慰剂组 83%），OS 无明显差异。虽然这项实验设计时并没有进一步分组，但是亚组分析结果显示，伊马替尼能显著改善高风险组（>6cm）的 RFS（伊马替尼 96% vs.安慰剂组 67%～86%）。因为没有考虑到治疗时间、伊马替尼耐药和基因突变亚型对治疗效果的影响，这项实验得出的结果并非定论，还需要更长时间的随访来验证。最近完成的 SSGXVIII/AIO 研究显示：高复发风险 GISTs 者术后接受伊马替尼治疗，随机分为 3 年组和 1 年组，中位随访时间 54 个月，结果 3 年组显著优于 1 年组，RFS 及 OS 分别为（66% vs. 48%）及（92% vs. 82%）。

（2）辅助治疗的适应证：目前推荐有中、高危复发风险患者作为辅助治疗的适合人群。复发的危险因素由肿瘤的有丝分裂率、大小和部位决定。如果患者接受术前伊马替尼治疗，术后只要患者能够耐受口服用药，就应该尽早继续伊马替尼治疗。如果手术后发现有较大残留病灶，可考虑再次手术切除，手术后不管切缘如何，都应该继续伊马替尼治疗。如果患者未接受术前治疗,可于手术后开始伊马替尼治疗。上述 ASOCOG Z9001 研究证明,具有复发危险因素的 GISTs 完整切除后,应用伊马替尼辅助治疗 1 年可明显改善患者的无复发生存率。ASOCOG Z9001 亚组分析不同基因突变类型患者应用辅助治疗的获益存在差异,c-Kit 外显子 11 突变与 PDGFRA 非 D842V 患者行辅助治疗可以获益;同时,尚没有充分证据显示 c-Kit 外显子 9 突变 GISTs 能否从辅助治疗中获益;而 PDGFRA D842V 突变与野生型 GISTs 行辅助治疗未能获益。SSGXVⅢ/AIO 研究结果也重复证实了这一结论。

(3)辅助治疗剂量和时限:根据前述 ASOCOG Z9001 以及 SSGXVⅢ/AIO 研究结果,目前推荐伊马替尼辅助治疗的剂量为 400mg/d。治疗时限:对于中危患者,应至少给予伊马替尼辅助治疗 1 年;高危患者,辅助治疗时间为 3 年。ASCOG Z9000 与 Z9001 研究中,患者接受伊马替尼辅助治疗 1 年停药后,GISTs 复发率明显升高。

3.不可切除、转移或复发 GISTs 的治疗

(1)伊马替尼一线治疗:进展期、不可切除或转移性 GISTs 大多对伊马替尼反应良好,能获得很大的临床受益。对于不可切除、切除后可能造成严重功能障碍或已发生广泛转移者,建议先予伊马替尼治疗。初始推荐剂量为 400mg/d。B2222 试验结果表明,伊马替尼治疗转移复发 GISTs 的客观疗效高,并且能够明显地改善患者的中位总生存期。EORTC62005 研究中,c-Kit 外显子-9 突变患者的初始治疗,应用伊马替尼 800mg/d 与 400mg/d 比较获得了更长的无进展生存期,推荐初始治疗给予高剂量伊马替尼。鉴于国内临床实践中多数患者无法耐受伊马替尼 800mg/d 治疗,因此对于 c-Kit 外显子-9 突变的国人 GISTs 患者,初始治疗可以给予伊马替尼 600mg/d。伊马替尼治疗后 3 月内进行影像学检查,以判断肿瘤是否能够手术切除,部分患者还可以更早就进行检查。如果肿瘤无进展,经外科会诊后可考虑手术切除。有几项研究评价了减瘤手术在改善进展期 GISTs 生存方面的作用,但是,没有明确的数据证实手术能改善 TKI 治疗患者(转移灶可切除)的预后,目前正在开展这方面的前瞻性研究。

如果不能手术,伊马替尼治疗应该持续至肿瘤进展。如果病情稳定,可维持原剂量,不用增加剂量。突然中断治疗会出现耀斑现象,导致疾病的快速进展,这也说明,虽然经伊马替尼治疗后肿瘤进展,其中仍有部分肿瘤细胞对伊马替尼敏感。法国肉瘤学组的一项Ⅲ期试验也表明,对于伊马替尼用药后病情稳定或有效的进展期 GISTs,如果突然停药,会出现显著的肿瘤进展加速。

如果手术后复发,应该按照不可切除或转移性肿瘤来处理,因为复发代表肿瘤发生了局部区域转移或浸润,与远处转移者的预后相同。

(2)伊马替尼标准剂量失败后的治疗选择

①局限性进展:疾病进展的定义是出现了新发病灶或者是肿瘤体积增大。可以用 CT 或 MRI 来评定,如果仍然不能明确可以进行 PET 检查。在增加药物剂量前,应充分考虑肿瘤的临床和影像学变化,包括病灶的 CT 密度。在增加药物剂量和更换药物前还应该评估患者对伊马替尼的依从性。对于伊马替尼治疗期间,部分病灶出现进展,而其他病灶仍然稳定甚至部分缓解的局限性进展 GISTs,在手术可以完整切除局灶进展病灶的情况下,建议实施手术治疗,术后可继续原剂量伊马替尼或增加剂量治疗。未能获得完整切除时,后续治疗应遵从 GISTs 广泛性进展的处理原则。对于部分无法实施手术的 GISTs 肝转移患者,动脉栓塞与射

频消融治疗也可以考虑作为辅助治疗方式,少见的骨转移患者还可以考虑姑息性放疗;而不宜接受局部治疗的局灶性进展患者或者虽然已经广泛转移但一般状况良好者(0~2分),可以选择继续原剂量伊马替尼治疗、增加药物剂量或改用舒尼替尼治疗。如果大部分的病灶控制稳定,不建议改用舒尼替尼治疗。

②广泛性进展:对于应用标准剂量的伊马替尼治疗后出现广泛进展者不建议采取手术,建议增加伊马替尼剂量或换用舒尼替尼治疗。EORTC62005和S0033研究均显示,对于广泛进展的GISTs患者,增加伊马替尼剂量到800mg,有1/3的患者可以再次临床获益。我国GISTs患者对600mg/d伊马替尼的耐受性较好,与国外报道800mg/d剂量的疗效相似,因此推荐国人GISTs患者优先增量为600mg/d。A6181004研究显示,对于伊马替尼治疗进展或不能耐受的患者,应用舒尼替尼二线治疗仍然有效,能够改善疾病进展时间和总生存期。舒尼替尼的用药剂量和方式尚缺乏随机对照研究的证据,37.5mg/d连续服用与50mg/d(4/2)方案均可选择。

(3)伊马替尼与舒尼替尼治疗失败后的维持治疗:伊马替尼和舒尼替尼治疗后仍病情进展的患者,可选择的治疗方式很有限。二代TKIs(如索拉菲尼、达沙替尼、尼洛替尼等)对伊马替尼及舒尼替尼耐药的GISTs仍有一定的效果。在一项多中心的Ⅱ期临床试验中,研究对象为经伊马替尼和舒尼替尼治疗后仍病情进展的GISTs患者(KIT阳性,不可切除),接受索拉菲尼治疗者中有58%病情稳定。中位PFS为5.3个月,1年生存率为62%。另一项Ⅰ期试验的结果显示,对于一代TKIs耐药的患者,采用尼洛替尼单药或联合伊马替尼仍有明显的效果。在一项增加药物剂量的Ⅰ期试验中,19例患者有3例病情稳定,其中1例维持了3个月以上。肉瘤研究合作联盟(SARC)正在开展一项有关达沙替尼治疗的多组Ⅱ期试验,观察其对伊马替尼和舒尼替尼治疗耐药的GISTs的效果。另外,还有一项Ⅲ期试验正在研究尼洛替尼作为GISTs三线治疗的有效性和安全性。因此.对于伊马替尼和舒尼替尼耐药的患者,可以选择索拉菲尼、达沙替尼或尼洛替尼治疗(SARC-E)。对于治疗后疾病进展者建议参与临床试验。Fumagalli等报道,当标准治疗和研究性治疗失败后,对支持性治疗的患者可以再次应用伊马替尼。而且,发生耐药后,为了缓解症状,还应该继续应用以前有效而且耐受性良好的TKI药物,终身TKI治疗应该成为最佳支持治疗的一部分。

4.药物疗效的评估

(1)原发性耐药与继发性耐药的定义:原发性耐药的定义为接受伊马替尼一线治疗3~6个月之内发生肿瘤进展。如采用Choi标准评估,推荐观察时间为3个月。继发性耐药的定义为初始接受伊马替尼或舒尼替尼治疗获得肿瘤缓解或稳定后,随着治疗时间的延长再次出现肿瘤进展。

(2)改良的Choi疗效评估标准:GISTs靶向治疗有效者的组织成分改变较早,常以坏死、出血、囊变及黏液变为主要表现,有时体积缩小可以不明显甚至增大。以往采用的细胞毒药物疗效评价标准REGIST标准,仅考虑体积变化因素,存在明显的缺陷。Choi等结合长径和CT的Hu值提出新的标准,一些研究表明其评效能力优于REGIST标准。对于治疗早期肿瘤体积缩小不明显甚或增大者,应补充测量CT的Hu值,参照Choi标准进行评价。

（三）随访原则

1.术后随访的患者

GISTs 手术后最常见的转移部位是腹膜和肝脏,故推荐进行腹、盆腔增强 CT 或 MRI 扫描作为常规随访项目。

（1）中、高危患者应该每 3 个月进行 1 次 CT 或 MRI 检查,持续 3 年,然后每 6 个月 1 次,直至满 5 年。

（2）低危患者应每 6 个月进行 1 次 CT 或 MRI 检查,持续 5 年。

（3）由于肺部和骨骼转移的发生率相对较低,建议至少每年 1 次胸部 X 线检查,在出现相关症状情况下推荐进行 ECT 骨扫描。

2.转移复发/不可切除或术前治疗患者

（1）治疗前必须行增强 CT 作为基线和疗效评估的依据。

（2）开始治疗后应至少每 3 个月随访,复查增强 CT 或 MRI,如果涉及治疗决策,可以适当增加随访次数。

（3）治疗初期（前 3 个月）的密切监测非常重要,必要时可以行 PET-CT 扫描确认肿瘤对治疗的反应。

（4）必要时应该监测血药浓度变化,指导临床治疗。

第五节　胰腺癌

胰腺癌是胰腺恶性肿瘤中最常见的一种,占全身各种癌肿的 1%～4%,占消化道恶性肿瘤的 8%～10%。近年来,其发病率有逐渐增高的趋势。美国胰腺癌的发病率上升了 3 倍,在全身各恶性肿瘤中已占第 4 位,仅次于肺癌、结肠直肠癌及乳腺癌。英国胰腺癌的发病率在近 30 年内亦升高 3 倍。日本胰腺癌的发病率在近 20 年男性增加 3 倍,女性增加 2.9 倍。我国上海市统计,胰腺癌的发病率在近四十年来约增加 3 倍。患者多为老年或成年男性,男女之比为1.7：1。胰腺癌可以发生于胰腺的任何部位,但以胰头最多见,约占 2/3。胰腺癌由于早期症状隐匿,缺乏特异性表现,故早期诊断困难,当出现典型症状时多已属晚期。据统计,由于胰腺癌确诊后仅有 10%～15% 的患者能行根治术,且手术后五年生存率仅在 1% 左右,故 90% 以上的患者多在确诊后 1 年内死亡。因此,胰腺癌是一种恶性程度高、进展迅速、预后极差的疾病。

一、病因与发病机制

胰腺癌与其他恶性肿瘤一样,确切病因和发病机制迄今尚未完全阐明。近年来国内外研究提示,可能与长期吸烟、高脂肪及高动物蛋白质饮食、嗜酒、饮用咖啡、摄入含亚硝胺的食物、内分泌代谢紊乱、胰腺慢性疾病及遗传等因素、细菌感染有关。目前认为遗传因素和环境因素的协同作用是胰腺癌发生的主要原因。

1.吸烟

不少研究资料表明,吸烟与胰腺癌的发病密切相关,吸烟者胰腺癌的发病率比不吸烟者高2～2.5倍,且发病的平均年龄较不吸烟者年轻10岁左右。每天吸烟10支以上者发生胰腺癌的危险性增加3倍。吸烟与胰腺癌的关系,还可能与烟草中某些致癌物质如烃化物、亚硝胺等有关,纸烟中的少量亚硝胺成分在体内可代谢活化为二异丙醇亚硝胺活性型致癌物质。这些物质吸收入血后经肝脏排泄或其代谢活性物质吸收后,经胆道排泄,由胆汁反流入胰管,刺激胰管上皮,长期作用致使胰导管上皮细胞癌变。也可能系烟草中的尼古丁促使体内儿茶酚胺释放,导致血液中胆固醇水平明显升高,而诱发胰腺癌。但也有人认为吸烟与胰腺癌的发病无肯定关系。

2.饮食

与胰腺癌有关的饮食因素众说纷纭,意见尚不一致。但认为与长期进食高脂肪、高蛋白质饮食和精制面粉烤制的食品有关。在日本,既往胰腺癌发病率较低,而近年来,其发生率明显增高,这与日本人饮食西方化,摄入脂肪和蛋白质过多有关。有资料表明,移居美国后的日本人群中发病率亦显著增高。高脂肪、高蛋白质饮食可促进胆囊收缩素、促胰酶素及胃泌素等胃肠道激素大量释放,这些激素是胰腺增生刺激剂,可使胰管上皮增生、间变,增加胰腺组织对致癌物质的敏感性。此外,当人体摄入高胆固醇饮食后,部分胆固醇在体内转变为环氧化物,后者可诱发胰腺癌。某些亚硝胺类化合物可能具有胰腺器官致癌特异性。另外,长期饮酒者,其胰腺癌发病率较不饮酒者高,可能与乙醇刺激胰腺腺泡活性、引起胰腺慢性炎症、导致胰腺损害有关。或由于乙醇中含有其他致癌物质如亚硝胺等。曾经认为长期饮咖啡与胰腺癌发病有关,但近年来的调查资料表明,两者并无因果关系。有些研究证实蔬菜和水果很可能减少胰腺癌的危险性,膳食纤维和维生素C可能具有保护作用,通过摄入富含蔬菜、水果的饮食可预防33%～50%的胰腺癌病例。

3.环境与职业

长期接触某些金属、石棉、N-亚硝基甲脘、β-萘酚胺的人员,胰腺癌的发病率明显高于一般人群。一份有关美国南部胰腺癌发生情况的大样本研究表明,炼油和造纸与胰腺癌的高发生率有关。然而,其他一些调查发现,高级专业人员和管理人员尽管不会直接接触那些潜在的致癌物质,但实际上他们的胰腺癌发生率也较高,提示胰腺癌的发病与环境因素也有一定关系。近年来,发现胰管上皮细胞能将某些化学物质代谢转化为具有化学性致癌作用的物质,胰腺上皮细胞除能分泌大量碳酸氢钠外,尚能转运脂溶性有机酸及某些化学性致癌物质,使胰腺腺泡或邻近的胰管内致癌物质浓度增高,从而改变细胞内 pH 而诱发胰腺癌。

此外,鉴于胰腺癌以胰头部最多见,有人提出致癌物质是由肝脏代谢后产生的,经胆汁反流入胰管而引起胰腺癌。但也有人认为致癌物质经肝脏代谢后在胆汁中排出时已无致癌作用。

4.内分泌代谢因素与慢性胰腺疾病

糖尿病患者胰腺癌发病率为正常人群的2～4倍,表明胰腺癌的发生可能与碳水化合物耐量不正常有一定关系。有人统计糖尿病患者的胰腺癌发病率占恶性肿瘤发病率的12.4%,和一般患者的发病率(1%～2%)相比明显增高,故糖尿病可视为胰腺癌的一个重要危险信号。

另有资料显示,5%的胰腺癌患者在症状出现前已患糖尿病,15%的患者在胰腺癌症状出现后发现糖尿病,但两者的因果关系尚未明确。胰腺癌患者合并糖尿病可能是由于癌肿或伴随的炎症破坏胰岛所致。有研究提示糖尿病患者使用二甲双胍会降低患胰腺癌的风险,胰岛素或胰岛素促分泌素的使用反而会增加患胰腺癌的风险。

慢性胰腺炎与胰腺癌的关系也较密切。国外资料统计约10%的胰腺癌患者临床上曾诊断有慢性胰腺炎,尸检发现率更高达50%,特别是慢性胰腺炎有钙化者其胰腺癌的发生率高达9.4%~25%,至于两者之间有无因果关系尚有争议。在慢性胰腺炎过程中,胰实质的破坏、再生与增殖反复发作,一部分细胞集团可能超越了正常的修复过程而演变为癌。

胰腺癌的男性发病率较绝经期前的女性高,女性在绝经期后则发病率增高,与男性相似。女性在多次流产后、卵巢切除术后或子宫内膜增生等情况下可引起内分泌功能紊乱,此时伴发胰腺癌者增多,提示性激素改变可能在胰腺癌的发病中起一定作用。

5.遗传因素

有文献报告父子同患胰腺癌,一家兄弟姊妹在成年后不同年龄均患胰腺癌。动物实验证明,某些化学致癌物质可直接或经药物代谢酶系统引起遗传突变,或使基因表达发生改变。近年的研究已证实,胰腺癌的发生可能与多种抑癌基因(如p53、APC、MMC、DDC等)的失活或突变有关,可能与多种原癌基因(如K-ras、c-myc、c-jun、c-fos等)的激活、过度表达或突变有关。此外,也可能与DNA修复基因的异常—微卫星不稳定性有关。某些化学物质代谢酶的基因多态性可能参与胰腺癌的发病过程,尤其是一些与吸烟代谢相关的酶类。其中研究较多的是细胞色素P450、谷胱甘肽转移酶(GSTT1)、N-乙酰转移酶。

6.细菌感染

据报道,一些细菌感染也可能参与胰腺癌的发病,研究最多的是幽门螺杆菌,血清幽门螺杆菌Ca-gA菌株抗体阳性者胰腺癌危险性为血清幽门螺杆菌抗体阴性者的2倍。此外,由于沙门菌能将胆汁降解成潜在的致癌物,然后逆流进入胰腺导管系统,有推测认为胆汁内携有沙门菌的带菌者的胰腺癌危险性有一定程度增高,并有报道发现伤寒杆菌携带者中胰腺癌危险性升高。

美国最近一项研究表明胃溃疡可以增加患胰腺癌的风险,但是十二指肠溃疡和胰腺癌并没有十分明确的关联。胃酸过多症是导致胰腺癌的一个潜在机制,它可以导致对胰腺生长有营养作用的内分泌素增加,同时加速发展亚硝胺诱导胰腺导管腺癌。

以上各种原因虽与胰腺癌的发病有关,但胰腺癌的确切病因还待继续深入研究。

二、临床表现

胰腺癌的临床表现较多样化,因肿瘤部位、病程早晚、胰腺破坏的程度及有无转移等而异。该病早期症状多隐匿而无特异性,当胆管或胰管梗阻时,才出现明显的症状,但出现明显或典型的症状时则疾病已属晚期。一般而言,胰头癌症状出现较早,胰体、胰尾癌出现较迟。胰头癌压迫或浸润胆总管而出现进行性梗阻性黄疸。因肿瘤使胰腺增大,压迫胰管或胆管引起梗阻时,则可出现内脏神经痛。当胰腺肿瘤压迫或浸润腹腔神经丛时可出现剧烈腹痛或腰背痛,而当躯体前倾时,疼痛常可减轻,卧位时疼痛常可加重,这是胰腺癌患者腹痛的特点。当肿瘤侵及全胰腺时,黄疸、腹痛、体重减轻、恶病质等症状均可出现或加重。此外,部分胰腺癌患者尚可出现一些特殊的临床表现,了解这些特殊表现,可加深对胰腺癌的认识,以免发生误诊而延误治疗时机。

1.症状性糖尿病

少数胰腺癌患者最初表现为糖尿病的症状,可在胰腺癌主要症状出现以前数月至 1 年内出现消瘦、体重减轻等糖尿病症状。约 30％的患者空腹或餐后血糖升高,50％的患者葡萄糖耐量试验异常,尿糖亦可阳性。这可能与胰岛组织被癌肿浸润、破坏有关。出现糖尿病症状以胰体、胰尾部癌更多见。因此,如若糖尿病患者出现持续性腹痛,或老年人突然出现糖尿病表现,或原有糖尿病而突然无明显原因的病情加剧者,要警惕有胰腺癌的可能。也有研究认为,糖尿病可能是胰腺癌的早期临床症状之一,长期的糖尿病也可能是胰腺癌的危险因素,临床上对于 50 岁以上新发糖尿病或病程 10 年以上的糖尿病患者需警惕胰腺癌的可能。

2.血管栓塞性疾患

10％～20％的胰腺癌患者可出现游走性或多发性血栓性静脉炎,并可以此为首发症状。胰体、胰尾癌发生血栓性静脉炎的机会较胰头癌为多,而且多发生于下肢,在分化较好的腺癌中更易发生血栓。尸检资料表明,胰腺癌患者出现动脉或静脉栓塞的发生率可达 25％,尤以髂静脉、股静脉栓塞最为多见,但并无临床症状出现。动脉栓塞多见于肺动脉,偶发于脾动脉、肾动脉、冠状动脉及脑血管。胰腺癌患者好发血管栓塞性疾患的原因尚不清楚,可能因胰腺癌分泌某种促使血栓形成的物质而诱发血栓形成。如下肢深静脉血栓形成可引起患侧下肢水肿。如门静脉有大的血栓形成时,则可有食管下段静脉曲张或腹水。脾静脉血栓形成时则有脾肿大。

3.上消化道出血

约 10％的胰腺癌患者发生上消化道出血,多因胰腺癌压迫或浸润胃及十二指肠,使之变形、狭窄、糜烂或溃疡所致。偶可因癌肿浸润胆总管或壶腹部,当该处发生糜烂或溃疡时,则可引起急性或慢性出血。如胰体、胰尾癌压迫脾静脉或门静脉时,可继发门静脉高压症而引起食管胃底静脉曲张破裂出血。故少数胰腺癌患者发生消化道出血时,易被误诊为其他胃肠道出血性病变。

4.发热

约 10％的胰腺癌患者在病程中出现发热,可为低热、高热、间歇或不规则热,部分患者甚至以发热为首发症状。发热可能由于癌组织坏死后产生内源性致热原或由于继发胆道或其他部位感染所致。

5.急性胆囊炎或胆管炎

约 4％的胰腺癌患者以突然发作的右上腹绞痛伴发热、黄疸等急性胆囊炎或急性化脓性胆管炎为首发症状。可因肿瘤压迫、胆总管下端梗阻,或同时合并结石引起,这实际上是胰腺癌的并发症。尸检资料证实胰头癌患者中,约有 90％胆囊明显肿大,系胆总管下端梗阻后胆囊排空受阻、内压增高所致。当这种的梗阻性黄疸伴有胆囊肿大时,临床上称为 Courvoisier征。此征对肝外胆道梗阻的诊断有重要参考价值。

6.消化不良症状

胰腺癌时,尤其是发生于主胰管或距主胰管较近的癌阻塞胰管,影响胰液排出致胰管内压力增高,引起慢性胰腺炎时,可出现食欲缺乏、恶心、呕吐、上腹饱胀等消化不良症状,常是胰腺癌患者的早期表现。此外,当癌肿严重阻塞胰管或破坏较多胰腺组织时,可使胰脂肪酶、胰蛋白酶的分泌量显著减少而出现脂肪泻,此为胰腺癌晚期的表现,是胰腺外分泌功能不良的特有症状,但较罕见。

7.精神症状

少数胰腺癌尤其是胰体、胰尾癌患者可出现精神抑郁或精神错乱症状。据报告,胰腺癌患者可在发病前1个月至5年出现精神病症状,平均为6个月。出现精神症状的机制尚部清楚,可能由于疼痛、焦虑、失眠所致。也有认为与胰岛分泌功能紊乱有关。

8.腹部血管杂音

当胰体、胰尾癌肿压迫腹主动脉或脾动脉时,可在脐周或左上腹出现收缩期动脉血管杂音,其发生率约占胰腺癌患者的1%。一般认为血管杂音的出现表示病变已属晚期。

此外,2%～4%的胰腺癌由于并发胰腺假性囊肿,如囊肿破裂可引起胰源性腹水。个别患者可出现机制不明的睾丸疼痛。当癌肿转移至其他脏器时,即可出现相应的临床表现,若此时原发病灶的症状不明显时,极易发生误诊,应引起注意。

中国抗癌协会胰腺癌专业委员会和中华医学会胰腺外科学组目前确定胰腺癌高危人群的标准如下:①年龄>40岁,有上腹部非特异性不适。②有胰腺癌家族史者。③突发糖尿病者,特别是不典型糖尿病,年龄在60岁以上,缺乏家族史,无肥胖,很快形成胰岛素抵抗者。40%的胰腺癌患者在确诊时伴有糖尿病。④慢性胰腺炎,特别是慢性家族性胰腺炎和慢性钙化性胰腺炎,目前作为胰腺癌癌前病变。⑤导管内乳头状黏液瘤亦属癌前病变。⑥患有家族性腺瘤息肉病者。⑦良性病变行远端胃大部切除者,特别是术后20年以上的人群。⑧吸烟、大量饮酒,以及长期接触有害化学物质等。

三、辅助检查

(一)实验室检查

为了获得正确的临床诊断,除临床表现外,实验室检查是重要一环。很多肿瘤标志物与胰腺癌相关,如CEA,CA19-9,CA125等。其中CA19-9相对敏感度和特异度较高。但是CA19-9在某些良性疾病中也会出现升高,因此不能作为确诊的依据。此外也有部分胰腺癌不表达CA19-9,因此CA19-9也不宜作为一个筛查的指标,但它可作为一个治疗后随访指标。一些研究也表明,术后或化疗后CA19-9的水平同胰腺癌的预后相关。术后CA19-9的降低至正常,往往提示预后较好;手术后或化疗后,CA19-9若再度升高往往提示疾病的复发或进展。另有一些研究发现,一些癌基因或抑癌基因的表达或突变,同胰腺癌的发生和发展有密切的关系,如胰腺癌组织可以有较高水平的K-ras基因第12位密码子突变。这方面的研究可能会给胰腺癌的早期诊断带来希望。

患者可因肿瘤消耗导致贫血。胰头癌若阻塞胆道出现梗阻性黄疸可有血清胆红素的升高,尤其是以结合胆红素的升高为主。但梗阻严重时,黄疸可导致严重的肝损害,以致出现肝细胞性黄疸,血清非结合胆红素也会有明显的升高。在血清胆红素升高的同时,可以伴有尿胆元的升高,以及血清碱性磷酸酶、丙氨酸转氨酶、天门冬氨酸转氨酶的升高。少数早期胰腺癌的患者,也可能因胰管梗阻而出现一过性的血、尿淀粉酶的升高,部分患者可有血糖、糖耐量检查的异常。

(二)超声显像(US)

超声检查具有无创伤、简便易行、迅速、可重复检查且相对价格低廉的优点,是胰腺癌首选的无创影像学检查。但胰腺属于腹膜后脏器,前方有胃肠道气体的干扰,后方有脊柱的影响,使早期胰腺癌不易被发现,尤其对于<2.0cm的癌肿检出率均较低,仅21.0%～64.5%。一般要求患者空腹8小时以上取平卧位,于剑突下从头侧向足侧做横切,接着向左或向右做纵切扫查,然后结合斜切扫查。胰腺显示不清时取半卧位和腹卧位,饮水500～800mL,使胃内充满液体作透声窗,可提高胰腺的显示。超声检查发现有肝内外胆管扩张,胆囊肿大而没有发现明显的胆石症者,应高度警惕是否存在胰头癌的可能。

B超检查可见患者胰腺多呈局限性肿大,失去正常形态,也可表现弥漫性增大。可探及低回声肿块,其肿块边界轮廓不整或不清,瘤体向组织周围呈花瓣状或蟹足样浸润。埋没在胰腺组织内的小肿瘤,边缘可无明显改变,仅表现胰腺轮廓向前突出。肿瘤内部回声多样性。大部分呈局部低回声,少部分可呈散在光点、粗大的光斑、光团及混合性回声,另有少部分可呈边界较清晰的高回声改变。当癌肿有坏死、出血、胰管阻塞时,可呈无回声改变。肿瘤后方回声减弱或消失,但较小的癌肿则不出现此征象。瘤体压迫周围脏器时,可出现超声间接挤压征象,如胰头癌可使十二指肠曲扩大,肝受压移位,胰尾癌可使胃、左肾及脾受压移位。瘤体亦可挤压血管、胆管或胰管引起梗阻,如压迫胆总管引起胆总管远端包括肝总管、左右肝管、胆囊扩张,同时也可导致胰管扩张;胰颈癌可使门静脉、肠系膜上静脉受压移位;胰体、尾部癌可使脾静脉、肠系膜上动脉移位。

1.彩色多普勒超声

彩色多普勒可于肿瘤内部探及线条状、分支状或簇状彩色血流,平均流速呈现高速型,阻力指数多在0.6以上。

2.超声造影

采用超声造影剂(UCA)进行强回声多普勒超声检查使得诊断敏感性和特异性分别增加到87%和94%。UCA是在超声成像中用来增强图像对比度的物质。声诺维(BR-1)是第二代造影剂,为包裹高密度惰性气体(不易溶于水或血液)为主的外膜薄而柔软的气泡,直径一般在2～5μm,稳定时间长,振动及回波特性好。通过静脉注射进入血液循环系统,以增强超声波的反射强度,从而达到超声造影成像的目的。超声造影剂注入血管后,可以改变组织的超声特性(如背向散射系数、衰减系数、声速及非线性效应)产生造影效果,增强效果取决于超声造影剂的浓度、尺寸以及超声发射频率。它的最基本性质就是能增强组织的回波能力,可在B型成像中提高图像的清晰度和对比度。其非线性效应产生一定能量的谐波分量,利用谐波成像和谐波Doppler技术可测量体内微小血管血流与组织灌流,能抑制不含超声造影剂的组织运动在基频上产生的杂波信号,大大提高信噪比。脉冲反相谐波超声成像是另一种新技术,它应用超声造影剂实现了真正的肿瘤内微小血管血流的实时成像,可以检测出直径<2cm 的胰腺癌,敏感度达 95％。这种技术目前还没有广泛应用,但在将来作为胰腺癌的补充诊断方法,可能具有重要作用。

3.内镜超声(EUS)

目前,采用 EUS 可以提高对胰腺癌的检出率。由于 EUS 探头体积较小、分辨率高,经过胃肠道以最近距离扫描胰腺,从而克服了影响影像学检查的不利因素,如肠气的干扰等,能清楚地显示胰腺占位及其与周围组织的关系和局部淋巴结的情况。EUS 引导下穿刺活检已常规应用于胰腺占位病灶的组织学诊断,与 CT 和 B 超导向下细针穿刺活检诊断早期胰腺癌相比,其诊断准确率明显增高,>85％。EUS 下细针穿刺由于路径短,分辨率高,所以活检准确度高,能准确穿刺<1.0cm 的胰腺占位。抽吸术通过细胞学或 K-ras 基因突变检查,其诊断胰腺癌的敏感性、特异性和准确性分别为 83％,90％和 85％,尤其对<2.0cm 的胰腺癌诊断率更高,阳性率为 73.7％～100％,对肿大淋巴结的诊断敏感性和特异性分别达 92％和 93％。

(三)CT 检查

1.CT 的优势

CT 是常用的胰腺癌影像学诊断手段。随着 CT 技术的不断提高以及 3～5mm 层厚的薄层扫描,目前已经有可能发现直径<1cm 的胰腺肿瘤。螺旋 CT(SCT)双期增强扫描(动脉期、门脉期或者胰腺期、肝期或门脉期)使得胰腺癌的检出率及可切除性判断准确性较前明显提高。多层螺旋 CT(MSCT)的出现,使 CT 机的扫描速度得到进一步提高。扫描同样范围,如胰腺范围约 120mm(自胰腺上方第一肝门处至胰腺钩突下水平),MSCT(如层厚 5mm,螺距 0.857,扫描速度 0.5s/r)约需 7.7s,而单层螺旋 CT(如层厚 5mm,螺距 1.2,扫描速度 1s/r)需 20 秒。因此,MSCT 技术使得胰腺行动脉期、胰腺期和肝期三期增强扫描成为可能,并且由于各期扫描所需时间短,自最高层面至最低层面均可达相似增强效果,从而可以最佳显示胰腺癌病灶,胰周动、静脉侵犯及肝转移灶。三期胰腺实质密度较平扫提高程度,以胰腺期最高。CT 诊断胰腺癌的病理解剖基础是依靠胰腺的形态改变和病灶与正常胰腺密度的对比,而后者更为重要。胰腺的血供丰富,主要由腹腔干的分支以及肠系膜上动脉供血,胰腺癌相对于正常胰腺为乏血供病变。因此,胰腺实质强化越明显,胰腺肿瘤密度差越大,故胰腺期较动脉期或肝期更利于显示胰腺癌病灶。

2.CT 的典型表现

胰腺实质性肿块及局部增大是胰腺癌 CT 平扫主要和直接表现。肿块的形态为类圆形、分叶状或不规则形,肿块的边缘多不光整,与正常胰腺组织分界不清,此为恶性肿瘤不规则生长向四周浸润的结果。直径≤2cm 的小胰腺癌 CT 平扫时多数呈等密度改变,伴胰腺轮廓局限性改变或没有改变,仅少数表现为低密度或高密度。对于中晚期胰腺癌,因其内常有坏死、液化、囊变表现为边界模糊之低密度影。胆道及胰管的改变是常见的胰腺癌 CT 间接表现。尤其对于早期胰头癌,其密度及胰腺外形改变可以不显著,但胰胆管扩张可以早于其外形及轮廓改变。表现为肝内外胆管扩张,肝内胆管呈软藤样改变,胆总管下端呈截断或不规则狭窄,胰管同时扩张,呈"双管征",多合并有胰腺体尾部萎缩。原因多为肿瘤直接压迫或胰周淋巴结肿大压迫所致。胰腺癌可伴有淋巴结及其他脏器转移表现。淋巴结转移多见于胰周、腹主动脉、腔静脉旁和腹腔动脉旁。其他脏器的转移多见于肝。此时多表明肿瘤已属晚期,预后不良。

3.螺旋 CT 血管造影

螺旋 CT 血管造影(SCTA)是指 MSCT 快速连续容积数据采集,包括平扫及三期增强扫描(动脉期的延迟时间为 20 秒,胰腺期的延迟时间为 45s,肝期的延迟时间为 80 秒),然后将动脉期与胰腺期扫描的原始数据经内插重建后传递到 Maxiview 工作站进行胰周大血管三维重建,包括容积成像(VR),最大密度投影(MIP)及多平面重建(MPR)和曲面重建法(CPR)。SCTA 技术综合了螺旋 CT 和血管造影的优点,提高了在术前精确识别肿瘤侵犯胰周血管的能力,对于判断肿瘤的可切除性具有重要的价值。尤其沿血管走向的曲面重建和三维重建,可进行多方位、多角度观察,对外科医生的术中探查和切除也有实际指导意义。胰腺癌可以直接侵犯或包埋邻近血管表现为血管被肿瘤包绕,管壁浸润,管腔狭窄,管腔形态改变呈泪滴形,增强扫描后可以显示腔内的低密度瘤栓。胰腺周围血管受侵及胰周脂肪层的消失是胰腺癌的重要间接征象。胰腺癌是否侵及胰周主要血管,是决定其能否切除的主要因素之一。主要动脉(如腹主动脉、肠系膜上动脉、肝动脉、脾动脉等)受侵,则手术不能切除,而孤立的小分支(如胃、十二指肠动脉)受侵,则不妨碍手术切除。

(四)磁共振成像(MRI)

1.MRI 的优势

随着 MRI 检查设备的进展,如高性能线圈和快速成像序列的开发,尤其是磁共振胰胆管造影(MRCP)在临床上的广泛应用,MRI 对胰腺癌的诊断价值日益提高。但胰腺的 MRI 检查技术要比人体其他部位更为复杂,成像序列多,各自有其不同的组织对比机制和显示重点,相互补充。这些技术包括 T_1WI,T_2WI,T_1WI+FS,T_1WI+FS 动态增强扫描和 MRCP 等。MRCP 能显示胆道、胰管梗阻的部位、扩张的程度,对诊断有一定的价值。

2.MRI 胰腺扫描方法

一般先行常规横断位自旋回波(SE)序列 T_1WI 和快速自旋回波(FSE)T_2WI 扫描,层厚 7mm,间隔 3mm,覆盖整个上腹部。发现病变后,对胰腺所在层面行横断位 SE T_1WI 及脂肪抑制(FS)序列扫描,层厚 5mm,间隔 1mm。然后行整个上腹部屏气的动态增强扫描,采用快速多平面扰相梯度回复回波序列(DCEFMP-SPGR)T_1WI,层厚 7mm,间隔 3mm。先行平扫的 FMPSPGR,然后行增强扫描。具体方法为:快速手推注射磁对比剂,注后立即启动扫描,第一回合扫描结束后,间隔 5~6s,其间让患者呼吸,然后行第二回合扫描,如此反复,每例患者均行 3~4 个回合扫描,每回合持续 18s 左右,这样来回多个回合扫描基本覆盖胰腺的动脉期、实质期和门脉期,有利于病变的检出及术前分期。在脂肪抑制 T_1WI 图像上,正常胰腺组织因腺泡细胞内含有大量水溶性蛋白质、丰富的内质网和高浓度的顺磁性锰离子而呈高信号,而胰腺癌组织在常规 T_1WI 和脂肪抑制 T_1WI 图像上均呈低信号。因此正常胰腺组织与肿瘤组织和周围结构之间的信号对比明显。研究显示,动态增强脂肪抑制 T_1WI 早期扫描是诊断少血供胰腺癌的有效手段,其敏感性等于或优于螺旋 CT 检查。在 T_2WI 图像上,胰腺癌组织可呈低等或稍高信号,肿瘤组织与正常胰腺组织间的信号对比度不及 T_1WI 图像清晰。但脂肪抑制 T_2WI 在胰腺癌肝转移病灶的检出方面具有重要价值。

3.MRCP

该技术以重度 T_2WI 脉冲序列为成像基础,用于显示体内含有静态或缓慢流动液体的管腔结构,具有信号强度高、对比度大的特点,为胰胆系疾病的影像学诊断开辟了一条新的途径。MRCP 为一无创伤性检查,方法安全简便,其利用胆汁和胰液作为自然对比剂,而不需引入其他对比剂。重建图像类似于直接的胰胆管造影,并具有多方位成像、多角度观察等优点。在多数情况下可替代诊断性内镜逆行胰胆管造影(ERCP)或经皮肝穿刺胆道造影(PTC)检查,比后两者能更恒定地显示生理状态下的胰胆管全貌,评价胰胆管梗阻和解剖变异。胰胆管梗阻定位诊断的准确性为 85%～100%,对良恶性胰胆系疾病鉴别诊断的敏感性、特异性和准确性分别达 81%,92%和 87%,对胰胆管恶性梗阻诊断的敏感性、特异性和准确性分别达 86%,98%和 97%。胰腺癌常可引起胰管和胆总管远端的截断性狭窄,梗阻端平直或不规则,"双管征"是其典型表现。结合 MRI 断面图像,MRCP 可以提高胰腺癌的诊断可信度,并能了解肿瘤侵犯范围,提供全面的胰胆管解剖图像,判断胰胆管梗阻程度,进行肿瘤术前分期和评价。此外 MRCP 显示的主胰管节段性狭窄和串珠状改变、分支胰管囊状扩张、胰腺假性囊肿形成等表现,有助于胰腺癌与慢性胰腺炎、自身免疫性胰腺炎的鉴别诊断。

4.磁共振血管造影

胰腺癌 MRI 动态增强扫描时可同时完成磁共振血管造影(MRA)检查,MRA 断面能分别显示肝动脉和门静脉系统,结合 MRI 断面图像可以更好地显示肿瘤病灶与动静脉血管的关系,有利于肿瘤的术前分期和可切除性评价。其检查效果与螺旋 CT 加 CTA 相当。

(五)正电子发射体层成像(PET)

脱氧葡萄糖(FDG)是一种类似糖类的物质,可浓聚于代谢旺盛的胰腺肿瘤组织内。存活的肿瘤组织可主动摄取这一标记的参与代谢物质,而正常组织、坏死组织则不能。^{18}F-FDG PET 显像是通过观察组织内 FDG 摄取量而确定其性质,恶性肿瘤 FDG 摄取量明显高于正常组织和良性病变。检查时患者空腹血糖控制在 6.7mmol/L 以下。对于血糖增高者,给予胰岛素调整至正常水平。静脉注射 ^{18}F-FDG 5.55MBq/kg,40 分钟后行全身或腹部显像。经计算机滤波反投影图像重建,获得冠状面、横断面和矢状面断层影像。在横断层影像上,于胰腺病变部位勾画感兴趣区(ROI),经计算获得标准化摄取值(SUV)。^{18}F-FDGPET 作为无创性功能代谢显像,有助于鉴别胰腺病变性质和术前肿瘤分期。PET 对胰腺良恶性鉴别诊断的敏感度为 83%～98%,特异度为 82%～90%。胰腺癌 PET 影像表现为局部代谢增高,SUV>2.0。胰腺良性病变表现为局部代谢轻度增高或不增高,SUV<2.0。通过 ^{18}F-FDGPET 全身显像,可选择性显示有活性的肿瘤病灶,有利于发现 CT 或 MRI 不易识别的腹腔、盆腔淋巴结转移灶,同时可发现腹部以外包括肺、脑、骨髓等远处转移灶,有利于术前胰腺癌分期。PET-CT 是将 PET 与 CT 融为一体而成的功能分子影像成像系统,既可由 PET 功能显像反映胰腺肿瘤位的生化代谢信息,又可通过 CT 形态显像进行病灶的精确解剖定位,并且同时全身扫描可以了解整体状况和评估转移情况,达到早期发现病灶的目的,同时可了解肿瘤治疗前后的大小和代谢变化。

(六)内镜检查

十二指肠镜可直接观察胃、十二指肠及乳头等,结合镜下活检,对波及乳头的胰腺癌定性诊断具有决定性意义,确诊率可达100%。晚期胰腺癌尤其是胰体尾癌,可致脾静脉受压、扭曲、浸润,影响脾静脉血回流,致脾门静脉压增高,形成区域性门静脉高压。通过十二指肠镜直视检查可发现孤立性的胃底静脉曲张,对诊断也有一定参考价值。

1.内镜逆行胰胆管造影(ERCP)

可见主胰管狭窄、中断、不规则弯曲,分支胰管阻塞、扩张;主胰管和胆总管呈"双管征"。早期胰腺癌ERCP主要表现为主胰管扩张、狭窄或胰管内充盈缺损,特别是主胰管扩张可能是早期胰腺癌的唯一影像学表现。由于90%以上的胰腺癌起源于胰腺导管,因此ERCP可以在早期发现胰腺癌胰管异常。有报道认为,ERCP诊断早期胰腺癌的敏感性达100%,但是ERCP是一种侵袭性的检查手段,因此,主要用于B超或CT高度怀疑胰腺癌而又不能明确诊断时。一般不采用ERCP对那些无特征性症状或体征的患者进行筛查,同时ERCP对不侵及胰管的肿瘤和胰尾部较小的肿瘤也无诊断价值。

2.胰液细胞学检查

胰管镜下获取纯胰液行细胞学检查具有较高的诊断准确率,特别是对小胰癌。肿瘤越小,其细胞学诊断正确率越高。原因是大的肿瘤在肿瘤边缘产生纤维化,或引起胰管闭塞,使胰腺功能减退,癌细胞很难从乳头流出。相反,早期胰腺癌,特别是局限于胰管上皮的胰腺癌,癌细胞向胰管内露出,而且仍有胰腺分泌功能,癌细胞很容易出现在胰液中。胰管细胞刷检能准确到达病变部位,刷取的细胞学标本新鲜,获取的细胞数量较多,阳性率高于胰液脱落细胞学检查,对发生于主胰管的胰腺癌意义较大,对发生于分支胰管的胰腺癌的诊断无价值。

3.胰液肿瘤标志物和基因检测检测

纯胰液CA19-9及CEA水平,较血清学检查结果,对胰腺癌尤其是早期胰腺癌的诊断和鉴别诊断有更大的价值。分别以CA19-9 10000U/mL,CEA 50ng/mL为界值,诊断胰腺癌的敏感性分别为72%,67%,特异性分别为97%,85%,对早期胰腺癌的敏感性分别为42.6%,71.4%,特异性分别为46.7%,71.4%。胰液端粒酶活性、K-ras基因突变、CD44的检测,与细胞学结合起来有助于胰腺癌的诊断。胰管刷检标本中同样可以检测K-ras基因点突变,诊断胰腺癌的敏感性为72%,特异性为89%,正确率79.5%,阳性预测值90%,阴性预测值70.8%。由于胰管刷检细胞标本更易获得,因此,检测刷检细胞中K-ras基因突变更适于临床应用。胰管刷检标本p53蛋白免疫细胞学检查也有助于胰腺良恶性疾病的鉴别诊断。如果肿瘤位于分支胰管,则细胞刷很难到达,影响诊断结果。

(七)经皮肝穿刺胆管造影(PTC)及引流(PTCD)

PTC可显露梗阻部位近端的胆管,对梗阻性黄疸的定位有重要意义。PTC结合ERCP可完整地显示胆管内充盈缺损及病变两端的胆管。PTC适用于伴有梗阻性黄疸的胰头癌的检查。但PTC属于侵入性操作,目前已基本被无创伤的MRCP所取代。而PTCD可以减轻黄疸、改善肝功能情况,是合并有重度梗阻性黄疸的胰头癌患者重要的术前准备措施之一。

(八)腹腔镜检查

在胰腺癌诊断和分期中,腹腔镜检查是一种有效的手段。它可以发现CT遗漏的腹膜种植转移与肝转移情况。对于勉强可切除的病变或预后因素较差者(CA19-9显著升高、原发病灶大及胰体尾部癌等),有条件的医院可以进行腹腔镜检查并附加分期。

（九）其他

选择性动脉造影对胰腺癌的诊断有一定的参考价值，但是随着 CT 技术的提高，其地位已经下降。常规的胃肠钡餐造影对胰腺癌的诊断价值有限，往往只能发现晚期病例，在胰头癌晚期可有十二指肠套扩大，或十二指肠呈反"3"形改变。

四、临床分期

1.分期原则

此分期适用于胰腺外分泌部癌和（或）高级别胰腺神经内分泌癌。分期需经组织病理学或细胞学检查确诊。

以下是 TNM 分期的评估流程：

T 分期　体格检查、影像学检查和（或）手术探查

N 分期　体格检查、影像学检查和（或）手术探查

M 分期　体格检查、影像学检查和（或）手术探查

2.解剖亚区

C25.0 胰头[a]。

C25.1 胰体[b]。

C25.2 胰尾[c]。

C25.3 胰管。

注：[a] 胰头肿瘤发生在肠系膜上静脉左侧壁位置的右边部分胰腺。钩突被认为是胰头的一部分。

[b] 胰体肿瘤发生在肠系膜上静脉左侧壁位置和主动脉左侧壁位置之间。

[c] 胰尾肿瘤发生在主动脉左侧壁位置和脾门之间。

3.区域淋巴结

胰头和胰颈部肿瘤的区域淋巴结沿胆总管、肝总动脉、门静脉、幽门、幽门上、幽门下\肠系膜近端、腹腔干、胰十二指肠前后血管、肠系膜上静脉以及肠系膜上动脉右侧壁等分布。

胰体和尾部肿瘤的区域淋巴结沿肝总动脉、腹腔干、脾动脉、脾门、腹膜后以及主动脉旁等分布。

4.TNM 临床分期

T：原发肿瘤

TX　原发肿瘤无法评估

T_0　无原发肿瘤的证据

Tis　原位癌[*]

T_1　肿瘤最大径≤2cm

T_{1a}　肿瘤最大径≤0.5cm

T_{1b}　0.5cm＜肿瘤最大径≤1cm

T_{1c}　1cm＜肿瘤最大径≤2cm

T$_2$　2cm＜肿瘤最大径≤4cm

T$_3$　肿瘤最大径＞4cm

T$_4$　肿瘤侵及腹腔干或肠系膜上动脉和(或)肝总动脉

注：* Tis 也包括"PanIN-Ⅲ"分类。

N：区域淋巴结

NX　区域淋巴结转移无法确定

N$_0$　无区域淋巴结转移

N$_1$　有 1～3 个区域淋巴结转移

N$_2$　有 4 个或更多个区域淋巴结转移

M：远处转移

M$_0$　无远处转移

M$_1$　有远处转移

5.pTNM 病理学分期

pT 和 pN 分期与 T 和 N 分期相对应。

pN$_0$　区域淋巴结清扫术标本的组织学检查通常包括至少 12 个淋巴结。如果淋巴结检查为阴性，但是检查的淋巴结数目没有达到要求，仍可归类为 pN$_0$ 分期。

五、鉴别诊断

1.慢性胰腺炎

临床特点和影像学表现与胰腺癌相似，极易与胰腺癌混淆，缺乏特异性的鉴别诊断指标，血清 IgG4 的升高是诊断慢性胰腺炎的特殊类型—自身免疫性胰腺炎较敏感和特异的实验室指标，影像学检查难以鉴别时需要病理检查协助鉴别。

2.壶腹癌/胆总管下段癌

壶腹癌及胆总管下段癌往往早期即可出现黄疸症状，同时由于肿瘤组织可出现坏死、脱落，黄疸可时轻时重，而胰腺癌患者的黄疸往往进行性加重，结合 CT、MRI 等检查多数患者能鉴别，对于少数肿瘤较大、分期较晚的患者影像学检查很难判断肿瘤原发部位，需要结合病理及免疫组化结果方能鉴别。

3.胆总管结石

胆总管结石往往反复发作，病史较长，黄疸水平波动较大，发作时多伴有黄疸、腹痛、发热三联症，多数不难鉴别。

4.胰腺其他占位性病变

主要包括胰腺囊腺瘤、胰腺假性囊肿、胰岛素瘤、实性假乳头状瘤等，临床上肿物生长一般较缓慢，病程较长，同时可有特定的临床特点：如胰岛素瘤可表现发作性低血糖症状，胰腺假性囊肿患者多有急性胰腺炎病史，结合 CT 等影像学检查一般不难鉴别，必要时可通过穿刺活检及病理检查协助诊断。

六、治疗

由于胰腺癌早期诊断困难,当临床明确诊断时多数病情已近中晚期,故常失去了手术机会。为减轻患者痛苦,提高其生活质量,延长生存期,目前对中晚期胰腺癌患者内科多采用综合性治疗措施。

1.化学药物治疗

化疗既是胰腺癌综合治疗的主要途径之一,也是中晚期患者争取手术机会和延长生存期的一种手段。在化疗时,一般采用单药化疗和联合化疗两种方式。单剂静脉给药化疗对晚期胰腺癌的效果十分有限。①5-氟尿嘧啶(5-Fu):是治疗胰腺癌的主要药物,成人 10mg/(kg·次),静脉滴注,每周 2 次,疗程总量为 15～20g。②丝裂霉素(MMC):疗效与 5-Fu 近似,每次 4～8mg,静脉注射,每周 2 次,60～80mg 为一个疗程。③链霉素(STZ):为一种天然的亚硝脲类药,每天 15mg/kg,静脉注射,连续 5 天为一个疗程。④多柔比星(ADM):成人每次总量 90mg(30mg/d,连用 3 天),静脉注射,每间隔 4 周应用 1 次,3 次为一个疗程。⑤吉西他滨:1000mg/m²,静脉滴注＞30 分钟,每周 1 次,用 2 周停 1 周,21 天为 1 个周期,总共 4 个周期(12 周),目前疗效肯定,吉西他滨作为胰腺癌基本治疗方案基本达到共识。目前吉西他滨多和放射治疗、免疫靶向治疗、基因治疗等联合应用,相信多种形式的疗法相结合将进一步提高吉西他滨的疗效,从而更好地造福于胰腺癌患者。

联合化疗可提高疗效,减低药物的毒性及降低耐药性,故联合化疗较单药化疗疗效为优。①CF 方案:CTX(环磷酰胺)8～10mg/(kg·次),静脉注射,每周 2 次;5-Fu 10mg/(kg·次),静脉滴注,每周 2 次,6 周为 1 个疗程。②SMF 方案:STZ30mg/(kg·次),第 1、2、5、6 周静脉注射,每周 1 次;MMC 0.28mg/kg,第 1 周静脉注射 1 次;5-Fu 15mg/(kg·次),第 1、2、5、6 周静脉滴注,每周 1 次。上述疗法在第 9 周重复应用。③FAM 方案:5-Fu 10mg/(kg·次),每周静脉滴注 2 次;ADM 0.25～0.3mg/(kg·次),第 1、4 周各静脉注射 1 次;MMC 8～10mg/次,每周静脉注射 1 次,6 周为一个疗程。④MFV 方案:第 1 天先静脉注射 VCR(长春新碱)1mg。30 分钟后静脉注射 MMC 10mg。然后静脉滴注 5-Fu 500mg,连续滴注 5 天。间隔 4 周用药 1 次,3 次为一个疗程。上述 4 种方案中以 SMF 方案及 FAM 方案为常用的三联化疗方案,据报道,前者有效率为 34%,后者为 37%。四联化疗以 FAM 三联化疗基础加 STZ 疗效最佳,有效率可达 48%,平均生存期为 6.8 个月。亦有采用 5-Fu、环磷酰胺、氨甲蝶呤(MTX)和长春新碱(VCR)四联化疗治疗 4 周后再定期给予 5-Fu 和 MMC 收到了明显效果,平均生存期达 10 个月的报道。近年来出现的 GEMOX(吉西他滨、奥沙利铂)方案,第 1 天吉西他滨1000mg/m² 体表面积,静脉滴注 100 分钟,第 2 天奥沙利铂 100mg/m² 体表面积,静脉滴注 2 小时,每 2 周重复。还有 GemCap(吉西他滨、卡培他滨)方案也应用于晚期胰腺癌患者,但是其联合治疗效果与吉西他滨单独治疗效果没有明显差异。

近年来采用动脉给药(介入治疗)化疗可提高抗癌药物在胰腺组织中的浓度,而且全身不良反应较少,故有取代静脉化疗的趋势。胰腺癌动脉化疗可经两种插管方式给药,即经皮穿刺动脉插管和剖腹动脉插管。经皮穿刺动脉插管又有经腋动脉和股动脉插管途径两种,其中以股动脉插管较为常用。剖腹动脉插管化疗克服了经皮穿刺插管引起的血栓和血管栓塞等并发症,而且这一方法又可在手术中明确肿瘤部位基础上进行选择性的动脉插管,依次给予扩、缩血管和抗肿瘤药物,并可将导管长期留置在体内,反复定期给药,故疗效显著较高。2011年诊疗规范,胰腺癌介入治疗的适应证:①影像学检查估计不能手术切除的局部晚期胰腺癌;②因内科原因失去手术机会的胰腺癌;③胰腺癌伴肝脏转移;④控制疼痛、出血等疾病相关症状;⑤灌注化疗作为特殊形式的新辅助化疗;⑥术后预防性灌注化疗或辅助化疗;⑦梗阻性黄疸(引流术、内支架置入术)。禁忌证:①相对禁忌证。造影剂轻度过敏;KPS评分<70分;有出血和凝血功能障碍性疾病不能纠正及明显出血倾向;白细胞计数$<4.0\times10^9/L$,血小板计数$<7.0\times10^{10}/L$。②绝对禁忌证。肝肾功能严重障碍,总胆红素>51mol/L,ALT>120U/L;大量腹水;全身多处转移;全身衰竭。介入用药通常采用铂类、多柔比星类、吉西他滨单药或联合应用。

2.放射治疗

近年来,放射治疗逐渐广泛被用来治疗胰腺癌,成为治疗胰腺癌的重要手段之一,但其作用仍是姑息性的,目的是使肿瘤缩小,缓解胰腺癌症状,尤其可缓解疼痛。通常应用^{60}Co治疗机,深部X线照射,一般照射总量为60~70Gy(6000~7000rad)。也可用45MeV感应加速器做精确大剂量放射治疗,每天1.8Gy(180rad),7~9周内总量为59~60Gy(5900~6000rad)。

3.放疗加化疗

上述放疗照射40~50Gy/4~5周,化疗用5-Fu 10mg/(kg·次),每周2次,静脉滴注,连用6周。对于体能状态良好的局部晚期胰腺癌患者,以吉西他滨或5-FU/CF为基础的同步放化疗,即在放化疗前或后行吉西他滨或5-FU/CF的全身化疗。

4.免疫治疗

常见的抗肿瘤免疫制剂如下。①左旋咪唑:成人标准量每天150mg,分3次口服,一般每2周连服3天,通常用于放疗或在化疗同时口服。②胸腺素制剂:常用量为10mg/(kg·次),每1~2周1次,皮下或肌内注射。③干扰素诱导剂:聚肌胞(Poly I∶C),每次1~2mg肌内注射,每2~3天1次,3个月为一个疗程。④转移因子(TF):一般将TF注射于淋巴回流比较丰富的上臂内侧或腹股沟下端的皮下或肌肉内,每次1~2支,连续5~7天后改为每周1~2支,半月或半年为一个疗程。⑤免疫核糖核酸(IRNA):一次注射2~Smg,每周注射1次,3~6个月为一个疗程,注射部位为上臂内侧腋窝处或腹股沟下端皮下。⑥胸腺肽α_1:商品名有日达仙及迈普欣两种。1.6mg/支,每2~3天肌内或皮下注射1次,4周为一个疗程。以上药物有调节或增强患者免疫的功能,可作为胰腺癌放疗、化疗的辅助治疗,有降低感染率、改善患者生活质量、延长生存期等作用,可根据患者病情或经济状况选用。

5.对症支持治疗

补充营养,给予高糖、高蛋白、低脂肪食物和多种维生素,改善患者一般状况。有消化不良,可口服胰酶片等助消化药;恶心、呕吐者可静脉滴注维生素B_6,肌内注射甲氧氯普胺,并注意水、电解质平衡;因化疗引起白细胞和血小板降低时,可口服鲨肝醇、利血生、维生素B_4,静脉滴注辅酶A、肌苷、维生素C等;有阻塞性黄疸者,可注射维生素K;严重贫血者应少量多次输新鲜血;低蛋白血症者可多次静脉补充复方氨基酸、血浆或白蛋白制剂;血糖及尿糖升高者,可酌情给予胰岛素治疗;上腹及腰背部疼痛剧烈者,可给予镇痛及麻醉剂,如布桂嗪、曲马多甚至哌替啶等,强镇痛剂最好在病程末期使用。对少数顽固性疼痛者,近年来已推荐癌症疼痛治疗的三阶梯疗法。对晚期剧痛者,为提高其生活质量,可每天定时服用吗啡缓释片 30mg,每天 2 次。还可采用内脏神经丛或腰交感神经节阻滞疗法,常用 0.5%～1% 利多卡因 5～10mL 注入腹腔神经丛或第一腰椎体两侧,也可行腹腔神经切除术,都可达到长期止痛效果。改善恶液质常用甲羟孕酮或甲地孕酮以改善食欲,注意营养支持,及时发现和纠正肝肾功能不全和水、电解质紊乱。

6.其他治疗方法

分子靶向治疗是肿瘤治疗研究的新热点。目前已完成Ⅲ期临床试验的分子靶向药物包括:贝伐单抗、西妥昔单抗、厄洛替尼。但是胰腺癌的分子靶向治疗并不尽如人意。在胰腺癌中寻找合适的靶点,开发新的靶向药物,将多种靶向药物、化学治疗药物、放射治疗合理有序的联合是努力的方向。

另一项关于靶向胰岛素生长因子受体 1(IGFR-1)单克隆抗体的Ⅱ期临床研究结果显示,gaIutumab(IGFR-1 单克隆抗体)联合吉西他滨可增强吉西他滨的疗效,改善进展期胰腺癌患者的预后,现在相关Ⅲ期临床研究正在进行中。

最近有研究提示:高强度聚焦超声(HIFU)消融治疗胰腺癌具有较好的疗效和较高的安全性,为胰腺癌有效的姑息治疗手段。已有文献报道 HTFU 治疗晚期胰腺癌可控制肿瘤发展,减轻患者疼痛,提高生存质量,延长患者生存时间,且未发生严重不良反应,但是如何有效地与化疗、放疗、生物治疗、靶向治疗等手段有机结合,制订出适合的最佳综合治疗方案,仍待进一步研究、探讨。

也有研究表明:冷冻联合^{125}I粒子植入是治疗局部进展期胰腺癌的重要手段之一,冷冻疗法是一种治疗良、恶性肿瘤,特别是不能手术切除性肿瘤的有效新方法,冷冻治疗的效果取决于能否充分冷消融所有靶组织,温度低于-40℃是保证肿瘤消融的必备条件。冰球大于靶病灶也为消融肿瘤所必需;因为冰球外周仅数毫米处的温度已不足以杀灭癌细胞,故冰球必须超出肿瘤边缘 1cm。然而胰腺体积相对较小,癌肿常累及多数腺体;过度冰冻则会增加并发症,难以保证"1cm 安全界"。因此,用冷冻结合^{125}I粒子植入治疗,^{125}I的半衰期为 59 天,其辐射出短距离作用的 γ 射线可杀死靶组织。植入^{125}I是对冷冻治疗的有益补充。^{125}I粒子植入作为一种局部疗法,联合冷冻治疗是一种安全的微创治疗方法,是治疗局部进展期胰腺癌的重要手段之一。该项技术有必要启动临床对照研究,以进一步确定其治疗胰腺癌的实际价值。

第六节 肝癌

原发性肝癌是指发生于肝细胞或肝内胆管细胞的肿瘤,其中肝细胞癌(HCC)占原发性肝癌中的绝大多数,胆管细胞癌不足 5%。本病恶性程度高,浸润和转移性强,远期疗效取决于能否早期诊断及早期治疗,影像学、血清生化标志物和病理检查相结合是早期诊断的主要手段。

一、流行病学

近年来随抗 HBV/HGV 药物在临床上的广泛应用,由肝炎病毒导致原发性肝癌在我国发病率有下降趋势,但其在全球范围内的总体发病率仍然较高。国际癌症研究署发布的数据表明 2012 年全世界有 782000 例新发肝癌病例,746000 例肝癌死亡病例。其中我国新发肝癌占全球病例的 50.5%,肝癌死亡病例占全球的 51.3%。

据国家癌症中心发布的数据,我国 2014 年肝癌新发病例 365000 例,肝癌死亡病例 319000 例。其中男性新发病例 269000 例,发病率为 38.37/10 万,占男性所有新发恶性肿瘤的 12.72%,位居第 3 位。女性新发病例 96000 例,发病率为 14.38/10 万,占女性所有新发恶性肿瘤的 5.68%,位居第 7 位。

2018 年,WHO 发布的数据表明全球肿瘤新发病例 1819 万,其中肝癌占 4.7%,全球肿瘤死亡病例 960 万,其中肝癌占 8.2%。

二、高危病因

原发性肝癌的病因尚不完全清楚,可能是多因素协同作用的结果。

1.肝硬化

约 70% 的原发性肝癌发生在肝硬化的基础上,且多数是慢性乙型和慢性丙型肝炎发展而成的结节型肝硬化。虽然抗病毒治疗有助于阻止慢性乙型和慢性丙型肝炎进展为肝硬化,不过一旦形成肝硬化,即使采用规范的抗病毒治疗,其仍有进展为肝癌的风险。当 HBV 或 HGV 感染与酒精或非酒精性脂肪性肝病并存时,肝癌发生的风险性更大。不同病因肝硬化诱发肝癌的机制不同。由酒精性肝病、非酒精性脂肪性肝病、原发性胆汁性肝硬化以及血色病等导致的肝硬化也是肝癌发生的危险因素。

2.病毒性肝炎

病毒性肝炎是原发性肝癌诸多致病因素中的最主要因素,其中以慢性乙型和慢性丙型肝炎最为常见。由于不同国家和地域病毒性肝炎的流行病学不同,故原发性肝癌患者肝炎病毒的检出率不同。我国肝癌患者 HBV 的检出率高达 90%,而在欧美及日本的肝癌患者中的 HGV 检出率最高。

HBV 诱发肝癌的机制复杂,目前多认为是由于 HBV DNA 与宿主 DNA 的整合、HBV 游离复制型缺陷病毒的存在以及 HBV 的某些基因产物使宿主基因组丧失稳定性,激活或抑制包括癌基因和抑癌基因在内的细胞生长调控基因的表达,进而促进肝细胞癌变。HGV 的致癌机制不同于 HBV,其可能是通过表达基因产物间接影响细胞的增殖分化而诱发肝细胞恶变。基因 1 型 HGV 感染者较其他基因型感染者易发生肝癌;HBV/HGV 重叠感染或合并 HIV 感染者发生肝癌的风险性增加;血清肝炎病毒水平长期处于高水平者更易发展为肝癌。

3.酒精性肝病

长期饮酒促进肝脏活性氧自由基(ROS)的释放,NF-κB 的产生,后者是炎症相关肿瘤的启动因子,可促进细胞间黏附分子-1(ICAM-1)、血管细胞黏附分子-1(VCAM-1)以及血管内皮生长因子（VEGF）等促肿瘤生成或促肿瘤转移分子的表达。另外，长期大量饮酒（＞50～70g/d）还可通过诱发肝硬化的机制，进而促进肝癌的发生。

4.非酒精性脂肪性肝病（NAFLD）

以往并未将 NAFLD 作为肝癌发生的独立危险因素，认为其诱导肝硬化的概率小，所以很少导致肝癌。然而，近年研究发现非酒精性脂肪性肝炎（NASH）与代谢综合征协同作用可不经过肝硬化的病理过程而直接增加肝癌发生的风险。甚至有研究发现，NAFLD 是与患者年龄无关的肝癌发生的独立危险因素。NAFLD 诱导肝癌的病理生理学机制以及相关的肝细胞损伤机制并不清楚，但已公认胰岛素抵抗（IR）及其相关的氧化应激是促进肝癌发生的重要危险因素。

5.家族史及遗传因素

在原发性肝癌的高发地区，家族史是原发性肝癌发生的重要危险因素，其生物学基础尚不清楚。流行病学的调查表明某些具有诱发肝癌风险的隐性等位基因的存在可能与机体能否清除或抑制 HBV 感染相关；CYP450、GSTM1、NAT2 以及 p53 基因遗传多态性也与肝癌的家族聚集现象有一定的关联。此外，携带低活性 Th1 细胞因子基因和高活性 Th2 细胞因子基因的个体肝癌发生的风险性明显增加。

6.其他危险因素

长期受黄曲霉毒素 B1（AFB1）污染食物影响而发生的肝癌通常不经过肝硬化过程。AFB1 在肝脏中先经微粒体 CYP450 酶系代谢，然后再经谷胱甘肽转移酶和其他 2 相酶类降解而完成生物转化过程。谷胱甘肽转移酶 M1（GSTM1）基因在遗传上的多态性使不同个体对摄入 AFB1 生物转化的能力存在差异。生活在 AFB1 高污染地区并存在 GSTM1 纯合子缺失者发生肝癌的危险性增加。

此外，某些化学物质和药物如亚硝胺类、偶氮芥类、有机氯农药、雄激素以及某些类固醇均是诱发肝癌的危险因素。HBV 或 HGV 感染者若长期服用避孕药可增加肝癌发生的风险性。其他被认为与肝癌发生尚存在一定关联的危险因素还包括某些遗传、代谢、血流动力学因素所引起的肝硬化以及感染等。

三、临床表现

原发性肝癌起病隐匿，早期症状常不明显，故也称亚临床期。出现典型的临床症状和体征时一般已属中、晚期。

（一）症状

1.肝区疼痛

多为肝癌的首发症状，表现为持续钝痛或胀痛。疼痛是由于癌肿迅速生长使肝包膜被牵拉所致。如肿瘤生长缓慢或位于肝实质深部也可完全无疼痛表现。疼痛部位常与肿瘤位置有关，若肿瘤位于肝右叶疼痛多在右季肋部；肿瘤位于左叶时常表现为上腹痛，有时易误诊为胃部疾患；当肿瘤位于肝右叶膈顶部时，疼痛可牵涉右肩。癌结节破裂出血可致剧烈腹痛和腹膜刺激征，出血量大时可导致休克。

2.消化道症状

食欲减退、腹胀、恶心、呕吐、腹泻等消化道症状,可由肿瘤压迫、腹水、胃肠道淤血及肝功能损害而引起。

3.恶性肿瘤的全身表现

进行性乏力、消瘦、发热、营养不良和恶病质等。

4.伴癌综合征

指机体在肝癌组织自身所产生的异位激素或某些活性物质影响下而出现的一组特殊综合征,可与临床表现同时存在,也可先于肝癌症状。以自发性低血糖、红细胞增多症为常见,有时还可伴有高钙血症、高脂血症、类痛综合征、血小板增多、高纤维蛋白原血症等。

(二)体征

1.肝大

为中晚期肝癌的主要体征,最为常见。多在肋缘下触及,呈局限性隆起,质地坚硬。左叶肝癌则表现为剑突下包块。如肿瘤位于肝实质内,肝表面可光滑,伴或不伴明显压痛。肝有叶膈面肿瘤可使右侧膈肌明显抬高。

2.脾大

常为合并肝硬化所致。肿瘤压迫或门静脉、脾静脉内癌栓也能引起淤血性脾肿大。

3.腹水

腹水为草黄色或血性,多数是在肝硬化的基础上合并门静脉或肝静脉癌栓所致。肝癌浸润腹膜也是腹水的常见原因。

4.黄疸

多为晚期征象,以弥漫型肝癌或胆管细胞癌为常见。癌肿广泛浸润可引起肝细胞性黄疸。当侵犯肝内胆管或肝门淋巴结肿大压迫胆管时,可出现梗阻性胆汁淤积。

5.其他

由于肿瘤本身血管丰富,再加上癌肿压迫大血管,故可在肝区出现血管杂音。肝区摩擦音提示肿瘤侵及肝包膜。肝外转移时则有转移部位相应的体征。

(三)肝癌的转移途径及转移灶的临床表现

1.肝内转移

肝组织有丰富的血窦,癌细胞有向血窦生长的趋势而且极易侵犯门静脉分支,形成门静脉癌栓,导致肝内播散。一般先在同侧肝叶内播散,之后累及对侧肝叶。进一步发展时癌栓可波及门静脉的主要分支或主干,可引起门静脉高压,并可导致顽固性腹水甚至腹膜炎。

2.肝外转移

肝癌细胞通过肝静脉进入体循环转移至全身各部,最常见转移部位为肺,可引起咳嗽、咯血。此外,还可累及肾上腺、骨、脑等器官。骨和脊柱转移时出现局部疼痛和神经受压症状,颅内转移可出现相应的定位症状。淋巴道转移中以肝门淋巴结最常见,此外也可转移至主动脉旁、锁骨上、胰、脾等处淋巴结。肝癌也可直接蔓延,浸润至邻近腹膜及器官组织如膈肌、结肠肝曲和横结肠、胆囊及胃小弯。种植转移发生率较低,若种植于腹膜可形成血性腹水,女性患者尚可种植在卵巢形成较大肿块。

（四）肝癌的并发症

1.肝性脑病

是肝癌终末期并发症，占死亡原因的 1/3。

2.消化道出血

约占肝癌死亡原因 15%。合并肝硬化或门静脉、肝静脉癌栓者可导致食管胃底静脉曲张破裂出血。胃肠道黏膜糜烂、凝血功能障碍也可是消化道出血的原因。

3.肝癌结节破裂出血

发生率为 9%～14%。肝癌组织坏死液化可自发破裂，也可在外力作用下破裂。若出血限于包膜下可有急骤疼痛，肝脏迅速增大；若破入腹腔可引起急性腹痛和腹膜刺激征，严重者可致出血性休克或死亡。小量出血则表现为血性腹水。

4.继发感染

因癌肿长期消耗，尤其在放疗、化疗后白细胞减少的情况下，抵抗力减弱，再加上长期卧床等因素，易并发各种感染，如肺炎、肠道感染、真菌感染等。

四、临床分期

（一）TNM 分期

1.分期原则

此分期适用于肝细胞癌。

以下是 TNM 分期的评估流程：

T 分期 体格检查、影像学检查和（或）手术探查

N 分期 体格检查、影像学检查和（或）手术探查

M 分期 体格检查、影像学检查和（或）手术探查注：尽管肝硬化是影响预后的重要因素，但作为一个独立

的预后变量，并不影响 TNM 分期。

2.区域淋巴结

区域淋巴结包括肝门部淋巴结，沿肝固有动脉分布的肝淋巴结，沿门静脉分布的门静脉周围淋巴结，以及膈下和腔静脉旁淋巴结。

3.TNM 临床分期

T：原发肿瘤

TX 原发肿瘤无法评估

T_0 无原发肿瘤证据

T_{1a} 单个肿瘤最大径≤2cm，有或无血管浸润

T_{1b} 单个肿瘤最大径>2cm，无血管浸润

T_2 单个肿瘤最大径>2cm 伴肝内血管浸润，或多发肿瘤，最大径均≤5cm

T_3 多发肿瘤，任一肿瘤最大径>5cm

T_4 肿瘤直接侵及胆囊以外的邻近器官（包括膈肌），或侵及门静脉或肝静脉的主要分支，或肿瘤穿透脏腹膜

N：区域淋巴结

NX　区域淋巴结转移无法确定

N₀　无区域淋巴结转移

N₁　有区域淋巴结转移

M：远处转移

M₀　无远处转移

M₁　有远处转移

4.pTNM 病理学分期

pT 和 pN 分期与 T 和 N 分期相对应。

pN₀　区域淋巴结清扫术标本的组织学检查通常包括至少 3 个淋巴结。如果淋巴结检查为阴性，但是淋巴结检查数目没有达到要求，仍可归类为 pN₀ 分期。

（二）BCLC 分期（马塞罗那临床肝癌分期）

BCLC 分期与治疗策略，比较全面地考虑到肝功能和全身情况，并且具有循证医学高级别证据的支持，目前已在全球范围被广泛采用，但我国有许多外科医师认为 BCLC 分期与治疗策略对于手术指征控制过严，不太适合中国的国情和临床实际，仅作为重要参考（表 4-7）。

表 4-7　HCC 的 BCLC 分期

期别	PS 评分	肿瘤状态		肝功能状态
		肿瘤数目	肿瘤大小	
0 期：极早期	0	单个	＜2cm	没有门脉高压
A 期：早期	0	3 个以内	任何	Child-Pugh A-B
B 期：中期	0	多结节肿瘤	＜3cm	Child-Pugh A-B
C 期：进展期 1～2	门脉侵犯或 N₁、M₁	任何	Child-Pugh A-B	
D 期：终末期	3～4	任何	任何	Child-Pugh C

五、辅助检查

（一）实验室检查

为了获得正确的临床诊断，除依据临床表现外，实验室检查是重要一环。肝癌的标记物在实验室检查中占有最重要地位。甲胎蛋白（AFP）作为肝癌特异性标记物，至今仍未发现诊断价值超过其的新肿瘤标记物，但是 AFP 的阳性率仅为 60％～70％。随着肝癌高危人群的定期筛查工作的开展，部分患者 AFP 的绝对值处于轻度升高阶段，动态观察其变化显得尤为重要。另外，具有鉴别诊断价值的癌胚抗原（CEA）与糖类抗原 19-9（CA19-9）也是实验室检查中的必须检查的项目。CEA 阳性多有可能是胃肠道癌肿肝转移，而 CA19-9 阳性往往与肝内胆管细胞癌、胆囊癌、胰腺癌有关。另据报道 AFP 的亚型 AFP-L3 是肝癌患者血清中的主要类型，α-L-岩藻糖苷酶（AFU）以及脱-γ-羧基凝血酶原（异常凝血酶原，DCP）可以作为 AFP 的很有价值的补充指标。由于我国肝癌绝大多数合并肝硬化，无论从诊断还是治疗的角度，肝功能检查都不可缺少。常规的肝功能检查包括血清总胆红素/直接胆红素、白/球蛋白、丙氨酸转氨酶(ALT),天冬氨酸转氨酶(AST),碱性磷酸酶(ALP)、谷氨酰转移酶(γ-GT)及前白蛋白、凝血酶原时间等。吲哚氰绿(ICGis)排泄试验可以在一定程度上反映肝的储备功能。肝炎病毒感染是我国肝癌最主要的致病因素,因此 HBV 与 HCV 相关标记的检查有助于肝癌的诊断。对 HBV 而言,应全面检测 HBsAg,HBsAb,HBeAg,HBeAb,HBcAb 与 HBV-DNA。其他脏器与疾病的检查也不容忽视,血糖水平、血细胞计数、肾功能及心、肺功能的检查都应在常规检查之列。

(二)医学影像学检查

1.超声显像(US)

US 具有敏感性高、非侵入性、易于重复及相对低廉价格的优点,是目前最常用的肝癌筛查的手段,也是最常用的定位诊断方法。

(1)彩色多普勒超声:肝癌典型的彩色多普勒超声的影像为在肝实质光点增粗、增强、分布不均的背景下,可见圆形或类圆形高回声、低回声或等回声团块,周围往往可见 2~5mm 的晕圈。肿瘤内部探及线条状、分支状或簇状彩色血流,平均流速呈现高速型,阻力指数多在 0.6 以上。另外,还可检出卫星灶、门静脉、肝静脉、下腔静脉及胆管内癌栓。

(2)超声造影:一项研究表明,超声造影在肝恶性肿瘤的鉴别诊断中,敏感性为 90%,特异性为 99%,准确度为 89%。经静脉注射声诺维后,95%肝细胞癌动脉期增强成强回声,85%门脉期或实质期退出,11%延迟期退出。

2.动态增强 CT

(1)CT 的优势:CT 增强扫描可清楚地显示肝癌的大小、数目、形态、部位、边界、肿瘤血供丰富程度以及与肝内管道的关系;对门静脉、肝静脉和下腔静脉是否有癌栓,肝门和腹腔淋巴结是否有转移,肝癌是否侵犯邻近组织器官都有重要的诊断价值;还可通过显示肝的外形、脾的大小以及有无腹水来判断肝硬化的轻重,因此 CT 已经成为肝癌诊断的重要常规手段。特别是 CT 动态增强扫描可以显著提高小肝癌的检出率;肝动脉碘油栓塞 3~4 周后进行 CT 扫描也能有效发现小肝癌病灶。

(2)动态增强 CT 的典型表现:平扫多为圆形或椭圆形低密度灶,也有等密度和高密度病灶;增强扫描动脉期肝癌病灶绝大多数可见到明显强化;增强扫描门静脉期大多数病灶呈低密度,也有呈等密度,个别可表现为高密度;增强扫描平衡期大多数病灶仍呈低密度。肝癌典型的 CT 强化方式为"早出早归"或"快进快出"型。此外,门静脉期对肝内血管结构显示较佳,对于血管侵犯和癌栓形成的判断最佳。

(3)门静脉癌栓的 CT 表现:门脉血管内充盈缺损,可为结节状、条状、分支状或呈现 Y 形或新月形;受累静脉因滋养血管扩张,可见管壁强化;主干及大的分支血管旁形成侧支血管;胆囊周围侧支血管建立;门静脉血管扩张,癌栓部分分支血管直径大于主干或主干和分支粗细不成比例;门静脉癌栓形成时,可加重原有门静脉高压程度,故常伴有腹水,且难以控制。

3.磁共振成像(MRI)

MRI 具有很高的组织分辨率和多参数、多方位成像等特点,而且无辐射影响,因此 MRI 是继 CT 之后的又一高效而无创伤性的肝癌检查诊断方法。MRI 扫描一般包括 T_1WI,T_2WI,弥散加权(DWI)、动态增强扫描。T_1WI 扫描多为低信号;T_2WI 上肝癌多为高信号;

DWI扫描为高信号。"镶嵌征"为肝细胞癌的特征性表现;包膜征、肿瘤侵犯血管也是肝细胞癌的重要特征之一。

动态增强扫描表现:

(1)动脉期:肝癌病灶明显强化,大的病灶,因中心坏死液化多见,因而病灶强化不均匀,往往表现为周边强化。

(2)门静脉期:大部分病灶呈低信号。

(3)延迟期:病灶多为低信号或等信号。此期对病灶的检出意义不大,一般用于同血管瘤和局灶性结节性增生等进行鉴别诊断。

肿瘤包膜强化见于各个时期,相对而言,以门静脉期和延迟期包膜强化较清晰。应用肝特异性MR1造影剂能够提高小肝癌检出率,对肝癌与肝局灶性增生结节、肝腺瘤等的鉴别亦有较大帮助;另外,对于肝癌患者肝动脉化疗栓塞(TACE)疗效的跟踪观察,MRI较CT有更高的临床价值,对肝内小病灶的检出、血管的情况以及肿瘤内结构及其坏死状况等的显示有独到之处,可以作为CT检查的重要补充。

4.正电子发射计算机断层扫描(PET-CT)

PET的产生是核医学发展的一个新的里程碑,是一种无创性探测生命元素的生理、生化代谢的显像方法。[18]氟-脱氧葡萄糖(^{18}F-FDG)PET除用于诊断肝癌外,亦用来估计肝癌患者的肿瘤存活情况和寻找肝外转移灶。FDG是一种类似糖类的物质,可浓聚于代谢旺盛的肝肿瘤组织内。存活的肿瘤组织可主动摄取这一标记的参与代谢物质,而坏死组织则不能。PET-CT是将PET与CT融为一体而成的功能分子影像成像系统,既可由PET功能显像反映肝占位的生化代谢信息,又可通过CT形态显像进行病灶的精确解剖定位,并且同时全身扫描可以了解整体状况和评估转移情况,达到早期发现病灶的目的,同时可了解肿瘤治疗前后的大小和代谢变化。FDG-PET在检查肝癌的敏感性为30%～40%,而利用[11]C-醋酸盐作为示踪剂的PET-CT检测肝细胞癌的敏感性超过80%,将11C-醋酸盐与FDG结合已经展现出将肝癌探测的敏感性增加到100%。

5.数字减影血管造影(DSA)

由于其属于侵入性操作,DSA不作为首选的诊断手段。

(1)DSA的指征:临床怀疑肝癌或AFP阳性,而其他影像学检查阴性者;多种显像方法结果不一;疑有卫星灶需做CTA者;需做经导管肝动脉化疗栓塞(TACE)者;肝癌手术切除后疑有残癌者。

(2)肝癌DSA检查的特征:肿瘤血管(肝癌最富特征的表现,常见肿瘤血管的增粗、扩张、移位和扭曲);肿瘤染色(肿瘤密度较周围肝实质浓密,常勾画出肿瘤的大小和形态);肝内动脉移位、扭曲、拉直或扩张;肿瘤包绕动脉;动-静脉瘘;肝内血管癌栓。DSA对多血管型肝癌可检出1cm左右的小肝癌。小肝癌通常以肿瘤血管和肿瘤染色为主要表现。

六、诊断与鉴别诊断

(一)诊断

临床诊断要依据患者是否存在原发性肝癌高危因素,并要结合影像学和血清生化标志物特征进行。对存在慢性肝病,尤其是慢性乙型肝炎和慢性丙型肝炎,或存在任何原因引起肝硬化高危因素者,若发现肝内有长径＞2cm 的结节时,只要在动态增强 MRI、动态增强 CT、超声造影或钆塞酸二钠动态增强 MRI 4 项检查中,有 1 项显示有动脉期病灶明显强化、门静脉或延迟期强化下降的"快进快出"肝癌典型特征,即可诊断为肝癌;对肝内长径＜2cm 的结节,则应在上述 4 项影像学中至少有 2 项典型肝癌特征时方可做出诊断。

存在肝癌发生高危因素,但肝内结节长径＜2cm 时,且在上述 4 项影像学检查中只有 1 项具有肝癌特征时,应进行每 2～3 个月间隔的影像学随访,或通过肝穿刺活检进行诊断。对于肝内长径＞2cm 的结节,即便在上述 4 项影像学检查中均未发现肝癌的典型特征,也要进行肝穿刺活检以明确诊断。

存在肝癌发生高危因素,若 AFP 持续升高,则应通过上述 4 项影像学检查明确诊断。如未发现肝内结节,则需排除活动性肝炎、生殖胚胎源性肿瘤等,并通过每 2～3 个月间隔的影像学检查进行随访。

(二)鉴别诊断

1.肝硬化及慢性活动性肝炎

原发性肝癌多发生在肝硬化基础上,故两者有时在影像学上不易鉴别。肝硬化的局部病灶发展较慢,肝功能损害显著。少数活动性肝炎也可有 AFP 升高,但通常为一过性,且往往伴有转氨酶显著升高。肝癌患者则血清 AFP 持续上升,与转氨酶曲线可呈分离现象,甲胎蛋白异质体 AFP-L3 升高。

2.继发性肝癌

继发性肝癌常有原发癌肿病史,也称转移性肝癌,以消化道恶性肿瘤最常见,其次为呼吸道、泌尿生殖系、乳腺等处的癌肿。与原发性肝癌比较,继发性肝癌病情发展较缓慢,症状较轻,除少数原发于消化道的肿瘤外,AFP 一般为阴性。确诊的关键在于发现肝外原发癌的证据。

3.肝脏良性肿瘤

AFP 阴性肝癌尚需与肝血管瘤、多囊肝、棘球幼病、脂肪瘤、肝腺瘤等肝脏良性肿瘤相鉴别,主要依赖于影像学检查。

4.肝脓肿

急性细菌性肝脓肿较易与肝癌鉴别,慢性肝脓肿吸收机化后有时不易与肝癌鉴别,但患者多有感染病史,必要时在超声引导下行诊断性穿刺。慢性肝脓肿经抗感染治疗多可逐渐吸收变小。

七、治疗

(一)手术切除

1.手术切除适应证

肝脏储备功能良好的Ⅰa 期、Ⅰb 期和Ⅱa 期肝癌是手术切除的首选适应证。在谨慎进行术前安全性评估的前提下,对部分Ⅱb 期和Ⅲa 期肝癌也可行手术切除,尤其是肿瘤数目≤3

枚时。若肿瘤数目＞3枚，即使已手术切除，但多数情况下疗效并不优于TACE等非手术治疗方法。

Ⅱb和Ⅲa期肝癌手术切除的条件：①虽然肿瘤数目＞3枚，但其均局限在同一肝段或同侧半肝者，或可于术中结合射频消融处理所发现病灶；②虽然合并门静脉主干或分支癌栓，但若肿瘤局限于半肝，且预期术中癌栓可被完整切除或完整取出时，也可行手术治疗，但术后要结合TACE、门静脉化疗或其他系统治疗措施；③虽然合并胆管癌栓且伴有梗阻性黄疸，但若肝内病灶具有被切除的可行性时也可进行手术治疗；④虽然伴有肝门部淋巴结转移，但若能在手术切除的基础上有淋巴结清扫或术后放射治疗的可行性时也可进行手术治疗；⑤虽然有周围脏器的侵犯，但可与肝内病灶一并切除时，也可进行手术治疗。

如果于术中又新发现不适宜手术切除的问题时，也可于术中行肝动脉结扎，和（或）肝动脉、门静脉插管化疗或其他局部治疗措施。

2.肝癌切除后复发的防治

肝癌切除后5年肿瘤复发率高达40％～70％，其与术前可能已经存在的微小播散病灶或多中心发生有关，故对所有术后患者都要进行定期随访，以尽早发现复发病灶。如果确切发现复发病灶，可再次行手术切除、局部消融、TACE、放疗或系统治疗等。

（二）肝移植术

肝移植是肝癌根治性治疗手段之一，更适用于合并失代偿肝硬化患者以及肝癌虽小但不适合手术切除的患者。

国际上多采用Milan标准或UCSF标准。我国目前尚无统一标准，但总体是在国际标准的基础上不同程度的扩大了肝癌肝移植的适用范围，但其在无大血管侵犯、淋巴结转移及肝外转移的原则上与国际标准一致。

肝癌肝移植术后肿瘤复发的危险因素包括肿瘤分期、有无血管侵犯、AFP水平、免疫抑制剂累积用药剂量等。

（三）局部消融治疗

是指在影像技术引导下对肿瘤靶向定位后在局部采用物理或化学方法直接杀伤肿瘤组织的方法。消融技术包括射频消融（RFA）、微波消融（PEI）、冷冻消融、高功率超声聚焦消融（HIFU）以及无水乙醇注射消融（PEI）等。最常用的影像引导是在超声引导下进行，CT和MRI结合多模态影像系统适用于超声很难探及到的病灶以及某些肝外转移病灶的消融。

对于长径≤5cm的单发病灶或长径≤3cm但在3个以内的多发病灶，无血管、胆管侵犯或远处转移，肝功能Child-Pugh A或B级的早期肝癌患者，消融是非手术治疗的最好选择。对于不能手术切除长径3～7cm的单发肿瘤或多发肿瘤，也可在消融的同时联合TACE。

评价局部疗效应在消融后1个月进行。完全消融是指影像学结合造影检查未见动脉期强化；不完全消融是指动脉期仍有强化，提示有肿瘤残留。对消融后有肿瘤残留的病灶，可再次行消融治疗。若经2次消融后仍有肿瘤残留，视为消融失败，应放弃消融而改用其他治疗方法。

（四）TACE治疗

指肝动脉栓塞化疗（TACE），国内亦称介入治疗，是目前被公认肝癌非手术治疗的最常用方法。

TACE 的适应证：①Ⅱb 期、Ⅲa 期和Ⅲb 期的部分患者，肝功能 Child-PughA 或 B 级；②虽是手术适应证，但由于多种原因不能或不接受手术的Ⅰb 期和Ⅱa 期患者；③多发结节型肝癌；④门静脉主干未完全阻塞，或虽完全阻塞但在肝动脉与门静脉间已形成代偿性侧支循环；⑤肝癌局部破裂出血或肝动脉-门静脉静分流造成门静脉高压出血；⑥局部疼痛、出血及动静脉瘘；⑦虽经手术切除，但经 DSA 造影发现残留病灶或复发病灶。

TACE 的禁忌证：①肝功能 Child-Pugh C 级患者；②凝血功能严重减退，且很难纠正者；③门静脉主干被癌栓完全阻塞，且无代偿性侧支循环；④合并活动性肝炎或严重感染且未能控制者；⑤肿瘤远处广泛转移，预期生存期有限；⑥全身状况差很难耐受 TACE 者；⑦肿瘤范围已超过全肝比例的 70%；⑧血小板 $<50×10^9/L$ 以及非脾功能亢进导致的白细胞减少（$<3.0×10^9/L$）；⑨肌酐清除率 $<30mL/min$ 的肾功能不全患者。

栓塞后综合征是 TACE 的最常见不良反应，主要表现为发热、疼痛、恶心和呕吐等。肝动脉被栓塞后的局部缺血可引起发热和疼痛，化疗药物可引起恶心、呕吐。不良反应一般持续 5～7 天。其他常见不良反应还可有穿刺部位出血、白细胞下降、一过性肝功能异常、肾功能损伤等。

TACE 后第一次复查应在治疗后 3～6 周进行，以后的随访可间隔 1～3 个月或更长。依据 CT 和（或）MRI 动态增强扫描评价肝脏肿瘤的存活情况，以决定是否需要再次行 TACE。

（五）放射治疗

放射治疗分为外放疗和内放疗。外放疗是利用放疗设备产生的射线（光子或粒子）从体外对肿瘤进行照射。内放疗是利用放射性核素经机体自身管腔或通过针道植入肿瘤内。

外放射治疗的适应证主要是伴有门静脉/下腔静脉癌栓或肝外转移的Ⅲa 期、Ⅲb 期患者，多属于姑息性治疗。姑息性放疗的目的是缓解症状，减轻痛苦和延长生存期。部分局限在肝内的大病灶，经过放疗后，有时肿瘤可缩小至可以重新获得手术切除的条件，从而获得根治。

放射性粒子植入是内放射局部治疗肝癌的一种有效方法，包括 ^{90}Y 微球疗法、^{131}I 单克隆抗体、放射性碘化油、^{125}I 粒子植入等，在肿瘤组织内或在受肿瘤侵犯的门静脉、下腔静脉或胆道内植入放射性粒子后，通过持续产生的低剂量 X 射线、γ 射线或 β 射线，最大程度杀伤肿瘤细胞。

（六）系统治疗

主要是针对晚期肝癌患者的治疗，其目的是减轻肿瘤负荷，改善相关症状，提高生活质量，延长生存时间。

1.分子靶向治疗

索拉非尼是国内外推荐的一线分子靶向药物，具有不同肝病背景的晚期肝癌患者均可从中获益。其既可通过阻断由 RAF/MEK/ERK 介导的细胞信号转导通路而直接抑制肿瘤细胞的增殖，又可通过抑制 VEGFR 和血小板衍生生长因子（PDGF）受体而阻断肿瘤新生血管的形成，间接抑制肿瘤细胞的生长。最常见的不良反应有腹泻、体重下降、手足综合征、皮疹、心肌缺血及高血压等。另一新型分子靶向药物仑伐替尼在包括中国患者参与的国际多中心临床研究中显示，疗效和安全性都与索拉非尼无明显差异，但其对 HBV 相关性肝癌显示出更强的生存获益优势。仑伐替尼目前已在国际上多个国家获批用于临床,中国尚处于审批中。

2.系统化疗

含奥沙利铂的 FOLFOX4 方案已被我国推荐用于不适合手术治疗的晚期肝癌患者。在国际多中心研究中其在整体疗效、疾病控制率、无进展生存期以及总生存期等,均优于传统化疗药多柔比星,且耐受性和安全性尚可。

含奥沙利铂的系统化疗与索拉非尼具有良好的协同作用。三氧化二砷已被我国批准用于晚期肝癌的治疗。

3.免疫治疗

已在临床广泛用于肝癌的免疫调节剂有干扰素和胸腺肽 α_1。近年来免疫检查点阻断剂人源化抗 PD-1 单克隆抗体已被美国等多个国家批准用于晚期肝癌的治疗。目前上市的有纳武单抗(纳武利尤单抗)和派姆单抗(帕博利珠单抗),其在既往接受过索拉非尼治疗的晚期肝癌患者表现出一定的疗效和较好的耐受性。

4.中药治疗

中医药治疗能够改善症状,提高机体抵抗力,减轻放化疗不良反应,提高患者生活质量。我国 SFDA 已批准多个现代中药制剂用于肝癌的治疗,但尚需严格设计的高质量、随机对照、多中心临床研究资料。

八、预后

预后主要取决于能否早期诊断及早期治疗。肝癌切除术后 5 年生存率为 30%～50%,其中小肝癌切除后 5 年生存率为 50%～60%。体积小、包膜完整、尚未形成癌栓及转移、肝硬化程度较轻、免疫状态尚好且手术切除彻底者预后较好。中晚期肝癌如经积极综合治疗也能明显延长其生存时间。

九、预防

通过注射疫苗预防乙型肝炎,通过采取积极的抗病毒治疗方案延缓慢性乙型和丙型肝炎的进展对预防原发性肝癌的发生至关重要。对所有新生儿和高危人群都要接受乙肝疫苗的接种。对乙型肝炎肝硬化和丙型肝炎肝硬化患者,即使接受抗病毒治疗并已获得持久病毒学应答,也应接受定期监测,因为 HCC 的发生风险仍然存在。对任何其他原因导致的肝硬化,一经确诊,必须进行定期监测。避免黄曲霉毒素、某些化学物质和药物的影响对肝癌的预防有重要作用。保持良好的个人行为,对预防肝癌也起着积极作用,其中咖啡已被证实可以降低慢性肝病患者发生肝癌的风险,应鼓励慢性肝病患者饮用咖啡。

第七节 胆囊癌

胆囊癌是指发生在胆囊的恶性肿瘤,多为上皮来源,是胆道最常见的恶性病变。胆囊癌分原发性胆囊癌和继发性胆囊癌,后者只占极少一部分,主要来自于消化系肿瘤的侵犯和转移。

原发性胆囊癌起病隐匿,患者早期多无典型症状或可表现为上腹部疼痛、消化不良、食欲减退、黄疸等非特异性症状。大部分患者在初次诊断时已属中晚期,即使进行外科手术治疗,胆囊癌的预后仍较差。

一、流行病学

胆囊癌是相对少见的消化系肿瘤。其发病率在消化系统恶性肿瘤中位于胃癌、食管癌、肝癌、结直肠癌、胰腺癌之后,居第 6 位。2015 年,我国约有 52800 例新诊断为胆囊癌的患者,人数占全部肿瘤的 1.23%;且当年有 40700 例患者因胆囊癌而死亡。胆囊癌的发病率随年龄的增长而增加:据统计,超过 90% 的胆囊癌患者年龄在 50 岁以上,平均发病年龄为 58 岁。胆囊癌的发病率在不同性别之间存在一定差异:在 20 世纪 70～80 年代,胆囊癌患者中女性约为男性的 2 倍;但目前性别之间的差异正逐渐变小,我国男女患病比例约为 1:1.2。另有国外调查显示,肥胖人群也是胆囊癌的高危群体:对于男性,BMI 高于正常值上限 $5kg/m^2$ 者,其胆囊癌发病率约为非肥胖人群的 1.6 倍。

二、发病机制

胆囊癌发生的确切原因尚未明确,但长期的临床实践和流行病学调查发现许多与胆囊癌密切相关的高危因素。了解胆囊癌的高危因素有助于胆囊癌的早期识别和诊断。

1.胆囊结石与慢性胆囊炎

国内外统计显示,有 40%～90% 的胆囊癌患者同时存在胆囊结石。有胆囊结石者发生胆囊癌的危险性较无胆囊结石者高出 6～15 倍。因结石而手术切除胆囊的标本中,可有 1.5%～6.3% 意外发现胆囊癌存在,且结石直径与发病率呈显著正相关,直径＞30mm 结石的胆囊癌发病率是直径＜10mm 结石的 10 倍之多。慢性胆囊炎患者胆汁中的胆固醇和胆酸盐,在感染等因素的影响下(特别是厌氧菌梭形芽孢杆菌感染时)可转化成 MCA 等致癌物质,直接诱发肿瘤的发生。

胆囊结石及慢性胆囊炎的慢性刺激是胆囊上皮发生持续炎症及反复修复的重要原因。在长期炎症刺激下,黏膜可发生不同类型的增生及化生;单纯上皮增生可转化为不典型增生,甚至发生原位癌。在此背景上,叠加不同种类致癌物质(如 MCA 等胆汁成分代谢产物)的诱变,胆囊癌的发生概率大大增加。

2.胆囊腺瘤和胆囊腺肌增生症

胆囊腺瘤是胆囊癌的癌前病变,有 10%～30% 的胆囊腺瘤可以演变成癌,特别是直径＞12mm 的腺瘤。数十年前,就有学者报道过由胆囊腺瘤演变成胆囊原位癌的病例。在临床实践中也可发现几乎所有的胆囊原位癌和约 20% 的浸润性胆囊癌组织内均含有胆囊腺瘤的成分,提示两者之间关系密切。

胆囊腺肌增生症又称胆囊腺肌瘤,本是一种良性疾病。而近年来研究发现,在胆囊腺肌瘤的表面,局限性覆盖含有黏液的黏膜中常见黏液细胞化生,此类化生易于恶变。故胆囊腺肌瘤是具有潜在癌变风险的疾病,应密切关注病变进展,必要时积极处理。

3.胆囊息肉

胆囊息肉包括胆固醇性息肉、腺瘤性息肉、腺肌瘤等。虽然腺瘤性息肉是一种既非炎症也非肿瘤的增生性病变,但其表面存在上皮增生并伴有肠化生,因此其被认为是潜在的癌前病变,与胆囊癌的发生有关。腺样增生因黏膜上皮伸入肌层而形成的罗-阿窦明显增多,窦口上常有狭窄,致窦内有胆汁潴积、炎症或胆石嵌入,长期刺激下有恶变可能。而腺肌瘤属于胆囊增生性病变,显微镜下以上皮及间质细胞活跃增生形成腺腔样结构为特征,其上皮也可发生不典型增生。

4.其他

胆囊癌的可能病因还包括原发性硬化性胆管炎、胆胰管汇合异常、慢性伤寒沙门菌感染、肥胖和糖尿病、遗传等多种因素。

三、病理

1.大体病理

从大体上,胆囊癌的病理分型包括肿块型、浸润型和肿块-浸润混合型。肿块型是指胆囊癌向胆囊腔内突出,外形为大小不等的菜花样病灶,此型占胆囊癌总数的$80\%\sim90\%$。浸润型则表现为胆囊壁增厚,胆囊壁与肝脏紧贴,其易浸润肝脏发生转移,甚至可侵入肝门及胆管树而导致黄疸。多数胆囊癌具有部分浸润型(即肿块-浸润混合型)的特征,常见胆囊壁均匀不等的增厚现象。

2.组织病理

在组织学上,胆囊癌可分为腺癌、鳞状细胞癌、腺鳞癌、肉瘤以及未分化癌等,其中腺癌占85%以上。腺癌又分为以下几种:①乳头状腺癌:可能由乳头状息肉恶变而来,肿瘤向胆囊腔内生长,影响胆囊排空,肿瘤表面可出现溃疡,易引起感染。肿瘤如果阻塞胆囊颈,可使胆囊肿大,胆囊壁变薄,外形似胆囊脓肿或积液。②浸润型腺癌:较多见,约占腺癌的70%,可导致胆囊缩小,胆囊壁变硬且增厚。③硬化型腺癌:可同时伴有胆道硬化,导致胆道任何部位发生梗阻。④黏液型腺癌:肿瘤松软,容易破溃导致胆囊穿孔。而未分化癌、鳞状上皮细胞癌等胆囊癌组织亚型的恶性程度较高,有生长快和转移早的特点。

3.转移途径

胆囊癌的特点之一是早期易发生侵袭转移。其转移途径主要有4种:①经黏膜下淋巴组织迁移到局部淋巴结;②直接侵犯肝脏或其他邻近器官;③经血液循环向远处散布以及腹膜转移;④通过活检针道或者外科创伤医源性播散。因胆囊壁仅有较薄的固有层和单一肌层,并且胆囊与肝脏之间无浆膜覆盖阻隔,故胆囊癌易突破胆囊壁发生早期的淋巴和血行转移。胆囊癌细胞可通过胆囊后腹膜途径、胆囊腹腔干途径及胆囊肠系膜途径发生淋巴转移。胆囊癌还可通过侵犯胆囊的引流静脉或胆囊与肝脏的交通静脉向肝脏或全身转移。此外,胆囊癌还可通过局部浸润向肝脏、胆总管、结肠、十二指肠、大网膜或者胃转移。

四、临床表现

胆囊癌早期常无特异性临床表现,或只有慢性胆囊炎或胆囊结石的症状如腹痛、恶心、呕吐等,故早期诊断较为困难。因此,对于胆囊区不适或疼痛的患者,特别是50岁以上的中老年患者存在胆囊结石、炎症、息肉者,应进行定期B超检查,力争早期诊断。而出现上腹部持续性疼痛、包块、黄疸等,往往提示病变已到晚期,此时诊断虽较容易明确,但治疗效果及预后均很不理想。

(一)症状

1.右上腹疼痛

是胆囊癌患者常见的临床症状。由于胆囊癌多与胆囊结石、炎症并存,故疼痛性质常与胆囊炎或胆囊结石相似,开始为右上腹不适,继之出现持续性隐痛或钝痛,有时伴阵发性剧痛并向右肩放射。当肿瘤侵犯至浆膜或胆囊床,则出现定位症状。少数肿瘤穿透浆膜,可发生胆囊急性穿孔、腹膜炎,或慢性穿透至其他脏器形成内瘘。值得注意的是,部分胆囊癌患者可以急性胆囊炎为首发表现,此类患者常常是早期胆囊癌,预后较好。

2.消化道症状

患者可出现消化不良、腹胀、厌油、暖气、食欲缺乏等症状,可能是由于胆囊癌患者胆汁贮存及排泄功能受损,不能对脂肪物质进行充分的消化所致。

3.黄疸

往往在病程晚期出现。随着病变的进展,癌组织侵犯胆管,引起胆道梗阻所致。

4.腹部肿块

病变进展到晚期,右上腹或上腹部可出现肿块。其原因有:①胆囊癌浸润肝脏或周围组织;②肿瘤迅速增长而阻塞胆管,查体可发现肿大的胆囊;③肿瘤侵犯十二指肠引起梗阻,此时可同时出现上消化道梗阻相应表现;④肿瘤侵及肝、胃、胰等腹腔脏器,也可出现相应部位包块。

5.全身症状

约有1/4的患者可出现发热,可能与肿瘤组织局部坏死、感染、炎症因子持续释放等有关。随着疾病的进展,可伴有难以解释的消瘦、乏力、贫血,甚至出现恶病质、全身衰竭等。

(二)体征

1.黄疸

表现为黏膜、皮肤黄染,多为梗阻性黄疸。一旦黄疸出现,提示病变多已到了晚期。

2.右上腹包块

右上腹可触及较为光滑肿大的胆囊,与周围组织无粘连时,移动性大;与周围组织有粘连时,可触及明显的不规则肿块,有时还可触到肿大的肝脏、十二指肠梗阻的包块等。

3.腹水

肿瘤腹膜转移出现腹水的患者,腹部移动性浊音可呈阳性。

五、辅助检查

(一)实验室检查

胆囊癌患者血液检查可出现 CA19-9、CEA 等肿瘤标志物的异常升高。CA19-9 高于

20U/mL 时,诊断胆囊癌的敏感性和特异性均约为 79％。CEA 高于 5ng/mL 时,诊断胆囊癌的特异性约 92.7％,但敏感性仅为 50％。可考虑将这两种肿瘤标志物联合起来提高诊断率。如有条件,细针穿刺胆汁行肿瘤标志物检查的诊断价值更大。对于胆囊癌引起的梗阻性黄疸患者,可出现血胆红素升高,且以结合胆红素升高为主。部分患者可出现胆固醇和碱性磷酸酶升高。长期胆汁淤滞可引起谷草转氨酶和谷丙转氨酶升高、血沉增快等。

(二)影像学检查

1.超声

腹部超声是胆囊癌诊断和术前评估的首选检查,但对胆囊早癌的诊断效能较差。B超下胆囊癌可表现为 4 种类型:息肉型、肿块型、厚壁型以及弥漫型。早期胆囊癌可表现为胆囊内形状不规则、不均匀的低回声或等回声影,不伴声影,通常直径超过 10mm,且不随患者体位变化而变化。正常胆囊壁厚度不超过 3mm,而胆囊癌患者可见胆囊局部厚度超过 1cm,这对诊断有重要提示意义。对于进展期发生浸润的胆囊癌,超声下可见胆囊和肝脏分界消失。彩色多普勒超声可显示病灶区血流信号,从而有助于鉴别胆囊癌与其他良性胆囊占位性病变。相比于良性胆囊肿瘤,胆囊癌组织中通常可出现血流信号。胆囊癌组织内血流速度也高于胆囊腺瘤等良性胆囊肿瘤。内镜超声(EUS)近年来也被应用于胆囊癌的诊断。EUS 可在十二指肠球部和降部对于胆囊直接进行扫描,精确显示乳头状高回声或低回声团块及浸润囊壁等结构。

2.CT 检查

CT 检查对肿瘤定性和转移的判断优于 B 超,对胆囊癌的诊断率为 75％～88％。普通扫描也可显示不同大体分型的胆囊癌病变,如胆囊壁增厚不均匀、腔内有位置及形态固定的肿物;或能发现肝转移或淋巴结肿大。动态增强扫描可显示肿块或胆囊壁的强化,延迟期达高峰,从而清晰显示胆囊壁侵犯程度、毗邻器官受累及和淋巴结转移情况。

3.MRI 及 MRCP 检查

胆囊癌在平扫 T_1WI 上呈稍低信号或等信号,在 T_2WI 上为高信号或等信号。MRI 动态增强扫描胆囊壁可见不同程度的持续强化或进行性强化,强化幅度不均匀,部分肿块型病例中央可见无强化区。MRI 检查同时也可显示病变引起的胆管系统扩张以及淋巴结、肝脏转移情况等。诊断不明时,可联合血管成像及磁共振胆管成像(MRCP)。MRCP 利用胆汁和胰液作为天然造影剂,在胆道和胰管显像中具有独到的优势。胆囊癌在 MRCP 上可表现为胆囊腔内软组织肿块或胆囊壁不规则增厚。MRCP 对于合并胆胰管梗阻者有较高价值,但对无胆道梗阻的早期胆囊癌效果不如 B 超。

4.PET-CT 检查

对胆囊癌敏感性高,可发现胆囊癌早期病变,可检出长径<10mm 的转移病灶,主要用于对胆囊癌的临床分期。

(三)细胞学及组织病理检查

超声或 CT 引导下的细针穿刺活检(FNAC)是进行细胞学及组织检查的有力手段。可用于对胆囊癌患者进行术前细胞学诊断,也可对已处于晚期且不准备进行手术治疗的胆囊癌患者进行确诊。值得注意的是,虽然活检获得的阳性病理结果能使手术依据更加充分,但其存在相当高的假阴性可能,活检阴性并不能排除胆囊癌的存在。但活检过程中胆囊癌细胞有通过腹膜、穿刺针道种植的风险,对于高度怀疑胆囊癌的患者且可疑病灶能够彻底切除者,不推荐对患者进行术前或术中的组织活检,以避免造成肿瘤的种植播散。此外,对胆管进行刷检以及胆汁的细胞学检查对胆囊癌也有一定诊断意义,能够避免肿瘤的播散和种植,但其诊断的敏感性较低,容易造成漏诊。

六、诊断与鉴别诊断

(一)诊断

胆囊癌的诊断需要全面考虑患者的危险因素、症状、体征、实验室检查以及影像学检查结果,必要时需要依赖于术中和(或)术后组织病理检查的结果来综合判断。临床上胆囊癌的早期诊断较为困难,导致能行治愈性手术切除的患者不多,术后 5 年生存率较低。

(二)胆囊癌的分期

胆囊癌的分期与患者的临床预后有密切关系,目前常用的临床分期主要有 Nevin 分期和 TNM 分期。

1.Nevin 分期

该分期是由 Nevin 等在 1976 年提出的分期方案,主要分期依据是胆囊癌的浸润深度以及累及范围:

Ⅰ期:癌组织仅位于黏膜内,即原位癌。

Ⅱ期:癌肿侵及胆囊黏膜和肌层。

Ⅲ期:癌肿侵及胆囊壁全层。

Ⅳ期:癌肿侵及胆囊壁全层并伴有淋巴结转移。

Ⅴ期:胆囊癌累及肝脏、胆囊周围邻近器官或有远处转移。

2.TNM 分期

0 期

Tis　原位癌

Ⅰ期

Ⅰa　肿瘤侵犯固有层

Ⅰb　肿瘤侵犯肌层

Ⅱ期

Ⅱa　①腹膜侧肿瘤;②侵及肌周结缔组织,但没有超出浆膜

Ⅱb　①肝侧肿瘤;②侵及肌周结缔组织,但没有延伸至肝

Ⅲ期

Ⅲa　穿透浆膜(内脏腹膜)和/或直接侵犯肝脏和/或其他邻近器官或结构,如胃、十二指肠、结肠、胰腺、网膜或肝外胆管

Ⅲb　①1a～Ⅲa;②转移到一个到三个区域淋巴结

Ⅳ期

Ⅳa ①肿瘤侵犯门静脉或肝动脉,或侵犯两个或多个肝外器官或结构;②没有区域淋巴结转移或转移到一个到三个区域淋巴结

Ⅳb ①任何 T;②淋巴结转移到四个或更多的区域淋巴结肿;③无远处转移

　　　或①任何 T②任何 N③有远处转移

(三)鉴别诊断

胆囊癌需与下列疾病进行鉴别:

1.胆囊息肉

早期胆囊癌和胆囊息肉不易鉴别。但胆囊息肉一般不出现肿瘤标志物的增高。B 超检查时,胆囊息肉、腺瘤等病变在声像图上均可表现为自囊壁凸向腔内的小光团,后方不伴声影。在形态学上,腺瘤、息肉的体积多较小,在 3~10mm,基底部窄,表面光整;而小结节型胆囊癌大多在 10mm 以上,基底宽,表面不光滑。影像学上对于直径＞10mm、单个宽基底的息肉,需要警惕胆囊癌可能。同时对于年龄＞60 岁、既往有胆囊结石或长期慢性胆囊炎病史者,更应高度怀疑胆囊癌,需积极考虑手术可能,并在术中行病理检查进行确诊。

2.慢性胆囊炎

胆囊癌患者常可出现与慢性胆囊炎类似的临床表现,而胆囊癌患者往往又同时伴有慢性胆囊炎,故胆囊癌容易被误认为慢性胆囊炎,从而延误诊断治疗。值得注意的是,在慢性胆囊炎长期炎症刺激下,黏膜可发生不典型增生,甚至发生原位癌。故对存在胆囊癌危险因素的慢性胆囊炎患者进行诊断时,也应注意早癌的可能。通过超声、CT 以及肿瘤标志物等检查有助于慢性胆囊炎和早期胆囊癌的鉴别。

肿块型胆囊癌有时需与胆囊内炎性产物堆积、血块及浓缩胆汁相鉴别:胆囊腔内物质团块 B 超检查时可发现在胆囊腔内形成的声学界面,表现为腔内不规则形低回声区,不伴声影,内部回声也可不均匀,分布于胆囊内后壁或颈、体各部位。鉴别的关键在于仔细观察胆囊内低回声与胆囊壁的位置关系(附着还是贴合)。此外,诊断还需结合临床资料,如长期食欲缺乏、进食量减少的各种疾病,可致胆汁萎缩,密度增高。对症状及声像图不典型的病例,短期内复查超声,动态观察腔内异常回声的变化,对鉴别诊断有一定价值。

3.急性胆囊炎

部分胆囊癌患者以急性胆囊炎为主要表现,其主要机制是由于胆囊癌伴发的胆囊结石在胆囊颈部形成嵌顿或位于胆囊颈部的肿瘤阻塞胆囊管导致。对于以急性胆囊炎为首发表现者,B 超及 CT 检查若发现胆囊内肿块或胆囊壁局部增厚,需要考虑胆囊癌的可能。胆囊癌合并坏死、感染时,也需要与急性胆囊炎或胆囊坏疽形成的脓肿鉴别,虽然影像学检查可能无法区分,但胆囊癌血供丰富,CA19-9 或 CEA 升高明显。为避免仅为诊断而行腹腔镜或剖腹探查,此时可考虑行超声引导下的细针抽吸活检,有助于获得诊断。

4.黄色肉芽肿性胆囊炎

该病是一种特殊类型的胆囊炎症,也可表现为对肝脏和周围组织、器官的侵犯,术前影像检查甚至术中探查很难将两者区别,因而易误诊为胆囊癌而进行不必要的治疗。黄色肉芽肿性胆囊炎患者既往多有糖尿病病史,肿瘤标志物正常。其影像学特点表现为胆囊壁较均匀增

厚,胆囊壁呈现"轨道征",孤立的结节状突起较少见。

七、治疗

(一)治疗原则

胆囊癌的治疗目标是:根治;延长生存期,提高生活质量;缩短住院时间。治疗原则也有三,即早期治疗、根治治疗、综合治疗。改善预后的关键是:重预防,早发现早治疗,规范胆囊癌手术,重视综合治疗。

1.早期治疗

早期治疗的关键在于早期诊断。由于胆囊癌早期症状不典型,临床上不易早期诊断。大多数是在常规胆囊切除术中或术后(包括开放胆囊切除术和腹腔镜胆囊切除术)快速冷冻活检或石蜡病理中确诊。这类患者多为 Nevin Ⅰ期、Ⅱ期或 TNM 分期为 0 期、Ⅰ期,以往认为仅行胆囊切除术即可达治疗目的。但近年的研究表明,由于胆囊壁淋巴管丰富,胆囊癌可有极早的淋巴转移,并且早期发生肝转移也不少见。因而,尽管是早期病例,亦有根治性切除的必要。

对有胆囊癌易患因素的病变行预防性胆囊切除术,特别是对 50 岁以上的慢性萎缩性胆囊炎、结石直径>3cm,瓷性胆囊、胆囊息肉、胆囊腺肌病、原发性硬化性胆管炎(PSC)、胰胆管汇合异常等患者,应行预防性胆囊切除术。

2.根治治疗

胆囊癌根治性手术的目标是肿瘤完全切除,病理学切缘阴性,切除范围至少应包括胆囊、受累的肝(切除胆囊附近 2cm 以上肝组织,甚至肝右叶切除或扩大肝右叶切除)和区域淋巴结。淋巴清扫要求将整个肝十二指肠韧带、肝总动脉周围及胰头后方的淋巴结缔组织连同血管鞘一并清除,真正使肝门骨骼化才符合操作规范,必要时还需游离胰头十二指肠,行腹主动脉周围骨骼化清扫。若位于胆囊颈部的肿瘤侵犯胆总管,或胆囊管手术切缘不够,应该进行胆总管切除和肝管空肠吻合。

3.综合治疗

不能切除或不宜切除的胆囊癌,可采用综合治疗,包括化疗、放疗、免疫治疗、中医治疗和靶向治疗等。对放化疗等辅助治疗的效果存在争议,传统的观念认为胆囊癌对放化疗均不敏感,疗效有限。但随着辅助治疗的研究深入,新的放化疗技术方法的进步以及新的化疗药物的应用,越来越多的前瞻性研究显示了令人振奋的结果,放疗、化疗及免疫治疗等综合治疗能明显地提高胆囊癌患者的生存时间和生活质量,因此,随着胆囊癌的综合治疗的研究不断深入,综合治疗将会更加受到重视。

(二)整体治疗方案

1.胆囊癌治疗方法选择的依据

在选择胆囊癌的治疗方法前,需弄清以下情况。

(1)肿瘤情况:TNM 分期是国际公认的确定治疗方法的依据之一,包括肿瘤的大小、胆囊壁的浸润深度、肝受犯范围和程度、淋巴结转移情况、肝外胆管和血管(尤其是门静脉和肝静脉)的受犯范围和程度,邻近脏器(胃、十二指肠、胰腺和横结肠等)受犯情况,以及远处脏器是否有转移等。通常0～Ⅲ期可选择手术治疗,Ⅳ期则根据具体情况可选择手术和姑息性治疗。

(2)肝功能情况:对需要行较大范围肝切除的患者,术前应对肝储备情况进行精确评估。

(3)全身情况:包括年龄、心肺功能、糖尿病、其他脏器严重病变。

2.治疗方法的选择

应严格按照病理分期(TNM分期)、邻近器官受犯情况、肝功能情况及患者的全身情况,选择合理的治疗方案。

(1)手术治疗

①单纯胆囊切除术:沿肝将胆囊完整切除。Tis及Ⅰ期切缘阴性患者5年生存率可达90%以上。

②胆囊癌根治术:包括完整切除胆囊及胆囊床外2cm以上的肝组织,将肝十二指肠韧带骨骼化清扫(包括肝门区后胰头后淋巴结)。Ⅱ期、Ⅰ期切缘阳性患者,5年生存率70%～90%。

③扩大根治术:胆囊癌根治术同时需切除邻近脏器(胃、十二指肠、结肠等),累及肝外胆管时,同时行肝外胆管切除、胆管空肠鲁氏Y形吻合术,甚至胰十二指肠切除术。Ⅲ期及部分ⅣA期患者,5年生存率可达20%～40%。

④姑息性手术:对部分Ⅳ期胆囊癌患者出现相关的并发症,为延长患者生存时间或改善患者生活质量而施以相应的手术,5年生存率0～5%。

姑息性减黄术:对无法根治性切除或不能耐受手术的胆囊癌患者出现梗阻性黄疸时,可行PTCD外引流或置入金属内支架管,或经ERCP置入塑料胆道内支撑管或金属内支架管,近来可回收胆道金属内支架及具有内放射治疗作用的金属胆道支架管,也开始应用于临床。部分能耐受手术的患者,也可行肝胆管空肠鲁氏Y形吻合术、U管或T管支撑引流术、金属胆道支架置入术。

胃空肠吻合术:伴有十二指肠梗阻。

姑息性胆囊切除术:对伴有胆囊炎患者,出现局限性腹膜炎,胆囊可能发生坏疽甚至穿孔时。

(2)规范胆囊癌的活检方法不应剖开胆囊取组织活检,应整块切除胆囊送检,避免胆汁外溢、癌细胞播散和种植。

方法:在胆囊肿块周围正常肝、胃、肠处解剖和分离,整块切除胆囊游离缘肿块,将胆囊从胆囊床全层切下。肿瘤位于胆囊床一侧或向肝浸润性生长应行肝楔形切除;肿块向横结肠、十二指肠、胃窦部浸润性生长则应行胃、肠部分切除术;黄色肉芽肿性胆囊炎和胆囊胃肠道瘘:肿块处穿刺活检,化学胶封堵。

高度癌疑照此方法处理而病理为良性病变者,亦不应视为违反医疗常规,但对此观点,因受现行的医疗规范的限制,目前尚有争议。

(3)腹腔镜在胆囊癌诊治中的相关问题:当腹腔镜胆囊切除未及时发现肿瘤时,关于腹壁戳孔处肿瘤种植和胆囊切除几个月内便有腹腔内广泛播散的事实(发生率约6%,发生戳孔种植或腹腔播散的患者平均生存时间不足10个月),已越来越引起人们关注,因此,术前高度怀疑或已确诊为胆囊癌的患者,一度被视为腹腔镜手术的禁忌。若在腹腔镜手术下怀疑为胆囊癌(可切除)时,应立即中转开腹手术。腹腔镜胆囊切除术中应避免胆囊破裂、胆汁外溢,应用标本袋装入标本后取出,并常规剖检胆囊,对可疑病灶,应及时送快速病理检查。

随着腹腔镜技术的完善以及对术中操作的重视和改进,由于50%以上的胆囊癌患者在手术时被发现不能切除,因此,部分学者主张:对TNM分期Ⅰ~Ⅲ期胆囊癌患者,先行腹腔镜探查,如经探查发现肿瘤能被切除则转开腹手术,如不能切除则终止手术,或选择其他治疗方法。优点是创伤小、恢复快,可明显改善患者的生活质量、缩短住院时间,也有利于其他综合治疗方法的尽早实施。

（4）化疗

①术后辅助治疗:以往的文献报道显示胆囊癌的化疗效果不佳,常用的药物有氟尿嘧啶(5-FU)、丝裂霉素(MMC)、多柔比星、表柔比星、顺铂等。近年来,一些新的化疗药开发并应用于胆管癌的治疗,以及化疗增敏方面的研究的进展,胆管癌的辅助化疗值得期待。例如:紫杉醇、紫杉特尔、依立替康、吉西他滨等。单一用药的有效率约为10%;联合化疗:FAM方案(5-FU+ADM+MMC)、吉西他滨+顺铂、吉西他滨+紫杉特尔、吉西他滨+氟尿嘧啶等,有效率为15%~30%。有文献报道口服希罗达对胆管肿瘤效果较好,对晚期胆囊癌有效率为50%。

某医院对胆囊癌和肝外胆管癌体外药敏实验的研究发现,药物敏感性由高到低依次为紫杉醇(TAL)100%,吉西他滨(GZ)75%,米托蒽醌66.7%,长春新碱(VCR)58.3%,羟喜树碱(HPT)58.3%,丝裂霉素(MMC)48.9%,卡铂(CP)48.5%,顺铂(DDP)46.7%,表柔比星(EADM)46.7%,多柔比星(ADM)30.3%,氟尿嘧啶(5-FU)33.3%,甲氨蝶呤(MTX)15.6%。结果提示,胆囊癌和胆管癌对TAL,GZ,Mito,VCR,HPT较敏感,MMC,CP,DDP,EADM次之。

近年来有关胆囊癌化疗的系列性研究报道逐年增加,尤其是一些新的化疗药开发并应用于胆道癌的治疗,以及化疗增敏方面的研究的进展,辅助化疗的价值将日益受到重视。目前较为常用的胆囊癌化疗方案有:紫杉醇或紫杉特尔或吉西他滨联合奥沙利铂的方案。

②术前辅助化疗:胆囊癌的新辅助化疗,临床应用少,鲜有报道。

③选择性动脉插管灌注化疗:有报道在手术中经胃网膜右动脉置管入肝动脉,经皮下埋藏灌注药泵,于切口愈合后,选用FMP方案等化疗药物进行灌注化疗,根据病情需要间隔数周重复使用。此外,通过门静脉注入碘化油加入化疗药物,使其微粒充分进入肝窦后可起到局部化疗和暂时性阻断肿瘤扩散途径的作用,临床应用取得了一定效果,为无法切除的胆囊癌伴有肝转移的患者提供了可行的治疗途径。

④腹腔化疗:腹腔内灌注顺铂和氟尿嘧啶对预防和治疗胆囊癌的腹腔种植转移有一定的疗效。亦有报道开腹手术直视下置入缓释氟尿嘧啶,未开腹术后患者通过腹腔引流管在B超指导下将缓释氟尿嘧啶洒于胆囊床周围,可能会延长生存期。

（5）放疗

①适应证:胆囊癌根治术后、不能切除或姑息性切除的晚期胆囊癌、术后局部复发者。

多组前瞻性的研究结果显示,胆囊癌对放疗有一定敏感性,可减少胆囊癌根治术后的复发率,对术后局部复发的病例以及不能切除或姑息性切除的晚期胆囊癌可缓解症状和延长生存时间。其中以 Kresl 和 Coworkers 的报道效果最好,外照射联合氟尿嘧啶等化疗可使根治性切除术患者的 5 年生存率由 33% 提高到 64%。近年来,伽马刀、射博刀等定向放射也有应用于胆囊癌原发灶和转移灶的治疗,可能有一定疗效,但缺乏大宗资料的研究。

②放疗方法选择:放疗方法有术前、术中、术后放疗以及经 PTCD 导管实施腔内照射,临床上应用最多的是术后放射治疗。术前放疗的目的是:降低肿瘤细胞的活性,减少术中转移的机会;尽可能地缩小肿瘤,增加手术切除的机会。但术前放疗临床应用少,鲜有报道。根据手术中明确的肿瘤部位和大小,并以金属夹对术后放疗的区域做出标记,进行外照射治疗。照射的剂量为 40～70Gy,分 5～7 周完成。术中放疗的剂量通常为 20～30Gy,术后可联合外照射和化疗治疗:45Gy 外照射、氟尿嘧啶 350mg/m² 第 1～5 和第 28～32 天滴注化疗。

体外照射范围,原则上应包括原发灶和区域淋巴结。病灶局限又无远处转移的非根治性切除是术后体外照射的最好适应证。综合各家术后放疗结果报道,接受术后放疗的患者中位生存期均高于对照组,尤其是对于 Nevin Ⅲ 期、Ⅳ 期或非根治性切除的病例,相对疗效更为明显。术后放射治疗一般在术后 4～5 周开始,外照射 4～5 周,选择的剂量既为肿瘤的治疗量又应在正常组织耐受范围之内。一般每周照射 5 天,1/d,每次为 1.8～2.0Gy。治愈性切除的预防性照射进行 5 周,总量为 50Gy,非治愈性切除的放射总量为 60～65Gy。腔内照射是指通过 PTCD 的导管将²²⁶镭、⁶⁰钴及¹⁹²铱等密封的小放射源送入胆管腔内的放疗。腔内照射具有局部病灶照射剂量大、周围脏器放射损伤小的优点,尤其适用于胆管狭窄。但对远离放射源的胆管断端及手术剥离面照射剂量不够,所以一般将腔内照射与体外照射联合应用,剂量分别为 10～20Gy 和 40～50Gy。

(6)介入治疗

①介入性胆道引流术:对已失去手术机会伴有黄疸的晚期胆囊癌,尚可采用介入性胆道引流术减黄,如 PTCD 外引流或经 PTCD 或 ERCP 途径置入胆道内支撑管或金属内支架引流等。

②介入区域性化疗:对肿瘤姑息性切除和肝转移患者还可行介入区域性化疗。具体方法是首先行选择性腹腔动脉造影,导管进入肝总动脉后,30 分钟内持续输注丝裂霉素 20mg,以后隔 6 周重复 1 次上述治疗。从第 2 次起每次丝裂霉素剂量为 10～15mg,每个患者至少接受 5～7 次治疗,总剂量为 75～85mg。也可选用紫杉醇、吉西他滨和奥沙利铂等化疗药物。结果表明,高选择性动脉内化疗对肿瘤局限于胆囊壁(Nevin Ⅰ～Ⅲ 期)者效果较好;如果肿瘤侵犯胆囊壁以外,区域性化疗起不到控制肿瘤生长的作用。介入区域性化疗的优点是:a.靶器官的药物浓度高;b.术前应用使肿瘤和周围血管之间产生炎性间隙,有助于提高手术切除率;c.术后应用可杀死体内残留的肿瘤细胞,减少术后复发和转移;d.对于不能切除的胆囊癌患者,介入性区域性化疗能有效地抑制肿瘤生长,延长患者生存期;e.减轻全身性的毒副作用。

(7)靶向治疗:有关胆囊癌的靶向治疗的研究报道不多,但研究已证实表皮生长因子受体(EGFR)和 C-Erb-B2 在胆囊癌组织中均有表达,因此,厄洛替尼,一种口服的表皮生长因子的酪氨酸激酶抑制药物,可用于胆囊癌的靶向治疗。环氧化酶-2(COX-2)在血管内皮生长因子介导的肿瘤发生中具有重要作用,预示 COX-2 抑制药可用于胆囊癌的靶向治疗药物,也可与化疗联合。

（8）其他治疗：其他治疗方法包括免疫治疗、生物治疗、中医治疗、射频消融治疗等，疗效尚不确定。有文献报道应用干扰素 α-2b 及胸腺肽或胸腺五肽、白介素-Ⅱ等生物制剂联合化疗，可提高疗效。

3.意外胆囊癌的诊治

意外胆囊癌是指在术中未能及时发现而在术后经病理证实的胆囊癌，常见原因有：术中未能认真剖检胆囊而漏诊；急性胆囊炎手术因胆囊壁明显增厚而不易发现病灶；胆囊息肉行腹腔镜胆囊或开腹手术以及胆囊壁增厚误诊为黄色肉芽肿性胆囊炎等，术中未送病理检查。1997年 6 月至 2001 年 5 月，某市 40 家二三级医院手术病理证实胆囊癌 390 例，其中意外胆囊癌 78例，所有病例 TNM 分期均在Ⅲ期以下（0 期 9 例，Ⅰ期 27 例，Ⅱ期 31 例，Ⅲ期 11 例），无一例再手术。

2009 年 10 月，AJCC 会议强调了意外胆囊癌再次根治性手术的必要性，应根据癌肿的部位、大小、浸润深度、累及范围、病理分期、术中是否播散，决定是否再手术及手术方式。①病理分期：查阅原始病历资料、术前术后影像学资料、手术记录、病理巨检和镜检报告；②癌肿是否播散：了解术中胆囊破裂、癌组织破碎、胆囊大部分切除残留黏液烧灼、LC 穿刺孔种植、有无腹块、腹水。一般而言，Ⅱ～Ⅲ期的意外胆囊癌应再手术治疗，术前应行相关检查，排除癌症转移或播散。

其实大多数意外胆囊癌只要术中仔细剖检胆囊并及时送病理检查是可以发现的，因此，意外胆囊癌防治的关键首先是在术中仔细剖检胆囊并及时送病理检查，对符合再手术条件的应及时再手术。

4.胆囊癌并发症的处理

（1）胆囊癌相关并发症的处理：合并急性胆囊炎胆囊肿大坏疽甚至穿孔，可行姑息性胆囊切除或胆囊造口术；出现阻塞性黄疸时，可根据具体情况选择合适的减黄方法，如内引流或外引流等；出现十二指肠梗阻时可行胃空肠吻合术等。

（2）胆囊癌术后并发症的处理：胆囊癌的术后并发症发生率为 20%～30%，死亡率为0%～4%，主要包括：腹腔脓肿、胆汁瘤、胆道感染、肺部和伤口感染、胆道狭窄严重时可出现黄疸等。对胆汁漏、腹腔感染可在超声引导下穿刺置管引流，并加强营养支持和积极抗感染治疗；对出现黄疸患者，可采用介入性胆道引流减黄术，如 PTCD 外引流或经 PTCD 或 ERCP 途径置入胆道内支撑管或金属内支架引流减黄。

5.胆囊癌的预后

目前胆囊癌的预后仍很差，系列的大宗病例资料回顾性研究显示，胆囊癌患者（包括手术和非手术）的 5 年生存率不足 5%，平均生存时间不足 6 个月，根本原因是 40% 以上的患者就诊时已属晚期，不能根治性切除，根治性切除率仅约 25%。根治性手术可明显提高生存率，其生存时间主要取决于肿瘤侵犯胆囊壁的深度和范围以及淋巴结转移情况根治性切除患者的总的 5 年生存率超过 40%，T_1 期行单纯胆囊切除术患者的 5 年生存率接近 100%，T_2 及 T_3 期没有淋巴结转移的患者根治性切除术后 5 年生存率超过 50%，出现黄疸、淋巴结转移或远处转移的患者 5 年生存率为 0%～10%。

（1）影响预后的因素：临床因素中，意外胆囊癌预后最好，中位生存期 26.5 个月；可疑胆囊癌患者中位生存期为 9.2 个月。同时,因肿瘤引起的梗阻性黄疸、胆道感染以及肠梗阻这一系列合并症均影响其预后。

病理因素方面,与绝大多数恶性肿瘤一样,胆囊癌预后与 TNM 分期明显呈正相关,分期越晚预后越差,其中 T 分期尤其重要。T 分期不但指肿瘤侵犯深度,同时预示淋巴结转移以及远处转移的概率;不同 T 分期患者,手术切除率不同,直接影响患者预后。淋巴结转移以及远处转移患者,均提示预后差。

(2)治疗方法与预后:手术切除是胆囊癌唯一有效的治疗方法,其预后与能否行根治性切除术以及切缘是否阴性密切相关。$T_{1a}N_0M_0$ 患者,行单纯胆囊切除术,术后切缘为阴性者,术后 5 年生存率为 99%~100%;$T_{1b}N_0M_0$ 患者为 95%~100%。$T_2N_0M_0$ 患者行根治性切除术(切缘为阴性者),术后 5 年生存率为 60%~80%,高于行单纯胆囊切除患者的 5 年生存率(10%~22%)。T_3 患者行根治性切除术后 5 年生存率为 15%~63%。T_4 患者绝大部分由于伴有门静脉侵犯或腹膜种植等原因,无法根治性切除,故行姑息性手术或行内支架置入术,其术后 5 年生存率几乎为零。

(3)胆囊癌的生物学特性与预后:胆囊癌恶性程度高、预后差,在基因水平上研究胆囊癌的生物学行为,有助于胆囊癌的早期诊断和治疗。胆囊癌的发生、发展是一个多基因共同作用的结果,许多基因与胆囊癌的发生、发展、转移以及预后有密切关系。目前对胆囊癌相关基因的研究集中在对 p53 和 ras 基因,关于其他基因的报道很少。随着胆囊癌分子生物学研究的进一步发展,将逐渐揭示胆囊癌发生、发展、转移的基础,并寻找特异性高、敏感性高、简便实用的肿瘤标记物用于临床检测,改善胆囊癌的预后情况。

6.胆囊癌的预防

改善预后的关键是:重预防,早发现早治疗,规范胆囊癌手术,合理的综合治疗。预防胆囊癌最有效的方法是:对有胆囊癌易患因素的病变行预防性胆囊切除术,特别是对 50 以上的慢性萎缩性胆囊炎、结石直径＞3cm、瓷性胆囊、胆囊息肉、胆囊腺肌病、原发性硬化性胆管炎(PSC)、胰胆管汇合异常等患者,应行预防性胆囊切除术。流行病学研究资料显示,全人群中其胆囊结石患者 20 年内发生胆囊癌的概率不足 0.5%,对无症状胆囊结石患者,行预防性胆囊切除术是不必要的。

(1)一级预防:即病因预防。胆囊癌仍无明确的病因,国内外的流行病学研究已经证明:胆囊结石、瓷化胆囊、胆囊息肉以及沙门菌感染等是胆囊癌的最重要的危险因素。加强卫生宣教,对老年胆囊结石患者等有危险因素的人群,定期门诊随访,必要时行预防性胆囊切除。

(2)二级预防:即早发现、早诊断、早治疗。对于具有危险因素患者如胆石症、胆囊息肉患者,一旦发现恶变可能,建议手术治疗。腹腔镜胆囊切除术中发现的意外胆囊癌患者,需术中冷冻明确肿瘤病理分期和切缘情况,以确定是否行进一步根治性手术治疗。同时建议腹腔镜胆囊切除术中尽量避免胆囊破损,取出胆囊标本时应置入标本袋内以防止意外肿瘤造成切口种植。对于不能行根治性切除术的患者,建议行姑息性治疗,解除胆道梗阻,其方法如内引流术、内镜胆道内支架置入术、PTCD 术等。

(3)三级预防:康复预防。对不能手术或手术后的患者,争取康复治疗,包括减黄、保肝支持治疗以及中西医结合治疗,以减轻痛苦,提高生活质量。

（4）预防复发转移的措施：①预防性全身化疗：根据个人具体情况制定个体化治疗方案；②局部放疗：根据个人具体情况制定相关治疗方案；③细胞因子免疫治疗；④细胞过继免疫治疗；⑤分子靶向治疗；⑥中医治疗。

第八节　胆管癌

胆管系统肿瘤包括胆囊和胆管（左、右肝管至胆总管下段的肝外胆管）肿瘤，有良恶性之分，恶性肿瘤以癌占多数。胆管癌按所发生的部位可分为肝内胆管癌和肝外胆管癌两大类。肝内胆管癌起源于肝内胆管及其分支至小叶间细胆管树的衬覆上皮；肝外胆管癌又以胆囊管与肝总管汇合点为界分为肝门部胆管癌和远端胆管癌。胆管癌约占所有消化道恶性肿瘤的3％，可引起胆管各个层面的梗阻，其诊断和治疗困难，主要症状是胆道的恶性梗阻。由于症状出现晚，治疗效果欠佳，往往预后不良。

一、流行病学

胆管癌是一种少见的恶性肿瘤，占恶性肿瘤的不足2％，但在肝胆原发性恶性肿瘤中，胆管癌居第2位。全球的胆管癌的总体发病率为1.2/10万，而我国的胆管癌的发病率已经达到6/10万。近年来流行病学调查结果显示，肝内胆管癌的发病率和死亡率呈逐年上升趋势，其中2/3的患者超过65岁，而年龄超过80岁者发病率增加近10倍，男性高于女性。

慢性胆道炎症是胆管癌的主要危险因素。在慢性寄生虫感染的流行区域，如我国和泰国，华支睾吸虫及后睾吸虫造成的慢性胆道感染和胆管癌发生的相关性十分明显。而在西方国家，原发性硬化性胆管炎（PSC）则是胆管癌的重要因素。高龄、男性、Caroli病、胆管腺瘤、多囊肝以及肥胖、糖尿病、病毒性肝炎、吸烟、饮酒等也与胆管肿瘤的发生密切相关。

二、病因与病理

（一）病因

绝大多数胆管癌病因尚难确定，但一系列危险因素造成胆管上皮的长期炎症及慢性损伤，在胆管肿瘤中发挥重要作用。原发性硬化性胆管炎是临床少见疾病，多见于中年男性。病理学特征是胆管系统的炎症、纤维化及狭窄，可伴或不伴有溃疡性结肠炎，国外报道有10％～20％的患者最终发展为胆管癌。胆总管囊肿及Caroli病等少见的先天性胆管系统纤维囊肿性疾病被认为与胆管癌的发生相关。有10％的胆总管囊肿患者会发生胆管癌，年发病率为1％，在15～20年后达到高峰。而在我国，华支睾吸虫及后睾吸虫造成的慢性胆道感染和胆管癌发生密切相关。胆管癌罕见于肝硬化，并与丙型肝炎等病毒性感染的关系不明显。胆管癌其他危险因素包括多囊肝、肝内胆管结石、毒物接触史、遗传性疾病等。胆管上皮内瘤变、导管内乳头状肿瘤、胆管微小错构瘤被认为是胆管癌的癌前病变。

（二）病理学分型

1.肝内胆管癌

（1）大体类型：肿块型、管周浸润型和管内生长型。通常管内生长型患者的预后好于肿块型或管周浸润型。胆管囊腺癌是一类以形成囊腔为特征的肝内胆管肿瘤,手术切除预后较好。

(2)组织学类型:腺癌最常见,偶可见腺鳞癌、鳞癌、黏液表皮样癌、类癌及未分化癌等类型。

2.肝外胆管癌

(1)大体类型:息肉型、结节型、硬化缩窄型和弥漫浸润型。结节型和硬化型倾向于侵犯周围组织,弥漫浸润型倾向于沿胆管扩散,两者切除率和治愈率均较低。息肉型可因脱落而发生转移,肿瘤局限于胆管壁者手术治疗预后较好。

(2)组织学类型:腺癌最常见,少见类型有黏液腺癌、透明细胞腺癌、印戒细胞痛、腺鳞癌、未分化癌和神经内分泌肿瘤等。

三、临床表现

早期胆管癌并无特异性表现,仅仅表现为体重减轻、食欲减退等。进展期胆管癌因肿瘤部位及大小不同,其临床表现不尽相同。肝内胆管癌患者早期常无特殊临床症状,随着病情的进展,可出现腹部不适、腹痛、乏力、恶心、上腹肿块、黄疸、发热等症状,黄疸较少见。肝门部胆管癌一般不引起临床症状,除非梗阻累及双侧胆道,其症状和黄疸的程度与梗阻的水平直接相关。肝外胆管癌出现胆道梗阻时,高胆红素血症可导致恶心、皮肤瘙痒、尿色加深、巩膜黄染、陶土样便等。无论哪一型胆管癌,出现胆道梗阻时一般已经到了疾病晚期。除胆道梗阻外,疾病会迅速发生局部侵袭,压迫或阻塞如胃、十二指肠、血管等邻近器官,出现消化道的梗阻。如果出现疼痛,通常会出现在中上腹或右上腹,可能有背部放射痛,腰背痛说明肿瘤已侵犯腹膜后,也预示着肿瘤可能无法切除。

四、诊断

对于怀疑有胆道梗阻的患者,首先应进行的实验室检查,包括肝功能、肿瘤标志物。进一步的影像学检查应在根据病史、体征和血清学检查怀疑有胆道恶性肿瘤的基础上进行。

(一)实验室检查

1.血液检查

虽然肝功能检查对于胆管癌的诊断没有特异性,但可提示有无胆道梗阻。胆红素等指标升高的程度取决于梗阻的位置、严重程度和是否慢性梗阻。肝内胆管的肿瘤可以仅出现碱性磷酸酶升高,慢性胆道梗阻患者可能出现凝血酶原时间的延长。

2.肿瘤标志物

肿瘤标志物也是非特异性的,由于其在肿瘤与良性疾病有显著的重叠,并且在疾病的早期敏感性也较低。癌胚抗原(CEA)和糖类抗原(CA19-9)临床使用最为广泛。CEA 本身对于诊断胆管癌既不敏感也不够特异。CEA升高也可见于良性疾病,如胃炎、消化性溃疡、慢性阻塞性肺疾病、糖尿病以及其他急慢性炎症,但是其可监测肿瘤复发,CEA升高在肿瘤患者可提示肿瘤复发的可能。血清 CA19-9 作为胆管癌的检测指标已被临床广泛使用。主要的局限是敏感性和特异性均不高,患者有各种胆胰疾病,包括胰腺炎、胆管炎、胰腺癌和恶性肿瘤都可以发现 CA19-9 升高。此外,各种原因引起的胆道梗阻都可导致血清 CA19-9 升高。

(二)影像学检查

绝大多数患者在专科诊治前已行腹部超声检查,超声下胆管癌的主要表现是肝外胆管或肝内胆管明显扩张。多普勒超声检查可明确胆道梗阻的部位,可判断肿瘤是否侵及血管,为外科手术决策提供支持。其敏感性与特异性分别为 93% 和 99%。对于无痛性黄疸,CT 和 MRI 仍是首选的检查方法。MRCP 作为一种无创的检测方法,可以获取肝内胆管和肝外胆管的可靠、精确的解剖学信息,指导诊断及治疗计划。增强 CT 扫描对于发现胆道肿瘤、了解胆道梗阻水平较为敏感,并可了解相关淋巴结情况。正电子发射断层扫描(PET-CT)可检测到小于 1cm 的结节性胆管癌,但其对浸润性肿瘤检测不够敏感,且其灵敏度还依赖于临床医生的经验。另外,有研究报道 PET-CT 检测对于提高未发现的远处转移灶有一定的成功率价值。

(三)内镜检查

1.超声内镜(EUS)

EUS 可以评估肝门部胆管癌并可以行超声内镜引导下细针穿刺吸取术(EUS-FNA),用以评估肝门淋巴结病变和邻近的肝脏病变。EUS 与 ERCP 比较显著的优势是创伤小,可为不需要引流的患者提供诊断信息。

2.ERCP

ERCP 是获得组织学诊断的首选方法,并能进行胆道引流。其他方法可提高 ERCP 对狭窄的检查水平,包括经口胆道镜、共聚焦成像、导管内超声(IDUS)、窄带成像(NBI)。在初次 ERCP 时,应该尽量尝试在直视和组织病理学角度做出诊断,因为导管和支架操作会影响后续操作的判断。

3.导管内超声(IDUS)

IDUS 探头直径约为 2mm,可以无需胆管括约肌切开而沿导丝置入。IDUS 能比胆道镜更准确的确定肿瘤的纵向范围。但随着经口胆道镜的进一步熟练操作与普及,IDUS 已较少使用。

4.经口胆道镜

经口胆道镜有可能成为最常用的观察胆道的手段,因其不但可以在直视下进一步明确狭窄的性质,还可以进行靶向活检,尤其现在的 2 代 SpyGlass 更能清晰地显示胆道恶性肿瘤形态。

5.共聚焦激光显微镜(CLE)

目前已被应用到内镜检查中。CLE 使用低功率的激光照射组织,检测反射的荧光。一项多中心研究发现,ERCP 联合探头共聚焦显微镜(pCLE)比 ERCP 联合组织学检查的准确率更高。

(四)组织学诊断

关于术前是否必须要有病理依据目前仍有争议,超声内镜或 CT 引导下穿刺虽然可以进行组织学检查,但是有可能在操作过程中导致种植转移。

1.细胞学

在进行 ERCP 检查过程中,可进行胆汁细胞学检查,但其阳性率仅为 30%,刷检也只有

$35\sim69\%$的敏感性,特异性为90%。

2.组织学

ERCP检查过程中,可以使用胆道镜在直视下进行定向活检,也可以透视引导下活检。当在胆道狭窄处活检与刷检同时进行时,可明显提高肿瘤阳性诊断率。

五、治疗

1.放、化疗

随着辅助治疗的研究的深入,新的放化疗技术方法的进步以及新的化疗药物的应用,越来越多的前瞻性研究显示了令人振奋的结果,放疗、化疗及免疫治疗等综合治疗能减少胆管癌根治术后的局部复发率,对不能切除的晚期和局部复发的病例也可延长生存时间和改善生活质量,因此,合理的综合治疗也是必不可少的。

胆管癌的手术切除范围有限,胆管切端累及、区域淋巴结清扫不彻底的情况较常见。因此,术后宜辅助放疗、化疗,静脉给药或行区域动脉灌注化疗。患者带 T 管引流者,采用氟尿嘧啶胆道灌注,也有一定的疗效。文献资料显示,胆管癌的化疗效果略逊于胆囊癌,但放疗效果优于胆囊癌。

此外,胆管癌还有一些特殊的放疗方法,如定向放疗(伽马刀)治疗;经介入方法(PTC/ERCP)或在术中置入胆道内支架放入铱 192 或钴 60 放射粒子行腔内放疗;用抗 CEA 碘 131 对无法切除的胆管癌做放射免疫治疗等。

2.光动力疗法(PDT)

胆管肿瘤的光动力治疗(PDT)是一项新出现的治疗方法,其原理是将特殊的光敏剂注入体内,肿瘤组织摄取和存留的光敏剂较多,然后在应用特定波长(630nm)的激光进行光照射,在生物组织中氧的参与下发生光化学反应,产生单态氧和(或)自由基,破坏组织和细胞中的多种生物大分子,最终引起肿瘤细胞的坏死,其中也可直接应用内镜引导将光纤插入胆管肿瘤部位,进行近距离局部光照射。目前光动力治疗是一种重要的姑息性治疗方法,这种治疗主要的不良作用是光毒性,可能持续 $4\sim6$ 周,几个 Ⅱ 期的研究报道了光动力治疗的有益结果,中位生存期为 $330\sim439$ 天,1 年生存率为 $45\%\sim78\%$。因此,光动力治疗是胆管肿瘤局部控制的一种有前景的方法。

肝门胆管癌 PDT 治疗的相对适应证:已成功行胆道引流的无法切除的;因伴随疾病而不能耐受手术的;胆管切缘可疑肿瘤残留的。禁忌证:卟啉症;近期接受过光敏药物如博来霉素等;置入带膜金属胆管支架;严重的肝肾功能不全。相对禁忌证:腹膜转移;Karnofsky 评分$<$$30\%$;胆汁瘤或肝脓肿等。PDT 治疗前应对胆汁淤积严重的胆管癌患者进行保肝、减黄等预处理。

3.射频消融术

射频消融术是根据电流通过组织时可使电极周围组织中的正负离子高速震荡,高速震荡的离子因摩擦产生大量的热量,产生局部高温使肿瘤组织凝固坏死的原理产生的,并且射频治

疗还可使肿瘤周围产生一个反应带,阻断肿瘤的血供,可有效阻止肿瘤的生长、转移。国内有学者对射频消融术联合内镜下支架置入治疗与单纯支架置入治疗作对比,发现胆管通畅期延长。

第九节 消化系统神经内分泌肿瘤

一、概述

神经内分泌肿瘤(NENs)是一组起源于肽能神经元和神经内分泌细胞,临床表现为惰性、缓慢生长的低度恶性到高转移性等显著恶性的一系列异质性肿瘤,可发生于全身多种器官和组织。根据其胚胎起源部位,可分为前肠、中肠和后肠来源性肿瘤,前肠肿瘤发生于呼吸道、胸腺、甲状腺、甲状旁腺、口咽至十二指肠乳头前之间的消化管和胰腺、肝胆,中肠肿瘤发生于十二指肠乳头后直到横结肠右 2/3 之间消化管,后肠肿瘤发生于横结肠左 1/3 至肛管上段的消化管及膀胱、尿道。其中胃肠胰神经内分泌肿瘤(GEP-NENs)最常见,占所有神经内分泌肿瘤的 55%~70%。根据肿瘤是否分泌过量激素及患者是否表现激素相关临床症状,可将 NENs 分为功能性神经内分泌肿瘤(F-NENs)和非功能性神经内分泌肿瘤(NF-NENs),NF-NENs 较 F-NENs 更为常见。F-NENs 多位于胰腺,常见的有胰岛素瘤、胃泌素瘤、胰高血糖素瘤,较少见的有血管活性肠肽瘤(VIPoma)、胰多肽瘤、生长抑素瘤、异位促肾上腺皮质激素瘤(ACTHoma)等。

(一)流行病学

NENs 是一类少见疾病,但其发病率正逐渐增高。美国流行病学研究显示其发病率在过去 30 年间不断上升,从 1.09/10 万人(1973 年)增加到 6.98/10 万人(2012 年),女性的发病率稍高,为 52.7%。欧美人群消化系统神经内分泌肿瘤最常见的原发部位为小肠、直肠及胰腺。我国台湾的流行病学数据亦显示神经内分泌肿瘤的发病率在不断上升,从 0.30/10 万人增加到 1.51/10 万人。我国消化系统神经内分泌肿瘤患者最常见的原发部位为胰腺,其次为直肠和胃,小肠神经内分泌肿瘤相对欧美白人少见。近年来,由于临床诊断水平的提升及影像学检查的发展,NENs 的检出率亦不断上升。

(二)临床表现

1.症状特点

NENs 具有显著的异质性,不同部位肿瘤的生物学行为和临床特点差异较大,临床表现主要与分泌的激素类型、肿瘤对周围组织的压迫及转移有关。NF-NENs 患者起病隐匿,肿瘤进展时表现出局部侵犯和远处转移相关症状,主要为非特异性消化道症状,如腹痛、恶心、呕吐、黄疸、肠梗阻、消化道出血等,当肿瘤体积较大时,可在原发灶或转移灶所在部位触及肿物。而 F-NENs 患者的症状主要由肿瘤所分泌的不同激素所导致,包括卓-艾综合征、Wipple 三联症、糖尿病、腹泻、胆石症、类癌综合征、库欣综合征等(表 4-8)。

表 4-8　常见功能性神经内分泌肿瘤临床表现及相关激素

肿瘤类型	激素	主要表现
胰岛素瘤	胰岛素	低血糖综合征（Wipple 三联症）
胃泌素瘤	胃泌素	卓-艾综合征
血管活性肠肽瘤	血管活性肠肽	腹泻、低钾血症、脱水
胰高血糖素瘤	胰高血糖素	坏死游走性红斑、糖耐量异常、消瘦
生长抑素瘤	生长抑素	糖尿病、胆石症、腹泻
促肾上腺皮质激素瘤	促肾上腺皮质激素	库欣综合征
部分前肠和中肠神经内分泌肿瘤	激肽、5-羟色胺、组胺	类癌综合征

2.类癌综合征

类癌综合征是部分前肠和中肠神经内分泌肿瘤较特异的临床表现,是由于肿瘤所分泌的多种肽类和胺类激素如组胺、激肽、5-羟色胺、前列腺素等进入体循环,引起发作性腹痛、腹泻、皮肤潮红、心脏瓣膜病、毛细血管扩张、喘息、糙皮病等临床表现的综合征,严重时可以出现威胁生命的类癌危象。类癌综合征多发生于肿瘤出现肝转移后,所分泌的激素不能被肝脏灭活而大量进入体循环,从而导致各种激素相关症状。体力活动、麻醉、手术或化疗等引起激素大量分泌时可发生类癌危象,临床上常表现为突然出现严重而普遍的皮肤潮红,常持续数小时至数日;腹泻明显并伴有腹痛;严重的支气管痉挛;中枢神经系统症状常见,轻度头晕、眩晕至嗜睡和深度昏迷皆可出现;心血管方面可表现为心动过速、心律失常、高血压或严重低血压。类癌综合征患者 60%～80%会发生类癌性心脏病。类癌性心脏病主要病理表现为心瓣膜和心内膜纤维性增厚,多发生在右侧心腔,临床上出现以三尖瓣关闭不全及狭窄、肺动脉瓣关闭不全及狭窄等为主要临床表现的心脏疾病。但有约 10%的类癌性心脏病也累及左心。

（三）诊断

1.定性诊断

NENs 的临床表现各异,仅有非特异性症状时通常难以诊断,而若出现典型 Zollinger-Ellison 综合征、Wipple 三联症、类癌综合征、库欣综合征等功能性症状时应高度怀疑 NENs。此外,若实验室检查发现空腹血清嗜铬素 A(CgA)明显增高,也高度提示 NENs,最终确诊主要依靠病理诊断。

2.定位诊断

消化内镜(包括胃镜、肠镜、小肠镜及胶囊内镜)、CT、MRI、腹部超声、超声内镜、生长抑素受体显像(SRS)及 PET/CT 都是 NENs 定位诊断的重要手段。

CT、MRI 是 NENs 最基本的影像学检查,神经内分泌肿瘤大部分富血供,在 CT 和 MRI 增强扫描下呈现富血供肿瘤的特点。CT 对淋巴结及肝转移灶的诊断敏感性可达 80%～90%,但是对体积较小的原发肿瘤及肝外肿瘤的敏感性较低,原发灶位于小肠时更不易发现,此时应用 CT 血管造影(CTA)及 CT 小肠造影(CTE)可以很大程度提高检出率。MRI 对胰腺和盆腔 NENs 的敏感性较高,MRI 增强扫描时利用特殊的肝特异性对比造影剂普美显,可以极大地提高肝转移性灶的检出率,也可辅助 NENs 肝转移灶与肝血管瘤或其他肝脏良性肿瘤的鉴别。

消化内镜能够直观地检出消化道的 NENs,并可对肿瘤进行组织活检。超声内镜可评估消化道 NENs 的浸润深度和胰腺 NENs 的大小及胃肠胰 NENs 的区域淋巴结情况,利于肿瘤分期。腹部超声可以对肝脏、胰腺、腹腔淋巴结转移的 NENs 进行初步筛查,腹部超声和超声内镜引导下穿刺活检可以协助肿瘤组织学诊断。SRS 主要利用大部分胃肠胰 NENs 高表达生长抑素受体(SSTRs)这一特性,静脉注射放射性核素标记的生长抑素类似物(SSAs)后,放射性标记物聚集于高表达 SSTRs 的 NENs 的原发灶及转移灶并显影,有助于 NENs 的定位及分期,但生长抑素受体显像采用的 SPECT 扫描的空间分辨率较差,对于准确评估肿瘤负荷价值有限。近年来新发展的采用^{68}镓(^{68}Ga)标记生长抑素类似物的 PET/CT 扫描(^{68}Ga-SSA-PET/CT)对 NENs 具有极高的灵敏度和特异度,目前正逐渐取代 SRS 用于 NENs 的定位诊断及分期。常规^{18}F-FDG-PET/CT 对于分化好的神经内分泌瘤的敏感性不高,当18F-FDG-PET/CT 显示高代谢时,多提示肿瘤分级较高或生物学行为恶性。结合^{68}Ga-SSA-PET/CT 和^{18}F-FDG-PET/CT 的双扫描可同期观察肿瘤代谢及 SSTRs 表达情况,不仅可用于肿瘤的定位和分期,还可以进一步指导治疗方案的选择。

3.循环生物标志物

这类生物标志物主要为神经内分泌肿瘤细胞分泌的特定激素或者是在神经内分泌肿瘤细胞中含量较高并可分泌入血的生物活性物质。前者为特定功能性肿瘤的特异性标志物,如胰岛素即为胰岛素瘤的特异性标志物,胃泌素则为胃泌素瘤的特异性标志物;后者则在功能性和非功能性肿瘤中均可能升高,为神经内分泌肿瘤的"通用标志物",如嗜铬素 A,神经元特异性烯醇化酶等。

(1)嗜铬素 A(CgA):CgA 存在于大部分神经内分泌肿瘤细胞的大分泌颗粒基质中,与肽类或胺类激素共同释放,它还是血管生成抑制因子、胰抑素等几种功能肽的前体,是目前公认最有价值的神经内分泌肿瘤(无论是功能性还是非功能性)的"通用"肿瘤标记物。血清或血浆CgA 升高对神经内分泌肿瘤诊断的敏感性和特异性在 70%～100%,CgA 也与肿瘤负荷、复发转移以及预后相关,但后肠来源的神经内分泌肿瘤和胰岛素瘤 CgA 升高不明显。CgA 检测前应排除质子泵抑制剂(PPI)使用、慢性萎缩性胃炎、肾功能损伤等其他可导致 CgA 假阳性升高的因素的影响。

(2)嗜铬素 B(CgB):CgB 也是嗜铬粒蛋白家族成员,主要由直肠神经内分泌肿瘤细胞分泌,血清水平受肾功能不全和质子泵抑制剂使用影响较小,主要用于直肠神经内分泌肿瘤诊断。

(3)神经元特异性烯醇化酶(NSE):NSE 也是一种 GEP-NENs 的通用标志物,在 30%～50%患者中存在 NSE 升高,尤其在分化差的神经内分泌癌中升高较为显著,对肿瘤病情监测、疗效评估具有一定意义。但肝硬化、肾功能不全、心衰或合并自身免疫性疾病时可能假阳性升高。

(4)胰多肽(PP):由部分胰腺和中肠神经内分泌肿瘤细胞所分泌。单独使用 PP 诊断GEP-NENs 的灵敏度与特异度均不高,与 CgA 联合可能提高诊断的敏感性。腹泻、肠炎、慢性肾功能不全或使用止泻药物可能导致 PP 假阳性升高。

(5)5-羟基吲哚乙酸(5-HIAA):5-HIAA为5-羟色胺的代谢产物,尿液中5-HIAA水平异常升高提示可能合并类癌综合征,对于功能性小肠神经内分泌肿瘤的诊断具有重要价值,5-HIAA在辅助诊断类癌心脏病方面具有较高的灵敏度和特异度。24小时尿5-HIAA排出量波动很大,而且受食物的影响,如吃马铃薯、香蕉、菠萝后,尿中5-HIAA排出量增加,因此需反复多次验尿(至少2个24小时),且要禁食上述食物24小时后所得结果才较为可靠。

(6)胰岛素:胰岛素瘤是最常见的功能性胰岛细胞瘤,不恰当的胰岛素分泌导致严重低血糖状态为其突出临床表现,是器质性低血糖的常见病因。胰岛素浓度检测有助于早期识别肿瘤性质,协助诊断,同时可以作为肿瘤是否复发的监测指标。

(7)胃泌素:血清胃泌素是由胃肠道G细胞分泌的多肽类激素,其与胆囊收缩素受体结合后通过一系列信号转导而发挥生物学效应,主要参与刺激胃酸分泌、营养胃肠道黏膜、促进胃肠道消化酶分泌等。胃泌素瘤可导致胃泌素异常升高,继发卓-艾综合征,术前术后检测胃泌素水平可协助判断肿瘤是否切除干净。除神经内分泌肿瘤外,萎缩性胃炎、长期服用质子泵抑制剂也能导致胃泌素分泌升高。

(8)生长抑素:生长抑素是一种环状14肽或28肽激素,可通过与细胞膜上的SSTR结合,发挥抑制多种胃肠胰激素分泌、调节胃肠道蠕动,降低门静脉血流等各种生理作用。生长抑素瘤异常分泌生长抑素,可以通过抑制胃肠胰激素的分泌,导致糖尿病、脂肪泻、低血糖、胆石症等。

(9)胰高血糖素:胰高血糖素是29个氨基酸组成的直链多肽,由胰岛α细胞分泌,具有促进糖原分解和糖异生作用,与胰岛素同是决定血糖水平的重要因素。胰高血糖素瘤产生过量胰高血糖素,可能继发坏死性游走性红斑、糖耐量异常、静脉血栓等临床表现。

(10)血管活性肠肽:血管活性肠肽(VIP)瘤是胰岛D1细胞起源的肿瘤,由于D1细胞分泌大量血管活性肠肽,进而引起严重腹泻、低钾、胃酸缺乏等表现。空腹血清VIP水平高于200ng/L对诊断VIP瘤具有重要意义。

(11)其他:近些年随着科技发展,循环肿瘤细胞、mi-RNA等新型循环标志物也逐渐用于GEP-NENs的疾病诊断、病情监测和预后判断,但其敏感性及特异性需要进一步研究。

(四)病理诊断与分期

2010年世界卫生组织(WHO)根据病理分化程度,将胃肠胰神经内分泌肿瘤分为分化好的神经内分泌瘤(MET)、分化差的神经内分泌癌(NEC)以及混合性腺神经内分泌癌(MANEC),MANEC是指同时具有腺管形成的经典型腺癌和神经内分泌肿瘤形态特点的上皮性肿瘤,每种成分至少各占肿瘤的30%,均为恶性。进一步根据肿瘤组织分化程度和增殖活性将胃肠胰神经内分泌肿瘤分为3级。NET常为G_1、G_2级,而NEC均为G_3级。但G_3级中又包括一类肿瘤组织分化较好,增殖指数超过20%(一般不超过60%)的肿瘤,2013版中国胃肠胰神经内分泌肿瘤病理诊断共识将这一类肿瘤称之为高增殖活性神经内分泌瘤,国外文献称之为G_3级NET。分化好的神经内分泌瘤具有典型的组织病理学形态特点,可表现为实性集团状、梁索状、腺样、管状腺泡样、缎带状或假菊形团状,细胞形态多较一致,免疫组化多呈嗜铬素A(CgA)及突触素(Syn)染色阳性。对于功能性神经内分泌瘤,相应激素免疫组化染色也多呈阳性,如胃泌素瘤免疫组化多呈胃泌素染色阳性。分化差的神经内分泌癌细胞往往排列不规则,呈器官样、巢团状或弥漫性分布,坏死较多见。神经内分泌癌可再分为大细胞神经内分泌癌(LCNEC)和小细胞神经内分泌癌(SCNEC),LCNEC 免疫组化 CgA 及 Syn 染色多呈阳性,而这两个标志物在 SCNEC 中表达率较低。

神经内分泌肿瘤分期目前国际上采用欧洲神经内分泌肿瘤学会(ENETS)2006—2007 年发布的 ENETS 分期和美国癌症联合委员会(AJCC)和国际抗癌联盟(UICC)2016 年 10 月发布的 AJCC/UICC 分期(第八版)两套分期系统,根据肿瘤大小、侵犯深度、淋巴结转移和远处转移情况进行综合分期。两套分期系统大致一致。

(五)治疗

手术(包括内镜下手术)仍是局限性 NENs 的首选治疗方式,而对于晚期不可切除的肿瘤,生长抑素类似物(SSAs)、靶向药物、化疗、肽受体放射性核素治疗(PRRT)等是主要的治疗方式,具体治疗方案应根据肿瘤部位、功能状态、病理分级、肿瘤分期、生长抑素受体表达情况以及药物毒性谱等因素进行选择。

(六)预后

随着诊断和治疗水平的提高,消化系统神经内分泌肿瘤的 5 年生存率在不断提高。但由于 NENs 具有显著的异质性,其预后也具有明显的差别,主要的预后影响因素包括原发肿瘤的部位、肿瘤的分级分期、功能状态等。NENs 总体中位生存期为 112 个月,但发生远处转移时,中位生存期仅为 12 个月。从部位来看,阑尾及直肠神经内分泌肿瘤预后较好,而胰腺和小肠的神经内分泌肿瘤预后较差。另外,患者的全身状况、治疗方式的选择、经济条件等都会对预后产生影响,应结合各种因素进行综合判断。早发现、早诊断并行手术治疗是提高患者生存期和治愈率的关键。

二、胃神经内分泌肿瘤

(一)流行病学

胃神经内分泌肿瘤(G-NENs)是一类主要起源于胃内肠嗜铬样(ECL)细胞的少见肿瘤。G-NENs 过去曾被认为是一种罕见的疾病,近 30 年来,随着消化内镜的广泛应用、内镜技术的进步以及对疾病认识的提高,G-NENs 的发病率和患病率呈逐渐上升趋势。1973 年美国监测、流行病学与最终结果数据库(SEER)统计 G-NENs 发病率为(0~0.2)/10 万,2012 年估计其发病率为(0.4~0.6)/10 万。西方国家 G-NENs 占 GEP-NENs 的 5%~23%,亚洲地区 G-NENs 占 GEP-NENs 的 4.3%~26.1%。近年来,我国学者对 G-NENs 的报道逐渐增多,但由于全国性统计系统尚不完善,缺乏对 G-NENs 的详细流行病学数据。2012 年,郭林杰等回顾分析国内 1954 年至 2011 年间发表的所有相关文献,共总结胃肠胰神经内分泌肿瘤(GEP-NENs)11671 例,其中 G-NENs 共 838 例,占 7.2%。2017 年,范金虎等回顾性分析了 2001—2010 全国 23 家三甲医院 GEP-NENs 共 2041 例,其中 G-NENs 共 551 例,占 27.0%。

(二)分型与临床特点

胃神经内分泌肿瘤除了与其他部位神经内分泌肿瘤一样有分级和分期的概念外,这个部位的神经内分泌肿瘤由于其细胞起源的特别,以及存在不同的背景疾病和发病机制,临床上还有分型的概念。胃神经内分泌肿瘤临床上包括分化好的Ⅰ型、Ⅱ型和Ⅲ型胃神经内分泌瘤（NET）以及分化差的胃神经内分泌癌（NEC）。不同分型的胃神经内分泌肿瘤在发病机制、临床表现、诊断、治疗和预后方面各具特点。

正常胃黏膜里分布着三大类调节胃酸分泌的神经内分泌细胞，包括 G 细胞、ECL 细胞和 D 细胞。其中 G 细胞主要分布于胃窦，可以分泌胃泌素，刺激胃酸分泌，ECL 细胞主要分布于胃底和胃体的泌酸黏膜，可以分泌组胺，也刺激胃酸分泌；D 细胞则分布于全胃，分泌生长抑素，抑制胃酸分泌。胃神经内分泌肿瘤主要起源于 ECL 细胞，但其生长与瘤变又会受到胃泌素的刺激和调控，从而形成临床上不同的分型。

1.Ⅰ型胃神经内分泌瘤（Ⅰ型 G-NET）

Ⅰ型 G-NET 是胃神经内分泌肿瘤中最常见的类型，占 70%～80%，其发病机制为：各种原因导致的慢性萎缩性胃炎基础上出现胃酸缺乏，反馈性引起胃窦部位的 G 细胞分泌过多的胃泌素，血中持续升高的胃泌素可促使分布于胃体或胃底的 ECL 细胞增生，进而瘤变，从而产生Ⅰ型 G-NET。与Ⅰ型 G-NET 相关的慢性萎缩性胃炎最常见为自身免疫性萎缩性胃炎，患者由于体内出现针对壁细胞或内因子的自身抗体，除了导致萎缩性胃炎，还可导致铁和维生素 B_{12} 吸收不良，并继发缺铁性或巨幼红细胞性贫血。Ⅰ型 G-NET 往往是胃镜检查偶然发现的，表现为多发性息肉样病变或者黏膜下肿物，长径多小于 1cm，病理上多为分化好的 G_1 和 G_2 NET，好发于胃体或胃底，合并萎缩性胃炎，并存在胃酸缺乏和高胃泌素血症。

2.Ⅱ型胃神经内分泌瘤（Ⅱ型 G-NET）

Ⅱ型 G-NET 罕见，其发病也与血中胃泌素水平过高有关，但这种升高的胃泌素不是来自 G 细胞，而是来自于胃泌素瘤。胃泌素瘤是另一类神经内分泌肿瘤，好发于十二指肠和胰腺，这种肿瘤可以不受任何调控地分泌过多的胃泌素，这些由肿瘤异位产生的胃泌素一方面刺激胃酸过多分泌，造成胃壁肥厚，多发性消化道溃疡，另一方面也能促使胃 ECL 细胞增生瘤变，这样基础上产生的胃神经内分泌肿瘤称为Ⅱ型 G-NET。Ⅱ型 G-NET 实质上为在胃泌素瘤基础上继发的第二肿瘤。胃泌素瘤本身既可以是散发的，也可以是多发性内分泌腺瘤病 1 型（MEN-1），一种由 MEN-1 基因突变引起的常染色体显性遗传性疾病的一个组成部分。Ⅱ型 G-NET 胃镜下表现为胃底体黏膜的广泛肥厚、水肿、溃疡及糜烂，以及在此基础上的多发大量息肉样或者黏膜下病变，病理上多为分化好的 G1 和 G2NET。这类患者胃酸和胃泌素水平均明显升高。如果临床发现Ⅱ型 G-NET，一定要进一步去寻找导致高胃泌素水平的胃泌素瘤（主要在十二指肠或者胰腺部位寻找），以及做垂体、甲状旁腺和肾上腺相关激素和影像检查，了解是否存在 MEN-1。

3.Ⅲ型胃神经内分泌瘤（Ⅲ型 G-NET）

Ⅲ型 G-NET 与Ⅰ型和Ⅱ型的发病机制不同，与高胃泌素血症或其他基础疾病无关。Ⅲ型 G-NET 临床上无高胃泌素血症，胃镜下肿瘤常为单发，直径常多大于 2cm，呈息肉样或隆起溃疡型病变，分布于全胃，病理上为分化好的 G_1、G_2 和 G_3 NET，以 G_3 NET 为多见。

（三）临床表现

G-NENs 的临床表现具有高度异质性。Ⅰ型和Ⅱ型 G-NET，虽然起源于分泌组胺的 ECL 细胞，但绝大部分肿瘤是非功能的，因此其临床表现多数为相关疾病的症状而不是肿瘤本身导致的症状。Ⅰ型 G-NET 可有上腹部不适,腹胀,早饱等慢性萎缩性胃炎的非特异性消化不良症状;如果继发于自身免疫性萎缩性胃炎,由于胃壁细胞破坏,胃酸、内因子分泌减少,影响铁、维生素 B_{12} 吸收,常合并缺铁性贫血或巨幼红细胞性贫血。部分患者可伴发自身免疫性甲状腺疾病。Ⅱ型 G-NET 临床表现为胃泌素瘤导致的卓-艾综合征,包括难治性消化性溃疡、上腹部疼痛、腹泻等。如果胃泌素瘤是 MEN-1 相关的,患者往往还合并垂体腺瘤、甲状旁腺增生或腺瘤、肾上腺皮质腺瘤,临床表现为头痛、视野缺损、闭经、溢乳、高钙血症、继发肾结石等症状。Ⅲ型 G-NET 和分化差的胃神经内分泌癌(G-NEC)绝大部分也为非功能性肿瘤,主要表现为肿瘤本身和转移病灶导致的占位症状,包括腹痛、黑便、腹部包块、消瘦等。

(四)诊断与鉴别诊断

1.临床诊断

出现上腹部不适、腹胀、早饱、腹痛、不明原因贫血、卓-艾综合征等临床症状要排查胃神经内分泌肿瘤,胃镜和超声胃镜检查可以发现原发病灶。最终诊断包括病理诊断和分型诊断,必须结合实验室检查、影像学检查、内镜或超声引导下穿刺活检进行综合诊断。

2.实验室检查

CgA 和 NSE 是神经内分泌肿瘤的通用标记物,Ⅰ型、Ⅱ型、Ⅲ型 G-NET 常有血清 CgA 水平的升高;NSE 升高多见于Ⅲ型 G3NET,以及 G-NEC。Ⅰ型和Ⅱ型 G-NET 均合并高胃泌素血症,如临床发现 G-NET,应做血清胃泌素和胃内 pH 检测,协助分型诊断。Ⅰ型 G-NET 胃泌素高同时胃内 pH 也明显升高;Ⅱ型 G-NET 则胃泌素显著升高同时胃内 pH 降低。Ⅰ型 G-NET 还应评估贫血情况,血清铁和维生素 B_{12} 水平,完善壁细胞抗体、内因子抗体等检查。Ⅱ型 G-NET 如果与 MEN-1 相关,应同时完善垂体、甲状腺、甲状旁腺、胰腺、肾上腺等腺体的相关肿瘤影像检查及功能评估,并做 MEN-1 基因突变检测。

3.内镜表现

Ⅰ型和Ⅱ型 G-NET 胃镜下多表现为多发息肉样隆起,超声胃镜下病变多局限于黏膜层或黏膜下层,以胃底和胃体部最为多见。Ⅰ型 G-NET 多伴有慢性萎缩性胃炎。Ⅱ型 G-NET 多伴有胃黏膜的广泛充血、肥大、溃疡及糜烂,除胃以外,食管下段、十二指肠多发溃疡及糜烂也常见。Ⅲ型 G-NET 内镜表现多样,包括巨大息肉、结节样隆起、溃疡型病变等,常为单发,全胃均可发生。分化差的胃神经内分泌癌(G-NEC)内镜下表现可为隆起型或巨大溃疡型病变,相对好发于近端胃,特别是胃食管结合部。

4.影像学特点

CT 和 MRI 检查可帮助判断有无淋巴结和远处脏器转移,有助于评估受累部位和肿瘤分期。低病理级别 G-NENs 主要表现为息肉样或结节样隆起,高病理级别 G-NENs 可表现为局部胃壁不规则增厚或溃疡,病变向浆膜外生长。SRS、^{68}Ga-SSA-PET/CT 除了可协助评估肿瘤分期,还能判断肿瘤生长抑素受体表达与否,^{18}F-FDG-PET/CT 则主要反映肿瘤细胞增殖和葡萄糖代谢能力,与 G-NENs 的恶性程度相关。

5.鉴别诊断

G-NENs 主要与胃息肉及其他原发胃部肿瘤相鉴别,包括胃淋巴瘤、间质瘤、胃腺癌等。主要依靠组织病理学明确诊断。

（五）治疗

G-NENs 的治疗应综合考虑肿瘤临床分型、病理分级、分期、是否表达生长抑素受体等因素，多学科协作制订治疗方案。和其他部位 NET 不同，由于 G-NET 存在不同临床分型，根据分型制订 NET 本身和相关疾病的治疗方案尤为重要。

1.内镜及手术治疗

（1）Ⅰ型 G-NET：Ⅰ型 G-NET 多局限于黏膜层或黏膜下层，常为胃底、胃体多发、散在的小息肉，远处转移风险较小。由于Ⅰ型 G-NET 多为惰性生长，微小病灶可长期随访观察。有研究者推荐以活检钳钳除所有可见病灶，对于长径＞5mm 的病灶行内镜黏膜切除术。由于内镜操作存在出血、穿孔等潜在风险，现尚无随机对照试验证实积极治疗微小病灶具有明确获益，因此目前 ENETS 指南推荐：对于长径≥1cm 的肿瘤，可考虑内镜下切除。但极少数Ⅰ型 G-NET 也存在累及固有肌层甚至转移风险，建议术前行超声内镜检查评估肿瘤浸润深度，明确是否有胃周淋巴结转移，如肿瘤局限于黏膜层或黏膜下层、无淋巴结转移，可选择内镜黏膜下剥离术、内镜黏膜切除术等方法切除病灶。Ⅰ型 G-NET 如肿瘤浸润超过黏膜下层、内镜切除术后切缘阳性或存在淋巴结转移，建议行外科手术治疗，包括胃部分切除术或根治性切除术。

（2）Ⅱ型 G-NET：Ⅱ型 G-NET 也表现为多发小息肉（长径＜1cm），病灶通常位于黏膜-黏膜下层。除内镜下切除病灶外，如病灶长径＞2cm、胃内多发病灶或肿瘤侵及肌层，可考虑外科手术治疗。Ⅱ型 G-NET 手术治疗的另一大主要目的是去除高胃泌素血症的根源——胃泌素瘤。胃泌素瘤常见于十二指肠和胰腺，胃泌素瘤根治术后高胃泌素血症解除，胃内 G-NET 病灶可能缩小甚至消失。如无法明确胃泌素瘤部位，根据患者意愿、是否耐受手术以及有无手术禁忌证，全胃切除术也是一种治疗选择，但手术可能导致严重远期并发症，不作为常规治疗推荐。

（3）Ⅲ型 G-NET：Ⅲ型 G-NET 多为单发病灶，形态可呈息肉、隆起型或溃疡型，病灶浸润常超过黏膜下层，50％以上的患者合并淋巴结转移或远处转移。仅极少部分Ⅲ型 G-NET，G_1和 G_2 的小病灶（长径≤1cm，浸润不超过固有肌层）可采用内镜下切除术。余Ⅲ型 G-NET 根据大小、分级、分期进行外科治疗，行肿瘤局部切除或胃部分或全胃切除＋淋巴结清扫术。肝脏是最常见的转移部位，对于仅有肝转移者，如绝大部分转移灶局限于同一肝叶，建议首选手术切除。如肝转移灶不可切除，可考虑局部动脉栓塞、射频消融等治疗手段。

（4）分化差的胃神经内分泌癌：局限期可采取手术治疗，原则同胃腺癌，行部分胃或全胃切除＋区域淋巴结清扫术，术后用神经内分泌癌的化疗方案行辅助化疗。

2.Ⅰ型和Ⅱ型 G-NET 相关疾病的内科治疗

Ⅰ型 G-NET 相关疾病的处理：针对萎缩性胃炎，如合并幽门螺杆菌感染，需根除幽门螺杆菌；如为自身免疫性萎缩性胃炎继发贫血，需要补充维生素 B12 和铁剂；质子泵抑制剂在萎缩性胃炎的患者因为可以导致胃泌素的进一步升高，因此在Ⅰ型 G-NET 患者原则上禁用。Ⅱ型 G-NET 合并高胃泌素血症导致的卓-艾综合征，需要大剂量使用质子泵抑制剂抑制胃酸分泌，并同时加用生长抑素类似物抑制胃泌素分泌。

3.G-NENs 的药物治疗

晚期不可切除的 G-NENs 的药物治疗主要包括生物治疗、靶向治疗和化疗。

(1)生物治疗:用于胃神经内分泌瘤的生物治疗药物主要为 SSAs。SSAs(包括奥曲肽、兰瑞肽及其相应的长效制剂)通过与肿瘤细胞表面的生长抑素受体(特别是 2 和 5 两个受体亚型)结合,发挥抗肿瘤激素分泌及抗肿瘤增殖的作用。SSAs 主要适用于分化良好的 G_1/G_2 级神经内分泌瘤,推荐用于 Ki-67 指数在 10% 以下且肿瘤生长抑素受体表达阳性的患者。多数患者对 SSAs 类药物耐受性较高,不良反应较少,且往往比较轻微,其不良反应主要与 SSAs 抑制胃肠道蠕动及抑制胰腺外分泌功能有关。常见不良反应有恶心、腹胀、脂肪泻等,多可通过对症治疗缓解,此外,长期使用 SSAs 类药物可增加胆囊结石的患病率。

(2)靶向治疗:目前可用于胃神经内分泌肿瘤治疗的靶向药物为依维莫司,依维莫司是雷帕霉素类似物,通过靶向抑制哺乳动物雷帕霉素靶蛋白(mTOR)复合物中的 mTORCl 发挥抗肿瘤增殖作用。依维莫司可作为晚期分化良好的 G_1/G_2 级胃神经内分泌瘤的二线治疗药物,适用于 SSAs 治疗后进展的胃神经内分泌瘤患者。

(3)化疗:胃神经内分泌肿瘤目前可用的化疗方案有替莫唑胺单药或联合卡培他滨以及以铂类为基础的化疗方案(如顺铂联合依托泊苷,即 EP 方案),前者主要适用于 G_2 和 G_3 级 NET,而后者是 G_3 级神经内分泌癌(G_3-NEC)患者的一线化疗方案。

4.核素治疗

PRRT 利用放射性核素(目前常用的主要为 ^{90}Y 及 ^{177}Lu)标记的 SSAs,杀伤表达 SSTRs 的肿瘤细胞,一般用于一线药物治疗失败的晚期神经内分泌瘤患者。目前指南推荐 PRRT 用于晚期 G_1 或 G_2 级神经内分泌瘤的患者,可作为 SSAs 或依维莫司治疗失败的二线治疗方案。其主要毒性为骨髓毒性和肾毒性。

(六)预后

G-NENs 预后与肿瘤临床分型、病理分级和分期、是否可以手术切除等因素相关。Ⅰ型 G-NET 预后最佳,若肿瘤局限于黏膜下层,且 2 年内无复发,患者生存率与普通人群无差异。10%～30% 的 2 型 G-NENs 可能发生远处转移,常见转移部位包括肝脏和腹部淋巴结,年龄校正生存率超过 90%。3 型 G-NENs 转移率为 50%～100%,年龄校正生存率 70%～75%。

三、肠道神经内分泌肿瘤

(一)流行病学

肠道神经内分泌肿瘤包括十二指肠、空回肠、阑尾、结肠和直肠的神经内分泌肿瘤,其中,小肠是欧美人群神经内分泌肿瘤最常见的发病部位之一,美国 SEER 数据库显示年发病率为 (0.67～0.81)/10 万人,而亚洲人群直肠神经内分泌肿瘤最为常见。

(二)临床表现

由于 NENs 具有显著异质性,因此不同部位肠道 NENs 的临床表现也多不相同。

1.十二指肠神经内分泌肿瘤

十二指肠神经内分泌肿瘤较少见,占所有十二指肠原发肿瘤的 1%～3%。大部分十二指肠神经内分泌肿瘤为无功能的,患者通常无明显临床症状,多在上消化道内镜检查时发现,10%左右的十二指肠神经内分泌肿瘤患者可出现卓-艾综合征、类癌综合征等功能性症状。约20%的患者肿瘤发生于壶腹部,可引起腹痛、梗阻性黄疸、胰腺炎和消化道出血等症状。

2.空回肠神经内分泌肿瘤

空回肠神经内分泌肿瘤好发于50~60岁人群,占所有小肠原发肿瘤的30%~50%,主要位于远端回肠,可多发,通常在寻找转移性肿瘤的原发灶或体检时偶然发现。主要症状为腹痛、恶心、呕吐、腹泻、体重下降、乏力等,甚至出现肠道出血,极少数患者还可表现为不明原因的发热。消化道症状主要与小肠动力障碍、肠梗阻、肠系膜缺血等有关。另外,即使原发肿瘤较小,肿瘤激素分泌所导致的广泛性系膜反应性纤维化也可导致小肠部分或完全梗阻及肠系膜缺血。

3.阑尾神经内分泌肿瘤

阑尾神经内分泌肿瘤是阑尾最常见的肿瘤,多在阑尾炎手术后偶然发现,其发生率为(3~5)/1000次阑尾切除术。好发年龄为40~50岁,大多数患者无明显临床症状。由于阑尾神经内分泌肿瘤好发于阑尾远1/3段,因此梗阻症状较为少见,进展期患者可出现肿瘤压迫症状,极少数发生转移的患者表现出转移部位相关症状和类癌综合征。绝大多数阑尾神经内分泌肿瘤恶性度极低,预后较好。但有一种特殊类型的阑尾神经内分泌肿瘤,称为阑尾杯状细胞类癌,这种肿瘤同时具有神经内分泌癌和腺癌的特点,常发生于阑尾中1/3段,可出现梗阻和弥漫性阑尾炎症状,其恶性程度较高,10%患者在诊断时已经出现腹膜转移、盆腔转移或者肝转移。

4.结直肠神经内分泌肿瘤

结肠神经内分泌肿瘤主要位于盲肠,其次为回盲部。早期患者通常无任何临床症状,随着肿瘤的进展,可出现腹痛、畏食、肠道出血及体重下降,并可触及腹部肿块,小于5%的患者可出现类癌综合征,常见于近端结肠神经内分泌肿瘤。超过90%的患者肿瘤长径超过2cm,病理类型为NEC或者MANEC,40%左右患者在确诊时出现淋巴结或远处转移,预后较差。

直肠神经内分泌肿瘤大部分无临床症状,多于肠镜检查时偶然发现,少数患者可出现便血、疼痛、大便习惯改变等非特异性症状。直肠神经内分泌肿瘤病理类型大部分为 G_1 和 G_2 级 NET,大部分分期为Ⅰ期,预后较好,其总体远处转移率在2%~8%。直肠神经内分泌肿瘤的转移率与其肿瘤大小密切相关,长径<1cm 的肿瘤转移率不超过3%;长径在 1~2cm 的肿瘤,转移率大概在 10%~15%;长径>2cm 的肿瘤,转移率则高达 60%~80%。

(三)诊断与鉴别诊断

1.临床诊断

腹痛、恶心、呕吐、黄疸、腹泻、体重下降、乏力、胃肠道出血等非特异性消化道症状时不排除神经内分泌肿瘤,类癌综合征提示小肠来源的可能性大。诊断必须结合实验室检查、影像学检查,确诊需要内镜或超声引导下穿刺活检进行病理诊断。

2.实验室检查

(1)血清 CgA:血清 CgA 增高,肿瘤负荷较大或发生转移时升高更为明显,但后肠来源的神经内分泌肿瘤 CgA 升高不明显,检测前应排除质子泵抑制剂使用、慢性萎缩性胃炎、肾功能损伤等其他因素的影响。

（2）24 小时尿 5-羟吲哚乙酸（5-HIAA）：5-HIAA 为 5-羟色胺的代谢产物，对于功能性小肠神经内分泌肿瘤的诊断具有重要价值，类癌综合征患者 24 小时尿 5-HIAA 水平可达 100～3000mg/24h（正常小于 50mmol/24h）。多种食物及药物可对其浓度产生影响，检测时应注意排除。

（3）胰多肽（PP）：直肠神经内分泌肿瘤中 CgA 联合 PP 可提高诊断的敏感性。

3.内镜表现

肠道 NENs 起病隐匿，早期不具有典型的临床症状，因此内镜检查对提高病变检出率尤为重要。肠道 NENs 在内镜下表现多样，大小不等，可单发也可多发。分化好的 NET 多表现为黏膜下灰白色、灰褐色、灰黄色或黄色半球形隆起、广基无蒂肿物或结节状隆起，典型者呈小蘑菇样、甜面圈样病变，表面黏膜光滑，中央稍凹陷，质地较硬，容易推动。少数可表现为息肉样病变。而分化差的 NEC 表面常伴有溃疡及出血，与周围组织粘连，界限不清晰，质地偏硬或中等偏硬，切面为灰白色，底部凹凸不平，边界有隆起，质地较脆。由于 NENs 病灶多位于黏膜固有层或黏膜下层，活检时应注意至少取到黏膜下层组织才利于病理诊断。超声内镜通常用于十二指肠及长径>1cm 的直肠神经内分泌肿瘤，评估肿瘤深度及周围淋巴结及脏器受累情况，作为 CT 检查的重要补充，以及内镜下肿瘤切除的重要参考。

4.影像学特点

除内镜外，肠道神经内分泌肿瘤常用的影像检查还包括 CT、MRI、SRS 以及 PET-CT。由于 NENs 多为富血供肿瘤，CT 增强扫描动脉期肿瘤常明显强化，且多沿黏膜下层浸润生长。CT 易发现小肠神经内分泌肿瘤侵犯肠系膜引起的系膜收缩及钙化等增生性反应，但对较小的原发灶敏感性较低。MRI 中，大部分肠道神经内分泌肿瘤的 T_1WI 信号低于肝实质，T_2WI 信号高于肝实质。T_1WI 消脂序列可提高 NENs 的检出率，肿瘤信号多低于其周围正常实质。SRS 和 ^{68}Ga-SSA-PET/CT 多显示肿瘤生长抑素受体表达强阳性，且对转移灶更为敏感，常见转移灶为区域淋巴结、肝、骨，结肠神经内分泌肿瘤还易转移至肠系膜及腹膜。

5.鉴别诊断

肠道 NENs 主要与各个部位的息肉及其他类型原发肿瘤相鉴别，十二指肠神经内分泌肿瘤还要与异位胰腺鉴别，内镜下表现有时难以区分，主要依靠组织病理学进行鉴别。出现非特异性消化道症状时注意区分是否为功能性胃肠病，后者病史较长，常受精神心理因素的影响，且影像学检查无器质性病变。

（四）治疗

1.手术治疗

（1）十二指肠神经内分泌肿瘤：十二指肠神经内分泌肿瘤远处转移很少见（不超过 10%），因此，大部分患者可采取根治性切除，其具体手术方式根据肿瘤大小及部位而略有不同。对于长径小于 1cm 且无淋巴结转移的非壶腹区的肿瘤，推荐内镜下切除；而壶腹区肿瘤需采取外科手术局部切除并淋巴结活检或清扫。对于长径在 1～2cm 的肿瘤，其具体治疗方式尚有争议，其中位于壶腹周围区域的肿瘤推荐采用胰十二指肠切除术。对于长径大于 2cm 或者伴有淋巴结转移的肿瘤，外科手术切除前应行超声内镜及 CT 检查进行分期。

(2)空回肠神经内分泌肿瘤:空回肠神经内分泌肿瘤任何时候都应首先考虑根治性手术切除原发灶及区域淋巴结,即使肿瘤为多发。对于类癌心脏病的患者,当激素分泌以及肿瘤生长得到控制时,推荐行心脏瓣膜置换术。

(3)阑尾神经内分泌肿瘤:阑尾神经内分泌肿瘤早期手术治疗预后较好。对于长径在1cm以下的肿瘤,单纯的阑尾切除术多可以达到根治的目的。当肿瘤长径为1~2cm、病理分级为G_2级、肿瘤侵犯阑尾系膜大于3mm或位于阑尾根部时,需考虑右半结肠切除术。而对于肿瘤长径在2cm以上或者病理确诊为G3级神经内分泌癌的患者,应行右半结肠切除术。

(4)结肠神经内分泌肿瘤:局限性结肠神经内分泌肿瘤手术方式的选择与结肠腺癌的手术方式类似。极少数情况下,如果肿瘤长径小于2cm且浸润深度未超过固有肌层时,可采取内镜下治疗。若内镜下没有完整切除肿瘤或病理提示为G_3级神经内分泌癌时,也应追加外科根治性手术。

(5)直肠神经内分泌肿瘤:直肠神经内分泌肿瘤治疗前可用超声内镜协助明确肿瘤大小及浸润深度。肿瘤长径小于1cm且未浸润至固有肌层时,可内镜下切除。浸润至固有肌层者,则需要局部手术切除。肿瘤长径大于2cm的患者,若术前全身影像学检查未发现远处转移,则可行外科手术切除肿瘤。肿瘤长径在1~2cm时,目前推荐的治疗方式为:①未发生远处转移、未浸润至固有肌层且病理分级为G_1或G_2级的肿瘤患者,可选用经肛门局部手术;②肿瘤浸润达到或超过固有肌层时,应选用骶前切除术或直肠全系膜切除术。对于少数病理提示为G_3级神经内分泌癌而无远处转移的患者,无论肿瘤直径多大,均按相应部位的腺癌手术方式处理。

(6)转移性神经内分泌肿瘤:对于已有远处转移的神经内分泌肿瘤,是否采取手术治疗及采取何种手术方式主要根据肿瘤病理分级、是否存在肝外转移、肿瘤的功能状态以及肿瘤原发灶及转移灶的可切除性进行考虑。对于仅伴有肝转移的G_1或G_2级患者,任何时候都应该考虑根治性切除的可能性。但对于存在肝外转移或者G_3级神经内分泌癌肝转移的患者,不推荐手术治疗。由于功能性神经内分泌肿瘤原发灶或转移灶均能分泌激素,引起相应的症状或综合征,因此,对于这类患者,应积极进行减瘤处理。减瘤措施包括外科手术及介入治疗,介入治疗可行射频消融术(RFA)或肝动脉栓塞术(TAE)。此外,对于仅有肝转移的G_1或G_2级患者,原发灶切除后肝移植也是可供选择的方案。

2.药物治疗

NENs的药物治疗主要包括生物治疗、靶向治疗和化疗。

(1)生物治疗:用于肠道神经内分泌肿瘤的生物治疗药物包括SSAs以及干扰素α-2b。SSAs主要适用于分化良好的G_1/G_2级神经内分泌瘤,推荐用于生长抑素受体阳性表达,Ki-67指数在10%以下的患者。IFNα-2b用于大剂量SSAs仍无法控制的激素相关症状,可单独使用或与SSAs联合使用。

(2)靶向治疗:目前用于肠道神经内分泌肿瘤治疗的靶向药物为依维莫司,可作为晚期肠道神经内分泌瘤的二线治疗药物,适用于SSAs治疗后进展的肠道神经内分泌瘤的患者。

(3)化疗:肠道神经内分泌肿瘤目前可用的化疗方案有替莫唑胺单药或联合卡培他滨以及以铂类为基础的化疗方案(如顺铂联合依托泊苷,即EP方案),前者主要适用于G_2级或SSTR

表达阴性的患者,而后者是 G_3 级神经内分泌癌患者的一线化疗方案。

3.核素治疗

目前指南推荐 PRRT 用于晚期 G_1 或 G_2 级肠道神经内分泌瘤的患者,可作为 SSAs 或依维莫司治疗失败的二线治疗方案。

4.类癌综合征的治疗

对类癌综合征的治疗首先是尽可能通过手术切除导致类癌综合征的神经内分泌肿瘤本身,如果不能根治性切除,必要的减瘤手术或者具有减瘤效应的介入手术也有助于减轻类癌综合征的症状。对于无法手术治疗的患者,可通过 PRRT 或者药物治疗控制症状。类癌综合征的主要治疗药物包括生长抑素类似物和干扰素。

生长抑素类似物通过与神经内分泌肿瘤表面的生长抑素受体结合,抑制肿瘤细胞的激素分泌,可以较好控制类癌综合征的潮红、腹泻等症状。生长抑素类似物也用于类癌危象和类癌心脏病的治疗。使用生长抑素类似物治疗后可以观察到尿 5-HIAA 水平显著下降。目前可用于类癌综合征治疗的生长抑素类似物包括奥曲肽和兰瑞肽,两者均对 SSTR2 和 SSTR5 有较强亲和力,对 SSTR1 和 SSTR4 无亲和力,对 SSTR3 亲和力较弱。奥曲肽的长效制剂称为 Sandostatin-LAR,兰瑞肽有两种长效制剂,一种称为 Somatuline-PR,另一种称为 Somatuline Autogel。上述生长抑素类似物治疗类癌综合征的剂量与用法分别如下:奥曲肽 $300\sim1500\mu g/d$,皮下注射;Sandostatin-LAR $20\sim60mg$,每 $2\sim4$ 周肌注 1 次;Somatuline-PR $40mg$,每 2 周肌注 1 次;Somatuline Autogel $90\sim120mg$,每 4 周肌注 1 次。对于使用长效生长抑素类似物治疗的患者,如果治疗期间出现症状突破或者症状控制不满意,可以加用奥曲肽进行"挽救"治疗。新型生长抑素类似物帕瑞肽对 SSTR1、SSTR2、SSTR3 和 SSTR5 均有较强的亲和力,Ⅱ期临床试验结果表明帕瑞肽对复发或者标准剂量奥曲肽耐药的小肠类癌综合征患者可以有效控制其腹泻和潮红症状。干扰素可以与神经内分泌肿瘤表面的干扰素受体结合,通过一系列信号通路的激活,抑制激素的合成或者导致激素降解。干扰素对大约 40% 的类癌综合征患者有效,其对潮红症状的缓解优于腹泻。但干扰素不能用于类癌危象和类癌性心脏病的治疗。因此干扰素在临床主要用于类癌综合征的二线治疗。新型药物 Telotristat etiprate 是一种口服色氨酸羟化酶抑制剂,可抑制 5-羟色胺合成,临床试验表明对于复发或者长效奥曲肽耐药的类癌综合征患者 Telotristat etiprate 可以较好地改善其腹泻症状并使尿 5-HIAA 水平显著下降,目前已被欧美国家批准用于治疗难治性类癌综合征的腹泻。

对于类癌性心脏病,生长抑素类似物治疗可以减轻其临床症状,但是不能逆转 5-羟色胺所导致的心脏瓣膜损害,必要时需要通过外科行瓣膜置换术来改善患者的心脏功能,延长其生存期。

外科手术可因手术本身或术前麻醉导致类癌危象。围术期给予奥曲肽减少 5-羟色胺释放是手术时预防类癌危象最有效的方法。至少在术前 2 小时开始静脉奥曲肽($50\sim100\mu g/h$)输注,持续到术后 48 小时。之后患者可能需要皮下注射奥曲肽,剂量取决于以前的需要量和类癌综合征的控制情况。此外避免或尽量少用促进类癌综合征介质释放的药物,如阿片类药物、神经肌肉松弛剂、多巴胺和肾上腺素类药物,以减少诱发类癌危象的风险。

（五）预后

在肠道神经内分泌肿瘤中，结肠神经内分泌肿瘤预后较差，5 年生存率为 43%～50%，大部分患者发现时已出现转移，转移性结肠 NENs 的中位生存期仅为 5 个月。十二指肠、直肠和阑尾神经内分泌肿瘤预后较好。直肠神经内分泌肿瘤 5 年生存率在 75%～88%，是胃肠道神经内分泌肿瘤中预后最好的类型，局限性、局部进展、转移性肿瘤的中位生存期分别为 290 个月、90 个月和 22 个月。局限性阑尾神经内分泌肿瘤患者，当肿瘤小于 1cm、浸润深度在浆膜下，或浸润阑尾系膜＜3mm、切缘阴性时，术后 5 年生存率可达 95%～100%。小肠神经内分泌肿瘤患者 5 年生存率为 50%～60%，其预后相对于淋巴瘤、腺癌及肉瘤等小肠其他类型原发性肿瘤较好。

四、胰腺神经内分泌肿瘤

（一）流行病学

胰腺的神经内分泌肿瘤在胰腺原发肿瘤中所占的比例低于 3%。美国 SEER 数据库显示其年发病率约为 0.8/10 万人，在消化系统神经内分泌肿瘤中居于第 3 位，但在中国则居于第一位。胰腺神经内分泌肿瘤中功能性占 30%～40%。F-pNENs 中胃泌素瘤和胰岛素瘤发病率较高，而胰高血糖素瘤、血管活性肠肽瘤、生长抑素瘤等较为少见。大部分胰腺神经内分泌肿瘤为散发的，无明确遗传背景，其发病机制尚未明确。但有小部分胰腺神经内分泌肿瘤的发生存在明显的遗传性，这些患者存在明确的基因突变，其遗传方式往往为常染色体显性遗传。具体而言，20%～30% 的胃泌素瘤及 5% 左右的胰岛素瘤、血管活性肠肽瘤、1%～20% 的胰高血糖素瘤与多发性内分泌腺瘤病 1 型（MEN-1）有关，其他可引起胰腺神经内分泌肿瘤的遗传综合征尚有 vonHippel Lindau 综合征（VHL 综合征）、神经纤维瘤病 1 型（NFl）和结节性硬化病等。

（二）临床表现

1.一般表现

胰腺神经内分泌肿瘤的临床表现主要与肿瘤是否分泌激素，分泌的激素类型以及肿瘤对周围组织的压迫及转移有关。非功能性肿瘤表现为肿瘤占位导致的非特异性症状；而功能性肿瘤患者主要表现为病理性激素过度分泌引起的相关临床症状或综合征，包括卓-艾综合征、Wipple 三联症、糖尿病、腹泻、胆石症、库欣综合征等。

2.胃泌素瘤

胃泌素瘤是最常见的功能性胰腺神经内分泌肿瘤之一，以卓-艾综合征为特征性临床表现。胃泌素瘤分散发性和遗传性两类，后者为常染色体显性遗传疾病多发性内分泌腺瘤病 1 型（MEN-1）的一部分。70%～85% 的胃泌素瘤位于肝十二指肠韧带与胰头及十二指肠所组成的三角区域，此区域被称为胃泌素瘤三角，70% 的胃泌素瘤发生于十二指肠，仅 25% 的胃泌素瘤源于胰腺。超过 70% 的 MEN-1 相关胃泌素瘤位于十二指肠，并且几乎所有病例肿瘤均是多发的，孤立的肿瘤十分罕见。大多数胃泌素瘤病理上分化良好，表现为小梁状和假腺样结构，其分级多为 G_1/G_2 级，免疫组化染色多呈胃泌素染色阳性。与十二指肠胃泌素瘤相比，胰腺胃泌素瘤体积更大,平均长径达 3.8cm,并且胰腺胃泌素瘤肝转移更加常见,见于 22%～35% 的患者。

散发性胃泌素瘤平均发病年龄为 48～55 岁,男性相对常见,占 54%～56%。早期胃泌素瘤所引起的临床症状均与胃泌素高分泌状态有关,其临床表现统称为卓-艾综合征,包括高胃酸状态下的消化性溃疡、腹泻等症状。消化性溃疡见于 90% 的胃泌素瘤患者,多表现为上腹痛,恶心、呕吐,消化道出血亦较为常见。溃疡可多发,且常发生于十二指肠球后、远段十二指肠甚至空肠等非典型部位,极易复发,但是对质子泵抑制剂治疗敏感。腹泻可见于 30%～75% 的胃泌素瘤患者,可伴随消化性溃疡一起出现,也可是胃泌素瘤唯一的临床表现。由于胃酸高分泌,大量酸性胃液进入肠腔,超过肠腔碳酸氢盐的中和能力,使大量胰酶失活,降低小肠对脂肪的消化吸收能力,同时,大量胃酸进入肠腔也引起肠吸收上皮细胞及绒毛受损,导致小肠吸收营养物质能力进一步下降,导致吸收不良性腹泻。此外,高胃泌素水平也可抑制肠道对水、钠的吸收能力,导致分泌性腹泻。胃泌素瘤患者腹泻症状常表现出服用质子泵抑制剂后好转,停用 PPI 后再次出现的特点。高胃酸状态所引起的食管受累多表现为胃食管反流病,常见症状为烧心、反酸、吞咽困难等,常出现食管下段溃疡。此外,胃泌素瘤尚可合并分泌其他种类激素,最常见为分泌促肾上腺皮质激素(ACTH),引起异位库欣综合征。

20%～30% 的胃泌素瘤与 MEN-1 相关,MEN-1 是一种常染色显性遗传疾病,其发病与 MEN-1 基因突变有关,常累及垂体、甲状旁腺、胸腺、胰腺、十二指肠,少数可累及肾上腺。MEN-1 相关胃泌素瘤的发病年龄往往较小,平均发病年龄为 32～35 岁,几乎所有患者的胃泌素瘤均为多发性。甲状旁腺瘤是 MEN-1 最常见肿瘤,常引起甲状旁腺亢进症,典型表现为血甲状旁腺素水平升高,继而引起高钙血症、尿路结石、骨质疏松等临床表现。部分 MEN-1 相关甲状旁腺亢进亦可较轻微,临床表现不明显,高达 45% 的 MEN-1 相关胃泌素瘤患者确诊时,无明显甲状旁腺亢进症状,但甲状旁腺检查基本上均可发现肿瘤存在。

3.胰岛素瘤

胰岛素瘤好发年龄为 40～45 岁,女性较多见,约占 60%。患者主要表现为胰岛素过度分泌引起的低血糖综合征,常以神经性低血糖为首发症状,包括头痛、复视、视物模糊、行为异常、嗜睡等,严重时还会出现惊厥、昏迷或持久性神经功能损害,这些症状在空腹状态下更易出现。部分患者可表现为典型的 Whipple 三联症,即空腹时出现低血糖症状、血糖≤2.2mmol/L(40mg/dL)、升高血糖后症状缓解。多数患者还出现继发于低血糖的儿茶酚胺分泌过多的相关综合征,可出现多汗、无力、饥饿、恶心、震颤、心悸等兴奋性增高症状。

4.血管活性肠肽瘤

血管活性肠肽瘤又称 Verner-Morrisson 综合征、胰源性霍乱或水泻-低血钾-胃酸缺乏综合征。VIP 瘤由 Verner 和 Morrison 于 1958 年首次报道,以胰腺非胰岛素瘤伴顽固性水样腹泻和低钾血症为特征,与肿瘤大量分泌血管活性肠肽密切相关。该病可发生于任何年龄,平均发病年龄 48～53 岁,男女发病比例大致相等。大部分 VIP 瘤为散发性,只有约 5% 病例为 MEN-1 相关。90% 的 VIP 瘤位于胰腺,以胰尾最常见。VIP 瘤长径往往较大,长径多大于 4cm,40%～70% 为恶性,转移在胰腺 VIP 瘤中相对常见,50%～60% 的胰腺 VIP 瘤确诊时已发生转移,以肝转移常见。

分泌性水样腹泻是 VIP 瘤患者最常见且最显著的临床表现,发生于 90%~100% 的患者。水样腹泻量较大,往往超过 3L/d,甚至可高达 30L/d,禁食 48 小时腹泻量没有改变或只有轻度减少,粪便中没有不消化食物,无臭,如同淡茶。47% 病例病程呈持续性,53% 病例呈间歇性,在长期病程中可有病情加剧和减轻的相互交替。由于水泻丢失大量钾离子,出现严重低钾血症,血钾多小于 2.5mmol/L。临床上可出现恶心、呕吐、肌无力、疲乏、嗜睡、心律失常等表现。严重者可出现威胁生命的低钾血症、重度肌无力、甚至周期性瘫痪、肠胀气、假性肠梗阻等。由于 VIP 亦可抑制胃酸分泌,因此可引起 VIP 瘤患者出现胃酸减少,部分患者甚至出现胃酸缺乏。水泻丢失大量水分,83% 患者出现脱水,部分患者出现高钙血症、低镁血症及手足搐搦等。50% 患者可有血糖异常升高。超过 20% 的患者可出现面部皮肤潮红,与 VIP 引起血管扩张有关。由于严重水电解质紊乱,部分患者表现为疲乏无力、心功能改变甚至猝死。

5.胰高血糖素瘤

胰高血糖素瘤年发病率为 $(0.01~0.1)/10$ 万人,临床症状主要由胰高血糖素分泌过多引起,多表现为皮肤的坏死游走性环形红斑、糖耐量异常或糖尿病、消瘦、口腔黏膜炎及腹泻等症状,坏死游走性环形红斑为较特异性症状,主要和脂肪酸、锌及氨基酸缺乏有关,具体机制不明。另外,胰高血糖素瘤患者血栓栓塞的发生率增加,主要为深静脉血栓及肺栓塞。

6.非功能性肿瘤

NF-NENs 占胰腺神经内分泌肿瘤的 60%~70%,无激素过度分泌相关综合征,临床上往往比较隐匿,早期多由体检时发现,进展期患者临床表现主要与肿瘤压迫、浸润或发生远处转移有关,最常见临床表现为腹痛、恶心、呕吐和消瘦,少数患者可表现为消化道出血、黄疸及腹部包块。

(三)诊断与鉴别诊断

1.临床诊断

出现 Zollinger-Ellison 综合征、神经性低血糖综合征、特征性皮损、顽固性水样泻及低钾等症状时应考虑功能性胰腺神经内分泌肿瘤。甲状旁腺功能亢进、高钙血症、尿路结石、骨质疏松等临床表现及多部位肿瘤提示 MEN-1 相关,发病早、个人史及家族史具有重要参考价值。NF-NENs 相对难发现,腹部包块并有腹痛、恶心、呕吐、黄疸和消瘦时不排除,诊断主要结合实验室检查、影像学检查,病理诊断为"金标准"。

2.实验室检查

(1)血清 CgA 和胰多肽(PP):除胰岛素瘤患者血清 CgA 水平往往不高外,大多数胰腺神经内分泌肿瘤患者循环 CgA 水平明显升高。而胰多肽和 CgA 联合检测,可使胰腺神经内分泌肿瘤的检出率明显增高。

(2)胃泌素:超过 98% 胃泌素瘤患者空腹血清胃泌素(FSG)水平明显增高,但是慢性萎缩性胃炎、质子泵抑制剂使用等因素可引起继发性血清胃泌素升高,因此应同时结合胃酸水平测定,若空腹血清胃泌素升高超过正常值 10 倍以上,且胃内 pH 低于 2,则可初步怀疑为胃泌素瘤。若胃内 pH 低于 2,但空腹血清胃泌素未超过正常值,则需要进行促分泌试验及基础胃酸分泌量测定。

(3)甲状旁腺激素、血钙:MEN-1 相关的胃泌素瘤常有甲状腺功能亢进,血钙升高。

（4）空腹血糖及血清胰岛素：空腹血糖低于 3.0mmol/L（55mg/dL），空腹血浆胰岛素高于 18pmol/L（3.0μU/mL），C 肽高于 0.2nmol/L（0.6ng/mL），前胰岛素水平高于 5.0pmol/L 时支持胰岛素瘤诊断。同时空腹血糖、75g 糖耐量试验有助于诊断胰高血糖素瘤。

3.内镜表现

胰腺神经内分泌肿瘤在超声内镜检查下表现为单发或者多发富血供低回声病变。超声内镜引导下细针穿刺活检有助于肿瘤病理诊断。此外，位于胰头的肿瘤如果侵犯十二指肠壁，胃镜下可见十二指肠溃疡型病变；位于胰尾的肿瘤如果导致区域性门静脉高压，胃镜下可见胃底静脉曲张。

4.影像学特点

胰腺神经内分泌肿瘤的影像学检查包括腹部超声、CT、MRI、SRS 及 PET-CT。胰腺神经内分泌肿瘤多为富血供的肿瘤，CT 增强扫描动脉期，肿瘤多明显强化。NF-NENs 体积通常较大，可出现囊变、出血及钙化，因此强化不均匀。在 MRI 平扫上，胰腺神经内分泌肿瘤表现为 T_1WI 信号低于正常胰腺组织，T_2WI 信号高于正常胰腺组织，T_1WI 消脂序列对胰腺神经内分泌肿瘤的敏感性更高。^{68}Ga-SSA-PET/CT 是胰腺神经内分泌肿瘤定位的重要手段，灵敏度和特异度均较 SRS 高，也有助于鉴别胰腺肿瘤是神经内分泌肿瘤（表达生长抑素受体）还是非神经内分泌肿瘤（不表达生长抑素受体），但是由于胰岛素瘤生长抑素受体表达率偏低，因此生长抑素受体相关显像（SRS 或 ^{68}Ga-SSA-PET/CT）对其检出率较低。

5.鉴别诊断

胰腺神经内分泌肿瘤主要需与胰腺癌、胰腺囊腺瘤和囊腺癌、胰腺实性假乳头状瘤、胰腺导管内乳头状黏液瘤等相鉴别。主要鉴别点如下：①胰腺癌多为乏血供肿瘤，CT 平扫呈低密度或混杂密度，增强扫描强化不明显，血管侵犯相对多见；②胰腺囊腺瘤和囊腺癌常见于老年女性，CT 可见肿瘤以囊性成分为主，分房样改变，增强扫描多不强化；③胰腺实性-假乳头状瘤多为伴有钙化的囊实性肿块，增强扫描中等强化；④胰腺导管内乳头状黏液瘤好发于老年男性，肿块多为分叶状，可伴有胰管的均匀性扩张，增强后中度强化。SRS 和 ^{68}Ga-SSA-PET/CT 可进一步协助诊断，最终需要病理确诊。

（四）治疗

1.手术治疗

手术是根治胰腺神经内分泌肿瘤的唯一方式。局限性胰腺神经内分泌肿瘤患者，首选外科手术切除。对于诊断时已发生肝转移的胰腺神经内分泌瘤患者，如果原发灶及转移灶能一并切除，仍应考虑外科手术治疗。但对于发生远处转移的胰腺神经内分泌癌患者，不推荐外科手术治疗。对于功能性胰腺神经内分泌瘤，因肿瘤分泌过量激素引起相应症状或综合征，任何时候都应积极考虑减瘤；减瘤措施包括外科手术、介入治疗，如射频消融术（RFA）或肝动脉栓塞术（TAE），部分转移瘤局限于肝脏的患者甚至可在切除原发灶后进行肝移植。

2.药物治疗

超过 50% 的胰腺神经内分泌肿瘤患者确诊时已发生远处转移，最常见的转移部位是肝脏。对于无法根治性切除的患者，内科药物治疗是重要手段。

（1）生物治疗：目前用于胰腺神经内分泌肿瘤的生物治疗药物主要为 SSAs 和干扰素 α-

2b。对于功能性胰腺神经内分泌肿瘤,SSAs 能有效抑制肿瘤病理性激素高分泌,可明显缓解由于激素高分泌所引起的一系列临床症状,因此,SSAs 是功能性胰腺神经内分泌肿瘤激素相关症状控制的首选药物,并且当常规剂量无法控制激素相关症状时,可通过提高 SSAs 的剂量来控制症状。由于生长抑素类似物亦有抗肿瘤增殖的作用,可作为 Ki-67 指数不超过 10% 的晚期胰腺神经内分泌瘤患者的一线抗肿瘤药物。干扰素 α-2b 可用于 SSTR 表达阴性或与 SSAs 合用于激素分泌症状难以控制的患者。此外,特殊激素释放可用相应拮抗剂进行抑制,如二氮嗪用于抑制胰岛素瘤过度释放胰岛素,酮康唑、美替拉酮等可抑制肾上腺皮质分泌过多皮质醇,可用于胰腺异位促肾上腺皮质激素瘤(ACTH 瘤)。

(2)靶向治疗:胰腺神经内分泌肿瘤靶向治疗药物包括依维莫司及舒尼替尼。依维莫司通过靶向抑制哺乳动物雷帕霉素靶蛋白复合物中的 mTORC1 发挥抗肿瘤增殖作用;舒尼替尼是一种具有抗血管生成和抗肿瘤增殖的小分子多靶点酪氨酸激酶(RTK)抑制剂,其靶点包括血管内皮细胞生长因子受体 1-3(VEGFR1-3)、血小板源性生长因子受体 α/β(PDGFRα/β)、干细胞因子受体(c-KIT)。这些受体通过各自信号通路形成复杂网络,调节肿瘤血管内皮细胞和周皮细胞的功能,影响肿瘤细胞生长、存活及血管生成。这两种靶向药物均适用于晚期不可切除的 G_1 或 G_2 级胰腺神经内分泌瘤,也可用于生长抑素类似物治疗或化疗后进展的胰腺神经内分泌瘤。欧美国家推荐的依维莫司和舒尼替尼的标准剂量分别 10mg/d 和 37.5mg/d,临床上可根据患者出现的药物不良反应程度分别减量至 7.5mg/d 和 25mg/d。这两种靶向药物对于晚期 G_1/G_2 级胰腺神经内分泌瘤的疗效近似,临床上主要依据患者基础疾病及药物的不良反应谱进行优选,例如有高血压、蛋白尿、出血穿孔瘘风险的患者,优选依维莫司;胰岛素瘤患者优选依维莫司;而有肺部基础疾病、糖尿病或者高脂血症患者则优选舒尼替尼。

(3)化疗:目前国内可用于胰腺神经内分泌肿瘤的化疗方案主要有两种,分别是基于替莫唑胺和铂类的化疗方案,如替莫唑胺联合卡培他滨(即 captem 方案)和依托泊苷联合顺铂(EP)方案。前者适用于 SSAs 或靶向药物治疗后进展的 G_1 或 G_2 级胰腺神经内分泌瘤,也可用于部分高增殖活性胰腺神经内分泌瘤(G_3 pNET),而后者是 G_3 级胰腺神经内分泌癌的一线治疗方案。

3.核素治疗

PRRT 利用放射性核素标记的 SSAs,杀伤表达 SSTR 的神经内分泌肿瘤细胞。核素治疗在胰腺神经内分泌瘤中尚无前瞻性研究证据支持。一般而言,PRRT 可尝试用于一线药物治疗失败后的表达 SSTR 的晚期胰腺神经内分泌瘤患者。

(五)预后

胰腺神经内分泌肿瘤的分级、分期、功能状态等是重要的预后因素。F-NENs 中胰岛素瘤预后最好,其外科治愈率可达 95%～100%。胃泌素瘤中未发生肝转移的患者,10 年生存率可达 90%～100%。MEN-1 相关的死亡主要与胃酸过度分泌导致消化道出血穿孔、甲状旁腺功能亢进引起的肾衰等有关。进展期胰腺神经内分泌肿瘤患者预后较差,5 年生存率为 29%～45%。

第五章　乳腺癌

一、流行病学

乳腺癌是女性最常见的恶性肿瘤之一,其发病率逐年上升。在欧美国家,乳腺癌占女性恶性肿瘤的 25%～30%。20 世纪末的统计资料表明全世界每年约有 130 万人诊断为乳腺癌,而有 40 万人死于该病。在我国,乳腺癌在城市中的发病率为女性恶性肿瘤的第二位,一些大城市中已经上升至第一位,农村中为第五位。乳腺癌已经成为妇女健康的最大威胁。

二、病　因

乳腺癌的病因比较复杂,多种因素可能与乳腺癌的发生密切相关,包括:遗传、激素、生殖、营养、环境等多方面。家族性乳腺癌多数由单基因或多基因改变引起,其中最主要的乳腺癌相关基因有 BRCA1、BRCA2、p53 等。绝经后高雌激素水平、雌激素替代治疗、初潮早、停经晚、月经周期短等性激素相关因素均能增加乳腺癌的风险。晚生育、不生育、未母乳喂养等生殖相关因素也显著影响乳腺癌的发生。高脂、高热量、低纤维素、酗酒等饮食习惯也能显著增加乳腺癌的患病风险。当然,环境污染、电离辐射、不当的药品摄入等因素也多少影响乳腺癌的发生。

三、病　理

(一)乳腺癌病理组织学分类(分型)

1.乳腺癌病理组织学分类(推荐方案)

乳腺癌的组织形态复杂,类型众多,往往同一病例具有多种类型。因此,目前关于乳腺癌的分类较为混乱。国内外有多种乳腺癌组织学分类标准,实际应用很不统一。

中华医学会病理学分会 1997 年召开乳腺病理学专题研讨会(舟山),会议提出了对乳腺癌分类的推荐意见,在国内被认为是一种较为合理的、实用的分类方案(表 5-1),现提供参考使用。

2012 年最新版"WHO 乳腺肿瘤分类"已出版,为国际较公认的分类,应用较广。因篇幅所限(共 3 页),在此不能列表介绍,可参看有关病理学书籍。

2.乳腺癌分类的近年新变化

WHO 乳腺癌国际肿瘤分型(2003,2012)与上述国内舟山乳腺癌分型(1997)比较,已发生了很大变化,提出许多新认识,应用时应当特别注意。在此做一小结,供参考用。

(1)关于乳腺原位癌的新认识:传统的乳腺肿瘤组织学分类一直将乳腺癌分为非浸润性癌和浸润性癌,前者包括导管原位癌(DCIS)和小叶原位癌(LCIS)。长时间以来,人们已经习惯地认为 DCIS 就是乳腺癌的早期阶段,即早期乳腺癌。医生也常规地对患者进行根治性手术(甚至加放疗和化疗)。近年来的研究认为,原位癌既不转移,也不会导致患者死亡,不是真正意义上的癌。只有浸润癌才是真正的癌,二者切不可混淆。因此,大多数肿瘤学专家认为,DCIS 既然不是癌,而将其称呼为癌是非常不合理的,应当放弃这一命名。目前认为,DCIS 和 LCIS 是交界性病变或称为癌前病变。最好称其为"导管上皮内瘤变"(DIN)。但 DCIS 一词也仍在习惯性沿用。需要说明的是,它们虽不是癌,但具有一定癌变的潜在危险性,可演变成浸润癌,故称为癌前病变。

对于 DCIS,临床应避免过度治疗。既然它不是癌,就不需要根治性治疗。病理诊断应避免低诊断,需取材足够,防止漏掉微小浸润。仅一张切片或穿刺标本不能作为 DCIS 的最终诊断结论。

由于临床检查方法的进步,DCIS 很多见。肿块较明显,多呈大片块状,不太硬,X 线检查可出现典型钙化,原位癌,无浸润,不转移,预后良好。应当注意的是,DCIS(特别是粉刺癌)具有发展成浸润癌的危险。

组织类型可分为粉刺癌、筛状癌、实性癌、乳头状癌等,但类型已不重要。

容易发展成浸润癌的病理因素有细胞体积大,核异型明显,有明显的坏死,核分裂象多见。粉刺型导管癌发展成浸润癌的危险性最高。

表 5-1　乳腺癌病理组织学分类(推荐方案)

(中华医学会病理学分会乳腺病理专题研讨会,1997 年,舟山)

1.非浸润性癌

　导管内癌

　小叶原位癌

2.早期浸润性癌(癌的浸润成分<10%)

　导管癌早期浸润

　小叶癌早期浸润

3.浸润性癌

　A.普通型(非特殊型)(分高、中、低分化三级)

　　浸润性导管癌(包括单纯癌、硬癌、非典型髓样癌、腺癌)

　　浸润性小叶癌(包括经典型和非经典型)

　B.特殊型

　　乳头状癌

　　小管癌

　　黏液腺癌

　　印戒细胞癌

髓样癌伴淋巴细胞浸润

富脂质癌

分泌型癌

大汗腺癌(包括少见类型如富于糖原的透明细胞癌、嗜酸细胞癌)

涎腺型癌(包括腺样囊性癌、黏液表皮样癌、腺肌上皮癌等)

神经内分泌癌(诊断标准:神经内分泌细胞应占肿瘤的 50% 以上,其分类与消化道和呼吸道神经内分泌及类癌相同;神经内分泌细胞占 50% 以下者称神经内分泌分化)

化生性癌(包括鳞状细胞癌,梭形细胞癌,癌肉瘤,伴巨细胞、骨、软骨化生性癌,化生成分占 50% 以上,50% 以下者称伴某种成分化生)

难以分类的癌(难以归入上列类型的癌)

C.特殊临床类型

佩吉特病(伴或不伴导管内癌及浸润性导管癌)

炎性乳腺癌(为临床类型,有炎症表现,可有较多淋巴管内瘤栓)

双侧乳腺癌

LCIS 远较 DCIS 少见,在中国女性较西方女性更少。常可触及肿块,病变较弥散,临床上与良性增生鉴别困难。双侧性及多发性为本型癌的特点(可高达 50%)。LCIS 与小叶非典型增生形态鉴别困难,故有人将二者通称为 LIN。组织学形态大多为实性型,亦可见筛状型、乳头状型等。病变位于小叶内,发生于腺泡,每一腺泡改变与 DCIS 相似。

乳腺导管内增生性病变发展为浸润癌的危险性如下:

WHO 乳腺肿瘤组织学分类(2003)将 DCIS 归入导管内增生性病变范围内,即 DIN 2~3,统称为上皮内瘤变。导管上皮内瘤变(包括 DCIS)即 DIN,小叶上皮内瘤变(包括 LCIS)即 LIN。

导管内增生性病变分为三部分,包括普通型增生(UDH)、非典型增生(ADH)及 DCIS。三者呈线性进展,发生癌的危险性分别为 1.5 倍、4~5 倍和 8~10 倍。WHO 工作小组认为占良性增生性病例大多数的 UDH 的危险性不明显,归为癌前病变缺乏足够的遗传学证据,当然并不排除个别病例。

(2)关于原位癌"早期浸润"的新规定:自从 1997 年中华医学会病理学分会关于乳腺癌的病理分类提出原位癌早期浸润一词后,其定义一直有不同观点,而明确何为早期浸润非常重要,因为原位癌早期浸润的预后相当良好,接近原位癌。原位癌具有 10% 的浸润,其预后相当好,曾建议将早期浸润定为 10%。

近年"早期浸润"改称谓为微小浸润性癌,规定为肿瘤以非浸润性病变为主,但显微镜下可见一处或多处明确独立的浸润,非特化小叶间质的病灶。如果浸润有疑问,则应归入原位癌。

微小浸润性癌的大小标准界定:大小界限被定义为 1mm。WHO(2012 年)规定为浸润灶直径<1mm,或 2~3 个病灶最大径均不超过 1mm。对于微小浸润性癌,由于目前积累的资料尚不足,一般认为尚不能作为一种肿瘤性病变实体(肿瘤癌前病变或浸润癌),因而尚没有

ICD-O 编码。

形态学改变:当真正的浸润蔓延至非特化性间质时,肿瘤细胞巢常呈现不同的形态学特点,为典型的浸润性导管癌,不同于小叶癌化。

临床特点:微小浸润性癌少见,多数伴有原位癌(常是广泛的)。占乳腺癌的 1% 以下。没有特殊的临床特征。目前统一的观点认为微小浸润区域的组成为不规则的簇、小灶状或单一细胞,缺乏肌上皮层和基底膜。

预后:乳腺微小浸润癌腋窝淋巴结转移的发生率很低,临床一般按照 DCIS 处理。但是,因为微小浸润癌尚无统一的定义,因此临床处理也有不同的报道。有人主张既然有浸润,就应当按浸润癌处理。

(3)浸润性乳腺癌类型

①浸润性导管癌:乳腺癌中最常见的类型(占乳腺癌的 70%～80%),属于非特殊型浸润性癌(NOS)。年龄分布广,多在 40～60 岁。肿块明显,质硬,X 线检查可见明显阴影。浸润性癌周边常见原位癌。此型癌包括以前传统分类所谓的单纯癌、髓样癌及硬癌等。针吸细胞学检查效果良好。前哨淋巴结活检对术中确定腋下淋巴结转移状态有帮助。诊断浸润性导管癌时,要求进行组织学分级。

组织形态学特点:形态多种多样,多是低分化腺癌,呈实性,很少有腺腔形成;细胞排列呈巢状、条索状,亦可弥漫分布;实质与间质比例不等,以癌细胞为主时质软(故称髓样),以间质为主时则质硬(故称硬癌),二者相近即为单纯癌。细胞表现异型性,核分裂多见,多伴有坏死及出血。针吸细胞学检查及印片涂片可见大量典型癌细胞。

②浸润性小叶癌

a.少见,不足浸润性癌的 5%,与小叶原位癌一样,易发生于双侧及多发。

b.组织学类型分为两大类。

经典型:此型具有典型的组织学特征,如肿瘤细胞体小,单排,呈葱皮样分布,中心为一良性增生导管。

其他类型:多种多样,包括腺泡型、硬化型、组织细胞型、印戒细胞型、小管型等。这一类与浸润性导管癌难以区别,后期区别更加困难。

注:新版 WHO 乳腺癌国际肿瘤分型(2012)已将经典型浸润性小叶癌列入特殊类型,而将浸润性小叶癌一般类型与浸润性导管癌一般类型并称为乳腺浸润性癌。

③乳腺癌少见类型(特殊型浸润性导管癌)

a.伴有淋巴细胞浸润的髓样癌(典型髓样癌)、黏液癌(胶样癌)、小管癌(高分化腺癌)、乳头状癌、浸润性微乳头状癌、浸润性筛状癌、分泌型癌、大汗腺癌、腺样囊性癌、神经内分泌癌等。

b.化生性癌(包括鳞状细胞癌,梭形细胞癌,癌肉瘤,形成骨及软骨基质的癌,伴巨细胞化生的癌等)。

c.其他:更少见类型,如富脂质癌、富糖原癌、小细胞癌、难分类的癌等。

④乳腺癌特殊临床表现型

a.佩吉特病:临床呈乳头湿疹样表现。三联征(90%以上):乳头鳞状细胞癌＋大导管内癌＋乳腺实质内浸润性导管癌。

b.炎性乳腺癌:为临床名称,临床呈急性乳腺炎表现。病理组织学很少有炎症改变,多是一般性浸润性导管癌。有较多淋巴管癌栓为此型的特点,但不一定都能找到。

c.双侧乳腺癌及多发性乳腺癌:小叶癌多见,预后不比单发者差。

d.隐性乳腺癌:0期癌,肿块体积小,临床不能触及;首发症状为腋下淋巴结肿大癌转移,乳腺不能触及肿物者,亦称隐性乳腺癌。

e.其他:男性乳腺癌,青年及老年乳腺癌,妊娠及哺乳期乳腺癌,早期及晚期乳腺癌等均各有特点,此不详述。

(二)乳腺癌分子生物学分型

近年来,乳腺癌的治疗选择已经变得复杂多样,包括多种形式的新辅助治疗和靶向治疗方案,而临床上在确定这些新治疗方案的适宜对象时,则越来越多地依赖于对每位患者肿瘤的全面评价,即所谓个性化治疗。HE染色切片依然非常有效,而分子生物学的进展为我们提高了一个新的重要的指标,对制定治疗方针具有重要的指导意义。

1.乳腺癌分子分型标记

基因表达谱揭示了有意义的肿瘤生物学信息,Perou等(2000)应用基因表达微芯片分析技术,提出了乳腺癌的分子病理分类。将乳腺癌分成4个亚型,即管腔型、HER-2过表达型、基底细胞样型以及正常乳腺样型。进一步的研究显示,管腔型肿瘤又被划分为A型和B型。

经研究,基本上可以用免疫组织化学抗体组合代替,免疫组织化学分子分型结果可以与临床结局联系起来。值得注意的是,以免疫组织化学为基础的分子分类,一定要求技术标准化,包括组织固定条件、每个抗体的克隆号、评分标准等。

2.乳腺癌分子类型的临床病理意义

不同亚型的乳腺癌有不同的生存率,预后截然不同,故对其临床预后的判断意义重大。ER、PR、HER-2、CK5/6、EGFR等免疫组织化学标记物影响肿瘤的短期及长期生存率。在所有类型的乳腺癌中,腺腔A型预后最好,5年生存率最高可达86%,而基底样癌的预后最差,5年生存率仅60%。HER-2阳性型的乳腺癌预后类似于基底细胞样型癌。

乳腺癌分子分型与治疗效果:分子分型对于乳腺癌治疗方针的制定具有非常重要的指导意义。LuminalA、LuminalB(管腔型)由于激素受体阳性,适合于内分泌治疗。HER-2过表达型,在严格控制检测标准的情况下(HER-2表达强阳性患者),目前应用曲妥珠单抗靶向治疗可取得明显效果。对于基底细胞样型肿瘤,目前尚未发现明显有效的治疗靶点,顺铂和紫杉烷类治疗可能有较好的疗效。

3.乳腺三阴性癌与基底细胞样型癌

二者均为分子生物学分型类型,而非组织形态学分型,病理报告中应当特别说明。

(1)基底细胞样型乳腺癌特点

①形态:形似于皮肤基底细胞癌;多为典型髓样癌或化生性癌;分化差,通常为高级别组织学分级。

②属于三阴性癌中的一种,约占三阴性癌的80%。

③免疫组织化学:ER、PR、HER-2三联阴性;CK5/6、EGFR、CK14、CK17阳性(基底细

表型）；SMA、p63、CD10、Sl00 可阳性（肌上皮表型）。BRCA1 多阳性。

④预后：本型癌预后差。

（2）乳腺三阴性癌特点

①三阴性-ER 阴性，PR 阴性，c-erb B-2 阴性；多数病例 BRCA1 阳性。

②三阴性癌，即正常乳腺型癌，也称未分类型，也有称 Luminal C 型。

③与基底细胞样型癌不同之处在于，基底细胞样型癌是三阴性癌的一种类型，除三阴性表达外，基底细胞样型癌要求 CK5/6、EGFR 也表达阳性。

④三阴性癌，大多数病例呈髓样癌组织学形态，也可是其他高级别癌，预后差。

（三）乳腺癌的病理组织学分级标准

肿瘤的组织学分级与患者的预后具有密切关系，这早已为肿瘤学界所公认。目前较为公认的分级方法是由 Bloom and Richadson 提出的分级法，后经 Elston 和 Ellis 改良（又称 Nottinham 分级）。具体半定量分级方法如表 5-2。

表 5-2　乳腺癌组织学分级：半定量分级法（Elston 和 Ellis 改良，2003 年）

	组织学表现	记分
腺腔形成	占肿瘤的大部分（>75%）	1
	中等程度（10%～750）	2
	少和无（<10%）	3
核多形性	小而规则一致的细胞	1
	中等大小及异型性	2
	明显异型（核大小超过良性细胞 2 倍）	3
核分裂计数（每 10 个高倍视野）	0～5	1
	6～10	2
	>11	3

注：组织学分级 1 级，高分化，3～5 分；组织学分级 2 级，中分化，60 分；组织学分级 3 级，低分化，8～9 分；组织学分级级别越高，细胞组织分化程度越低（分化越差），肿瘤细胞越幼稚、异型越明显、生长越活跃，恶性度越高，预后越差

（四）临床分期

T：原发肿瘤

TX　原发肿瘤无法评估

T。　无原发肿瘤证据

Tis　原位癌

Tis(DCIS)　导管原位癌

Tis(LCIS)[a]　小叶原位癌

Tis(Paget)　乳头 Paget 病不伴有其下乳腺实质内浸润性癌和（或）原位癌[导管原位癌和（或）小叶原位癌]。与 Paget 病相关的乳腺实质内癌应根据实质病变的大小和特征来分期，尽管仍然应该注意 Paget 病的存在。

T_1　　肿瘤最大径≤2cm

T_{1mi}　微浸润，最大径≤0.1cm[b]

T_{1a}　0.1cm＜肿瘤最大径≤0.5cm

T_{1b}　0.5cm＜肿瘤最大径≤1cm

T_{1c}　1cm＜肿瘤最大径≤2cm

T_2　　2cm＜肿瘤最大径≤5cm

T_3　　肿瘤最大径＞5cm

T_4　　肿瘤直接侵犯胸壁和（或）皮肤（溃疡或皮肤结节），无论肿瘤的大小[c]

T_{4a}　侵犯胸壁（但不包括只侵犯胸肌）

T_{4b}　溃疡，同侧皮肤卫星结节，或皮肤水肿（包括橘皮样变）

T_{4c}　4a 加 4b

T_{4d}　炎性乳腺癌[d]

注：[a]AJCC 分期不包括小叶原位癌。

[b]微浸润是指癌细胞突破基底膜进入邻近组织的最大径不超过 0.1cm。当发生多灶微浸润时，仅以最大灶的直径作为分期依据（而不是采用所有单个浸润灶的总和）。应该像对待多发浸润性癌一样重视多灶微浸润癌。

[c]仅侵犯真皮不能认定是 T_4 期。侵犯胸壁包括肋骨、肋间肌、前锯肌，但不包括胸肌。

[d]炎性乳腺癌以弥漫的类似丹毒发硬皮肤边缘为特征，通常没有肿块。如果皮肤活检为阴性，没有局部可测量的原发病灶，临床炎性乳腺癌（T_{4d}）的病理 T 分期为 pTX。皮肤凹陷、乳头回缩或除了 T_{4b} 和 T_{4d} 外其他的皮肤改变，可能是 T_1、T2 或 T_3，而不会影响分期。

N:区域淋巴结

NX　区域淋巴结转移无法确定（如已经切除）

N_0　无区域淋巴结转移

N_1　同侧Ⅰ组、Ⅱ组腋窝淋巴结转移，可活动

N_2　同侧Ⅰ组、Ⅱ组腋窝淋巴结转移，临床固定或融合；或临床发现*的同侧内乳淋巴结转移，但没有腋窝淋巴结转移的临床证据

N_{2a}　腋窝淋巴结转移，相互固定（融合）或与其他结构固定

N_{2b}　仅临床发现*的内乳淋巴结转移，但无腋窝淋巴结转移

N_3　同侧锁骨下淋巴结转移（腋窝Ⅲ组）伴或不伴Ⅰ、Ⅱ组腋窝淋巴结受累；或临床发现*的同侧内乳淋巴结转移，伴临床明显的Ⅰ组、Ⅱ组腋窝淋巴结转移；或同侧锁骨上淋巴结转移伴或不伴腋窝或内乳淋巴结受累

N_{3a}　锁骨下淋巴结转移

N_{3b}　内乳和腋窝淋巴结转移

N_{3c}　锁骨上淋巴结转移

注：*临床发现的定义为通过临床检查或者影像学检查（除外淋巴显像）发现的并且高度可疑恶性，或基于细针穿刺细胞学检查推断有病理转移。通过针吸活检而不是切除活检确定

的转移灶用后缀(f)表示,例如,$cN_3a(f)$。

淋巴结切除活检或前哨淋巴结活检,如果不行 pT 分期,则按临床 N 分期,例如 cN1。切除淋巴结活检或前哨淋巴结活检的病理分期(pN)只用在有病理 T 分期时。

M:远处转移

M_0 无远处转移

M_1 有远处转移

5.pTNM 病理学分期

pT:原发肿瘤

病理学分期需要对原发癌进行检查,标本切缘没有大体可见的肿瘤。只有显微镜下见到切缘有肿瘤,才可以进行 pT 分期。

pT 分期与 T 分期相对应。

注:当进行 pT 分期的时候,肿瘤的大小为浸润性癌部分的测量结果。如果有很大的原位癌部分(例如 4cm)和少量的浸润性癌部分(例如 0.5cm),则分期是 pT_{1a}。

pN:区域淋巴结

病理学分期需要切除和检查至少低腋窝淋巴结(Ⅰ组)。这样通常能切除 6 个或 6 个以上淋巴结。如果淋巴结检查为阴性,但检查的淋巴结数量没有达到要求,仍可归为 pN_0 分期。

pNX 区域淋巴结转移无法确定(例如:已经切除或切除后未行病理学检查)

pN_0 无区域淋巴结转移*

注:* 孤立的肿瘤细胞(ITC)是指单个癌细胞或直径不超过 0.2mm 的癌细胞团,通常可通过常规的 H&E 染色或免疫组化检测到。现在又提出一个额外的标准:应该包括在单个组织学横切片中细胞数少于 200 个。只有 ITC 的淋巴结在 N 分期时不算在阳性淋巴结中,但应该包括在总淋巴结数中。

pN_1 微转移或 1~3 个同侧腋窝淋巴结转移;和(或)前哨淋巴结活检发现内乳淋巴结转移但没有临床发现*

pN_{1mi} 微转移[直径大于 0.2mm 和(或)超过 200 个细胞,但直径没有超过 2mm]

pN_{1a} 1~3 个腋窝淋巴结转移,至少有 1 个直径超过 2mm

pN_{1b} 无临床发现的内乳淋巴结

pN_{1c} 1~3 个腋窝淋巴结转移,无临床发现的内乳淋巴结

pN_2 4~9 个同侧腋窝淋巴结转移,或临床发现* 的同侧内乳淋巴结转移但无腋窝淋巴结转移

pN_{2a} 4~9 个同侧腋窝淋巴结转移,至少有 1 个直径超过 2mm

pN_{2b} 临床发现* 的同侧内乳淋巴结转移但无腋窝淋巴结转移

pN_3

pN_{3a} 10 个或 10 个以上同侧腋窝淋巴结转移(至少有 1 个直径超过 2mm),或锁骨下淋巴结/Ⅲ组淋巴结转移

pN_{3b} 临床发现* 的同侧内乳淋巴结转移伴腋窝淋巴结转移;或 3 个以上腋窝淋巴结转移,同时通过前哨淋巴结活检,有显微镜或肉眼可见的内乳淋巴结转移,但临床检查阴性

pN_{3c}　同侧锁骨上淋巴结转移

治疗后 ypN:应该根据临床(治疗前)N 分期进行评估(详见 N:区域淋巴结)。只有当前哨淋巴结评估在治疗后进行时采用 sn 修饰。如果没有附上角标,说明腋窝淋巴结评估的依据是腋窝淋巴结清扫。

如果没有进行治疗后前哨淋巴结活检或者腋窝淋巴结清扫,则使用 X(pNX)。

N 分期与 pN 分期相对应。

注:* 临床发现的定义为通过临床检查或者影像学检查(除外淋巴显像)发现的并且高度可疑恶性,或基于细针穿刺细胞学检查推断有病理转移。

无临床发现是指影像学检查(除外淋巴显像)或临床检查没有发现。

pM:远处转移*

pM_1　镜下证实有远处转移

注:* pM_0 和 pMX 不是有效的分期。

pM_1 分期可以按照 M_1 的方式进一步明确。

通过形态学技术在骨髓中发现 ITC,按照 N 分期进行分期,例如 $M_0(i+)$。对于非形态学研究证实的 ITC,除使用 M_0 以外,还应该加后缀"mol",例如 $M_0(mol+)$。

四、转移播散

乳腺癌治疗失败的主要原因是肿瘤的扩散和向重要脏器的转移。因此,研究其可能发生的扩散方式和途径,阻断转移的通道及延迟扩散的时间,是提高乳腺癌患者的生存率、降低死亡率的关键所在。

(一)局部浸润

局部浸润又称直接蔓延,是指恶性肿瘤自原发部位,沿组织间隙、淋巴管、血管、神经束支蔓延并破坏邻近组织或器官。如果皮下淋巴管被癌细胞阻塞,引起淋巴回流障碍,皮肤受Cooper 韧带牵引,可形成"橘皮样"改变,淋巴管内瘤细胞继续生长,可发展为皮肤"卫星结节";癌细胞侵及皮肤及深部小血管,使局部血流不畅,导致充血,在临床上可出现"炎性癌";若肿瘤向深部发展,可侵及胸肌筋膜或胸肌甚至胸壁,此时肿块与胸壁粘连固定,不易推移。

(二)淋巴道播散

这是乳腺癌最常见的转移。癌细胞浸润并透过淋巴管壁后脱落在淋巴管内,又随淋巴液到达汇流区淋巴结,并在其中繁殖出相同组织类型的新病灶。

内乳淋巴结转移也是乳腺癌淋巴转移的第一站,它具有以下特点:内乳淋巴结转移率约为25%,乳房中央区和内侧半发生的乳腺癌内乳淋巴结的转移率高于外侧半,腋淋巴结转移的数目越多,内乳淋巴结转移的机会越多。

锁骨上淋巴结是乳房淋巴引流的第二站,其转移主要是经腋淋巴结或内乳淋巴结,多数是同侧的,也可转移到对侧锁骨上淋巴结,锁骨上淋巴结的侵犯提示肿瘤细胞有可能已通过胸导管向全身扩散,局部性的根治手术已达不到"治愈"的目的,此时的治疗重点应转向患者的全身治疗,而不是拘泥于局部手术的彻底性,甚至不恰当地行锁骨上淋巴结的清扫。

（三）血道播散

已脱落的乳腺恶性细胞由血液带到患者的全身其他部位,生长出相同结构的恶性肿瘤。以往认为,乳腺肉瘤发生血行转移的可能性较大,是因为肉瘤间质内富含血窦和薄壁血管,易被肿瘤细胞浸润而突破。但近年来的研究证明,25%以上的乳腺癌一开始即已发生血行远处转移,在血管内流动的脱落的恶性细胞和癌栓,极可能停留在血供丰富而血流缓慢的部位,一旦获得了适合其生长的环境即发生新的转移灶。

乳腺癌主要通过体内静脉系统进行血行转移,至于能否形成转移,需由静脉血管的解剖分布及癌栓被输运的概率,以及恶性细胞着床环境和条件决定。

1.与乳腺癌转移相关的血行通道

(1)上腔静脉系统:乳腺癌细胞首先侵犯同侧腋淋巴结和锁骨下淋巴结,然后经过锁骨上淋巴结向胸导管及上腔静脉转移,此后再向全身扩散。

(2)内乳血管系统:乳腺癌细胞能随着乳腺内侧血管到达胸骨两侧肋软骨后份的内乳静脉,再由其向锁骨上及全身转移。

(3)门静脉系统:乳腺癌细胞能通过乳腺下缘的血管或淋巴管网,向腹腔转移。还可经腹直肌上缘的血管网与镰状韧带向肝脏转移。

(4)脊椎静脉系统:脊椎静脉系统分布在椎管腔内外,深入到脊椎腔内,向上与颅脑相连,向前经椎间孔与胸、腹、腰和骶各部交通,也与体表的皮肤、乳腺等相通。这些静脉的腔内压力较低,血流缓慢而又缺乏静脉瓣,癌细胞易停留于其内形成脊柱、颅骨、骨盆的转移。当患者咳嗽、屏气及乳腺肿块受撞击和挤压时,可能使癌细胞通过其侧支向颅内转移。

2.血道播散常见的 3 种方式

(1)肿瘤细胞可直接侵入血管引起远处转移,是最明显的途径。

(2)肿瘤细胞经淋巴管-静脉通路进入血液循环,这是肺转移的重要途径。

(3)当血管有缺损、肿瘤组织破裂时,癌细胞可渗入血液循环。

（四）种植转移

癌细胞从原发部位脱落于创面或体腔后,生长、繁殖,形成转移灶,称为种植转移。由于穿刺、手术等原因形成创面及切口下种植。

五、影响乳腺癌转移的因素

影响乳腺癌转移的因素有很多,同一种类型的肿瘤在不同的患者身上,可表现出不同的生长规律和转移特点。乳腺癌是否会发生转移,何时发生转移,除了与乳腺癌的组织学类型相关外,还与患者机体的免疫功能和全身情况有关,涉及肿瘤细胞学、免疫学、分子生物学等多个学科。

(1)一般来说,早期乳腺癌发生转移的可能性比中、晚期乳腺癌小。但临床上经常见到原发病灶并不大的乳腺癌患者,经病理证实已发生了腋淋巴结多个转移的事实。

(2)乳腺癌原发病灶生长速度快的病例发生转移的机会较大,但是乳腺髓样癌的生长速度较快,而发生转移的可能性却较小。乳腺硬癌的生长速度较慢,而发生转移的情况却较为常见。

（3）分化程度低下的乳腺癌发生转移的可能性较大。乳腺癌发生淋巴转移的可能性较大，而乳腺肉瘤发生血行转移的可能性较大。

（4）乳腺癌细胞本身的生物学特性，如恶性细胞的生长活力、对周围组织的浸润能力、细胞本身无氧酵解的能力、蛋白溶解酶的产生、恶性细胞的表面结构特点、恶性细胞和血管内皮的黏合力等，能不同程度地影响其转移的发生。

（5）患者机体的免疫功能状态：免疫力低下易促进乳腺癌早期、快速转移。

（6）患者机体的内分泌状态及激素水平：乳腺癌大多发生于中老年妇女，说明其发生和发展与患者内分泌状态及激素水平的改变密切相关。

（7）肿瘤研究的实验发现，瘤细胞在血管内皮黏附后，其周围被纤维蛋白包围所形成的癌栓促进了肿瘤的转移。而用抗凝疗法，如用阿司匹林等药物对血小板产生抑制抗凝作用等可减少癌细胞的着床机会，从而减少恶性肿瘤转移的可能性。

（8）紧张心理和不良的精神刺激：长期的紧张心理和不良的精神刺激可导致神经系统的功能紊乱，直接影响到下丘脑的生理功能，使机体发生一系列的不良反应，如胸腺退化、淋巴细胞生长和成熟减缓等，以致降低了整个机体的抗肿瘤能力。

（9）组织创伤：乳腺组织因哺乳期的急性炎症导致的瘢痕，或因手术而遗留的瘢痕存在癌变的可能。

（10）手术医师粗糙的操作、活检时无意中挤压病灶等人为因素导致了手术中乳腺癌的播散。

造成乳腺癌转移的因素有很多，肿瘤的转移是肿瘤生长过程中的特殊生理现象，转移灶的建立受多种因素的调节和影响。在乳腺恶性细胞与患者机体的对抗动态过程中，除了已被人们所认识的因素外，还有更复杂的因素有待进一步研究。

六、临床诊断

（一）临床表现

早期乳腺癌往往不具备典型的症状和体征，不容易引起重视，通常是由体检或筛查发现并诊断。具有典型临床表现的乳腺癌通常已经不属于早期，这些典型的临床表现包括以下几个方面。

1.乳腺肿块

多为单发、质硬、边缘欠规则、活动欠佳，大多数为无痛性肿块，仅少数伴有不同程度的隐痛或刺痛；乳腺肿块为乳腺癌最常见的症状，约90％的患者是以该症状前来就诊的。随着肿瘤知识的普及，防癌普查的开展，这一比例或许还会增加。若乳腺出现肿块，应对以下几个方面加以了解。

（1）部位：乳腺以乳头为中心，做一十字交叉，可将乳腺分为内上、外上、内下、外下及中央（乳晕部）5个区。而乳腺癌以外上多见，其次是内上。内下、外下较少见。

（2）数目：乳腺癌以单侧乳腺的单发肿块为多见，单侧多发肿块及原发双侧乳腺癌临床上并不多见。

（3）大小：早期乳腺癌的肿块一般较小，有时与小叶增生或一些良性病变不易区分。但即使很小的肿块有时也会累及乳腺悬韧带，而引起局部皮肤的凹陷或乳头回缩等症状，较易早期发现。

（4）形态和边界：乳腺癌绝大多数呈浸润性生长，边界欠清。有的可呈扁平状，表面不光滑，有结节感。但需注意的是，肿块越小，上述征象越不明显，而且少数特殊类型的乳腺癌可因浸润较轻，呈膨胀性生长，表现为光滑、活动、边界清楚，与良性肿瘤不易区别。

（5）活动度：肿块较小时，活动度较大，但这种活动是肿块与其周围组织一起活动。若肿瘤侵犯胸大肌筋膜，则活动度减弱；肿瘤进一步累及胸大肌，则活动消失。让患者双手叉腰挺胸使胸肌收缩，可见两侧乳腺明显不对称。晚期乳腺癌可侵及胸壁，则完全固定，肿瘤周围淋巴结受侵，皮肤水肿可以呈橘皮状，称"橘皮征"，肿瘤周围皮下出现结节称"卫星结节"。

2.乳头溢液

部分乳腺癌患者有鲜红或暗红色的乳头溢液，有时会产生清水性溢液，无色透明，偶有黏性，溢出后不留痕迹。45岁～49岁、60岁～64岁为此病的两个发病高峰。患者在无意中可发现乳房肿块，多位于内上限或外上限，无痛，渐大。晚期病变部位出现橘皮样皮肤改变及卫星结节。腋窝淋巴结肿大、质硬，随病程进展彼此融合成团。

3.皮肤改变

乳头皮肤出现典型的"酒窝征""橘皮征""皮肤卫星结节"等改变。酒窝征是指乳腺癌侵犯腺体与皮肤之间的韧带使之萎缩，可出现皮肤凹陷，这也是早期乳腺癌症状表现。橘皮征若乳腺癌细胞阻塞了淋巴管，造成皮肤水肿，毛囊处凹陷，皮肤呈橘皮样改变，这就是橘皮征，是晚期乳腺癌的表现。另外，乳腺肿瘤引起皮肤的改变，与肿瘤的部位、深浅和侵犯程度有关，通常有以下几种表现。

（1）皮肤粘连。

（2）皮肤浅表静脉曲张。

（3）皮肤发红。

（4）皮肤水肿。

此外，晚期乳腺癌尚可直接侵犯皮肤引起溃疡，若并发细菌感染，气味难闻。癌细胞若浸润到皮内并生长，可在主病灶的周围皮肤形成散在的硬质结节，即"皮肤卫星结节"。

4.乳头异常

包括乳头回缩、抬高、糜烂、破溃等；乳头扁平、回缩、凹陷，直至完全缩入乳晕下，看不见乳头。有时整个乳房抬高，两侧乳头不在同一水平面上。乳腺癌患者若有乳头异常改变，通常表现为乳头糜烂或乳头回缩。

5.腋窝淋巴结肿大

同侧腋窝出现肿大淋巴结，质硬、散在、可推动，随着病情发展，淋巴结可逐渐融合，并在皮肤和周围组织粘连、固定、晚期可在锁骨上和对侧腋窝摸到转移的淋巴结。乳腺癌逐步发展，可侵及淋巴管，向其局部淋巴引流区转移。其中，最常见的淋巴转移部位是同侧腋窝淋巴结。淋巴结常由小逐步增大，淋巴结数目由少逐步增多，起初，肿大的淋巴结可以推动，最后相互融合,固定。肿大的淋巴结如果侵犯、压迫腋静脉常可使同侧上肢水肿;如侵及臂丛神经时引起肩部酸痛。

乳腺癌可向同侧腋窝淋巴结转移,还可通过前胸壁和内乳淋巴网的相互交通,向对侧腋窝淋巴结转移,发生率在5%左右。此外,晚期乳腺癌尚可有同侧锁骨上淋巴结转移,甚至对侧锁骨上淋巴结转移。

6.乳腺疼痛

肿瘤伴有炎症时可以有胀痛或压痛。晚期肿瘤若侵及神经或腋淋巴结肿大压迫或侵犯臂丛神经时可有肩部胀痛。

7.乳晕异常

炎性乳腺癌时局部皮肤呈炎症样表现,颜色由淡红到深红,开始时比较局限,不久即扩大到大部分乳腺皮肤,同时伴有皮肤水肿。皮肤增厚、粗糙、表面温度升高。

(二)检查

1.乳腺癌的 X 线检查

乳腺 X 线筛查是医学史上最具价值的影像学检查。尽管在 19 世纪 70 年代,乳腺 X 腺摄影已被证实可以比临床及一般检查检测出更早期、更微小的癌灶,但问题是能不能提高生存率,后来有人陆续做过验证性试验,其中有两个试验发现妇女参加筛查能使乳腺癌的死亡率降低 20%~30%。对所有结果进行的分析结果明确显示 X 线筛查能降低乳腺癌的死亡率。在美国有学者认为 X 线摄影对任何年龄段妇女的筛查价值没有任何差别。乳腺癌的 X 线检查主要用以表明:如果妇女带有这种基因缺陷,其 50 岁以前患乳腺癌的可能性为 50%,在 65 岁以前为 80%。而对于一般妇女来说,这种可能性分别为 2% 和 6%。这种普查方法可使有该基因缺陷的妇女早期被发现,从而采取积极而有效的预防措施,如严密监测、化学预防或者预防性双侧乳腺切除。

乳腺癌的 X 线检查主要有以下几种。

(1)乳腺 X 线摄片(乳腺钼靶 X 线检查):是利用一种先进的钼靶 X 线机,对乳腺进行照片,以获取其影像学资料,是早期发现乳腺癌病灶的一个重要方法。乳腺癌可以出现多种 X 线表现,肿块和钙化是乳腺癌的基本 X 线征象和重要的诊断依据。乳腺钼靶摄影常能检查出医师不能触及的结节,即所谓"隐匿性乳癌"和很早期的原位癌。乳腺癌在钼靶成像中多为簇状钙化、小结节影、团片状密度增高影、星芒征等。钼靶 X 线中出现钙化灶,对早期乳腺癌的诊断有重要意义。钼靶 X 线对乳腺整体感官性强,可以有效地提高乳腺癌发现率,降低误诊、失诊的机会,在国外已成为乳腺癌的普查手段之一。乳腺 X 线摄片对乳腺癌的确诊率可达 80%~90%,然而乳腺 X 线检查还有另一个重要的实际目的,那就是为了评价是否存在其他隐匿性癌灶。在乳腺良、恶性病变的鉴别诊断和乳腺癌早期诊断方面,目前还没有其他方法能够取代它,现常用的有钼靶和干板摄片 2 种方法。

X 线片有以下特征时,要考虑乳腺癌。

①肿块影:多表现为不规则或呈分叶状,无明显界限,中心密度高,有的其边缘有短的毛刺,外突而呈星状表现。或有僵直的索状带向外周延伸。有时肿块周围结构紊乱变形,可出现砂粒样钙化,有时可见增粗扭曲的血管影,或可见到邻近皮肤增厚凹陷或乳头凹陷。

②钙化影：有部分患者临床上摸不到肿块，X线片上也可能没有肿块影，而单纯表现为簇状细砂粒样钙化影，或伴有斑片状密度稍高影像。已成为乳腺癌的普查手段之一。

乳腺钼靶X线检查主要目的是评价在乳腺X线筛查中偶然发现而没有临床症状的病灶，其作用如下：a.明确病灶是否存在，或仅仅是由于正常结构重叠所致；b.观察肿块的边缘以判断其倾向于良性或恶性，决定是否需要进行活检；c.观察肿块的形态及钙化的分布来决定是否需要进行活检。

（2）乳腺导管造影术：乳头溢液是乳腺疾病的一种症状，常见的乳头溢液有清水样、乳汁样、浆液性或血性，可表现为单侧单孔、单侧多孔、双侧单孔及双侧多孔溢液等。其原因可见于多种乳腺疾病如乳腺导管内病变（包括导管内乳头状瘤或导管内乳头状瘤病及乳腺癌等），多表现为淡黄色或血性溢液；乳腺导管扩张、浆细胞乳腺炎及内分泌因素如泌乳素升高，后者多表现为双侧多乳汁样或清水样溢液。乳腺导管内病变由于其体积小，触诊大多难以发现肿块，影像学检查很少有阳性发现。因此，是否存在乳头溢液是临床体检必不可少的步骤，而体检发现后进一步检查及诊断意义十分重要。1930年Ries及1937年Hicken利用碘油行导管造影，20世纪60年代后新的低毒水溶性造影剂普遍应用，乳腺导管造影才被放射界普遍应用。

我们在临床应用中体会到导管造影术简单、安全、无明显毒副作用，给患者带来的痛苦相对较轻，方便而经济，导管造影钼靶摄片可同时了解腺体的结构，可清晰显示导管内的结构，弥补导管镜对终末导管的病变难以检测的不足，还可了解病变的方位及范围，对外科治疗有一定的指导意义。

①适应证和禁忌证：除内分泌性溢乳外，所有病理性乳头溢液患者，包括血性、浆液性、浆液血性和清水样溢液，为了解导管内是否有占位性病变，均可行导管内造影检查。急性炎症、乳头乳晕明显感染、哺乳期、对造影剂过敏者，为导管造影禁忌证。

②造影方法：患者仰卧位或坐位。用1mL注射器接4%顶端已磨钝的针头，抽1mL 60%的泛影葡胺，排出空气备用。用75%的乙醇常规消毒并拭净乳头，轻轻挤压乳头，使少量液体从乳孔溢出，识别溢液导管口，然后轻轻捏起乳头，以柔软的捻转动作将钝头细针插入到溢液导管口内，进针一般不超过1cm，以没有阻力为准。缓慢注入造影剂，至患者有胀感或注射有阻力时停止，一般需注入0.1～0.4mL。注毕拔出针头，迅速拍轴、侧斜位片。一般情况下造影剂不会外溢，导管内有占位时，造影剂会自行流出，必要时可重复注射。

③注意事项

a.病变导管口的选择必须准确，若误插入正常的导管口，可造成假阴性表现。

b.操作时勿将小气泡注入导管内，否则可造成假阴性充盈缺损。

c.针头插入不宜过深，否则很易刺破管壁造成造影剂外渗而导致造影失败。

d.注射造影剂时应缓慢、轻柔，若注射时感到有阻力，且患者主诉有疼痛感，应立即停止注射。过多注射可导致造影剂渗入间质，影响诊断。

e.对多孔淡黄色或血性溢液患者可选择两孔以上注入造影剂。

④导管造影的表现

a.正常导管的造影表现：一般乳头有15～20个乳孔，每一个乳孔开口引流一支乳腺导管，每一支乳腺导管分成主导管（Ⅰ级导管）、Ⅱ级导管、Ⅲ级导管、Ⅳ级导管。主导管最粗，管径为

0.3～1.0mm，平均1.28mm；Ⅱ级导管管径 0.5～1.5mm，平均 0.93mm；Ⅲ级导管管径 0.3～1.0mm，平均 0.59mm，Ⅳ级导管 0.2～0.7mm。正常导管表现为整个导管显示清晰，走势柔软、粗细均匀、逐渐变细，遍及整个乳房。在每一次的分叉中有一短暂的扩大，也属正常。

b.乳腺导管扩张的造影表现：导管不同程度增粗扩张，呈柱状或囊状扩张，或者表现为导管失去由粗到细的正常分布形态，显示管腔粗细不同，但走势尚自然柔软。

c.导管内病变的导管造影表现：乳腺导管内病变包括导管内乳头状瘤、导管内乳头状瘤病和导管内癌，主要表现为淡黄色或血性溢液。导管内乳头状瘤主要发生在大导管，表现为主导管或Ⅰ～Ⅱ级导管内大小不等的单发或多发的圆形、类圆形充盈缺损，近端导管可不同程度扩张，导管边缘光整，远侧导管分支走行自然；亦可见导管梗阻，在主导管梗阻处呈弧形杯口状肿块影，近端导管管壁光滑、完整、无浸润现象，远端导管完全不显影。多发导管内乳头状瘤，也称管内乳头状瘤病，病灶多位于Ⅱ级导管以上，表现为导管内圆形或类圆形充盈缺损，形如小米粒状大小不等之串珠样积聚征象，或多个Ⅱ级以上导管分支远端呈续断状显影或显影中断，近端导管可不同程度扩张。

d.乳腺癌的导管造影表现：可表现为多种形态，如导管内不规则充盈缺损、管壁破坏呈锯齿状、导管狭窄、截断或断续状充盈、导管形态僵硬、扭曲变形；部分可见区域性乳腺组织结构紊乱或异常收缩、纠集；部分可伴有导管显影区域广泛分布的多形性细小钙化；部分表现为"潭湖征"，是肿瘤破坏导管造成造影剂渗漏至乳管附近或肿瘤坏无效腔内形成潭湖状、片状外溢现象；部分仅表现中、小导管内小充盈缺损，术前易误诊为导管内乳头状瘤。由于导管内造影间接反映了乳腺导管的情况，不能获得病理学的资料，只能初步临床诊断，遇有可疑征象时，应及时手术活检取得病理学诊断为妥，以免贻误病情。总之，影像特征可因癌肿的浸润、梗阻、破坏而引起乳腺导管壁僵硬、局部狭窄、管壁不规则破坏或突然中断，或本应呈树枝状分支的导管树整体走向扭曲异常。

（3）CT（计算机断层扫描）：CT 可对乳腺进行横断及薄层扫描，从而减少了组织结构重叠的干扰。运用低剂量型CT 是目前诊断乳腺癌早期的重要手段，CT 技术较 X 线更易于发现密集型乳房肿块。乳腺癌的 CT 表现为：肿瘤呈不规则，多有分叶，可见"毛刺"；密度不均匀，高于正常腺体密度，正常导管、腺体结构紊乱；增强扫描可见肿瘤均匀强化，内部可见许多增粗扭曲血管，脂肪间隙正常形态消失。CT 优势是可以清晰显示<5mm 的病灶，并能观察肿瘤对周围组织浸润程度和范围，不足之处是对比剂使用不便和轻微的辐射。CT 检查可用于不能触及的乳腺病变活检前定位，确诊乳腺癌的术前分期，检查乳腺后区、腋部及内乳淋巴结有无肿大，有助于制定治疗计划。CT 检查可能有助于检出小而致密的乳腺肿瘤，MRI 亦可用于小乳腺癌检出，都优于普通 X 线检查。

2.超声显像检查

超声显像检查无损伤性，可以反复应用。对乳腺组织较致密者应用超声显像检查较有价值，但主要用途是鉴别肿块系囊性还是实性。超声检查对乳腺癌诊断的正确率为 80%～85%。癌肿向周围组织浸润而形成的强回声带，正常乳房结构破坏以及肿块上方局部皮肤增厚或凹陷等图像，均为诊断乳腺癌的重要参考指标。彩色多普勒经济简便，准确无创，可以有效地进行诊断，是目前诊断乳腺病变的首选方法。通过彩色多普勒了解乳腺肿块的大小、形态,回声强度以及肿块周围的血管和血流是否丰富情况来判定肿瘤的性质。良性肿瘤形态大多规则,呈椭圆形或球形。

乳腺恶性肿瘤声像图表现:形态不规则,呈蟹足状或锯齿状改变,边界不清,多呈低回声,内部回声不均匀,后方回声衰减;肿块内见簇状钙化灶,肿块纵横比$>$1。癌瘤中心有液化坏死时,可见低回声或无回声暗区。但乳腺癌早期血管及血流速度不同于中、晚期肿瘤丰富,仅通过乳腺彩超来分辨早期乳腺病变的良恶性有些困难,要加上其他诊断技术及临床症状等综合评定,以免误诊。高频超声等新超声技术的产生,使早期乳腺癌的准确诊断率有所提升。

3.MRI

动态 MRI 可清楚显示乳腺癌的血流状况,敏感度和特异度分别为 88%和 82%。可以清晰地分析软组织的情况,对于极其隐秘的微小病灶有较好的诊断作用。MRI 自应用于临床乳腺疾病诊断以来,在乳腺癌诊断方面发挥了重要作用。

MRI 检测早期乳腺癌主要有三种方式:①通过检测活体细胞生化成分的方法是磁共振质子波谱分析法;②运用布朗运动水分子产生扩散加权成像法;③检测血流量及血容量等灌注参数的是灌注加权成像法。

MRI 具有很高的软组织分辨力,动态增强检查对乳腺癌的诊断有较高的敏感性和准确性,国内有学者报道,MRI 对早期乳腺癌的诊断正确率可达 94.4%,明显高于乳腺钼靶及彩超。作为最新的乳腺疾病检查手段,MRI 检查技术可以实现多平面、多参数成像检查的目标,具有高敏感性,三维成像使病灶定位更准确,显示更直观,对乳腺高位、深位病灶显示较好等特点,而且对多中心、多灶性病变的检出、邻近胸壁的侵犯及腋窝、胸骨后、纵隔淋巴结转移的显示较为敏感等特点,为乳腺癌的分期和治疗提供了可靠依据。作为对高危患者检查的首选技术,其在疑难病例确诊、肿瘤病灶范围评估和化疗疗效评价以及手术方式选择等方面也发挥着不可替代的作用。不过 MRI 也有局限性,如价格昂贵、操作复杂、检查时间长、影像易受呼吸心脏搏动伪影的影响,且对钙化的显示不如钼靶。

4.近红外线乳腺扫描

近红外线乳腺扫描是根据人体软组织密度和血红蛋白含量对红外线光有选择吸收的原理,将红外线源探头对乳腺组织进行透视扫描并取像后由计算机处理,将组织图像显示在屏幕上,根据病变组织阴影的灰度、大小、形状、边界、位置以及血管走行情况,判断乳腺疾病及良、恶性肿瘤。该方法具有直观性、费用低、无辐射、无创伤、操作简便等特点,患者乐于接受。人体正常乳腺组织对红外光透射程度大,而病变组织能大量吸收红外光,对致密型乳腺的中、青年妇女敏感性可能高于乳腺钼靶拍片检查,乳腺癌的影像为团块状灰影,灰度深,边界不整,形态不规则,可见异常血管影(如血管畸形并进入瘤体,或血管中断、血管受压,或血管呈放射状、蝌蚪状改变等),其血管特异性改变是其他检查所没有的,但也有它的局限性,如肿瘤部位在乳房边缘、肿块位置较深紧贴胸壁、乳房较大而肿块较小的红外光探及不到易致漏诊。

5.微创活检法

微创活检对于早期诊断乳腺癌提供了组织病理学依据,通过前述辅助检查,准确对病变组织定位并进行穿刺活检。目前临床常用的活检术包括乳腺空心针穿刺活检和 Mammotome 微创旋切活检术。微创活检术可以直接获取病变组织标本,得到确定的病理诊断,对乳腺癌术前选择麻醉方式、手术方案提供了可靠的依据。活检术是乳腺癌早期诊断的金标准,其地位是不可替代的,可以弥补相关影像学产生的失诊、误诊。

6.分子生物学技术

随着医学科学技术的日益发展,乳腺癌的诊断研究由细胞病理学逐渐深入到分子病理学领域,乳腺癌中越来越多的分子缺陷被揭示,分子生物学技术将有望成为乳腺癌诊断的一个重要内容。国外已有报道,通过针吸活检组织或细胞穿刺进行乳腺病变中微量 DNA 或 RNA 的提取,从而发现分子水平检测基因异常,可早期发现乳腺癌。乳癌在家族中的多发性已在统计中获得证实,母系有乳癌史的妇女,乳癌的发生率较之母系无乳癌史者高一倍。有报道对家族性乳腺癌病史的特定人群进行 BRCA1、BRCA2 基因异常的检测,对高危人群进行端粒酶活性、8q 染色体断臂缺失的检测等。检测 BRCA1 基因的胚系突变,有利于乳腺癌高危人群的早发现和早治疗,降低乳腺癌的死亡率,但检查费用昂贵是该手段不能推广的原因之一。

乳腺癌的发生是对妇女生命的极大威胁,早期诊断乳腺癌是十分重要的。选择合理的检查方法,做到早期诊断才能使乳腺癌患者得到及时准确的治疗方案,延长患者生存时间和提高患者生活质量。

此外,在癌变过程中,由肿瘤细胞产生、分泌,直接释放细胞组织成分,并以抗原、酶、激素或代谢产物的形式存在于肿瘤细胞内或宿主体液中,这类物质称为肿瘤标志物。

(1)癌胚抗原(CEA):为非特异性抗原,在许多肿瘤及非肿瘤疾病中都有升高,无鉴别诊断价值,行手术的乳腺癌患者术前检查,有 20%～30% 的患者血中 CEA 含量升高,而晚期及转移性癌肿患者则有 50%～70% 出现 CEA 升高。

(2)铁蛋白:血清铁蛋白反映体内铁的储存状态,在很多恶性肿瘤如白血病、胰腺癌、胃肠道肿瘤、乳腺癌中有铁蛋白的升高。

(3)单克隆抗体:用于乳腺癌诊断的单克隆抗体 CA15-3 对乳腺癌诊断符合率为 33.3%～57%。

(4)激素受体检查:通过检查 ER 和 PR,可以指导治疗,尤其是内分泌治疗,并判断预后。

(5)Her-2 检测:Her-2 可以指导预后,阳性者预后较差,阴性者预后较好。

7.鉴别诊断

乳腺癌的诊断应该结合患者的临床表现、病史、体格检查、影像学检查、细胞或组织病理学检查等多方面。大多数患者是自己无意中发现乳腺肿块来医院就诊,少数患者是通过体检或筛查发现乳腺肿物而就诊。针对临床可触及的乳腺肿块,可采用针吸活检或手术切除活检明确诊断;而针对临床摸不到的肿块,主要依靠影像学检查发现病变,并可借助影像学检查(例如:B超或CT)进行定位并活检,所有手段中,病理学检查才是诊断乳腺癌的金标准。乳腺癌需要和乳腺增生、乳腺纤维腺瘤、乳腺结核、乳腺囊肿、乳腺炎、乳腺淋巴瘤等多种疾病进行鉴别诊断。需要结合临床表现、体格检查、影像学检查等多种手段加以排除,如果难以鉴别诊断,常常需要借助干细胞或组织病理学检查才能最终确诊乳腺癌。

七、治 疗

(一)治疗原则

自从 20 世纪 90 年代以来,北美和英国等国家的乳腺癌发病率虽然呈上升趋势,但死亡率均下降。目前认为,乳腺癌死亡率下降的原因与早期诊断和综合治疗的进步,特别是术后辅助治疗的进步有关。各期乳腺癌的治疗原则是:

Ⅰ期

手术治疗为主,目前趋向于保乳手术加放射治疗。对具有高危复发倾向的患者可考虑术后辅助化疗。

Ⅱ期

先手术治疗,术后再根据病理和临床情况进行辅助化疗。对肿块较大、有保乳倾向的患者,可考虑新辅助化疗(术前化疗)。对部分肿块大、淋巴结转移数目多的病例可选择性做放疗。

Ⅲ期

新辅助化疗后再做手术治疗,术后再根据临床和病理情况做放疗、化疗。

以上各期患者,如果受体阳性,应该在化、放疗结束后给予内分泌治疗。

Ⅳ期

以内科治疗为主的综合治疗。

(二)新辅助化疗

新辅助化疗又称术前化疗,一般是在手术前给予 2～4 周期化疗,以后再手术或放疗。虽然迄今尚无有说服力的资料证实新辅助化疗比常规综合治疗疗效更好,但这一领域仍然吸引了许多学者进行研究,以探索新辅助治疗能否提高肿瘤局部控制率、减少转移并提高患者的长期生存率。通过深入研究,认为理论上新辅助化疗有以下优点:①消灭微小转移灶;②有可能防止耐药细胞株的形成;③缩小肿瘤,降低分期,增加保乳治疗的机会;④可观察到化疗前后肿瘤的大小、病理学及生物学指标的变化,直观地了解到肿瘤对所给的化疗药物、方案是否敏感、有效,并为进一步选择合适的治疗方法及判断患者预后提供依据;⑤降低肿瘤细胞的活力,减少远处播散的机会。

新辅助化疗的适应证:①局部晚期乳腺癌;②原发肿瘤较大的浸润性癌,而患者又有保乳意向,可通过新辅助化疗,肿瘤消失或明显缩小后,采用保乳手术的综合治疗;③对原发肿瘤较大或腋淋巴结有转移,以及有高危复发、转移倾向的患者,新辅助化疗可作为辅助化疗的一个选择。

新辅助化疗方案与术后辅助化疗方案基本相同。含蒽环类的联合化疗效果优于 CMF 方案;加用或序贯用紫杉类药方案优于 AC 方案,可提高临床 CR、病理 CR 和保乳手术的成功率。对 Her-2 阳性患者,可考虑使用含曲妥珠单抗的化疗方案。

(三)早期乳腺癌的术后辅助治疗

1.淋巴结状态与辅助化疗方案的选择

(1)淋巴结阴性:对淋巴结阴性患者,应掌握适应证,根据预后指标判断,有针对性地对高度复发危险性的患者进行术后辅助化疗。近年研究结果表明,腋淋巴结阴性患者术后 5 年生存率、复发率及死亡率分别为 $70\%\sim85\%$、$25\%\sim30\%$ 和 $15\%\sim30\%$；10 年分别为 75%、$40\%\sim45\%$ 和 $25\%\sim30\%$，即 70% 的病例仅用手术治疗即可治愈，术后辅助化疗仅对 30% 的患者可能受益。迄今提出的相关预后指标很多，比较肯定的有肿瘤大小、组织病理学、受体状态、DNA 倍体或含量及癌基因扩增等。一般认为，患者年龄 <35 岁、肿瘤直径 $>2.0cm$、核分级为 Ⅲ 级、脉管瘤栓、ER 阴性、Her-2 基因高表达及 S 期细胞比例明显增加的患者应考虑给予术后辅助化疗。

对复发风险很低的患者，应根据风险-受益分析来考虑是否用他莫昔芬（TAM）治疗，包括对降低最初 10 年的复发率、保乳术后同侧乳腺癌复发、发生对侧乳腺癌以及内分泌的治疗副作用进行综合考虑。

（2）淋巴结阳性：淋巴结阳性的患者，即使是内分泌反应肿瘤，其复发风险仍很高，且在肿瘤内存在内分泌耐药性克隆，故一般应考虑化疗。

无论绝经前或绝经后，化疗均能降低复发率和死亡率，但以绝经前患者更为显著。早在 20 世纪 70 年代初，Bonadonna 等对淋巴结阳性患者术后随机分为 CMF 化疗组及对照组，10 年后随访结果显示，化疗组优于对照组，无复发生存率（RFS）分别为 43.4% 和 31.4%，总生存率（OS）分别为 55.1% 和 41.3%，其中绝经前患者的 RFS 显著提高。EBCTCG（早期乳腺癌临床试验协作组）的最新研究也表明，化疗不但能延长绝经前患者的生存期，而且对绝经后患者亦有效。一组包括 75000 例乳癌患者的 10 年随访资料表明，术后辅助化疗可使 50 岁以下患者的复发率和死亡率分别降低 37% 和 27%；50 岁以上则分别为 22% 和 14%。目前公认，对腋淋巴结阳性的绝经前患者，辅助化疗是首选治疗手段。

2.化疗药物与方案的选择

目前普遍采用的化疗方案是含蒽环类药物的 AC（阿霉素＋环磷酰胺）或 CAF（环磷酰胺＋阿霉素＋氟尿嘧啶）以及 CMF（环磷酰胺＋甲氨蝶呤＋氟尿嘧啶）方案。NSABPB-15 试验发现 4 周期 AC 方案的疗效与 6 周期 CMF 方案的疗效相等。EBCTCG 对 16 组试验（14000 例）的分析表明，与 CMF 方案比较，使用蒽环类方案能使复发和死亡危险分别进一步降低 11% 与 16%，5 年和 10 年死亡率分别降低 3.5%（80.2% vs 76.7%）与 4.6%（68% vs 63.4%），INT 0102 对 2691 例淋巴结阴性的高危患者评价了 6 周期 CAF 与 CMF 方案的疗效，结果表明，CAF 稍优于 CMF，5 年无病生存率（DFS）和总生存率（OS）分别为 85% vs 82%（$P=0.03$）与 93% vs 90%（$P=0.03$）。

近年来，紫杉醇（TAX，泰素，紫素，特素）和多西紫杉醇（TXT，泰索帝，多西他赛）广泛应用于乳腺癌的术后治疗研究。CALGB9344 试验对淋巴结阳性患者先以 AC 方案化疗 4 周期，然后分两组，一组加 4 个周期紫杉醇，另一组则不用紫杉醇。随访 18 个月两组疗效就有显著差异，常规化疗后加用紫杉醇无病生存率从 86% 提高到 90%（$P<0.01$），总生存率从 95% 提高到 97%（$P<0.05$）。多因素分析复发率降低 22%，死亡率降低 26%。然而，随访 52 个月时，生存率的差异不再显著。2003 年发表了最终结果，在 AC 方案的基础上，加用紫杉醇能使复发率和死亡率分别降低 17% 与 18%。

NSABP B-28 试验对 3060 例淋巴结阳性患者随机分为 4 周期 AC 或 4 周期 AC 加 4 周期紫杉醇，中位随访 34 个月，预期 3 年生存率分别为 92% 与 90%，两组 DFS 均为 81%。2003

年美国 ASCO 会议上报道了中位随访 64 个月的结果,加或不加紫杉醇组患者的事件数分别为 400 与 461 个,风险比为 0.83(0.73～0.95),P＝0.008;死亡数分别为 243 例与 255 例,风险比为 0.94(0.78～1.12),P＝0.46。

欧洲协作组临床试验(ECTO)比较了早期乳腺癌手术后 ADM(A)序贯 CMF(A→CMF)、ADM＋TAX(紫杉醇)序贯 CMF(AT→CMF)辅助化疗以及 AT→CMF 新辅助化疗的疗效。结果显示,与 A→CMF 方案相比,含有紫杉醇的 AT→CMF 明显提高了患者的 5 年无进展生存率,而术前与术后辅助化疗的效果则无显著差异。

BCIRG 001 比较了 TAC(75/50/500mg/m²,每 3 周 1 次,共 6 次)与 FAC(500/50/500mg/m²,每 3 周 1 次,共 6 次)方案辅助治疗淋巴结阳性乳腺癌的疗效。其中 745 例随机分入 TAC 组,746 例分入 FAC 组,对受体阳性患者在化疗后口服 TAM5 年。中位随访时间 33 个月。结果表明,TAC 方案能够显著提高淋巴结 1～3 枚阳性患者的 DFS(使风险降低 32％)和 OS(风险降低 54％)。2003 年圣安东尼奥乳腺癌会议报道了 BCIRG 001 试验中位随访 55 个月的结果,总的事件数为 399 个。其中,TAC 和 FAC 组事件数分别为 172 与 227 个,TAC 组患者的 4 年和 5 年 DFS 分别为 80％与 75％,而 FAC 方案则分别为 71％与 68％。TAC 组患者 4 年和 5 年总生存率(OS)分别为 89％与 87％,FAC 方案分别为 85％与 81％。在 HER2 阳性和阴性患者,TAC/FAC DFS 风险比分别是 0.61(0.42～0.90;P＝0.0118)与 0.76(0.58～0.99;P＝0.0380)。这些结果表明,与 FAC 方案相比,含有多西紫杉醇的 TAC 方案能显著提高 DFS 和 OS,这一方案有可能成为淋巴结阳性的早期乳腺癌的最有效的辅助化疗方案之一。

2007 年早期乳腺癌试验协作组(EBCTCG)发布了一项荟萃分析结果,发现与不做术后辅助化疗相比,CMF 辅助化疗 10 年死亡率下降 4.2％(36.4％与 32.2％),含蒽环类方案的 10 年死亡率进一步下降 4.3％(31.3％与 27.0％),而紫杉类的应用又进一步降低 5.1％的 10 年死亡率(31.0％与 25.9％)。

目前一般认为,对 ER 阴性等高危患者,可以考虑在辅助治疗中使用含紫杉醇的联合化疗方案;对淋巴结转移数目 1～3 个的患者,含 TXT 的方案优于不含 TXT 的方案。

3.辅助内分泌治疗

TAM 是辅助治疗应用最为广泛的内分泌药物。口服 TAM 5 年能显著提高患者的 10 年无病生存率(DFS)和总生存率(OS)。对淋巴结阳性和阴性患者,能使绝对复发率和死亡率分别降低 15.2％与 10.9％以及 14.9％与 5.6％(P 均＜0.00001),并能使对侧乳腺癌发生风险降低一半。口服 TAM 2 年的疗效优于 1 年,5 年优于 2 年。但口服 10 年并不一定能增加疗效,反而有可能增加第二原发癌,特别是子宫内膜癌的发生风险。当患者既要做化疗亦需要行内分泌治疗时,一般认为,在化疗结束后再予内分泌治疗比同时用药效果佳。

虽然一些临床试验提示,对绝经前激素受体阳性的高危复发病例,卵巢切除能提高生存率,但由于手术的副作用以及对患者心理的影响,故在国外,越来越多的患者选用药物性卵巢去势。常用的药物是促黄体生成素释放激素(LHRH)类似物戈舍瑞林,相对于手术和化疗而言,其疗效较好且毒性较低。

TAM 一直是乳腺癌术后辅助内分泌治疗的主要药物。近年来,ATAC 试验(共 9366 例)、M17 试验(5187 例)、国际乳腺癌研究组(BIC)1-98 试验(8028 例)和 IES031 试验(4742

例)分别确立了阿那曲唑(瑞宁得)、来曲唑(弗隆)与依西美坦(阿诺新)在乳腺癌辅助内分泌治疗中的作用与地位。对他莫昔芬在绝经后乳腺癌辅助治疗中的金标准地位提出了有力的挑战。目前第三代芳香化酶抑制剂(AIs)已经成为绝经后乳腺癌辅助内分泌治疗的新标准,一般推荐初始使用,连续 5 年,对于 TAM 使用过程中绝经患者,可以换用 AIs,直至 5 年。对于他莫昔芬辅助治疗 5 年后的高风险绝经后患者,也可以考虑 AIs 的后续强化治疗。

卵巢去势推荐用于下列绝经前患者:高度风险组且化疗后未导致闭经的患者,与他莫昔芬或第三代芳香化酶抑制剂联合应用;不愿意接受辅助化疗的中度风险组患者,与他莫昔芬或第三代芳香化酶抑制剂联合应用;对他莫昔芬有禁忌者。若采用药物性卵巢去势,目前推荐的治疗时间是 2～3 年。

4.剂量密度

在 2003 年的 St.Gallen 国际乳腺癌会议上,Piccarl 教授指出,最近的研究结果已经动摇了"对淋巴结阳性的乳腺癌患者,术后辅助化疗应采用每 3 周为一个周期"的观点,其依据是 CALGB9741 的研究结果。该研究比较了剂量密度与常规化疗辅助治疗乳腺癌的结果,所用药物为阿霉素(A)60mg/m²,环磷酰胺(C)600mg/m²,紫杉醇(P)175mg/m²。随机分为:①序贯给药组:A 每 3 周 1 次(q3wk)→P q3wk→C q3wk(共 33 周);②序贯给药＋G-CSF:A q2wk→P q2wk→C q2wk(共 22 周);③同时给药组:AC q3wk→P q3wk(共 21 周);④同时给药＋G-CSF 组:AC q2wk→P q2wk(共 14 周)。中位随访 36 个月,入组的 2005 例中已有 315 例复发或死亡。在标准 AC 方案中加入紫杉醇时,与标准的 3 周给药方法相比,2 周剂量密度方案患者的 DFS(危险比＝0.74.P＝0.0072)与 OS(危险比＝0.69,P＝0.014)显著提高,4 年 DFS 和 OS 分别为 75％比 82％与 90％比 92％,复发率和死亡率分别降低 26％(P＝0.010)与 31％(P＝0.013),而每 3 周同时给药与序贯给药方案患者的 DFS 和 OS 无显著差异。以上初步结果提示剂量密度方案显著优于常规辅助治疗方案。

5.Her-2 阳性患者的辅助治疗

Her-2 过度表达见于 20％～30％乳腺癌,Her-2 阳性提示对 CMF 方案和 TAM 耐药,患者预后差。对该组患者,应考虑使用含蒽环类药的联合方案化疗。

针对不同的患者,开展"个体化"治疗,是目前临床研究的热点。有关曲妥珠单抗作为辅助化疗的一系列试验正在进行,研究对象均为术后 Her-2 高表达患者,包括 4 项大型随机多中心临床试验,分别为:AC 化疗 3 个月后,曲妥珠单抗联合紫杉醇治疗(NSABP/US 小组);AC-T 化疗 6 个月后,曲妥珠单抗单药治疗(US 小组);在卡铂与紫杉类联合化疗前,用曲妥珠单抗单药治疗(BCIRC);标准化疗 3 个月以上后,曲妥珠单抗单药治疗(HERA 试验)。以上多中心临床试验总病例数超过 12000 例,初步结果提示对 Her-2 乳腺癌患者,加用曲妥珠单抗能够提高 DFS,但对部分患者也增加了心脏毒性。对其远期疗效尚待进一步随访观察。

6.高剂量化疗联合骨髓或干细胞移植

20 世纪 90 年代后期,相继展开高剂量化疗加干细胞移植作为术后高危患者的辅助治疗。1999 年 Peters 报告了 874 例淋巴结转移≥10 个高危乳腺癌患者的研究,所有患者先经 CAF 方案联合化疗,然后随机接受高剂量化疗加干细胞移植或中剂量化疗加 G-CSF 支持。5 年无复发生存率分别为 61％和 60％;总生存率分别为 70％和 72％,均无显著性差别。美国 MD

Anderson 肿瘤中心也报告了 78 例腋淋巴结转移≥10 个高危患者或腋淋巴结阳性≥4 个的局部晚期患者,行 8 个周期 CAF 方案联合化疗后随机分为高剂量化疗加干细胞移植组或观察组,中位随访 6 年,发现两组无复发生存和总生存均无显著性差异。最近 MD Anderson 肿瘤中心报道了他们的长期随访结果,表明高剂量化疗仍未显示能够提高患者的长期生存率。另有一些学者的资料则显示高剂量化疗可能有助于提高高危乳腺癌患者的生存率。由于多数研究为阴性结果,因此,不建议在临床试验范围外常规使用高剂量化疗联合干细胞移植治疗乳腺癌。

7.辅助化疗期限

早年 Bonadonna 等曾比较了 12 周期与 6 周期 CMF 方案的结果,其疗效相当。4 周期 AC 方案的疗效与 6 周期 CMF 方案相当,而 3 周期 FEC 的疗效低于 6 周期 FEC 的疗效。对于低危患者术后给予 6 周期 CMF 或 4 周期 AC 方案辅助化疗;高危患者给予 6 周期的含蒽环类或紫杉类方案辅助化疗。延长化疗时间或给予更多周期化疗并不能提高疗效,反而增加了化疗的不良反应和治疗费用。

(四)晚期乳腺癌的治疗

1.治疗目的

晚期转移性乳腺癌(MBC)的治疗较为困难,应用已知的常规治疗手段(化疗和内分泌治疗)一般不可治愈。治疗后的中位存活时间为 2～3 年,但仍有部分患者,特别是 ER 阳性,无内脏转移的患者经合理治疗后生存较长时间,并维持较好的生存质量,少数患者甚至可长期生存。然而,对多数患者来说,治疗的主要目的是缓解症状,延长高质量的生存期。

2.内分泌治疗

由于内分泌治疗比化疗的毒性低,且疗效较好,故对 MBC 患者一般首选内分泌治疗。

(1)适应证:一般来说,对年龄>35 岁、辅助治疗后无病生存期(DFS)>2 年、骨和软组织转移、无症状的内脏转移的 ER 和(或)PR 阳性的患者,可首选内分泌治疗另外,对于肿瘤发展较慢的 ER 和 PR 阴性的患者,在化疗结束后也可试用内分泌治疗。

(2)治疗原则:对绝经前 ER 和(或)PR 阳性的 MBC 患者,内分泌治疗包括卵巢去势(包括药物去势、手术去势和放疗去势)、他莫昔芬或孕激素治疗。对绝经后患者,可以选择芳香化酶抑制剂、他莫昔芬和孕激素类药物。

内分泌治疗起效缓慢,起效时间为 2～3 个月,但一旦有效,肿瘤的缓解期较长。因而,如果肿瘤无明显进展,有必要至少服药 16 周后再评价疗效。一般认为,联合用药的疗效并不优于单一用药。内分泌治疗的疗效受肿瘤转移部位(例如,软组织和骨转移比内脏转移效果好)和受体状况等因素影响。

(3)常用内分泌治疗药物

①TAM:TAM 治疗晚期乳腺癌的首次临床试验于 1971 年在英国由 Cole 等完成,证实了 TAM 对绝经后 MBC 的疗效与雄激素或大剂量雌激素的疗效相似,但其副作用却少得多。随后在世界范围内,TAM 被广泛用于治疗绝经后晚期乳腺癌,证实其有效率与绝经前患者接受卵巢切除术的有效率相当。TAM 作为一线药物首次用于 MBC 的有效率为 30% 以上,对年龄较大,ER 阳性的患者,有效率约为 60%,ER 与 PR 均阳性者疗效更好。有效病例的中位缓解

期约为 12～14 个月,但 ER 阴性患者的有效率＜10％。TAM 亦可用于绝经前、ER 阳性的患者。常用剂量为 10mg,口服,每日两次,提高剂量并不能提高疗效。对于晚期乳腺癌,可长期口服直至肿瘤进展。

托瑞米芬的化学结构与 TAM 相似,但雌激素样作用比 TAM 弱。临床疗效和 TAM 相近,对子宫内膜和血脂的影响低于 TAM。托瑞米芬的剂量为 60mg,每日 1 次;有小样本Ⅱ期研究报告,采用高剂量托瑞米芬(240mg/d)可提高疗效。

②芳香化酶抑制剂:此类药物能够抑制肾上腺分泌的雄激素转变为雌激素过程中的芳香化环节,从而降低雌二醇水平,达到治疗乳腺癌的目的,作为绝经后 MBC 的内分泌治疗的首选药物。

与既往的同类药物相比,第三代芳香化酶抑制剂由于对芳香化酶的抑制作用更强,具有高度选择性,用药后体内雌激素水平下降 95％～99％,副作用更小。第三代芳香化酶抑制剂包括阿那曲唑、来曲唑和依西美坦,用法分别为每日口服 1mg、2.5mg 与 25mg。以上三种芳香化酶抑制剂分别与孕酮类药物或他莫昔芬进行比较,在有效率、TTP、临床获益率方面均有明显优势,已成为绝经后受体阳性转移性乳腺癌的首选内分泌治疗。

③孕激素:常用的孕激素有甲羟孕酮(MPA,乙酸甲羟孕酮,安宫黄体酮)和甲地孕酮(MA)。两者均为孕激素衍生物,一般作为 MBC 的二线治疗药物。Pannuti 报道 296 例 ER状况不明的 MBC 用 MPA 治疗的有效率为 41％,其中以骨转移(53％)、软组织转移(37％)疗效较好,而内脏转移疗效较差(18％)。研究表明,MA 与 MPA 的疗效相似。两者的疗效与受体状况有关,ER 与 PR 均阳性者的有效率为 50％左右,而 ER 与 PR 均阴性者的有效率仅为25％左右。随机分组试验表明,高剂量孕激素治疗能够提高客观有效率和无病生存率,但水钠潴留、血栓形成等副作用的发生率也相应增加。MA 和 MPA 尚有改善患者一般状况,保护骨髓造血功能等作用。孕激素的一般用法为:MPA 每次 500mg,每日 1～2 次。MA 每次160mg,每日 1 次。

④黄体生成素释放激素(LHRH)拮抗剂:LHRH 作用机制是通过减少卵泡刺激素(FSH)、黄体生成素(LH)以及催乳素的分泌,从而降低雌激素水平,其作用相当于"药物性卵巢切除"。Ⅱ期临床试验结果表明,LHRH 拮抗剂的总有效率为 40％(32％～50％),最长缓解期为 5 年。此类药物主要用于治疗绝经前 MBC。

戈舍瑞林用法:每 4 周深部肌内注射 3.6mg。亮丙瑞林用法:每 4 周深部肌内注射3.7mg。一般连续注射 4～6 次为一个疗程。

⑤氟维司群(芙仕得)新型抗雌激素受体药物,主要机制为结合、阻断并下调雌激素受体,在北美(0020)和欧洲(0021)的随机对照研究均显示,对于局部晚期或转移性乳腺癌的绝经后妇女,氟维司群的疗效与阿那曲唑相当,氟维司群的客观有效率为 17.0％～20.3％.TTP 为 5.5个月。氟维司群目前在中国人群的用法为 250mg,肌注,每月 1 次。

3.化学治疗

(1)适应证:对 ER 和 PR 阴性或内分泌治疗失败的受体阳性的转移性乳腺癌可选择化疗。

(2)单一用药:对乳腺癌有效的药物较多,包括蒽环类、紫杉类、卡培他滨、吉西他滨、长春瑞滨、培美曲塞等。另外,铂类、环磷酰胺、5-FU、MTX 等的有效率为 20％～30％。首选的一线单药包括:蒽环类(多柔比星、表柔比星)、紫杉类(紫杉醇、多西他赛、白蛋白结合型紫杉醇)、抗代谢类(卡培他滨、吉西他滨)及非紫杉类微管形成抑制剂(长春瑞滨)。单药序贯治疗可作为肿瘤负荷相当较小、无症状的内脏转移患者,尤其是高龄患者的首选治疗。对既往接受过治疗的患者的有效率为 30％。

(3)联合化疗:一般认为联合化疗的近期疗效(包括客观缓解率和至进展时间)优于单一药物治疗,但毒性较大且生存获益较少,适用于肿瘤负荷大、有症状的内脏转移的患者。联合化疗作为 MBC 的一线治疗的有效率为 45％～80％,其中 CR 率 5％～25％,中位有效时间 4～8 周,中位缓解期 5～13 个月,有效病例的中位生存期 15～33 个月。对转移性乳腺癌的一线方案通常包括蒽环类或紫杉类,经典的方案有 AC、EC、FAC、FEC、AT、ET 等,有效率为 44％～75％,肿瘤进展时间 4.2～8.7 个月,总生存期 15.2～21 个月。多西他赛联合卡培他滨、吉西他滨联合紫杉醇的方案可作为蒽环类耐药的转移性乳腺癌的首选治疗。中国医学科学院肿瘤医院采用长春瑞滨联合顺铂治疗晚期乳腺癌 80 例,有效率 61.2％,肿瘤进展时间 6 个月;采用多西他赛联合顺铂治疗蒽环耐药晚期乳腺癌 31 例,其中 CR2 例(6.5％),总有效率 54.9％.TTP5 个月,1 年生存率 66.7％。对于接受 2 个以上方案化疗的患者,可考虑参加适合的新药临床研究。

(4)抗 HER2 靶向治疗:在约 20％～30％的晚期乳腺癌的癌组织中有 HER-2 受体过表达。HER-2 阳性乳腺癌侵袭性高,生存率下降,对某些化疗药物和内分泌药物耐药,曲妥珠单抗是抗 HER-2 的单克隆抗体,单药有效率为 15％～20％。曲妥珠单抗与铂类、多西他赛、长春瑞滨、多柔比星、紫杉醇等药物有协同或相加的抗肿瘤作用。Slamon 等进行的一项国际多中心临床研究结果表明,曲妥珠单抗联合化疗(235 例)与单化疗(234 例)组相比,曲妥珠单抗组的有效率(50.0％比 32％)、中位肿瘤进展时间(7.4 个月 vs 4.6 个月)、中位缓解期(9.1 个月 vs 6.1 个月)、中位生存期(25 个月 vs 20 个月)都要高,提示与单化疗相比,化疗联合曲妥珠单抗能明显提高疗效。曲妥珠单抗和蒽环类联合组的心功能不全的发生率为 27％,因此建议避免此种联合的临床应用。

(五)常用化疗方案

含曲妥珠单抗的联合化疗方案:

PCH 方案

曲妥珠单抗

卡铂　AUC6,静滴,第 1 天。

紫杉醇　175mg/m² ,静滴 3 小时,第 1 天　21 天为一周期。

TCH 周疗方案

曲妥珠单抗

紫杉醇　80,静滴 1 小时,第 1、8、15 天。

卡铂　AUC＝2 静滴,第 1、8、15 天　28 天为一周期。

单药方案(与曲妥珠单抗联合)

紫杉醇　175mg/m² ,静滴 3 小时,第 1 天　21 天为一周期。

或紫杉醇　80～90mg/m²,静滴 1 小时,每周 1 次。

多西紫杉醇　80～100mg/m²,静滴 30 分钟,第 1 天　21 天为一周期。

长春瑞滨　25mg/m²,静滴,每周 1 次。

曲妥珠单抗用法:4mg/kg,静滴 90 分钟,第 1 天;接着用 2mg/kg,静滴 30 分钟,每周 1 次。或者用 8mg/kg,静滴 90 分钟,第 1 天,接着用 6mg/kg,静滴 90 分钟,每 3 周 1 次。

八、预后

乳腺癌的预后受病理类型、疾病分期、分子标记物等多种因素影响。一般预后良好的病理类型包括:腺管样癌、浸润性筛样癌、黏液样腺癌;预后中等的类型包括:髓样癌、浸润性小叶癌;而预后不良的类型则包括:化生(肉瘤样)癌、印戒细胞癌、炎性乳腺癌、富脂质癌。乳腺癌的分期决定于肿瘤大小、腋窝淋巴结转移、远处转移,这些因素均为乳腺癌重要的预后因素。其中Ⅰ期乳腺癌的 5 年生存率高达 95％左右,Ⅱ期患者 80％～90％,Ⅲ期患者 40％～70％,而Ⅳ期患者极少可以生存达 5 年。此外,年龄、激素受体状态、HER2 状态、脉管瘤栓、肿瘤增殖指数等很多临床病理参数均能影响乳腺癌的预后。

第六章 妇科肿瘤

第一节 子宫颈癌

一、流行病学

子宫颈癌是最常见的女性生殖道恶性肿瘤。在世界范围内，宫颈癌是女性最常见的第三大恶性肿瘤，其发病率仅次于乳腺癌和结直肠癌。2008年国际癌症研究署（IARC）的统计数据表明，全球宫颈癌每年的新发病例数约为53.0万例，死亡病例数约为27.5万例。宫颈癌在世界各地的区域分布差异明显。据统计，超过85%的新发病例和死亡病例均发生在发展中国家，在一些发展中国家，宫颈癌是妇女的首要死亡原因。其中，东非、西非、南非、南美及南亚和东南亚地区是宫颈癌的高发区；而在西亚、北美和澳大利亚等地区，宫颈癌的发病率很低。

在我国，宫颈癌的发病主要集中在中西部地区，其发病率及死亡率农村高于城市、山区高于平原。由于人口基数大，我国实际每年宫颈癌的新发病例数约在11万例以上，占全世界新发病例数的1/5~1/4，每年至少有2万~3万妇女死于宫颈癌，比欧盟25个国家的宫颈癌发病及死亡病例数总和还要多。

关于宫颈癌的发病年龄，虽然各国的报道不尽相同，但大多数的流行病学调查表明宫颈癌的发病年龄多为25~64岁，20岁以前发生的宫颈癌极少见。美国国立癌症研究所（NCI）SEER数据显示，2005—2009年美国宫颈癌诊断的中位年龄为48岁，其中35~54岁的患者最多，约占50%；65岁以上的患者约占20%，20~34岁的患者比例约占14%，20岁以下的患者仅占0.2%。我国流行病学专家报道，我国宫颈癌发病通常在35岁以后，高峰年龄在45~49岁之间。

近50年来，在世界范围内，宫颈癌的发病率普遍呈下降的趋势。然而，越来越多的资料却显示，宫颈癌的发病近年呈现年轻化的现象。某医院收治≤35岁的宫颈癌患者所占比例在20世纪80年代为1.22%，90年代末上升至9.88%。中山大学附属肿瘤医院收治≤35岁宫颈癌患者的比例由1964—1985年的2.0%上升至1991—1998年的14.0%。在过去的50年中，某医院收治的宫颈癌患者平均年龄由57岁（1955—1964年）下降至44岁（1995—2004年），其中≤35岁的患者所占比例由3.42%上升至24.91%。国外亦有类似的报道。例如，日本的一项回顾性研究发现，在4975例宫颈癌患者中，≤35岁的患者所占比例从1990—1995年的7.9%上升至2001—2005年的9.5%。宫颈癌发病年轻化的原因，目前认为可能与过早的性生活、多个性伴侣等行为危险因素而导致人乳头状瘤病毒(HPV)感染增加相关,但相关问题的研究仍在继续进行。

　　资料显示,宫颈癌的发病率在不同民族或种族间亦存在差别。美国 NCI 的 SEER 数据显示,美国西班牙裔的妇女宫颈癌发病率最高,黑种人次之。而我国的调查发现,维吾尔族的宫颈癌病死率最高,其次是蒙古族,而藏族、苗族和彝族的病死率较低。

二、病因及危险因素

(一)病因

　　关于宫颈癌的病因研究历史悠久。早前研究认为宫颈癌的发生与婚产因素和性行为紊乱等行为危险因素有关,诸如性生活过早、多个性伴侣、多孕多产、社会经济地位低下、营养不良等。20 世纪 60、70 年代,人们将主要的目光投向单纯疱疹病毒Ⅱ型(HSV-Ⅱ)和人类巨细胞病毒(HCMV),但流行病学调查及分子学研究并不支持 HSV-Ⅱ 或 HCMV 在宫颈癌发生过程中起主导作用。自 1974 年德国杰出的病毒学家 zur Hausen 首次提出人乳头状瘤病毒(HPV)与宫颈癌发病密切相关以来,众多国内外学者就 HPV 感染与宫颈癌的关系进行了大量的研究并获取了许多证据,人们对 HPV 感染与宫颈病变之间关系的认识日渐统一。2004年,IARC 发布了一致性声明:HPV 感染是宫颈上皮内瘤变(CIN)及宫颈癌发生的必要因素。可以认为,没有 HPV 持续性感染的妇女几乎没有罹患宫颈癌的危险。流行病学资料及实验室的证据都强有力地证实了这一观点。生殖道 HPV 感染十分常见,一般没有临床症状,主要通过性接触传播。世界范围内,半数以上成年人在他们的一生中至少感染过一种生殖道HPV。年轻妇女的 HPV 感染率最高,感染的高峰年龄为 15~25 岁。

　　至今为止,已发现和鉴定出超过 200 种不同类型的 HPV,其中 54 种可以感染生殖道黏膜。根据 HPV 感染与宫颈病变及宫颈癌发生风险的关系,可将其分为低危型和高危型。低危型 HPV 常常在宫颈良性病变或低度上皮内病变(LSIL)的病灶中检测到,高危型 HPV 感染则与宫颈高度上皮内病变(HSIL)及宫颈癌的发生密切相关。研究显示,CIN 的 HPV 阳性率约为 35%~100%,在宫颈癌中可达 93%~100%。meta 分析显示,在全球 14500 例宫颈癌中,HPV16 和 18 型是最主要的类型,约占 70%,其次较常见的高危型 HPV 还包括 HPV 33(4.4%)、HPV 45(3.7%)、HPV 31(3.5%)、HPV 58(3.4%)、HPV 52(2.5%)、HPV 35(1.8%)型。我国学者进行的一项对中国与亚洲妇女宫颈 HPV 感染型别分布的 Meta 分析结果显示,我国与亚洲宫颈癌妇女中的 HPV 感染率相似,分别为 82.7%和 85.9%,而 HPV 16、HPV 18、HPV 58、HPV 52 和 HPV 31 型是我国宫颈癌病例中最常见的 5 种 HPV 型别。

　　尽管 HPV 感染十分常见,但大多数感染为一过性。大部分妇女感染 HPV 后,在 8~10个月左右可自行清除,只有少数呈持续性感染状态。这些 HPV 持续感染的妇女有更高的发生 CIN 乃至宫颈癌的风险。

　　HPV 是一种环状双链结构的 DNA 病毒,含有两个开放读码框和一个上游调节区,其开放读码框包含 6 个早期转录单位(E1、E2、E3、E4、E5、E6 和 E7)及两个晚期转录区。HPV 主要的致癌机制是,高危型 HPV 的 E6 蛋白通过与细胞内抑癌基因 p53 的蛋白结合导致 p53 失活,阻碍细胞对 DNA 损伤的反应,导致遗传性状改变的累积,进而产生恶变的基因型。而 E7 蛋白通过与 pRB 结合使其失活,改变细胞生长周期的调控机制,使细胞永生化。

(二)其他危险因素

目前,学者们对于高危型 HPV 感染是 CIN 及宫颈癌发生的必要因素已达成共识。在宫颈癌的发生发展过程中,尚有其他的危险因素起协同作用。概括而言,这些协同的危险因素大致包括以下三类:一是生物学因素,包括细菌、病毒和衣原体等各种微生物的感染;二是行为危险因素,诸如初次性生活年龄过早、多个性伴侣、多孕多产、口服避孕药、吸烟等;三是遗传易感性。

1.生物学因素

在 20 世纪 80 年代以前,人们对宫颈癌的病毒病因研究多集中 HSV-Ⅱ和 HCMV。然而至今尚缺乏令人信服的证据支持 HSV-Ⅱ或 HCMV 对宫颈癌的发生有病因学的作用。有一些学者认为,HSV-Ⅱ可能是高危型 HPV 感染导致宫颈癌发病的协同因素。另外,人们亦对多种性传播感染的病原体,如沙眼衣原体、滴虫、淋球菌等与宫颈癌发病的相关性进行了研究。部分研究结果显示,这些病原体的感染可能是导致宫颈癌 HPV 感染的协同危险因素。

2.行为危险因素

(1)性行为:大量的流行病学研究已经明确,初次性生活年龄过早、多个性伴侣及男性伴侣的性行为紊乱等因素均能使宫颈癌患病的危险性增高。我国学者在宫颈癌高发区山西省襄垣县进行的宫颈癌危险因素调查发现,初次性交年龄为 17 岁或以前者患宫颈癌的风险为 20 岁及以后者的 3.5 倍;性伴侣数为 2 个或以上的妇女患宫颈癌的风险为仅有一个性伴侣者的 2.5 倍。

(2)多孕多产:目前的研究显示,多孕多产能增加宫颈癌的患病风险。其原因可能是妊娠妇女体内激素水平的变化,延迟机体对 HPV 感染的免疫应答。另外,分娩对宫颈造成创伤,降低宫颈局部的抵抗能力,可能因此增加了病毒感染的机会。

(3)口服避孕药:尽管目前对于口服避孕药是否增加宫颈癌发病风险仍存争议,但更多的资料显示,口服避孕药能增加特定人群的宫颈癌患病风险。2002 年发表在 Lancet 上的一项大宗多中心病例对照研究表明,在高危型 HPV 感染的妇女中,口服避孕药 5~9 年者,其发生宫颈癌的风险是从未服用避孕药的妇女的 2.28 倍;而用药超过 10 年者,该风险增加到 4 倍。学者们认为,口服避孕药使妇女体内雌激素水平增加,可能因此促进了 HPV DNA 整合入宿主的基因组中,使宫颈细胞恶性转化。

(4)吸烟:流行病学调查表明,吸烟作为 HPV 感染的协同因素可以增加宫颈癌的患病风险,每日吸烟量、吸烟的年限及开始吸烟的年龄均与 CIN3 或宫颈癌的发生相关。并且,随着吸烟年限及每日吸烟量的增加,宫颈癌发病风险亦增加。Jensen 等的一项研究发现,在持续性高危型 HPV 感染的妇女中,每日吸烟≥20 支者发生 CIN3 或更高级别病变的风险是非吸烟者的 1.85 倍。尽管现有的研究初步明确了吸烟是增加宫颈癌发病风险的协同因素,但吸烟在 HPV 感染的自然进程及宫颈癌发生发展中的具体作用及其机制尚有待进一步研究。

(5)营养不良:部分研究显示,β 胡萝卜素、叶酸、维生素 A 和维生素 C 摄入等有助于降低宫颈癌的患病风险。

(6)社会经济情况:宫颈癌主要发生在社会阶层较低、经济收入少的妇女。在我国,宫颈癌的发病率在农村高于城市,山区高于平原。这可能与经济落后的地区卫生条件差,HPV 感染高,没有筛查条件,且妇女受教育程度低,求医意识差等因素有关。

3.遗传易感性

我国学者曾报道宫颈癌可能存在家族聚集现象。但相关资料较少,需进一步研究证实。

三、病理

(一)浸润性鳞状细胞癌

占子宫颈癌的 75%~80%。

1.巨检

微小浸润性鳞状细胞癌肉眼观察无明显异常,或类似子宫颈柱状上皮异位。随病变发展,可形成 4 种类型。

(1)外生型:最常见,癌灶向外生长呈乳头状或菜花样,组织脆,触之易出血。常累及阴道。

(2)内生型:癌灶向子宫颈深部组织浸润,子宫颈表面光滑或仅有柱状上皮异位,子宫颈肥大变硬,呈桶状。常累及宫旁组织。

(3)溃疡型:上述两型癌组织继续发展合并感染坏死,脱落后形成溃疡或空洞,似火山口状。

(4)颈管型:癌灶发生于子宫颈管内,常侵入子宫颈管和子宫峡部供血层及转移至盆腔淋巴结。

2.显微镜检

(1)微小浸润性鳞状细胞癌:指在 HSIL(CIN 3)基础上镜检发现小滴状、锯齿状癌细胞团突破基底膜,浸润间质。诊断标准见临床分期。

(2)浸润性鳞状细胞癌:指癌灶浸润间质范围超出微小浸润癌,多呈网状或团块状浸润间质。根据癌细胞核的多形性与大小及核分裂程度等可将鳞状细胞癌分为高(Ⅰ级)、中(Ⅱ级)、低分化(Ⅲ级)3 种,这种分级法可能提供了肿瘤对化疗和放疗相关的预后信息,但目前更倾向于分为角化型和非角化型。角化型:大致相当于高分化鳞癌,细胞体积大,有明显角化珠形成,可见细胞间桥,细胞异型性较轻,无核分裂或核分裂罕见。非角化型:大致相当于中分化和低分化鳞癌。细胞体积大或较小,可有单细胞角化但无角化珠,细胞间桥不明显,细胞异型性常明显,核分裂象多见。除上述最常见的两种亚型外还有以下多种亚型:乳头状鳞状细胞癌、基底细胞样鳞状细胞癌、湿疣样癌、疣状癌、鳞状移形细胞癌和淋巴上皮样瘤样癌。

(二)腺癌

近年来子宫颈腺癌的发生率有上升趋势,占子宫颈癌的 20%~25%。

1.巨检

来自子宫颈管内,浸润管壁;或自子宫颈管内向子宫颈外口突出生长;常可侵犯宫旁组织;病灶向子宫颈管内生长时,子宫颈外观可正常,但因子宫颈管膨大,形如桶状。

2.显微镜检

(1)普通型宫颈腺癌:最常见的组织学亚型,约占宫颈腺癌的 90%。虽然来源于子宫颈管柱状黏液细胞、偶尔间质内可见黏液池形成,但肿瘤细胞内见不到明确黏液,胞质双嗜性或嗜酸性。镜下见腺体结构复杂、呈筛状和乳头状,腺上皮细胞增生呈复层,核异型性明显,核分裂象多见。该亚型绝大部分呈高,中分化。

(2)黏液性腺癌:该亚型的特征是细胞内可见明确黏液,又进一步分为胃型、肠型、印戒细胞样和非特指型。其中,高分化的胃型腺癌,既往称为微偏腺癌(MDA),虽然分化非常好,但几乎是所有宫颈腺癌中预后最差的一种亚型,5年生存率仅为普通宫颈腺癌的一半。

(三)其他

少见类型如腺鳞癌、腺样基底细胞癌、绒毛状管状腺癌、内膜样癌等上皮性癌,神经内分泌肿瘤,间叶性肿瘤等。

四、转移途径

主要为直接蔓延和淋巴转移,血行转移极少见。

1.直接蔓延

最常见,癌组织向邻近器官及组织扩散,常向下累及阴道壁,极少向上累及宫腔。向两侧扩散可累及主韧带及子宫颈旁、阴道旁组织直至骨盆壁;癌灶压迫或侵及输尿管时,可引起输尿管阻塞及肾积水。晚期可向前、后蔓延侵及膀胱或直肠。

2.淋巴转移

癌灶侵入淋巴管,形成瘤栓,随淋巴液引流进入局部淋巴结。淋巴转移一级组包括子宫旁、闭孔、髂内、髂外、髂总、骶前淋巴结;二级组包括腹股沟深浅淋巴结、腹主动脉旁淋巴结。

3.血行转移

极少见,晚期可转移至肺、肝或骨骼等。

五、临床分期

采用国际妇产科联盟(FIGO,2018年)的临床分期标准(表6-1)。初治患者手术前后的分期可以改变,复发、转移时不再分期。

表6-1　子宫颈癌临床分期(FIGO,2018年)

Ⅰ期	肿瘤局限在子宫颈(扩展至子宫体应被忽略)
ⅠA	镜下浸润癌,浸润深度＜5mm[a]
ⅠA1	间质浸润深度＜3mm
ⅠA2	间质浸润深度≥3mm,＜5mm
ⅠB	肿瘤局限于宫颈,镜下最大浸润深度≥5mm[b]
ⅠB1	癌灶浸润深度≥5mm,最大径线＜2cm
ⅠB2	癌灶最大径线≥2cm,＜4cm
ⅠB3	癌灶最大径线≥4cm
Ⅱ期	肿瘤超越子宫,但未达阴道下1/3或未达骨盆壁

ⅡA	侵犯上 2/3 阴道,无宫旁浸润
ⅡA1	癌灶最大径线<4cm
ⅡA2	癌灶最大径线≥4cm
ⅡB	有宫旁浸润,未达骨盆壁
Ⅲ期	肿瘤累及阴道下 1/3 和(或)扩展到骨盆壁和(或)引起肾盂积水或肾无功能和(或)累及盆腔和(或)主动脉旁淋巴结^c
ⅢA	肿瘤累及阴道下 1/3,没有扩展到骨盆壁
ⅢB	肿瘤扩展到骨盆壁和(或)引起肾盂积水或肾无功能(除非已知由其他原因引起)
ⅢC	不论肿瘤大小和扩散程度,累及盆腔和(或)主动脉旁淋巴结(注明 r 或 p)^c
ⅢC1	仅累及盆腔淋巴结
ⅢC2	主动脉旁淋巴结转移
Ⅳ期	肿瘤侵犯膀胱黏膜或直肠黏膜(活检证实)和(或)超出真骨盆(泡状水肿不分为Ⅳ期)
ⅣA	侵犯盆腔邻近器官
ⅣB	远处转移

说明:当有疑问时,应归入较低的分期。

a 所有分期均可用影像学和病理学资料来补充临床发现,评估肿瘤大小和扩散程度,形成最终分期。

b 淋巴脉管间隙浸润不改变分期。浸润宽度不再作为分期标准。

c 对用于诊断ⅢC 期的证据,需注明所采用的方法是 r(影像学)还是 p(病理学)。例:若影像学显示盆腔淋巴结转移,分期为ⅢC1r;若经病理证实,分期为ⅢC1p。所采用的影像学类型或病理技术需始终注明

六、临床表现

早期子宫颈癌常无明显症状和体征。子宫颈管型患者因子宫颈外观正常易漏诊或误诊。随病变发展,可出现以下表现:

1.症状

(1)阴道流血:常表现为接触性出血,即性生活或妇科检查后阴道流血。也可表现为不规则阴道流血,或经期延长、经量增多。老年患者常为绝经后不规则阴道流血。出血量根据病灶大小、侵及间质内血管情况而不同,若侵蚀大血管可引起大出血。一般外生型癌出血较早,量多;内生型癌出血较晚。

(2)阴道排液:多数患者有白色或血性、稀薄如水样或米泔状、有腥臭味的阴道排液。晚期患者因癌组织坏死伴感染,可有大量米泔样或脓性恶臭白带。

(3)晚期症状:根据癌灶累及范围出现不同的继发性症状。如尿频、尿急、便秘、下肢肿痛等;癌肿压迫或累及输尿管时,可引起输尿管梗阻、肾盂积水及尿毒症;晚期可有贫血、恶病质等全身衰竭症状。

2.体征

微小浸润癌可无明显病灶,子宫颈光滑或糜烂样改变。随病情发展,可出现不同体征。外

生型子宫颈癌可见息肉状、菜花状赘生物,常伴感染,质脆易出血;内生型表现为子宫颈肥大、质硬、子宫颈管膨大;晚期癌组织坏死脱落,形成溃疡或空洞伴恶臭。阴道壁受累时,可见赘生物生长或阴道壁变硬;宫旁组织受累时,双合诊、三合诊检查可扪及子宫颈旁组织增厚、结节状、质硬或形成冰冻骨盆状。

七、诊断

早期病例的诊断应采用子宫颈细胞学检查和(或)HPV检测、阴道镜检查、子宫颈活组织检查的"三阶梯"程序,确诊依据为组织学诊断。

对子宫颈活检为HSIL但不能除外浸润癌者或活检为可疑微小浸润癌需要测量肿瘤范围或除外进展期浸润癌者,需行子宫颈锥切术。切除组织应作连续病理切片(24~36张)检查。

确诊后根据具体情况选择胸部X线或CT平扫、静脉肾盂造影、膀胱镜检查、直肠镜检查、超声检查及盆腔或腹腔增强CT或磁共振、PET-CT等影像学检查。

八、鉴别诊断

主要依据子宫颈活组织病理检查,与有类似临床症状或体征的各种子宫颈病变鉴别。包括:①子宫颈良性病变:子宫颈柱状上皮异位、子宫颈息肉、子宫颈子宫内膜异位症和子宫颈结核性溃疡等;②子宫颈良性肿瘤:子宫颈管肌瘤、子宫颈乳头瘤等;③子宫颈转移性癌等。

九、治疗

(一)放射治疗

1.放疗的原则与指征

(1)放疗的原则:宫颈癌的放疗根据目的不同主要分为根治性放疗、术后辅助性放疗及局部姑息性放疗。放疗方式主要有体外照射及经阴道腔内后装近距离放疗。腔内放射的目的是控制局部病灶,体外放射则用以治疗盆腔淋巴结及宫颈旁组织等处的病灶。早期病例多以腔内放疗为主,体外放疗为辅;中期病例内外各半;晚期病例则以体外放疗为主,腔内放疗为辅。之所以这样分配内、外照射的比例是因为:早期患者病灶局限,盆腔转移的概率极小,将主要放疗剂量集中于腔内近距离,有利于最大限度地杀灭肿瘤细胞,而对周围正常组织的损伤最小;对于晚期患者,整个盆腔甚至腹主动脉旁都可能有病灶累及,并且距离宫颈原发灶越远的转移灶其细胞活力可能越强,因此,加强外围照射,有效控制肿瘤的继续转移,可能要比控制宫颈原发灶的意义更大。目前标准的宫颈癌根治性放疗方案为盆腔体外照射加腔内近距离照射,同时应用铂类为基础的化疗。至于先体外后腔内、先腔内后体外还是二者同期进行应因人而异,临床上最常用的方法是体外、腔内同期进行。

目前宫颈癌根治性放疗的计划设计基本上还是基于妇科盆腔检查进行的,与其他部位肿瘤基于影像学表现有所区别。主要是因为:①目前的影像学技术(包括PET-CT)还不能很好显示盆腔内妇科肿瘤病变。②靶区在盆腔,GTV(肿瘤区)、CTV(临床靶区)PTV(计划靶区)难区分。③影像学表现至今未被作为分期依据。因此,妇科检查对制定根治性放疗计划仍很重要。

（2）放疗的适应证：放射治疗是宫颈癌治疗的重要手段，各期宫颈癌均可采用放射治疗，但ⅡA期以前多以手术治疗为主，ⅡB期及以后则以放疗为主。早期患者根治术后如存在手术切缘不净、淋巴结转移、宫旁浸润等高危因素时需术后辅助同步放化疗；如有深层间质浸润、淋巴血管间隙受侵等应给予术后辅助性盆腔放疗。由于宫颈腺癌对放疗不敏感，只要患者能耐受手术且估计病灶尚能切除者，应尽量争取手术。

（3）放疗的禁忌证：骨髓抑制、周围血白细胞总数 $<3\times10^9/L$，血小板 $<70\times10^9/L$；肿瘤广泛转移、恶病质、尿毒症；急性或亚急性盆腔炎时；急性肝炎、精神病发作期、严重心血管疾病未获控制者；宫颈癌合并卵巢肿瘤，应先切除卵巢肿瘤后再行放疗。

（4）个性化放疗原则：患者的个体情况有所不同（如身体素质、以往病史、对射线的耐受性及解剖情况等），肿瘤的部位、形状、体积、放疗敏感性、瘤床情况及病理类型亦各异，因此设计治疗计划时必须具体考虑。在治疗过程中还要根据患者及肿瘤反应的具体情况调整治疗方案。多年来，在临床放疗过程中实施个体化治疗中积累了不少经验，如：①早期浸润癌仅单纯腔内放疗即可，如需体外照射可依据宫旁情况及患者体型将放射野的长度、宽度及形状适当调整；②宫颈局部体积大可增加局部剂量或先给予消瘤量，小宫颈者可减少局部剂量；③阴道侵犯多、阴道狭窄、宫颈呈空洞、合并炎症的可从全盆照射开始，并可增加全盆照射剂量，相应减少腔内治疗剂量；④阴道浸润严重及孤立转移者可附加阴道塞子或模子进行腔内放疗；⑤晚期宫颈癌（如冷冻骨盆）可考虑采用以体外为主的治疗方式；⑥小宫体或宫颈残端癌可增加体外剂量或增加阴道剂量，因为残端短无法行颈管放疗；⑦子宫偏位者，应调节体外剂量，以弥补远离子宫侧的宫旁剂量不足。

2.放疗与手术联合

适用于早期宫颈癌（ⅠA～ⅡA）病例，有3种方式。

（1）术前放疗，目的之一在于缩小肿瘤及减少手术时医源性播散，在广泛子宫切除术前给予部分剂量的放量，适用于：①ⅠB2，ⅡA2期宫颈癌有较大的外生型肿瘤；②ⅡA期宫颈癌累及阴道较多；③病理细胞为差分化；④黏液腺癌、鳞腺癌；⑤桶状形宫颈癌。目的之二为不适合广泛性手术但全量放疗后子宫局部控制不佳而补充放疗后辅助性子宫切除术（AHPRT）。

（2）术中放疗：由于技术原因和防护问题等已较少应用。

（3）术后放疗，术后给予补充体外照射或腔内后装治疗，继续消除可疑残存病灶，控制病情发展，提高治疗效果。适用于：①盆腔及（或）腹主动脉旁淋巴结阳性；②切缘距病灶<3mm；③深肌层浸润；④血管、淋巴管间隙受侵；⑤不良病理类型或癌组织分化差等。需要特别注意：常规放疗中，盆腔外照射总量 40～50Gy；腔内照射用单独阴道施源器，每次源旁 5～10mm 处 5～7Gy，共 3～4 次，总量一般不超过 24Gy。

有报道在ⅠB～ⅡA期仅采用标准放疗的患者 5 年生存率ⅠB期为 85%～90%，ⅡA期为 65%～75%；而此期行根治性手术治疗后发现有宫旁累及、切缘阳性和（或）淋巴结阳性需要术后补充放疗的比率ⅠB1 期为 54%（62/114）、ⅠB2 为 84%（40/55），尽管生存率无差异，但术后补充放疗组发生严重并发症率明显高于直接放疗组（28% vs 12%，P=0.0004），其原因可能为手术容易造成盆腔小肠粘连，使固定于盆腔的部分小肠接受较大的放疗剂量引起肠壁纤维化、肠坏死、甚至肠梗阻、肠瘘。因此有学者建议对ⅠB～ⅡA期患者术前也需要仔细评估,对于术后极有可能需要补充放疗者最好放弃手术,选用一种方法(手术或放疗)治疗,而不是两种方法(手术＋放疗)治疗可能更好。术后有复发高危因素者采用同步放化疗(CCRT)可以改善生存率,化疗方案为氟尿嘧啶＋顺铂或单用顺铂,其他可选择的药物有异环磷酰胺、紫杉醇、拓扑替康、吉西他滨等。髂总或主动脉旁淋巴结阳性者,应考虑扩大野放疗。

辅助性术后盆腔放疗分为中危组(局部肿瘤大、间质浸润深、脉管浸润阳性)与高危组(盆腔淋巴结阳性、边缘靠近病灶或阳性、宫旁浸润)。回顾性和前瞻性分析显示,在完成根治性手术的中、高危组患者中,辅助性术后盆腔放疗明显改善骨盆控制率及无瘤生存率。在高风险的患者中加入化疗作用更明显。

①中危组(局部肿瘤大、间质浸润深、脉管浸润阳性):荷兰的一项回顾性研究观察了51例中危组、淋巴结阴性的肿瘤患者,其中34例接受了放疗而17例未接受。结果放疗组5年无瘤生存率为86％,对照组为57％。GOG92将277例术后淋巴结阴性的患者加或不加术后辅助盆腔放疗进行比较,140例未加放疗,137例根治性子宫切除术后存在间质浸润＞1/3,LVSI(＋),肿瘤直径＞4cm,3项中≥2项的患者给予术后补放疗,全盆外照46～50.4Gy,未使用近距离放疗,平均随访5年,结果显示,加用放疗组复发率显著下降(15％ vs 28％),Cox模型分析表明,放疗组的复发风险降低了44％。在附加的随访和数据成熟后,Rotman等从GOG92中得出最后结论,与观察组相比,放疗组的复发危险性下降了46％($P=0.007$),进展或死亡的风险也有所下降($P=0.009$)。尤其令人惊奇的是术后放疗对腺癌或腺鳞癌患者的作用,放疗组只有8.8％的复发率,而对照组是44％,放疗组有强烈的改善生存率的趋势,但尚未达到统计学意义($P=0.074$)。但有严重或威胁生命的不良反应在放疗组高达7％,对照组仅为2.1％。即便如此,术后放疗作为手术后的有效补救措施,权衡利弊,仍推荐有中危因素者补充放疗。

②高危组(盆腔淋巴结阳性、边缘靠近病灶或阳性、宫旁浸润):盆腔淋巴结转移可能与病灶大小、间质深度侵犯、毛细血管或脉管累及相关,属术后辅助盆腔放疗的指征。美国西南肿瘤协作组领导的一项SWOG/GOG/RTOG临床试验对手术后有盆腔淋巴结转移、宫旁累及、切缘阳性的ⅠA2,ⅠB或ⅡA期患者加用或不加用CCRT进行了研究,127例患者给予盆腔外照加氟尿嘧啶、顺铂同步化疗,116例患者仅给予盆腔外照射治疗,中位随访时间为43个月。结果显示,放疗加同步顺铂、氟尿嘧啶化疗的3年生存率为87％,而单独放疗组的3年生存率仅为77％,差异有显著意义,PFS($P=0.003$),OS($P=0.007$)。化疗似乎可以减少盆腔和盆腔外的复发,但化疗组急性毒性反应更多见,权衡利弊,认为术后补充全盆照射＋含铂同步化疗＋/－阴道近距离放疗使患者明显获益,因此,NCCN将手术后存在高危因素的患者术后补充放化疗作为1类推荐。Monk等进一步分析了这项随机试验的数据,以评估患者在哪些分组的辅助治疗中更有好处,在中位随访时间为5.2年时,化放疗与单纯放疗组的存活率分别为80％和66％。单因素分析显示,化疗疗效最为显著的是肿瘤直径＞2cm和1个以上淋巴结转移的患者。Kim等提供了一系列接受术后放疗患者的详尽分析的数据发现,死亡和复发率随阳性淋巴结数目而增加,无阳性淋巴结者5年无瘤生存率为89％,而有1,2,3或更多个淋巴结阳性的患者生存率则分别降低至85％,74％,56％。

约 85％参与 SWOG/GOG/RTOG 分组研究的患者有盆腔淋巴结累及,但只有 5％的患者切缘阳性。手术切缘靠近病灶或者手术切缘阳性、宫旁累及被认为是高危因素,应行辅助性放化疗,但对一些仅有接近或阳性切缘的患者,仅采取术后放疗可能就已足够。Estape 等对 51 例行根治性子宫切除但切缘距病灶≤5mm 的患者进行了回顾性分析,23 例患者淋巴结阴性但病灶离切缘近,虽然接受放疗的 16 例患者有其他危险因素,但接受辅助盆腔放疗的患者复发率(12.5％)明显降低和 5 年生存率(81.3％)显著提高。Uno 等分析了 117 例有宫旁浸润接受辅助性放疗的患者,51 例淋巴结阴性患者中只有 6 例盆腔外复发,5 年总生存率和无复发生存率分别为 89％和 83％,相比之下,淋巴结阳性患者情况不佳。Kodama 等也发现,接受根治性子宫切除后,如果无淋巴结转移和阴道侵犯仅宫旁阳性的患者,给予辅助性放疗预后很好,5 年生存率为 90％。因此,同为高危组患者,若无淋巴结阳性,可能仅补充放疗也可以,一旦出现淋巴结阳性,加入 CCRT 可能是明智的选择。

3.放疗与化疗联合

适用于治疗中、晚期宫颈癌(ⅡB～ⅢB)及盆腔复发的病例,在消除局部巨大肿瘤、控制肿瘤蔓延及晚期复发、转移中均有一定作用,可以改善患者的生存率,联合化疗比单纯放疗疗效好。

(1)放疗后化疗:以往常用此种方式作为晚期肿瘤放疗后的补充治疗或姑息治疗。目前认为由于放疗后盆腔纤维化,小血管闭塞,对盆腔肿瘤的作用有限,故多不主张放疗后化疗,除非对有盆外转移或可疑潜在转移的癌使用。

(2)放疗前化疗:理论上对缩小局部肿瘤体积及减少全身潜在性转移有利。但是由于宫颈癌病灶大多较为局限且宫颈癌对放疗较为敏感,加之一些临床试验未证实放疗前辅助化疗可以提高宫颈癌放疗的疗效,因而并不提倡辅助化疗常规用于宫颈癌的放疗之前。一项对局部晚期宫颈癌(主要是Ⅲ期和Ⅳ期)的随机试验显示,与单独放疗治疗相比,放疗前化疗无论是在完全缓解率或生存率方面均无意义,先化疗再放疗组患者盆腔控制率差,甚至对生存率也有负面影响,并且还可出现严重并发症。其原因不清,有人认为可能化疗导致了细胞存活克隆加速再生,从而减弱了随后的放疗效果,也有认为可能是某些化疗药物和辐射之间产生了交叉耐药所致,学者认为可能还与先期化疗延误了放疗开始的时间有关。一项涵盖了 18 个随机临床试验 2074 名患者的 Meta 分析显示,先化疗再放疗与单独放疗相比,无论在无进展生存、局部无瘤生存、无转移生存或整体存活率方面,都没有显示出其优势。故放疗前化疗治疗局部晚期宫颈癌的方法不推崇。

对手术后需补充放疗的患者,在放疗开始前的无保护期时适当应用是可行的。2010 年 ASCO 会议上(ABSTRACT 5005)介绍了一项 NOGGO-AGO 关于对高危宫颈癌术后辅助治疗的对照研究,将ⅠB～ⅡB 期宫颈癌行全子宫切除术＋/－盆腔、腹主动脉旁淋巴结清扫后伴有一个以上高危因素的患者,分别给予联合顺铂周疗的同步放化疗 6 周或先给予紫杉醇＋卡铂 21 天 1 次,重复 4 次后序贯体外放疗 6 周的治疗,结果虽然生存获益不明显,但紫杉醇＋卡铂序贯体外放疗组在耐受性方面明显优于同步放化疗治疗组。

也有人尝试在适量放化疗后给予根治性手术的方法治疗中晚期宫颈癌。有学者报道了对 35 例局部晚期宫颈癌患者术前放化疗后行根治性手术的长期结果。术前接受顺铂、氟尿嘧啶化疗联合 A 点 45Gy 的放疗,结果 ⅠB～ⅡB 期的患者中有 12/20 例、Ⅲ～ⅣA 期的患者中有 4/15 例获得完全组织学反应,盆腔控制率为 88.6%,10 年无瘤生存率为 66.4%,5 例患者术后出现严重并发症。

(3)同步化放疗:同步放化疗是指放疗的同时辅以化疗,一些化疗药物除具有化疗的作用外,还同时可以为放疗增敏,提高疗效,改善预后。同步化疗和放疗可分别作用于不同的细胞周期,化疗使肿瘤细胞与放疗敏感时期同步化并干扰肿瘤细胞亚致死损伤后的 DNA 修复、起到放疗增敏作用。同步放化疗较诱导化疗周期短,可最大限度地减少肿瘤细胞在放疗后期的加速再增殖和产生对治疗的交叉耐药性。随机对照试验结果显示,以铂类为基础的同步放化疗较单纯放疗能明显提高无瘤生存率及总生存率,与单纯放疗相比宫颈癌复发及死亡风险分别下降了 50% 和 40%,虽然急性不良反应较重,但常为一过性,并不增加远期不良反应。因此,美国国立癌症研究所及 NCCN 指南均肯定了同步放化疗在治疗中、晚期宫颈癌中的疗效,并提出凡采用放射治疗的宫颈癌患者都应同时接受化疗,也是 IB2 期以上宫颈癌治疗的标准模式。目前同步放化疗的适应证为:ⅠB2(不宜手术)～ⅣA 期的局部晚期宫颈癌;ⅣB 和复发转移性宫颈癌。常用的化疗方案是单药顺铂(DDP)每周 30～40mg/m²;或以顺铂为主的联合方案,如 PF(氟尿嘧啶 600mg/m²,DDP 60～70mg/m²,间隔 3～4 周重复,共 2～3 个疗程)方案、PVB 方案、PBM 方案及 BIP 方案等。目前放化疗同时应用的最佳搭配方案还未确定,应尽量选用对放疗有增敏作用的化疗药物,注意给药时间及剂量的合理性。同步放化疗的毒性反应高于单纯放疗或化疗,故对这种治疗也有争议,主要是考虑到化疗增加了单纯放疗的毒性、降低了患者对按时放疗的耐受性,尤其在年老体弱者,因此认为,并不应强调所有病例均使用同步化放疗,可以只对那些体质较好、晚期、不良病理类型的病例实施同步化放疗,同时应加强支持治疗,减轻毒性反应,保证患者的生活质量。

4.放疗增敏剂的使用

虽然放射治疗宫颈癌已取得了较大的进展,但仍有部分患者因对放疗不敏感而导致治疗失败。因此,在宫颈癌患者接受放疗前对其进行相关检测,并有针对性地选择增加放疗敏感性的治疗,成为提高放疗疗效的重要环节。研究发现,细胞周期、凋亡受阻、DNA 倍体、肿瘤组织中的乏氧细胞、缺氧诱导因子-1(HIF-1)等均与宫颈癌放射敏感性有关,其中肿瘤中的乏氧细胞对射线有抗拒性,其放射敏感性只有富氧细胞的 1/3,因此肿瘤内乏氧细胞量越多,对放疗的敏感性越差。HIF-1 是广泛存在于哺乳动物和人体内的一种转录因子,在人体及动物肿瘤中的过度表达影响着肿瘤的发生、发展及对放、化疗的敏感性,因此,检测 HIF-1 在宫颈癌中的表达水平可预测其放疗效果。所谓增敏,就是使处于不同细胞周期的细胞同步化,并尽可能动员 G₀ 期细胞进入增殖周期,以便于放射线将其杀伤。增敏的方法可概括为物理增敏(如加温、超短微波等)和化学增敏(如 metronidazon 化学增敏剂)。为了增强放射敏感性,国内外学者进行大量的研究,在基因和分子靶向药物等方面也取得了一些进展。目前放射增敏剂主要分为 8 类,包括:乏氧细胞放射修饰剂如米索硝唑,非乏氧细胞增敏剂如 5-碘-2-嘧啶酮-2'-脱氧核苷(IPdR),细胞毒类药物包括顺铂、紫杉醇等,生物治疗药物如表皮生长因子受体阻断药 IMG-C225(西妥昔单抗),氧,血管生成调节剂如 ZD6474 等,用基因治疗的方法增强放射敏感性,还有中药增敏剂如毛冬青提取物、地龙提取物等。肿瘤的微环境极其复杂,虽经数十年的研究合成了大量不同类型的化合物,但能在临床应用的放射增敏剂不多,因此寻找高效低毒的放射增敏剂,任务仍很艰巨。

5.国内常用的放疗技术

(1)体外照射:指射线经过一定的空间距离到达肿瘤组织进行治疗,一般均穿过皮肤后达到受照射肿瘤组织。目前体外照射多由加速器或 60 钴体外照射机实施。放疗前首先应确定靶区,盆腔野一般应包括子宫、宫颈、宫旁和上 1/3 阴道(或距阴道受侵最低点 2cm),以及盆腔淋巴引流区如髂内、闭孔、髂外、髂总、骶前及腹股沟深淋巴结,ⅢA 期患者包括全部阴道。其次应精确设定照射野。①盆腔前后野(矩形野):上界在 $L_4 \sim L_5$ 间隙;下界:闭孔下缘或肿瘤下界以下至少 2cm;侧界:真骨盆最宽处向外 1.5～2cm。同时,应用铅块或多叶光栅技术(MLC)遮挡正常组织。②四野箱式照射。③扩大野照射:髂总或主动脉旁淋巴结转移时,可从上述两种照射野上缘向上延伸至所需照射的部位,野宽 8cm。

(2)近距离放射治疗:指放射源在肿瘤附近或组织内进行放疗,后者又称组织间放疗,其放射源可在短距离内明显衰减。妇科近距离治疗最常用是腔内放疗,指放射源置于宫腔、阴道内进行治疗。治疗过程中,先用不带放射性模拟源模拟定位,再行源位置空间再建,经优化处理,得出合理的剂量分布,也可直接应用一些标准程序。

①剂量率:后装腔内治疗机根据其对"A"点放射剂量率的高低分为 3 类:低剂量率(0.667～3.33cGy/min)、中剂量率(3.33～20cGy/min)、高剂量率(在 20cGy/min)。目前,国内多使用高剂量率腔内治疗。

②方法与剂量:高剂量率腔内治疗每周 1 次,每次 A 点剂量 6～7Gy 为宜,A 点总剂量35～42Gy。

(3)调强放疗(IMRT):该技术不是将单一的大束射线穿过机体,而是将射线分成数千段细小线束,每一线束均有不同的强度,从许多不同的方向进入机体。如此产生了一个聚焦的高剂量区,在这个高剂量区内有急剧升高或降低的剂量梯度,使复杂的不规则的临床靶体积被强烈照射而邻近正常组织仅接受了极低剂量的照射。IMRT 可应用于盆腔淋巴结、阴道穹、宫颈旁组织和阴道旁组织某一病灶特殊剂量的照射,又可减少直肠、膀胱和小肠的受量。目前IMRT 的应用还应慎重,因对初治宫颈癌或术后病入盆腔内器官位置改变,如膀胱或直肠充盈以及子宫转动的问题还没有解决。IMRT 尽管可以做到局部超强度定位放疗,但是否可以代替腔内近距离放疗仍有争议,因为腔内治疗可在宫颈局部产生极强的剂量,在剂量学上拥有巨大的优越性。

(4)三维适形放射治疗(3D-CRT):患者首先在 CT 或 MRI 模拟定位机下进行治疗区域的扫描,由放疗医师确定靶区及周围正常组织的范围、预期的照射剂量,然后将图像传输到逆向计划系统,由计划系统优化放射野参数以达到理想的临床目标。3D-CRT 不仅能使射线束在三维空间形态上与靶区形状一致,而且在计划优化的条件下能实现靶区边缘被90％等剂量曲线包绕,很好地满足临床剂量等要求,符合肿瘤放疗生物学原则,不受病灶大小和形态的限制,适应证范围较广。3D-CRT 在给予盆腔不同区域和淋巴结引流区足够剂量的同时,比常规放射野更有效地减少小肠、直肠和膀胱的受量,其优势在于:①定位精确:采用3～5mm CT 模拟定位,能清楚显示原发病变和邻近组织器官的关系。②设计和治疗精确:采用非共面立体照射方式,保证了肿瘤组织获得比常规治疗更高的靶区剂量,且剂量分布与肿瘤在三维空间上形状一致即靶点精度更高,靶区内剂量均匀,肿瘤周围组织得到有效的保护,剂量分布更合理。3D-CRT 精度高,放射反应小,治疗时间短,提高了肿瘤的局部控制率,改善了宫颈癌的治疗效果。③克服了传统盆腔四野加 ^{192} 铱后治疗操作不易规范、容易造成机械损伤、腔内放射源定位不准确等造成剂量分布不均、剂量过量或不足的弊端。减少了近期反应和远期并发症,提高了患者的生存质量。④为复发癌的再治疗提供了更有效的治疗手段,解决了宫颈癌术后或放疗后盆腔内复发无法进行放射治疗的困难。目前 3D-CRT 临床上应用较多的包括大体可见的淋巴结受侵、肿瘤距切缘较近或切缘阳性或者那些不能进行近距离治疗的患者。

(二)化疗

化疗在宫颈癌中的作用已越来越受到重视,大量资料表明,以铂类为基础的化疗方案对宫颈癌的疗效肯定。手术及放疗仅能作用于局部,对于肿瘤已有扩散的晚期癌或有扩散倾向的早期癌而言,手术及放疗的作用十分有限,此时有效的化疗恰可弥补此不足。目前化疗主要用于以下几种情况。①晚期、复发及转移性宫颈癌的治疗。②宫颈癌的术前化疗,即新辅助化疗。③宫颈癌的同步放化疗。以铂类为主的同步放化疗已成为治疗局部晚期宫颈癌的标准治疗方案之一。常用于宫颈癌化疗的药物有:顺铂、紫杉醇、拓扑替康、异环磷酰胺、多柔比星、表柔比星和长春瑞滨等,顺铂以外的单药反应率为 20% 左右,若与顺铂联合用药反应率可增加 1倍,无进展期生存率也有提高,但与顺铂单药相比,没有改善总生存率。>2 种药的联合化疗不提倡,既增加毒性,又没有改善总生存率。

1.新辅助化疗

新辅助化疗(NACT)是指在宫颈癌患者手术或放疗前先给予化疗后再做手术或放疗的一种治疗,其优点在于可使患者的肿瘤体积缩小、有效控制亚临床转移,以利于局部的进一步治疗。手术前肿瘤血供尚未被破坏,与手术后子宫旁血管多被结扎相比,术前化疗具有药物更容易进入瘤体的优势。临床上术前 NACT 主要用于肿瘤不易控制、易发生淋巴或远处转移、局部肿瘤直径≥4cm 的 I B2～ⅢA 期局部晚期宫颈癌患者,给药途径可静脉、动脉或超选择介入治疗,各种途径疗效相近。宫颈癌的 NACT 采用顺铂为基础的联合方案,如 PF 方案(顺铂、氟尿嘧啶)、BIP 方案(顺铂、博来霉素、异环磷酰胺、美司钠)、PVB 方案(顺铂、长春新碱、博来霉素),一般<3 个疗程,肿瘤缩小即可手术。在 2008 年美国 ASCO 会议上,报道了和美新＋顺铂周疗作为 NACT 治疗局部晚期宫颈癌的 Ⅱ 期临床研究(n=22),具体用法为:托泊替康 $2mg/m^2$ ＋顺铂 $40mg/m^2$ 每周 1 次,共 6 次,化疗有效和疾病稳定者行根治手术,疾病进展者全量放疗。结果显示,91% 的患者完成了 6 个疗程的化疗(82% 的疗程为足量、定时化疗),临床应答率为 82%,病理学缓解率为 95%,5% 的患者出现 3～4 级骨髓毒性,3 例患者输血,3 例使用粒细胞集落刺激因子,1 例使用促红细胞生成素,无患者死亡,认为托泊替康＋顺铂周疗作为新辅助化疗治疗局部晚期宫颈癌疗效肯定,耐受性良好。NACT 最大的缺点是如果化疗不敏感,有可能延误治疗时机。有报道指出,通过检测化疗前宫颈癌肿瘤组织中环氧化酶-2(COX-2)的表达、有丝分裂指数(MI)、Ki-67 等可以协助判断肿瘤对于化疗药物的敏感性。NACT 的疗效除通过妇科检查判断外,还可通过检测化疗前后肿瘤组织的细胞凋亡指数(AI)、微血管密度(MVD)、SCCA 水平的变化进行评估。

20 世纪 90 年代许多非随机研究报道了 NACT 后进行手术的情况,认为取得了较好的治疗效果,因此有逐渐得到认可的趋势。包括 5 个随机临床试验 872 例患者的 Meta 分析,对 NACT 后手术±放疗与单独放疗进行了比较,结果显示,NACT 行手术组在无进展期生存,局部无瘤生存、无转移生存和整体存活方面都有显著改善;NACT 最好的用药是顺铂剂量强度每周>25mg/m²,剂量密度与治疗间隔少于 14 天;顺铂为基础的方案耐受性好,可以诱发高反应率(尤其是在早期),且没有或很少对手术产生并发症;NACT 可以降低包括淋巴结累及、毛细管间隙累及、深层浸润,未确诊的宫旁疾病的发生率;降低复发率。

2.术后辅助化疗

一些非随机研究显示了根治术后有复发高风险患者术后辅助化疗可能有用。两个小样本量的随机试验试图评估根治术后有高风险的宫颈癌患者行辅助化疗的疗效。第一项研究共 71 例(均有淋巴结转移),将术后放疗与术后 3 个周期的 PVB(顺铂、长春新碱、博来霉素)方案化疗后辅以放疗进行比较。在第二项研究中,76 例患者[盆腔淋巴结转移和(或)血管侵犯]随机分别接受辅助化疗(卡铂+博来霉素,每 4 周 1 次,共 6 次)、标准放疗或无进一步治疗。结果这 2 项研究在复发率、复发或生存模式方面均无明显差异。故术后单纯补充化疗多不推崇。

3.晚期、复发及转移性宫颈癌的治疗

晚期、复发及转移性宫颈癌的治疗已不是手术、放疗这些针对局部治疗的方法所能顾及的,某种程度上,尽管化疗的效果可能不如手术及放疗,但仍不失为晚期宫颈癌的治疗手段,尤其铂问世以来。2005 年的 GOG179 试验比较了拓扑替康+顺铂(n＝147)与单药顺铂(n＝146)用于不能手术的Ⅳ期、复发或持续存在的宫颈癌患者,用药剂量:拓扑替康 0.75mg/m²/(第 1～3 天)+顺铂 50mg/m²(第 1 天,每 3 周 1 次),单药顺铂 50mg/m²,第 1 天,每 3 周 1 次,结果显示拓扑替康+顺铂是第一个总生存超过单药顺铂的方案,明显提高了生存时间,血液学毒性高于单药顺铂,非血液学毒性和顺铂接近,没有降低患者的生活质量,所以 2006-03-13 美国 FDA 批准拓扑替康 0.75mg/m²,第 1～3 天,顺铂 50mg/m²,第 1 天,每 3 周重复疗程用于复发及不可手术的子宫颈癌。2004 年的 GOG169 试验比较了紫杉醇+顺铂与顺铂对Ⅳ期、复发性、难治性宫颈癌(n＝264)的治疗效果,用药剂量:顺铂 50mg/m²,紫杉醇 135mg/m²+顺铂 50mg/m²,结果显示,联合用药在总反应率、无进展生存率方面均有优势,尽管总生存优势不明显,但血液学毒性低,患者生存质量好,因此,也被推荐用于晚期不可手术患者的治疗。目前用于一线化疗的联合方案主要有:顺铂+紫杉醇,顺铂+拓扑替康,顺铂+吉西他滨及单药如:顺铂、卡铂、奈达铂、紫杉醇、拓扑替康、吉西他滨等;二线化疗有:贝伐单抗、多西他赛、表柔比星、氟尿嘧啶、异环磷酰胺、伊立替康、丝裂霉素、培美曲塞、长春瑞滨等。

(三)热疗在宫颈癌中的应用

热疗是最近 10 年兴起的一种肿瘤治疗方法,有学者认为,高温和放疗的作用相仿,能直接杀伤癌细胞,其原理是利用各种人工加热的物理能量在人体组织中所产生的热效应使肿瘤细胞升温到一定程度,并维持一定时间,达到杀灭癌细胞避免正常细胞遭受损伤的目的。热疗在临床上分为:局部热疗(包括浅表热疗、腔内加热和插植热疗技术)、区域热疗(主要指深部肿瘤加热及各种灌注技术)和全身热疗(WBH)。单独使用热疗治疗肿瘤的完全缓解率是 13%,当热疗联合其他传统方式治疗肿瘤时疗效明显增加,体内研究表明,热疗可增加放疗疗效 1.5～5

倍,因此热疗被称为目前最有潜力的放射增敏剂之一。其放疗增敏原理为:①高温有助于杀伤对放射线抗拒的乏氧细胞;②加温可以阻碍放射损伤的修复。在亚洲报道的5项热疗联合放疗治疗宫颈癌的随机对照试验中3项显示出更好的完全缓解率、局部控制率及无病生存率,1项显示了更好的局部控制率趋势,1项未显示出优势,认为热疗联合标准放疗,对局部中晚期宫颈癌可以获得更好的疗效。Franckena等采用顺铂周疗联合局部区域热疗治疗47例放射区域复发性宫颈癌,结果55%的患者对治疗有反应,74%的患者达到姑息目的,19%获得手术机会,36%出现3~4级血液系统毒性,最大肾毒性为2级,因此认为,热疗联合化疗治疗可获得高的反应率并且毒性可接受。热疗联合生物治疗宫颈癌也取得了初步进展,2007年Takeda等报道采用树突状细胞(DC)联合热疗治疗41例癌症患者,其中1例宫颈癌患者伴颈部及腹主动脉旁淋巴结转移,通过瘤内注射DC细胞联合颈部热疗,患者获得完全缓解,颈部及腹主动脉旁肿大淋巴结均消失。放疗加热疗的具体做法是:患者在接受腔内放射治疗后数十分钟内给予加热治疗,选择功率40W,加热温度43℃,加温时间40分钟,热辐射器尽量接触瘤床。近期临床疗效明显,尤其对复发、未控、晚期病例,瘤灶缩小,局部情况改善,患者症状减轻。关于放、化、热疗的远期疗效及是否提高治愈率,有待进一步研究总结。

(四)基因治疗与宫颈癌

随着对恶性肿瘤的研究在分子水平上取得的突破性进展,恶性肿瘤的基因治疗已成为当前研究的热点。用基因工程技术研究开发的药物也取得了不少成绩,如目前应用较广泛的干扰素(IFN)、白细胞介素-2(IL-2)及细胞集落刺激因子(C-CSF)等。基因治疗的方法主要包括抑癌基因治疗、癌基因治疗、免疫基因治疗及自杀基因治疗等。抑癌基因治疗的方法有反义寡核苷酸、核酶以及RNA干扰(RNAi)。反义寡核苷酸包括反义DNA和反义RNA,通过Watson-Crick碱基互补的原则,寡核苷酸与目的基因的mRNA特异位点结合和杂交,封闭靶基因,抑制基因的翻译表达。Marquez-Gutierrez等发现,联合使用针对HPV16 E6/E7mRNA的反义寡核苷酸,能够有效抑制宫颈癌细胞在体内和体外的生长,并且这种联合治疗有可能对HPV16的多种变异体有效。Hamada等构建的携带HPV16 E6/E7的反义RNA的重组腺病毒,对细胞内E6/E7蛋白的抑制持续时间可达3天,并且能够完全抑制癌细胞在裸鼠体内的成瘤性。核酶是具有催化活性的RNA,主要参与RNA的加工与成熟,催化结构域在目标RNA的特定位点切割,从而抑制特定基因的表达,有研究表明特异性HPV16的核酶能够抑制细胞生长和促进细胞凋亡,并且能够抑制裸鼠体内成瘤。免疫基因治疗就是通过转染某些细胞因子基因或共刺激分子基因进入肿瘤细胞或体细胞,使其在体内表达来刺激机体免疫系统对癌细胞的攻击能力。目前研究较多的是IFN及白介素、肿瘤坏死因子和CSF。基因治疗为宫颈癌的生物学治疗提供了一种崭新的治疗手段,其疗效已在体内外实验中得到了一定的证实,但宫颈癌的基因治疗尚处于探索阶段,真正成为新的临床治疗手段还需要更多的研究和摸索。

(五)复发性宫颈癌的治疗

在规范的手术治疗后1年、放射治疗后3个月出现新的肿瘤病灶称之为复发,短于上述时间的称之为肿瘤未控,宫颈癌的主要死亡原因是肿瘤未控。影响复发治疗的因素主要有:治疗方案的选择、初始治疗方式、复发程度、复发部位、无瘤间隔、体质状况和有否并发症等。局部复发应通过活检证实,活检是复发诊断的金标准,然后通过体检和影像学进一步评估区域和远处转移的情况,PET 扫描可能是最准确的评估转移的方法,代谢显像在检测盆腔外转移部位时有 100％的敏感性和 73％的特异性。累及侧盆壁的复发常伴有坐骨神经痛、下肢水肿、肾积水等。一般来说,患者单纯手术后盆腔或局部复发可予以放疗或化疗,复发时放疗通常采用近距离放疗,对化疗有反应的患者可能获得缓解,一部分复发局限于盆腔的肿瘤患者,经过再次手术或放疗后仍有潜在治愈的可能性。

1.根治性放疗后的挽救性治疗

(1)先前放疗区域的宫颈癌复发:处理较为棘手。若采用挽救性手术,通常是脏器廓清术,即使年龄和一般状况允许,应用的患者也很有限,且放疗后的根治性手术容易产生许多严重的并发症,甚至永久性的结构和功能丧失,因此该手术通常受到医患双方的接受程度以及临床情况的限制,即便患者满足严格的术前标准,仍有约 1/4 的患者放弃手术。接受过放疗的组织尤其是大野外照过的组织,对再次创伤的耐受性差,愈合能力低,因此常会有严重的术后并发症。此时选择再次照射治疗与脏器廓清术相比,其急性耐受性相对较好,死亡率低,往往能保留盆腔器官的结构和功能,可能医患双方更容易接受。近来有证据表明,在一部分小体积中央性复发的肿瘤患者,尤其是在诊断早、治疗后无瘤间隔时间长的患者中,经过重新放疗可能治愈。此时多采用永久或临时性的组织间插置重新照射(IRI),剂量通常为 30～55Gy,鳞癌患者的预后显著好于腺癌患者,肿瘤越小、置入的放疗剂量越高预后也越好,严重并发症率达 25％,其中 12％为瘘。除组织间插置放疗外,调强放疗也可应用于重新照射,常用于因复发灶大小、部位或其他因素不能进行近距离放疗的盆腔复发时。再次照射时要仔细分析初步治疗所用的技术(光束能量、流量、外照射和腔内照射的剂量),放疗间隔时间也应考虑。由于放疗后再化疗的作用有限,因此,再次照射可能是患者的唯一可行的治疗。患者的选择和仔细的近距离放疗对再次照射的成功至关重要。

(2)腹主动脉旁淋巴结复发:虽然少见,但仍然有初次手术或放疗后复发局限于腹主动脉旁淋巴结的报道。一项包括 20 例患者的根治性放疗后腹主动脉旁淋巴结复发的报道显示,初次诊断至复发的中位时间为 12 个月,全部患者在复发的 2 年内死亡,其中再次放疗剂量＞45Gy 或有＞24 个月无瘤间隔的患者中位存活时间延长。Singh 等随后报道,如果复发仅由影像学随访发现且为孤立的主动脉旁复发,并接受了＞45Gy 的放疗联合化疗,患者可以得到100％的挽救。有学者也提出了一系列令人鼓舞的结果,他们报道了 46 例孤立的主动脉旁复发患者,其中 35 例(76％)接受了挽救性的放化疗,3 年和 5 年生存率分别为 34％和 27％。

(3)挽救性手术

①盆腔脏器廓清术:随着围术期处理及盆腔泌尿、肠道重建技术的发展,目前盆腔脏器廓清术有了很大的进步,患者生活质量明显提高,存活率也从 20％上升至约 60％,5 年生存率平均为 40％～50％。尽管如此,盆腔脏器廓清术仍是一个高死亡率的手术,死亡率达 5％～7％,近期和晚期并发症高达 50％～60％。放化疗仍是复发治疗的首选,手术仅适用于盆腔放疗后盆腔中央性复发的部分ⅣA 期患者。接受脏器廓清术的患者手术切缘状况十分重要,如切缘为阴性,5 年生存率为 55％,反之,生存率仅为 10％,因此应仔细选择合适的患者确保没有疾病远处转移并能做到切缘阴性。无瘤间期＜1 年、复发灶＞3cm 及有淋巴扩散、宫旁、盆壁累

及等均影响预后。淋巴结阳性的患者存活率≤20%,应被视为脏器廓清术的禁忌。Husain等在进行廓清术之前评估了PET扫描对识别转移的作用,发现PET扫描对盆腔以外的转移有100%的敏感性和73%的特异性,认为可能是术前最准确的影像学判断方法。有报道,腹腔镜检查对确认适合做廓清术的病例选择也有帮助。Berek等报道了对75例45岁以上的患者行廓清术的情况,手术时间平均7.76小时,平均失血2.5L,平均住院时间23天。术后并发症包括15%肠瘘,8%尿瘘,11%早期肠梗阻,22%晚期肠梗阻。Goldberg等报道了103例患者16年并发症的情况,输尿管吻合口瘘14%,输尿管狭窄5%,结肠袋瘘3%,结肠袋结石2%,伤口并发症17%,胃肠道瘘11%。其他包括46%的低位直肠重新吻合患者盆腔复发,54%肠道功能欠佳,以及为盆底重建而增加的感染率和瘘发生率,总死亡率低于1%。复发性宫颈癌患者总的5年生存率为48%。

②根治性子宫切除术:放疗后中央性复发病灶<2cm的患者可考虑行根治性子宫切除术。Maneo等对符合要求的34名持续性或复发性肿瘤患者进行了根治性子宫切除术,总体5年生存率为49%,复发率为59%,平均复发时间为37个月,重度并发症率44%,其中5名发展为瘘,肿瘤小、无宫旁及阴道累及的患者结局更好。另外一项包括50名患者的报道显示,有淋巴结阳性的患者13个月内全部死亡,42%有严重并发症,28%有胃肠道瘘,22%有输尿管损伤,20%有严重的长期膀胱功能紊乱,5年和10年的存活率为72%和60%,肿瘤直径<2cm者生存率更高,整体复发率为48%。认为对于持续性或中央型肿瘤复发<2cm及无宫旁或阴道浸润的患者,选择根治性子宫切除术是相对合理的选择。

③术中放疗:挽救性手术后显微镜下切缘阳性或病灶靠近切缘的患者预后较差,此时应用术中放疗(IORT)可以在大块肿瘤被切除后尽可能消灭残余病灶。术中放疗可直接照射靶区,避开了对周围正常组织的损伤,但因受以往放疗剂量、邻近正常组织的影响,单次放疗不可能达到满意的消瘤剂量。有限的可得到的数据显示,术中放疗尽管可行,但并不能明显改善预后,因此,术中放疗仅作为行盆腔脏器廓清术时发现有局部复发的不利预后因素(如切缘阳性、脉管浸润等)的一种补充,术中组织间永久性插植放疗也可能有益。

2.根治性手术后的挽救性治疗

(1)根治性放疗或放化疗:Ito等报道了90例根治手术后宫颈癌中央性复发的患者,应用高剂量率的腔内近距离放射加或不加体外照射的方法治疗,总体10年生存率为52%,他们发现肿瘤大小明显影响生存率,难以扪及的小肿瘤、中等(<3cm)、大的(>3cm)的肿瘤其10年生存率分别为72%,48%和0,放疗后获得完全反应的患者10年存活率为63%,而放疗后仍有残余病灶者为10%。同步放化疗被证实在局部复发的中晚期宫颈癌中是有用的,一项回顾性研究报道,未接受过放疗的22名子宫切除术后宫颈癌盆腔复发的患者,接受了同步氟尿嘧啶加顺铂的放化疗,其10年的总体生存率为35%,急性毒性反应可控,但一些幸存者中晚期毒性明显,使得学者推荐考虑其他的化疗方案或单独放疗。

(2)化疗:顺铂目前被认为是单个最有效的细胞毒性药物,可用于转移或复发性的宫颈癌治疗,一般剂量为50~100mg/m²,每3周静脉给予。在Memorial Sloan-Kettering肿瘤中心尝试应用200mg/m²的顺铂(同时硫代硫酸钠保护肾),结果显示,应用更高剂量的顺铂反应率无明显增高,反而毒性难以接受。在个案报道中联合化疗的反应率相差极大,累积数据显示,在经过很好选择的患者中反应率约为40%。随机临床试验将联合化疗方案与单一顺铂进行对比,显示客观反应率和无进展生存有所改善,而整体生存无改善。采用第1~3天拓扑替康(0.75mg/m²)加上第1天顺铂(50mg/m²),每21天重复的随机临床试验显示,联合化疗比单一顺铂方案有整体生存优势,在客观反应率上有明显的改善(27% vs 13%),无进展生存和整体生存时间均有所延长,对于既往无铂类接触史的患者无进展生存和整体生存的数据更支持联合化疗。对于复发性宫颈癌NCCN指南推荐的一线联合化疗方案为:卡铂/紫杉醇、顺铂/紫杉醇、顺铂/托泊替康、顺铂/吉西他滨;可供选择的一线单药有:顺铂、卡铂、紫杉醇、托泊替康、吉西他滨。二线治疗药物有多西紫杉醇、异环磷酰胺、长春瑞滨、伊立替康、比柔比星、丝裂霉素、氟尿嘧啶、贝伐单抗、脂质体多柔比星、培美曲塞。但化疗均无治愈性,仅对延长生存可能有帮助。

十、特殊情况下宫颈癌的诊治

(一)妊娠合并宫颈癌

妊娠期间宫颈癌的诊断基本同非妊娠期间宫颈癌,但因阴道流血而就诊的患者有时会被误诊为先兆流产而延误病情。诊断上一般不做锥切术,除非用干细胞学阳性但阴道镜或活检不能确诊为浸润癌者,且应在怀孕3个月后进行。

妊娠期间的CIN可暂不处理,但妊娠期间CINⅡ~Ⅲ级病灶很少自然消退,应密切随访并待分娩后做相应治疗。

浸润癌的治疗方案应根据肿瘤的临床分期、孕龄和对胎儿的要求来制订。早中期妊娠合并宫颈癌可牺牲胎儿后进行治疗,治疗原则同一般宫颈癌。对于妊娠后期患者,如为ⅠA~ⅠB1期可延缓至产后治疗,但最好选择剖宫产并同时行广泛子宫切除术。经阴道分娩者若无继续生育要求,最好在产后6周接受根治术。如分期已超过ⅠB1期,由于目前早产儿重症监护学科已迅速发展,最好尽早进行剖宫产及根治术或者行根治性放疗。

(二)宫颈残端癌

宫颈残端癌指因良性肿瘤或其他原因已行子宫次全切除术,癌发生在残留的宫颈上。残端癌可分为两类,在子宫次全切除术后2年内发生的称为隐性癌,多为术前已存在但被漏诊;在手术2年后发生的称为真性残端癌。残端癌在临床表现及诊断上基本与普通宫颈癌相同。部分患者因宫颈残端萎缩或病灶隐藏在颈管内,需仔细检查。由于淋巴系统在先前手术中被破坏,术后建立了丰富的淋巴侧支循环网,故隐性癌发生广泛淋巴结转移的可能性增加。

治疗上早期病例以手术或放疗为主,晚期宜采用综合治疗。由于既往手术导致的盆腔解剖关系改变,膀胱、直肠与残端粘连,颈管较短,手术可能有一定难度,且腔内放疗往往剂量不足,需外照射甚至组织间插植放疗补量,但要特别加强对直肠和膀胱的保护。对于拟行次全子宫切除术的患者,术前一定要行相关检查以防止漏诊宫颈癌;如无宫颈癌证据,不建议为了预防发生残端癌而行过度治疗,如全子宫切除术。

(三)宫颈腺癌

虽然NCCN指南认为可以采用同治疗鳞状细胞癌相类似的手段来治疗宫颈腺癌,但两者在诊治上还是存在些许差异,故在此对宫颈腺癌的处理做单独描述。

宫颈腺癌的临床症状和体征与鳞状细胞癌基本一样,但由于腺癌病灶常位于颈管内并向内生长,故有时仅表现为宫颈管扩大、僵硬而无肉眼可见病灶。诊断上仅行细胞学涂片是不够的,一般需做宫颈管刮术和锥切活检。

宫颈原位腺癌的处理有其特殊性,因其常为多灶性,不一定局限于移行带,可侵犯颈管的任何部位,所以即便锥切活检的边缘阴性也不可靠,最恰当的方法是全子宫切除术,这样有足够的组织进行病理学检查,并能排除浸润癌的可能性。但也有学者认为通过仔细设计的宫颈锥切术亦可获得同全子宫切除术相同的疗效,这尤其适用于年轻而有生育要求的女性。

宫颈腺癌的标准治疗模式尚无一致意见,考虑到腺癌对放化疗的敏感性较差,故手术在宫颈腺癌治疗中的地位较高。由于宫颈腺癌比鳞状细胞癌有更高的淋巴结转移率,所以只行筋膜外全子宫切除术是不够的,对于ⅡA期之前的患者,如无明显禁忌都应尽量争取行广泛子宫切除术及双侧盆腔淋巴结清扫术。还有研究认为宫颈腺癌的卵巢转移率明显高于鳞状细胞癌,在根治术时应常规切除卵巢。即便是淋巴结阴性的患者,术后复发和远处转移的发生率也较高,所以术后放化疗可能有助于杀灭盆腔的微小转移灶。Rotman等将ⅠB期宫颈腺癌患者随机分为术后放疗组和对照组,结果对照组的复发率(44%)明显高于放疗组(9%)。宫颈腺癌如同步化疗则以顺铂为基础。

局部晚期宫颈腺癌患者应以放疗为主,并辅以化疗。常用化疗药物同宫颈鳞状细胞癌,但紫杉醇联合铂类的有效率可能更高。

(四)宫颈小细胞癌

宫颈小细胞癌是恶性度最高的妇科肿瘤之一。宫颈小细胞癌的生物学行为与小细胞肺癌相似,因此传统的治疗方式如手术和放疗对小细胞癌的效果不甚理想,目前多采取以化疗为主,辅以放疗和手术的综合治疗方法。对病灶局限于盆腔中心的患者,顺铂联合足叶乙甙化疗并早期进行放疗有可能取得长期生存。Viswanathan等的研究结果显示在14例放疗后失败的宫颈小细胞癌患者中,只有2例在照射野内复发,这也提示了综合治疗的重要性。

十一、预后及随访

(一)预后

就宫颈鳞状细胞癌而言,影响预后最主要的因素是FIGO分期,微浸润癌患者5年生存率超过95%,而有远处转移者5年生存率降至20%以下。肿瘤大小是另一个预后因素,肿瘤直径大于4cm者预后明显变差。另外一些间接反映肿瘤大小的因素,如宫旁或盆壁受侵为单侧或双侧同样也与预后相关。临床分期虽未考虑淋巴结因素,但毫无疑问有无淋巴脉管间隙受侵、淋巴结转移及转移淋巴结的数目对预后有重要的影响,研究显示同样的FIGO分期里,淋巴结阳性者5年生存率明显下降。如术后病理发现宫颈间质中存在强烈的炎症反应则提示预后较好。对于放疗患者,贫血是影响肿瘤局控率和总生存期的独立因素。但除输血外,在放疗期间能否使用促红细胞生成素来纠正贫血尚有争议。有研究显示,贫血患者在放疗期间不宜使用促红细胞生成素,否则会导致血栓栓塞发生率增加,甚至生存期缩短。

宫颈腺癌,尤其是ⅠB2期或以上的宫颈腺癌患者,其手术或放疗后的盆腔复发率和远处转移率都高于鳞状细胞癌患者,生存期也较短。虽然鳞状细胞癌的组织学分级是否与预后有关尚有争议,但对于腺癌来说,分化程度越差则治疗效果及预后越差。宫颈小细胞癌的预后很差,即便给予积极治疗,与同期别宫颈鳞状细胞癌和腺癌相比,小细胞癌患者的生存时间显著缩短,5年生存率为20%~30%。

宫颈复发癌的总体预后较差,但积极治疗仍会取得一定效果。Ijaz等报道复发宫颈癌放疗后的5年生存率约33%,孤立性阴道复发者预后明显优于盆壁复发或有淋巴结转移者。Morley等报道复发患者接受盆腔淋巴结清除术后5年生存率甚至可达到60%,预后与是否存在区域淋巴结转移、治疗后至复发的时间长短及病理学类型有关。

多数研究认为宫颈残端癌的预后与普通宫颈癌相同。妊娠合并宫颈癌的预后尚有争论,虽然有研究认为妊娠期的高雌激素水平会促进肿瘤发展,但多数文献显示妊娠期和非孕期宫颈癌的预后相似。

(二)随访

常规体格检查、宫颈/阴道涂片细胞学检查:头2年每3~6个月1次,第3年每6~12个月1次,然后每年1次。NCCN指南中未给出随访持续时间,ESMO指南建议终身随访。胸片:每年1次,共5年。血常规、肾功能:每6个月1次。对于治疗后病灶持续存在或复发的患者应进行相应部位的影像学检查。

考虑到放疗的影响,涂片细胞学检查应在治疗结束3个月后进行。有研究认为,对于Ⅰ~Ⅱ期治疗后无症状的患者,巴氏涂片不能及时检出肿瘤的复发。还有研究显示在肿瘤复发前7个月血清鳞状细胞癌抗原水平即有升高,可酌情选择。PET-CT可能有助于早期发现一些无症状的肿瘤复发或转移。此外放疗后长期存活的宫颈癌患者可能会发生放射诱发的第二原发肿瘤,尤其多见于受照射剂量较高的部位,如结直肠、子宫、卵巢和膀胱,平均潜伏期约10年,对此也要给予必要的监测。

手术或放疗会对患者的性功能造成一定的影响,而且在放疗期间及放疗刚结束后进行性生活会加重放疗反应,但在治疗结束2~3个月后患者身体状况已基本恢复,可逐渐恢复性生活。阴道扩张器可减轻放疗引起的阴道粘连闭锁,但不主张以扩张器代替阴道性交。有些患者出现性生活障碍更主要的是由于心理因素问题,应给予必要的心理咨询。

第二节 子宫内膜癌

子宫内膜癌是发生于子宫内膜的一组上皮性恶性肿瘤,以来源于子宫内膜腺体的腺癌最常见。为女性生殖道三大恶性肿瘤之一,占女性全身恶性肿瘤7%,占女性生殖道恶性肿瘤20%~30%。近年来发病率在世界范围内呈上升趋势。平均发病年龄为60岁,其中75%发生于50岁以上妇女。

一、发病相关因素

病因不十分清楚。通常将子宫内膜癌分为两种类型,Ⅰ型是雌激素依赖型,其发生可能是在无孕激素拮抗的雌激素长期作用下,发生子宫内膜增生、不典型增生,继而癌变。子宫内膜增生主要分为两类:不伴有不典型的增生和不典型增生(AH),前者属良性病变,后者属癌前病变,有可能发展为癌。Ⅰ型子宫内膜癌多见,均为子宫内膜样癌,患者较年轻,常伴有肥胖、高血压、糖尿病、不孕或不育及绝经延迟,或伴有无排卵性疾病、功能性卵巢肿瘤、长期服用单一雌激素或他莫昔芬等病史,肿瘤分化较好,雌、孕激素受体阳性率高,预后好。PTEN 基因失活和微卫星不稳定是常见的分子事件。Ⅱ型子宫内膜癌是非雌激素依赖型,发病与雌激素无明确关系。这类子宫内膜癌的病理形态属少见类型,如子宫内膜浆液性癌、透明细胞癌、癌肉瘤等。多见于老年妇女,在癌灶周围可以是萎缩的子宫内膜,肿瘤恶性度高,分化差,雌、孕激素受体多呈阴性或低表达,预后不良。p53 基因突变和 HER2 基因过度表达为常见的分子事件。

近年研究发现,这种子宫内膜癌的二元论分型存在分子特征的交叉,部分病例与病理特征并不完全一致,因此有学者通过基因组序列分析,根据分子特征将子宫内膜癌分为四种亚型:POLE 突变型、微卫星不稳定型(MSI)、低拷贝型(CN-low)和高拷贝型(CN-high)。该分子分型对子宫内膜癌的预后有较高的预测价值,POLE 突变型预后较好,而高拷贝型预后最差。

大多数子宫内膜癌为散发性,但约有 5% 与遗传有关,其中关系最密切的遗传综合征是林奇综合征,也称遗传性非息肉结直肠癌综合征(HNPCC),是一种由错配修复基因突变引起的常染色体显性遗传病,与年轻女性的子宫内膜癌发病有关。

二、病理

(一)巨检

不同组织学类型内膜癌的肉眼观无明显区别。大体可分为弥散型和局灶型。①弥散型:子宫内膜大部或全部为癌组织侵犯,并突向宫腔,常伴有出血、坏死;癌灶也可侵入深肌层或宫颈,若阻塞宫颈管可引起宫腔积脓。②局灶型:多见于宫腔底部或宫角部,癌灶小,呈息肉或菜花状,易浸润肌层。

(二)镜检及病理类型

1.内膜样癌

占 80%~90%,内膜腺体高度异常增生,上皮复层,并形成筛孔状结构。癌细胞异型明显,核大、不规则、深染,核分裂活跃,分化差的内膜样癌腺体少,腺结构消失,成实性癌块。根据细胞分化程度或实性成分所占比例分为三级,高分化(G1)、中分化(G2)和低分化(G3),低分化肿瘤的恶性程度高。

2.浆液性癌

占 1%~9%。癌细胞异型性明显,多为不规则复层排列,呈乳头状、腺样及实性巢片生长,1/3 可伴砂粒体。恶性程度高,易有深肌层浸润和腹腔播散,以及淋巴结及远处转移,无明显肌层浸润时也可能发生腹腔播散,预后差。

3.黏液性癌

约占 5%,肿瘤半数以上由胞质内充满黏液的细胞组成,大多腺体结构分化良好,生物学行为与内膜样癌相似,预后较好。

4.透明细胞癌

占不足 5%,多呈实性片状、腺管样或乳头状排列,细胞质丰富、透亮,核呈异型性,或由靴钉状细胞组成。恶性程度高,易早期转移。

5.癌肉瘤

较少见,是一种由恶性上皮和恶性间叶成分混合组成的子宫恶性肿瘤,也称恶性米勒管混合瘤(MMMT),现认为其为上皮来源恶性肿瘤向间叶转化。常见于绝经后妇女。肿瘤体积可以很大,并侵犯子宫肌层,伴出血坏死。镜下见恶性上皮成分通常为米勒管型上皮,间叶成分分为同源性和异源性,后者常见恶性软骨、横纹肌成分,恶性程度高。

三、转移途径

多数子宫内膜癌生长缓慢,局限于内膜或在宫腔内时间较长,部分特殊病理类型(浆液性癌、透明细胞癌、癌肉瘤)和高级别(G3)内膜样癌可发展很快,短期内出现转移。其主要转移途径为直接蔓延、淋巴转移和血行转移。

1.直接蔓延

癌灶初期沿子宫内膜蔓延生长,向上可沿子宫角波及输卵管,向下可累及宫颈管及阴道。若癌瘤向肌壁浸润,可穿透子宫肌层,累及子宫浆膜,种植于盆腹腔腹膜、直肠子宫陷凹及大网膜等部位。

2.淋巴转移

为子宫内膜癌的主要转移途径。当肿瘤累及子宫深肌层、宫颈间质或为高级别时,易发生淋巴转移。转移途径与癌肿生长部位有关:宫底部癌灶常沿阔韧带上部淋巴管网经骨盆漏斗韧带转移至腹主动脉旁淋巴结。子宫角或前壁上部病灶沿圆韧带淋巴管转移至腹股沟淋巴结。子宫下段或已累及子宫颈管癌灶的淋巴转移途径与子宫颈癌相同,可累及宫旁、闭孔、髂内、髂外及髂总淋巴结。子宫后壁癌灶可沿宫骶韧带转移至直肠旁淋巴结。约10%内膜癌经淋巴管逆行引流累及阴道前壁。

3.血行转移

晚期患者经血行转移至全身各器官,常见部位为肺、肝、骨等。

四、分 期

子宫内膜癌的分期,采用国际妇产科联盟(FIGO)修订的手术-病理分期,见表 6-2。

表 6-2 子宫内膜癌手术病理分期(FIGO)

Ⅰ期	肿瘤局限于子宫体
ⅠA	肿瘤浸润深度<1/2肌层
ⅠB	肿瘤浸润深度≥1/2肌层
Ⅱ期	肿瘤侵犯宫颈间质,但无宫体外蔓延

Ⅲ期	肿瘤局部和（或）区域扩散
ⅢA	肿瘤累及子宫浆膜和（或）附件
ⅢB	肿瘤累及阴道和（或）宫旁组织
ⅢC	盆腔淋巴结和（或）腹主动脉旁淋巴结转移
ⅢC1	盆腔淋巴结转移
ⅢC2	腹主动脉旁淋巴结转移伴（或不伴）盆腔淋巴结转移
Ⅳ期	肿瘤侵及膀胱和（或）直肠黏膜，和（或）远处转移
ⅣA	肿瘤侵及膀胱和（或）直肠黏膜
ⅣB	远处转移，包括腹腔内和（或）腹股沟淋巴结转移

五、临床表现

（一）症状

约 90％的患者出现阴道流血或阴道排液症状。

1.阴道流血

主要表现为绝经后阴道流血，量一般不多。尚未绝经者可表现为经量增多、经期延长或月经紊乱。

2.阴道排液

多为血性液体或浆液性分泌物，合并感染则有脓血性排液，恶臭。因异常阴道排液就诊者约占 25％。

3.下腹疼痛及其他

若肿瘤累及宫颈内口，可引起宫腔积脓，出现下腹胀痛及痉挛样疼痛。肿瘤浸润子宫周围组织或压迫神经可引起下腹及腰骶部疼痛。晚期可出现贫血、消瘦及恶病质等相应症状。

（二）体征

早期患者妇科检查可无异常发现。晚期可有子宫增大，合并宫腔积脓时可有明显压痛，宫颈管内偶有癌组织脱出，触之易出血。癌灶浸润周围组织时，子宫固定或在宫旁扪及不规则结节状物。

六、诊断

1.病史及临床表现

对于绝经后阴道流血、绝经过渡期月经紊乱，均应排除子宫内膜癌后再按良性疾病处理。对有以下情况的异常阴道流血妇女要警惕子宫内膜癌：①有子宫内膜癌发病高危因素如肥胖、不育、绝经延迟者；②有长期应用雌激素、他莫昔芬或雌激素增高疾病史者；③有乳腺癌、子宫内膜癌家族史者。

2.影像学检查

经阴道超声检查可了解子宫大小、宫腔形状、宫腔内有无赘生物、子宫内膜厚度、肌层有无浸润及深度,可对异常阴道流血的原因做出初步判断,并为选择进一步检查提供参考。典型子宫内膜癌的超声图像有宫腔内不均回声区,或宫腔线消失、肌层内有不均回声区。彩色多普勒显像可显示丰富血流信号。其他影像学检查更多用于治疗前评估,磁共振成像对肌层浸润深度和宫颈间质浸润有较准确的判断,腹部 CT 可协助判断有无子宫外转移。

3.诊断性刮宫

是常用而有价值的诊断方法。常行分段诊刮,以同时了解宫腔和宫颈的情况。对病灶较小者,诊断性刮宫可能会漏诊。组织学检查是子宫内膜癌的确诊依据。

4.宫腔镜检查

可直接观察宫腔及宫颈管内有无癌灶存在,癌灶大小及部位,直视下活检,对局灶型子宫内膜癌的诊断和评估宫颈是否受侵更为准确。

5.其他

(1)子宫内膜微量组织学或细胞学检查:操作方法简便,国外文献报道其诊断的准确性与诊断性刮宫相当。

(2)血清 CA125 测定:有子宫外转移者或浆液性癌,血清 CA125 值可升高。也可作为疗效观察的指标。

七、鉴别诊断

绝经后及绝经过渡期异常子宫出血为子宫内膜癌最常见的症状,故子宫内膜癌应与引起阴道流血的各种疾病相鉴别。

1.萎缩性阴道炎

主要表现为血性白带。检查时可见阴道黏膜变薄、充血或有出血点、分泌物增多等表现。超声检查宫腔内无异常发现,治疗后可好转。必要时可先抗感染治疗后,再作诊断性刮宫。

2.子宫黏膜下肌瘤或内膜息肉

有月经过多或不规则阴道流血,可行超声检查、宫腔镜检查以及诊断性刮宫以明确诊断。

3.内生型子宫颈癌、子宫肉瘤及输卵管癌

均可有阴道排液增多或不规则流血。内生型子宫颈癌因癌灶位于宫颈管内,宫颈管变粗、硬或呈桶状。子宫肉瘤可有子宫明显增大、质软。输卵管癌以阴道流血、下腹隐痛、间歇性阴道排液为主要症状,可有附件包块。分段诊刮及影像学检查可协助鉴别。

八、治疗

子宫内膜癌的治疗是以手术治疗为主,放射治疗为辅助的治疗,特别是子宫内膜癌诊断时,大约 70% 是临床Ⅰ期,手术治疗有较高的治愈率,而放疗对控制局部复发效果好,因此,子宫内膜癌患者大多无需进行化疗。化疗主要用于晚期子宫内膜癌或复发子宫内膜癌的综合治疗及对具有高危因素的子宫内膜样腺癌、Ⅱ型子宫内膜癌手术后为预防盆腔外复发的辅助治疗。

(一)手术治疗

子宫内膜癌的治疗是以手术为主的综合治疗,术中进行手术病理分期,确定病变范围及有否高危因素,决定术后是否辅助治疗,判断预后。对不能耐受手术或晚期(Ⅲ期、Ⅳ期)患者,则采取放疗、化疗及(或)激素治疗。

1.重视分期性手术

手术的目的是进行全面分期和切除癌瘤,为以后的治疗提供依据。子宫内膜癌手术分期一般推荐的程序是:经腹中线直切口打开腹腔后立即取盆、腹腔冲洗液,仔细探查整个盆腹腔,包括大网膜、肝、肠曲、腹膜、子宫直肠陷凹和附件表面等,仔细触摸主动脉旁和盆腔内可疑或增大的淋巴结。标准的手术方式为筋膜外全子宫切除及双附件切除术(TAH/BSO)。附件外观即使正常亦提倡切除,因为可能会有微小浸润癌。一般情况下没有必要切除阴道穹和宫旁组织,如果术前疑有或证实宫颈浸润,应采用根治性全子宫切除术。切除子宫及双附件后应立即剖视子宫,了解癌灶大小、部位及范围、肌层浸润深度等,同时测量子宫肌层的厚度,并送冷冻检查。

是否常规做盆腔及主动脉旁淋巴结清除仍有争议。GOG33试验对621例患者进行分析,结果发现,淋巴结转移与细胞分化和肌层浸润深度密切相关,高分化者淋巴结转移率仅3%,低分化者为18%,深肌层浸润者为34%,颈管浸润者为16%,浆乳癌或透明细胞癌即使没有肌层浸润,淋巴结转移率也高达30%～50%,因此认为ⅠA期高分化癌患者,淋巴结转移率极低,常规淋巴结清除的价值远小于对机体所造成的损伤;而高危患者应行淋巴结清除或淋巴结活检。但许多子宫内膜癌患者因过度肥胖、年龄较长或伴有内科并发症,因此,必须综合考虑患者能否耐受。深肌层浸润或术前检查提示淋巴结阳性是淋巴结清除的明确指征,同时可评估腹膜后淋巴结的状态。主动脉旁淋巴结活检的指征是:可疑的腹主动脉旁、髂总淋巴结阳性及盆腔淋巴结增大,深肌层浸润,低分化,组织学亚型为透明细胞癌、浆液性乳头状癌及癌肉瘤。术中子宫冷冻切片不能作为淋巴结清除的依据,一项前瞻性研究结果表明,冷冻切片判断肌层浸润深度与最后的病理结果吻合率仅有67%,28%的病例术后分期上升,因此对有高危因素者淋巴结清除应直接实施。

2.手术方式

手术方式应根据临床分期、组织病理学类型、子宫肌层浸润深度、病变范围、CA125检测水平、患者状况与施术者技术水平等综合考虑,个体化对待。近年来腹腔镜技术已越来越多地应用于子宫内膜癌的手术治疗,Childers等于1993年首次将腹腔镜技术用于子宫内膜癌的分期手术。与开腹手术比较,腹腔镜手术可减少手术并发症、伤口感染及肠梗阻等的发生率,缩短住院日、提高康复率和患者生活质量。2006年美国GOG进行了一项大的随机对照前瞻性研究,共纳入开腹手术者3920例,腹腔镜手术者1696例,比较两组的完全分期成功率、手术安全性、近期术后状况、远期癌复发率以及生存率。结果腹腔镜中转开腹手术占26%,中转最常见的原因是视野差(15%),子宫外转移(4%)和出血(3%)。中转率的增加与患者肥胖有关,体重指数(BMI)<20时,腹腔镜成功率为90%;BMI=35时,成功率为65%;BMI=50时,腹腔镜成功率为34%。切除淋巴结的数量和阳性淋巴结数在开腹组和腹腔镜组间没有差异,术中并发症的发生率(血管、泌尿系统、肠道、神经系统或其他),开腹组为7.6%。腹腔镜组为9.5%。1242例腹腔镜分期手术成功,术中并发症率为4.9%。腹腔镜手术时间较长,但住院日明显缩短,术后心律失常、肺炎、肠梗阻等的发生以及抗生素使用等均低于开腹手术。因此,

Walker 等认为腹腔镜分期手术是可以接受的,可能是早期内膜癌患者更好的选择。

3.非子宫内膜样腺癌的手术

非子宫内膜样腺癌的生物学行为与卵巢上皮癌极其相似,按照卵巢癌的治疗方式来治疗效果明显优于按照传统的子宫内膜癌的治疗方法。目前对于非子宫内膜样癌的手术方式主要包括全子宫、双附件切除、大网膜切除、盆腔及腹主动脉旁淋巴结切除、阑尾切除,还应该包括腹水或盆腔冲洗液的细胞学检查。若肿瘤明显超出子宫范围,应行类似卵巢癌的肿瘤减灭术。术后化疗十分重要,多数需要采用卵巢上皮癌的化疗方案。

4.复发性癌的手术

应先定性、定位诊断,局部复发可手术、放疗或两者相结合处理。在术后 1～2 年复发的,凡可切除的大的病灶均应切除,仍有治愈可能;阴道断端复发的盆腔孤立病灶应手术切除;放疗后、手术后中心性复发者,条件允许行扩大或根治性手术,必要时行盆腔脏器廓清术;腹主动脉旁复发放疗有效;盆腹腔广泛复发或导致肠梗阻者只能保守姑息处理。

(二)子宫内膜癌的放射治疗

放射治疗是仅次于手术治疗子宫内膜癌的重要治疗手段。目前放疗主要用于不适合手术的中、晚期患者、复发患者及早期复发高危患者。现应用较多的是术后辅助放疗,而全量放疗或术前放疗现已很少应用。

1.术后辅助放疗

术后辅助放疗的意义:两个大型随机对照试验比较了单纯手术组和手术加术后放疗组的预后情况。其一是 GOG99 试验,392 例内膜癌患者全部接受全子宫加双附件切除加盆腔及腹主动脉旁淋巴结取样术,其中 190 例行术后放疗,总剂量是 50.4Gy(28 次),202 例术后未接受放疗,平均随访时间为 69 个月,在术后放疗组及未放疗组的 4 年存活率为 92％ vs 86％,2 年内累积复发率为 3％ vs 12％,阴道复发率为 1.05％ vs 6.4％,差异均有统计学意义。最近美国国家肿瘤研究所调查了 1988 年 1 月至 2001 年 12 月的 21249 例 ⅠA～ⅠC 期子宫内膜癌病例,其中 4080 例接受辅助放疗,占 19.2％。该研究提示 ⅠC 期 G_1 或 G_2 及 G_3 术后辅助放疗能改善总生存率(OS)。但也有认为早期子宫内膜癌术后放疗是没有必要的,有报道 ⅠB 期患者术后无辅助放疗,复发率 5％,复发者再经放疗后缓解,Ⅰ期的 5 年无进展生存率(PFS)为 93％,5 年 OS 为 98％。鉴于Ⅰ期生存率高,复发后再用放疗仍可缓解,所以早期子宫内膜癌可行较保守的处理,不加放疗仍可取得较好的效果。子宫内膜癌术后放疗研究组(PORTEC)研究收录 714 例 ⅠB 期 G_2 及 G_3 或 ⅠC 期 G_1 及 G_2 患者,随机分为两组,354 例接受盆腔放疗,360 例观察,5 年局部复发率分别为 4％和 14％,差异有显著性,5 年远处复发率及 5 年总存活率差异无显著性。亚组分析显示,ⅠB 期 G_2 或年龄＜60 岁的患者复发率＜5％,认为对于这两类患者无需术后放疗。后来 PORTEC 发表了 8 年随访结果,结果显示放疗组局部复发显著减少,但 OS 差异无显著差异;10 年局部复发率分别为 5％(辅助放疗组)及 14％(无放疗组),OS 分别为 66％及 73％(P＝0.09),仍无显著差异。大部分患者死于其他疾病,因子宫内膜癌的死亡率分别为 11％和 9％;截至 2005 年的研究仍然认为术后辅助放疗并不能改善早期患者的生存率。综合近年一些大样本的临床研究,对子宫内膜癌术后辅助放疗的结论是:①盆腔放疗可以显著降低阴道残端的复发;②术后盆腔放疗较单纯手术明显增加严重并发症;③术后放疗并不能明显改善患者的长期生存率。

术后辅助放疗的适应证:根据 FIGO 手术分期,GOG 将子宫内膜癌术后复发的危险度分为 3 类:低危组:肿瘤限于子宫,侵犯肌层<50%,ⅠA～ⅠB 及 G_1～G_2;中危组:侵犯子宫肌层≥50%,宫颈受侵,ⅠC 期 G_3～Ⅱ期;高危组:子宫外或淋巴结转移。随着危险度的增高,复发率及死亡率增加。低危者术后不需放疗,而高危者则需加辅助放疗,中危者辅助放疗是否必要? GOG 的Ⅲ期临床试验显示中危组行术后放疗复发率有所降低(12% vs 3%),但生存率无显著差异。为进一步验证放疗对中危者的实际价值,GOG 将 3 个高危因素(G_2 或 G_3,脉管浸润及外 1/3 肌层浸润)结合年龄把中危组分成 2 个亚组:高中危组(HIR)及低中危组(LIR)。HIR 的条件是:1 个高危因素,≥70 岁;2 个高危因素,50～69 岁;3 个高危因素,任何年龄。不具备 HIR 条件的属 LIR。中危组中约 1/3 属 HIR,2/3 复发的是在 HIR 组中。HIR 组中接受放疗与不接受放疗的 2 年复发率差异显著(6% vs 26%),而 LIR 组的复发率及死亡率都较低,放疗与不放疗的复发率和死亡率皆未见有差异。因此,从疗效、并发症、生活质量及费用与效益等因素综合考虑,应将子宫内膜癌术后辅助放疗限于高危及高中危的患者,这样可以减少不必要的术后放疗及放疗并发症。

术后放疗方式的选择:术后放疗的目的主要是减少盆腔及阴道复发,术后放疗的方式主要分为全盆外照和经阴道近距离照射,全盆外照应用较多,剂量为 40～50Gy/(4～6 周),对有主动脉旁淋巴结转移或可疑转移者加用主动脉旁区域照射。20 世纪 70～80 年代中期,放疗方式由阴道内近距离照射转向盆腔外照射加阴道内照射,20 世纪 80～90 年代初趋向于单用盆腔外照射,近年来,随着手术病理分期的广泛应用,腹膜后淋巴结已被切除,故又趋向于单用阴道内照射预防局部复发。Aalders 等对 540 例ⅠB～ⅠC 的内膜癌患者全部行 TAH/BSO,不做盆腔淋巴结清扫,术后加用阴道内照射 60Gy,将这些患者随机分为观察组(n=277)和补充盆腔外照射 40Gy(n=263),结果加盆腔外照组的局部复发率明显要低于观察组(1.9% vs 6.9%,P<0.01),但两组 OS 无显著性差异。Greven 等分析了 270 例内膜癌患者术后采用两种放疗方式的结局,其中 173 例接受盆腔外照射,97 例采用盆腔外照射联合阴道内近距离照射,两组 5 年盆腔控制率分别为 96% 和 93%,无瘤生存率分别为 88% 和 83%,均无统计学意义。这个结果提示加用阴道内近距离照射似乎没有必要。另外两项随机对照研究的结果说明,手术加术后辅助盆腔外照射,局部复发率仅为 2%～4%。纽约 Memorial Sloan-Kettering 肿瘤中心对 382 例中危子宫内膜癌用单纯子宫全切加术后高剂量阴道内放疗,结果患者的 5 年阴道及盆腔控制率达 95%,认为术后单纯阴道内近距离放疗可取得较好的治疗效果,而且并发症较少。Touboul 等将 358 例子宫内膜癌接受术后放疗者分为两组:196 例术后单纯腔内放疗,158 例外照射后再加腔内放疗,结果显示外照并不能改善局部肿瘤控制率,且明显增加放疗的远期并发症。尽管这些报道显示腔内放疗可以取得较好的阴道及盆腔肿瘤控制率,但它并不能完全取代外照射,特别对那些有宫外转移者。

2.单纯放疗

单纯放疗适用于不适合手术的晚期癌或有严重内科并发症或年老体弱的患者。传统观念认为子宫内膜癌根治性放疗疗效差,5 年生存率 30%～40%,而今这种观念有所改变。早年单纯放疗疗效差的根本原因是腔内照射错误地采用了宫颈癌的放射治疗方法,使放疗剂量分布不合理。随着放射源的微型化、后装腔内放射技术的进步和腔内放疗剂量分布的深入研究,子宫内膜癌单纯放疗的疗效明显提高,对早、中期癌患者能起到根治作用。20 世纪 80 年代后的子宫内膜癌单纯放疗,Ⅰ期 5 年生存率超过 70％,Ⅱ期也超过 50％,早、中期子宫内膜癌放疗的疗效已与手术治疗相接近。但由于采用单纯放疗的病例数较少,腔内放疗技术的复杂性,目前国内多数医疗单位对此缺乏经验等原因,其疗效似不如手术治疗。

3.术前放疗

以往术前放疗用于子宫较大、宫颈可疑受侵犯或盆腔肿瘤估计切除困难的患者,但由于术前放疗可能影响病理诊断、临床分期及预后的判断,因此目前已较少使用,仅用于估计盆腔肿瘤难以切除的晚期患者。治疗方式也从以往的腔内和盆腔照射改为以盆腔外照为主,其目的是缩小肿瘤,提高手术切除率。子宫内膜癌的治疗模式尚有许多未统一的地方,有待深入的基础与临床研究逐步解决。

(三)子宫内膜癌的化疗

化疗主要用于晚期及复发或有手术禁忌的子宫内膜癌患者,以及具有高危因素的术后患者,早期患者一般不需进行化疗,化疗也不能代替手术及放疗。早在 40 余年前,化疗即开始在临床试用,有 10 余种药物渐用于晚期及复发子宫内膜癌的治疗,报道较多的药物有氟尿嘧啶(5-FU):有效率为 25％;环磷酰胺(CTX):有效率为 28％;多柔比星(ADM):有效率达 37％。顺铂(DDP)或卡铂(CBP)单独应用于晚期癌或复发癌效果肯定,有效率在 30％左右,个别报道达 40％;紫杉醇单药有效率达 36％,这些药物已初步显示出化疗对晚期或复发子宫内膜癌患者的价值。近年来联合化疗有取代单一药物化疗的趋势,常用的联合化疗方案有:ADM＋DDP(或 CBP)、ADM＋CTX＋DDP(或 CBP)及 taxol＋ADM＋DDP(或 CBP)等,文献报道联合化疗的疗效明显优于单一药物化疗。AP 方案(ADM 60mg/m² ＋DDP 60mg/m²)治疗晚期及复发宫内膜癌患者获得 60％的缓解率(CR 20％,PR 40％)。Pasmantier 等用 AP 方案治疗16 例晚期内膜癌患者,有效率(CR＋PR)达到 81％。比较 AP 联合方案与单用 ADM 治疗晚期和复发子宫内膜癌患者的效果,联合方案采用 ADM 60mg/m² ＋DDP 50mg/m² 与单独应用 ADM 60mg/m² 比较,前者的有效率为 43％,后者仅为 17％。GOG 也进行相似的研究,281 例晚期和复发的子宫内膜癌患者分别给予 AP 联合化疗或 ADM 单药治疗,结果发现 AP方案获得 CR 19％,PR 23％,而 ADM 单药组缓解率为 CR 8％,PR 17％,中位无进展生存期(PFS)分别为 5.7 个月与 3.8 个月,说明联合化疗优于单药化疗。CAP(CTX＋ADM＋DDP)联合化疗方案同样具有较好的效果。Burke 报道,87 例晚期及复发癌患者应用 CAP 方案化疗,缓解率为 45％。而对具有高危因素的子宫内膜癌患者术后采用 CAP(CTX 500mg/m² ＋ADM 50mg/m² ＋DDP 50mg/m²)治疗,共 6 个疗程,无宫外扩散者 3 年存活率为 82％,有宫外扩散者 3 年存活率为 46％。Hancock 等用 CAP 方案治疗 18 例晚期和复发的内膜癌患者,缓解率达到 56％。有报道 TAP(taxol＋ADM＋DDP)化疗方案治疗晚期及复发子宫内膜癌患者的疗效优于 CAP 方案,亦有报道与 AP 方案效果无明显区别,但毒性反应大于 CAP 或 AP方案。对于子宫内膜浆液性乳头状癌有人认为其类似于卵巢、输卵管的浆液性乳头状癌,紫杉醇＋铂类对卵巢癌的疗效肯定,因此,也可用于子宫内膜浆液性乳头状癌的治疗。联合化疗方案还可采用 DDP＋ADM＋VP16 等,目前常用的联合化疗方法见表 6-3。

表 6-3　子宫内膜癌常用的联合治疗方案

方案	药物	剂量（mg/m²）	途径	用药间隔	疗效（CR＋PR）
AP	ADM	50～60	静脉滴注	3 周	33％～81％
	DDP	50～60			
CAP	CTX	500	静脉滴注	3～4 周	31％～56％
	ADM	50			
	DDP	50			
TAP	taxol	135～175	静脉滴注	3～4 周	43％～80％
	ADM	50			
	DDP	50			
APE	DDP	50	静脉滴注	3～4 周	30％～50％
	ADM	50			
	VP16	150			

　　卡铂可以代替顺铂,剂量为 $300mg/m^2$。上述这些方案每疗程间隔 3～4 周,疗程多少应根据患者的病情、全身情况和是否放疗等确定,一般以 6 个疗程为宜。化疗时应充分考虑患者的年龄、体质、内科并发症、化疗药物的毒性等,必要时进行适当调整。有报道化疗联合孕激素治疗内膜癌患者,缓解率可达17％～86％,但尚缺乏前瞻性报道支持其优越性。

（四）子宫内膜癌的激素治疗

　　20 世纪 40—50 年代,人们已经从病理上开始认识子宫内膜增生症与子宫内膜癌之间的关系,并且了解到孕激素可使增生过长的子宫内膜转化为正常子宫内膜的作用,因此,促发了使用孕激素治疗子宫内膜癌的设想。20 世纪 50 年代高效价孕激素类药物的问世为孕激素治疗子宫内膜癌创造了条件。1961 年 Kelly 首先报道应用高效价孕酮治疗转移性子宫内膜癌的成功范例,此后以孕激素药物治疗难以进行手术或放射治疗的报道陆续出现。

　　约占 90％的子宫内膜癌、体型肥胖,多发生在绝经前后的 I 型子宫内膜样腺癌,免疫组化常提示 ER 及 PR 阳性,属于雌激素依赖型癌。自 20 世纪 70 年代后对子宫内膜癌组织的雌、孕激素受体研究较多,子宫内膜癌组织中,ER 阳性者 61％～100％,PR 阳性者 49％～88％,ER 及 PR 均阳性者 41％～80％,ER 及 PR 均阴性者 11％～36％。通常认为 PR 阳性率越高,细胞分化越好,临床分期越早,对治疗的反应及治愈率就越高;ER 及 PR 阳性率低,癌细胞分化差,对治疗的反应及治愈率也就较低。

　　1.孕激素类药物

　　孕激素治疗子宫内膜癌的机制为:对雌激素受体产生降调作用,增加孕激素受体亚型(PR-A 和 PR-B)mRNA 在子宫内膜间质细胞中的表达水平;提高 17β-羟甾脱氢酶和芳香巯基转移酶活性,通过受体水平及细胞内酶系统等拮抗雌激素作用;通过对性激素结合蛋白及生长因子等产生影响,直接影响癌细胞代谢;一些由孕激素调节的基因可能抑制了由雌激素调节的基因刺激生长的活性。雌激素依赖型子宫内膜癌的雌、孕激素受体通常阳性,对孕激素及抗雌激素治疗反应好;而非激素依赖型子宫内膜癌的雌、孕激素受体多为阴性,对孕激素及抗雌激素治疗反应差。

目前子宫内膜癌的孕激素治疗主要用于:①晚期、复发子宫内膜癌患者和(或)因严重并发症不适宜手术治疗者的姑息治疗;②手术后激素受体阳性的辅助治疗,但对手术后常规孕激素治疗的必要性及有效性,目前还存在争议;③年轻、早期、需要保留生育能力的子宫内膜癌患者,但保守性激素治疗的标准及监测仍不十分清楚。Ramirez 等综述了日本 1966—2003 年有关子宫内膜癌应用孕激素治疗的文献,27 篇文章中包括了 81 例早期子宫内膜癌患者,复发率为 24%,平均复发时间为 19 个月(6～44 个月)。另一篇综述了 13 例子宫内膜癌患者,6 例复发,中位复发时间为 40 个月(19～358 个月)。因此,保守治疗仅适用于那些要求保留生育能力而严格筛选过的患者,治疗期间及治疗后要严密随访、监测,一旦完成生育后立即切除子宫,否则极易复发。我们曾治疗 1 例早期子宫内膜癌患者,保守治疗成功,于分娩后 6 个月复发。单用孕激素或孕激素联合他莫昔芬是保守治疗子宫内膜癌的主要方案。有研究发现,在治疗过程中并非用药量越大疗效越好,GOG 的研究认为口服甲羟孕酮 1000mg/d 与 200mg/d 相比,反应率并没有提高,因此 GOG 推荐的孕激素剂量为:口服甲羟孕酮 200mg/d 或甲地孕酮 160～320mg/d。给药途径除口服和肌内注射外,有学者建议对手术风险大的ⅠA 期高分化癌患者应用含孕酮的宫内节育器也有较好的效果。也有学者以腺病毒为载体将孕激素受体基因导入实验小鼠体内,同时应用孕激素治疗,结果发现总生存率增加了 2.6 倍,以增强孕激素受体基因表达为目的治疗有望改善内膜癌患者的预后和结局。

2.抗雌激素类药

子宫内膜癌的发生与雌激素持续过度刺激有关,因此,对抗、消除雌激素作用已成为当今内膜癌治疗中倍受关注的治疗。抗雌激素类药物主要有两种,一种为选择性雌激素受体调节药(SERM),一种为芳香化酶抑制药(AIs)。

(1)SERM:SERM 是一种非甾体类抗雌激素药物,通过与雌二醇竞争雌激素受体产生抗雌激素作用,同时上调肿瘤内的孕激素受体,有利于孕激素治疗。第一代 SERM 是他莫昔芬(TAM),自 1970 年以来一直是激素治疗的一线药物,主要用于乳腺癌的治疗,在子宫内膜癌的治疗中通常用于晚期和(或)转移者,可单用(孕激素治疗无效时)或与孕激素、化疗药物联合应用。美国 GOG 对晚期及甲地孕酮治疗后复发的内膜癌患者应用不同的联合用药方案进行研究,均显示 TAM 联合孕激素对子宫内膜癌有效;对需保留生育能力而孕激素治疗失败的患者,采用 GnRHa 联合 TAM 治疗可达到完全缓解,但生存期短;一些体外实验显示,孕激素可降低肿瘤细胞对化疗药物的耐药性,增强疗效,故可与化疗药物联合使用,其缺点为 TAM 本身具有弱雌激素作用。第二代 SERM 为雷诺昔芬,目前仅用于绝经后骨质疏松妇女的预防与治疗,无治疗子宫内膜癌的报道。第三代 SERM 为阿佐昔芬(arzox),是一种新型的具有选择性雌激素受体调节活性的苯丙噻吩类似物,可使雌激素受体蛋白的表达下调,其程度与雷诺昔芬相同。动物实验研究显示,阿佐昔芬可以抑制裸鼠体内的 ECC-1 人型子宫内膜肿瘤。Burke 等在乳腺癌患者中进行了阿佐昔芬的Ⅰ期临床研究,在转移、复发的子宫内膜癌患者中进行了阿佐昔芬的Ⅱ期临床研究。结果发现:在单剂量的Ⅰ期试验中,用药期间患者病情稳定,除 2 例因肺转移而加用其他药物外,毒性反应温和,主要不良反应是潮热。其临床应用价值还有待于进一步研究。

(2)AIs:芳香化酶,即细胞色素 P450,是雌激素合成最后一步的限速酶,它由 CY19 基因编码,能催化 C19 雄激素转化为雌激素。近年来发现在许多雌激素依赖性疾病如子宫内膜癌、子宫内膜异位症等组织中芳香化酶异常表达,其表达量和活性直接决定了这些组织中雌激素的水平,从而影响雌激素依赖性疾病的发生、发展和预后。绝经后妇女体内雌激素主要来源于肾上腺分泌的雄烯二酮,经芳香化酶作用后转变为雌二醇及雌酮,在局部起雌激素作用,AIs 能抑制芳香化酶的活性,从而降低雌激素水平,阻断雌激素对肿瘤细胞的刺激生长作用,达到治疗目的。目前 AIs 已成功用于乳腺癌的治疗,研究显示,AIs 对乳腺癌的治疗作用优于TAM,但关于子宫内膜癌的报道较少,AIs 单独使用或联合孕激素治疗子宫内膜癌具有潜力,能够干扰内源性外周组织中雌激素的产生,避免大剂量孕激素的不良反应,可能更适合于肥胖妇女的激素治疗。Rose 等认为 AIs 对高分化、受体阳性的子宫内膜癌治疗效果好;Sasano 等发现,AIs 能降低体外培养的内膜癌细胞的 Ki-67 及增殖能力;加拿大的一项使用来曲唑的研究显示,总反应率 9.4%;有学者发现二代 AIs 兰他隆可明显抑制雄激素诱发的细胞增殖和细胞内芳香化酶 mRNA 水平的升高,认为兰他隆是一种较具潜力的治疗雌激素依赖性肿瘤的药物,有望用于子宫内膜癌的治疗。AIs 也被认为是未来临终关怀医学中治疗雌激素依赖性疾病的最佳药物。

3.抗孕激素类药物

米非司酮是由法国 Rossel-Uclaf 公司 1982 年首先研制成功的一种抗孕激素的新型抗生育药物,简称 RU486,为孕激素和糖皮质激素受体拮抗药。除临床上用于紧急避孕、终止早孕和引产外,米非司酮还用于治疗妇科性激素依赖性疾病,如子宫肌瘤,但对抗子宫内膜癌作用的分子生物学研究相对较少。有学者的实验研究发现,抗孕激素米非司酮在体内可调节动物移植瘤细胞增殖周期的分布,阻滞细胞于 G1 期,抑制瘤细胞增殖,并且通过增强 Fas 和降低bcl-2 的表达诱导瘤细胞凋亡。但米非司酮应用于临床还有待于进一步研究。

4.促性腺激素释放激素激动药(GnRHa)

研究发现,约 80% 的子宫内膜癌有 GnRH 受体表达,子宫内膜癌的自分泌作用很有可能依赖于 GnRH。GnRHa 可通过 GnRH 受体直接作用于子宫内膜癌,同时还可通过对性腺轴对垂体产生降调作用,使垂体分泌的促性腺激素减少,卵巢分泌的激素也下降。对于保留卵巢及保留生育能力的患者可以尝试使用。

5.其他药物

达那唑是一种甾体衍生化合物,抑制 GnRH 的分泌,抑制甾体激素的合成,增加雌二醇和孕激素的代谢,直接抑制和竞争子宫内膜的雌、孕激素受体。但最近报道的临床观察疗效并不理想,达那唑治疗子宫内膜癌还有待于进一步研究。

激素治疗是一种不良作用较低、易于接受的辅助治疗,可用于晚期、复发或要求保留生育能力的早期年轻子宫内膜癌患者。但在孕激素治疗过程中应警惕血栓形成或栓塞的风险;保留生育能力者还有治疗后晚期复发及死亡的风险,分娩后应给予进一步治疗。尽管子宫内膜癌的激素治疗已在临床广泛使用,但用药剂量、方案、给药途径、临床疗效及如何达到最佳治疗效果仍有待于进一步研究。

（五）保留卵巢与生育功能及激素替代治疗

1.保留卵巢功能

符合下列条件可考虑保留一侧卵巢：年龄＜40 岁；手术病理分期为ⅠA 期、ⅠB 期 G_1 的内膜样腺癌；腹腔细胞学阴性；术前或术中探查未发现可疑腹膜后淋巴结；ER 及 PR 均阳性；有较好的随访条件；术后可接受大剂量孕激素治疗。

2.保留生育功能

适用于年轻迫切要求生育的早期低危（ⅠA 期 G_1）子宫内膜样腺癌患者。方法是大剂量孕激素治疗，如己酸孕酮或 GnRHa 治疗 3 个月后诊刮 1 次，如内膜有逆转，再治疗 6～12 个月，停药后监测 CA125，待自然妊娠或促排卵、IVF-ET，分娩后行 TAH＋BSO；若刮宫病变持续存在或进展，应行 TAH＋BSO。Niwa 等报道 12 例ⅠA 期子宫内膜癌患者，用醋酸甲羟孕酮 400～600mg/d，6～10 个月，每 4 周刮宫 1 次，直至病理活检转阴后再持续用药 2 个月以上。结果 12 例患者均获缓解，在 10 例有生育要求者中，7 例受孕，5 例足月分娩，9 例长期随访 30～138 个月，8 例复发，其中 4 例子宫切除，其余重复保守治疗，其中 1 例 3 次复发者最终受孕并足月分娩，除 1 例一侧卵巢转移外，无远处转移或死于子宫内膜癌者。

3.激素替代治疗

Ⅰ期分化好，ER 及 PR 均阳性，无复发高危因素，为提高生存质量可用激素替代治疗，用药以结合雌激素为宜，0.625mg/d，12～15 个月，对早期子宫内膜癌患者的无瘤生存时间及复发无明显影响。

九、预后

子宫内膜癌患者的预后与年龄、期别、组织学类型、细胞分级、肌层浸润深度、淋巴结转移、淋巴血管间隙受累（LVSI）、肿瘤体积、癌周围子宫内膜增生、性激素受体表达及治疗方案等因素有关。

病理学上可将预后影响因素分为子宫内及子宫外因素，子宫内因素包括组织学类型、细胞分级、肌层浸润深度、宫颈受累、宫腔病灶范围、LVSI 和肿瘤新生血管等；子宫外因素包括附件转移、盆腔及腹主动脉旁淋巴结转移、腹腔内种植转移灶及远处转移等。对于腹腔细胞学阳性的预后价值目前尚有争议，一般认为，腹腔细胞学阳性率与其他高危因素密切相关，若单纯腹腔细胞学阳性而无其他高危因素存在，则其对生存及复发无影响。

1.年龄

美国 GOG 报道，子宫内膜癌患者的 5 年生存率在 50 岁以下为 96.3%，51～60 岁为 87.3%，61～70 岁为 78%，71～80 岁为 70.7%，80 岁以上为 53.6%。随着年龄的增长，子宫内膜癌患者 5 年生存率下降，可能与肿瘤低分化、高危组织学类型等因素有关，但年龄是独立的预后因素。回顾性研究发现，对中低危子宫内膜癌患者，年龄是唯一独立预后因素，年龄＞60 岁预后不良。

2.期别

手术病理分期在判断预后方面具有优越性。早期子宫内膜癌术后复发率 10%～15%，

5年生存率Ⅰ期81%～91%,Ⅱ期67%～77%,晚期子宫内膜癌患者虽然所占比例不高,但预后明显差于早期患者,Ⅲ期的5年生存率为32%～60%,Ⅳ期仅为5%～20%。有淋巴结转移(FIGO分期ⅢC期)与无淋巴结转移的患者比较,预后明显要差,FIGO的数据显示,5年生存率在ⅢC期患者为57%,而在淋巴结阴性的Ⅰ～Ⅱ期患者5年生存率为74%～91%。淋巴结转移是子宫内膜癌的重要预后因素,有淋巴结转移者的复发风险是无淋巴结转移者的6倍。有研究对108例子宫内膜癌的分析表明,Ⅰ期患者5年生存率为91%,Ⅱ及Ⅲ期均为50%,Ⅳ期为0,继续比较Ⅰ期中各亚分期的生存率,如ⅠA期患者5年生存率可达100%,ⅠB期为97%,ⅠC期为93%。

3.组织学类型

组织学类型是子宫内膜癌的重要预后因素,Wilson等对388例子宫内膜癌回顾性分析发现,子宫内膜样腺癌预后较好,5年生存率为92%;非子宫内膜样腺癌(浆液性乳头状癌、透明细胞癌和未分化癌等)患者手术时有62%发生子宫外扩散,5年生存率为33%。Creasman等分析了FIGO数据,Ⅰ期浆液性乳头状腺癌与Ⅰ期G3的内膜样腺癌比较,前者ⅠB及ⅠC的5年生存率为81%,55%,后者则为84%、66%。

4.细胞分级、肌层浸润

子宫内膜癌的细胞分化程度与肌层浸润、宫颈受累、淋巴结转移及局部和远处复发密切相关。G3肿瘤较G1及G2肿瘤的复发风险增加5倍,Ⅰ期子宫内膜癌,G_1及G_2和G_3的5年生存率分别为94%,84%和72%。子宫内膜癌浸润肌层越深,越容易侵及淋巴系统,因而更容易发生子宫外扩散和复发,无肌层浸润者淋巴结转移率不足1%;有深肌层浸润者,盆腔和腹主动脉旁淋巴结转移率分别为25%和17%;5年生存率无肌层浸润者为94%,浸润肌层内1/3者为91%,浸润中1/3肌层者为84%,浸润肌层外1/3者为59%。

5.LVSI

不论是子宫内膜样腺癌,还是特殊类型子宫内膜癌,LVSI都是复发和死亡的独立预后因素。LVSI与肿瘤分化程度及肌层浸润深度密切相关,随着肿瘤组织学分级升高和肌层浸润深度增加,LVSI发生率显著增加。G_1浅表浸润时,LVSI发生率为5%,而G_3深肌层浸润时LVSI发生率为70%。LVSI(+)的Ⅰ期子宫内膜癌患者的死亡率较LVSI(-)者增加2倍。有报道显示,无LVSI的Ⅰ期子宫内膜癌患者的死亡率为9.1%,而LVSI(+)的Ⅰ期子宫内膜癌患者的死亡率为26.7%。另有报道显示,无LVSI者5年生存率为83%,而LVSI(+)者5年生存率为64.5%。

6.肿瘤体积

肿瘤体积与生存率有关,随着肿瘤体积增大,淋巴转移率增高,生存率下降。对临床Ⅰ期子宫内膜癌的研究显示,肿瘤体积≤2cm者,淋巴转移率为4%;肿瘤体积>2cm者,淋巴结转移率为15%;肿瘤累及整个宫腔者,淋巴结转移率为35%;5年生存率分别为98%,84%和64%。

7.治疗方法

虽然子宫内膜癌症状出现较早,容易早期发现,预后相对较好,早期低危患者单纯手术即可达到较好疗效,但对高危及晚期患者,合理的辅助治疗方法有助于改善预后。早期子宫内膜癌的基本手术方式为筋膜外子宫切除及双侧附件切除,应同时切除 1~2cm 的阴道。Arndt-Miercke 等的多因素分析显示,肿瘤细胞低分化及未切除阴道穹是 Ⅰ 期子宫内膜癌的独立预后因素。腹膜后淋巴结切除对分期及指导术后辅助治疗有重要意义,但其本身的治疗价值仍存争议。Fujimoto 等报道,2 处以上盆腔淋巴结阳性者,腹主动脉旁淋巴结切除有助于改善患者生存率。术后辅助放疗有助于降低局部复发,术后辅助化疗对控制病灶、延长生存期有一定意义。

8.其他

除上述经典的组织学预后因素以外,雌孕激素受体(特别是 PR-B)阴性、DNA 非整倍体、S 期细胞比例增高、Ki-ras 基因突变、HER-2/neu 基因过表达、p53 基因突变等也可能与子宫内膜癌的不良预后有关。

第三节　子宫肉瘤

子宫肉瘤少见,恶性程度高,占子宫恶性肿瘤 2%~4%,占女性生殖道恶性肿瘤 1%。来源于子宫肌层、肌层内结缔组织和内膜间质,也可继发于子宫平滑肌瘤。多见于 40~60 岁以上妇女。

一、组织发生及病理

根据不同的组织发生来源,分为单一间叶来源和混合性上皮间叶来源。

1.子宫平滑肌肉瘤(LMS)

分为原发性和继发性两种。原发性平滑肌肉瘤是指由具有平滑肌分化的细胞组成的恶性肿瘤,是子宫最常见的恶性间叶性肿瘤,发自子宫肌层或肌壁间血管壁的平滑肌组织。此种肉瘤呈弥漫性生长,与子宫壁之间无明显界限,无包膜。继发性平滑肌肉瘤为原已存在的平滑肌瘤恶变,很少见。肌瘤恶变常自肌瘤中心部分开始,向周围扩展直到整个肌瘤发展为肉瘤,可侵及包膜。通常肿瘤的体积较大,切面为均匀一致的黄色或红色结构,呈鱼肉状或豆渣样。镜下平滑肌肉瘤细胞呈梭形,细胞大小不一致,形态各异,排列紊乱,有核异型,染色质深,核仁明显,细胞质呈碱性,有时有巨细胞出现。核分裂象 >10/10HPF,有凝固性坏死。子宫平滑肌肉瘤易发生血行转移,如肺转移。继发性平滑肌肉瘤的预后比原发性好。

2.子宫内膜间质肉瘤(ESS)

来自子宫内膜间质细胞,按照核分裂象、血管侵袭及预后情况分为三种类型。

(1)低级别子宫内膜间质肉瘤:大体见肿瘤呈息肉状或结节状,突向宫腔或侵及肌层,但边界欠清。镜下见子宫内膜间质细胞侵入肌层肌束间,细胞形态大小一致,无明显的不典型和多形性,核分裂象一般 <10/10HPF,无坏死或坏死不明显。有向宫旁组织转移倾向,较少发生淋巴及肺转移。复发迟,平均在初始治疗后 5 年复发。

(2)高级别子宫内膜间质肉瘤:大体见宫壁有多发性息肉状赘生物,侵入宫腔。镜下见肿瘤细胞缺乏均匀一致,具有渗透样浸润性生长方式,肿瘤细胞大,核异型明显,核分裂象通常 >

10 个/10HPF。易子宫外转移,预后差。

(3)未分化子宫肉瘤:大体见侵入宫腔内息肉状肿块,伴有出血坏死。肿瘤细胞分化程度差,细胞大小不一致,核异型明显,核分裂活跃,多伴脉管侵犯。恶性度高,预后差。

3.腺肉瘤

指含有良性腺上皮成分及肉瘤样间叶成分的恶性肿瘤。多见于绝经后妇女,也可见于青春期或育龄期女性。腺肉瘤呈息肉样生长,突入宫腔,较少侵犯肌层,切面常呈灰红色,伴出血坏死.可见小囊腔。镜下可见被间质挤压呈裂隙状的腺上皮成分,周围间叶细胞排列密集,细胞轻度异型,核分裂不活跃(2~4 个/10HPF)。

二、转移途径

有血行播散、直接蔓延及淋巴转移。

三、临床表现

1.症状

无特异性。早期症状不明显,随着病情发展可出现下列表现:

(1)阴道不规则流血:最常见,量多少不等。

(2)腹痛:肉瘤生长快,子宫迅速增大或瘤内出血、坏死、子宫肌壁破裂引起急性腹痛。

(3)腹部包块:患者常诉下腹部包块迅速增大。

(4)压迫症状及其他:可压迫膀胱或直肠,出现尿频、尿急、尿潴留、大便困难等症状。晚期患者全身消瘦、贫血、低热或出现肺、脑转移相应症状。宫颈肉瘤或肿瘤自宫腔脱出至阴道内,常有大量恶臭分泌物。

2.体征

子宫增大,外形不规则。宫颈口可有息肉或肌瘤样肿块,呈紫红色,极易出血,继发感染后有坏死及脓性分泌物。晚期肉瘤可累及骨盆侧壁,子宫固定不活动,可转移至肠管及腹腔,但腹腔积液少见。

四、诊断

因子宫肉瘤临床表现与子宫肌瘤及其他恶性肿瘤相似,术前诊断较困难。辅助诊断可选用阴道彩色多普勒超声检查、盆腔磁共振、诊断性刮宫等。确诊依据为组织学检查。

五、临床分期

子宫肉瘤的分期采用国际妇产科联盟制定的手术-病理分期。

1.T   原发性肿瘤阶段

TX   原发肿瘤无法评估

T_0 无原发性肿瘤证据

T$_1$　Ⅰ肿瘤局限于子宫

　　T$_{1a}$　ⅠA肿瘤最大尺寸≤5cm　T$_1$ⅠB肿瘤超过5cm

　　T$_2$　Ⅱ期肿瘤超出子宫,在盆腔内　T$_{2a}$ⅡA肿瘤累及附件

　　T$_{2b}$　ⅡB肿瘤累及盆腔其他组织

T$_3$　Ⅲ肿瘤浸润腹部组织

　　T$_{3a}$　ⅢA一个研究中心

　　T$_{3b}$　ⅢB期多个研究中心

T$_4$　ⅣA肿瘤侵犯膀胱或直肠

2.N 局部淋巴结阶段

NX　局部淋巴结无法评估

N$_0$　无局部淋巴结转移

N$_0$(i+)　局部淋巴结中分离的肿瘤细胞编号大于0.2mm

3.M 远处转移阶段

M$_0$　无远处转移

M1　下腔静脉远处转移(不包括附件、盆腔和腹部组织)

4.G 组织学分级

GX　等级无法评估

G$_1$　分化良好

G$_2$　中度分化

G$_3$　低分化或未分化

六、治疗

1.手术

子宫肉瘤以手术为主,全子宫切除是标准的手术方式,如果是绝经后妇女,推荐双附件切除。无瘤切缘及防止肿瘤播散十分重要,有研究发现,早期平滑肌肉瘤患者术中破坏肿瘤的完整性,增加盆腹腔种植的机会,影响患者的5年无进展生存率(PFS)及5年总生存率(OS),与完整子宫切除相比较,PFS(65% vs. 40%)、05(73% vs. 46%)均降低。目前腹腔镜及机器人手术等微创手术广泛开展,"肌瘤剔除术"导致未诊断的子宫肉瘤患者不恰当的治疗,对平滑肌肉瘤或间质肉瘤患者的无瘤生存造成明显不利的影响,而术前诊断子宫肉瘤很困难,因此这方面应该引起足够的重视。腹腔镜术后的患者特别是平滑肌肉瘤患者再次手术十分重要。是否切除淋巴结以及年轻患者是否保留卵巢还有争论。

2.术后辅助治疗

早期患者术后是否辅助治疗不同类型的肉瘤各有不同。20世纪80年代的一个随机研究发现,早期患者术后辅助阿霉素化疗与术后观察比较,对生存率影响不明显。欧洲的一个Ⅲ期临床研究发现(224例患者中99例平滑肌肉瘤、30例内膜间质肉瘤),对Ⅰ、Ⅱ期肉瘤患者,术后放疗 vs.观察,复发率为12.5% vs. 21.4%,但对平滑肌肉瘤、间质肉瘤患者术后放疗并不改

善生存；一个包括所有子宫肉瘤的 2677 例患者 SEER 病例研究发现，术后放疗对 FIGO Ⅰ 期患者无益，而对 Ⅱ 期患者 5 年生存率 55％ vs. 31％，Ⅲ～Ⅳ 期患者 5 年生存率 33％ vs. 25％、一个肉瘤大样本的 meta 分析辅助化疗的情况发现，术后辅助化疗对提高局部无复发生存、总无瘤生存、总生存均有帮助。目前，多数学者认为，早期内膜间质肉瘤及平滑肌肉瘤患者术后不需要辅助治疗，其他类型的子宫肉瘤术后则应该辅助化疗±放疗。

3.化疗±放疗

癌肉瘤、未分化肉瘤患者术后及其他子宫肉瘤晚期或复发患者则应该采取以化疗为主的综合治疗，可考虑：①盆腔照射±腔内照射＋化疗；②化疗；③激素治疗（适合间质肉瘤和部分雌激素受体阳性的平滑肌肉瘤）。

七、子宫内膜间质肉瘤

如果术前诊断为子宫内膜间质肉瘤，考虑到该类肿瘤常累及宫旁或脉管，可考虑根治性子宫切除，同时由于该类肿瘤是激素依耐性肿瘤，过去主张即使是未绝经妇女也应该双附件切除，保留卵巢可能增加复发的风险（复发率 50％ vs. 4％）。最近，非随机的研究发现，Ⅰ 期内膜间质肉瘤，保留卵巢并不影响预后，如果肿瘤完全切除，35 岁以下妇女应该充分讨论保留或切除卵巢的风险与益处，肿瘤小于 3～4cm，可以考虑保留双附件；早期间质肉瘤的淋巴结转移率在 0～6％，虽然淋巴结受累会提高分期，但研究发现各期患者淋巴结切除并不改善生存，因此，不需要常规淋巴结清扫。早期患者术后辅助放化疗的作用不能确定，但避免雌激素刺激十分重要，可考虑孕激素或芳香化酶抑制剂或 GnRHa 制剂治疗。子宫内膜间质肉瘤有晚期复发的特点，初治后很多年可出现复发而且最常见为肺转移，单病灶可手术切除，多个不能切除的病灶可抗雌激素治疗或化疗。化疗方案有：异环磷酰胺＋阿霉素/表柔比星＋顺铂、长春新碱＋阿霉素/表柔比星＋肼苯达嗪、紫杉醇＋异环磷酰胺、紫杉醇＋表柔比星＋异环磷酰胺等。

八、平滑肌肉瘤

许多平滑肌肉瘤是术后病理诊断，因淋巴结转移率低，如果全子宫及肿瘤完全切除，没有必要再次分期手术，而切除镜下转移的淋巴结对临床没有明显的益处。因此，无肿大淋巴结或无宫外病变的患者，不需要常规切除淋巴结。平滑肌肉瘤卵巢转移率约为 3.4％～3.9％，早期患者保留卵巢并不增加复发的危险性（除非卵巢有肉眼浸润）。尽管多数患者为 Ⅰ 期，但预后差。早期患者术后辅助治疗的随机研究显示，术后辅助治疗对患者未证实有益。术后辅助放疗可降低盆腔复发但不改善生存。术后化疗的 Ⅲ 期随机研究很少，GOG 正在进行紫杉醇或健择联合阿霉素术后辅助化疗与单纯手术的 Ⅲ 期随机研究。晚期或复发转移的患者可考虑化疗，有效的药物有阿霉素（20％）、健择（15％）、异环磷酰胺（17％）、脂质体阿霉素（16％）、紫杉类（9％）等，顺铂的效果差（3％）。一线联合方案有：健择＋多西紫杉醇、健择＋紫杉醇（53％），其他方案还有阿霉素/表柔比星＋异环磷酰胺、足叶乙苷＋肼苯达嗪等。目前，GOG 正进行健择＋紫杉醇与贝伐单抗的 Ⅲ 期研究。雌激素受体阳性的患者还可以考虑激素治疗。

九、癌肉瘤

早期癌肉瘤患者推荐全宫双附件切除,其淋巴结转移率约为20%～38%,有研究发现,是否淋巴结切除5年生存率与中位生存时间均有差异(5年生存率49% vs. 34%,中位生存时间54个月 vs. 25个月)。根据上述情况可考虑盆腔及腹主动脉旁淋巴结切除,同时行大网膜切除及腹腔积液细胞学检查。术后盆腔照射可降低盆腔复发,但并不改善生存;多中心回顾性研究发现Ⅰ、Ⅱ期患者术后化疗(PDD＋IFO)患者的PFS优于单纯手术患者的PFS;对于Ⅲ、Ⅳ期术后残存肿瘤小于1cm的患者,GOCⅢ期研究发现,术后顺铂联合异环磷酰胺化疗优于放疗;几个非随机研究发现术后化疗与放疗相结合对患者有益。完全切除的患者推荐三明治疗法即顺铂联合异环磷酰胺化疗3个疗程＋盆腔放疗＋顺铂联合异环磷酰胺化疗COG研究发现,异环联合卡铂及紫杉醇在三明治疗法中有效,但尚无Ⅲ期研究。晚期或复发转移的患者可选择的一线化疗方案有:异环磷酰胺＋多西紫杉醇、紫杉醇＋卡铂,GOG正在进行Ⅲ期临床研究比较紫杉醇＋异环磷酰胺与紫杉醇＋卡铂的效果。其他可选择的方案还有:顺铂＋异环磷酰胺、紫杉醇＋异环磷酰胺、顺铂＋异环磷酰胺＋表柔比星等。

十、子宫未分化肉瘤

高级别或未分化子宫肉瘤恶性程度高,超过半数患者就诊时为Ⅳ期,术前约50%的患者已有肺等远处部位的转移,即使早期患者术后几个月内进展。术中发现约60%的患者有腹腔转移,标准手术是全宫双附件切除及减瘤术,术后有残存肿瘤者预后极差,淋巴结切除的意义还不明确。术后应该辅助化疗GOG的Ⅱ期研究证实IFO的有效率33%,其他药物有阿霉素、健择、紫杉醇、多西紫杉醇、异环磷酰胺、脂质体阿霉素等:一线化疗方案是健择＋多西紫杉醇和以表柔比星、异环磷酰胺为基础的联合化疗,总有效率约为62%、但即使化疗有效,很短时间内病情再次进展。二线化疗总有效率约为19%,而且对初次使用的化疗方案无效,多数患者死于肿瘤。

十一、腺肉瘤

腺肉瘤的治疗原则与子宫内膜间质瘤的治疗相同,因宫外病变达20%,分期手术是恰当的,并推荐附件切除,早期淋巴结的转移率在0～6.5%,不需要常规淋巴结切除。早期低级别肿瘤患者,术后不需要辅助治疗。腺肉瘤的肉瘤成分增生过长或有异源成分的肉瘤患者的治疗原则与未分化子宫肉瘤的治疗相同,除手术分期外,还应该辅助化疗。常用的化疗方案有:健择＋紫杉醇、异环磷酰胺＋表柔比星±顺铂等。

常用的方案:

1.健择900mg/m²,d1、8

多西紫杉醇75～100mg/m² d8

3～4周

2.异环磷酰胺 1.5g/m²(2g),d1～3

美司钠 20％异环磷酰胺(400mg)0、4、8 小时 d1～3

表柔比星 50～60mg/m²,d1 或 20mg/m²,d1～3

3～4 周

3.健择 900～1000mg/m²,d1、8

紫杉醇 175mg/m² d1

3～4 周

4.表柔比星 50～60mg/m²

健择 900mg/m²,d1、8

3～4 周

5.异环磷酰胺 2g,d1～3

美司钠 400mg 0、4、8 小时

多西紫杉醇 70～75mg/m²,d1

3 周

6.紫杉醇 175mg/m²,d1

异环磷酰胺 2g,d1～3

美司钠 400mg 0、4、8 小时 d1～3

3 周

7.顺铂 50mg/m²,d1 或分 3～4 天或 20mg/m²,d1～3

异环磷酰胺 2g,d1～3

美司钠 400mg,0、4、8 小时,d1～3

表柔比星 60mg/m² d1

3～4 周

8.紫杉醇 175mg/m²,d1

卡铂 ALC 4～5

3 周

9.异环磷酰胺 1.5g/m²,d1～3

肼苯达嗪 200～300mg/m²,d1～4

表柔比星 50～60mg/m²,d1

3～4 周

10.长春新碱 1.2mg/m²,d1

肼苯达嗪 250mg/m²,d1～5

表柔比星(阿霉素)20mg/m²,d1～3

3～4 周

十二、生物靶向治疗

格列卫治疗胃肠间质瘤有效,使靶向治疗在软组织肉瘤的治疗中广泛开展研究,但结果并不满意。一个针对平滑肌肉瘤的 II 期研究发现,23 例以前接受过治疗的患者使用苏尼替尼,6 个月时 PFS 仅为 17.4%,中位生存时间仅为 6.7 周。索拉非尼治疗平滑肌肉瘤的效果也令人失望,一个研究发现,仅 4/12 为 SD,中位生存时间为 3.2 个月。在一个软组织肉瘤(7/17 为平滑肌肉瘤)的研究中,贝伐单抗联合阿霉素治疗复发或转移的患者,有效率为 12%,并不比阿霉素单药的有效率高。值得注意的是有 11 例(65%)的患者 SD 维持时间达 4 周,中位进展时间为 8 个月,同时有 6/17 的患者出现心脏毒性。目前国外正在进行对平滑肌肉瘤患者进行健择联合多西紫杉醇 ± 贝伐单抗的 III 期临床研究,期待其研究结果。针对癌肉瘤的靶向治疗研究的结果同样令人失望。

十三、预后

不同类型的子宫肉瘤的预后各不相同。总体上讲,子宫内膜间质肉瘤、腺肉瘤的预后较好,平滑肌肉瘤、癌肉瘤的预后较差,而未分化子宫肉瘤预后最差.局限于子宫的肉瘤(I 期)总的 5 年生存率:子宫内膜间质肉瘤 84%、平滑肌肉瘤 515、腺肉瘤 76%、子宫未分化肉瘤 57%、其他类型肉瘤 43%。综合文献,分述如下:

子宫内膜间质肉瘤患者总的 5 年生存率达 69%,I 期 5 年、10 年生存率达 84%、77%,II 期分别为 62%、49%:约 1/3 患者复发,并具有晚期复发的特点,盆腹腔转移最常见,其他还见于肺转移、阴道复发等。腺肉瘤总的 5 年、10 年生存率达 72%、58%;I 期 5 年、10 年生存率分别为 76%、61%:腺肉瘤有晚期复发的特点,总复发率约为 25%~30%,常见于阴道、盆腔复发,复发多为单纯的肉瘤成分(70%)。肉瘤成分增生过长的患者,预后与癌肉瘤患者相似,超过 50% 的患者死于肿瘤。平滑肌肉瘤总的 5 年生存率在 15%~25%,I 期 5 年生存率约为 51%,II 期 5 年生存率为 25%,而盆腔外转移的患者均在 5 年内死亡:平滑肌肉瘤复发率达 53%~71%,40% 的患者首先表现为肺转移,而盆腔复发仅为 13%。癌肉瘤患者总的 5 年生存率为 30%,I 期的 5 年生存率为 50%,而 I 期含异源成分者预后差。复发病灶以单纯癌成分最常见,含浆液或透明细胞癌的患者更容易发生转移:子宫未分化肉瘤总的 5 年生存率仅为 37%,I 期 5 年生存率 57%,而超过 I 期的患者均在 2 年内死亡。

第四节　卵巢恶性肿瘤

一、概述

卵巢恶性肿瘤发病率居妇科恶性肿瘤发病率第 3 位,好发于 45~60 岁女性。根据我国 2014 肿瘤年报,卵巢恶性肿瘤发病率为 7.69/10 万,死亡率为 3.41/10 万,推算每年卵巢恶性肿瘤约 5.2 万人发病,死亡约 2.25 万人。卵巢恶性肿瘤病因尚不明确,可能与遗传因素、生育、生殖内分泌因素等多种因素有关,口服避孕药、哺乳可使卵巢恶性肿瘤发病风险下降。虽然卵巢恶性肿瘤可以通过阴道超声与血清肿瘤标志物进行联合检查,但尚未找到早期发现卵巢恶性肿瘤的有效筛查方法。因此,卵巢恶性肿瘤早期诊断困难,确诊时多为晚期,其死亡率居妇科恶性肿瘤之首。规范手术、联合化疗是卵巢恶性肿瘤的主要治疗方式,但治疗后复发率高。近年来,抗血管生成靶向治疗、PARP 抑制剂应用于上皮性卵巢恶性肿瘤取得显著进展,可望提高卵巢恶性肿瘤患者的生存率。

(一)筛查、遗传倾向与干预

大部分卵巢癌是散发性的,遗传性卵巢癌约占所有卵巢癌患者的 15%。遗传性卵巢癌患者平均发病年龄较散发性卵巢癌患者早,多携带 BRCA 基因突变,罹患其他恶性肿瘤的风险增加。病理类型主要为浆液性乳头状囊腺癌,预后较好。流行病学资料显示,无胚系 BRCA 基因突变的女性一生中患卵巢癌的概率为 1%～2%,而有 BRCA1 基因突变的女性一生中的患病风险为 21%～51%,有 BRCA2 基因突变的女性一生中的患病风险为 11%～17%。因此,有必要对高危人群进行 BRCA 基因检测。高危人群主要包括:近亲有人患乳腺癌、卵巢癌或其他相关癌症;绝经前患乳腺癌;同时患多个相关的肿瘤,如乳腺癌、卵巢癌;家族中有男性乳腺癌;有德系犹太人血统等。与卵巢癌相关的遗传性肿瘤综合征主要有遗传性乳腺癌/卵巢癌综合征(HBOC)、林奇综合征(LS)、黑斑息肉综合征(PJS)等。这些综合征的共同特点为:常染色体显性遗传,平均发病年龄较散发性患者早,对侧卵巢发病风险高,患多种原发肿瘤的风险增加,可表现为一人罹患多种原发肿瘤,和(或)家族中多人罹患同种或多种原发肿瘤的情况。

1.筛查

目前没有有效的筛查手段,也不支持对一般人群进行常规的卵巢癌筛查,但应重视一些卵巢癌相关的临床症状,如腹胀、盆腔或腹部疼痛、腹围增加、易饱感,或尿频尿急,特别是这些症状为新发,或经常出现,应及时进一步检查。对于高危人群(如 BRCA 基因突变携带者,有家族史),用阴道超声联合血清 CA125 检测进行监测的价值仍有待验证。应对女性加强可能与卵巢癌相关症状的教育,如盆腹腔疼痛、腹胀、尿频尿急等,如持续数周应及时进行进一步评估。

2.基因检测

符合以下情况一项或多项的个体,建议进行相关的基因检测:

(1)家族中存在已知的 BRCA1/2 基因突变。

(2)卵巢癌病史,或患其他 HBOC 相关肿瘤,且确诊卵巢癌及相关肿瘤时,年龄≤50 岁。

(3)患 HBOC 相关肿瘤,且确诊年龄≤60 岁,并且有第 2 个原发肿瘤,或三阴性乳腺癌,或至少 1 个近亲属患 HBOC 相关肿瘤。

(4)近亲属中至少 2 人患 HBOC 相关肿瘤。

(5)男性乳腺癌患者,或有男性近亲属患乳腺癌,肿瘤组织检测到 BRCA1/2 基因突变,但未行胚系分析。

(6)林奇综合征、黑斑息肉综合征的筛查参考美国国家综合癌症网络(NCCN)临床实践指南,遗传/家族高风险评估-结直肠癌。对家族中存在已知基因突变的个体,建议首先针对该特定基因突变进行检测。对于家族中没有已知基因突变的个体,应首先对肿瘤患者进行检测,无法对患者进行检测时,才考虑直接对非患者进行检测。当患者个人史或家族史指向某个特定综合征时,应针对该综合征的基因进行检测。如果针对性的基因检测未发现有害突变,但患者个人或家族史证据很强时,可考虑多基因检测。在进行多基因检测前后提供专业遗传学咨询非常重要。

3.基因突变携带者的风险管理

(1)对于BRCA1基因突变携带者,建议在35～40岁或完成生育后进行预防性输卵管和卵巢切除。BRCA2基因相关卵巢癌的确诊年龄通常较BRCA1基因相关卵巢癌晚8～10年,故BRCA2基因突变携带者可考虑延迟至40～45岁进行预防性附件切除。在考虑预防性手术时,应与基因突变携带者详细讨论手术的风险与获益。仅行输卵管切除术不是降低患癌风险的标准手术,输卵管切除的女性仍有患卵巢癌和腹膜癌的风险。在绝经前进行预防性卵巢切除可能降低乳腺癌风险,但降低的程度不确定。

(2)对于林奇综合征、黑斑息肉综合征相关基因突变携带者,进行双侧输卵管、卵巢的切除和子宫的切除应基于个体情况,如是否生育、绝经情况、合并症、家族史等因素。

(3)口服避孕药物可以降低发生卵巢癌的风险,风险降低的程度与服用药物的时间呈正相关。口服避孕药物是否会增加乳腺癌的患病风险一直存在争议,故口服避孕药物预防卵巢癌适用于已行预防性乳腺切除术的BRCA基因突变携带者。

(二)组织病理分类

上皮性肿瘤最为常见,占90%以上。性索间质肿瘤占5%～6%,生殖细胞肿瘤占2%～3%。在上皮性卵巢癌中,高级别浆液性癌(HGSC)占70%,子宫内膜样癌占10%,透明细胞癌占10%,黏液性癌占3%,低级别浆液性癌(LGSC)<5%。交界性肿瘤不再沿用低度恶性潜能肿瘤的名称,其浸润性种植从组织形态学和生物学行为上更相似于LGSC,见表6-4。

表6-4　2014年WHO卵巢肿瘤组织病理分类

浆液性肿瘤	浆液性囊腺瘤	良性
	浆液性腺纤维瘤	良性
	浆液性表面乳头状瘤	良性
	浆液性交界性肿瘤/非典型增生性浆液性肿瘤	交界性
	浆液性交界性肿瘤-微乳头亚型/非侵袭性低级别浆液性癌	原位癌/上皮内瘤变Ⅲ级
	低级别浆液性腺癌	恶性
	高级别浆液性腺癌	恶性
黏液性肿瘤	黏液性囊腺瘤	良性
	黏液性腺纤维瘤	良性
	黏液性交界性肿瘤/非典型增生性黏液性肿瘤	交界性
	黏液性腺癌	恶性
子宫内膜样肿瘤	子宫内膜异位囊肿	良性
	子宫内膜样囊腺瘤	良性
	子宫内膜样腺纤维瘤	良性

	子宫内膜样交界性肿瘤/非典型增生性子宫内膜样肿瘤	交界性
	子宫内膜样腺癌	恶性
透明细胞肿瘤	透明细胞囊腺瘤	良性
	透明细胞腺纤维瘤	良性
	透明细胞交界性肿瘤/非典型增生性透明细胞肿瘤	交界性
	透明细胞癌	恶性
Brenner 肿瘤	Brenner 瘤	良性
	交界性 Brenner 瘤/非典型增生性 Brenner 瘤	交界性
浆-黏液性肿瘤	浆-黏液性囊腺瘤	良性
	浆-黏液性腺纤维瘤	良性
	浆-黏液性交界性肿瘤/非典型增生性浆-黏液性肿瘤	交界性
	浆-黏液性癌	恶性
未分化癌		恶性
间叶源性肿瘤	低级别内膜间质肉瘤	恶性
	高级别内膜间质肉瘤	恶性
混合性上皮性/间叶源性肿瘤	腺肉瘤	恶性
	癌肉瘤	恶性
性索间质肿瘤(单纯间质肿瘤)	纤维瘤	良性
	富于细胞性纤维瘤	交界性
	卵泡膜细胞瘤	良性
	硬化性腹膜炎的黄素化卵泡膜细胞瘤	良性
	纤维肉瘤	恶性
	硬化性间质瘤	良性
	印戒细胞间质瘤	良性
	微囊性间质瘤	良性
	Leydig 细胞瘤	良性
	类固醇细胞瘤	良性
	恶性类固醇细胞瘤	恶性
性索间质肿瘤(单纯性索肿瘤)	成年型颗粒细胞瘤	恶性
	幼年型颗粒细胞瘤	交界性

混合性性索间质肿瘤	Sertoli 细胞瘤	交界性
	环状小管性索间质瘤	交界性
	Sertoli-Leydig 细胞瘤	
	高分化型	良性
	中分化型	交界性
	伴异源成分	交界性
	低分化型	恶性
	伴异源成分	恶性
	网状型	交界性
	性索间质肿瘤(非特指)	交界性
生殖细胞肿瘤	无性细胞瘤	恶性
	卵黄囊瘤	恶性
	胚胎癌	恶性
	非妊娠性绒癌	恶性
	成熟性畸胎瘤	良性
	未成熟畸胎瘤	恶性
	混合性生殖细胞肿瘤	恶性
单胚层畸胎瘤和伴皮样囊肿的体细胞型肿瘤	良性卵巢甲状腺肿	良性
	恶性卵巢甲状腺肿	恶性
	类癌	恶性
	卵巢甲状腺肿类癌	交界性
	黏液性类癌	恶性
	神经外胚层肿瘤	
	皮脂腺肿瘤	
	皮脂腺瘤	良性
	皮脂腺癌	恶性
	其他少见单胚层畸胎瘤	
	癌	
	鳞状细胞癌	恶性
	其他	
生殖细胞-性索间质肿瘤	性母细胞瘤(包括伴恶性生殖细胞肿瘤的性母细胞瘤)	交界性
	混合性生殖细胞-性索细胞肿瘤(未分类)	交界性

续表

杂类肿瘤	卵巢网腺瘤	良性
	卵巢网腺癌	恶性
	Wolffian 肿瘤	交界性
	小细胞癌（高钙血症型）	恶性
	Wilms 肿瘤	恶性
	副神经节瘤	交界性
	实性假乳头状肿瘤	交界性
间皮肿瘤	腺瘤样瘤	良性
	间皮瘤	恶性
软组织肿瘤	黏液瘤	良性
	其他	
肿瘤样病变	卵泡囊肿	良性
	黄体囊肿	良性
	巨大孤立性黄素化卵泡囊肿	良性
	高反应性黄素化	良性
	妊娠黄体瘤	良性
	间质增生	良性
	间质泡膜增生症	良性
	纤维瘤病	良性
	重度水肿	良性
	Leydig 细胞增生	良性
	其他	
淋巴及髓系肿瘤	淋巴瘤	恶性
	浆细胞瘤	恶性
	髓系肿瘤	恶性

（三）临床分期

1.分期原则

此分期适用于上皮和间质来源的卵巢恶性肿瘤,包括交界性或低度恶性潜能的卵巢肿瘤,与以前的术语"常见上皮肿瘤"相对应。

此分期同样适用于输卵管癌和腹膜癌(苗勒管来源)。

应进行组织病理学确诊并根据组织学类型进行分类。

以下是 TNM 分期的评估流程:

T 分期　临床检查、影像学检查和手术探查(腹腔镜/剖腹探查)

N 分期　临床检查、影像学检查和手术探查(腹腔镜/剖腹探查)

M 分期　临床检查、影像学检查和手术探查(腹腔镜/剖腹探查)

FIGO 分期基于手术分期。[TNM 分期基于临床和(或)病理学分期]

2.区域淋巴结

区域淋巴结是下腹(包括闭孔)、髂总、髂外、骶旁、腹主动脉旁和腹膜后淋巴结。

3.TNM 临床分析

T:原发肿瘤

TNM 分期　FIGO 分期　定义

TX　　原发肿瘤无法评估

T_0　　无原发肿瘤证据

T_1　　Ⅰ期　　肿瘤局限于卵巢(单侧或双侧)或输卵管(单侧或双侧)

T_{1a}　　ⅠA 期　　肿瘤局限于单侧卵巢(包膜完整)或输卵管;包膜完整,卵巢或输卵管表面无肿瘤;腹水或腹腔冲洗液中无肿瘤细胞

T_{1b}　　ⅠB 期　　肿瘤局限于双侧卵巢或输卵管;包膜完整,卵巢或输卵管表面无肿瘤;腹水或腹腔冲洗液中无肿瘤细胞

T_{1c}　　ⅠC 期　　肿瘤局限于单侧或双侧卵巢/输卵管,伴有以下情况之一:

T_{1c1}　　术中肿瘤破裂

T_{1c2}　　术前包膜破裂,或卵巢/输卵管表面有肿瘤

T_{1c3}　　腹水或腹腔冲洗液中有肿瘤细胞

T_2　　Ⅱ期　　肿瘤累及单侧或双侧卵巢/输卵管,伴盆腔播散(低于盆腔边缘)或原发性腹膜癌

T_{2a}　　ⅡA 期　　扩散和(或)种植到子宫和(或)输卵管和(或)卵巢

T_{2b}　　ⅡB 期　　扩散到其他盆腔组织,包括盆腔内肠道

T_3 和(或)N_1　Ⅲ期[a]　　肿瘤累及单侧或双侧卵巢或输卵管,或经细胞学或组织学确认的原发腹膜癌转移至盆腔外腹膜组织和(或)腹膜后淋巴结转移

N_1　　仅腹膜后淋巴结转移

N_{1a}　　ⅢA1i 期　　发生转移的淋巴结最大径≤10mm

N_{1b}　　ⅢA1ii 期　　发生转移的淋巴结最大径>10mm

T_{3a}　　任何 N　ⅢA2 期　　镜下可见的盆腔外腹膜(超过盆腔)受累,伴或不伴腹膜后淋巴结转移,包括肠道转移

T_{3b}　　任何 N　ⅢB 期　　肉眼可见的腹膜转移超出盆腔,或转移病灶最大径≤2cm,包括盆腔外肠道转移,伴或不伴腹膜后淋巴结转移

T_{3c}　　任何 N　ⅢC 期　　腹膜转移超出盆腔,病灶最大径>2cm,和(或)腹膜后淋巴结转移(包括肿瘤转移至肝被膜和脾,但无肝脾实质部位转移)

M_1　　Ⅳ期　　远处转移(腹膜外转移除外)

M_{1a}　　ⅣA 期　　胸腔积液细胞学阳性

M_{1b}[b]　　ⅣB 期　　腹腔内脏器实质内转移,腹膜外器官转移(包括腹股沟淋巴结和腹腔外淋巴结转移)

注：[a] 肝脏被膜转移属 T_3/Ⅲ期。

[b] 肝脏实质转移属 M_1/Ⅳ期。

N：区域淋巴结

NX　区域淋巴结转移无法确定

N_0　无区域淋巴结转移

N_1　有区域淋巴结转移

N_1　ⅢA1　仅腹膜后淋巴结转移

N_{1a}　ⅢA1i　转移淋巴结最大径≤10mm

N_{1b}　ⅢA1ii　转移淋巴结最大径＞10mm

M：远处转移

M_0　无远处转移

M_1　有远处转移

M_{1a}　胸腔积液细胞学阳性

M_{1b}　腹腔内脏器实质内转移，腹膜外器官转移（包括腹股沟淋巴结和腹腔外淋巴结转移）

4.pTNM 病理学分期

pT 和 pN 分期与 T 和 N 分期相对应。

pN_0　盆腔淋巴结清扫术标本的组织学检查通常包括 10 个或 10 个以上淋巴结，若淋巴结检查为阴性，但检查的淋巴结数量未达到要求，仍归类为 pN_0。

二、卵巢上皮性肿瘤

卵巢上皮性肿瘤为最常见的卵巢肿瘤，占原发性卵巢肿瘤 50％～70％，占卵巢恶性肿瘤 85％～90％。多见于中老年妇女，很少发生在青春期前和婴幼儿。

传统认为，各类卵巢上皮性癌均起源于卵巢表面上皮，根据分化方向分为浆液性癌、黏液性癌及子宫内膜样癌等。但目前认为，卵巢上皮性癌的组织学起源具有多样性：卵巢高级别浆液性癌可能为输卵管上皮内癌形成后脱落种植于卵巢表面后发生，卵巢和腹膜高级别浆液性癌中同时发生输卵管癌的比例高达 35％～78％，其中半数以上为输卵管伞端的原位癌，支持"输卵管起源学说"。低级别浆液性癌也可能由正常输卵管上皮脱落至卵巢表面、内陷形成包涵囊肿后再发生癌变，子宫内膜异位则可能是卵巢透明细胞癌、子宫内膜样癌、浆黏液性癌的组织学来源。但是，卵巢上皮性癌多途径起源的学说还有待更多证据的证实。

根据组织学和生物学行为特征，卵巢上皮性肿瘤分为良性、交界性和恶性。交界性肿瘤的镜下特征为上皮细胞增生活跃、无明显间质浸润，临床特征为生长缓慢、复发迟。近年倾向于将"交界性肿瘤"改称为"不典型增生肿瘤"，因为没有证据显示部分交界性肿瘤（如黏液性肿瘤）有恶性行为。

（一）发病相关因素

病因尚不清楚。根据临床病理和分子遗传学特征，卵巢上皮性癌可分成Ⅰ型和Ⅱ型两类。

Ⅰ型肿瘤生长缓慢，临床上多为Ⅰ期，预后较好；组织学类型包括低级别浆液性癌、低级别子宫内膜样癌、黏液性癌及透明细胞癌等；以 KRAS、BRAF、PIK3CA、ERBB2、CTNNB1 及 PTEN 基因突变、高频微卫星不稳定性为分子遗传学特征。Ⅱ型肿瘤生长迅速，临床上多表现为进展期，预后不良；组织学类型主要为高级别浆液性癌和高级别子宫内膜样癌，以 p53 基因突变为主要分子遗传学特征。

有 10%～15% 的卵巢癌患者可检测到 BRCA1 或 BRCA2 基因的胚系突变，而高级别浆液性癌者携带的突变比例更高。携带 BRCA1 或 BRCA2 基因胚系突变妇女的卵巢癌的终身发病风险分别为 39%～46% 和 12%～20%，乳腺癌发病风险为 65%～74%，被称为遗传性乳腺癌-卵巢癌综合征。

（二）病理

卵巢上皮性肿瘤组织学类型主要有：

1. 浆液性肿瘤

（1）浆液性囊腺瘤：占卵巢良性肿瘤 25%。多为单侧，囊性，直径＞1cm，表面光滑，壁薄，囊内充满淡黄色清亮液体。镜下见囊壁为纤维结缔组织，内衬浆液性单层柱状上皮。当肿瘤上皮间质成分占优势时，称为腺纤维瘤。

（2）交界性浆液性肿瘤：双侧多见，多为囊性，直径常＞1cm，囊内壁至少局部呈乳头状生长，少许病例可为卵巢表面乳头。镜下见逐级分支的乳头，浆液性上皮复层化，细胞核有异型，核分裂少见。预后良好。但若在镜下见到以细长无分支的乳头为特征的微乳头变异，则预后较差，与低级别浆液性癌相似。

（3）浆液性癌：占卵巢癌的 75%。多为双侧，体积常较大，可为囊性、多房、囊实性或实性。实性区切面灰白色，质脆，多有出血、坏死。囊内充满质脆乳头，内液清亮、浑浊或血性液体。根据细胞核分级以及核分裂计数，可分为高级别和低级别浆液性癌两类。高级别癌为最常见的组织学类型，约占卵巢癌的 70%。镜下以伴裂隙样空腔的实性生长为主，也可形成乳头、筛孔等结构。细胞核级别高，核分裂象常见（＞12 个/10HPF）。预后极差。低级别浆液性癌约为高级别浆液性癌的 5%，以伴间质浸润的乳头状生长为主，细胞核级别低，核分裂象＜12 个/10HPF（常＜5 个/10HPF）。预后远好于高级别癌。

2. 黏液性肿瘤

（1）黏液性囊腺瘤：占卵巢良性肿瘤的 20%、黏液性肿瘤的 80%。多为单侧，圆形或卵圆形，体积较大，表面光滑，灰白色。切面常为多房，囊腔内充满胶冻样黏液，囊内很少有乳头生长。镜下见囊壁为纤维结缔组织，内衬单层黏液柱状上皮；可见杯状细胞及嗜银细胞。

（2）黏液性交界性肿瘤：一般较大，几乎均为单侧，瘤体较大，通常直径＞10cm，表面光滑，切面常为多房或海绵状，囊壁增厚，可有细小、质软乳头形成。镜下见胃肠型细胞复层排列，细胞有异型，可形成绒毛状或纤细丝状乳头。

（3）黏液性癌：绝大多数为转移性癌，卵巢原发性黏液癌并不常见，占卵巢癌的 3%～4%。瘤体巨大（中位 18～22cm），单侧，表面光滑，切面多房或实性，可有出血、坏死。镜下见异型黏液性上皮排列成腺管状或乳头状，出现融合性或毁损性间质浸润。

（4）腹膜假黏液瘤（PMP）：几乎均继发于低级别阑尾黏液肿瘤或高分化黏液癌，继发于其他胃肠道肿瘤或卵巢黏液性肿瘤者极为罕见。以盆腔和(或)腹腔内见丰富的胶冻样黏液团块为特征。多限于腹膜表面生长,一般不浸润脏器实质,镜下以大量黏液内见少许轻中度异型的黏液性上皮为特征。

3.子宫内膜样肿瘤

良性肿瘤较少见,多为单房,表面光滑,囊壁衬以单层柱状上皮,似正常子宫内膜,间质内可有含铁血黄素的吞噬细胞。交界性肿瘤也很少见。子宫内膜样癌占卵巢癌的 10%～15%。肿瘤多为单侧,较大(平均直径 15cm),切面囊性或实性,有乳头生长,囊液多为血性。镜下特点与子宫内膜癌极相似,多为高分化腺癌,常伴鳞状分化。

(三)治疗

1.卵巢癌

初次治疗原则是手术为主,辅以化疗、放疗等综合治疗。

(1)手术治疗:是治疗卵巢癌的主要手段。初次手术的彻底性与预后密切相关。早期患者应行全面手术分期,包括:经腹手术应有足够大的腹部正中直切口;腹腔积液或腹腔冲洗液细胞学检查;全面探查腹膜和腹腔脏器表面,活检和(或)切除任何可疑病灶;正常腹膜随机盲检,如右结肠旁沟、子宫直肠陷凹等部位;全子宫和双附件切除;结肠下网膜切除;选择性盆腔淋巴结切除及腹主动脉旁淋巴结取样;黏液性肿瘤者应行阑尾切除。

对于年轻、希望保留生育功能的早期患者需考虑其生育问题,指征为临床Ⅰ期、所有分级者。手术方式为全面手术分期的基础上行患侧附件切除(适用于ⅠA和ⅠC期患者)或双侧附件切除(适用于ⅠB期患者)。术前应充分知情同意。

晚期患者行肿瘤细胞减灭术,也称减瘤术,手术的目的是尽可能切除所有原发灶和转移灶,使残余肿瘤病灶达到最小,必要时可切除部分肠管、膀胱、脾脏等脏器。若最大残余灶直径小于1cm,称满意或理想的肿瘤细胞减灭术。对于经评估无法达到满意肿瘤细胞减灭术的Ⅲ C、Ⅳ期患者,在获得明确的细胞学或组织学诊断后可先行最多 3 个疗程的新辅助化疗,再行中间型减瘤术,手术后继续化疗。

(2)化学药物治疗:上皮性癌对化疗敏感,即使已有广泛转移也能取得一定疗效。除经过全面分期手术的ⅠA和ⅠB期、黏液性癌或低级别浆液性癌和子宫内膜样癌不需化疗外,其他患者均需化疗。化疗主要用于:①初次手术后辅助化疗,以杀灭残余癌灶、控制复发,以缓解症状、延长生存期;②新辅助化疗使肿瘤缩小,为达到满意手术创造条件;③作为不能耐受手术者主要治疗,但较少应用。

常用化疗药物有顺铂、卡铂、紫杉醇、环磷酰胺等。多采用以铂类为基础的联合化疗,其中铂类联合紫杉醇为"金标准"一线化疗方案。老年患者可用卡铂或紫杉醇单药化疗。卵巢原发性黏液癌患者也可选择氟尿嘧啶+四氢叶酸+奥沙利铂或卡培他滨+奥沙利铂联合化疗。一般采用静脉化疗,对于初次手术达到满意的患者也可采用静脉腹腔联合化疗。早期患者 3～6个疗程,晚期患者 6～8,个疗程。疗程间隔一般为 3 周,紫杉醇可采用间隔 1 周给药。

(3)靶向治疗:作为辅助治疗手段,如血管内皮生长因子(VEGF)抑制剂贝伐珠单抗用于初次化疗的联合用药和维持治疗。

(4)放射治疗:其治疗价值有限。对于复发患者可选用姑息性局部放疗。

2.交界性肿瘤

主要采用手术治疗。对于无生育要求的患者,手术方法基本参照卵巢癌,但临床Ⅰ期的患者经仔细探查后可不行后腹膜淋巴结切除术。交界性肿瘤预后较好,即使有卵巢外肿瘤种植,也可行保留生育功能手术。术后一般不选择辅助性化疗,只有对卵巢外浸润性种植者才考虑化疗。

3.复发性癌

一经复发,预后很差,选择治疗时应优先考虑患者的生活质量。手术治疗的作用有限,应仔细、全面评估后实施。主要用于:①解除并发症;②铂敏感复发、孤立复发灶。化疗是主要的治疗手段,药物的选择应根据一线化疗的方案、疗效、毒副反应及肿瘤复发时间综合考虑,可按以下原则选择方案:①一线化疗不含铂类者,选择铂类为主的联合化疗;②一线化疗为铂类药物,化疗结束至肿瘤复发时间(无铂间隔)>6个月者可再选择以铂类为主的联合化疗;无铂间隔<6个月或一线化疗未达完全缓解者,应选用二线药物,如吉西他滨、脂质体阿霉素、拓扑替康、依托泊苷等。③选择靶向治疗,如聚二磷酸腺苷核糖聚合酶(PARP)抑制剂用于 BRCA1/BRCA2 基因突变的铂敏感复发二线化疗的维持治疗。

三、卵巢生殖细胞肿瘤

卵巢生殖细胞肿瘤来源于卵巢的原始生殖细胞,发病率远低于上皮性癌,居原发性卵巢肿瘤的第二位,黄种人及黑种人发病率高于白种人,占所有卵巢肿瘤的 15%～20%,其中良性占95%,多在成年女性中发生,平均发病年龄 30～40 岁;恶性仅占 5%,主要发生在儿童和青春期,平均年龄 19 岁,占青少年卵巢肿瘤的 60%～70%,绝经期后则很少见。原始生殖细胞具有向不同方向分化的潜能,由原始性生殖细胞组成的肿瘤称作无性细胞瘤;原始生殖细胞向胚胎的体壁细胞分化称为畸胎瘤;向胚外组织分化,瘤细胞与胎盘的间充质细胞或它的前身相似,称作卵黄囊瘤;向覆盖在胎盘绒毛表面的细胞分化,则称为绒毛膜癌。以往恶性生殖细胞瘤的预后很差,但在近 20 余年里,由于有效的化疗方案的出现使得卵巢生殖细胞肿瘤的治疗及结局有了明显改善,5 年生存率由以往的 10%～20%上升到 80%～90%,甚至在大多数患者中保留生育功能也成为可能。WHO 将卵巢生殖细胞瘤分为七大类,即:无性细胞瘤、卵黄囊瘤(内胚窦瘤)、胚胎癌、多胚瘤、非妊娠性绒毛膜癌、混合性生殖细胞瘤、畸胎瘤(成熟性、不成熟性、单胚层型)。但近年来国外常于将其分为无性细胞瘤及非无性细胞瘤两类,原因在于无性细胞瘤是最常见的恶性生殖细胞瘤,占 30%～50%,预后与非无性细胞瘤差别很大,而非无性细胞瘤常合并存在。

(一)临床特征

恶性卵巢生殖细胞瘤主要发生在青少年女性中,平均年龄 16～20 岁,主要的症状和体征几乎一致,将近 85% 的患者均为腹痛及可触及的盆腹腔包块,约有 10% 的患者可出现急腹症,通常是因肿瘤破裂、出血、卵巢扭转造成,这种情况在内胚窦瘤、混合性生殖细胞瘤中更为常见,常被误诊为急性阑尾炎而手术。还有一些较少见的症状和体征,如腹胀(35%)、发热(10%)、阴道出血(10%)及少数患者还会出现的性早熟。妊娠期或产后期也是生殖细胞瘤发生的时段,Gordon 等报道 158 例无性细胞瘤中有 20 例是在妊娠期及产后发现的。血清 AFP 增高意味着卵黄囊瘤成分的生殖细胞瘤存在,妊娠期的生殖细胞瘤可被成功治疗,有报道在妊娠中晚期手术切除肿瘤及化疗不会影响胎儿健康。然而,快速的疾病进展、流产及早产也有报道,尤其在非无性细胞瘤中。许多生殖细胞瘤拥有相对单一的生物标志物成分,使之容易在血液中被查出。特异性及敏感性均高的放射免疫技术检测 HCG 及 AFP 更有利于患者的监测。内胚窦瘤产生 AFP,绒毛膜癌产生 HCG,但在胚胎癌、多胚瘤及混合性生殖细胞瘤中也可产生 AFP 和 HCG,小部分含有多核合体滋养细胞的无性细胞瘤也可产生低水平的 HCG,若有 AFP 升高或 HCG＞100U/mL 时则说明该肿瘤不是无性细胞瘤,相应的治疗也需调整。未成熟畸胎瘤通常不表达 AFP 及 HCG,但少数未成熟畸胎瘤可产生 AFP。第 3 个肿瘤标志物就是 LDH(乳酸脱氢酶),它在无性细胞瘤中明显增高,但其特异性不如前两者,因此诊断性大打折扣。CA125 有时也会在生殖细胞瘤中非特异性升高,但诊断意义不大。

1.畸胎瘤

畸胎瘤是来源于生殖细胞的肿瘤,具有向体细胞分化的潜能,大多数肿瘤含有至少 2 个或 3 个胚层组织成分,可分泌 CA19-9。大多数畸胎瘤为成熟性畸胎瘤,又称囊性畸胎瘤,是最常见的生殖细胞肿瘤,约占所有卵巢肿瘤的 1/4。肉眼观,肿瘤呈囊性,充满皮脂样物,囊壁上可见头节,表面附有毛发,可见牙齿。镜下可见其由 3 个胚层的各种成熟组织构成,以表皮和附件组成的单胚层畸胎瘤称为皮样囊肿;以甲状腺组织为主的单胚层畸胎瘤则称为卵巢甲状腺肿,其中 1% 可发生恶性变,多发生在老年女性,组织学和发生在甲状腺部位的癌相似;在畸胎瘤恶变中约 3/4 为鳞状细胞癌,其他包括类癌、基底细胞癌、甲状腺癌和腺癌等。卵巢未成熟性畸胎瘤和成熟性囊性畸胎瘤的主要不同是,在肿瘤组织中可见未成熟组织。未成熟性畸胎瘤占 20 岁以下女性所有恶性肿瘤的 20%,随年龄的增大,发病率逐渐减少。肉眼观,未成熟性畸胎瘤呈实体分叶状,可含有许多小的囊腔。实体区域常可见未成熟的骨或软骨组织,镜下在与成熟性畸胎瘤相似的组织结构背景上,可见未成熟神经组织组成的原始神经管和菊形团,偶见神经母细胞瘤的成分。预后和肿瘤分化有关,高分化的肿瘤一般预后较好,而由未分化的胚胎组织构成的差分化肿瘤则预后较差。

2.无性细胞瘤

无性细胞瘤是由未分化、多潜能原始生殖细胞组成的恶性肿瘤,同一肿瘤发生在睾丸则称为精原细胞瘤。大多数患者的年龄在 10～30 岁。无性细胞瘤仅占卵巢恶性肿瘤的 2%,可分泌胎盘碱性磷酸酶(PLAP)、LDH 及巨噬细胞集落刺激因子(M-CSF)。肉眼观,肿瘤一般体积较大,质实,表面结节状。约 15% 的无性细胞瘤含有和胎盘合体细胞相似的合体细胞滋养层成分,肿瘤细胞中胎盘碱性磷酸酶阳性可有助于诊断的确立。无性细胞瘤对放疗和化疗敏感,5 年生存率可达 80% 以上,晚期主要经淋巴道转移至髂部和主动脉旁淋巴结。

3.胚胎癌

胚胎癌主要发生于 20～30 岁的青年人,比无性细胞瘤更具有浸润性,是高度恶性肿瘤。肉眼观,肿瘤体积小于无性细胞瘤,切面肿瘤边界不清,可见出血和坏死。若伴有畸胎瘤、绒毛膜癌和卵黄囊瘤成分,应视为混合性肿瘤。

4.卵黄囊瘤

又称内胚窦瘤,因组织形态和小鼠胎盘的结构很相似而取此名,多发生在 30 岁以下妇女,是婴幼儿生殖细胞肿瘤中最常见的类型,生物学行为呈高度恶性,体积一般较大,结节分叶状,边界不清,切面可有局部出血坏死。镜下见多种组织形态:①疏网状结构,是最常见的形态,相互交通的间隙形成微囊和乳头,内衬立方或扁平上皮,背景呈黏液状。②S-D 小体,由含有肾小球样结构的微囊构成,中央有一纤维血管轴心。免疫组织化学显示肿瘤细胞 AFP 和 α_1-抗胰蛋白酶阳性。③多泡性卵黄囊结构,形成与胚胎时期卵黄囊相似大小不等的囊腔,内衬扁平上皮、立方上皮或柱状上皮,囊之间为致密的结缔组织。④细胞外嗜酸性小体也是常见的特征性结构。

(二)治疗

1.手术治疗

(1)术中所见:恶性生殖细胞瘤多较大,最大直径可达 40cm,平均也达 16cm,多为单侧,右侧多于左侧,双侧受累或肿瘤ⅠB 期比较少见。有 10%～15% 的无性细胞瘤可为双侧,对于非无性细胞瘤而言双侧卵巢有肿瘤出现,常常意味着肿瘤进展从一侧转移至另一侧,或是混合性生殖细胞瘤中无性细胞瘤成分占优势所致。腹水可出现在 20% 左右的患者,术前或术中的肿瘤破裂也可发生在将近 20% 的病例中,卵巢肿瘤蒂扭转的发生率为 5%。5%～10% 的良性的囊性畸胎瘤可以在同侧或对侧伴有恶性生殖细胞瘤,同样,共存性腺母细胞瘤的情况也可出现在无性细胞瘤或发育不良的 46XY 性腺中。

恶性生殖细胞瘤的扩散主要为沿腹膜表面播散或淋巴转移。由于在生殖细胞瘤中分期手术做的不好,确切的淋巴转移发生率不清楚。与上皮性卵巢癌明显不同的是小部分恶性生殖细胞瘤易经血循环转移至肝肺实质,肿瘤的期别分布也不同于上皮性卵巢癌,60%～70% 在Ⅰ期,20%～30% 在Ⅲ期,Ⅱ期、Ⅳ期肿瘤相对少见。

(2)初次手术范围:手术是生殖细胞瘤的首选治疗,尽量采用纵切口并仔细探查。若肿瘤局限于一侧卵巢,则行一侧附件切除及分期性多点活检即可,在纯无性细胞瘤患者中,对侧卵巢即便外观正常也应予以活检,因为可以并存隐匿性病灶。若肿瘤为双侧,处理起来要因人而异,因为生殖细胞瘤患者多较年轻且未生育,故保留生育功能极其重要,可根据患者意愿决定,若患者不需生育,可行双侧附件切除;若患者需要生育,则先将肿瘤切除送快速病理检查,若为发育不良的性腺则双侧切除,若双侧均为生殖细胞瘤,则行一侧附件切除＋对侧肿瘤切除,尽量保留部分正常卵巢组织,但有可能接受术后化疗。目前没有资料表明化疗能根除原发性卵巢癌,因此,保留部分卵巢也就增加了复发的风险。辅助生育技术的进步也影响着生殖细胞瘤患者的手术方式,传统的做法在双附件被切除后,子宫也同时被切除掉,但现在仍有保留的意义,因为患者可以在手术切除双附件时冰冻部分正常卵子或以后用供者的卵子,行试管受精后再种回自己留下的子宫内,即便是子宫切除了,只要有冷冻保存的正常卵子,仍可通过体外受精种植到代孕子宫内而完成生育。因此对于生育力的保留可酌情而定。

(3)手术分期:卵巢生殖细胞肿瘤的分期与上皮性肿瘤一致,作为手术分期应当注意如下几点:①尽管横切口可能更美观、更符合年轻患者的意愿,但对于高度怀疑此类肿瘤者还以纵切口为宜,以便于分期、探查、完整切除大肿瘤及上腹部转移肿瘤的切除。②留取腹水或腹腔冲洗液送细胞学检查。③依次探查膈顶、大网膜、结直肠、腹膜表面、后腹膜淋巴结、小肠、肠系膜,必要时行活检。④仔细观察两侧卵巢及肿瘤表面有否粘连、破裂。⑤若肿瘤肉眼观察局限于卵巢或盆腔,应进行其他部位的随机活检以明确分期,这些部位应包括大网膜及以下部位腹膜、双侧结肠旁沟、子宫直肠凹陷、侧盆壁、膀胱反折腹膜、膈下腹膜及所有粘连处腹膜。⑥触摸腹主动脉旁及盆腔淋巴结,可疑者应被切除,没有可疑时应取样活检,目前没有证据显示完全切除腹主动脉和(或)盆腔淋巴结有优势。⑦如有明显肉眼转移应尽量切除,若切除困难至少要活检以证实肿瘤转移范围。但卵巢生殖细胞瘤的初次手术往往是在非肿瘤专科甚至比较基层的医院进行的,因此做到准确分期十分困难,但又不能像上皮性卵巢癌那样进行二次分期手术,仅仅为准确分期再行二次手术在生殖细胞瘤是不推崇的,除非有未切净的肿瘤残存或仅仅准备观察而不做化疗,否则可做影像学检查进行大体评估。

(4)肿瘤细胞减灭术:初次手术中有广泛播散者应同上皮性卵巢癌一样行肿瘤细胞减灭术。但因为这样的病例较少,有关肿瘤细胞减灭术对生殖细胞瘤作用的相关文献也较少,甚至难以评价。生殖细胞瘤,尤其是无性细胞瘤对化疗高度敏感,一些有经验的手术医生甚至在有广泛转移的患者中仍保留了患者的生育功能,通过化疗也获得了不错的预后,因此,是否需要做大范围的转移灶切除及腹膜后淋巴结切除仍有疑问。至于是否需要做二次减瘤术就更难回答,相关的文献更少,但生殖细胞瘤对二线化疗较上皮性卵巢癌要敏感得多,因此,倘若患者经过一线化疗后仍然有某处孤立的病灶存在,如肺、肝、脑或后腹膜等,应考虑在更改化疗方案之前先切除这些病灶,类似于滋养细胞肿瘤及睾丸癌的处理。一些未成熟卵巢畸胎瘤或混合性生殖细胞瘤患者在完成一线化疗后经二探手术发现有持续存在的成熟性畸胎瘤,大多数为小的腹膜种植结节,但也有大肿瘤残瘤的可能,这种良性转化的生物学原因仍不清楚,也有化疗后肿瘤进展的报道,所以,一旦发现肿瘤时应尽量切除,良性则观察,恶性则应继续化疗。

(5)二次剖腹探查术:二次剖腹探查术对于生殖细胞瘤意义不大,有报道53例二探手术中仅1例阳性,且此例在二探术之前既有 AFP 升高;还有1例二探阴性者9个月后复发,随后死亡,故认为二次剖腹探查术无论对指导治疗还是判断预后意义均不大。但 GOG 的一项对117例患者的研究显示,初次手术已完全切除病灶或初次手术尽管未切净但不含畸胎瘤成分的患者化疗后行二探手术无明显意义,但对于晚期、初次未完全切除病灶且含有畸胎瘤成分的生殖细胞瘤患者而言二探术有一定意义,在该亚组24例患者中,16被发现有成熟性畸胎瘤,其中大块肿瘤或肿瘤进展者7例,另有4例被发现有未成熟畸胎瘤残存,经二次手术切除后大部分达到无瘤生存。我们遇到1例未成熟畸胎瘤患者,尽管肿瘤再复发时已为成熟性畸胎瘤,但因肿瘤巨大且与腹膜及腹腔脏器紧密粘连,手术中无法控制肿瘤剥离面渗血而导致患者死亡,故在此也提醒大家,一旦遇到此种情况时不必操之过急,尽管肿瘤巨大但已是良性肿瘤,手术可分次将其切除,以减少创面过大渗血造成的患者死亡。

生殖细胞肿瘤有较好的血液肿瘤标记物作为监测手段,结合现代影像学技术,基本能做到有效随访,因此可以在两者有提示时再做二探手术。

2.化疗

(1)VAC、PVB 和 BEP 方案化疗:借鉴20世纪70—80年代诞生的睾丸生殖细胞瘤治疗的有效化疗方案,VAC 和 PVB 方案化疗被成功用于卵巢生殖细胞瘤。如今,手术及术后铂为基础的联合化疗已成为绝大多数卵巢生殖细胞瘤患者的选择。VAC(长春新碱、更生霉素、环磷酰胺)是历史上第一个成功应用于卵巢生殖细胞瘤的化疗方案,该方案具有治愈潜能,尤在早期患者,但在晚期患者中长期生存率仍在50%以下。M. D. Andeson癌症中心的一项报道显示,用VAC方案治疗的治愈率为Ⅰ期患者86%,Ⅱ期57%,Ⅲ期50%。因此,将VAC方案用于晚期或未完全切净的卵巢生殖细胞瘤化疗效果不佳。仍然是借鉴睾丸生殖细胞瘤治疗的经验,铂为基础的方案优于VAC方案,此经验很快在卵巢生殖细胞瘤中得到了证实。Gershenson等首先报道了采用PVB(顺铂、长春新碱、博来霉素)方案在7例较晚期(其中3例Ⅲ期)患者中的治疗情况,结果7例中6例长期生存。随后GOG又前瞻性地对PVB方案进行了评价,47例(53%)非无性细胞瘤患者在中位52个月的随访时间内无瘤生存,4年总生存率将近70%,其中29%的患者曾接受过先前的放疗或化疗。在睾丸癌的治疗中,又发现用VP16(足叶乙苷)代替长春新碱,在大肿瘤治疗中不亚于甚至优于原PVB方案,并且减少了神经毒性、腹痛和便秘的发生,这就导致了新的化疗方案BEP(顺铂20mg/m²,第1~5天连续用药,足叶乙苷100mg/m²,第1~5天连续用药,博来霉素每周30U,Ⅳ,间隔21天,3~4个周期)的产生。一项对卵巢生殖细胞瘤的研究显示,26例患者中有25例长期缓解,另一项前瞻性试验中93例患者中有91例在随访期内无瘤生存,从而确立了BEP方案在卵巢生殖细胞瘤治疗中的地位。

(2)化疗对不同手术情况的影响:GOG78显示,术后辅助3个周期的BEP方案治疗51例患者中50例无复发迹象,类似的报道也非常多。因此,推荐在手术后患者(除了ⅠA期G₁未成熟畸胎瘤和ⅠA期无性细胞瘤)均给予3个周期的BEP辅助化疗,统计显示,只要是仔细分期确实为早期的患者且完全切除肿瘤后紧跟3个周期的BEP或PVB辅助化疗均可长久生存。尽管满意的减瘤手术对于卵巢生殖细胞瘤而言意义远大于睾丸癌,但单靠手术,晚期患者的复发风险仍高达75%~80%,尤其在胚胎癌、内胚窦瘤和混合性生殖细胞瘤中,而这种风险可被辅助化疗明显减少,但仍不及早期患者及彻底减瘤患者,大多数临床研究显示,在晚期肿瘤或未完全切除肿瘤的患者中预后较差(表6-5)。

表6-5　术后化疗对早、晚期卵巢生殖细胞瘤的作用

研究机构	方案	PFS
GOG(66)——早期	BEP	96%(89/93)
Australia(51)——早期	multiple	90%(9/10)
Hospital 12 de Octubre(32)——早期	PVB or PEB	100%(919)
M. D. Anderson(18)——早期	PVB	100%(4/4)
Instituto Nazionale Tumori(3)——早期	PVB	90%(9/10)
M. D. Anderson(19)——早期	BEP	100%(20/20)
GOG(67)——晚期	PVB	53%(47/89)
Australia(51)——晚期	multiple	91%(42/46)
Hospital 12 de Octubre(32)——晚期	PVB or PEB	79%(15/19)

续表

研究机构	方案	PFS
M. D. Anderson(18)——晚期	PVB	64%(7/11)
Instituto Nazionale Tumori(13)——晚期	PVB	50%(7/14)
M. D. Anderson(19)——晚期	BEP	83%(5/6)

有学者在睾丸癌中摸索高剂量化疗(HDCT)+自体干细胞移植的化疗方法作为一线化疗,希望能够改善晚期肿瘤或未完全切除肿瘤患者的预后,但结果并不满意(RR:52% HDCT组 vs 48% BEP组,P=0.53),在卵巢生殖细胞瘤中也同样未发现强化化疗可提高初次治愈率的迹象,因此将 HDCT 作为晚期或未完全切除肿瘤患者的一线化疗并不推崇。

(3)肿瘤复发的化疗:尽管大部分卵巢生殖细胞瘤经手术及含铂方案化疗后均可治愈,但仍有小部分患者出现疾病持续进展或复发。像睾丸癌一样,这些治疗失败者被分为铂耐药型(在完成治疗后 4~6 周出现进展)和铂敏感型(完成铂类化疗后超过 6 周复发),大多数复发出现在初次治疗后的 24 个月内。M. D. Anderson 癌症中心总结了 1970—1990 年 160 例卵巢生殖细胞瘤患者,其中有 42 例治疗失败,多为接受 VAC 方案化疗者,分析原因可能为:不恰当手术 14 例,不恰当放疗 5 例,不恰当化疗 16 例(剂量不足或依从性差),治疗相关毒性 1 例,未找出原因者 6 例。复发患者的治疗有一定困难,故最好建议患者到专业肿瘤治疗机构就诊,由于复发性卵巢生殖细胞瘤发病率相对较少,因此可参照的资料也少,有限的治疗依据基本来自于复发性睾丸癌。在复发性睾丸癌中最重要的单独预后因素是有否出现顺铂耐药,顺铂未耐药的复发患者采用大剂量挽救化疗可达 60% 以上的治愈率,而在顺铂耐药者中其治愈率仅有 30%~40%,将近 30% 的铂敏感型复发能够被常规剂量的二线化疗(长春新碱、异环磷酰胺、铂类)所拯救,但此时若采用卡铂+VP16±环磷酰胺或异环磷酰胺的 HDCT 化疗+干细胞支持,拯救率则大大提高,因此,推荐在铂未耐药的复发患者二线治疗时,先用常规量的顺铂、长春新碱、异环磷酰胺治疗 1 个疗程,若有反应则再给 2 个疗程的 HDCT(卡铂+VP16)+干细胞支持治疗。来自印第安纳大学的资料显示,用此方法治疗 184 例复发性睾丸癌中,中位随访时间 48 个月,116 例患者完全缓解,40 例铂耐药者中只有 18 例完全缓解。因为样本量小,这种方法还没有在复发性铂敏感的卵巢生殖细胞瘤患者中进行前瞻性研究,但主张在复发性铂敏感的卵巢生殖细胞瘤患者中应用 HDCT。

需要提醒注意的是:①大剂量应用博来霉素时应注意防止肺纤维化的发生,不要超过博来霉素的终身限制剂量,并且在患者咳嗽、胸部 X 线片有病变提示时及时测定肺功能,必要时停药;②对于生殖细胞瘤的化疗,一定要做到化疗药要足量、疗程要准时,当患者出现化疗引起的骨髓抑制时尽量给予相应的粒细胞刺激因子、促血小板生长因子、红细胞生成素等,必要时成分输血,而不要轻易延时化疗,以避免耐药。

3.不同种类的生殖细胞瘤治疗特性

(1)未成熟畸胎瘤:未成熟畸胎瘤病理学上分为 1、2、3 级,是按肿瘤组织中未成熟的神经上皮含量而定的,含量越多级别越高,恶性程度也就越高,复发的概率也越大。一项研究显示,14 例 1 级肿瘤中仅 1 例复发,而 26 例 2~3 级肿瘤中 13 例复发,故建议Ⅰ期患者中仅 1 级肿瘤进行观察,而2～3级患者应给予BEP方案辅助化疗3个疗程。复发还与临床分期有关,分期越早复发风险小。一项儿科肿瘤组的研究显示,41例幼女患者手术切除肿瘤后仅行随访,结果在24个月随访期内仅1例复发并经BEP化疗后缓解,此组中还有13例是2～3级未成熟畸胎瘤,10例含有卵黄囊瘤成分,均未显示不良预后。另一项在英格兰的研究显示,15例ⅠA期患者仅接受手术治疗,其中9例为2～3级,6例含有内胚窦瘤成分,结果共有3例复发,9例纯未成熟畸胎瘤者中1例复发,6例有混合成分者中2例复发,2例患者经挽救化疗治愈,1例因怀孕期未进行随访而死于肺栓塞。马里兰大学也报道了一组纯未成熟畸胎瘤患者仅行手术治疗并加强监测的结果,32例中有4例复发,9例ⅠA期2～3级者中2例复发,1例为成熟性畸胎瘤再次手术切除,另1例为胶质瘤仅行随访;4例ⅠC期患者中也有2例复发,1例成熟性畸胎瘤再次手术切除,另1例胶质瘤仅行随访,4例均未化疗并良好生存。由于早期未成熟畸胎瘤复发风险低,复发后对挽救性化疗反应好,且部分患者复发时有向良性转化的可能,因此,对早期患者而言可以在严密监测随访下延迟化疗或不化疗。单胚层型畸胎瘤的治疗原则同上。

(2)无性细胞瘤:无性细胞瘤即相当于男性的精原细胞瘤,常局限于卵巢,可双侧,也可沿后腹膜淋巴播散,75%～80%的患者诊断时是Ⅰ期肿瘤,对放疗及铂类联合化疗极为敏感。以往手术后会给患者补充放疗,但放疗易损伤性腺而丧失生育功能,故现多不在一线治疗时考虑放疗。IA期患者行患侧附件切除后可以不放化疗,尽管可能有15%～25%的复发概率,但只要严密随访,发现复发时立即补救化疗,效果仍很理想。晚期无性细胞瘤患者也可保留生育功能,研究显示,在不满意减瘤(>2cm残瘤)的20例患者中经过化疗,结果19例均无瘤生存,11例有可测量残瘤者经过化疗后10例完全缓解,因此认为,化疗对无性细胞瘤而言具有治愈性。

(3)卵黄囊瘤(内胚窦瘤):卵黄囊瘤是一种由胚外结构卵黄囊发生的高度恶性肿瘤,在生殖细胞瘤中发病率可能仅次于无性细胞瘤,无激素异常作用现象,有则应考虑为胚胎癌或绒毛膜癌。内胚窦瘤生长极快,易瘤内出血自发破裂而急诊就诊,恶性度高,主要为蔓延、种植转移,偶有淋巴转移,血循转移少见。该肿瘤极易复发,预后差,所以治疗应注意足量、及时,必要时行HDCT+干细胞移植。

(4)胚胎癌:胚胎癌是一种高度恶性肿瘤,形态与睾丸的胚胎癌相同,易与内胚窦瘤混淆,但内胚窦瘤仅AFP阳性,且数值极高,而胚胎癌的AFP及HCG均可轻微升高,可以有异常激素作用的表现,如性早熟、闭经、阴道出血等。胚胎癌易广泛转移,一线治疗若不及时足量常易导致耐药或复发,所以治疗要足量及时,一旦复发可考虑应用HDCT+干细胞移植,否则预后差。

(5)非妊娠性绒毛膜癌(原发性绒癌):非妊娠性绒毛膜癌可以是纯绒癌,但大多数表现为混合性生殖细胞瘤,原发性绒癌病灶主要位于卵巢,可直接浸润或随血循转移到远处器官,但很少沿子宫腔长至子宫肌层或输卵管,后者应主要考虑为继发性绒癌(妊娠性绒癌),且妊娠性绒癌很少转移至卵巢,也不混合有其他生殖细胞瘤成分。仔细区别两者的意义重大,因为两者对化疗的敏感性及预后大不相同。非妊娠性绒毛膜癌主要经血循转移,其次为局部浸润和淋巴转移,可以有异常激素作用现象,恶性度极高,预后差。

(6)混合性生殖细胞瘤:混合性生殖细胞瘤是指有两种或两种以上的恶性生殖细胞瘤成分

混合的肿瘤,治疗及预后视其主要混合的成分而定,治疗同样也应注意足量、及时,必要时行HDCT＋干细胞移植。

四、卵巢性索间质肿瘤

卵巢性索间质肿瘤来源于原始性腺中的性索和间质组织,占卵巢肿瘤 5%～8%。由性索演化形成的肿瘤为颗粒细胞瘤或支持细胞瘤,由间质演化形成的肿瘤为卵泡膜细胞瘤或间质细胞瘤。肿瘤可以由单一细胞构成,也可由不同细胞混合构成。此类肿瘤常有内分泌功能,故又称为卵巢功能性肿瘤。

(一)病理

1.颗粒细胞-间质细胞瘤

由性索的颗粒细胞及间质的衍生成分如成纤维细胞及卵泡膜细胞组成。

(1)颗粒细胞瘤:分为成人型和幼年型两种病理类型。

成人型颗粒细胞瘤占卵巢肿瘤的 1%,占颗粒细胞瘤的 95%,为低度恶性肿瘤,可发生于任何年龄,高峰为 45～55 岁。肿瘤能分泌雌激素,青春期前患者可出现性早熟,生育年龄患者出现月经紊乱,绝经后患者则有不规则阴道流血,常合并子宫内膜增生,甚至子宫内膜癌。肿瘤多为单侧,圆形或椭圆形,呈分叶状,表面光滑,实性或部分囊性;切面组织脆而软,伴出血坏死灶。镜下见颗粒细胞环绕成小圆形囊腔,菊花样排列、中心含嗜伊红物质及核碎片。瘤细胞呈小多边形,偶呈圆形或圆柱形,胞质嗜淡伊红或中性,细胞膜界限不清,核圆,核膜清楚。预后较好,5 年生存率达 80% 以上,但有晚期复发倾向。

幼年型颗粒细胞瘤罕见,仅占颗粒细胞瘤的 5%。主要发生在青少年,98% 为单侧。多数患者在初诊时为早期,肿瘤局限于一侧卵巢,故预后良好。若肿瘤破裂、腹腔积液细胞学阳性或肿瘤生长突破卵巢,则术后复发风险较高。镜下见肿瘤呈卵泡样结构、结节或弥散状生长,肿瘤细胞胞质丰富,缺乏核纵沟,核分裂常见,明显的核异型占 10%～15%。

(2)卵泡膜细胞瘤:常与颗粒细胞瘤同时存在,但也可单一成分,多为良性。良性多为单侧,圆形、卵圆形或分叶状,表面被覆薄的有光泽的纤维包膜。切面为实性、灰白色。镜下见瘤细胞短梭形,胞质富含脂质,细胞交错排列呈旋涡状,瘤细胞团为结缔组织分隔。常合并子宫内膜增生甚至子宫内膜癌。恶性少见,预后比卵巢上皮性癌好。

(3)纤维瘤:占卵巢肿瘤 2%～5%,多见于中年妇女,单侧居多,中等大小,实性、坚硬,表面光滑或结节状,切面灰白色。镜下见由梭形瘤细胞组成,排列呈编织状。纤维瘤伴有腹腔积液和(或)胸腔积液者,称为梅格斯综合征,手术切除肿瘤后,胸腔积液、腹腔积液自行消失。

2.支持细胞-间质细胞瘤

支持细胞-间质细胞瘤又称为睾丸母细胞瘤,罕见,多发生在 40 岁以下妇女。单侧居多,通常较小,可局限在卵巢门区或皮质区,实性,表面光滑而滑润,有时呈分叶状,切面灰白色伴囊性变,囊内壁光滑,含血性浆液或黏液。镜下见不同分化程度的支持细胞及间质细胞。高分化者属良性,中低分化为恶性,占 10%。可具有男性化作用,少数无内分泌功能者雌激素升高,5 年生存率 70%～90%。

（二）治疗

性索间质肿瘤的治疗有赖于手术分期、病理类型、患者年龄、有否生育要求和不同的预后因素而决定。单纯手术治疗对于大多数无临床恶性潜能的肿瘤患者而言已经足够，但对于有临床恶性潜能的、肿瘤晚期的、有差分化和异源性成分的支持间质细胞瘤患者而言，术后补充治疗是需要的。

1.手术治疗

手术仍是现阶段对性索间质肿瘤最主要的治疗方法，手术不但可以送快速病理明确肿瘤性质，还可以准确分期，切除肿瘤。此类肿瘤中良性者包括卵泡膜细胞瘤、纤维瘤、两性母细胞瘤、间质黄体瘤、高分化的 Leydig 及 Sertoli 细胞瘤及硬化性间质瘤，这些肿瘤仅行单纯肿瘤切除或患侧附件切除即可；恶性者包括颗粒细胞瘤、中低分化的支持间质细胞瘤、不伴 PJS 环管状性索肿瘤，这些肿瘤的处理与上皮性卵巢癌的处理相同，应做分期手术，年龄较大者可仅做全子宫＋双附件切除，对于术中无明显怀疑的腹膜后淋巴结是否切除仍存在质疑。来自 Memorial Sloan-Kettering 癌症中心的病例复习发现，68 例颗粒细胞瘤初次手术中 16 例进行了淋巴结取样，13 例还进行了腹主动脉旁淋巴结取样，结果均为阴性，而 34 例复发者中在复发手术中发现仅 2 例是单独后腹膜转移，2 例在盆腔及后腹膜转移，1 例在盆腔、腹部和后腹膜转移，总的后腹膜转移率为 15％，故淋巴结切除可酌情。年轻的需要保留生育功能的 ⅠA 期患者可仅行患侧附件切除，在 Zhang 等的研究中显示，从 1988 年到 2001 年 376 例保留生育未行子宫切除的患者其预后与切除子宫者相似，但要注意保留的子宫最好进行子宫内膜诊刮，以排除因此激素刺激引起的相应病变。伴有恶性宫颈腺瘤的患者还应按照子宫颈癌的处理原则做根治性切除。

2.手术后及复发的治疗

（1）成年人型颗粒细胞瘤：多数 Ⅰ 期患者仅行手术即可获得良好预后，无需辅助治疗，但 IC 期患者可视情况而定，Ⅱ～Ⅳ 期者建议接受术后辅助治疗。放疗的作用不确定，一项病例总结结果显示，对于 Ⅰ 期患者术后放疗作用不大，10 年无瘤生存率为 77％（放疗者）vs 78％（未放疗者），但对超过 Ⅰ 期、病灶有残留的 14 例中有 6 例完全缓解，3 例无疾病生存 10～21 年。有报道化疗对颗粒细胞瘤有作用，在 16 例未完全减瘤的 Ⅱ～Ⅳ 期及 41 例复发患者中应用 BEP（顺铂、博来霉素、VP16）方案 4 个疗程，结果中位 3 年随访中 11/16，21/41 患者无瘤生存，但须注意博来霉素的累积毒性和 4 度的骨髓抑制。Gershenson 等应用 PAC（顺铂、多柔比星、环磷酰胺）方案治疗，总反应率达 63％。EORTC 对晚期 7 例、复发 31 例患者进行 PVB 方案治疗.结果显示晚期 1/7 无瘤存活 81 个月，复发 7/31，无瘤存活 24～81 个月，似不如 BEP 方案。近年来有报道显示紫杉类可能效果更好，来自 M.D.Anderson 的一项报道显示，应用紫杉醇＋铂在新发患者的应用中中位 52 个月的随访期内全部存活，对复发患者二次手术后 30 例满意减瘤、7 例有残留者 42％有效，且不良反应较 BEP 方案低，似有良好应用前景，但仍需大样本的前瞻性研究支持。鉴于颗粒细胞瘤是内分泌相关肿瘤，故也有人尝试在表达相应激素受体时应用激素相关治疗，已有应用大剂量孕酮及 GnRHa 治疗的报道，Fishman 等在 6 例复发或持续患者中应用亮丙瑞林，每个月 1 次，肌内注射，结果 2 例部分缓解，3 例稳定，不良反应极小。

（2）幼年型颗粒细胞瘤：Calaminus 等报道了 33 例幼年型颗粒细胞瘤患者的治疗结局,其中 24 例仅行手术治疗,9 例术后补充顺铂为基础的化疗,结果在中位 60 个月的随访期内,6 例复发,其中 2/20 为ⅠA 期、2/8 为ⅠC 期、2/5 为ⅡC～ⅢC 期,有 3 例ⅡC～ⅢC 期的患者化疗后无瘤生存达 46～66 个月。German 观察了 1985—2000 年 15 年间的 45 例儿童幼年型颗粒细胞肿瘤患者,12 例ⅠC～ⅢC 期患者接受了术后 BEP 或 PEI(顺铂、VP16 及异环磷酰胺)辅助化疗,结果 6 例缓解 15～106 个月,Ⅰ例 10 年后出现对侧转移,5 例复发,3 例在诊断后的 16～28 个月死亡。Powell 等报道了 1 例ⅢC 期经初次手术及卡铂＋VP16 化疗 6 个周期后 13 个月复发的患者,复发灶位于肝及脾下方,再次手术后又给予 6 个周期的博来霉素＋紫杉醇化疗,结果无瘤生存已 44 个月,并正常生育 1 胎。上述结果提示,似乎幼年型颗粒细胞瘤的治疗效果不如成年人型,是肿瘤本身性质即比成年人型差,还是因为幼年患者多仅行单纯肿瘤切除,并且年龄小,可能化疗用量不足有关而致？有待于进一步探讨。

（3）支持间质细胞瘤：放疗对支持间质细胞瘤的效果不确定,化疗有一定效果,有报道对 PVB,VAC,PAC 方案有反应,但在中分化者中化疗效果较好,在低分化者中疗效差,有报道 2 例患者在确诊后的 7 个月、19 个月时死亡。因有激素相关性,学者故也建议应用 GnRHa 治疗。

（4）环状小管性索肿瘤：因较罕见,有关治疗的报道极少,故没有明确的治疗建议,有文献报道此类肿瘤对 BEP 方案化疗完全反应。因有激素相关性,也有人建议应用 GnRHa 治疗,尤其对性早熟者。

总之,因性索间质肿瘤的罕见性,其治疗至今尚无明确模式,但手术仍然是最优先考虑的;在肿瘤局限于一侧无明显转移时,可允许患者保留生育功能;对于肿瘤局限于卵巢并已切净的患者不推荐术后辅助治疗;而对于已出现转移及差分化的支持间质细胞瘤患者,除应给予标准的分期手术外还应给予术后辅助治疗;ⅠC 期是否给予辅助治疗仍有争议,可视情况而定。标准的术后化疗仍推荐以铂为基础的联合化疗,BEP 方案可作为首选,但考虑到其毒性,尤其在二线治疗时博来霉素的累积毒性,可以改用其他方案如紫杉醇联合铂类,但此方案还有待于大样本的研究证实,除此之外还没有达成一致的二线方案及挽救方案。激素相关治疗某种程度上在颗粒细胞瘤的治疗中已显示出具有活性,因此可以尝试。放疗的作用有限,故不推荐。随着该病的分子病理机制研究的不断深入,有针对性的靶向治疗也将会为治疗带来希望。

第五节　妊娠滋养细胞肿瘤

妊娠滋养细胞肿瘤 60％继发于葡萄胎妊娠,30％继发于流产,10％继发于足月妊娠或异位妊娠,其中侵蚀性葡萄胎全部继发于葡萄胎妊娠,绒癌可继发于葡萄胎妊娠,也可继发于非葡萄胎妊娠。侵蚀性葡萄胎恶性程度低于绒癌,预后较好。绒癌恶性程度极高,发生转移早而广泛,在化疗药物问世以前,其死亡率高达 90％以上,但随着诊断技术及化疗的发展,预后已得到极大的改善。

一、病理

侵蚀性葡萄胎的大体检查可见子宫肌层内有大小不等的水泡状组织,宫腔内可以没有原发病灶。当病灶接近子宫浆膜层时,子宫表面可见紫蓝色结节。病灶也可穿透子宫浆膜层或侵入阔韧带内。镜下可见水泡状组织侵入肌层,有绒毛结构及滋养细胞增生和异型性。但绒毛结构也可退化,仅见绒毛阴影。

绒癌的大体观见肿瘤位于子宫肌层内,可突向宫腔或穿破浆膜,单个或多个,大小不等,无固定形态,与周围组织分界清,质地软而脆,海绵样,暗红色,伴明显出血坏死。镜下见肿瘤细胞由细胞滋养细胞、合体滋养细胞及中间型滋养细胞组成,成片状高度增生,明显异型,不形成绒毛或水泡状结构,并广泛侵入子宫肌层造成出血坏死。肿瘤不含间质和自身血管,瘤细胞靠侵蚀母体血管而获取营养。

二、临床表现

(一)无转移滋养细胞肿瘤

大多数继发于葡萄胎妊娠。

1.阴道流血

在葡萄胎排空、流产或足月产后,有持续的不规则阴道流血,量多少不定。也可表现为一段时间的正常月经后再停经,然后又出现阴道流血。长期阴道流血者可继发贫血。

2.子宫复旧不全或不均匀性增大

常在葡萄胎排空后 4~6 周子宫尚未恢复到正常大小,质地偏软。也可受肌层内病灶部位和大小的影响,表现出子宫不均匀性增大。

3.卵巢黄素化囊肿

由于 hCG 的持续作用,在葡萄胎排空、流产或足月产后,双侧或一侧卵巢黄素化囊肿持续存在。

4.腹痛

一般无腹痛,但当子宫病灶穿破浆膜层时可引起急性腹痛及腹腔内出血症状。若子宫病灶坏死继发感染也可引起腹痛及脓性白带。黄素化囊肿发生扭转或破裂时也可出现急性腹痛。

5.假孕症状

由于 hCG 及雌、孕激素的作用,表现为乳房增大,乳头及乳晕着色,甚至有初乳样分泌,外阴、阴道、宫颈着色,生殖道质地变软。

(二)转移性滋养细胞肿瘤

易继发于非葡萄胎妊娠,或为经组织学证实的绒癌。肿瘤主要经血行播散,转移发生早而且广泛。最常见的转移部位是肺(80%),其次是阴道(30%),以及盆腔(20%)、肝(10%)和脑(10%)等。局部出血是各转移部位症状的共同特点。

转移性滋养细胞肿瘤可以同时出现原发灶和继发灶症状,但也有不少患者原发灶消失而转移灶发展,仅表现为转移灶症状,容易造成误诊。

1.肺转移

可无症状,仅通过 X 线胸片或肺 CT 做出诊断。典型表现为胸痛、咳嗽、咯血及呼吸困难。这些症状常呈急性发作,但也可呈慢性持续状态。在少数情况下,可因肺动脉滋养细胞瘤栓形成,造成急性肺梗死,出现肺动脉高压、急性肺功能衰竭及右心衰竭。

2.阴道转移

转移灶常位于阴道前壁及穹窿,呈紫蓝色结节,破溃时引起不规则阴道流血,甚至大出血。一般认为系宫旁静脉逆行性转移所致。

3.肝转移

为不良预后因素之一,多同时伴有肺转移。病灶较小时可无症状,也可表现右上腹部或肝区疼痛、黄疸等,若病灶穿破肝包膜可出现腹腔内出血,导致死亡。

4.脑转移

预后凶险,为主要的致死原因。一般同时伴有肺转移和(或)阴道转移。转移初期多无症状。脑转移的形成可分为 3 个时期,首先为瘤栓期,可表现为一过性脑缺血症状如猝然跌倒、暂时性失语、失明等。继而发展为脑瘤期,即瘤组织增生侵入脑组织形成脑瘤,出现头痛、喷射样呕吐、偏瘫、抽搐直至昏迷。最后进入脑疝期,因脑瘤增大及周围组织出血、水肿,造成颅内压进一步升高,脑疝形成,压迫生命中枢、最终死亡。

5.其他转移

包括脾、肾、膀胱、消化道、骨等,其症状视转移部位而异。

三、诊断

(一)临床诊断

1.血清 hCG 测定

hCG 水平异常是主要的诊断依据。影像学证据支持诊断,但不是必需的。

葡萄胎后滋养细胞肿瘤的诊断标准:在葡萄胎清宫后 hCG 随访的过程中,凡符合下列标准中的任何一项且排除妊娠物残留或再次妊娠即可诊断为妊娠滋养细胞肿瘤:①hCG 测定 4 次呈高水平平台状态(±10%),并持续 3 周或更长时间,即 1,7,14,21 日;②hCG 测定 3 次上升(>10%),并至少持续 2 周或更长时间,即 1,7,14 日。

非葡萄胎后滋养细胞肿瘤的诊断标准:当流产、足月产、异位妊娠后,出现异常阴道流血或腹腔、肺、脑等脏器出血或肺部症状、神经系统症状等时,应考虑滋养细胞肿瘤可能,及时行血 hCG 检测。对 hCG 异常者,结合临床表现并除外妊娠物残留或再次妊娠,可诊断妊娠滋养细胞肿瘤。

2.超声检查

是诊断子宫原发病灶最常用的方法。在声像图上子宫可正常大小或不同程度增大,肌层内可见高回声团块,边界清但无包膜;或肌层内有回声不均区域或团块,边界不清且无包膜;也可表现为整个子宫呈弥漫性增高回声,内部伴不规则低回声或无回声。彩色多普勒超声主要显示丰富的血流信号和低阻力型血流频谱。

3.X 线胸片

为常规检查。肺转移典型的 X 线征象为棉球状或团块状阴影,转移灶以右侧肺及中下部较为多见。胸片可见病灶是肺转移灶计数的依据。

4.CT 和磁共振检查

胸部 CT 可以发现肺部较小病灶,是诊断肺转移的依据。磁共振主要用于脑、腹腔和盆腔转移灶的诊断。对 X 线胸片阴性者,应常规检查胸部 CT。对 X 线胸片或胸部 CT 阳性者,应常规检查脑、肝 CT 或磁共振。

5.其他检查

如血细胞和血小板计数、肝肾功能等。

(二)组织学诊断

在子宫肌层内或子宫外转移灶组织中若见到绒毛或退化的绒毛阴影,则诊断为侵蚀性葡萄胎;若仅见成片滋养细胞浸润及坏死出血,未见绒毛结构者,则诊断为绒癌。若原发灶和转移灶诊断不一致,只要在任一组织切片中见有绒毛结构,均诊断为侵蚀性葡萄胎。

组织学证据对于妊娠滋养细胞肿瘤的诊断不是必需的,但有组织学证据时应以组织学诊断为准。

四、临床分期

采用国际妇产科联盟(FIGO)妇科肿瘤委员会制定的临床分期,该分期包含了解剖学分期和预后评分系统两个部分(表 6-6,表 6-7),规定预后评分≤6 分者为低危,≥7 分者为高危,其中预后评分≥13 分及对一线联合化疗反应差的肝、脑或广泛转移者为极高危。例如,一患者为滋养细胞肿瘤肺转移,预后评分为 6 分,此患者的诊断应为"妊娠滋养细胞肿瘤(Ⅲ:6)"。预后评分是妊娠滋养细胞肿瘤治疗方案制定和预后评估的重要依据,而解剖学分期有助于明确肿瘤进程和各医疗单位之间比较治疗效果。

表 6-6 滋养细胞肿瘤解剖学分期

Ⅰ 期	病变局限于子宫
Ⅱ 期	病变扩散,但仍局限于生殖器(附件、阴道、阔韧带)
Ⅲ 期	病变转移至肺,有或无生殖系统病变
Ⅳ 期	所有其他转移

表 6-7 FIGO/WHO 预后评分系统

评分	0	1	2	4
年龄(岁)	<40	≥40	—	—
前次妊娠	葡萄胎	流产	足月产	—
距前次妊娠时间(月)	<4	4~<7	7~12	>12
治疗前血 hCG(IU/L)	≤10^3	>10^3~10^4	>10^4~10^5	>10^5

续表

评分	0	1	2	4
最大肿瘤大小(包括子宫)	—	3~<5cm	≥5cm	—
转移部位	肺	脾、肾	胃肠道	肝、脑
转移病灶数目	—	1~4	5~8	>8
先前失败化疗	—	—	单药	两种或两种以上药物

五、治疗

治疗原则为采用以化疗为主、手术和放疗为辅的综合治疗。必须在明确临床诊断的基础上,根据病史、体征及各项辅助检查的结果,做出正确的临床分期,并根据预后评分将患者评定为低危(通常包括≤6分的Ⅰ~Ⅲ期)或高危(通常包括≥7分的Ⅰ~Ⅲ期和Ⅳ期),再结合骨髓功能、肝肾功能及全身情况等评估,制定合适的治疗方案,以实施分层治疗。

1.化疗

常用的一线化疗药物有甲氨蝶呤(MTX)、放线菌素-D(Act-D)、氟尿嘧啶(5-FU)、环磷酰胺(CTX)、长春新碱(VCR)、依托泊苷(VP-16)等。低危患者选择单一药物化疗,高危患者选择联合化疗。

(1)单一药物化疗:目前常用的单药化疗药物及用法见表6-8。

表 6-8 推荐常用单药化疗药物及其用法

药物	剂量、给药途径、疗程日数	疗程间隔
MTX	0.4mg/(kg·d)肌内注射,连续5日	2周
MTX	50mg/m² 肌内注射	1周
MTX+	1mg/(kg·d)肌内注射,第1,3,5,7日	2周
四氢叶酸(CF)	0.1mg/(kg·d)肌内注射,第2,4,6,8日(24小时后用)	
MTX	250mg 静脉滴注,维持12小时	
Act-D	10~12μg/(kg·d)静脉滴注,连续5日	2周
5-FU	28~30mg/(kg·d)静脉滴注,连续8~10日	2周*

*疗程间隔一般指上一疗程化疗的第一日至下一疗程化疗的第一日之间的间隔时间。这里特指上一疗程化疗结束至下一疗程化疗开始的间隔时间

(2)联合化疗:首选 EMA-CO 方案或氟尿嘧啶为主的联合化疗方案(表6-9)。

表 6-9 联合化疗方案及用法

方案	剂量、给药途径、疗程日数	疗程间隔
EMA-CO		2周
第一部分 EMA		
第1日	VP16 100mg/m² 静脉滴注	

方案	剂量、给药途径、疗程日数	疗程间隔
	Act-D 0.5mg 静脉注射	
	MTX 100mg/m² 静脉注射	
	MTX 200mg/m² 静脉滴注 12 小时	
第 2 日	VP16 100mg/m² 静脉滴注	
	Act-D 0.5mg 静脉注射	
	四氢叶酸(CF) 15mg 肌内注射	
	(从静脉注射 MTX 开始算起 24 小时给药,每 12 小时 1 次,共 2 次)	
第 3 日	四氢叶酸 15mg,肌内注射,每 12 小时 1 次,共 2 次	
第 4~7 日	休息(无化疗)	
第二部分 CO		
第 8 日	VCR 1.0mg/m² 静脉注射	
	CTX 600mg/m² 静脉注射	
5-FU+KSM		3 周*
	5-FU 26~28mg/(kg·d) 静脉滴注 8 日	
	KSM 6μg/(kg·d) 静脉滴注 8 日	

* 特指上一疗程化疗结束至下一疗程化疗开始的间隔时间

(3)疗效评估:在每一疗程化疗结束后,应每周一次测定血清 hCG,并结合妇科检查和影像学检查。在每疗程化疗结束至 18 日内,血 hCG 下降至少 1 个对数称为有效。

(4)毒副反应防治:常见的化疗毒副反应为骨髓抑制,其次为消化道反应、肝、肾功能损害及脱发等。所以化疗前应先检查骨髓及肝肾功能等,用药期间严密观察,注意防治。

(5)停药指征:hCG 正常后,低危患者至少巩固化疗 1 疗程,通常为 2~3 疗程;高危患者继续化疗 3 个疗程,其中第一疗程必须为联合化疗。

2.手术

主要用于化疗的辅助治疗。对控制大出血等并发症、切除耐药病灶、减少肿瘤负荷和缩短化疗疗程等方面有作用,在一些特定的情况下应用。

(1)子宫切除:对无生育要求的无转移患者在初次治疗时可选择全子宫切除术,并在术中给予单药单疗程辅助化疗,也可多疗程至血 hCG 水平正常。对有生育要求者,若发生病灶穿孔出血,可行病灶切除加子宫修补术;若出现单个子宫耐药病灶,且血 hCG 水平不高,可考虑作病灶剜出术。

(2)肺叶切除术:对于多次化疗未能吸收的孤立的耐药病灶,血 hCG 水平不高,可考虑做肺叶切除。由于肺转移灶吸收后形成的纤维化结节可以在 hCG 转阴后在 X 线胸片上较长时间存在,所以在决定手术前应注意鉴别。

3.放射治疗

应用较少,主要用于肝、脑转移和肺部耐药病灶的治疗。

4.耐药复发病例的治疗

几乎全部无转移和低危转移患者均能治愈,但尚有 20％左右的高危转移病例出现耐药和复发,并最终死亡。对这类患者如何治疗仍然是当今滋养细胞肿瘤治疗的一大难题。其策略大致有：①治疗前准确分期和评分,给予规范的化疗方案,以减少耐药和复发；②采用由有效二线化疗药物组成的联合化疗方案,常用药物有异环磷酰胺,铂类、博来霉素、紫杉醇等,由这些药物组成的化疗方案主要有 EP-EMA（EMA-CO 中的 CO 被顺铂和依托泊苷所替代）、PVB（顺铂、长春新碱、博来霉素）、BEP（博来霉素、依托泊苷,顺铂）、VIP（依托泊苷、异环磷酰胺、顺铂或卡铂）、TP/TE（紫杉醇、顺铂/紫杉醇、依托泊苷）等；③采用综合治疗和探索新的治疗手段。

第六节　外阴癌

外阴恶性肿瘤少见,仅占女性生殖道肿瘤的 5％,据美国癌症协会统计,2007 年美国新发病例 3490 人,死于外阴癌病例 880 人。许多医师可能从未遇到过外阴癌患者。虽然偶有患者无症状,但大多数外阴癌患者会以外阴部瘙痒、疼痛或者持续性包块不消退甚至破溃而就诊。临床上,非妇科肿瘤专业医师常会忽视了外阴肿瘤的存在而仅经验性地认为炎症的可能性大,常常先按炎症处理,而没有进行适当的体检或组织活检,以致患者从症状出现到外阴癌被确诊的时间常被延误。Jones 等报道,88％的外阴鳞癌患者从出现症状到确诊的时间间隔超过 6 个月,其中 31％的妇女在诊断外阴癌之前至少已就诊 3 次以上,27％的妇女曾被医师经验性地给予雌激素和皮质激素。外阴常被角化的鳞状上皮覆盖,大多数外阴癌为鳞状细胞癌,因此,我们当前了解的流行病学、播、散方式、预后因素和生存数据等资料基本来源于鳞癌的回顾性分析和少量的前瞻性研究。恶性黑色素瘤是第二种常见的外阴肿瘤,此外还有许多相对少见的外阴恶性肿瘤,包括基底细胞癌、腺癌、汗腺癌、佩吉特（Paget）病或异位乳房组织病和更为少见的软组织肉瘤,包括平滑肌肉瘤、恶性显微组织细胞瘤、脂肪肉瘤、血管肉瘤、横纹肌肉瘤、上皮肉瘤和卡波西肉瘤。外阴肿瘤也会继发于膀胱、直肠、肛门等邻近生殖器官的肿瘤。传统的外阴癌治疗方法是行根治性外阴切除术,包括单纯外阴切除（原发灶切除）、腹股沟股淋巴结切除及必要时盆腔淋巴结的切除。近年来研究发现,术后放疗对高危患者可以提高生存率,甚至也有报道认为,辅以术后放疗和同步放化疗可以极大程度地弥补晚期肿瘤患者的不满意根治性切除,放疗和化疗以及生物治疗的进步某种程度上使得外阴癌的手术范围相对缩小了。当今对外阴癌的治疗更强调多手段的综合治疗而不是仅仅做大范围的外阴切除,从而满足了患者保持外阴解剖学上常态及性功能的要求,使得治疗更加个性化、人性化。

一、流行病学

以往外阴癌多发生于绝经后妇女,但最近报道提示,外阴癌有明显的年轻化趋势。有研究发现,外阴癌患者中伴有高血压、糖尿病、肥胖者较多,因此推测其可能与外阴癌有关,但也有研究持否定观点,认为仅仅是伴随年龄而出现的改变,不具有特异性。

某些感染因素可能与外阴癌相关,这些感染包括肉芽肿性感染、单纯疱疹病毒感染及人乳头瘤病毒(HPV)感染。有学者发现,腹股沟肉芽肿、性病性淋巴肉芽肿或外阴梅毒与外阴癌存在相关性,提示有性传播疾病的妇女可能会有较高的外阴癌发病风险,Kaufman 等也证实了血清学阳性的Ⅱ型疱疹病毒感染者与外阴原位癌有相关性。尽管不少研究提示,外阴癌与性传播疾病感染之间可能存在相关性,但始终未能分离出相关病毒抗原,以至于无法确定两者之间的因果关系。

随着对 HPV 病毒研究的不断深入,近年来,越来越多的证据提示外阴癌及外阴湿疣样病变与潜在的 HPV 感染相关,HPV-DNA 也已从浸润性外阴癌和原位癌组织中分离出来,自此确定了外阴 HPV 感染与外阴癌的相关性。HPV 可有众多亚型,现已证实与外阴癌相关的亚型有 HPV16,HPV6,HPV33 型,其中 HPV16 型感染最为常见。HPV-DNA 可在 70%～80% 的上皮内病灶中被发现,但在浸润性病灶中的发现率仅有 10%～50%,提示浸润性外阴癌可能不完全是 HPV 感染所致,临床上及组织学上也发现因 HPV 感染引起的外阴癌有别于无 HPV 感染者,故应分别对待。Brinton 等发现,有生殖道湿疣史、异常巴氏涂片史及吸烟史的妇女患外阴癌的风险明显升高,其中既有吸烟史又有生殖道湿疣史者患外阴癌的风险上升 35 倍,有慢性免疫抑制者和浸润性外阴癌也有一定相关性,因此,认为 HPV 感染与非特异性免疫抑制可能均为外阴癌的致病因素。目前越来越多的观点倾向于吸烟、非特异性免疫抑制可能是外阴癌发展过程中的辅助因子,它可以使 HPV 感染更容易实现,进而导致外阴癌。

外阴营养不良、硬化性苔藓等慢性外阴感染性病变以及鳞状上皮内瘤变,尤其是原位癌,这两种因素均可能是外阴浸润性鳞癌的癌前病变。Carli 等的研究发现,32% 的无 HPV 感染的外阴癌患者实际上是与外阴硬化性苔藓有关,提示硬化性苔藓可能是外阴癌的癌前病变,但 Hart 等进行的一项大样本的回顾性病理学复习并没有发现从硬化性苔藓到外阴癌的转化证据。在一项对外阴原位癌患者的观察研究中发现,8 例未被治疗者中有 7 例在 8 年内进展为浸润癌,而在 105 例接受治疗的患者中只有 4 人在 7～18 年进展为浸润癌,但随后对 405 例外阴Ⅱ～Ⅲ级上皮内瘤变病例的研究中,Jones 等发现,在 1.1～7.3 年(平均 3.9 年),3.8% 的经过治疗病例及 10 例未被治疗的病例均发展为浸润癌。虽然一些上皮内瘤变可能自然消退,但持续存在或进展为浸润癌的患者仍不在少数。最近来自美国和挪威的发病率数据分析显示,从 20 世纪 70～90 年代,外阴原位癌的发生率上升了 2～3 倍,但并未看到外阴浸润癌的发生率相应上升。对此不同的解释是:①受感染的妇女随访年限还未达到患浸润性病变的年限;②浸润前病变的积极治疗阻止了向浸润癌的发展;③原位癌和浸润癌的起因不太相关。Trimble 等推断外阴鳞癌也许是异源性病因学产生的结果,根据他们的研究,具有基底样或疣状特征的两个组织学亚型的癌与 HPV 感染相关,而角化型鳞状细胞癌与 HPV 不相关,而且,基底样或疣状癌与经典的宫颈癌危险因素也相关,包括初次性交的年龄、性伴侣的数目、先前异常的巴氏涂片、吸烟和较低的社会经济地位等,而在一些病例中角化型鳞癌和这些因素的相关性不明显。

Flowers 等发现,与 HPV 阳性的外阴癌相比较,HPV 阴性的外阴癌更容易出现 p53 抑癌基因的突变。p53 是个抑癌基因,具有调控细胞生长和增生的功能,外阴癌的发生可能与 p53 基因失活有关,这种失活在 HPV 阴性的外阴癌中是基因突变导致,而在 HPV 阳性的外阴癌中则是通过 HPV 基因产物的表达所致。Mitchell 等在对 169 例外阴浸润癌的研究中发现,约有 13% 的外阴癌是继发于生殖道鳞状上皮新生物的,这种继发于原发肿瘤的外阴癌与 HPV 感染明显相关,也说明一些鳞状上皮病变起初始于性传播病毒,这种病毒具有感染整个下生殖道而产生瘤样病变的能力。

二、播散方式

外阴癌的播散方式有 3 种:局部蔓延、经淋巴转移及血行转移。外阴皮下组织中淋巴系统十分发达,因此,外阴癌极易出现区域性淋巴结转移。有研究显示,当外阴癌病灶浸润<1mm 时很少累及淋巴系统,但病灶浸润 2～3mm 时常累及淋巴系统,当癌浸润>10mm 时 50% 以上可出现局部淋巴结转移。通常外阴癌从原发灶扩散至区域淋巴结遵循逐级规则,很少跳跃性转移,外阴癌灶首先转移至表浅腹股沟淋巴结和股淋巴结,再扩散至深部腹股沟和盆腔淋巴结,但偶尔也可出现直接累及深部腹股沟淋巴结、闭孔淋巴结而直接向上转移至盆腔各组淋巴结的情况,特别是当病灶累及阴蒂周围时。晚期患者的皮下淋巴管系统被广泛侵犯,可导致下腹壁或大腿间的皮肤呈现明显的炎症卫星状病灶出现。肺转移是外阴和阴道癌血行转移最常见的转移部位。

三、临床表现及诊断

大多数外阴癌患者均有外阴瘙痒、干燥等不适主诉,体检可见外阴部与其主诉相对应部位存在不同类型的病变,如白斑样、苔藓样、皲裂破溃样、溃疡状、弥漫湿疹样、湿疣样等,仅通过症状和体检来确定为外阴癌常常困难,因其表现并不具有特异性,不能与外阴良性病变所区别,因此,外阴癌的诊断必须通过活检而做出。活检的部位也有推敲,通常单一的、局限的病灶活检,其部位选择不困难,但在慢性外阴营养不良、弥漫性白斑、多点异常性病变或佩吉特病的患者选择合适的活检部位是困难的,有时不得不行多点活检。对于仅有较小单一可疑病灶的患者可在局麻下完整切除病灶,即达到活检目的又兼顾了治疗。组织活检尽量包括可疑的表皮病灶及皮下组织,以便于浸润癌的病理和深度能被准确评估。如前所述,临床医生在门诊处理外阴癌患者时,因常常不会在第一时间进行活检而导致诊断延误,使得一些妇女丧失了早期诊治的大好时机,影响预后。晚期患者主要表现为局部疼痛、出血和来源于肿瘤的渗液,有腹股沟淋巴结转移或远处转移病灶者可还出现相应的症状。

外阴癌患者的病情评估主要包括病变范围,如原发肿瘤的测量、有否累及毗邻器官或骨膜、腹股沟淋巴结累及的可能性等,以及有否内科合并症等。盆腔检查一直是外阴和阴道癌局部扩散程度评估最重要的方法。病灶定位、肉眼形态、累及部位、可见深度和触摸肿瘤质地等须仔细记录并做肿瘤图解,肿瘤是否紧挨中线结构也应该被记录。影像学检查,特别是磁共振能被用来评估膀胱或病灶下方组织的深部浸润,直肠镜或膀胱尿道镜检查也可用来确认影像学证据,包括膀胱、尿道、肛门或直肠的累及。虽然 CT 对于检测盆腔和腹股沟淋巴结有所帮助,但普通 CT 对于局部解剖提供的信息较少。外阴或阴道癌患者都必须有详细的病史和体检,胸部 X 线检查、全血常规和生化检查也应作为初始评估。影像学检查虽然有助于治疗计划的制定,但不能更改 FIGO 分期。

四、临床分期及病理分类

外阴癌的 FIGO 分期由 1970 年的临床分期修改为 1988 年的手术分期(表 6-10),随着临床研究的不断深入,至 2009 年再次修正分期(表 6-11)。

表 6-10　1988 年 FIGO 手术分期

0	原位癌(浸润前癌)
Ⅰ	肿瘤局限于外阴或外阴和会阴,最大径线≤2cm
ⅠA	肿瘤局限于外阴或外阴和会阴,最大径线≤2cm,间质浸润≤1.0mm[(1)]
ⅠB	肿瘤局限于外阴或外阴和会阴,最大径线≤2cm,间质浸润>1.0mm[(1)]
Ⅱ	肿瘤局限于外阴或外阴和会阴,最大径线>2cm
Ⅲ	肿瘤侵犯下列任何部位:下尿道、阴道、肛门和(或)单侧区域淋巴结转移
Ⅳ	肿瘤侵犯上尿或膀胱黏膜、直肠黏膜;或骨质固定和(或)双侧区域淋巴结转移及远处转移
ⅣA	肿瘤侵犯下列任何部位:膀胱黏膜、直肠黏膜、上尿道黏膜;或骨质固定和(或)双侧区域淋巴结转移
ⅣB	任何部位(包括盆腔淋巴结)的远处转移

(1)浸润深度指肿瘤从表皮乳头上皮最深处至间质受累最深浸润点的距离

表 6-11　外阴癌 2009 FIGO 手术分期

Ⅰ	肿瘤局限于外阴,淋巴结未转移
ⅠA	肿瘤局限于外阴或会阴,最大径线≤2cm,间质浸润≤1.0mm[(1)]
ⅠB	肿瘤最大径线>2cm 或局限于外阴或会阴,间质浸润>1.0mm[(1)]
Ⅱ	肿瘤侵犯下列任何部位:下 1/3 尿道、下 1/3 阴道、肛门,淋巴结未转移
Ⅲ	肿瘤有或(无)侵犯下列任何部位:下 1/3 尿道、下 1/3 阴道、肛门,有腹股沟-股淋巴结转移
ⅢA	①1 个淋巴结转移(≥5mm),或②1～2 个淋巴结转移(<5mm)
ⅢB	①≥2 个淋巴结转移(≥5mm),或②≥3 个淋巴结转移(<5mm)
ⅢC	阳性淋巴结伴囊外扩散
Ⅳ	肿瘤侵犯其他区域(上 2/3 尿道,上 2/3 阴道)或远处转移
ⅣA	①肿瘤侵犯下列任何部位:上尿道和(或)阴道黏膜、膀胱黏膜、直肠黏膜或固定在骨盆壁,或②腹股沟-股淋巴结出现固定或溃疡形成
ⅣB	任何部位(包括盆腔淋巴结)的远处转移

(1)浸润深度指肿瘤从表皮乳头上皮最深处至间质受累最深浸润点的距离

五、预后因素

外阴鳞癌的发病率较高,病例资料较多,所以肿瘤发病与预后的相关性分析也较透彻,预后的评估也就较详细。外阴鳞癌中主要的预后因素包括肿瘤直径、肿瘤浸润深度、淋巴结的播散和远处转移,这些在 FIGO 分期中都有所体现,是肿瘤复发和死亡的最重要预后因素。Wharton 等在 1975 年提出了外阴癌的微浸润概念,并且建议对于浸润深度<5mm 的小肿瘤免于腹股沟淋巴结手术切除,但随后的报道发现 10%～20%符合此标准的患者有隐匿的腹股沟淋巴转移,随即废除了腹股沟淋巴结不需切除的理念。对于微浸润肿瘤与腹股沟淋巴转移的相关性,一致的意见是以肿瘤浸润<1mm 为界。这也反映了 FIGO 分期中将浸润<1mm 分为 A 期的道理所在。在一项对 1342 例不同病灶直径、无淋巴结转移患者的预后研究中发现,无论病灶大小均有相近的生存率(≤2cm 94%;2.1～4cm 82%;4.1～6cm 83%;6.1～8cm 82%;>8cm 88%);另一项对 578 例患者的研究显示,同为病灶直径<2cm 者,其浸润深度不同,淋巴结状态就完全不同(淋巴结转移率:≤1mm 0;1～2mm 7.7%;2～3mm 8.3%;3～5mm 26.7%;>5mm 34.2%),说明病灶大小不是独立的预后因素,也不再是腹股沟淋巴结切除术的指征,而浸润深度要比病灶大小和淋巴结转移的关系更密切,因此术前活检应包含部分皮下组织,以判断皮下浸润深度来决定是否切除淋巴结。

淋巴结状态是最重要的独立预后因素,与临床分期及预后密切相关。腹股沟淋巴结有否转移是外阴癌的独立预后因子,有报道显示,有腹股沟淋巴结转移者在初始治疗后的 2 年内大多复发,预示着长期生存率可能减少 50%。手术前临床预测淋巴结转移是不准确的,通过影像学检测手段如 MRI,CT,PET 和超声等试图评估腹股沟股淋巴结的转移也不满意,均没有足够高的阴性预测价值来取代以手术方式切除腹股沟淋巴结所做出的评估准确,因此,目前仍然强调系统地切除腹股沟淋巴结,而不是取样或活检。至于淋巴结播散是单侧还是双侧,许多报道表明,单侧和双侧淋巴结转移的生存率没有差异,双侧淋巴结转移并不是一个独立的预后因素,而阳性淋巴结数目的多少是影响预后的重要因素。一项 609 例外阴癌的研究显示,淋巴结阳性数目与 5 年生存率极其相关(阴性:90.9%;1～2 个阳性:75.2%;3～4 个阳性:36.1%;5～6 个阳性:19%;>7 个阳性:0),但在 1988 年的 FIGO 分期中却没有体现,分期中对此做出了细致规定。分期对病理报告的要求极高,要求病理报告要包括阳性淋巴结的数量、大小和是否囊外扩散,因为阳性淋巴结的大小和是否囊外扩散也是影响预后的重要因素,研究显示,淋巴结大小及是否囊外扩散,其 5 年生存率明显不同(直径<5mm:90.9%;直径 5～10mm:41.6%;直径>10mm:20.6%;局限囊内:85.7%;囊外扩散:25.0%)。

关于局部复发风险,虽然与肿瘤体积和范围有关,但更重要的是与手术切除边缘是否足够有关。De Hullu 等报道在外阴癌切缘≤8mm 的 40 个外阴癌中 9 个局部复发,而切缘>8mm 的患者没有局部复发;Heaps 等在病理组织切片中也发现,显微镜下切缘少于 8mm 时局部复发率明显上升,认为病理边缘距离≤8mm 是局部复发的重要预测因子,因此,建议在未固定的组织中切除边缘至少要达到 1cm。为了帮助手术医生设计手术切缘,Hoffman 等测量了外阴浸润性鳞癌的肉眼边缘及显微镜下病灶的边缘,结果发现肉眼和显微镜下的边缘几乎一样,因此,手术医生仅凭肉眼判断病灶边缘并在其外>1cm作为切缘即可。

六、治疗

(一)手术

既往外阴根治性切除术一直是治疗外阴癌的标准术式,但目前的趋势是尽可能地缩小手术范围、保留外阴的生理结构。

1.外阴上皮局部表浅切除术

适用于VIN患者。手术仅切除病变部位的皮肤和黏膜的全层,深度达皮下脂肪下约1cm,保留皮下深层结构。

2.单纯外阴切除术

适用于老年VIN患者。手术切除部分或全部外阴,包括大小阴唇、阴蒂、部分会阴部,保留阴道,深度应达到皮下脂肪下2cm以上。

3.外阴根治性切除术

适用于可手术的各期外阴癌患者。手术需切除的范围上部包括阴阜,外侧为大阴唇皱襞,下缘包括会阴部,外切口应距肿瘤2cm以上,内侧切除1cm以内的阴道壁、外阴基底部,上缘为耻骨筋膜,两侧包括切除内收肌筋膜。

4.外阴广泛局部切除术

适用于ⅠA期患者。手术局部切除肿瘤,保证有2cm以上的安全边缘。

5.外阴根治性局部切除术

适用于ⅠB~Ⅱ期患者。手术范围包括外阴前部或后部的广泛性切除,左侧或右侧外阴部切除,手术切缘距肿瘤至少应有1~2cm,手术深度同外阴根治性切除术。如果病变靠近尿道,在预计不引起小便失禁的情况下可以切除尿道远端1cm,病灶接近阴蒂时应同时切除阴蒂。

6.腹股沟淋巴结清扫术

ⅠB~Ⅲ期的患者都应该接受腹股沟淋巴结清扫术,ⅣA期患者酌情进行。为避免发生术后皮肤坏死,术中应尽可能保留所有位于浅筋膜上的皮下组织。腹股沟淋巴结清扫术后最常见的急性并发症为切口出血、破裂或感染,发生率可高达50%~75%,而慢性下肢淋巴水肿的发生率为20%~50%。有研究评价了用放疗来代替腹股沟淋巴结清扫术的效果,结果显示腹股沟淋巴结临床阴性者放疗的局部复发率明显高于接受淋巴结清扫术者,故仍首选手术处理腹股沟淋巴结。

(二)放疗

1.根治性放疗

(1)原发灶:绝大多数外阴癌为鳞状细胞癌,对放疗敏感,但由于外阴皮肤放疗耐受性低,在达到根治剂量前多数患者已发生较严重的皮肤反应,因此放疗一般不作为首选。对于一般状况差、不适宜接受手术或者因局部病灶范围较大、希望保留器官功能而拒绝手术的患者可选择。外阴癌放疗以外照射为主,可联合腔内放疗或组织间插植放疗。照射野应在肿瘤周边再外放 1～2cm,注意保护肛门和尿道口。为了能在照射足够剂量的同时尽可能减轻放疗反应,一般先选用 6～18MV 的 X 线,再改用电子线照射。放疗 30～40Gy 时如皮肤反应较重可暂停放疗,休息 2 周后再继续放疗至 60Gy。

(2)淋巴结引流区:腹股沟淋巴结照射野的设计同阴道癌,先高能 X 线照射 40Gy,再改电子线加量 20Gy 以保证腹股沟浅、深淋巴结都能受到足量的照射;如有淋巴结转移,总量可照射至 70Gy,注意限制股骨头的受量。对疑有盆腔淋巴结转移的患者可按宫颈癌的盆腔放疗方式治疗。调强放疗技术除了可保证阳性病灶受到足量照射外,还可保护其他重要器官不受过多照射。

2.术后放疗

(1)原发灶:当肿瘤邻近尿道、肛门或阴道时,有时为保护相关的器官可能导致切缘阳性或切缘不足。术后切缘阳性者应首先考虑再次手术,不适合手术者可选择放疗。Faul 等的研究还显示,除切缘阳性外,对于手术切缘距肿瘤边缘<8mm 的患者,术后放疗也可明显提高其生存期。此外,肿瘤直径>4cm、淋巴脉管间隙受侵、肿瘤浸润深度>5mm 的患者可能从术后放疗中获益。术后放疗一般在术后 2 周、切口愈合后开始,最迟不宜超过 6 周。放疗剂量 40～50Gy。

(2)淋巴结引流区:腹股沟淋巴结阳性者发生盆腔淋巴结转移的风险较高,在盆腔淋巴结的处理上,既往都行淋巴结清扫术。但是在 Homesley 等的研究中,患者接受根治性外阴切除术和腹股沟淋巴结清扫术后,淋巴结阳性者分别接受腹股沟和盆腔淋巴结引流区放疗或盆腔淋巴结清扫术,结果放疗组和手术组的 2 年淋巴结复发率分别为 5％和 24％,生存率分别为 68％和 54％,其中有 2 枚或以上腹股沟淋巴结转移的患者从放疗中获益更明显。对上述患者中位随访 6 年后所得出的结论同样支持放疗。术后放疗的指征包括:转移淋巴结直径>5mm、淋巴结包膜外侵犯、2 枚或以上的淋巴结中存在微转移灶(淋巴结中直径≤5mm 的转移灶)。有研究认为,如腹股沟淋巴结清扫的数目<12 枚,即便只有 1 枚淋巴结内有微转移灶,术后放疗也可提高患者的生存率。虽然也有研究显示对于一侧腹股沟淋巴结阳性者可只行同侧的腹股沟及盆腔淋巴结引流区放疗,但主流观点还是支持术后行双侧腹股沟及盆腔淋巴结引流区放疗。放疗剂量 50～60Gy,有肉眼残留者应照射至 60～70Gy。

外阴癌术后辅助同步放化疗的研究较少,尚需更多的试验来评估其价值。Han 等报道相比于单独放疗,同步放化疗并没有提高生存期。

(三)化疗

1.新辅助化疗

为了提高手术切除率并减轻对周边器官的损伤,对于Ⅲ～ⅣA 期的外阴癌患者可先行新辅助化疗。化疗药物包括博莱霉素、长春新碱、丝裂霉素、甲氨蝶呤、洛莫司汀、顺铂、卡铂、5-氟尿嘧啶和紫杉醇,有效率在 20％～80％。Domingues 等进行的一项小样本研究直接比较了博莱霉素单药、紫杉醇单药及顺铂+5-氟尿嘧啶方案的效果,结果显示三种方案的反应率分别为 60％、40％和 20％。

2.新辅助放化疗

一般认为,Ⅲ～ⅣA 期外阴癌新辅助同步放化疗,术后病理完全缓解率及生存期方面都优于单独化疗。部分肿瘤病灶直径＞5cm、浸润较深、累及肛门及尿道口的Ⅱ期患者,也可先行新辅助同步放化疗。新辅助化疗的药物都可用于同步放化疗,其中应用较广泛的是以顺铂和5-氟尿嘧啶为基础的化疗方案。需要注意的是,新辅助放化疗虽然提高了疗效,但同时也明显增加了术后并发症的发生率。

3.辅助化疗

外阴癌术后辅助化疗的经验很少。Bellati等的研究中,有2枚以上腹股沟淋巴结转移的患者接受单药顺铂的术后化疗,3年总生存率可达到86%。由于该研究中报道的化疗引起的毒副反应发生率很低,因此对于有复发高危因素但又不适合接受放疗的患者也可选择辅助化疗。

4.姑息性化疗

ⅣB期外阴癌的化疗可借鉴宫颈癌的治疗经验,除前述的化疗方案外,紫杉醇单药及长春瑞滨＋顺铂方案也显示出了较好的疗效。

外阴癌常用的化疗方案如下。

博莱霉素＋甲氨蝶呤＋洛莫司汀:博莱霉素,5mg,肌肉注射,d1～5(第1周),d1、4(第2～6周);甲氨蝶呤,15mg,口服,d1、4(第1周),d1(第2～6周);洛莫司汀,40mg,口服,d5～7(第1周)。每7周1次。

长春瑞滨＋顺铂:长春瑞滨,25mg/m²,静脉注射,d1、8;顺铂,80mg/m²,静脉注射,d1。每3周1次。

顺铂:40mg/m²,静脉注射,d1。每周1次,同步放射治疗。

顺铂:100mg/m²,静脉注射,d1。每3周1次。

顺铂＋5-氟尿嘧啶:40mg/(m²·d),持续静脉滴注,d1～4;5-氟尿嘧啶,250mg/(m²·d),持续静脉滴注,d1～4。每周4天,同步放射治疗。

顺铂＋5-氟尿嘧啶:顺铂,50mg/m²,静脉注射,d1～4;5-氟尿嘧啶,1000mg/(m²·d),持续静脉滴注,d1～4。每3周1次,同步放射治疗。

顺铂＋5-氟尿嘧啶:顺铂,50mg/m²,静脉注射,d1;5-氟尿嘧啶,1000mg/(m²·d),持续静脉滴注,d1～4。每3周1次。

顺铂＋博莱霉素＋甲氨蝶呤:顺铂,100mg/m²,静脉注射,d1;博莱霉素,15mg,静脉注射,d1、8;甲氨蝶呤,300mg/m²,静脉注射,d8。每3周1次。

丝裂霉素＋5-氟尿嘧啶:丝裂霉素,15mg/m²,静脉注射,d1;5-氟尿嘧啶,750mg/m²,静脉滴注,d1～5。每3周1次,同步放射治疗。

紫杉醇:175mg/m²,静脉滴注,d1。每3周1次。

七、其他类型的外阴恶性肿瘤

(一)外阴恶性黑色素瘤

1.临床特征

外阴恶性黑色素瘤是女性生殖道黑色素瘤中常见的类型,居外阴恶性肿瘤的第二位。常由外阴色素痣恶变而来,外观呈棕褐色或蓝黑色的隆起样或扁平结节,也可表现为息肉样或乳头样结节,晚期肿瘤还可表现为溃疡状。约有 10% 患者的病灶不含黑色素细胞,外观与外阴的鳞状上皮原位癌类似,此部分患者称为无色素的恶性黑色素瘤。

2.诊断

外阴恶性黑色素瘤的诊断除根据病史和临床特征外,主要依靠肿瘤的组织病理学检查确诊。组织活检最好将病灶完整切除,切缘距肿瘤至少 1cm。采用抗黑色素瘤特异性抗体(HMB-45)、S-100 和神经特异性烯醇化酶(NSE)等标志物进行免疫组化染色作为黑色素瘤的诊断和鉴别诊断,对无色素的恶性黑色素瘤患者尤其重要。

3.分期

仍沿用 FIGO 制定的外阴癌的临床病理分期,也可以参考美国癌症联合会(AJCC)或 UICC 制订的皮肤黑色素瘤的分期系统。

4.治疗

外阴恶性黑色素瘤的恶性程度高,预后差,容易复发和转移。但其总的治疗原则应以手术治疗为主。近年,对早期外阴恶性黑色素瘤的手术更趋向保守,可行根治性局部切除,切缘应距肿瘤边缘 1~2cm。生物治疗在恶性黑色素瘤的治疗中占有重要地位,且生物治疗联合化疗的有效率明显高于单纯化疗和单纯生物治疗。分子靶向药物联合化疗运用于治疗晚期和复发性恶性黑色素瘤包括:索拉非尼、贝伐单抗、Oblimersen 等联合替莫唑胺(TMZ),但绝大多数的研究结果不尽如人意。女性生殖道恶性黑色素瘤的治疗可借鉴皮肤黏膜的恶性黑色素瘤。目前认为有效的药物有达卡巴嗪(DTIC)、替莫唑胺(TMZ)、紫杉醇、白蛋白结合紫杉醇、多柔比星(ADM)、异环磷酰胺(IFO)、长春新碱(VCR)、DDP、放线菌素 D 等。DTIC 为晚期恶性黑色素瘤的内科治疗"金标准",DTIC,TMZ 为主的联合治疗(如顺铂或福莫斯汀)或紫杉醇联合卡铂为首选化疗方案,晚期建议行 4~6 个疗程后予以疗效评估。外阴黑色素瘤常用方案,①BDPT 方案:卡莫司汀(BCNU) $150mg/m^2$,静脉滴注,第 1 天,每 6 周重复;DTIC $200mg/m^2$,静脉滴注,第 1~3 天,每 3 周重复;DDP $20mg/m^2$,静脉滴注,第 1~3 天,每 3 周重复。②PVD 方案:DDP $20mg/m^2$,静脉滴注,第 1~4 天;DTIC $200mg/m^2$,静脉滴注,第 1~4 天;长春碱(VLB) $1.5mg/m^2$,静脉注射,第 1~4 天。每 3~4 周重复。③CPD 方案:洛莫司丁 $100mg/m^2$ 口服,每 6~8 周 1 次,3 次为 1 个疗程;丙卡巴肼: $100mg/m^2$ 分为 3 次服用,连续口服 2 周;放线菌素 D: $200~300\mu g/m^2$,静脉注射,第 1~8 天。上述化疗可与干扰素(IFN)和白介素(IL)-2 生物治疗联合,如:IFN-α 100 万~300 万 U/次,皮下注射;IL-2 60 万~100 万 U/次,皮下注射;IFN-α 与 IL-2 隔日交替注射,连续用药 6~8 周。大剂量 α-2b 干扰素可延长患者的无复发生存期和总生存期。2011 年,美国食品药品监督管理局(FDA)新批准高危型黑色素瘤使用长效 α 干扰素治疗 5 年,原发灶有溃疡患者更为获益,但对黏膜来源的恶性黑色素瘤尚无循证医学证据。推荐高剂量 α-2b 干扰素 1 年 2000 万 U/m^2 ,第 1~5 天,共 4 周或 1000 万 U/m^2 ,每周 2 次×48 周(ⅡA 类证据);国内经验推荐高剂量 α-2b 干扰素 1 年 [1500 万 U/m^2 ,第 1~5 天,共 4 周;900 万 U/m^2 ,每周 2 次×48 周(ⅡB 类证据)]。以上 2 种使用方法均需进行剂量爬坡个体化治疗,减少毒副反应。转移性恶性黑色素瘤的治疗,可选用达卡巴嗪或替莫唑胺,顺铂或卡铂,联合或不联合长春花碱或亚硝基脲,联合 IL-2 和 α-2b 干扰素（ⅡB 类证据）治疗。可选用抗 PD-1 类药物,抗 CTLA4-单抗等治疗,或参加临床试验。NCCN 指南推荐 dabrafenib 联合 trametinib 作为Ⅲ期 BRAF 突变阳性患者术后辅助治疗。另外,ipilimumab 用于区域淋巴结转移或＞1mm 的微转移的黑色素术后辅助治疗。对于 BRAF 阴性的可选用 PD-1。nivolumab 是另一种被 FDA 推荐的治疗晚期黑色素瘤的 PD-1 抗体,也被推荐为术后首选辅助免疫治疗。

免疫治疗可参照皮肤黏膜黑色素瘤方案,其免疫治疗已取得一定疗效。针对外阴恶性黑色素瘤的研究较少,值得探索。

（二）外阴基底细胞癌

1.临床特征

外阴基底细胞癌是一种较罕见的外阴恶性肿瘤,其患者占外阴恶性肿瘤患者的 2％～3％。临床表现与鳞癌相似,外阴基底细胞癌的恶性程度较低,生长缓慢,病程较长。以局部浸润蔓延为主,腹股沟淋巴结转移少见。

2.诊断

外阴基底细胞癌的确诊依靠组织病理学诊断。常因肿瘤生长缓慢,病程长,而延误诊断 4～6 年。因此,对持续存在的外阴肿物应警惕有本病的可能。

3.治疗和预后

外阴基底细胞癌以手术治疗为主,对于病灶局限患者推荐行改良广泛外阴切除术,而对于病变范围广、浸润较深的患者,建议行广泛外阴切除术。若可疑有腹股沟淋巴结转移患者应行淋巴结活检,病理学证实淋巴结转移,则行同侧或双侧腹股沟淋巴结清扫术。由于基底细胞癌对化疗不敏感,彻底手术后一般不需要放疗与化疗,对于未切尽或基底阳性的可补充放疗。总体预后好。

（三）外阴前庭大腺癌

1.临床特征

外阴前庭大腺癌患者占所有外阴恶性肿瘤患者的 0.1％～5％,其病因尚不清楚,可能与前庭大腺囊肿感染有关。腺癌患者占外阴前庭大腺癌患者的 40％～60％,少见有鳞癌、腺鳞癌、移行细胞癌、腺样囊性癌和小细胞癌患者等,其中腺样囊性癌是外阴前庭大腺癌中的一种特殊类型,生物学行为独特。患者发病年龄较小,中位年龄为 45～55 岁。多数表现为外阴前庭大腺部位表面光滑的肿物,少数继发感染患者肿瘤表面可溃烂,呈溃疡型,肿瘤大小为 2～5cm。尤其存在多年的前庭大腺囊肿,近期持续增大患者,应警惕前庭大腺癌可能。

2.诊断

确诊主要依据肿瘤的组织病理学和前庭大腺的特有解剖部位,可借助某些分子标志物[如癌胚抗原(CEA)、酸性和中性黏蛋白、过碘酸雪夫染色(PAS)和 p53 等]免疫组化染色进一步鉴别诊断或排除转移性癌。治疗前应做腹盆腔 CT 或 MRI 检查,了解肿瘤与周围器官(直肠、阴道等)的关系、有无盆腹腔及腹股沟淋巴结转移。

3.治疗

外阴前庭大腺癌临床少见,目前治疗方案尚未统一,推荐行根治性外阴切除及双侧腹股沟淋巴结切除术。文献报道有 30％～40％的外阴前庭大腺癌初治患者发生腹股沟淋巴结转移,其中鳞癌腹股沟淋巴结转移较腺癌更常见,但两者间无显著性差异。前庭大腺位置深,少数患者可直接转移到盆腔淋巴结。

(四)外阴前庭大腺的腺样囊性癌

1.临床特征

腺样囊性癌最常见的发生部位是大小唾液腺、泪腺、鼻咽、乳腺、皮肤和宫颈。外阴前庭大腺的腺样囊性癌很少见,占所有前庭大腺恶性肿瘤的 5%～15%,占前庭大腺癌的 1/3。肿瘤生长缓慢,病程长。主要呈局部浸润,常沿神经周围和淋巴管浸润,腹股沟淋巴结转移少见,仅 10% 的患者有转移。

2.治疗和预后

外阴前庭大腺的腺样囊性癌的研究多为小样本回顾性研究,目前尚无最佳治疗方案。文献报道的手术范围多样,从局部切除到根治性外阴切除,伴(或)不伴部分到完全的区域淋巴结切除,取决于局部肿瘤的范围和腹股沟淋巴结转移的风险。肿瘤局限者建议行肿瘤局部扩大切除,有淋巴结转移的高危患者同时行同侧腹股沟淋巴结切除。腺样囊性癌术后易局部复发,复发率高达 50%,且与手术切缘状态无关。还可通过血管内的远期播散导致肺、肝、脑等器官的远处转移。术后辅助放疗或化疗的疗效尚不确定。

(五)外阴佩吉特病

外阴佩吉特病是一种少见的外阴上皮肿瘤性病变,多发生于绝经后老年女性,以外阴孤立、环形、湿疹样红色斑片为特征,手术切除是主要治疗方法。

1.发生率

占外阴肿瘤的 1%～2%。其特征性的肿瘤细胞-佩吉特细胞源于皮肤胚胎生发层的多潜能基底细胞。

2.临床特征

本病病程长,发展缓慢,可经久不愈。通常发生在 53～75 岁的绝经后妇女,中位年龄为 64～70 岁。最常见的症状为持续性外阴瘙痒,文献报道最长持续时间可达 16 年,中位时间为 2 年。其次是外阴疼痛或灼痛,少数患者表现为排尿困难和阴道排液。外阴病变呈湿疹样的红色斑片,边界清晰,表面有渗出结痂或角化脱屑,多发生于大小阴唇和会阴,也可累及阴蒂和肛周皮肤。病变范围差异较大,从 2cm 到累及整个外阴和会阴,甚至累及肛周皮肤。病变范围大者(直径≥10cm)常有浸润性佩吉特病或合并外阴腺癌。绝大多数外阴佩吉特病为表皮内癌,但 10% 的患者可能有浸润,还有 4%～8% 的患者(同时或先后)合并外阴和全身其他部位的腺癌,包括:外阴汗腺癌、皮肤基底细胞癌、乳腺癌、甲状腺癌、胰腺癌、肺癌、胃癌、子宫内膜腺癌等。既往文献报道,20%～30% 的患者合并腺癌,可能将浸润性佩吉特病与伴有腺癌患者综合在一起。浸润性佩吉特病与合并外阴腺癌的患者可发生腹股沟淋巴结转移。

3.诊断

该病确诊需组织活检病理学证实。外阴佩吉特病可分为:①上皮内(或原位)的佩吉特病。②浸润性佩吉特病。③伴随外阴腺癌的佩吉特病。约 20% 的外阴佩吉特病患者合并(或)伴随外阴或全身其他部位的恶性肿瘤。因此,当诊断外阴佩吉特病时,还应注意检查其他相关器官,排除其他器官的肿瘤,如行乳腺 X 线片、盆腔超声、妇科检查、宫颈细胞学检查,甚至子宫内膜活检等;若当病变累及肛周时,还应做结肠镜和膀胱镜检查,明确有无潜在的直肠-肛门腺癌或尿道癌。

4.治疗

外阴佩吉特病以手术治疗为主。手术类型多样。根据病灶大小及部位,可以选择外阴切除术、外阴扩大切除术、改良广泛外阴切除术和广泛外阴切除术。由于真皮层潜在的组织学改变常超过临床可见病变的范围,一般需行浅表性的外阴皮肤切除,故手术切口距病灶边缘应有一定的距离,切缘距病灶至少2cm,并切除浅层的皮下脂肪,确保病灶切净,减少局部复发。必要时,术中冰冻病理明确切缘情况,若切缘阳性,则应再切除1cm的切缘组织;若当临床术前怀疑有皮下浸润或合并浸润性腺癌时,术中还应送冰冻病理检查,证实后应按外阴浸润癌处理,行外阴根治性切除及腹股沟淋巴结清扫。此外,对有严重合并症或晚期广泛转移不能耐受手术,或术后复发的患者,可行放疗、激光消融治疗、光动力学治疗和化疗,可选用丝裂霉素、VP-16、顺铂、5-FU等,因治疗的病例数太少,尚无疗效评价报道。近年文献报道了5%咪喹莫特治疗外阴佩吉特病(上皮内的)的有效率高达70%~80%,对初治和复发的患者均有效,且对5%咪喹莫特初治后复发的患者再次治疗仍有效。

第七章　泌尿系统和男性生殖系统肿瘤

第一节　肾癌

肾癌占成人恶性肿瘤的 2%～3%,各国或各地区的发病率不同,发达国家发病率高于发展中国家。我国各地区肾癌的发病率及死亡率差异也较大,根据 2013 年全国肿瘤登记年报的数据显示,全国肾癌的发病率为 4.7/10 万,死亡率约为 30%,男女患者发病率比例约为 1.83 : 1;城市地区是农村地区发病率的 4.31 倍。发病年龄可见于各年龄段,高发年龄为 50～70 岁。

一、病因及预防

肾癌的病因不清楚,大量的流行病学调查研究发现以下多种因素可能与肾癌发病有关。

(一)病因

1.吸烟

多年的研究已证明吸烟是肾癌发病的高危因素。根据美国癌症研究学会(AACR)的统计,吸烟量越大、吸烟的时间越长,肾癌发病的风险越高。吸烟不仅增加肾癌的发病风险,环境吸烟尤其是家庭或是工作环境中被动吸烟同样增加肾癌的发病风险。

2.职业

一些职业,包括石油化工、石棉工人、钢铁工人、印刷工人等长时间暴露在工业环境,接触一些化学成分致癌物质,增加了肾癌发病的危险性。

3.肥胖

越来越多的研究发现肥胖是肾癌的危险因素。10wrance WT 于 2009 年的报道认为肥胖患者更易患肾透明细胞癌,BMI 是肾透明细胞癌的一个独立预测因素。

4.遗传

肾癌分为散发性和家族性,家族性肾癌与遗传相关。家族性肾癌发病年龄早并易为多发或双侧肾癌。

5.高血压、糖尿病

近年越来越多的研究发现高血压与肾癌的关系,Setiawan VW 报道与正常人比较,高血压患者的肾癌发病风险在男性是 1.42 倍,在女性是 1.58 倍。有两项研究通过 Meta 分析已经证实糖尿病可以显著增加肾癌的发病风险,具体机制还不完全明确,目前认为其与胰岛素抵抗、高血糖及胰岛素样生长因子-1(IGF-1)水平增高等因素有关。

（二）预防

40岁后应每年做一次肾脏B超检查，做到对肾癌的早期诊断、早期治疗；同时要养成良好的饮食习惯，宜用清淡饮食，适当进食鱼、鸡蛋及少量动物瘦肉，避免食用霉变、腐烂、腌制食品，减少高糖、高脂肪食物的摄入。生活中还应保持良好的心态，加强体育锻炼，增强抗病能力；戒烟、戒酒，避免放射线侵害，减少化学性致癌物质的接触，防止滥用激素。除此之外，一些肥胖、糖尿病及患有原发肾病等高危患者应提高警惕，定期复查，做到早预防、早诊断、早治疗。

二、病理和分期

1. 分类

RCC是最常见的肾脏肿瘤（表7-1），有散发性和遗传性2种类型，散发性RCC绝大多数发生于一侧肾脏，常为单个肿瘤，双侧先后或同时发病者仅占2%～4%。遗传性RCC约占全部RCC的4%，常表现为多发性、双侧性肿瘤。

表7-1　肾细胞癌病理分类

常见及相对常见类型	少见类型
肾透明细胞癌	多房囊性肾细胞癌
乳头状肾细胞癌	Bellini集合管癌
1型乳头状肾细胞癌	肾髓质癌
2型乳头状肾细胞癌	Xp11.2易位性/TFE3基因融合相关性肾细胞癌
肾嫌色细胞癌	神经母细胞瘤相关性肾细胞癌
	黏液样小管状和梭形细胞癌
	未分类的肾细胞癌

（1）肾透明细胞癌：临床表现已如前述，染色体异常有3p25-26、3p14.2和3p12，基因突变主要是VHL基因。

（2）肾乳头状细胞癌：也称"嗜色细胞癌"，病理形态与甲状腺乳头状腺癌相似，预后较好。临床特征是：肿瘤较大但分期较早，基本发生在成人，儿童罕见报道，染色体异常有7号染色体的三倍体或四倍体、17号染色体的三倍体，基因突变可能有cMet，Fumarat hydratase；患者可发生高血压、高钙血症、低磷血症；因长期透析产生肾囊肿的患者易患本病。

（3）肾嫌色细胞癌：是低度恶性肿瘤，肿瘤最大径平均为6～8cm，但并无症状，多通过体检偶然发现，分期较早，预后好，10年生存率为80%～90%。

（4）多房性囊性肾细胞癌：均见于成年人，发展缓慢，术后几乎不发生复发和转移。

（5）Bellini肾集合管癌：罕见但预后很差，发病年龄相对年轻。肾髓质癌是集合管癌的一个亚型，预后极差。

（6）Xp11.2易位性/TFE3基因融合相关性肾细胞癌：罕见，主要见于儿童和年轻人，特征性地高表达TFE3融合蛋白，其敏感性和特异性分别达到97.5%和99.6%。

（7）神经母细胞瘤相关性肾细胞癌：罕见，多见于儿童肾母细胞瘤治疗后长期存活的患者，少数为同时发生神经母细胞瘤伴发肾细胞癌。

(8)黏液样小管状和梭形细胞癌:罕见,多无特殊临床症状,偶见季肋部疼痛和血尿。组织形态学上以具有黏液样小管状和梭形细胞为特点。

RCC 的基因突变与低氧诱导信号通路、mTOR 信号通路、c-Met-RAF-MET-ERK 通路、c-kit-RAF-MEK-ERK 通路相关,而这些通路正是新靶点药物所作用的靶点。

肾脏的其他组织同样也会发生肿瘤,见表 7-2。了解这种分类有助于特殊情况下的鉴别诊断。

表 7-2 WHO 肾脏肿瘤组织学分类

组织	名称
肾胚胎组织	胚胎癌、肉瘤、肾母细胞瘤
间叶组织	纤维瘤、脂肪瘤、纤维肉瘤、平滑肌瘤、脂肪肉瘤、平滑肌肉瘤
肾实质	肾癌、肾腺瘤
肾盂上皮	移行乳头状瘤、移行细胞癌、鳞形细胞癌、腺癌
囊肿	孤立性囊肿、多发性囊肿、囊腺瘤、囊腺癌、皮样囊肿
血管	血管瘤、淋巴瘤、错构瘤
肾包膜组织	纤维瘤、脂肪瘤、平滑肌瘤、混合瘤
神经组织	交感神经母细胞瘤
转移性肿瘤	

2.分级

以往最常用的组织学分级方法是 Fuhrman 四级分类。1997 年 WHO 推荐将 Fuhrman 分级中的 Ⅰ、Ⅱ 级合并为 1 级即高分化,Ⅲ 级为中分化,Ⅳ 级为低分化或未分化。

3.分期

(1)分期原则:此分期适用于肾细胞癌,并需经组织病理学证实。

以下是 TNM 分期的评估流程:

T 分期　体格检查和影像学检查

N 分期　体格检查和影像学检查

M 分期　体格检查和影像学检查

(2)区域淋巴结:区域淋巴结为肾门、腹主动脉旁和下腔静脉旁淋巴结。单、双侧不影响 N 分期。

(3)TNM 临床分期

T:原发肿瘤

TX　原发肿瘤无法评估

T_0　无原发肿瘤证据

T_1　肿瘤局限于肾脏,最大径≤7cm

T_{1a}　肿瘤最大径≤4cm

T_{1b}　肿瘤最大径>4cm,但≤7cm

T$_2$　肿瘤局限于肾脏,最大径>7cm

T$_{2a}$　肿瘤最大径>7cm,但≤10cm

T$_{2b}$　肿瘤局限于肾脏,最大径>10cm

T$_3$　肿瘤侵及大静脉或除同侧肾上腺外的肾周组织,但未超过肾周筋膜

T$_{3a}$　肿瘤侵及肾静脉或肾静脉分支,或肿瘤侵入肾盂肾盏系统或侵犯肾周脂肪和(或)肾窦脂肪(肾盂旁脂肪),但是未超过肾周筋膜

T$_{3b}$　肿瘤侵及横膈膜下的下腔静脉

T$_{3c}$　肿瘤侵及横膈膜上的下腔静脉或侵及下腔静脉壁

T$_4$　肿瘤侵透肾周筋膜,包括侵及邻近肿瘤的同侧肾上腺

N:区域淋巴结

NX　区域淋巴结转移无法确定

N$_0$　无区域淋巴结转移

N$_1$　有区域淋巴结转移

M:远处转移

M$_0$　无远处转移

M$_1$　有远处转移

(4)pTNM:pT 和 pN 分期与 T 和 N 分期相对应。

三、扩散和转稿

(一)直接扩散

肾癌逐渐长大,穿破肿瘤包膜向四周扩散,向内侵入肾盂,向外突破肾包膜侵及肾周围组织和筋膜,蔓延到邻近组织如结肠、肾上腺、脾及横膈等。

(二)淋巴道转移

肾癌可经淋巴道转移,左侧可转移到肾蒂、主动脉前和左外侧淋巴结;右侧累及肾门附近、下腔静脉前淋巴结、主动脉和下腔静脉间淋巴结。部分瘤栓可转移至主动脉前及下腔静脉后淋巴结,并可向上蔓延到颈淋巴结,也可以直接通过膈肌淋巴结转移到肺。

(三)血道转移

血道转移是肾癌重要的转移途径,癌细胞侵犯静脉,从毛细血管、肾内静脉至肾静脉,在静脉内形成瘤栓,可进一步深入到下腔静脉到达右心房,并向肺、骨骼和其他脏器转移,引起广泛的血道转移。

四、临床表现

(一)典型症状

目前,临床出现血尿、腰痛、腹部肿块的"肾癌三联症"的已经不到6%~10%,三者并不一定同时存在,这些患者诊断时往往为晚期,组织学上为进展性病变。有的患者没有任何症状,常于健康体检时发现。国外报道无症状的肾癌发病率逐年升高(约占50%)。

（二）肾外表现

有症状肾癌患者中 10％～40％会出现发热、贫血、高血压等副瘤综合征。

1.发热

由于肾癌内存在致热源引起发热。

2.贫血

肾癌患者其血清铁和血清内转铁蛋白含量下降，而巨噬细胞内铁含量增加，这种贫血也可能是铁进入癌细胞所致，与慢性病的贫血相似，铁剂治疗无效。

3.高血压

肾癌患者 40％的人合并高血压，主要由于肾素水平升高引起。

4.肝功能异常

由于肾癌产生肝毒性产物，引起碱性磷酸酶升高、胆红素升高、低蛋白血症、凝血酶原时间延长和高球蛋白血症。

5.血沉快

血沉快其为非特异性表现。

（三）其他

肾癌患者中有 30％为转移性肾癌，表现为体重减轻、消瘦、骨疼、咳嗽等。

五、诊断

肾癌的临床诊断主要结合临床表现并依靠影像学检查、实验室检查作为对患者术前一般状况、肝肾功能及预后判定的评价指标，确诊则需要依靠病理学检查。

（一）实验室检查

包括尿素氮、肌酐、肝功能、全血细胞计数、血红蛋白、血糖、血沉、碱性磷酸酶和乳酸脱氢酶。

（二）影像学诊断

1.超声

超声检查在健康人群查体中是发现肾脏肿瘤的主要手段，也是诊断肾肿瘤最常用的检查方法，肿瘤内有无回声区及周边有低回声声晕也被认为是判断恶性的指征。常规超声检查对肾脏小肿瘤的检出不如 CT 敏感，但是在 10～35mm 的病变中，超声与 CT 检查鉴别肿物为囊性或实性的准确率分别是 82％与 80％。

2.腹部 CT 检查

腹部 CT 平扫加增强扫描对诊断肾肿瘤及其判定分期的准确率达 90％～95％，是最主要的诊断手段。多层螺旋 CT（MSCT）可清楚显示肾动脉及其分支，肾静脉及下腔静脉的情况，可增加囊性肾癌的分隔、结节的强化等恶性特征的检出率。

3.磁共振成像技术

磁共振成像（MRI）检查具有高度敏感性和准确性，对肾肿瘤分期判定的准确性略优于 CT，特别在静脉瘤栓的大小、范围的判定方面，MRI 的对比分辨力高于 CT，可以判定分期，并可发现肾癌是否穿破包膜、侵入静脉等。

4.正电子发射断层扫描

正电子断层发射扫描(PET)和 PET-CT 可用于肾肿瘤的诊断分期和鉴别诊断。其对于肾脏原发肿瘤的诊断准确度不如 CT,但对肾肿瘤的淋巴结转移和远处转移要高于其他影像学检查方法。

5.肾动脉造影

肾动脉造影在无 CT、MRI 设备时对肾肿瘤的诊断帮助较大,可反映肿瘤血管的分布情况,帮助肾肿瘤诊断和鉴别诊断,但是与其他影像学检查相比,其价值有限。

(三)肾肿瘤穿刺活检

肾肿瘤穿刺活检具有极高的特异性和敏感性,但是无法准确判断其组织学分级。肾肿瘤穿刺活检发生种植转移的概率极低。常见并发症包括肾包膜下血肿或是肾周血肿,无需特殊处理。

六、鉴别诊断

在肾肿瘤的诊断过程中,需要注意与一些肾脏占位性病变进行鉴别,其中最常见的是肾囊肿、肾错构瘤、肾脏淋巴瘤、肾结石及肾结核病。借助于症状和影像学检查一般不难鉴别。

七、治疗

(一)治疗原则

Ⅰ、Ⅱ、Ⅲ期肾癌首选根治性手术切除。对于根治性手术切除后的早期和局部进展期肾癌,目前尚没有证据显示术后辅助治疗具有生存优势。即使对于有淋巴结转移或非根治性切除的患者,术后局部放射治疗亦没有确切益处。

Ⅳ期患者应采用以内科治疗为主的综合治疗。对于单发的肺或骨转移,手术切除转移灶可使部分患者获得长期生存的机会。随机对照临床研究证实,对同时伴远处转移的一般状况良好的肾癌患者,切除肾脏原发灶可提高细胞因子治疗的疗效。对晚期肾肿瘤引起严重血尿、疼痛等症状的患者,也可通过姑息性肾切除手术达到缓解症状,提高生存质量的目的。

肾癌的 5 年生存率分别为Ⅰ期 95％、Ⅱ期 88％、Ⅲ期 59％、Ⅳ期 20％。

(二)内科治疗

肾癌对传统的放、化疗抗拒,细胞因子(IFN-α 和 IL-2)是转移性肾癌传统的标准治疗方案。既往临床研究证实 LAK 细胞、TIL 细胞、IFN-γ 治疗转移性肾癌无明显疗效。自 2005 年底美国 FDA 批准索拉非尼用于晚期肾癌的治疗,靶向药物已成为目前转移性肾癌的标准治疗手段。目前已被批准用于转移性肾癌治疗的药物还包括舒尼替尼、替西罗莫司、贝伐珠单抗联合干扰素-α、帕唑帕尼和依维莫司等。

1.免疫治疗

免疫治疗包括 IFN-α 或(和)IL-2,曾被广泛应用于转移性肾癌的治疗,虽有一定疗效但十分有限。

(1)白介素-2(IL-2):高剂量 IL-2 治疗转移性肾癌的总有效率 15％～25％,CR 5％～7％。所有患者的中位生存时间 16.3 个月,CR 患者中位肿瘤缓解时间超过 8 年,其中部分可获得长期无病生存。国外高剂量 IL-2 的用药方法:6.0～7.2×10⁵ IU/[kg(体重)·8h],15 分钟内静脉注射,共 14 次,休 9 天后重复 14 次为一疗程。高剂量 IL-2 的不良反应严重,可引起多脏器功能损害,包括严重的低血压、心肌缺血/心肌梗死、呼吸困难、消化道反应、肝肾功能异常、血小板下降、贫血、精神异常等。早期临床研究中治疗相关的死亡率 4％。高剂量 IL-2 需在严密的重症监护下和有经验的临床医生指导下进行。国内尚无高剂量 IL-2 治疗的经验。

低剂量 1L-2 治疗转移性肾癌的有效率 10％左右,CR 率低,但中位总生存时间与高剂量 IL-2 相近。低剂量 IL-2 的不良反应减轻,临床应用方便,可皮下或静脉滴注给药。国内外低剂量 IL-2 的用法不一:(1.25～2.5)×10⁵ IU/kg,每日 1 次,每周 5 天,连续 6 周为 1 周期;或 (3～5)×10⁶ IU/m². 每日 1 次,每周 5 天;也有用至更低剂量:1×10⁶ IU/m²,每日 1 次,每周 5 天。

随机对照的临床试验结果显示,与低剂量 IL-2 比较,高剂量 IL-2 在客观缓解率以及 CR 患者的生存时间上具有优势,但总生存无明显差别。

(2)干扰素-α(IFN-α):IFN-α 治疗转移性肾癌的有效率约为 5％～15％,CR3％,平均缓解期约 4～6 个月,中位生存时间 8.5～13 个月。临床上 IFN-α 常采用剂量递增的方法,起始剂量 3MIU,皮下注射,每周 3 次;1 周后递增为每次 6MIU,如耐受良好可进一步递增至 9MIU,每周 3 次,共 8～10 周为一疗程。

研究结果表明,IFNα 联合 IL-2 可提高缓解率和延缓疾病进展时间,但并不提高总生存时间。

2.化学治疗

肾癌对化疗药物普遍抗拒,其原因与肾癌细胞高表达多药耐药基因有关。

长春碱(VLB)和氟尿嘧啶类药物是最常用的化学药物。VLB 的常用剂量为 0.1～0.2mg/kg,每周 1 次,有效率仅为 1％左右。近来的临床试验结果显示吉西他滨加或不加 5-FU 或卡培他滨治疗转移性肾细胞癌具有一定的疗效。多数 Ⅱ 期临床研究中,吉西他滨单药治疗肾癌的客观有效率 6％～8％。吉西他滨与 5-FU 或卡培他滨联合应用也显示出一定的效果,Standler 等报道吉西他滨联合卡培他滨治疗转移性肾癌患者的结果:吉西他滨 1000mg/m²,静注,d1、8、15;卡培他滨 830mg/m²,口服,2 次/天,连续 21 天,每 4 周重复,在可评价的 55 例患者中,8 例 PR,有效率 15％,中位有效时间 7.1 个月,中位 TTP5.1 个月,显示出一定疗效,而且有效的患者持续时间较长,提示可以进一步的研究。

3.靶向治疗

肾癌的靶向药物按作用靶点和机制主要分为两类:VEGF/VEGFR 抑制剂和 mTOR 抑制剂。80％的肾透明细胞癌细胞存在 VHL 基因的突变或失活而致的 VEGF、PDGF、TGF-α、CaIX 等基因的过度表达,导致肾癌富血管生成的特点。以 VEGF/VEGFR 为靶点的抗血管生成是肾癌靶向治疗的主要策略。此外肾癌常常有 PTEN 抑癌基因的失活,导致 P13K/Akt/mTOR 信号传导通路的过度激活。mTOR 是这一信号传导通路中十分重要的一个激酶,也是肾癌靶向治疗的一个重要靶点。靶向药物的疗效均优于传统的 IFN-α。对于小分子对 TKI

靶向药物治疗失败后的转移性肾癌,依维莫司和阿西替尼被证实可以进一步延长生存。

(1)索拉非尼:是一种口服的多激酶抑制剂,作用靶点包括 RAF,VEGFR-2,3 和 PDGFR-β、Flt3 和 c-Kit,具有抗血管生成和抑制肿瘤细胞增殖的双重抗肿瘤作用。一项随机对照的Ⅲ期临床试验(TARGET 试验)证实了索拉非尼可以延长细胞因子失败的转移性肾透明细胞癌患者的生存。TARGET 试验入组了 905 例 Motzer 评分为中低度、过去 8 个月内经一次细胞因子治疗失败的晚期肾透明细胞癌患者,随机分组接受索拉非尼 400mg,每日两次,或安慰剂治疗。结果,两组的客观有效率分别为 10% 和 2%,疾病控制率分别为 84% 和 55%。索拉非尼组的无进展生存期较安慰剂组延长了一倍,分别为 5.8 和 2.8 个月,P=0.00001。索拉非尼还较安慰剂显著改善了患者的生活质量。即使在中期分析后允许安慰剂组疾病进展的 216 例患者交叉接受了索拉非尼治疗,索拉非尼组的总生存期仍明显优于安慰剂组(19.3 个月 vs. 15.9 个月,P=0.015)。

但在国外的一项Ⅱ期随机对照临床研究中,索拉非尼一线治疗转移性肾癌的 ORR 和 TTP 与 IFN-α 组无差别。国内的多项临床试验中,索拉非尼治疗转移性肾癌取得了一致的较好疗效。在一项由研究者发起的Ⅱ期临床研究中,索拉非尼治疗 52 例肾癌的客观有效率 21.2%,PFS 为 11.7 个月,OS 达到 24 个月。

(2)舒尼替尼:能够抑制 VEGFR-1、-2、-3、PDGFR-α、β、c-kit、FLT-3、RET 的酪氨酸激酶活性,同样具有抗肿瘤细胞增殖和抑制血管生成的双重作用。

Motzer 等开展的随机对照Ⅲ期临床试验中,舒尼替尼一线治疗转移性肾透明细胞癌的疗效显著优于传统的 IFN-α。该试验共入组 750 例既往未经治疗的转移性肾透明细胞癌患者,随机分组接受舒尼替尼 50mg/d,连用 4 周休 2 周为一周期,或 IFNα 9MIU,皮下注射,每周三次。舒尼替尼组与 IFN-α 组的有效率分别为 31% 和 6%(P<0.001),中位 PFS 11 个月和 5 个月(P<0.001)。在中期分析后,允许 IFN-α 组肾癌进展的患者交叉接受舒尼替尼治疗,舒尼替尼组的 OS 仍优于 IFN-α 组,分别为 26.4 和 20.0 个月(P=0.0362),而两组中未接受交叉治疗的患者 OS 分别为 28.1 和 14.1 个月(P=0.0033)。

对于细胞因子治疗失败后的转移性肾癌患者,舒尼替尼在两个Ⅱ期临床试验中取得了一致的疗效。两个试验分别入组了 63 例和 106 例经免疫治疗失败的转移性肾细胞癌患者,有效率分别为 40% 和 34%,中位无进展生存时间分别为 8.7 和 8.3 个月,其中一个试验(n=63)的中位生存时间达到了 16.4 个月。

(3)贝伐珠单抗:是针对 VECF 的高度人源化的单克隆抗体,能与循环中游离的 VECF 结合而阻断 VEGFR 介导的信号传导通路,从而阻断肿瘤血管的生成。两项随机对照的Ⅲ期临床研究一致证实了贝伐珠单抗联合 IFN-α 一线治疗转移性肾癌较 IFN-α 显著提高了有效率和延长了 PFS。在 AVOREN 试验中,649 例初治的转移性肾细胞癌随机分组接受贝伐珠单抗(每 2 周 10mg/kg)联合 IFN-α(9MIU,皮下注射,每周 3 次)或 IFN-α 单药治疗,两组的有效率分别为 30.6% 和 12.4%,中位 PFS 分别为 10.2 和 5.4 个月(P=0.0001)。分层分析发现 PFS 的受益人群主要为 Motzer 评分为低、中危的肾癌患者。

另一Ⅲ期临床试验(CALGB 90206)同样比较了贝伐株单抗联合 IFN-α 与 IFN-α 一线治疗 732 例转移性肾癌的疗效,结果显示贝伐株单抗联合 IFN-α 与 IFN-α 单药治疗组的有效率分别为 25.5％和 13.1％,PFS 分别为 8.5 和 5.2 个月。

(4)替西罗莫司:是 mTOR 的抑制剂。一项多中心的随机对照Ⅲ期临床研究中,替西罗莫司一线治疗高危的转移性肾癌的 PFS(5.5 个月 vs. 3.1 个月,P＝0.008)和 OS(10.9 个月 vs. 7.3 个月,P＜0.001)均优于 IFN-α 单药。该研究入组的患者中还包括了非透明细胞癌,亚组分析表明替西罗莫司治疗非透明细胞癌同样具有生存优势。

(5)依维莫司(RAD-001):是一种口服的 m-TOR 抑制剂,目前被批准用于转移性肾癌一线 TKI 治疗失败后的二线治疗。一项多中心双盲、随机对照Ⅲ期临床试验中,依维莫司治疗索拉非尼或舒尼替尼治疗失败后的转移性肾细胞癌的 PFS 为 4.0 个月,显著优于安慰剂组的 1.9 个月。

(6)关注靶向药物的不良反应:肾癌靶向药物可引起广泛的不良反应,尤其是多靶点药物舒尼替尼和索拉非尼,即使是单靶点的 mTOR 抑制剂替西罗莫司和依维莫司的不良反应也较其他单靶点药物如吉非替尼和厄罗替尼更为广泛。高血压、手足皮肤反应是抗血管药物索拉非尼、舒尼替尼共同的不良反应,治疗中必须监测血压,并妥善处理。出血也是这类药物特有的不良反应,多发生在黏膜、牙龈和甲床下。索拉非尼对肝肾功能和血液学的毒性较轻。但舒尼替尼可引起明显的骨髓抑制,一些针对亚洲人群的研究中Ⅲ/Ⅳ度血小板减少可达到 20％以上。舒尼替尼可引起临床和亚临床型的甲状腺功能减低,发生率可高达 66％。国外资料中舒尼替尼引起左心室射血分数降低的发生率为 10％～15％;除了乏力、皮疹、贫血、黏膜炎、恶心和厌食,mTOR 抑制剂还可引起代谢异常,包括高血糖、甘油三酯和胆固醇升高,间质性肺病和感染也是这类药物较常见的不良反应。

(7)国内常用方案:索拉非尼,400mg,口服,2 次/日,连续治疗至疾病进展或出现不可耐受的不良反应。

舒尼替尼,50mg,口服,1 次/日,连用 4 周休 2 周为 1 个周期。

第二节　膀胱癌

世界范围内,膀胱癌发病率居恶性肿瘤的第 11 位。在欧美国家,膀胱癌发病率居男性恶性肿瘤的第 4 位。在我国,男性膀胱癌发病率位居全身恶性肿瘤的第 7 位,女性排在第 10 位以后,发病率远低于西方国家。2012 年全国肿瘤登记年报报道膀胱癌的总体发病率为 6.61/10 万,总体死亡率为 2.05/10 万;按性别统计,男、女性膀胱癌的死亡率分别为 3.75/10 万和 1.24/10 万,男、女性之比为 2.97∶1。城市地区膀胱癌死亡率(2.81/10 万)明显高于农村地区(1.50/10 万)。

一、病因及预防

(一)病因

1.吸烟

吸烟是目前最为肯定的膀胱癌致病危险因素,30％～50％的膀胱癌由吸烟引起,吸烟可使膀胱癌的危险率增加 2～4 倍。据分析,每支香烟中约有 $100\mu g$ 具有毒性、致畸和可能的致癌性物质,如烟雾中的芳香胺、特别是 4-氨基联苯胺和氨基甲苯与膀胱癌关系密切,而且研究显示吸雪茄、黑色烤烟者比吸香烟者的危险性要高 2 倍。

2.长期接触工业化学产品

职业因素是最早获知的膀胱癌致病因素,约 20% 的膀胱癌是由接触化工职业因素引起。流行病学证据表明化学致癌物质是膀胱癌的致病因素,尤其是芳香胺类化合物,如 2-萘胺、4-氨基联苯,广泛存在于烟草和各种化学工业中。

3.膀胱长期的慢性刺激

感染、结石、尿路梗阻等疾病可使膀胱黏膜发生癌前病变,如黏膜重度不典型增生、腺性膀胱炎、黏膜白斑病,进而发展为癌。

4.感染

血吸虫病高发区膀胱癌的发生率较高。血吸虫卵聚积在膀胱黏膜下层,加以细菌感染慢性刺激,引起鳞状或腺状化生及不典型增生,最终发展为鳞状细胞癌。

(二)预防

膀胱癌的发生是复杂、多因素、多步骤的病理变化过程,既有内在的遗传因素,又有外在的环境因素。膀胱癌的预防应该做到以下几个方面。

(1)针对病因采取预防措施,已有研究表明吸烟与长期接触工业化学产品是膀胱癌两大致病危险因素,因此应提倡禁止吸烟,改善染料、橡胶、皮革等工业的生产条件,避免大量、长期服用可致癌的药物。长期、过多的食用成而辣的食物也是引起膀胱癌的一个因素,因此饮食中应减少摄入过热、过期、过冷、变质的食物。

(2)保持良好的心态应对压力,注意劳逸结合,避免过度疲劳。

(3)高度重视血尿患者的密切随访,尤其对 40 岁以上的男性不明原因的肉眼血尿,原则上要采取严格的措施,包括膀胱镜检查等手段进行膀胱肿瘤的筛选。

(4)开展群众性的普查工作,尤其是对高发人群的普查。

二、扩散和转移

1.淋巴道转移

淋巴道转移最常见,癌细胞侵入淋巴管内,沿淋巴引流向髂内、髂外淋巴结、股深淋巴结转移。

2.直接扩散

直接扩散常出现在前列腺或后尿道、膀胱顶部、腹膜或直接蔓延至盆腔形成固定性硬块。

3.血道转移

血道转移多发生在膀胱癌晚期。

4.种植

种植可发生在手术中,由于对切口未进行严格的防护,癌细胞污染种植在切口皮肤,而出现转移性肿物。

三、临床表现

1.血尿

大约有 90％以上的膀胱癌患者最初的临床表现是血尿,通常表现为无痛性、间歇性、肉眼全程血尿,有时也可为镜下血尿。血尿程度与肿瘤大小、数目和恶性程度有关,可发生贫血,甚至休克。

2.膀胱刺激症状

有 10％的膀胱癌患者可首先出现膀胱刺激症状,表现为尿频、尿急、尿痛和排尿困难,而患者无明显的肉眼血尿。这多由于肿瘤坏死、溃疡、膀胱内肿瘤较大、数目较多或膀胱肿瘤弥漫浸润膀胱壁,使膀胱容量减少或并发感染所引起。

3.排尿困难

膀胱颈部肿瘤或带蒂肿瘤阻塞膀胱颈部,或血凝块、肿瘤残渣阻塞尿道,引起排尿困难或尿潴留,造成充溢性尿失禁,不自主滴尿。

4.上泌尿道阻塞

肿瘤生长在输尿管口附近或侵犯输尿管可造成上泌尿道阻塞,引起肾盂积水、腰痛。无尿预示双侧输尿管阻塞,可因此发生尿毒症。

5.下腹部肿块

肿瘤侵犯膀胱周围组织或发生盆腔淋巴结转移,可触及下腹部肿块。

6.中、晚期症状

中、晚期患者有恶病质、远处转移、贫血、肾盂积水及肿瘤与周围组织、器官粘连。

四、诊断

(一)影像学检查

1.超声检查

超声检查可通过三种途径(经腹、经直肠、经尿道)进行,可同时检查肾脏、输尿管、前列腺和其他脏器(如肝脏等)。经直肠超声显示膀胱三角区、膀胱颈和前列腺较清楚。经尿道超声应用不太广泛,需麻醉,但影像清晰,分期准确性较高。彩色多普勒超声检查还可显示肿瘤基底部血流信号,但膀胱肿瘤血流征象对术前肿瘤分期、分级帮助不大。超声检查不仅可以发现膀胱癌,还有助于膀胱癌分期,了解有无局部淋巴结转移及周围脏器侵犯,尤其适用于造影剂过敏者。

2.泌尿系统平片和静脉尿路造影(KUB+IVU)

泌尿系统平片和静脉尿路造影检查一直被视为膀胱癌患者的常规检查,以期发现并存的上尿路肿瘤。但初步诊断时此项检查的必要性目前受到质疑,因为其获得的重要信息量较少。泌尿系统 CT 成像(CTU)可替代传统 IVU 检查,可提供更多的检查信息,并对泌尿上皮肿瘤具有更高的诊断准确率,而缺点是更多的射线暴露量。

3.CT 检查

传统 CT(平扫＋增强扫描)对诊断膀胱肿瘤有一定的价值,可发现较大肿瘤,还可与血块鉴别。近年来,多排(64～128 排)螺旋 CT 分辨率大大提高,可以发现较小肿瘤(1～5mm),但是原位癌仍不易被发现,不能了解输尿管情况,分期准确性不高,肿大淋巴结不能区分是转移还是炎症,不能准确区分肿瘤是局限于膀胱还是侵犯到膀胱外,而且既往有肿瘤切除史者可因局部炎症反应所致的假象而造成分期过高。因此,如果膀胱镜发现肿瘤为实质性(无蒂)、有浸润到肌层的可能或要了解肝脏有无病变时可进行 CT 检查。

4.胸部检查

术前应常规拍胸部 X 线片,了解有无肺部转移。对肺部转移最敏感的检查方法是胸部 CT。

5.MRI 检查

传统 MRI 对膀胱检查并无明显优越之处。MRI 检查膀胱,T_1 加权像尿液呈极低信号,膀胱壁为低至中度信号,而膀胱周围脂肪为高信号。T_1 加权像有助于检查扩散至邻近脂肪的肿瘤、淋巴结转移及骨转移情况,甚至可评价除前列腺以外的邻近器官受侵犯情况。T_2 加权像尿液呈高信号,正常逼尿肌呈低信号,而大多数膀胱癌为中等信号。低信号的逼尿肌下方的肿瘤出现中断现象提示肌层浸润。因此,MRI 有助于肿瘤分期。动态 MRI 在显示有无尿路上皮癌以及肌层受侵犯程度方面准确性高于 CT 或非增强 MRI。由于膀胱肿瘤的平均表观弥散系数(ADC)较周围组织低,弥散加权成像(DWI)能更好地对肿瘤的 T 分期进行术前评估,且可能在评估肿瘤侵犯周围组织中有价值。

在分期方面,应用增强剂行 MRI 检查进行分期,可区分非肌层浸润性肿瘤以及浸润深度,也可发现正常大小淋巴结有无转移征象。在检测有无骨转移时 MRI 敏感性远高于 CT,甚至高于核素骨扫描。

6.骨扫描

一般不做常规使用。只在浸润性肿瘤患者出现骨痛,怀疑有骨转移时使用。

7.正电子发射断层扫描(PET)

一般不用于诊断,因示踪剂 FDG(氟脱氧葡萄糖)经肾脏排泄入膀胱会影响对较小肿瘤的诊断,而且费用较高,限制了其应用。目前,PET-CT 诊断主要应用于肌层浸润性膀胱癌术前分期,但有关肿瘤分期目前研究较少,例数不多,因而结果也不甚相同。尽管已有使用新型示踪剂(如胆碱、蛋氨酸)的报道,有限的数据显示 11C-胆碱可能是检测淋巴结转移的一种很有前途的示踪剂,但还需进一步证实。

(二)尿脱落细胞检查及肿瘤标志物检查

1.尿脱落细胞检查

尿脱落细胞检查是膀胱癌诊断和术后随诊的主要方法之一。尿标本的采集一般是通过自然排尿,也可以通过膀胱冲洗,这样能得到更多的癌细胞,利于提高诊断率。尿细胞学阳性意味着泌尿道的任何部分,包括肾盏、肾盂、输尿管、膀胱和近端尿道,存在尿路上皮癌的可能。泌尿系感染、结石、膀胱灌注、化疗、放疗可以导致假阳性结果,假阳性率为 1％～12％。检查者的技术差异也是影响尿细胞学检查结果的因素。

2.尿膀胱癌标志物检查

为了提高无创检测膀胱癌的水平,尿膀胱癌标志物的研究受到了很大的关注。美国 FDA 已经批准将 BTAstat、BTAtrak、NMP22、FDP、ImmunoCyt 和尿荧光原位杂交技术(FISH)用于膀胱癌的检测。尿液膀胱癌标记物虽然敏感性较高(特别是对于分级低的膀胱癌),但是其特异性却普遍低于尿细胞学检查,仍不能取代膀胱镜和尿细胞学检查。

(三)内镜检查

1.膀胱镜检查和活检

膀胱镜检查和活检是诊断膀胱癌最可靠的方法。通过膀胱镜检查可以明确膀胱肿瘤的数目、大小、形态、部位以及周围膀胱黏膜的异常情况,同时可以对肿瘤和可疑病变进行活检以明确病理诊断。

2.诊断性经尿道电切术(TUR)

如果影像学检查发现膀胱内有肿瘤样病变,可以省略膀胱镜检查,直接行诊断性 TUR,这样可以达到两个目的,一是切除肿瘤,二是明确肿瘤的病理诊断。

五、治疗

膀胱癌以手术治疗为主,膀胱灌注、化疗、放疗为辅。非浸润性膀胱癌和局限的 T_2 期肿瘤,可采用保留膀胱的手术;浸润性膀胱癌以及较大的多发、反复复发的肿瘤,应行膀胱全切除术。但依据影像学检查的术前分期并不十分准确,30%～50%的患者可能被低估。

膀胱癌的手术方式分为经尿道切除术、膀胱切开肿瘤切除、膀胱部分切除及膀胱全切除术。对于转移性膀胱癌患者,手术等局部治疗仅能起到止血等姑息性效果,化疗能够延长患者的生存时间并改善其生活质量。

(一)非浸润性膀胱癌

膀胱癌中 75%～85%为非浸润性膀胱癌(Tis、Ta 和 T_1 期),治疗效果及预后较好。经尿道膀胱肿瘤电切术(TURBT)联合化疗药物或免疫调节剂膀胱内灌注为非浸润性膀胱癌主要治疗手段。

1.TURBT

既是非浸润性膀胱癌首选的治疗手段,又是重要的诊断方法,损伤小、恢复快、可以反复进行,并能保留膀胱排尿功能。TURBT 后如有肿瘤残留或肿瘤病灶过多、过大,病理标本未含肌层或发现 T_1 和高分级肿瘤时,需要二次电切。T_1 期膀胱癌术后 2～6 周再次行 TURBT,可降低术后复发率。

2.经尿道激光手术

疗效及复发率与 TURBT 相近,一般用于乳头状低级别、低分期的尿路上皮癌。由于肿瘤标本多被凝固或汽化破坏,不能够提供完整的手术标本用于准确的病理分期,不推荐用于原发的或术前病理诊断不明的膀胱癌。

3.膀胱内灌注治疗

是预防 TURBT 后局部复发最常用的治疗手段,对远处转移没有作用。TURBT 术后 24 小时内即行膀胱灌注治疗,公认能明显降低肿瘤复发率。灌注策略根据复发的危险度来制定:

低危($G_{1\sim2}$Ta 期):术后灌注细胞毒药物,应在术后 24 小时内完成,单次即可。

中危(多发 G_2Ta、G_1T_1,单发的 G_2T_1 期):单次灌注＋诱导灌注或持续灌注,术后 24～48 小时内执行首次。欧洲泌尿外科学会(EAU)建议此后的灌注持续 6～12 个月,中华医学会泌尿外科学分会的建议是:每周 1 次,共 4～8 周,随后进行膀胱维持灌注化疗,每月 1 次,共 6～12 个月。药物可以是细胞毒药物或卡介苗(BCG),两者疗效相近。

高危(G_2T_1、G_3T_a-T_1、原位癌):首选 BCG,其疗效优干细胞毒药物。SWOG 建议术后第 1 周、2 周、3 周、3 个月、6 个月各灌注 1 次,后每半年灌注 1 次,持续 3 年。化疗药物与 BCG 联合序贯疗法可能提高疗效,但有待深入研究。

膀胱灌注所使用的细胞毒药物有:丝裂霉素,40mg/次;吉西他滨,2000mg/次;阿霉素,50mg/次;表阿霉素,50mg/次;吡喃阿霉素,40～80mg/次;羟基喜树碱,30mg/次。它们的疗效相近,尿 pH、化疗药物浓度与膀胱灌注化疗效果相关,药物浓度比药物剂量更重要。药物应保留 0.5～2 小时,灌注前不要大量饮水,避免尿液将药物稀释。细胞毒药物膀胱灌注的主要副作用是化学性膀胱炎,程度与灌注剂量和频率相关。若出现严重膀胱刺激症状,应延迟或停止灌注,以免并发膀胱挛缩。多数副作用在停止灌注后可以自行改善。

膀胱灌注也可用生物调节剂,BCG 最为常用。为了降低 BCG 的毒性,有人推荐使用 BCG 标准剂量(81mg)的 1/3 或 1/4。低剂量与全剂量相比,对中危肿瘤的疗效没有明显差异,但高危肿瘤用至每次 120～150mg 或有更好效果。中、高危患者的手术损伤较大,故有学者建议 BCG 应在 TURBT 术后 2 周进行,以减少 BCG 吸收带来的不良反应。术后有血尿或导尿引起尿道损伤者,2 周内不应灌注 BCG。BCG 膀胱灌注的机制尚不明确,多数学者认为是通过免疫反应介导起作用。其主要副作用为膀胱刺激症状和全身流感样症状,少见的副作用包括结核性败血症、前列腺炎、附睾炎、肝炎等,如出现上述症状可给予对症处理或减少剂量。有研究显示灌注时加用氧氟沙星能减少 BCG 毒性,临床上很少因膀胱灌注 BCG 而引起结核病。单独使用白细胞介素-2(IL-2)、干扰素(IFN)、肿瘤坏死因子(TNF)等对膀胱癌治疗的效果不理想,可考虑作为联合用药或 BCG、细胞毒药物不能耐受的患者的替代治疗。

4.光动力学治疗(PDT)

主要用于膀胱癌前病变、早期癌、原位癌、肿瘤多次复发、不能耐受手术或不愿手术的患者。Nseyo 等认为常规治疗无效的表浅性膀胱癌、BCG 或化疗失败后,应用 PDT 仍有效。在进行 PDT 前,患者需做光敏剂皮肤划痕过敏试验,只有皮试阴性者方可进行治疗。PDT 治疗膀胱癌的不良反应,多为一过性排尿困难、血尿、膀胱疼痛、膀胱痉挛等非特异性局部症状,持续几天至几周后可自行消失。治疗后一般留置导尿管数天,使膀胱充分休息。若出现膀胱激惹症状(尿频、尿急、尿痛)应予以对症处理,有膀胱挛缩者可使用解痉药物。早期使用的光敏剂为血卟啉衍生物类物质,易出现光毒性和对心血管系统的副作用,新的光敏剂 5-氨基乙酰丙酸具有无变态反应、无须避光等优点,从而使光动力学治疗有望得以推广应用。

(二)浸润性膀胱癌

浸润肌层的膀胱癌(T_2、T_3、T_4),除少数分化良好、局限的 T_2 期肿瘤可行经尿道切除保留膀胱外,一般需要行根治性膀胱切除术或部分膀胱切除术。

1.根治性膀胱切除术

是浸润性膀胱癌的标准治疗方法。适应证为 T_2-T_{4a}、N_0-x、M_0 浸润性膀胱癌,其他指征还包括高危非浸润性膀胱癌 T_1G_3 肿瘤、BCG 治疗无效的 Tis、反复复发的 NMIBC、保守治疗无法控制的广泛乳头状病变等,以及保留膀胱手术后非手术治疗无效或肿瘤复发和膀胱非尿路上皮癌。根治性膀胱切除术应同时行盆腔淋巴结清扫。

根治性膀胱切除术有开放手术和腹腔镜手术两种。与开放手术相比,腹腔镜手术具有失血量少、术后疼痛轻、恢复较快的特点,但手术时间并不优于开放性手术,且操作技巧要求高。根治性膀胱切除术伴有较高的围手术期并发症和死亡率,并发症发生率为 $33\%\sim50\%$,包括心肌梗死、肺栓塞、吻合口瘘等,病死率有时高达 $2\%\sim7\%$。

2.保留膀胱手术

身体条件不能耐受或不愿接受根治性膀胱切除术的浸润性膀胱癌患者,可以考虑行保留膀胱的手术放疗。有报道行 TURBT 后放疗,完全缓解率可达 64%,5 年总生存期为 54%。保留膀胱的标准:有肌层浸润的组织学依据;无肾积水,无远处转移;肾功能及血常规正常;不适合做膀胱全切术;影像学上未发现有淋巴结转移。因此,术前需了解肿瘤的级别、浸润深度及膀胱黏膜有无癌前病变,正确选择保留膀胱的手术方式及辅助治疗方法。

保留膀胱的手术方式有 TURBT 和膀胱部分切除术。TURBT 一般只用于局限性浅肌层浸润的肿瘤;膀胱部分切除术适用于膀胱憩室内、输尿管开口周围或位于 TURBT 操作盲区的肿瘤。部分膀胱切除术最大优点是对控制尿功能和性功能的保留,缺点是较高的复发率及切口种植率。对于多发性肿瘤、原位癌、膀胱三角区和后尿道受累、估计术后难以保留足够膀胱容量以及膀胱外已有侵犯者都不适合行膀胱部分切除术。手术范围除了切除肿瘤外,肿瘤周围 2cm 之内的膀胱壁全层应予切除。

保留膀胱的手术容易低估临床分期,淋巴结状况无法准确评价,需要密切随访。如有浅表复发,考虑再次 TURBT 及 BCG 腔内灌注。浸润性复发需要行膀胱切除。Capitanio 等认为,经过严格筛选的部分切除术,虽然复发率相对较高,但是 5 年总生存率和疾病控制方面与根治性膀胱切除术患者相近。

3.放疗

浸润性膀胱癌患者不愿意接受或不能耐受根治性膀胱切除术,或根治性手术已不能彻底切除肿瘤时,可选用膀胱放疗、化疗＋放疗或同步放化疗。术前放疗可使 65% 的患者病理分期下降,完全缓解率为 42%,5 年生存率为 44%,盆腔和远处复发率分别为 16% 和 43%。照射方法包括常规外照射、三维适形及调强放疗,射线能量应选择 6MV 或更高能量的 X 线,以保证靶区剂量高于周边正常组织剂量。推荐剂量为 $60\sim66Gy$,分次剂量为 $1.8\sim2Gy$,整个疗程不超过 $6\sim7$ 周。存在下列情况应慎用或禁用放疗:肿瘤导致肾盂积水;肾功能异常;易激惹膀胱;低容量膀胱。

术前新辅助放疗对延长患者生存期是否有益尚不明确,因此未被推荐。膀胱全切或膀胱部分切除手术后的残存肿瘤或术后病理切缘阳性者,可行术后辅助放疗。术后辅助放疗以 $50Gy/5$ 周为宜,术后有残存者应局部推量至根治剂量。

姑息性放疗的目的是减轻因膀胱肿瘤巨大造成无法控制的症状,如血尿、尿急、疼痛等。

但这种治疗可增加急性肠道并发症的风险，包括腹泻和腹部痉挛疼痛等。姑息性放疗多采用大分割剂量照射，一般为 30Gy/10f/2w 与 30Gy/5f/6w，根据治疗反应和患者身体状况酌情缩野加量。

4.化疗

有研究表明，新辅助化疗使膀胱癌死亡率降低 16%，10 年生存率提高（从 30% 提高至 36%）。对于 T_3～T_{4a}患者，其生存率提高可能更明显。顺铂为主的方案化疗后病理完全缓解率为 14%～38%。Sternberg 等报道，新辅助化疗敏感程度的差异与预后有一定相关性，可以根据对新辅助化疗的反应情况选择是否行保留膀胱的手术。Scosyrev 等研究表明，通过新辅助化疗能够使局部晚期膀胱癌患者肿瘤分期下降，使手术切除困难或已发生区域转移的膀胱癌患者重新获得手术治疗的机会。但新辅助化疗有可能会延误外科治疗时机，而且新辅助化疗基于临床分期，存在一定的误差。辅助化疗主要用于高复发风险患者，其最佳适应证为 T_3～T_4 或区域淋巴结转移患者。但辅助化疗是否改善 OS 还无定论。已有转移的晚期膀胱癌患者，全身化疗是主要的治疗方法，能延长患者的生存期，改善生活质量。化疗 2～3 周期后进行评价，如肿瘤缩小或稳定，则追加 2 周期化疗。如果化疗后肿瘤可手术切除，则术后继续 2 周期化疗。如化疗 2～3 周期后评价肿瘤无反应，则应更换化疗方案。

常用的化疗方案如下：

1.以顺铂为基础的化疗方案

膀胱癌对含顺铂的化疗方案敏感，总有效率为 40%～75%。20 世纪 80 年代被广泛使用的 CMV 方案（顺铂＋甲氨蝶呤＋长春花碱）、CISCA 方案（顺铂＋多柔比星＋环磷酰胺），有效率为 12%～78%，均未显示总生存期优于单药顺铂。90 年代，MVAC 方案（甲氨蝶呤＋长春花碱＋阿霉素＋顺铂）被认为是膀胱癌患者标准的一线治疗方案：甲氨蝶呤 $30mg/m^2$，d1、15、22，静滴；长春花碱 $3mg/m^2$，d2、15、22 天，静滴；阿霉素 $30mg/m^2$，d2，静滴；顺铂 $70mg/m^2$，d2，静滴 1～2 小时。每 4 周重复，共 2～6 个周期。其有效率为 40%～65%，较单药顺铂或 CISCA 方案，在有效率和总生存期方面都有明显改善，但毒副反应较大。GC 方案（吉西他滨＋顺铂）：被认为是目前标准一线治疗方案，吉西他滨 800～$1000mg/m^2$，d1、8、15，静滴 30～60 分钟；顺铂 $70mg/m^2$，d2，静滴 1 小时，每 4 周重复，共 2～6 个周期。GC 方案与 MVAC 方案在有效率、疾病进展时间、总生存时间等方面均相近，但耐受性更好。

2.以紫杉类为基础的化疗方案

GC 方案治疗失败，或者不能使用顺铂的患者，可以选择以紫杉类为基础的化疗方案。有研究显示，DC 方案（多西他赛＋顺铂）疗效不如 MVAC 方案，有效率分别为 37.4% 和 54.2%，至治疗进展时间分别为 6.1 个月和 9.4 个月（P＝0.003），中位生存期分别为 9.3 个月和 14.2 个月（P＝0.026）。表明以紫杉类为基础的化疗方案不适合作为晚期膀胱癌的标准一线治疗方案。

3.其他的化疗方案

卡铂联合紫杉醇或吉西他滨，有效率超过 63%，但是与以顺铂为基础的联合方案相比，完全缓解是有限的。三药方案（吉西他滨＋紫杉醇＋顺铂）与标准的 GC 联合方案比较，有效率提高，总生存期延长 3.1 个月，但无统计学意义。培美曲塞联合吉西他滨有效率为 28%，毒副反应能够耐受,但联合治疗并没有比单药吉西他滨治疗有明显优势。FOLFOX4方案证实,有效率为19%。以上化疗方案均可作为标准治疗方案失败的二线治疗。

(三)特殊类型膀胱癌

1.膀胱鳞状细胞癌

是一种高度恶性的肿瘤,大多数患者初诊时就已经是浸润性癌,预后差。临床表现主要为肉眼血尿和难以忍受的膀胱刺激症状或下尿路症状,诊断主要依靠膀胱镜活检。标准治疗是根治性膀胱全切加尿流改道术。术前放疗有助于预防盆腔复发,膀胱鳞状细胞癌是一种化疗抵抗的肿瘤,还未发现有效的化疗方案。

2.膀胱腺癌

根据组织来源,膀胱腺癌可分为3种类型:原发性膀胱腺癌、脐尿管腺癌、转移性膀胱腺癌,诊断主要依靠膀胱镜活检。其临床症状与其他膀胱肿瘤相似,但血尿、膀胱刺激症状出现较晚而临床分期较高,肿瘤多呈浸润性生长。原发性膀胱腺癌就诊时大多数已属局部晚期,宜行根治性膀胱切除术以提高疗效,术后放射治疗可以提高肿瘤无复发生存期,对于进展期和已有转移的腺癌可以考虑化疗。脐尿管腺癌以手术治疗为主,包括扩大性膀胱部分切除术和根治性膀胱切除术。初诊时往往分期较高,有较高的远处转移风险,预后差,主张采用根治性膀胱切除加盆腔淋巴结清除和脐尿管切除,放疗和化疗的效果不佳。

3.膀胱小细胞癌

是一种少见的膀胱恶性肿瘤,恶性程度高,94%患者初诊时已为浸润性肿瘤,67%患者已经存在转移性疾病,常见转移部位包括淋巴结、肝、骨、肺和脑。小细胞癌可分为局限期和广泛期,治疗原则与小细胞肺癌相近。

4.膀胱癌肉瘤

是由上皮和间质两种成分组成的恶性肿瘤,临床罕见,恶性程度高,浸润性强,进展迅速,预后差。根治性膀胱切除术是最佳治疗选择,本病对放化疗不敏感。

第三节 前列腺癌

前列腺癌是指发生在前列腺的上皮性恶性肿瘤。2004年WHO在《泌尿系统及男性生殖器官肿瘤病理学和遗传学》中提出前列腺癌病理类型包括腺癌(腺泡腺癌)、导管腺癌、尿路上皮癌、鳞状细胞癌、腺鳞癌。其中前列腺腺癌占95%以上。前列腺癌是男性生殖系统最常见的恶性肿瘤,发病随年龄增长。其发病率有明显的地区差异,欧美地区较高。世界范围内,前列腺癌发病率在男性所有恶性肿瘤中位居第2位。根据2014年全国肿瘤登记年报报道的前列腺癌的发病率为4.56/10万,在男性恶性肿瘤发病率中排第8位;死亡率达4.19/10万,在所有男性恶性肿瘤中排第9位。前列腺癌患者主要是老年男性,在我国,小于60岁的男性前列腺癌发病率较低,超过60岁发病率明显增加。

一、病因

前列腺癌的病因尚未查明,可能与遗传、环境、性激素等有关。已经被确认的危险因素包括年龄、种族和遗传性。

1.年龄

50 岁以后,其发病率及死亡率接近,呈上升趋势。

2.种族

前列腺癌的发病率及死亡率由高到低依次为黑人、白人、黄种人。

3.遗传性

如果亲属(兄弟或父亲)患有前列腺癌,其本人患前列腺癌的危险性会增加 1 倍以上。

二、临床表现

早期的前列腺癌往往无明显临床症状。但当肿瘤侵犯周围组织和结构时会引起多种临床症状,包括尿路刺激、尿路梗阻、尿失禁、会阴部疼痛、坐骨神经痛、勃起功能障碍,可以因压迫导致单侧或双侧肾积水,严重时当癌肿侵犯直肠时会导致排便困难或结肠梗阻;癌肿转移到骨骼会产生骨痛、病理性骨折等。

三、诊断要点

传统的肛门指诊仍为前列腺癌的最佳筛选技术。肛诊扪到前列腺坚硬和形态不规则的结节时应怀疑本病,但必须与前列腺增生时的增生结节、肉芽肿性前列腺炎、前列腺结核、前列腺结石等相鉴别。对直肠指检疑为前列腺癌的患者,在经直肠超声引导下进行前列腺系统性穿刺活检,是前列腺癌诊断的主要方法。

CT 及 MRI 检查有助于了解前列腺癌的分期及与周围脏器的关系。前列腺癌常引起成骨性骨转移,所有前列腺癌患者在确诊后均应行全身骨显像检查(特别是在 PSA＞20ng/mL,GS 评分＞7 的患者)。

血清前列腺特异性抗原(PSA)和前列腺特异性膜抗原(PSMA)可用于前列腺癌的筛选和检测。PSA 是前列腺癌最特异、最敏感的肿瘤标志物,晚期患者阳性率 90％以上。PSMA 是一种Ⅱ型膜糖蛋白,特异地表达于前列腺上皮,在前列腺外组织只有少量表达。前列腺癌患者血清 PSMA 水平显著增高,甚至在低 PSMA 水平的情况下,PSMA 水平亦明显升高。

四、组织学分级

为更准确地判定预后,提出了多种前列腺癌的组织学分级标准,最常用的是 Gleason 分级系统。该系统根据癌组织在低倍镜下所见的腺体分化程度及肿瘤在间质中的生长方式分为 5 级,又将肿瘤不同区域的组织结构差异概括为主要和次要两种生长方式,将占优势的主要结构称为主级,次要结构称为次级,次要结构的面积不得少于肿瘤面积的 5％,否则忽略不计。若肿瘤生长方式只有一种,仍按主、次级计算,即主级与次级相等。若有三种以上生长方式,应将其归纳为两种计算,主级和次级同按 5 级标准评分,每级计 1 分,主级加次级为总评分,分化最好的为 2 分,最差的为 10 分,一般将 2～4 分者视为高分化癌,5～6 分为中分化癌,而 7～10 分为低分化癌。

五、Gleason 分级系统

1 级:肿瘤由密集、单个、分离、圆形、均匀一致的腺体组成,边界规则。

2 级:肿瘤由单个、分离、圆形,但欠均匀的腺体组成,腺体被相当于腺体直径厚度的间质分离,肿瘤边界欠规则。

3 级:肿瘤由单个、分离、大小不一的腺体组成,包括筛状癌、乳头状癌,肿瘤边界不规则。

4 级:肿瘤由小细胞、深染或透明细胞组成的相互融合并浸润的腺体组成,有乳头状、筛状、实性结构。

5 级:只有少量或无腺体形成,呈实性或团块状,癌浸润极明显,如粉刺癌。

六、临床分期

1.分期原则

此分期仅适用于前列腺癌。前列腺移行细胞癌为尿道肿瘤,需经组织病理学确诊。

以下是 TNM 分期的评估流程:

T 分期　　体格检查、影像学检查、内镜检查、活检和生化学检测

N 分期　　体格检查和影像学检查

M 分期　　体格检查、影像学检查、骨骼检查、生化学检测

2.区域淋巴结

区域淋巴结是指盆腔淋巴结,特别是髂总动脉分叉处以下的盆腔淋巴结。单侧或双侧不影响 N 分期。

3.TNM 临床分期

T:原发肿瘤

TX　　原发肿瘤无法评估

T_0　　无原发肿瘤证据

T_1　　临床前列腺隐匿性肿瘤

T_{1a}　　前列腺隐匿癌,在≤5％的切除组织中通过组织病理学发现

T_{1b}　　前列腺隐匿癌,在＞5％的切除组织中通过组织病理学发现

T_{1c}　　肿瘤经穿刺活检证实[如由于前列腺特异性抗原(PSA)升高]

T_2　　肿瘤局限于前列腺

T_{2a}　　肿瘤累及一侧叶的一半或更少

T_{2b}　　肿瘤累及大于一侧叶的一半,但仅累及一侧叶

T_{2c}　　肿瘤累及两侧叶

T_3　　肿瘤突破前列腺被膜*

T_{3a}　　肿瘤浸润达前列腺外(单侧或双侧),包括显微镜下发现的膀胱颈受累

T_{3b}　　肿瘤侵及单侧或双侧精囊

T_4　　肿瘤固定或侵及除精囊外的邻近结构,包括侵及外括约肌、直肠、提肛肌和(或)盆

腔壁

注：*肿瘤累及前列腺尖部或达前列腺被膜(但未突破被膜)，其分期不是 T_3，而是 T_2。

N:区域淋巴结：

NX 区域淋巴结转移无法确定

N_0 无区域淋巴结转移

N_1 有区域淋巴结转移

注：转移≤0.2cm 为 pNmi

M:远处转移*

M_0 无远处转移

M_1 有远处转移

M_{1a} 非区域淋巴结转移

M_{1b} 骨转移

M_{1c} 其他部位转移

注：* 当出现多于 1 个转移灶时，选用最高级别的分期，$(p)M_{1c}$ 是最高分期。

4.pTNM 病理学分期

pT 和 pN 分期与 T 和 N 分期相对应。

然而，前列腺没有 pT_1 分期，因为没有足够的组织评价最高级别的 pT 分期。没有 pT_2 的亚分期。

5.G 组织病理学分级

GX 分化程度无法评估

分级	Gleason 评分	Gleason 评分形式
1	≤6	≤3+3
2	7	3+4
3	7	4+3
4	8	4+4
5	9—10	4+5,5+4,5+5

七、治疗

(一)治疗原则

前列腺癌治疗方案的选择需根据临床分期、患者的年龄、全身状况、预期寿命等综合考虑。前列腺癌的基本治疗原则：①对前列腺癌临床分期为 T_{1a}～$T_{2b}N_0M_0$ 的患者，可选择前列腺切除术或根治性放疗。对偶然发现、无症状、预期寿命<10 年的低危(PSA 4～10ng/mL，GS≤6，临床分期≤T_{2a})患者可选择观察等待或延期治疗。近年随着放射治疗技术的研究进展，特别是适形放疗的应用，对早期前列腺癌的放射治疗同样可以达到根治性前列腺切除术的疗效。②对局部进展的，T_3 及 T_4 期前列腺癌，因单纯前列腺切除的疗效差，通常选用三维适形放射治疗＋长疗程内分泌治疗(2～3 年)或单纯内分泌治疗。③对转移性前列腺癌以内分泌治疗

为主,无效或内分泌治疗失败者可采用化疗,对骨转移所致的疼痛可辅以局部放射治疗、全身核素治疗等手段。

(二)全身治疗

1.内分泌治疗

内分泌治疗是前列腺癌的重要治疗手段。对晚期前列腺癌,内分泌治疗是一线治疗方法,能明显延长患者肿瘤的无进展生存期及总生存期,有效地缓解肿瘤所致的症状。内分泌治疗还可应用于根治性手术和放疗前后的辅助和新辅助治疗。

内分泌治疗分为一线和二线内分泌治疗。一线内分泌治疗方式主要有去势、单独抗雄激素药物治疗和联合雄激素阻断。

(1)去势治疗:目的是抑制雄性激素的生成,降低体内的雄激素,去除雄激素对前列腺癌细胞生长的刺激作用。方法包括手术去势(双侧睾丸切除)、药物去势(雌激素、LH-RH 类似物等)。

①手术去势:通过手术切除睾丸直接去除睾丸来源的雄激素,该方法简单、见效快,可局麻下进行,费用低。患者血浆睾酮水平在手术后 3~12 小时可达最低水平。80% 的患者前列腺体积及肿瘤可缩小,症状缓解。不良反应有心理障碍及失落感、性欲丧失、勃起障碍、潮热、贫血、易疲乏、体重减轻、骨质疏松和肌肉容量减小。但对非激素依赖性前列腺癌无效。

②雌激素治疗:通过在下丘脑水平的反馈调节,抑制垂体促性腺激素的分泌,使 LH-RH 和 LH 产生降低,从而使睾丸分泌睾酮下降。每日口服 3mg,1~2 周后血睾酮可达到去势水平。虽然早期的研究表明雌激素去势治疗可达到手术去势的疗效,但由于心脑血管等方面的不良反应发生率高,目前已很少用于前列腺癌的一线治疗,常用于二线内分泌治疗。雌激素的副作用包括水肿、充血性心力衰竭、静脉炎、肺栓塞、男性乳房发育等。

③促性腺释放激素类似物(GnRH-A):天然促性腺释放激素(GnRH)作用于腺垂体,使之分泌促黄体生成素(LH)和促卵泡素(FSH)。LH 作用于睾丸间质,使之分泌睾酮;FSH 作用于睾丸支持细胞,产生雄激素结合蛋白。GnRH-A 与垂体亲和力强,首次应用后,LH 的释放量可暂时比正常情况增加 15~20 倍,睾丸分泌睾酮也随之暂时增加,但很快 LH 耗竭,血中 LH 降至极低水平,导致睾丸分泌睾酮降至去势水平。目前 GnRH-A 已成为晚期前列腺癌药物去势(雄激素去除)的标准治疗方法之一。临床上常用的药物有:醋酸亮丙瑞林、醋酸戈舍瑞林和醋酸曲普瑞林。

a.醋酸亮丙瑞林(利普安,抑那通),应用本品后血清睾酮暂时上升,使少数患者病情在短期内恶化,4 周后又恢复至原有水平,然后睾酮水平逐渐下降至去势水平。用法为皮下注射,3.75mg,皮下注射,每 4 周 1 次。b.醋酸戈舍瑞林,系一种长效制剂,每支含 3.6mg 药量,每四周在腹部皮下注射一次。c.醋酸曲谱瑞林,每支含 3.75mg,肌内注射,每 4 周 1 次;这类药物在国外应用得很广泛。主要不良反应有性欲减退、面部潮红及荨麻疹等,少数人局部注射后皮下有硬结。

(2)抗雄激素类药物:抗雄激素类药物可与内源性雄激素在靶器官上竞争受体结合,在胞质内通过与双氢睾酮受体结合,抑制双氢睾酮进入细胞核,从而阻断雄激素对前列腺癌细胞的作用,达到治疗的目的。抗雄激素药物分为类固醇与非类固醇两类,属于前者的有甲地孕酮和甲羟孕酮,后者有氟硝基丁酰胺、比卡鲁胺等。

①甲地孕酮和甲羟孕酮:为类固醇类抗雄激素药物,其作用机制与天然孕激素相同,主要作用是抑制促黄体激素的释放及封闭雄激素受体,并阻断5α-还原酶而降低前列腺双氢睾酮浓度,常用剂量为甲地孕酮 40mg 口服,2～4 次/日,或 160mg,1 次/日,三月后改为维持量40mg,2 次/日;甲羟孕酮 0.5g,口服,1～2 次/日,三月后改为维持量 0.5g,1 次/日。这类药物有一个共同的问题,服药 6～12 个月后,血清睾酮水平又逐渐回升,但通过给予小剂量的己烯雌酚(0.1mg/d),可以防止这种现象的发生。

②氟硝基丁酰胺:为一种非类固醇类抗雄激素药物,它通过封闭睾酮和二氢睾酮与其细胞内受体结合而起作用,还可以封闭睾酮对促性腺激素分泌的抑制作用。因此,用药后血清促黄体生成激素和睾酮浓度增加,使许多患者仍保持性欲及生殖能力,它主要适用于希望保持性能力的患者。用法为 250mg,每日三次。它通常与 GnRH-A 联用,但也可以单独或与Finasteride(一种 5α-还原酶抑制剂)合用。本品的不良反应较小,包括腹泻、面部发热及男子乳房发育。

③比卡鲁胺(康士得):为一种非类固醇类抗雄激素药物,可与前列腺及腺垂体的雄激素受体结合,与前列腺雄激素受体的亲和力比氟他胺强 4 倍,与腺垂体雄激素受体的亲和力比氟他胺强 10 倍。同时可竞争结合突变型及野生型受体。其半衰期长(5.8 天),适合每日给药 1 次,在第一次给药后就可达到有效血药浓度。单独应用时 150mg,每日 1 次,口服,与其他治疗联合应用时 50mg,每日 1 次,可出现男性乳腺增生、潮红,无其他内分泌作用。

(3)肾上腺酶合成抑制剂:氨鲁米特(AC)可抑制肾上腺皮质生成雄激素、糖皮质激素和醛固酮,类似于肾上腺切除作用,适用于治疗睾丸切除及雌激素治疗无效或复发的患者。用法为250mg,口服,3～4 次/天。由于神经垂体分泌的 ACTH 能对抗 AC 抑制肾上腺皮质激素合成的作用,所以每天需同时服用氢化可的松 20～40mg,以阻滞 ACTH 的这种作用。与雌激素合用可提高疗效。本品的常见不良反应有嗜睡、困倦、头晕、皮疹、恶心及低血压。

(4)联合雄激素阻断(CAB):去势治疗和抗雄激素药物的联合应用称为 CAB。去势治疗降低睾丸分泌的睾酮,但患者血中仍有肾上腺来源的雄激素,通过抗雄激素药物可进一步降低前列腺癌细胞内的雄激素刺激。关于 CAB 是否优于去势治疗已有大量的研究,2000 年荷兰前列腺癌协作组对 CAB 与去势治疗中、晚期 PC 效果进行了荟萃分析,包括 27 个随机对照临床研究,共 8275 例。结果显示:CAB 组与单纯去势组 5 年生存率分别为 25.4% 和 23.6%,无统计学差别。进一步亚组分析发现,使用非类固醇类(尼鲁米特或氟他胺)的 CAB 组与单纯去势组的 5 年生存率分别为 27.6% 和 24.7%(P=0.005)。学者认为如果采用非类固醇类作为CAB 的治疗方案可以比单纯去势组使前列腺癌患者的 5 年生存率提高 2%～3%,但治疗费用和因毒副作用停药率都明显高于单纯去势治疗组。目前多数学者认为目前尚不能完全证明联合治疗在提高生存率方面优于单纯去势治疗。

(5)二线内分泌治疗:几乎对一线内分泌治疗有反应的晚期前列腺癌都将逐渐发展为激素非依赖性前列腺癌。在激素非依赖发生的早期部分患者对二线内分泌治疗仍有反应,可降低PSA,但尚无生存期延长的报道。二线内分泌治疗的方法包括:对于采用单一去势(手术或药物)治疗的患者,加用抗雄激素药物;对于采用联合雄激素阻断治疗的患者,推荐停用抗雄激药物,停用 4～6 周后,约 1/3 的患者出现"抗雄激素撤除综合征",PSA 下降＞50％,平均有效时间 4 个月;抗雄激素药物互换:氟他胺与比卡鲁胺相互替换,对少数患者仍有效;肾上腺雄激素抑制剂:如酮康唑、氨基苯乙哌啶酮、皮质激素(氢化可的松、泼尼松、地塞米松);低剂量的雌二醇、甲地孕酮等。

2.化学治疗

转移性前列腺癌内分泌治疗的中位缓解时间 18～30 个月,但此后几乎所有的患者逐渐失去对激素的敏感性,发展为去势抗拒的前列腺癌(CRPC),即激素非依赖性前列腺癌。CRPC 的预后差,中位生存时间只有 12～18 个月。

CRPC 的全身治疗原则包括继续应用内分泌治疗确保血睾酮维持于去势水平,采用化疗改善症状、提高生活质量和延长生存时间,对骨转移应用双膦酸盐预防骨相关事件。

转移性前列腺癌常用的化疗药物包括紫杉类、米托蒽醌、阿霉素、表柔比星、雌二醇氮芥、环磷酰胺、去甲长春地辛、顺铂和氟尿嘧啶等。近年来,紫杉类药物已成为转移性前列腺癌内分泌治疗失败后的标准一线化疗,较传统的含米托蒽醌方案进一步增加了骨痛控制率,且延长了总生存时间。

(1)多西紫杉醇:两项 Ⅲ 期临床研究证实了多西紫杉醇对激素抗拒前列腺癌的疗效优于传统的米托蒽醌。

TAX327 研究中,1006 例激素抵抗性前列腺癌随机分为 3 组:多西紫杉醇 75mg/m²,每 3 周 1 次;或多西紫杉醇 30mg/m²,每周 1 次,连用 5 周,休息 1 周后重复;或米托蒽醌 12mg/m²,每 3 周重复。各组同时口服泼尼松 10mg/d。结果:3 周方案的多西紫杉醇与米托蒽醌比较,中位生存期显著延长(18.9 vs. 16.5 个月,P＝0.009),PSA 反应率(45％ vs. 32％,P＜0.001)和骨痛缓解率(35％ vs. 22％,P＝0.02)显著提高,生活质量改善。3 周方案多西紫杉醇的心脏毒性发生率低于米托蒽醌组,分别为 10％ 和 22％,但一些其他不良反应的发生率高于后者,包括 3/4 度中性粒细胞减少、脱发、腹泻、周围水肿、黏膜炎、指甲改变,周围神经毒性。每周方案的多西紫杉醇虽然在控制骨痛和 PSA 反应率上优于米托蒽醌,且不良反应减轻,但未能延长总生存。

SWOG 99-16 的研究证实了多西紫杉醇联合雌二醇氮芥治疗激素非依赖前列腺癌的疗效优于米托蒽醌联合泼尼松。两组的中位生存期分别为 17.5 个月和 15.6 个月(P＝0.02),中位 TTP 分别为 6.3 个月和 3.2 个月(P＜0.001),PSA 反应率分别为 50％ 和 27％(P＜0.001)。但多西紫杉醇联合雌二醇氮芥的毒副作用较米托蒽醌组显著增加,尤其是 3/4 度心血管不良事件的发生率分别为 47％ 和 22％,两组 3/4 度消化道反应的发生率分别为 66％ 和 17％,神经毒性分别为 23％ 和 5％。这一联合方案的安全性和疗效尚未在我国广泛验证。

(2)米托蒽醌:对有症状的激素抗拒的前列腺癌,米托蒽醌可显著缓解骨痛,但对总生存期无明显延长。早年加拿大开展的一项随机对照研究中,161 例激素抗拒的有症状的前列腺癌患者被随机分组接受米托蒽醌联合泼尼松或泼尼松单药治疗。具体用法:米托蒽醌:12mg/m²,第 1 天,21 天重复,泼尼松:5mg,口服,每日两次,连续服用。结果:两组疼痛的缓解率分别为 29％ 和 12％(P＝0.01),疼痛缓解时间分别为 43 和 18 周(P＜0.0001)。两组的中位生存时间无差别。

对无临床症状的激素抗拒前列腺癌,以米托蒽醌为主的化疗价值不明确,化疗有效率可达25%～50%,中位进展时间5～8个月,但对总生存和生活质量的改善无明显帮助。

(3)雌二醇氮芥:是以雌二醇17-磷酸酯为载体的氮芥类化合物,具有烷化剂及雌激素的双重作用,其主要代谢产物雌二醇氮芥和雌酮氮芥对前列腺具有特殊亲和力,既能通过下丘脑抑制促黄体生成素,降低睾酮的分泌,又有直接细胞毒作用。

用法:每日600mg/m²,分2次口服,如连服3～4周无效,则应停药;如有效,原剂量继续服用,共3～4个月。有效率为30%。不良反应为恶心、呕吐、血栓形成、轻微女性化,少见骨髓抑制,少数人有转氨酶和胆红素升高。

(4)前列腺癌常用的联合化疗方案:

DP方案

多西紫杉醇60～75mg/m²,静注,第1日

泼尼松5mg,口服,每日2次,第1～21天

21天为1周期

MP方案

米托蒽醌10～12mg/m²,静注,第1日

泼尼松5mg,口服,每日2次,第1～21天

21天为1周期

EMP方案

雌二醇氮芥600mg/(m²·d),分两次口服

共3～4个月

EEM方案

VP-16 50mg/(m²·d)口服第1～14天

EM 15mg/(kg·d)口服第1～21天

4周为1周期,可连续进行直到疾病进展

NE方案

去甲长春碱25mg/m²,静注,第1.8日

雌二醇氮芥280mg,口服,每日3次,第1～14天

21天为1周期

CFP

顺铂50mg/m²,静滴,第1日

方案

环磷酰胺500mg/m²,静注,第1日

氟尿嘧啶500mg/m²,静滴,第1日

21天为1周期

(5)转移性前列腺癌治疗的新药:

①Provenge:一种针对前列腺癌的自身肿瘤疫苗。其制作过程首先从患者体内分离出抗原呈递细胞,在体外进行扩增并在前列腺酸性磷酸酶(PAP,一种前列腺特异性抗原)中孵育活

化,然后回输入患者体内诱导产生针对前列腺癌的特异性免疫反应而达到治疗肿瘤的目的。Provenge 是第一个被美国 FDA 批准的治疗性疫苗。Ⅲ 期临床研究中,与安慰剂比较,Provenge 对激素抗拒的晚期前列腺、可延长生存时间 4 个月,3 年生存率为 31.7%。Provenge 的主要副作用是发热、乏力和疼痛。

②Cabazitaxel(Jevtana,卡巴他赛):是一种新颖的紫杉类药物。Ⅲ 期临床试验中,cabazitaxel 对多西紫杉醇失败的激素抗拒前列腺癌,其疗效优于米托蒽醌,PSA 缓解率 39.2%,中位 PFS 2.8 个月,OS 15.1 个月。用法:25mg/m²,静脉输注,每 3 周重复。主要不良反应有:骨髓抑制、腹泻、疲劳、恶心呕吐、便秘、疲乏和肾衰竭等。

③阿比特龙:是一种细胞色素氧化酶(CYP17)的选择性不可逆强效抑制剂,通过抑制雄激素的合成而达到治疗前列腺癌的目的,新近被批准用于治疗多西紫杉醇失败的激素抗拒前列腺癌。用法:1000mg,口服,1 次/日。主要不良反应为水钠潴留、心搏出量减少。阿比特龙联合泼尼松治疗多西紫杉醇治疗失败的激素抗拒前列腺癌,PSA 缓解率 38%,PSA 进展时间分别为 10.2 个月,总生存期为 14.8 个月。

第四节　睾丸肿瘤

睾丸生殖细胞肿瘤约占男性恶性肿瘤的 1%～1.5%,但却是 15～34 岁之间男性最常见的肿瘤。在过去 40 年中,其发病率增加了一倍左右。2009 年美国新发病例 8400 例。在我国上海市肿瘤登记资料的该病发病率为 0.8/10 万,高于前列腺癌和阴茎癌。与其发病有关的因素有遗传、隐睾、睾丸发育不全和 Klinefelter 综合征。

一、诊断要点

睾丸肿瘤的常见症状是阴囊肿块不断增大,有时伴疼痛,迅速肿大的肿瘤内出血会产生触痛和剧痛。睾丸上长出的硬块临床上应怀疑为睾丸肿瘤。

体格检查和超声检查可查明病变的部位。如果证实为睾丸内肿块,进一步的检查包括血中 AFP、LDH 和 β-HCG 浓度的测定及胸部 X 线检查。对已确诊的睾丸肿瘤,应常规进行腹盆腔 CT 扫描;精原细胞瘤患者常常有 HCG、LDH 的升高,AFP 的升高常常预示有非精原细胞瘤成分存在。如果腹盆腔 CT 扫描提示有腹膜后淋巴结肿大或胸部 X 线检查异常,应行胸部 CT 扫描检查。

二、病理分型

按照 WHO 睾丸生殖细胞肿瘤的病理分类,在所有睾丸恶性生殖细胞肿瘤中,少于一半的患者为单一组织学类型,其中 50% 为精原细胞瘤;其他均为混合型,病理类型在评价转移风险和预测治疗疗效中具有重要的作用。多胚瘤虽然被认为是混合型,但由于其具有独特的生长特性,因此常常被单独列为一种病理类型。

1.单一组织学类型

(1)精原细胞瘤。

（2）胚胎癌。

（3）畸胎瘤。

（4）卵黄囊肿瘤。

（5）绒毛膜上皮癌。

2.混合型

（1）胚胎癌伴畸胎瘤伴或不伴精原细胞瘤。

（2）胚胎癌伴卵黄囊肿瘤伴或不伴精原细胞瘤。

（3）胚胎癌伴精原细胞瘤。

（4）卵黄囊肿瘤伴畸胎瘤伴或不伴精原细胞瘤。

（5）绒毛膜上皮癌伴其他成分。

3.多胚瘤

大体上，睾丸生殖细胞瘤的病理分类可分为两类：精原细胞瘤和非精原细胞瘤。组织中100%为精原细胞瘤细胞的肿瘤称为纯精原细胞瘤。其他类型，包括混合有精原细胞瘤和非精原细胞瘤成分的都应按非精原细胞瘤治疗。多数非精原细胞瘤含有多个生殖细胞亚型。组织学精原细胞瘤但血清 AFP 升高的患者，应该按非精原细胞瘤治疗。因为精原细胞瘤不产生 AFP。

三、临床分期

pT　原发肿瘤（在根治性睾丸切除术后确定原发肿瘤的范围）

pTx　原发肿瘤未能评价

pT_0　无原发肿瘤证据（例如睾丸组织学为瘢痕）

$pTis$　精曲小管内生殖细胞瘤（原位癌）

pT_1　肿瘤限于睾丸和附睾，无血管/淋巴的侵犯，或肿瘤可能侵入白膜，但未侵犯睾丸鞘膜

pT_2　肿瘤限于睾丸和附睾，有血管/淋巴的侵犯，或肿瘤透过白膜已侵犯睾丸鞘膜

pT_3　肿瘤侵犯精索、尚未或已有血管/淋巴的侵犯

pT_4　肿瘤侵犯阴囊、尚未或已有血管/淋巴的侵犯

注：除了 $pTis$ 和 pT_4，原发肿瘤侵犯的范围主要根据睾丸切除术后的病理。Tx 可以用于睾丸未切除的情况

N　区域淋巴结（主动脉旁及腔静脉旁淋巴结，阴囊手术后同侧腹股沟淋巴结）

临床

Nx　区域淋巴结未能评价

N_0　无区域淋巴结转移

N_1　孤立淋巴结转移，最大径≤2cm；或多个淋巴结转移，最大径均未超过 2cm

N_2　孤立淋巴结转移，最大径＞2cm，≤5cm；或多个淋巴结转移，其中最大径可＞2cm，但均≤5cm

N_3　淋巴结转移,最大径>5cm

病理

pNx　区域淋巴结未能评价

pN_0　无区域淋巴结转移

pN_1　孤立淋巴结转移,最大径≤2cm,或≤5个淋巴结转移,任何一个≤2cm

pN_2　孤立淋巴结转移,最大径>2cm,≤5cm;或5个以上淋巴结转移,但均<5cm;或有肿瘤侵犯到淋巴结外的证据

pN_3　淋巴结转移,最大径>5cm

M　远处转移

Mx　远处转移未能评价

M_0　无远处转移

M_1　远处转移

M_{1a}　区域淋巴结以外的淋巴结转移或肺转移

M_{1b}　除 M_{1a} 以外的脏器转移

S　血清肿瘤标志物

Sx　标记物分析未进行或结果不能评价

S_0　标记物测定在正常限度以内　S_1　LDH<1.5×N 和 HCG<5000mIU/mL 和 AFP<1000ng/mL

S_2　LDH 1.5~10×N 或 HCG 5000~50000mIU/L 或 AFP 1000~10000ng/mL

S_3　LDH>10×N 或 HCG>50000IU/L 或 AFP>10000ng/mL

注:N 表示正常 LDH 的上限

0 期	pTiS	N_0	M_0	S_0
Ⅰ期	$pT_{1~4}$	N_0	M_0	Sx
ⅠA 期	pT_1	N_0	$M_0 S_0$	
ⅠB 期	pT_2	N_0	M_0	S_0
	pT_3	N_0	M_0	S_0
	pT_4	N_0	M_0	S_0
ⅠS 期	任何 pT/Tx	N_0	M_0	$S_{1~3}$
Ⅱ期	任何 pT/Tx	$N_{1~3}$	M_0	Sx
ⅡA 期	任何 pT/Tx	N_1	M_0	S_0
	任何 pT/Tx	N_1	M_0	S_1
ⅡB 期	任何 pT/Tx	N2	M_0	S_0
	任何 pT/Tx	N2	M_0	S_1
ⅡC 期	任何 pT/Tx	N_3	M_0	S_0
	任何 pT/Tx	N_3	M_0	S_1

Ⅲ期	任何 pT/Tx	任何 N	M_1	Sx
ⅢA期	任何 pT/Tx	任何 N	M_{1a}	S_0
	任何 pT/Tx	任何 N	M_{1a}	S_1
ⅢB期	任何 pT/Tx	$N_{1\sim3}$	M_0	S_2
	任何 pT/Tx	任何 N	M_{1a}	S_2
ⅢC期	任何 pT/Tx	$N_{1\sim3}$	M_0	S_3
	任何 pT/Tx	任何 N	M_{1a}	S_3
	任何 pT/Tx	任何 N	M_{1b}	任何 S

四、治疗

(一)生殖细胞肿瘤的治疗

睾丸肿瘤无论是何种类型,患侧高位睾丸切除术及精索结扎要先于其他治疗,术后根据肿瘤类型和分期进行辅助治疗。若肿瘤已发生转移危及生命时可先化疗。睾丸肿瘤多局限于一侧,只有当对侧睾丸体积小于 12mL、有隐睾病史或生精功能异常时,才考虑对侧睾丸活检。

1.精原细胞瘤

(1)可手术局限性肿瘤(Ⅰ期):定义为 $pT_{1\sim4}N_0M_0S_0/X$ 即 ⅠA/B 以及 ⅠS,治疗首选根治性睾丸切除术,将患侧睾丸及其周围筋膜完整拉出,在内环口处分离精索切除睾丸。术后处理包括腹膜后淋巴结辅助性放疗、化疗及随访。研究发现腹膜后淋巴结清扫术(RPLND)复发率可达 9.5%,因此不推荐 Ⅰ期精原细胞瘤 RPLND。术后辅助放、化疗原则如下:

术后 1 个月内可行辅助性放疗。照射野包括腹主动脉旁及同侧髂血管淋巴引流区(狗腿野),剂量 20～26Gy。剂量分割取决于患者的耐受情况。"狗腿野"包括腹主动脉旁和盆腔淋巴结,上起 T_{10} 下缘,两侧在体中线各旁开 4～5cm。健侧在 L_5 下缘至患侧闭孔内缘垂线与耻骨联合上 2cm 交点之连线,患侧向下延伸至 L_4,下缘与髋臼外缘连线。然后,双侧沿闭孔内缘或髋臼外缘垂直向下,下界至闭孔下缘。主动脉旁照射野以中平面计算深度量,髂腹股沟区照射野以前后径 1/3 计算深度量,每次组织量可在 1.8Gy 左右,在 3～4 周内完成全部剂量。对侧髂腹股沟区的预防性照射不必常规进行,更不必行膈上淋巴结区的预防性照射。

术后卡铂单药单程辅助化疗的生存率、肿瘤复发率和复发时间与放疗相似,5 年无复发率分别为 94.7% 和 96%。因此,Ⅰ期精原细胞瘤中卡铂单药单程化疗能够取代放疗。另外一些研究表明,卡铂单药化疗 1 个疗程后的复发率为 4.5%,2 个疗程后的复发率为 1.8%,2 个疗程化疗疗效更理想。NCCN 指南推荐 1～2 周期卡铂辅助化疗(AUC=7)。

对随访依从性好、有相应经济能力的 Ⅰ期精原细胞瘤患者,征求患者同意,可以在根治性术后进行严密监测而不进行放化疗。

(2)转移性肿瘤:定义为 ⅡA/B 期、ⅡC 期和 Ⅲ期,治疗以放化疗为主。

精原细胞瘤对放射线高度敏感,放疗是 ⅡA/B 期睾丸精原细胞瘤的标准治疗模式。ⅡA 和 ⅡB 期的放射剂量分别是 30Gy 和 36Gy。但放疗可以引起结缔组织增生,导致手术间隙的消失,给 RPLND 造成困难。西班牙生殖细胞肿瘤组用化疗(BEP 方案)替代术后放疗,效果与放疗相同。因此有指南建议,对于部分淋巴结＞3cm 的ⅡB 期精原细胞瘤可以选择 4 个周期 EP 或 3 个周期 BEP 方案化疗替代放疗。

化疗是ⅡC 期和Ⅲ期睾丸精原细胞瘤的基础治疗。对于预后好的给予 3 个周期的 BEP 或 4 个周期的 EP 方案化疗。对于预后中等的患者建议 4 个周期的 BEP 方案化疗。

2.非精原细胞性生殖细胞肿瘤

NSGCT 包括胚胎癌、畸胎瘤、绒毛膜上皮癌和卵黄囊瘤等,两种及以上组织学成分的混合性肿瘤也归为此类。胚胎癌伴畸胎瘤称为畸胎癌。

(1)可手术局限性肿瘤(Ⅰ期):定义为ⅠA/B 以及ⅠS。不论原发肿瘤的病理类型和临床分期如何,都应争取做睾丸切除术。如睾酮分泌水平正常且肿瘤体积小于睾丸体积的 30%,患者有特别要求,可考虑睾丸部分切除术。术后可以选择观察随访或行 RPLND。依从性好的能够定期随访的患者可以选择观察随访,但平均复发风险为 20%～30%,如果有淋巴/血管浸润和(或)病理类型以胚胎癌为主,复发风险更高。Ⅰ期 NSGCT 有约 30%存在腹膜后淋巴结转移(病理分期Ⅱ期),RPLND 可以对肿瘤进行更加准确的病理分期。但该术式并发症较多,可能发生肾蒂出血、乳糜腹、肺不张、肠粘连、肠梗阻、肠瘘、胰腺炎、胰瘘、应激性溃疡、切口感染或裂开等并发症。由于术中损伤了腹下神经及盆神经丛,几乎所有患者都会出现逆行射精、阳痿或不育。为减少和避免并发症的发生,保证患者的正常射精功能,推荐采用保留神经的腹膜后淋巴结清扫术(NS-RPLND)。为准确进行术前分期需常规 CT 扫描并在 7～10 天内重复测定血清肿瘤标志物,NS-RPL-ND 应在 CT 扫描 4 周内进行。术后治疗主要根据淋巴结转移情况:无淋巴结转移的(pNO)患者建议随访;有淋巴结转移的 pN1 可以选择随访或化疗,更倾向于前者;有淋巴结转移的 pN2 和 pN3 的患者建议化疗,但是对于 pN2 的患者也可以选择随访。对于 pN1 和 pN2 患者建议 2 个周期 EP 或 BEP 化疗,而对于 pN3 患者建议 4 个周期 EP 或 3 个周期 BEP 化疗。

(2)转移性肿瘤:定义为ⅡA/B 期、ⅡC 期和Ⅲ期。

ⅡA/B 期术后治疗主要根据肿瘤标志物水平。AFP 和 β-HCG 正常者选择 RPLND 或化疗,化疗方案为 4 个周期 EP 或 3 个周期 BEP。AFP 或 HCG 升高者,ⅡA 期建议化疗,化疗后可以选择随访或 RS-RPLND。ⅡB 期术后如果肿瘤标志物水平正常,腹部 CT 提示病灶局限于腹膜后淋巴引流区,可以选择 RS-RPLND 或化疗;如果肿瘤标志物水平升高,建议化疗,不考虑 NS-RPLND。

ⅡC 和ⅢA(预后好),3 个周期 BEP 或 4 个周期 EP 化疗,治愈率为 90%;ⅢB(预后中等),4 个周期 BEP 化疗,治愈率为 70%;ⅢC(预后差),4 个周期 BEP 能使不到 50%的患者获得持续性的完全缓解,其余的可以进行探索性治疗。不能耐受博莱霉素的患者可行 4 个周期 VIP(依托泊苷、异环磷酰胺和顺铂)方案化疗。

3.生殖细胞瘤化疗后再评估及残存病灶的处理

生殖细胞瘤化疗 2 个疗程后要进行病情的再评估,以决定下一步治疗方案(包括观察、放疗或手术等),必要时给予解救化疗。评估主要通过影像学检查和肿瘤标志物水平的检测。如果肿瘤标志物水平下降,提示预后良好,应完成标准化疗;如果肿瘤标志物水平上升,提示预后不良,应更换方案或转向高剂量化疗。

精原细胞瘤化疗后的残存病灶多为良性,需要慎重鉴别。一般情况下,如果 CT 残存病灶直径<3cm,PET 阴性,肿瘤标志物水平正常,不需要进一步处理。肿块>3cm、肿瘤标志物水平正常但 PET 阳性,应考虑手术及组织病理学检查,如有肿瘤成分则术后要行解救化疗。为减少 PET 的假阳性,PET 应在化疗 6 周后进行。

NSGCT 化疗后残存病灶可能为病灶纤维化(40%~45%)或肿瘤病灶(10%),包括 PET 在内的影像学检查并不能准确区分残存病灶的性质。如有可能,所有 NSGCT 患者术后化疗后的残存病灶都应行手术切除,包括切除肺部、肝以及腹膜后的残存病灶。

以畸胎瘤为主的 NSGCT 高度化疗耐药,如果残存病灶不切除,其中的肿瘤细胞可转变为癌、肉瘤或其他肿瘤。化疗后血清肿瘤标志物水平的持续升高不是手术的禁忌证。但残存病灶切除后肿瘤标志物水平仍持续上升,需要解救化疗。如果获得完全缓解且肿瘤标志物为阴性,可以密切随访或行 NS-RPLND。

NSGCT 化疗后残留病灶,切除后病理证实含有胚胎、卵黄囊、绒毛膜癌或者精原细胞瘤成分,则还需行 2 个周期化疗。

4.复发及不可手术的转移性肿瘤

复发及不可手术的转移性肿瘤的治疗以化疗为主,放疗与手术酌情作为补充手段。化疗方案主要为顺铂或卡铂加用一线方案中未用过的药物,如 VIP(依托泊苷、异环磷酰胺和顺铂)、TIP(紫杉醇、异环磷酰胺、顺铂)和 VeIP(长春碱、异环磷酰胺、顺铂)。以吉西他滨及奥沙利铂为主的方案,如 GEMOX(吉西他滨、奥沙利铂)、GP(吉西他滨、紫杉醇)以及 GOP(吉西他滨、奥沙利铂以及紫杉醇),通常不在一线治疗中。然而,以顺铂为基础的化疗无效或者治疗后复发者,常规剂量的化疗方案很难获得长期缓解,此时可以考虑自体造血干细胞移植(AHSCT)支持下的高剂量化疗(HDC)。

由于精原细胞瘤对放疗敏感,对于体积<3cm 的复发病灶可以直接予以 35Gy 照射,62.5%~85%的患者能获得长期缓解。精原细胞瘤复发病灶的放疗包括主动脉区域照射和联合同侧髂腹股沟区域照射。

NSGCT 患者如果肿瘤标志物水平进行性升高,各种化疗方案疗效不佳,可行手术切除复发病灶,术后约 25%患者能长期生存。

有报道抗血管生成药物如来那度胺、沙利度胺等单药治疗既往经过多程化疗的生殖细胞瘤复发患者,也可以取得一定的缓解率,安全性较好。

5.常用化疗方案

一线方案有 BEP、EP、VIP,二线方案有 VeIP、TIP,高剂量化疗方案为卡铂＋足叶乙苷、紫杉醇＋异环磷酰胺＋卡铂＋足叶乙苷,姑息性化疗方案有 GEMOX、GP、GOP 等。

(1)BEP(博莱霉素＋足叶乙苷＋顺铂):博莱霉素,30U,静滴,d1、8、15 或 d2、9、16;足叶乙苷,100mg/m²,静滴,d1~5;顺铂,20mg/m²,静滴,d1~5。每 3 周重复。

(2)EP(足叶乙苷＋顺铂):足叶乙苷,100mg/m²,静滴,d1~5;顺铂,20mg/m²,静滴,d1~5。每 3 周重复。

(3)OGEMOX(吉西他滨＋奥沙利铂):吉西他滨,1000mg/m²,静滴 30 分钟,d1、8;奥沙利铂,130mg/m²,静滴 2 小时,d1。每 3 周重复。

(4)GOP(吉西他滨＋奥沙利铂＋紫杉醇):吉西他滨,800mg/m²,静滴 30 分钟,d1、8;奥沙利铂,130mg/m²,静滴 2 小时,d1;紫杉醇,80mg/m²,静滴 1 小时,d1、8。每 3 周重复。

(5)GGP(吉西他滨＋紫杉醇):吉西他滨,1000mg/m²,静滴 30 分钟,d1、8、15;紫杉醇,100mg/m²,静滴 1 小时。每 4 周重复。

(6)TIP(紫杉醇＋异环磷酰胺＋顺铂):紫杉醇,250mg/m²,静滴,d1;异环磷酰胺,1500mg/m²,静滴,d2～5(美司钠解救);顺铂,25mg/m²,静滴,d2～5。每 3 周重复。

(7)VeIP(长春碱＋异环磷酰胺＋顺铂):长春碱,0.11mg/kg 体重,静注,d1、2;异环磷酰胺,1200mg/m²,静滴,d1～5;顺铂,20mg/m²,静滴,d1～5。每 3 周重复。

(8)VIP(足叶乙苷＋异环磷酰胺＋顺铂):足叶乙苷,75mg/m²,静滴,d1～5;异环磷酰胺,1200mg/m²,静滴,d1～5(美司钠解救);顺铂,20mg/m²,静滴,d1～5。每 3 周重复。

(9)卡铂＋足叶乙苷:卡铂,700mg/m²,静滴;足叶乙苷,750mg/m²,静滴。卡铂和足叶乙苷在外周血干细胞输注前 3 天应用,2 个周期。

(10)紫杉醇＋异环磷酰胺＋卡铂＋足叶乙苷:紫杉醇,200mg/m²,静滴 24 小时,d1;异环磷酰胺,2000mg/m² 静滴 4 小时(美司钠解救)。每 2 周重复。2 个周期后应用卡铂＋足叶乙苷:卡铂,AUC7-8,静滴 60 分钟,d1～3;足叶乙苷,400mg/m²,静滴,d1～3;同时应用外周血干细胞支持。2～3 周为 1 个周期,3 个周期。

6.预后及随访

预后和随访因肿瘤类型、分期及治疗而有不同。

(1)精原细胞瘤Ⅰ期:睾丸网膜的侵犯、瘤体>4cm、年龄<30 岁以及病理分期 T_2 以上是危险因素,如无以上危险因素,复发风险概率为 11%;如存在 1 个因素,复发风险概率为 15%;存在 2 个因素,复发风险概率为 30%。

随访主要包括:术后 2 年内每 3～4 个月临床体格检查及肿瘤标志物水平监测,第 3～4 年每 6～12 个月 1 次,以后每年 1 次;腹部/盆腔 CT 术后 2 年内每 6 个月、第 3 年每 6～12 个月、第 4～5 年每年 1 次。胸片第 1～5 年根据临床需要。经化疗完全缓解的Ⅰ期精原细胞瘤,15%～20%将在随访中复发。行 RPLND 后,持续升高的肿瘤标志物常提示仍存在腹膜后淋巴结或其他部位的转移,应立即开始治疗。

接受化疗后,第 1 年每 3 个月临床体格检查及肿瘤标志物监测,第 2 年每 4 个月 1 次,第 3 年每 6 个月 1 次,以后每年 1 次,直至 5 年随访结束;腹盆腔 CT 连续 3 年每年 1 次。胸片复查根据临床需要。

接受放疗后,包括ⅠS期,腹主动脉旁淋巴结放疗后 2 年内每 4 个月临床体格检查及肿瘤标志物监测,第 3 年起每年复查 1 次直至第 10 年。腹盆腔 CT 连续 3 年内每年 1 次。胸片复查根据临床需要。

(2)NSGCTⅠ期:术后 2 年内尤其是第 1 年需密切监测。第 1 年每 1～2 个月进行临床体格检查、肿瘤标志物和胸片检查,第 2 年每 2 个月 1 次,第 3 年每 3 个月 1 次,第 4 年每 4 个月 1 次,第 5 年每 6 个月 1 次,第 6～10 年每年 1 次;腹部 CT 术后第 1 年每 3～4 个月、第 2 年每 4～6 个月、第 3～4 年每 6～12 个月、第 5 年每 12 个月 1 次。以后每年 1 次临床体格检查、肿瘤标志物和胸片检查,每 1~2 年腹部 CT 检查。Ⅰ期 NSGCT 患者仅行睾丸切除术,复发率约 30%,若同时存在血管周围浸润,复发的危险率将增加至 50%,故应增加随访次数。

术后化疗和 NS-RPLND 术后患者,第 1~2 年每 2~3 个月进行临床体格检查、肿瘤标志物和胸片检查,第 3 年每 3~6 个月 1 次,第 4 年每 6 个月 1 次,第 5 年每 6~12 个月 1 次,第 6~10 年每年 1 次;腹盆腔 CT 检查,第 1 年每 6 个月、第 2 年每 6~12 个月、第 3~5 年每 12 个月 1 次。以后每年 1 次临床体格检查、肿瘤标志物和胸片复查,腹盆腔 CT 检查根据临床需要。

(3)转移性生殖细胞瘤:包括ⅡA/B 期、ⅡC 期和Ⅲ期,推荐第 1~2 年每 3 个月进行临床体格检查、肿瘤标志物和胸片检查,第 3~5 年每 6 个月 1 次,5 年以后每年 1 次;腹盆腔 CT 检查第 1~2 年每 6 个月、第 3~5 年每年 1 次,以后每年 1 次。如果胸片提示异常,应做胸部 CT 检查,如果出现头痛等症状,应做头颅 MRI 检查。

(二)非生殖细胞肿瘤的治疗

1.性索间质肿瘤

性索间质肿瘤主要有间质细胞肿瘤、支持细胞肿瘤、颗粒细胞瘤和性腺母细胞瘤。

(1)间质细胞肿瘤:也称"Leydig 细胞瘤",多为良性,主要表现为无痛性睾丸肿大。仅 10% 的 Leydig 细胞瘤为恶性,且多发生于成年人。肿瘤细胞可产生睾酮、雌激素、黄体酮和皮质类固醇,80% 的患者伴有激素水平紊乱,半数患者可出现乳腺发育等异常性激素效应,AFP、HCG、LDH 和 PALP 等 TGCT 标志物常为阴性。睾丸 Leydig 细胞产生胰岛素样因子 3,可以作为 Leydig 细胞分化良好和功能状况的标志物。超声检查发现睾丸内有均质性、低回声占位病变,肿块血流不丰富而周围血流丰富时应考虑 Leydig 细胞瘤,确诊需要通过病理检查。

间质细胞肿瘤的治疗以手术为主,传统的手术为根治性睾丸切除术。青春前期患双侧睾丸肿瘤者,如果临床和病理组织学上没有恶性特征,可以仅行病灶切除术,以保留其生育及生理功能,术后密切随访。恶性 Leydig 细胞瘤患者,尤其是老年患者,应行睾丸根治性切除和腹膜后淋巴结清扫术。

间质细胞肿瘤对放疗和化学治疗不敏感。放疗仅用于对症和姑息治疗,化疗没有成熟的方案可以提供。

(2)支持细胞肿瘤:也称"Sertoli 细胞瘤",属于性腺基质肿瘤,起源于生殖嵴的原始性腺间质或颗粒细胞,约占睾丸肿瘤的 1%。本病可发生在任何年龄,大多为良性,10%~22% 为恶性。

支持细胞肿瘤多单侧发病,表现为圆形或卵圆形质韧睾丸肿块,生长缓慢,伴或不伴疼痛,可出现内分泌变化,雄激素、雌激素、促性腺激素升高,但也可正常。激素水平测定、睾丸超声检查有助于诊断,确诊需依靠病理检查。治疗原则与 Leydig 细胞瘤相同。

(3)颗粒细胞瘤:有幼年型和成人型之分。幼年型颗粒细胞瘤多发生在 6 个月以内小儿(约 50%),平均诊断年龄为 1 个月,典型表现为较小的(<2cm)单侧阴囊包块(左右两侧发病率相同)。双侧幼年型颗粒细胞瘤非常罕见,表现为新生儿腹腔内大的肿块。肿瘤标志物(AFP 和 β-HCG)在年龄相当的正常范围内。成人型颗粒细胞瘤是一种潜在的恶性肿瘤,它没有与激素相关的症状。最初的临床表现包括缓慢的无痛性睾丸肿胀,部分患者合并男子乳腺

发育和阳痿。

幼年型颗粒细胞瘤的治疗主要是保留睾丸的手术治疗,大部分患者术后无复发和转移。成人型颗粒细胞瘤有潜在的远处转移潜力(20%),所有患者的最初治疗均为根治性睾丸切除术。有报道颗粒细胞瘤患者于诊断后 10 年出现肝脏与腹膜后淋巴结转移,并于 13 个月后去世。但 Matoska 报道的一例于诊断时即有转移,随访 14 年病情却无进展。

(4)性腺母细胞瘤:属于原位癌,是一种良性肿瘤但有发展为精原细胞瘤和其他侵袭性生殖细胞瘤的潜能。标准治疗是性腺切除术,根据瘤体内其他生殖细胞成分的多少决定是否行后续放疗和化疗。当对侧性腺异常或未降时,推荐双侧性腺切除。

2.非特异性间质肿瘤

(1)卵巢上皮细胞型肿瘤:与卵巢的上皮细胞型肿瘤相似。

(2)睾丸网及集合系统肿瘤:良性腺瘤和腺癌均有报道。腺癌呈局限性生长,但病死率高达 56%。

(3)非特异性间质肿瘤:非特异性间质肿瘤非常罕见,其诊断、预后、治疗与软组织肉瘤类似。

第八章 恶性淋巴瘤

第一节 霍奇金淋巴瘤

霍奇金淋巴瘤(HL)是来源于淋巴组织的恶性肿瘤,它可发生于淋巴结内或淋巴结外,但多数原发于淋巴结内,预后较好。

2008年淋巴瘤WHO分类中霍奇金淋巴瘤分为2个基本类型:结节性淋巴细胞为主型(NLPHL)和经典型(cHL);其中经典型包括结节硬化型(cHL-NS)、混合细胞型(cHL-MC)、富于淋巴细胞型(cHL-LR)和淋巴细胞消减型(cHL-LD)4个亚型。

一、流行病学

霍奇金淋巴瘤是由英国医师托马斯·霍奇金名字命名的恶性肿瘤,1832年英国伦敦的托马斯·霍奇金医师通过尸体解剖,肉眼观察,在他的论文中对7例淋巴结和脾肿大的病例进行了描述,这是首次完整的描述本病。最初人们并不知道是恶性淋巴瘤,因此只是命名为Hodgkin's Disease,国内翻译为何杰金病,到20世纪90年代国内进行疾病命名的标准化,将何杰金病改为霍奇金病。

HL发病率表现出地区的差异,在西方国家发病率较高,霍奇金淋巴瘤发病占淋巴瘤的12%,约3/10万;我国霍奇金淋巴瘤的发病率稍低占10%,(1.4~6.5)/10万。

HL的发病年龄具有明显的双峰特点,第一个高峰发生在年轻人(15~35岁),第2个高峰出现在老年人(55岁以上)。男性多于女性,约2.6:1。

二、病因及发病机制

HL可见特征性的Reed-Sternberg(RS)细胞,cHL中RS细胞98%来源于B淋巴细胞,细胞数量的增减反映了肿瘤侵袭力的消长。HL的发病可能与下述因素有关。

1.转录因子网络下调和B细胞表型丢失

cHL的RS细胞极少或不表达B细胞典型表型,一些调节B细胞特异基因的关键转录因子在RS中不表达或显著下降。

2.信号通路紊乱

肿瘤抑制基因NFKBIA、TNFAIP3的突变下调导致NF-κB活性增强,从而引起RS细胞异常增殖;JAK-STAT、NOTCH信号异常导致凋亡的阻断;小RNA表达异常与肿瘤发生有关。

3.EB 病毒感染

EBV 在 HRS 细胞中的感染率与组织学亚型和流行病学因素有关。MCHL 感染率最高（80％～100％），NSHL 最低（10％～40％）。在发展中国家和 HIV 感染的人群中 EBV 感染率很高，接近 100％。儿童 HL 比成人 HL 感染率高，特别是 10 岁以下儿童，中国 10 岁以下儿童感染达 95％，并且与组织学亚型无关，即几乎所有亚型均有感染。55 岁以上老人比青壮年感染率高。因此 EBV 在 HL 中感染率也呈双峰。EBV 的亚型也随地区不同有所变化。在发达国家主要是 1 型 EBV，在中国也主要是 1 型，在部分非洲和南美发展中国家主要是 2 型，并且双重感染也较普遍，HIV 感染人群也常是 2 型。其感染在 cHL 的发生中起重要作用。

4.局部微环境

CHL 与其他肿瘤相比其瘤细胞（HRS 细胞）较少，而周围微环境相对丰富，研究认为肿瘤细胞的产生是微环境失调的结果。

三、病理

1.病理特点

主要表现为淋巴结正常结构全部或部分破坏；病变由肿瘤和非肿瘤性炎症背景细胞组成；可见特征性的 Reed-Sternberg（RS）细胞。几乎所有的 HL 细胞均来源于 B 细胞，仅极少数来源于 T 细胞，但是细胞表面的 B 细胞表面标记如 CD10、CD19、CD20、CD45R、CD79a 等常阴性，T 细胞表面标记如 CD3、CD4、CD45RO 等也阴性。RS 细胞 CD30，CD15，CD70，TARC 等常阳性，其中较为重要的是 CD15 和 CD30 阳性，CD30 是促进淋巴细胞凋亡的膜蛋白，RS 细胞的 CD30 常过度表达，似乎是一种促进凋亡的启动子，但由于 NFkB 与 cIAP2 等基因表达异常抑制了凋亡过程。HL 可有 IgH 或 TCR 基因重排。

2.各亚型的病理特点

（1）结节性淋巴细胞为主型（NLPHL）：95％以上为结节性，侵犯的淋巴结内可见局灶性改变，少数呈弥漫性；镜下单一性小淋巴细胞增生为背景，其内散在体积较大的瘤细胞，胞质丰富，核大，呈爆米花样，称为"Popcorn"细胞，另见体积较大的单核细胞，似转化淋巴细胞或组织细胞样细胞，称为 L&H 细胞。瘤细胞表达 CD20，但不表达 CD15、CD30，CD57（＋）的小 T 细胞围绕在瘤细胞周围。

（2）经典型（cHL）：混合性细胞增生为背景，可见较明显的嗜酸性粒细胞。肿瘤细胞体积大，胞质丰富，核大核仁明显，有单个核的霍奇金细胞和双核或多核的诊断性瘤细胞，称为 R-S 细胞。免疫组化示瘤细胞 CD30、CD15（国内表达率明显低于西方报道）、PAX-5 等呈阳性，其中 CD15 和 CD30 阳性有诊断意义；其他 B 细胞或 T 细胞标志常为阴性；可有 IgH 或 TCR 基因重排。

3.分子生物学及细胞遗传学

有学者用基因芯片研究了淋巴细胞的 2.2 万个基因，结果显示 HL 来源于淋巴细胞。基因的变化反映了淋巴瘤的本质，相信不久的将来，基因分析的方法必然会在淋巴瘤的分型、预后判断和治疗方案的选择等方面发挥重要作用。

（1）NLPHL：L&H 细胞呈单克隆性 Ig 基因重排。从组织中提出的 DNA 常检查不出 Ig 基因呈单克隆,因为病变中有大量的反应性 B 细胞干扰。只有通过微切割获取单个瘤细胞,从中提出的 DNA,才能查到单克隆性 Ig 基因重排。同时还检测到了 Ig 基因可变区具有很多自身突变点,并且存在突变正在进行的信号。这种 Ig 基因重排是具有功能的,因为在多数病例的 L&H 细胞中可测到转录的 IgmRNA,这与 CHL 中的 HRS 细胞不同。

（2）cHL

①常规细胞遗传学和 FISH 研究显示多核瘤细胞常呈非整倍体和多倍体核型。但这些技术不能证明 HRS 细胞中特异性、重复性的染色体改变。对比基因组杂交显示染色体亚区重复性变化,如染色体 2p、9p、12q 上的亚区可重复获得,以及染色体 4p16,4q23～24,9p23～24 特有的高水平扩增。单个细胞的研究显示 CHL 的 HRS 细胞 17q 的重复获得率达 70%,这一特点与 NLPHL 和其他淋巴瘤有明显区别。HRS 细胞不存在 t(14;18) 和 t(2;5) 异位。

②抗原受体基因：HRS 细胞的起源和性质一直是人们关注的重要问题,近 10 年来随着条件的成熟已证实 98% 以上的 CHL 有 Ig 基因克隆性重排,极少的病例有 TCR 重排,提示绝大多数 CHL 来源于 B 细胞,极少数来源于 T 细胞,并且这些细胞具有单克隆性质。

③Ig 基因的自身突变：在 CHL 中已经重排的 Ig 基因的可变区内存在很多自身突变,表明 HRS 细胞起源于生发中心细胞或其后代。但与 NL-PHL 不同,CHL 通常没有基因正在突变的信号(标志)。还有研究显示 HRS 细胞起源于生发中心 B 细胞,而非"生发中心后"的 B 细胞。

④Ig 基因转录失活：最初的单个细胞研究得出的结论是,HRS 细胞不能产生功能性的 Ig 分子,这是由于突变使编码停止或干扰了抗原的连接或干扰了轻、重链的修补。但是,原位杂交和最近的单细胞研究显示所有病例的 HRS 细胞缺乏转录的 IgmRNA,无论是存在(25%)还是不存在(75%)缺陷 Ig 基因突变。进一步的研究显示由于八聚体转录因子 OCT2 缺失和(或)其协同活化因子 BOB1 缺失,导致 Ig 基因的启动子失活,Ig 转录的消失。在其他 B 细胞淋巴瘤(包括 NLPHL)通常没有 OCT2 和(或)BOB1 缺失。

⑤凋亡的阻断：正常情况下失去了表达 Ig 的 B 细胞会迅速进入凋亡,但是 HRS 细胞不产生 Ig,也不产生凋亡,凋亡通路被阻断。有研究提示与核转录因子 NFkB 活性增强、JAK-STAT 信号及 NOTCH 信号异常有关。

⑥其他基因：如 EBV 的 LMP1、p53 可能与 CHL 的发病机制有关,EBV 感染可促使 LMP1 在 HRS 细胞中表达。LMP1 具有转化和抗凋亡的潜能。但是 EBV 只存在部分 HL 病例中。因此,EBV 不是 HL 的唯一阻断凋亡的因素。然而,EBV 很可能是一个协同因素。尽管 p53 过表达的频率很高,但是 Tp53 的突变在单个细胞水平仍未得到证实。

⑦EBV 感染：EBV+ 的 HL 通常在复发时仍然保持同样 EBV 株。HRS 细胞中的 EBV 表达 LMP1 和 EBNA-1,但不表达 EBNA2。这种表达形式是 EBV 潜伏感染 2 型的特征。

四、临床分期

临床分期是霍奇金淋巴瘤的重要预后因素。期别较晚则疗效和预后较差,治疗方针也不同,治疗前应先确定临床分期。临床分期的目的是确定病变的范围,以便制定正确的治疗方案,同时也有助于判断预后和治疗后的疗效评价。目前常用的是 AnnArbor-Cotswolds 分期。

A:无全身症状。

B:无其他解释的发热、盗汗、体重下降(体重 6 个月内下降 10%)。

X:巨块病变:①肿块最大直径大于等于 5、6 胸椎水平胸廓内径的 1/3;②淋巴结肿块最大直径>10cm。

E:局限性孤立的结外病变,不包括肝和骨髓只有 1 个部位的病变(IE),侵犯邻近的淋巴结(IE 或 ⅡE 等)。

五、临床表现

(一)局部表现

在临床上,HL 大多首先侵犯表浅和(或)纵隔、腹膜后、肠系膜淋巴结,但很少原发于结外器官。国内外资料都表明,HL90% 以上侵犯淋巴结,9% 可为结外受侵;NHL 结外受侵可为25%~40%。

1.淋巴结肿大

较多的患者在早期表现为无痛的颈部淋巴结肿大,以后其他部位亦陆续发现。淋巴结可从黄豆大到枣大,中等硬度,坚韧,均匀,丰满。一般与皮肤无粘连,在初期和中期互不融合,可活动。到了后期淋巴结可长到很大,也可互相融合成大块,直径达 20cm 以上,侵犯皮肤,破溃后经久不愈。有 1/5 左右患者从起病即有多处淋巴结肿大,很难确定何处为首发部位。

此外,HL 邻近淋巴区受侵的约占 2/3,而 NHL 侵犯不相邻淋巴区的机会较多。淋巴结在初期可能增大缓慢,在一定阶段增大迅速,过一阶段又相对稳定。患者常常诉说其淋巴结肿大,在确诊前数月至数年,平均为 5 个月时间内有增大和缩小的病史。有的患者经过 3 年以上的反复淋巴结肿大、发热,取活检数次后始得确诊。不可能通过淋巴结的大小、形状或手感准确区别淋巴瘤类型。然而,肿大浅表淋巴结的分布可以提供诊断的资料。韦氏环受侵在 HL 远较 NHL 为少见;滑车淋巴结受侵在 HL 少见,但在滤泡性淋巴瘤较常见。从淋巴结开始肿大到明确诊断的时间很重要,例如同样是 Ⅲ 期,这一时间的长短大致可代表病程进展的快慢。

2.纵隔

纵隔也是好发部位之一。多数患者在初期常无明显症状,主要表现为 X 线片上有中纵隔和前纵隔的分叶状阴影。有的患者可有急剧发展的上腔静脉压迫征或气管、食管、膈神经受压的表现。国外资料显示 HL 的纵隔淋巴结肿大发生率为 50%,尤以年轻妇女为最高(70%),NHL 的纵隔受侵低于 20%。在 T 淋巴母细胞型淋巴瘤,纵隔淋巴结肿大是一常见的首发症状。国内资料中发生于纵隔的恶性淋巴瘤中最多为 NHL,HL 较少,尤其是儿童。受侵的纵隔淋巴结,可以是单个的淋巴结增大;也可以是多个淋巴结融合成巨块;外缘呈波浪状,侵犯一侧或双侧纵隔,以后者较多见。前纵隔淋巴结增大表现为胸骨后区密度增高,凸面向前的团块影,这组淋巴结有否增大是鉴别恶性淋巴瘤与结节病的重要标志。经放疗后 NHL 侵犯的淋巴结可以迅速缩小,而在 HL 由于受侵的淋巴结内纤维成分较多,缩小比较缓慢,经较长时期追随检查可以发现肿瘤照射区有斑点状钙化。后纵隔淋巴结肿大表现为胸椎旁梭形软组织影,多位于左侧第 8～12 胸椎水平,也可以是对称的。

3.肝与脾

原发性肝恶性淋巴瘤少见,文献仅有个例报道。继发侵犯肝脏的并不少见,尸检发现 60％的 HL 和 50％的 NHL 侵犯肝脏。部分病例可以肝脾肿大为首发症状,在学者的统计中,就诊时有肝脾肿大的占 23.4％。但这些患者肝功能大多无明显异常。由于肿块弥散,肝扫描也少有大的占位病变。脾受侵有时常需手术后病理检查始能确定。少数患者可有脾功能亢进的表现。发生于脾的恶性淋巴瘤预后较好,有肝受侵的预后不佳,比有全身症状的还差。

4.结外器官

在罕见的情况下 HL 亦可有结外器官如骨、咽淋巴环、皮肤、消化道、脑等受侵。

（二）全身表现

1.全身症状

约 10％的患者可以发热、瘙痒、盗汗及消瘦等全身症状为最早出现的临床表现。有的患者长期不规则发热原因不明,经 2 年以上始发现表浅淋巴结肿大方得确诊。也有少数患者伴有隐匿的病灶,长期发热,先为周期性,以后变为持续性,多方面检查不能确定原因,最后开腹探查证实为腹膜后 HL。有的患者长期瘙痒,检查时只有皮肤增厚、搔抓痕及继发的感染,以后证实为 HL。

持续发热、多汗、体重下降等可能标志着疾病进展,机体免疫功能的衰竭,因此预后不佳。但也有的患者单有瘙痒、发热而不伴有巨大肿块,经治疗后迅速好转者,预后反而较好。

另一种多年来为人熟知但至今机制不明的现象是部分恶性淋巴瘤患者,饮啤酒后几分钟出现受侵的淋巴结或骨疼痛。这种不能耐受啤酒的现象最多见于结节硬化型的 HL 患者,有时甚至可作为一种诊断性试验。

2.皮肤病变

恶性淋巴瘤患者可有一系列非特异性皮肤表现,发生率约 13％～53％。常见的为糙皮病样丘疹、带状疱疹、全身性疱疹样皮炎、色素沉着、鱼鳞癣及剥脱性皮炎。也可发生荨麻疹、结节性红斑、皮肌炎、黑棘皮症、色素性荨麻疹等。至于由于瘙痒而引起的抓痕和皮肤感染则更为常见。晚期恶性淋巴瘤患者免疫状况低下,皮肤感染常经久破溃、渗液,形成全身性散在的皮肤增厚、脱屑。因此,对这些非特异性病变也应予以适当处理。

3.贫血

恶性淋巴瘤患者约 10％～20％在就诊时即有贫血,甚至可发生于淋巴结肿大前几个月。晚期患者更常出现贫血。发生贫血的原因可为:①慢性失血,特别是消化道出血,导致低色素小细胞性贫血;②动员组织内的铁及重新利用血红蛋白铁的能力下降;③部分患者球蛋白试验阳性,红细胞寿命缩短;④骨髓广泛侵犯,造血功能低下;⑤脾功能亢进,血细胞破坏增多;⑥个别患者血清叶酸值降低,表现为大细胞性贫血;⑦有时血清免疫球蛋白增多,血浆量增加,血液稀释,也是引起血红蛋白降低的因素之一。进行性贫血和血沉增快是临床上判断恶性淋巴瘤发展与否的一个重要指标。

4.神经系统表现

恶性淋巴瘤患者可有一系列非特异性神经系统表现,如进行性多灶性脑白质病、亚急性坏死性脊髓病、感觉或运动性周围神经病变以及多发性肌病等。病变性质可为:①变性;②脱髓鞘;③感染性;④坏死性或混合存在。

5.免疫功能低下

由于 HL 患者,特别是晚期患者,免疫状况低下,可发生中枢神经系统感染,如新型隐球菌感染等;也可发生血源性化脓性脑膜炎或脑脓肿。恶性淋巴瘤侵犯脑实质可伴发脑出血。多数 HL 晚期病例常表现为细胞免疫指标如旧结核菌素、淋巴细胞转化率、巨噬细胞吞噬率和吞噬指数及外周血 T 细胞水平(E 玫瑰花结试验)和 T_4 比例等低下。免疫球蛋白的改变则在部分 HL 和 B 细胞恶性淋巴瘤较明显。一般说来,免疫指标的动态变化与病情是平行的。免疫指标极度低下常常标志着疾病进展或复发。在有效的治疗后免疫指标可恢复到正常水平。

归纳起来,HL 的临床表现比较均一:①首发表现多以淋巴结肿大为主,可有颈部、纵隔肿块、脾大或腹部肿块;②全身症状较常见,如发热、体重下降、盗汗、瘙痒或骨痛;③实验室检查可有血小板增多、白细胞增多、嗜酸性粒细胞增多、血沉快、碱性磷酸酶升高等;④少数可伴副综合征,其中包括皮肤表现,肾和代谢性表现如肾病综合征、高钙血症、低血糖、乳酸中毒,神经系统综合征如神经元炎、感染性神经炎、急性小脑变性等。

六、辅助检查

1.影像学检查

每位患者均应在初次治疗前、治疗中和疗程结束后,对所有淋巴结区和容易侵犯的内脏器官进行检查和评估。

(1)B 超:对于浅表淋巴结和肝脾检查有一定优势,可以进行腹膜后和盆腔淋巴结检查,也可进行腹盆腔脏器检查,但结果的重复性不足。

(2)X 线:如正侧位胸片、胃肠道造影等。

(3)增强 CT:用于淋巴结区检查特别是深部淋巴结受累时的病情评价。

(4)PET 和 PET/CT:[18]F-FDGPET 根据病灶对 FDG 代谢高低来鉴别其良、恶性,特异性高,结果更为可靠;NCCN 指南提出患者应在初诊分期时、ABVD 化疗 2~4 个疗程、StanfortV 方案 8~12 周、BEACOPP 化疗 4 个疗程复查 PET/CT 进行重新分期。但是,PET 也有假阳性,应结合临床综合判断。

2.骨髓检查

包括骨髓涂片和骨髓活检,对于确定是否发生骨髓侵犯至关重要。

(1)针吸涂片(AS):简单易行,损伤小,患者易于接受,但检出率较低,为 70%~30%。

(2)针取活检(AB):用骨髓活检针取少量骨髓组织进行病理学检查,检出率可提高 10%~30%。双侧或多点检查可使阳性率进一步提高 5%~10%。

3.胸腔和腹腔探查术

单纯纵隔或腹腔淋巴结肿大,穿刺活检不能确诊时,需做相应的探查手术,或借助胸、腹腔镜进行活检手术。

七、诊断及鉴别诊断

1.诊断

诊断主要依靠淋巴结肿大的临床表现和组织活检结果。霍奇金淋巴瘤的诊断应包括病理诊断和临床分期诊断。临床分期如前所述。

(1)NLPHL病理诊断要点:①满足HL的基本标准,即散在大细胞＋反应性细胞背景;②至少有1个典型的大结节;③必须见到L&H细胞;④背景中的细胞是小淋巴细胞和组织细胞,没有嗜中性和嗜酸性粒细胞;⑤L&H细胞总是呈LCA⁺、CD20⁺、CD15⁻、CD30⁻,L&H细胞周围有大量CD3⁺和CD57⁺细胞围绕。

(2)CHL病理诊断要点:①散在大细胞＋反应性细胞背景;②大细胞(HRS细胞)主要为典型RS细胞、单核型和多核型RS细胞;③混合性反应性背景:嗜中性粒细胞、嗜酸性粒细胞、组织细胞和浆细胞等;④弥漫为主,可有结节样结构,但无硬化纤维带包绕和包膜增厚;⑤HRS细胞总是CD30⁺,多数呈CD15⁺,少数呈CD20⁺,极少出现EMA⁺;⑥绝大多数有EBV感染,即EBER⁺和LMP1⁺。病理形态学见到肿瘤性细胞及蛋白水平检测特异性标记物表达是诊断的依据。

2.鉴别诊断

本病临床上多表现为发热、淋巴结肿大,故其鉴别诊断应从患者临床表现及病理检查进行。

(1)临床上主要表现为淋巴结肿大的患者应与下列疾病进行鉴别。①坏死性淋巴结炎:多见于青年女性,为自限性疾病,可能与病毒感染有关。活检病理示淋巴结结构破坏,组织细胞明显增生,有散落性坏死及众多细胞碎片,可用激素等治疗。②淋巴结结核:有发热、盗汗、乏力等结核中毒症状,淋巴结肿大以颈部多见,无压痛,可破溃,质地不均匀,互相粘连,病理提示有干酪样变、纤维化或钙化,确诊需多次、多部位淋巴结穿刺、涂片和活检,并找出结核原发病灶;抗结核治疗多有效。③嗜酸性粒细胞性淋巴肉芽肿:特征为全身淋巴结肿大伴嗜酸性粒细胞增多,肿大淋巴结无粘连、无压痛,鉴别主要依靠淋巴结病理,可以发现嗜酸性粒细胞浸润。④淋巴结转移癌:多为局限性的淋巴结肿大,淋巴结较硬,无压痛、不活动,质地不均匀,可找到原发灶。如胃癌、食管癌易转移至锁骨上淋巴结、乳腺癌易转移至腋下淋巴结。⑤结节病:全身所有组织均可受累,以纵隔淋巴结和肺为主,常侵犯双侧肺门,呈放射状,伴有长期低热。局灶性或广泛性周围淋巴结病变是结节病最常见的胸外表现,一般不超过2cm,淋巴结病变可自发缓解或再次出现,50％～80％的患者血清血管紧张素转换酶(ACE)水平增高。需要行病理检查以协助诊断。⑥Castleman病:常表现为原因不明的淋巴结肿大,主要侵犯胸腔,以纵隔最多,也可侵犯肺门及肺内;其他受侵部位包括颈部、腹膜后、盆腔、腋窝等。需行病理检查以协助诊断。

(2)临床上伴有发热的患者需与下列疾病鉴别。①传染性单核细胞增多症(IM):是EBV急性感染性疾病。可出现头痛、咽痛、高热,接着淋巴结肿大伴压痛,血常规白细胞不升高,甚至有些偏低,外周血中可见异型淋巴细胞,EBV 抗体滴度可增高。病理淋巴结以 T 区反应性增生为主,一般结构没有破坏,淋巴滤泡和淋巴窦可见,不形成结节样结构,没有纤维化。T 区和淋巴窦内有较多活化的淋巴细胞、免疫母细胞,有的甚至像单核型 RS 细胞,但呈 CD45 (LCA)$^+$,CD20$^+$、CD15$^-$,部分细胞 CD30$^+$。如鉴别仍困难可进行短期随访,因 IM 是自限性疾病,病程一般不超过 1 个月。②结核病:可表现为发热,以午后低热为典型表现,伴乏力、盗汗,可伴咳嗽、淋巴结肿大、腹部不适等器官侵犯表现,可行 CT、淋巴结活检等检查明确。

(3)病理上需与下列疾病鉴别。①间变性大细胞淋巴瘤(ALCL):在形态学上有许多相似之处,而且均可表达 CD30,尤其是当 ALK 阴性时鉴别很困难。ALCL 瘤细胞更加丰富,单个核细胞为主,偶见多核细胞,有 hallmark 细胞。可借助 CD15$^-$、CD43$^+$、EMA＋/－鉴别。②弥漫性大 B 细胞淋巴瘤(DLBCL):NLPHL 应与之鉴别,两者均可出现 CD20 阳性的肿瘤细胞,CD30 和 CD15 均可以阴性。但是 DLBCL 为弥漫性瘤细胞增生浸润,以单个核瘤细胞为主,无"爆米花样"肿瘤细胞,背景 T 淋巴细胞散在分布,不成结节状。少数 NLPHL 病例可以转化成 DLBCL。③灰区淋巴瘤(GZL):GZL 目前包括形态和免疫表型特征介于经典霍奇金结节硬化型与原发纵隔大 B 细胞淋巴瘤之间,B 细胞淋巴瘤、B 细胞淋巴瘤不能分类特征介于 DL-BCL 与 CHL 之间及 B 细胞淋巴瘤不能分类特征介于 DLBCL 与 Burkitt 淋巴瘤之间。GZL 形态学表现为多晶的肿瘤细胞生长在广泛的纤维化间质中,在肿瘤组织的不同区域,细胞学表现多种多样,免疫表性特征介于两者之间,经常在细胞形态与免疫表型上表现出不一致。

八、治疗

霍奇金淋巴瘤患者绝大多数可以治愈,新诊断的局限期 cHL 3 年 PFS 94.6%,进展期 cHL 5 年 PFS 86.4%,但难治复发、第二肿瘤等影响其整体的生存。预后好的霍奇金淋巴瘤患者治疗目标除争取治愈肿瘤外还要考虑降低治疗相关毒性。对标准治疗后早期复发、仅达到部分缓解或者Ⅲ、Ⅳ期高危的霍奇金淋巴瘤患者,其临床预后较差,采用放化疗为基础,联合靶向治疗、免疫治疗、造血干细胞移植等综合治疗。

(一)早期 HL 的治疗

化疗结合受累野放疗是早期 HL 的基本治疗原则。

1.综合治疗

选用一线方案如 ABVD、StanfordV 等化疗联合受累野放疗,根据患者的预后确定化疗的周期数和放疗剂量。

(1)预后较好者:指临床Ⅰ～Ⅱ期,无不良预后因素者。选用一线 ABVD 方案 2～4 周期或 StanfordV 8 周,化疗结束后根据 PET/CT 评估结果,行受累野放疗 20～30Gy 作为巩固治疗。

(2)预后不良者:指临床Ⅰ～Ⅱ期,具有≥1 个不良预后因素者。选用一线联合化疗方案治疗 ABVD4～6 周期、BEACOPP×2 周期＋ABVD×2 周期或 StanfoItV×12 周;化疗结束根据 PET/CT 结果,予化疗或局部放疗巩固治疗。

2.经典单纯放疗

结节性淋巴细胞为主型霍奇金淋巴瘤的ⅠA～ⅡA可以考虑单纯局部放疗,其余均采用化疗联合局部放疗。对有化疗禁忌及拒绝化疗者,可以考虑进行扩大野放疗。

扩大野包括斗篷野、锄形野、倒Y野及次全淋巴区和全淋巴区照射;特点是照射面积大,疗效可靠,远期不良反应明显,包括肺纤维化、心包积液或胸腔积液、心肌梗死、二次肿瘤(乳腺癌、肺癌、消化道癌等)。

(二)进展期 HL 的治疗

进展期 HL 主要指Ⅲ或Ⅳ期的患者,推荐的一线治疗方案仍以化疗联合受累野照射的综合治疗为主。

1.ABVD

推荐应用 ABVD×2 周期后,行 PET/CT 检查,根据结果决定继续 ABVD 共 6 周期或换用强化 BEACOPP×4 周期,再行局部受累野放疗。

2.StanfordV×12 周方案

可用于 IPS≤3 的患者。推荐应用 StanfordV×12 周后进行 PET/CT 评估,根据结果对初始＞5cm 的病灶、受累脾脏进行巩固放疗,剂量 30～36Gy。

3.强化 BEACOPP 方案

主要用于 IPS≥4,年龄＜60 岁的患者。推荐应用强化 BEACOPP 方案 6 周期,进行 PET/CT 评估,PET 阳性的残留部位进行局部放疗。

上述进展期患者,若中期评估 PET-CT 阳性,建议病理活检,若活检仍为阳性,考虑为难治性 HL 患者,按复发难治患者进行治疗。

(三)复发性和难治性 HL

1.定义

(1)难治性 HL:在初治时淋巴瘤进展,或者虽然治疗还在进行,但是通过活组织检查已经证实肿瘤的存在和进展。

(2)复发性 HL:诱导治疗达到 CR 至少 1 月以后出现复发的 HL。经联合化疗达到 CR 出现复发有 2 种情况:①经联合化疗达到 CR,但缓解期＜1 年,即早期复发;②联合化疗达到 CR 后缓解期＞1 年,即晚期复发。

复发和难治性 HL 主要集中在进展期的患者。早期复发和晚期复发的 20 年存活率分别为 11％和 22％,晚期复发者中约 40％可以使用常规剂量化疗而达到治愈;难治性 HL 预后最差,长期无病存活率在 0～10％。

2.预后因素

GHSG 提出难治性患者的预后因素包括:①KPS 评分;②一线治疗后有短暂缓解;③年龄较小。

KPS 高评分、一线治疗后有短暂缓解的年龄较小患者的 5 年总存活率为 55％;而年龄较大的、全身状况差且没有达到缓解的患者 5 年总存活率为 0。

3.挽救治疗

复发难治的霍奇金淋巴瘤患者,治疗原则是采用二线全身治疗完全缓解后进行自体造血干细胞移植,理想的二线方案应高效、可承受的不良反应及不损害后期 PBSC 动员。

(1)放疗缓解后复发病例的解救治疗:①首先选择解救化疗,疗效与初治病例相似,化疗方案 ABVD 方案疗效优于 MOPP 方案;②一般不首选大剂量化疗(HDCT)和自体干细胞移植(ASCT)。

(2)解救放疗(SRT):适用于首次治疗未用放疗的复发患者,若无全身症状,或仅有单个孤立淋巴结区病变及照射野外复发的患者 SRT 治疗有效。SRT 对化疗失败后 HL 患者的局部病灶效果好、长期缓解率高,特别是对于不适合做大剂量化疗加自体干细胞移植的患者 SRT 仍是一个很好的选择。

(3)解救性化疗:晚期复发患者不适于进行 ASCT 的患者使用标准剂量化疗可能更有益,Mini-BEAM 方案、dex-BEAM 方案和 DHAP 方案等多种解救方案可供选择,但尚不确定何种方案效果更佳。有研究认为 BEACOPP 方案作为解救治疗效果优于 COPP-ABVD 方案;Mini-BEAM 方案的疗效肯定,但影响干细胞动员。

目前有研究显示包含吉西他滨的化疗方案,如吉西他滨联合长春瑞滨化疗(IGEV 方案):IFO 2000mg/m² d1～4,GEM 800mg/m² d1、4,NVB 20mg/m² d1,泼尼松 100mg d1～4;Armando S 等应用此方案治疗 91 例复发难治性 HL,CR 53.8%,PR 27.5%。此方案不影响外周血 $CD34^+$ 细胞的动员采集。

其他二线方案:COPP、DHAP、ESHAP、GDP、ICE、MINE 等均可选用,并有一定疗效;对于复发难治患者,可以考虑新药治疗,如 Brentuximab Vedotin(BV,SGN-35)和抗 PD-1 抗体。

(四)高剂量化疗、放疗加造血干细胞移植(HDC/HSCT)

1.自体骨髓移植(ABMT)与自体外周血干细胞移植(Auto-SCT)

在方便程度、造血重建、免疫重建等方面 Auto-SCT 较 ABMT 更有优势;二者疗效无明显差别。

(1)预处理方案:主要是 CBV、BEAM 和 Cy＋TBI/TLI 等方案。

(2)适应证:①初次化疗达到 CR 状态,但 1 年以内复发者;②复发时伴有 B 症状者;③结外复发者;④照射过的淋巴结复发者。

首次复发的 HL 应用自体移植尚存争议,特别是仅未照射的淋巴结复发及初治达 CR 持续 1 年以上复发者。未照射者经过扩大范围照射治疗,加用或不加用化疗,40%～50%的患者仍可以再次达到治愈;而 1 年以上复发者应用非交叉方案再次进行化疗,可加或不加放疗,也可有 20%～40%患者治愈。但很多研究表明复发的 HL 患者采用大剂量化疗/造血干细胞移植(HDC/ASCT)疗法,可提高长期生存率。

2.异基因造血干细胞移植(Allo-SCT)

(1)清髓性移植:由于异基因移植的移植相关死亡率高,治疗费用高昂,配型困难;T 细胞去除的异基因移植可以降低死亡率,但又会增加复发率和植入失败率,故 Auto-SCT 是治疗 HL 的首选方法,而 Allo-SCT 仍然应用较少。

主要用于一些特殊情况,包括:①患者因各种原因导致缺乏足够的干细胞进行 Auto-SCT;②患者具有较小病变,病情稳定但骨髓持续侵犯;③Auto-SCT 后复发。

(2)非清髓移植(NST)或小移植。

（五）新药治疗

1.抗CD30单抗

NCCN指南推荐对于复发难治患者选择CD30单克隆抗体。Brentuximab vedotin（BV，SGN-35）为CD30单抗偶联微管抑制剂，单药治疗剂量1.8mg/kg，21天一周期，单药应用的总反应率75%，34%可达CR；联合用药的安全有效的剂量为1.2mg/(kg·w)。Connors等采用BV联合ABVD（25例）或AVD（26例）方案治疗HL的Ⅱ期临床试验显示，3年无治疗失败生存（FFS）率分别为83%和96%，3年OS率分别为92%和100%，该研究提示BV+AVD等有可能成为临床晚期HL患者的标准方案。

2.抗PD-1/PDL1单抗

阻断PD-1信号通路，激活和调节T淋巴细胞免疫功能，达到治疗肿瘤作用，nivolumab已被美国FDA批准上市用于复发难治的霍奇金淋巴瘤的治疗。针对Auto-HSCT后复发，且brentuximab治疗后复发/难治的霍奇金淋巴瘤的Ⅱ期临床试验，剂量3mg/kg，每2周1次，治疗的总反应率66.3%。主要不良反应包括乏力、关节痛、发热、输注反应，有临床试验报道有间质性肺纤维化的不良反应。

3.组蛋白去乙酰化酶抑制剂（HDACls）

Panobinostat口服给药40mg，每周3次，治疗129名复发难治性HL，74%的患者肿瘤缩小，总反应率27%，PR 23%，CR 4%。

4.PI3K/Akt/mTOR通路抑制剂

依维莫司口服给药10mg/d，治疗15名复发HL，结果显示PR47%。体外试验示mTOR抑制剂与化疗可能作用相加，现正进行治疗NHL、HL的Ⅰ期临床试验。

5.其他新药治疗

包括来那度胺、蛋白酶体抑制剂硼替佐米、利妥昔单抗、JAK-STAT通路抑制剂和抗CD80单抗，目前正在进行单药或联合用药治疗复发难治HL的临床研究。

（六）免疫细胞治疗

CD30在霍奇金淋巴瘤的恶性RS细胞中表达，靶向CD30的CAR-T细胞用于复发难治的霍奇金淋巴瘤的治疗。Ruella等应用抗CD123的第二代CAR-T细胞（CD123 scFv-CD137-CD3ζ）治疗HL移植瘤小鼠，14天内出现肿块明显缩小，所有小鼠未见复发，6个月内的OS率为100%，但是CD123 CAR-T有可能会导致骨髓抑制，提示用于治疗难治性HL患者的同时可以进行自体造血干细胞移植作为解救。目前已开展的临床试验中，9例复发难治的患者，其中8例应用brentuximab vedotin治疗失败，给予CD30 CAR-T细胞治疗，治疗无严重细胞因子释放综合征，1例患者获得CR，1例获得PR。

（七）自体移植后复发的霍奇金淋巴瘤的治疗

对于自体造血干细胞移植后复发的患者建议根据患者的年龄、合并症、病变部位（结节或器官）、化疗敏感性及治疗的目的（长期疾病控制或异基因造血干细胞移植）对患者采取个体化治疗。

目前推荐移植后复发患者应首选靶向治疗，包括抗CD30单抗Brentuximab vedotin，BV（SGN-35），抗PD-1药物nivolumab、pembrolizumab或苯达莫司汀，治疗后达到CR/PR患者可进行异基因造血干细胞移植,治疗后＜PR 患者建议进入临床试验,若能达到 CR/PR 也可进行异基因造血干细胞移植。

(八)结节性淋巴细胞为主型霍奇金淋巴瘤(NLPHL)的治疗

NLPHL 具有惰性倾向,最佳治疗方案还没有确定。治疗中应当注意避免过度治疗,尽可能避免晚期并发症。

1.早期局限的病变

可以采用单纯受累野照射,DT 30～36Gy,10 年 OS 可达 90％以上,扩大野照射和增加化疗未能提高疗效。但 10 年后约 10％的患者转化为 DLBCL,则按照 DLBCL 治疗原则进行治疗。EROTC 已经将受累野放疗作为ⅠA 期的标准治疗。

2.早期伴危险因素和进展期的患者

按照经典型 HL 的方案治疗。

3.利妥昔单抗

一些应用利妥昔单抗治疗 NLPHL 的临床研究已经开展,初步结果显示该治疗安全有效,值得进一步研究。

第二节　非霍奇金淋巴瘤

一、滤泡性淋巴瘤(FL)

滤泡性淋巴瘤(FL)是来源于滤泡生发中心的成熟 B 细胞淋巴瘤,恶性度较低,在美国和欧洲,FL 约占新发 NHL 的 22％,惰性淋巴瘤的 70％。我国多中心回顾性分析 10002 例淋巴瘤病例:FL 占所有淋巴瘤的 5.51％,占 B 细胞淋巴瘤的 8.31％。

(一)流行病学

多见于中老年患者,平均发病年龄 60～65 岁,20 岁以下发病者罕见,男女比例 1∶1.7。

(二)病因和发病机制

1.环境因素及职业暴露

接触石棉、农业杀虫剂等可增加 FL 发生的危险性。摄入煎的红肉类可增加 DLBCL 及 FL 发生的危险;水果和蔬菜的摄入可降低女性 FL 及 DLBCL 的发病风险。

2.遗传因素

家族中有血液肿瘤的发生史,可以增加 FL 的发生风险。

3.吸烟及饮食习惯

吸烟以及大量饮酒者 FL 的发生率增加。

4.基因异常

大部分 FL 肿瘤细胞存在 Ig 基因重排和多样化、BCR 的完整性受损,这可能参与 FL 的发病。

5.遗传学异常

影响 Ig 位点的染色体易位,如:t(14;18)可能参与 FL 的发病。

（三）病理

1.组织学

以多发滤泡样结构生长,大小相近,密集分布,套区常变薄或缺乏。肿瘤细胞有不同比例的生发中心样细胞和中心母细胞。2001 年 WHO 根据滤泡中心母细胞的数目将 FL 分为Ⅰ、Ⅱ、Ⅲ级,其中Ⅰ、Ⅱ级属低度恶性肿瘤,在 2008 年 WHO 分类中不再进一步区分Ⅰ、Ⅱ级,而统称为 1~2 级;Ⅲ级属中度恶性肿瘤,具有向 DLBCL 转化的倾向,Ⅲ级又分为Ⅲa 和Ⅲb 两级,这两级中含有浸润成分＞50％者预后较差。

2.免疫组化表型

瘤细胞表达 CD19(＋),CD22(＋),CD20(＋),CD10(＋),CD23(＋/－),CD43(－),CD5(－),CCND1(－)和 Bcl-6(＋)。Bcl-2 蛋白检测大部分病例生发中心阳性,部分高级别 FL 的病例可为阴性。增殖活性对于判定瘤细胞增殖有意义。可存在低的分级,但增殖活性较高的现象,需要在诊断报告中注出。低级别的 FL 若存在较高的增殖活性,临床表现多呈侵袭性,但并无证据表明需要根据增殖活性的高低选择不同的治疗方案。

3.遗传学

80％以上的病例存在 t(14;18)(q32;q21),导致 Bcl-2 表达,高级别的 FL 可见到与 DLBCL 相似的 Bcl-6 重排;其他常见的异位包括＋7、＋18、3q27-28、6q23-23、17p 等。约 90％的患者可以检测到 IGH(V-D-J)基因重排。lp36 缺失的 FL 通常表现为 1~2 级,预后较好;IRF4 重排偶可见于 FL3b 级,或同时合并 DLBCL,这种 FL 通常无 Bcl-2 重排,不应按照低危 FL 治疗。EP300、FOXO1、CREBBP、CARD11、MEF2B、ARID1A 和 EZH2 七个基因的突变状态和临床风险因素的整合可改善接受一线免疫化疗法的滤泡淋巴瘤患者的预后,并且是一种鉴定治疗失败高危风险亚组的有效方法。

2016 年 WHO 修订版分类对滤泡性淋巴瘤做了一些调整,包括:①提出"原位滤泡性肿瘤"(ISFN),其诊断标准如之前的"原位滤泡性淋巴瘤",表现为正常反应性增生的淋巴结背景中,见一个或几个 Bcl-2(＋)的淋巴滤泡,可以通过 FISH 检测到 t(14;18)(q32;q21)/GH/Bcl-2。多数为同时有 FL 或在 FL 之后出现,它可能是 FL 的早期阶段。ISFN 在总人口中的发生率很罕见,约 2.3％。有报道 5％~6％的 ISFN 可进展为明确的淋巴瘤。②将"儿童滤泡性淋巴瘤"更改为"儿童型滤泡性淋巴瘤",因为该类型在成人也会出现。形态上多为母细胞样滤泡中心细胞,增殖活性较高,但常无 Bcl-2 基因重排,偶尔有 Bcl-2 蛋白的表达,缺乏 Bcl-6 和 MYC 的重排,MAP2K1 突变比例大于 30％。临床多为局灶病变,预后较好。成人做出该诊断要非常谨慎,需要除外经典的滤泡性淋巴瘤Ⅲ级。③新提出"十二指肠型滤泡性淋巴瘤",大部分患者仅表现为局部病变,呈惰性病程,临床上可以长期观察随访,较少进展为恶性、侵袭性、肿瘤性生长,预后很好。病理以滤泡增生为主,表达 CD20、CD10、Bcl-2,遗传学主要为 t(14;18),或者为 Bcl-2 基因重排,需要与其他胃肠道解剖部位的滤泡性淋巴瘤区分开;④伴 IRF4 基因重排的大 B 细胞淋巴瘤,常发生于 Waldeyer 环和颈部淋巴结,儿童及年轻人多见,预后相对较好;组织学表现与经典滤泡性淋巴瘤一致,免疫组化显示 MUM1(＋)/CD10(＋)/Bcl-6(＋),分子检测显示有 IRF4 基因的重排。

（四）临床表现

确诊时患者多已处于进展期,仅 1/3 的患者处于 Ⅰ、Ⅱ 期。

1.淋巴结肿大

浅表淋巴结肿大最为常见,可累及全身各个浅表区域;有时也可累及腹膜后、肠系膜、回肠等部位的淋巴结。原发性纵隔受累少见。

2.可伴有脾大,但较少出现全身症状。

3.骨髓

40%～70%的患者可发生骨髓受累。

4.结外表现

原发结外受侵少见,但皮肤、乳房、睾丸、胃肠道等均可累及,特别是十二指肠或小肠,可以表现为小息肉。

（五）实验室检查

1.血象

早期无明显异常,晚期患者可出现淋巴细胞减少,血小板减少。

2.骨髓象

肿瘤浸润骨髓呈多灶性,穿刺部位可能无病变灶,需重复进行穿刺、活检验证。需要取得足够的骨髓活检标本(≥1.6cm)。如果进行放射免疫治疗,建议进行双侧取材,病理医生应提供所有细胞成分所占百分比。

3.流式细胞术

检测患者淋巴结、骨髓、外周血或脾组织肿瘤细胞来源于滤泡中心 B 细胞,病变主要累及淋巴结,骨髓、外周血、脾脏均可受累。滤泡淋巴瘤细胞 CD20 表达强阳性,CD10 通常也较强,同时表达其他泛 B 细胞标志,CD19、CD22、CD79a,20%～25%的滤泡中心细胞不表达 CD10,特别是 FL3 级,可无 CD10 表达,不表达 CD5 和 CD23。当有较多大细胞的 FL 需与 CD10 阳性的 DLBCL 鉴别,因为有 20%的 DLBCL 及 70%～95%的 FL 都可能存在 t(14;18),两者可通过形态学进一步区分,前者呈弥漫生长方式,而 FL 呈结节生长。

4.血清学检查

LDH>600U/mL,β_2-MG 持续升高往往提示患者预后不良。

5.影像学检查

B 超,胸部、腹部及盆腔 CT 检查有助于发现病灶。颈部的 CT 扫描也可协助确定局部疾病的程度。PET 检查对诊断分期、化疗的反应性、残余灶的检测及预后的判断均显示出一定优势,已逐渐应用于临床。

6.超声心动或放射性核素血管造影

在使用含蒽环类或蒽醌类药物的方案治疗前,建议完善检查,以了解心脏功能。

7.HBV 及 HCV 检测

化学免疫治疗,存在增加病毒再激活风险,建议进行治疗前,完善相关检查,治疗期间予以定期监测。

（六）鉴别诊断

1.套细胞淋巴瘤（MCL）

MCL 主要应与 FL-1 级相鉴别。MCL 主要发病于老年男性患者，病程侵袭性较高；Cyclin D1(＋)是主要鉴别点，CD5(＋)，CD10(－)可助鉴别。

2.MALT 淋巴瘤

女性患者较多，往往存在慢性感染病史，为结外低度恶性淋巴瘤，淋巴结累及者少见。单核样 B 细胞、淋巴上皮病变有鉴别意义；Bcl-6(－)、CD10(－)和 Bcl-2(－)有助鉴别。

3.SLL/CLL

淋巴结内 SLUCLL 常出现假滤泡结节而易与 FL 混淆，免疫表型有助于鉴别，SLUCLL 常 IgD(＋)、IgM(＋)、CD5(＋)、CD23(＋)，而大部分 CD10(－)；FL 瘤细胞 Bcl-2 阳性表达，Bcl-2 基因重排的检测也有助于鉴别。

4.结节性淋巴细胞为主型霍奇金淋巴瘤（NLPHL）

多种淋巴细胞增生，小 T 细胞增生明显的淋巴细胞结节，有 CD20(＋)的爆米花样核大的细胞，往往围绕 CD57(＋)的 T 小淋巴细胞。

5.卡斯特尔曼代病

淋巴结内大的、滤泡样结构；中心见血管；多量浆细胞转化。滤泡中见较多核分裂象细胞及吞噬细胞碎片的巨噬细胞。不表达 Bcl-2。

6.滤泡性 T 细胞淋巴瘤

病理组化免疫表型有助于鉴别。

（七）治疗

1.治疗指征

无治疗指征者，可以观察等待，直至疾病进展再进行治疗。第 1 年内每 3 个月体检 1 次，以后每 3～6 个月体检 1 次。

GELF 治疗指征包括：①存在大肿块（肿块直径＞7cm、3 个明显的淋巴结区每个均＞3cm、脾增大、器官压迫、腹水或胸膜渗出）；②出现症状；③ECOG 评分＞1；④血清 LDH 或 β_2-MG 超过正常值上限。

改良的治疗指征包括：①FL 引起的症状（不只局限于 B 症状）；②危及终末器官功能；③继发于淋巴瘤的血细胞减少；④存在大肿块（单个肿块＞7cm 或 3 个以上包块＞3cm），脾大；⑤在 6 个月内病情稳定进展。

2.治疗原则

(1) Ⅰ/Ⅱ期：以受累野放疗为主，RT 24～30Gy（对于大包块患者可再加 6Gy）。当局部放疗的不良反应大于临床获益时，可以选择观察。替代的治疗方案包括免疫治疗±化疗±放疗。由于化疗加放疗不能使无复发生存获益，故 NCCN 指南将其作为 2B 推荐。

(2) Ⅱ期有大肿块和Ⅲ、Ⅳ期：进展期 FL，临床开始治疗需满足 GELF 治疗指征。有治疗指征者选择局部放疗（减轻局部症状）或一线化疗（表 8-1）。

表 8-1　NCCN 推荐的 FL 治疗

一线治疗

　　苯达莫司汀＋利妥昔单抗(1 类)

　　RCHOP(利妥昔单抗,环磷酰胺,多柔比星,长春新碱,泼尼松)(1 类)

　　RCVP(利妥昔单抗,环磷酰胺,长春新碱,泼尼松)(1 类)

　　利妥昔单抗($375mg/m^2$,每周一次,共 4 次)

　　来那度胺＋利妥昔单抗(3 类)

老年人或体弱者的一线治疗

　　利妥昔单抗(推荐)($375mg/m^2$,每周一次,共 4 次)

　　烷化剂单药(苯丁酸氮芥或 CTX)±利妥昔单抗

　　放射免疫治疗(2B 类)

一线巩固治疗或延伸剂量(可选)

　　对于初诊时高肿瘤负荷的患者,利妥昔单抗维持,每次 $375mg/m^2$,每 8 周 1 次,共 12 次

　　对于初始治疗为利妥昔单抗单药的患者,利妥昔单抗维持,每次 $375mg/m^2$,每 8 周 1 次,共 4 次

　　放射免疫治疗(化疗或化学免疫诱导治疗后)

二线治疗

　　化疗-免疫治疗(同一线治疗方案)

　　利妥昔单抗

　　来那度胺±利妥昔单抗

　　放射免疫治疗(1 类)

　　idelalisib(对烷化剂和利妥昔单抗耐药者)

　　氟达拉宾＋利妥昔单抗

　　RFND(利妥昔单抗,氟达拉宾,米托蒽醌,地塞米松)

　　参见 DLBCL 的二线治疗不考虑移植

二线巩固治疗或延伸剂量

　　利妥昔单抗维持,每次 $375mg/m^2$,每 12 周 1 次,共 2 年(1 类)(可选)

　　大剂量治疗后自体造血干细胞挽救

　　高度选择的患者异基因造血干细胞移植

注:对于局部大包块或有局部症状的患者,可考虑 ISRT 4～30Gy±额外的系统治疗。

3.放疗

FL 对放疗完全反应率高,反应持续时间长,放疗仍是治疗 FL 的一种重要方案。

(1)对于Ⅰ～Ⅱ期 FL,单纯放疗或与化疗联合可取得较好的效果,剂量为 24～30Gy。

(2)对于Ⅱ期腹部大肿块、Ⅲ～Ⅳ期 FL,也可采用局部放疗以缓解局部压迫症状。

(3)局部肿块患者可行受累野放疗(IFRT)4～30Gy±全身治疗。

4.造血干细胞移植

复发后,以利妥昔单抗为基础的二线治疗方案联合 HDT/ASCR 可以取得较好的生存率。

(1)自体造血干细胞移植(Auto-SCT):主要用于复发或难治性患者,还可用于组织类型发生转化的患者。

预处理方案:BEAM、BEAC、CBV、Cy 联合 TBI;Bu/Cy 等。Auto-SCT 前化疗联合利妥昔单抗处理优于单纯化疗处理。

(2)清髓性异基因造血干细胞移植(Allo-SCT):复发率低,但移植相关死亡率高,与 Auto-SCT 总生存率相似,Al10-SCT 仅限于年轻、高危、化疗耐药的患者。

(3)非清髓移植(NST):不能进行清髓的患者可以选用,移植后复发或晚期复发者移植后可进行供者淋巴细胞输注以防止疾病复发。

5.放射免疫疗法

单药作为 FL 的一线治疗方案或巩固治疗均显示出较好疗效。

(1)^{90}Y-ibritumomab:发射高能 β 射线,应用剂量一般为 0.4mCi/kg,对于有轻微血小板减少(<150×10^9/L)的患者,剂量减少为 0.3mCi/kg。可用于复发、难治性 FL 及转化为 CD20$^+$ 大 B 细胞 NHL 患者的治疗,同时对存在大肿块及先前进行过较多治疗或利妥昔单抗耐药的患者仍有效。

(2)^{131}I-tositumomab:同时发射 γ 和 β 射线,全身照射剂量为 75cGy,对复发耐药患者有效。副作用为骨髓抑制,在已进行过化疗的患者中还可引起急性白血病或骨髓增生异常综合征。

(八)治疗进展

(1)ibrutinib:选择性和不可逆的 BTK 抑制剂,通过细胞因子及趋化因子对肿瘤微环境也有影响。批准用于 CLL,套细胞淋巴瘤,和华氏巨球蛋白血症,已证明在 B 细胞肿瘤中的活性。单药治疗复发、难治 FL,ORR 为 30%,联合苯达莫司汀和利妥昔单抗,ORR 可达 90%。

(2)idelalisib:磷脂酰肌醇 3 激酶(PI3K)在 B 细胞的发育和功能上起到核心作用。PI3K8 信号通路在 B 细胞肿瘤中极度活跃。idelalisib 是 PI3K8 口服抑制剂,FDA 已批准用于复发 FL(对之前至少两个系统治疗无效),150mg,每日 2 次。可使 90% 的患者肿瘤缩小,ORR 为 57%。主要不良反应为 3 度或以上中性粒细胞减少(27%)、转氨酶水平升高(13%)、腹泻(13%)和肺炎(7%)。在使用 idelalisib 治疗的患者中也观察到致命或严重的肝毒性,严重腹泻或结肠炎,肺炎和肠穿孔。

二代 PI3K 抑制剂包括 duvelisib(IPI-145)、TGR-1202 和 INCB040093,均在研制中。

(3)venetoclax(ABT-199):2 代选择性 Bcl-2 抑制剂。每日用量大于 600mg,一半患者有效。当与苯达莫司汀和利妥昔单抗联合治疗复发、难治 FL,ORR 可达 71%。

其他小分子抑制剂包括 selinexor、MK-2206(AKT 抑制剂)、alisertib(Aurora-A 激酶抑制剂)、cerdulatinib(SYK/JAK 双抑制剂)。

(九)难治复发 FL

(1)FL 易复发,有下列提示指征应再次活检以排除组织学转化:

①PET 提示多病灶或摄取比基线水平增加,可在 PET 阳性区域活检。

②LDH 水平升高。

③单个病灶不成比例增长。

④出现结外病灶。

⑤出现新的 B 症状。

（2）治疗可以选用一线治疗方案，如果无效或治疗后复发患者则选用 DLBCL 的治疗方案。

（十）预后

FL 病程进展缓慢，预后较好，5 年生存率大于 70％，平均存活 8～10 年；在现代化学免疫治疗时期，总生存期可达 20 年。但 FL 易复发，每年约有 3％的患者转化成侵袭性淋巴瘤。FL 中 FOXP3（＋）患者预后较好；CD68（＋）、CD57（＋）的预后较差。

FLIPI 积分（表 8-2）是基于一系列 FL 患者的回顾性数据分析总结得出，它可以将患者明确地区分为三个不同的预后组，5 年的生存率从 52.5％～91％（在利妥昔单抗前时代）。最近由 International Follicular Lymphoma Prognostic Factor Project 指导的研究，推出了 FLIPI-2 积分系统（详见表 8-3）。亦可将患者分为 3 个不同预后组，3 年 PFS 为 51％～91％，OS 为 82％～99％。FLIPI-2 对于使用含利妥昔单抗方案治疗的患者预后评估方面较有帮助。最近又推出了一个更为简便易行的预后指标，只需要基线时血 β_2 微球蛋白和 LDH 水平（表 8-4）。但以上积分系统只用于对预后的预测，尚未能据此选择治疗方案。

表 8-2　滤泡性淋巴瘤的 FLIPI 及危险度分级

FLIPI 标准	
年龄	≥60 岁
Ann Arbor 分期	Ⅲ～Ⅳ期
血红蛋白水平＜12g/dL	
血清 LDH 水平	＞正常上限
受累淋巴结区数量	≥5
危险度分级	
分级	影响因素
低危组 0～1 个不良因素	
中危组	2 个不良因素
高危组	≥3 个不良因素

表 8-3　滤泡性淋巴瘤的 FLIPI-2 及危险度分级

FLIPI-2 标准	
β_2 微球蛋白	＞正常上限
骨髓是否受累及	是
血红蛋白水平	＜12g/dL
最大受累淋巴结的最长径	＞6cm
年龄	＞60 岁
危险度分级	
分级	影响因素

低危组	0 个不良因素
中危组	1～2 个不良因素
高危组	3～5 个不良因素

表 8-4　滤泡性淋巴瘤的新危险度分级

新分级标准	
β_2 微球蛋白	＞正常上限
LDH	＞正常上限
危险度分级	
分级	影响因素
低危组	0 个不良因素
中危组	1 个不良因素
高危组	2 个不良因素

二、弥漫大 B 细胞淋巴瘤

弥漫性大 B 细胞淋巴瘤（DLBCL）是成人非霍奇金淋巴瘤中最常见的一种类型，并且是一组在病理形态学、免疫表型、临床表现和预后等方面具有较明显的异质性的恶性淋巴瘤，其主要特征为肿瘤性大 B 淋巴细胞呈弥漫性生长，肿瘤细胞的核与正常组织细胞的核相近或大于组织细胞的核，细胞大小不小于正常淋巴细胞的 2 倍。

DLBCL 是以治愈为治疗目的淋巴瘤，含蒽环类药物的联合化疗方案可使近 1/3 的患者获得 5 年生存。利妥昔单抗（抗 CD20 单克隆抗体）联合化学明显提高了 DLBCL 患者的长期生存率。

（一）流行病学

DLBCL 约占非霍奇金淋巴瘤（NHL）的 31%～34%，在西方国家发病率较低，占成年人NHL 的 30%～40%；在亚洲国家通常高于 40%。

DLBCL 的发病年龄范围很广，平均发病年龄 60～70 岁，亦可见于儿童，但是在儿童淋巴瘤中仅占不足 10%；男性患者略多于女性。在最近的 10～20 年发病率有逐渐增加的趋势。

（二）病因学

DLBCL 的发病原因尚不清楚，通常系原发性，但也可由低度恶性淋巴瘤（如滤泡性淋巴瘤、慢性淋巴细胞性白血病/小淋巴细胞淋巴瘤、边缘区 B 细胞淋巴瘤等）进展或转化而来，有自身免疫性疾病或免疫缺陷的患者发生 DLBCL 的风险高于普通人群。

（三）病理诊断与组织学

DLBCL 的诊断取决于对适宜组织的病理活检，应首选切除活检，某些特殊部位也可选择多点粗针穿刺，对于初诊 DLBCL 患者不建议细针穿刺活检。穿刺活检主要适用于诊断复发的 DLBCL 或者鉴别淋巴结转移癌。如果所取的组织无法对疾病做出诊断，应该再次进行活检。

肉眼观,淋巴结结构大部或全部被均质鱼肉状的肿瘤组织所取代,偶有病变呈局灶性。可伴有出血坏死。结外 DLBCL 常形成瘤块,伴或不伴有纤维化。

镜下典型表现为正常的淋巴结结构或结外组织被弥漫性的肿瘤组织取代。病变可以累及全部或部分淋巴结,也可以仅见于滤泡间区,累及淋巴窦不常见。淋巴结周围组织常有浸润,可见宽或窄的硬化性纤维条带。

肿瘤细胞为大的转化 B 淋巴细胞,体积在不同的病例或同一病例中可有很大不同,核大于反应性组织细胞的核。但在一些病例中,核中等大小,造成与 Burkitt(伯基特)样淋巴瘤鉴别困难。核呈圆形、锯齿状或不规则折叠,染色质空泡状或粗颗粒状,常有核仁,大小不等、嗜碱性或嗜酸性、一个或多个。胞质中等量或丰富,可透明、淡染或嗜双色。核分裂质。

肿瘤细胞形态多样,可进一步进行形态学分类,分为中心母细胞型、免疫母细胞型、富于 T 细胞/组织细胞型以及间变型,但各亚型之间免疫表型以及基因学特征无明显差异。因此诊断时可使用统一的 DLBCL 命名。

随着分子生物学技术的发展,对 DLBCL 进行基因表达谱分析发现,DLBCL 的肿瘤细胞可依据其基因表达的不同分为两类:生发中心 B 细胞(GCB)和活化 B 细胞(ABC),并由此将 DLBCL 分为生发中心 B 细胞和活化 B 细胞起源的 DLBCL2 种亚型。众多临床研究结果显示,GCB 型 DLBCL 的预后优于 ABC 型 DLBCL。

免疫表型检测是 DLBCL 诊断及分型的关键要素,通常行石蜡切片免疫组织化学分析,也可取新鲜组织行流式细胞学检测。DLBCL 应行如下免疫组化检测:CD20、CD3、CD5、CD10、bcl-2、bcl-6、MIB1(Ki-67)、MUM1,其中 CD10、bcl-6、MUM1 有助于区别 GCB 和 ABC 两种亚型 DLBCL 的诊断。Ki-67 的表达阳性率一般在 40% 以上,少数病例瘤细胞的表达率超过 90%。流式细胞学检测可选择 κ/λ、CD45、CD3、CD5、CD19、CD10、CD20。对于鉴别诊断,可选做 cyclin D1,kappa/lambda,CD138,EBV,ALK,HTLV 等。

DLBCL 是一种多基因作用的恶性肿瘤,很多病例都表现复杂的基因学异常改变。大多数病例出现免疫球蛋白重、轻链基因克隆性重排,并显示可变区突变。20%~30% 的病例有 Bcl-2 基因的易位。myc 基因重排不常见,但是阳性提示预后差。因此,分子遗传学检测推荐 bcl-2、bcl-1、c-myc;细胞遗传学检测推荐 t(14;18),t(3;v),t(8;14),对疾病诊断和判断预后有意义。

(四)临床分期及预后判断

1.临床分期

目前 DLBCL 分期仍然以 AnnArborCotswald 改良分期系统为主(表 8-5)。通过全面的分期检查,可以较为准确地了解肿瘤的病变侵犯范围及患者的机体状况,从而制定合理的最佳治疗方案。

表 8-5　Ann Arbor/Cotswald 分期系统

Ⅰ 期	侵犯单个淋巴结区域(Ⅰ),侵犯单个结外部位(ⅠE)
Ⅱ 期	侵犯 2 个或 2 个以上淋巴结区域,但均在膈肌的同侧(Ⅱ),可伴有同侧的局限性结外器官侵犯(ⅡE)

Ⅲ期	膈肌上下淋巴结区域均有侵犯(Ⅲ),可伴有结外器官侵犯(ⅢE)或脾侵犯(ⅢS)或两者均侵犯(ⅢES)
Ⅳ期	病变弥漫性或播散性侵及一个或多个结外器官或组织(如肝、骨髓、肺),伴或不伴淋巴结肿大

E病灶的定义为:单一结外器官或组织,并与受累淋巴结相连或相邻(引流区域内)。

各期患者根据有无以下全身症状再分为A或B组。

A组:不具有任何B症状。

B组:有以下全身症状之一者。

①不明原因的发热(38℃以上)

②消瘦(6个月内体重减轻超过10%以上)

③大量盗汗(定义为需要更换床单)

2.预后判断

AnnArbor-Cotswolds改良分期系统具有一定的局限性。该分期体系更适用于霍奇金淋巴瘤(HL),对于DLBCL而言,判断预后和决定治疗方案的作用有限。例如,根据ESMO指南(欧洲肿瘤内科)和NCCN(美国国家癌症中心网)指南,Ⅰ/Ⅱ期之间、Ⅲ/Ⅳ期之间的治疗选择和预后无显著性差异。对于以结外起病为主的病例,如皮肤淋巴瘤、胃肠淋巴瘤等也不适用。而且,淋巴瘤起病之始即属于全身性疾病,临床分期对于预后判断和对临床治疗方案的选择作用有限。因此,通过全球多中心数据分析,国际预后指数(IPI)成为目前DLBCL预后判断的最重要指标(表8-6)。

表8-6　国际预后指数(IPI)

年龄	>60岁
体能状态评分	2~4
LDH	>正常值上限
结外受累部位	>1个
疾病分期	Ⅲ或Ⅳ期

每符合一项,增加1分,根据评分分为以下风险组:低危组(0~1分)、低中危组(2分)、高中危组(3分)、高危组(4~5分)

对于年龄≤60岁的患者,又提出了年龄调整的国际预后指数(aaIPI)(表8-7)。

表8-7　年龄调整的国际预后指数(aaIPI)

体能状态评分	2~4
结外受累部位	>1个
疾病分期	Ⅲ或Ⅳ期

每符合一项,增加1分,根据评分分为以下风险组:低危组(0分)、低中危组(1分)、高中危组(2分)、高危组(3分)

(五)临床表现

(1)淋巴瘤的典型表现是浅表部位的淋巴结无痛性肿大,表面光滑,质地较韧,触之如乒乓球感,以颈部淋巴结肿大最常见,腋窝、腹股沟淋巴结次之。也有患者以深部淋巴结肿大为主要表现,比如纵隔、腹腔、盆腔淋巴结肿大,起病比较隐匿,发现时淋巴结肿大往往比较明显。

(2)肿大的淋巴结有可能对周围的组织器官造成压迫,并引起相应的症状,如纵隔巨大淋巴结可压迫上腔静脉,导致血液回流障碍,表现为面颈部肿胀、胸闷胸痛、呼吸困难等;盆腔、腹腔巨大淋巴结可压迫胃肠道、输尿管等,造成肠梗阻或肾盂积水。

(3)病变也可以侵及淋巴系统以外的器官,表现为相应器官的受侵、破坏或压迫、梗阻,如胃肠道 DLBCL 的表现如同胃癌、肠癌,可出现腹痛、胃肠道溃疡、出血、梗阻、压迫等;皮肤DLBCL 可误诊为银屑病、湿疹等;侵及颅脑,可致头痛、视物模糊、言语障碍、瘫痪;侵及骨骼,可致骨痛、骨折;侵及鼻咽部,可出现鼻塞、流涕、鼻出血等,类似于鼻咽癌的表现。

(4)DLBCL 是全身性疾病,因此,除了上述局部症状,约半数患者还可出现发热、盗汗、乏力、消瘦、皮疹、瘙痒、贫血等全身症状。

(六)辅助检查

治疗前必需进行以下项目的检查,对疾病和机体状况进行治疗前的全面评估。

1.实验室检查

常规检查包括血、尿、便常规,肝、肾功能,心电图,乳酸脱氢酶($<$LDH),β_2-微球蛋白;需行骨髓活检或穿刺,明确骨髓是否受侵;检测乙型肝炎病毒表面抗原/抗体、核心抗原/抗体以及乙型肝炎病毒 DNA 拷贝数,而对丙型肝炎指标的检测只要求在高危个体中进行。原发或者继发中枢神经系统受侵时应做脑脊液检查。

2.影像学检查

常规检查应包括颈胸腹盆增强 CT 及浅表淋巴结 B 超。可疑侵及鼻腔和韦氏环时应做头部增强 CT,可疑胃肠道受侵时需做胃肠镜检查,可疑中枢神经系统受侵时需做头颅磁共振(MRI)检查。

正电子发射断层扫描(PET/CT)已经逐步应用于 DLBCL 的分期检查、疗效评价及预后判断,有条件的患者可以选择 PET/CT 检查以替代 CT 扫描。

(七)鉴别诊断

DLBCL 的鉴别诊断较为复杂,既需要与淋巴系统良性疾病鉴别诊断,又需要与淋巴结转移癌或黑色素瘤等其他恶性肿瘤相鉴别,更需要与其他淋巴瘤类型相鉴别。

1.与淋巴系统良性疾病鉴别

(1)坏死性淋巴结炎:坏死性淋巴结炎是一种自限性淋巴结炎,通常发生于青年患者,颈部常见,淋巴结多有较明显触痛。活化的淋巴细胞增生活跃,可出现明显核不规则折叠,易将其误诊为大细胞淋巴瘤。鉴别诊断主要依据病理诊断。

(2)传染性单核细胞增多症:传染性单核细胞增多症的免疫母细胞增生非常活跃,使其与DL-BCL 的鉴别困难。类似的旺盛的淋巴组织反应性增生也可见于其他的病毒感染和过敏反应。但是传染性单核细胞增多症多见于儿童或青少年,淋巴结结构不完全消失,伴部分明显的窦和反应性滤泡(可出现坏死),免疫母细胞缺少一定的异型性。

2.与淋巴结转移癌或黑色素瘤等其他恶性肿瘤相鉴别

形态诊断上有一定困难,免疫标记是最好的解决方法,选择适当抗体进行标记至关重要。

3.与其他淋巴瘤类型相鉴别

如不典型的伯基特淋巴瘤、间变性大 T 细胞淋巴瘤、霍奇金淋巴瘤(HD)、髓外白血病等,病理诊断结合临床特征是减少误诊的关键。

(八)治疗

1.一线治疗选择

(1)免疫化疗:在利妥昔单抗问世之前,以蒽环类为基础的 CHOP(环磷酰胺、阿霉素、长春新碱、泼尼松)方案是 DLBCL 的一线治疗选择,随着利妥昔单抗的出现,DLBCL 患者的长期存活率得到明显改善。

其他推荐治疗方案包括:R-CHOPE(联合依托泊苷)、增加剂量密度的 R-CHOP14(2 周方案)、R-EPOCH。综合 NCCN 和 ESMO 指南,推荐 DL-BCL 的一线治疗为:

①预后极好的年轻患者(aaIPI＝0,无大包块):6～8 个周期的利妥昔单抗＋4～6 个周期 CHOP 方案。

②预后较好的年轻患者[aaIPI＝1 和(或)大包块]:8 个周期利妥昔单抗＋6～8 个周期 CHOP 或 CHOP(E)方案。

③年轻高危患者(aaIPI≥2):目前没有达到共识的标准治疗方案,推荐 8 个周期利妥昔单抗＋6～8 个周期 CHOP,或者入组临床试验。

④老年患者(>60 岁):8 个周期利妥昔单抗＋6 个周期 CHOP 方案。

⑤年龄>80 岁的老年患者,由于合并症较多,可选择 R-CHOP 或者减低化疗药量的 R-CHOP 方案(如半量的 miniCHOP 方案)、R 单药或姑息治疗。接受 2～4 周期治疗后应行中期评效,完全缓解(CR/CRu)患者可继续完成预定的全程治疗;部分缓解(PR)患者可加强原方案,或者更改为二线治疗方案,也可入组临床试验,建议尽早考虑大剂量化疗联合自体干细胞移植;稳定(SD)或进展(PD)患者的治疗参考复发 DLBCL 的治疗原则。治疗结束后,PET检查阳性的病灶建议重新取活检。

(2)放疗:相对局限期或者有大肿块的患者可选择化疗联合局部放疗,推荐放疗剂量 40～45Gy;如果不适宜化疗,或者无效者,可选择局部放疗作为姑息治疗。

如为睾丸 DLBCL,在化疗之后建议行阴囊局部放疗。

(3)预防中枢神经系统(CNS)受侵:对于侵及特殊部位的 DLBCL 患者,如乳腺、睾丸、口咽、鼻旁窦、硬膜外、骨髓,或者年龄>60 岁、IPI 评分高危、≥2 个结外部位累及、LDH 升高的患者,有 CNS 复发的风险,应该接受预防性的腰穿鞘注化疗。

2.复发/难治患者的治疗选择

对于难治/复发的 DLBCL 患者,可根据患者年龄及身体状况进行选择:年轻、一般状况较好的患者可选择利妥昔单抗联合二线化疗方案(表 8-8),获得 CR/PR 的患者推荐行大剂量化疗＋自体干细胞移植,SD/PD 的患者以及年龄大、一般状况较差的患者推荐入组临床研究。不适宜遵循上述治疗原则的患者建议姑息治疗。

表 8-8　DLBCL 的二线治疗方案

二线治疗方案(适宜行大剂量化疗＋自体干细胞移植)

　DHAP(地塞米松、顺铂、阿糖胞苷)±美罗华

　ESHAP(依托泊苷、甲基泼尼松龙、阿糖胞苷、顺铂)±美罗华

　GDP(吉西他宾、地塞米松、顺铂)±美罗华

　GemOx(吉西他宾、奥沙利铂)±美罗华

　ICE(异环磷酰胺、卡铂、依托泊苷)±美罗华

　miniBEAM(卡莫司汀、依托泊苷、阿糖胞苷、美法仑)±美罗华

　MINE(美司钠、异环磷酰胺、米托蒽醌、依托泊苷)±美罗华

二线治疗方案(不适宜行大剂量化疗)

　入组临床研究

　单药美罗华

　CEPP±美罗华(环磷酰胺、依托泊苷、泼尼松、丙卡巴肼)——口服和静脉给药

　PEPC(环磷酰胺、依托泊苷、泼尼松、丙卡巴肼)——均口服

　EPOCH(依托泊苷、泼尼松、长春新碱、环磷酰胺、阿霉素)

(九)并发症的治疗

1.中枢浸润淋巴瘤

患者如出现淋巴瘤中枢系统浸润证据,则需定期复查脑脊液,或 CNSMRI,并给予化疗、放疗以及鞘内注射 MTX 或 Ara-C＋地塞米松。

2.骨髓抑制

骨髓抑制是化疗常见的毒副反应。

3.化疗导致的骨髓抑制的防治方法

常规经验性应用抗生素、抗病毒药物。可使用 G-CSF、GM-CSF、TPO、EPO 等刺激造血,根据血象变化输血对症治疗。

4.消化道反应

淋巴瘤化疗药常可引起中到重度的恶心、呕吐,应预防性和联合使用止吐药。注意止吐药常可引起便秘,在老年患者尤其明显,可使用润肠药和泻药或灌肠来帮助排便。

5.心脏毒性

最主要是控制蒽环类药物累积总量,对于老年患者尤为重要:柔红霉素单用总量在 $500\sim600mg/m^2$,阿霉素在 $450\sim550mg/m^2$,表柔比星 $<900mg/m^2$,吡柔比星 $<900mg/m^2$,米托蒽醌 $<140mg/m^2$。应用蒽环类应建议使用保护心脏的药物。

6.肝肾毒性

肝不良反应出现可先停化疗药物,并使用护肝药物。肾毒性包括高尿酸性肾病、肿瘤溶解综合征、出血性膀胱炎等。化疗前应充分评估肾毒性的风险,注意水化、碱化尿液,口服别嘌醇。使用较高剂量环磷酰胺或者异环磷酰胺的患者,注意给予美司钠解毒,必要时可血液透析处理。

7.感染的处理

经验性使用广谱抗生素,确定病原菌后根据药敏试验使用抗生素。对于真菌感染,可经验

性抗真菌感染,抗真菌感染应持续较长时间。对于病毒感染,可使用阿昔洛韦。肺孢子菌病用复方磺胺甲恶唑联合卡泊芬净治疗。

8.病毒性肝炎

DLBCL 淋巴瘤患者的乙肝病毒携带率较高,化疗药物和利妥昔单抗均可能激活乙型肝炎病毒。利妥昔单抗治疗的患者,如果乙肝病毒拷贝数高($>10^4/mL$),应抗病毒治疗,直至乙肝病毒拷贝数下降至$<10^3/mL$后才能接受免疫化疗。乙肝表面抗原阳性或者核心抗体阳性的患者,即便乙肝病毒拷贝数正常,也建议在利妥昔单抗治疗期间预防性抗病毒治疗。随访期间应密切注视乙肝各项指标的变化。

(十)预后及随访

1.随访时间

自全部治疗结束后算起,通常推荐第 1 年,每 3 个月 1 次;第 2 年,每 6 个月 1 次;3 年以上每年 1 次。

2.随访内容

常规询问病史及体格检查、血常规、肝肾功能、LDH、β_2-MG、心电图、腹部盆腔 B 超、浅表淋巴结 B 超、胸片或 CT,根据病情加做其他必要检查。

近 10 年来,随着利妥昔单抗的临床应用,DL-BCL 的疗效得到明显提高,在规范化诊断的基础上进行规范化分层治疗是疗效改善的最重要原因。尽管如此,仍然有 20%～40%的患者治疗无效或者复发进展,如何进一步提高这部分患者的疗效、改善生存是目前 DLBCL 治疗的重点内容,新的靶向治疗药物以及新的治疗方法有望带来曙光。

三、套细胞淋巴瘤(MCL)

MCL 起源于套区 B 细胞,占我国 NHL 的 5%,多见于老年,男女比例约为 2∶1。MCL 呈侵袭性生长,兼有惰性淋巴瘤和侵袭性淋巴瘤的特征,常规化疗难以根治。

(一)诊断

多数 MCL 在诊断时已处于Ⅲ～Ⅳ期,70%～90%有横膈上下淋巴结肿大,50%～80%有骨髓受侵,1/3～1/2 有肝脾肿大。约 10%的 MCL 表现为胃肠道多发性淋巴瘤息肉病,肿瘤性息肉可分布于从胃到直肠的整个消化管,这类患者往往同时伴有肝脾、骨髓和腹腔淋巴结受侵。约一半的患者伴有贫血、B 症状以及 LDH、β_2-微球蛋白升高。因此,外周血和骨髓病理学检查必不可少,有消化道症状者应行胃镜或结肠镜检查。如果 MCL 细胞呈母细胞形态,或有CNS 症状,需行腰椎穿刺检查以评估有无脑膜侵犯。

(二)治疗

MCL 尚无标准治疗方案,治疗药物包括嘌呤类似物、烷化剂、单克隆抗体联合化疗、蛋白酶体抑制剂及 ASCR,原则与 DLBCL 类似。其中,化疗联合利妥昔单抗已被证实可以延长PFS 和 OS。

Ⅰ～Ⅱ期:尚无足够证据证明单纯放疗或联合化疗可治愈早期 MCL,但放疗或放疗联合化疗可显著改善早期 MCL 患者的 5 年 PFS(68% vs 11%),OS 也有改善趋势。常用的一线诱导治疗方案见表8-9。

表 8-9 套细胞淋巴瘤的一线诱导治疗方案

高强度治疗	非高强度治疗
HyperCVAD＋利妥昔单抗	苯达莫司汀＋利妥昔单抗
NORDIC 方案	RCHOP
序贯 RCHOP/RICE	克拉屈滨＋利妥昔单抗
交替 RCHOP/RDHAP	RCVP
	剂量调整的 EPOCH＋利妥昔单抗
	改良的 HyperCVAD＋利妥昔单抗维持治疗 65 岁以上患者

早期 MCL 在初治获得 CR 后复发,或初治评效 PR 者应接受二线方案治疗(表8-10),但既往仅接受单纯放疗的患者可选择一线诱导方案治疗。

表 8-10 套细胞淋巴瘤的二线治疗方案

苯达莫司汀＋利妥昔单抗

硼替佐米±利妥昔单抗

克拉屈滨＋利妥昔单抗

FC(氟达拉滨、环磷酰胺)±利妥昔单抗

FCMR(氟达拉滨、环磷酰胺、米托蒽醌、利妥昔单抗)

FMR(氟达拉滨、米托蒽醌、利妥昔单抗)

来那度胺±利妥昔单抗

PCR 方案

PEP-C(泼尼松、依托泊苷、丙卡巴肼、环磷酰胺)±利妥昔单抗

Ⅱ期巨块型、Ⅲ～Ⅳ期:少数经严格选择的无症状的患者,尤其是体能状况良好、IPI 低危组的患者可予观察;晚期 MCL 多数需要全身治疗,常用的一线诱导方案见表8-9。如拟行 ASCR,应选择非高强度的诱导方案。

初治后复发、诱导治疗后 PR 或疾病进展的患者可考虑 HDT/ASCR 或 allo-HSCT,或使用二线方案治疗。二线治疗后再缓解或 CR 的患者可考虑非清髓性或清髓性 ASCR。

(三)预后和随访

MCL 预后较差,中位生存期为 4～6 年。IPI 和 FLIPI 估计 MCL 预后不可靠。根据专门用于 MCL 的套细胞淋巴瘤国际预后指数(MIPI)(表8-11),低危组占 44%,5 年生存率为 60%;中危组占 35%,中位生存 51 个月;高危组占 21%,中位生存 29 个月。文献报道的其他不良预后因素还包括:组织学形态弥漫型、核分裂象＞15/10HPF、Ki-67＞15% 和骨髓受累。MCL 的随访原则同 FL。

表 8-11 套细胞淋巴瘤国际预后指数(MIPI)

分数	年龄(岁)	ECOG	LDH 值/正常值	WBC(×10⁹/L)
0	＜50	0～1	＜0.67	＜6.70

分数	年龄（岁）	ECOG	LDH 值/正常值	WBC（×10⁹/L）
1	50～59	—	0.67～0.99	6.70～9.99
2	60～69	0～1	1.00～1.49	10.00～14.99
3	≥70	—	≥1.50	≥15.00

根据年龄、ECOG、LDH 与正常值的倍数和白细胞计数的对应分,相加后为总评分。低危组:0～3 分;中危组:4～5 分;高危组 6～11 分。

四、伯基特淋巴瘤（BL）

BL 具有迅速增殖和结外侵犯的特点,属于高度恶性。发病占儿童 NHL 的 40%～50%,占成人 NHL 的 1%～2%,男性多于女性。BL 的实体瘤阶段过去称为小无裂细胞淋巴瘤,白血病阶段称为 L3 型急性淋巴细胞白血病,现在 WHO 分类将两者作为一个整体。临床上,BL分为地方性、散发性和免疫缺陷相关性三种,地方性 BL 主要发生于近赤道的非洲国家儿童,发病高峰年龄 4～7 岁,几乎所有病例都有 EB 病毒感染;散发性 BL 见于世界各地,发病率低,儿童和青少年为主体;免疫缺陷相关性主要发生于 HIV 感染者、移植后患者和先天性免疫缺陷患者。我国多为散发性 BL,由于病理学界的重视,近年本病有增多趋势。

（一）诊断和分期

地方性 BL 常累及颌面骨,局部生长并侵袭破坏周围组织,引起面部畸形。发生于腹腔者可累及腹膜后淋巴结、肾脏及其他结外器官,常呈巨大肿块;散发性 BL 很少累及下颌,主要位于腹部,远端回肠、盲肠和肠系膜最常累及,常表现为腹部大肿块,EB 病毒阳性率低;免疫相关性 BL 常累及淋巴结、腹部、骨髓和 CNS,预后差于免疫力正常者。

本病组织学特点是大量巨噬细胞吞噬凋亡的肿瘤细胞所形成的"星空现象",肿瘤倍增时间为 24～48 小时,细胞遗传学特征为常染色体异位 t(8;14)(q24;q32)。

BL 分为低危组(腹部病灶完全切除或单个直径＜10cm 的腹外病灶,且 LDH 水平正常)和高危组(低危组之外的所有其他患者),两组患者治疗强度不同,并具有显著的预后差异。

（二）治疗

BL 对化疗高度敏感,标准治疗为密集、高强度的联合化疗,NHL 常用的 CHOP 方案因疗效较差不宜用于本病。儿童 BL 的治疗策略包括分次量的环磷酰胺,交替应用非交叉耐药的细胞毒药物,缩短治疗周期及积极的 CNS 预防。成人 CNS 和骨髓累及率相对高,治疗主要借鉴儿童 BL 的方案,经合理的治疗仍有治愈的可能。无论年轻还是年老患者,联合利妥昔单抗均可显著延长 BL 的 ORR 和 OS。复发或难治的 BL 预后不佳,缺乏有效的挽救性治疗方案。对二线化疗敏感的复发患者,如符合条件可考虑 HDT/ASCR 巩固治疗。

伯基特淋巴瘤的一线治疗方案有:CALGB 10002、CODOX-M(低危组)、CODOX-M/IVAC(高危组),剂量调整的 EPOCH＋利妥昔单抗＋鞘注甲氨蝶呤,HyperCVAD 与大剂量甲氨蝶呤＋阿糖胞苷交替应用＋利妥昔单抗;二线治疗方案有:RICE、RIVAC、RGDP、HDAC。

1.CALGB 10002

第 1 周期：环磷酰胺，200mg/m²，静滴，d1～5；泼尼松，60mg/m²，口服，d1～7。第 2、4、6 周期（第 2 周期开始于第 1 周期 d8）：异环磷酰胺，800mg/m²，静滴，d1～5；美司钠，200mg/m²，静滴，异环磷酰胺后 0、4、8 小时使用；甲氨蝶呤，1.5g/m²，持续静滴 24 小时，d1；亚叶酸钙，50mg/m²，持续静滴 36 小时，甲氨蝶呤后使用，随后亚叶酸钙，15mg/m²，静滴，q6h，直至血清甲氨蝶呤＜0.05μmol/L；长春新碱，2mg，静注，d1；阿糖胞苷，1g/m²，持续静滴 24 小时，d4～5；依托泊苷，80mg/m²，静滴＞1 小时，d4～5；地塞米松，10mg/m²，口服，d1～5。

第 3、5、7 周期：环磷酰胺，200mg/m²，静滴，d1～5；甲氨蝶呤，1.5g/m²，持续静滴 24 小时，d1；亚叶酸钙，50mg/m²，持续静滴 36 小时，甲氨蝶呤后使用，随后亚叶酸钙，15mg/m²，静滴，q6h，直至血清甲氨蝶呤＜0.05μmol/L；长春新碱，2mg，静注，d1；多柔比星，25mg/m²，静注，d4～5；地塞米松，10mg/m²，口服，d1～5；利妥昔单抗，50mg/m²，静滴，第 2 周期的 d8；利妥昔单抗，375mg/m²，静滴，第 2 周期的 d10、12，第 3～7 周期的 d8。鞘内注射（第 2～7 周期）：甲氨蝶呤，15mg，鞘注，d1；阿糖胞苷，40mg，鞘注，d1；氢化可的松，50mg，鞘注，d1。第 2～7 周期的间隔时间为 21 天；每周期 d7 开始应用粒细胞集落刺激因子，5μg/（kg·d），直至 ANC 至 5000/μL 以上。ASH 的 Ⅱ 期临床试验中，105 例初治 BL，ORR 89%，CR82%，中位随访 3.2 年，87% 的 CR 患者未复发；2 年无事件生存率和总生存率分别为 77% 和 79%。毒副反应：骨髓毒性严重，感染发生率为 72%，治疗相关死亡 7 例（6.8%），Ⅲ～Ⅳ 度非骨髓毒性包括口腔/上消化道反应（66%）、疲劳（26%）和恶心/呕吐（20%）。

2.CODOX-M

环磷酰胺，800mg/m²，静滴，d1～2；多柔比星，50mg/m²，静注，d1；长春新碱，1.4mg/m²（最大 2mg），静注，d1、10；甲氨蝶呤，3g/m²，持续静滴 24 小时，d10；亚叶酸钙，200mg/m²，静滴，d11，随后亚叶酸钙，15mg/m²，静滴，q6h，直至血清甲氨蝶呤＜0.1μmol/L；鞘内注射：甲氨蝶呤，12mg，鞘注，d1；阿糖胞苷，50mg，鞘注，d1、3（高危患者）；CNS 侵犯患者的鞘内注射加用阿糖胞苷，50mg，鞘注，d5；甲氨蝶呤，12mg，鞘注，d10；每周期 d6 开始应用粒细胞集落刺激因子，5μg/（kg·d），直至 ANC＞1×10⁹/L。开始下一周期治疗的条件为：无支持治疗情况下，ANC＞1×10⁹/L，血小板计数＞75×10⁹/L。低危 BL 接受 CODOX-M 方案治疗共 3 个周期。ESMO 的 Ⅱ 期临床试验中，12 例初治低危 BL，CR:83%，中位随访 36 个月，无复发患者，2 年无事件生存率和总生存率分别为 83.3% 和 81.5%。毒副反应：骨髓和黏膜毒性严重，Ⅲ～Ⅳ 度 ANC 及血小板减少的发生率分别为 74% 和 36%，治疗期间需要中位 17 天的抗生素治疗。

3.HyperCVAD 与大剂量甲氨蝶呤＋阿糖胞苷交替应用＋利妥昔单抗

第 1、3、5、7 周期：环磷酰胺，300mg/m²，静滴 3 小时，q12h，d1～3；美司钠，600mg/m²，持续静滴 24 小时，d1～3；长春新碱，2mg，静注，d4、11；多柔比星，50mg/m²，持续静滴 24 小时，d4；地塞米松，40mg，口服，d1～4，d11～14。第 2、4、6、8 周期：甲氨蝶呤，1g/m²，持续静滴 24 小时，d1；亚叶酸钙，50mg，静滴，甲氨蝶呤后 12 小时使用；随后亚叶酸钙，15mg/m²，静滴，q6h，共 8 次或至血清甲氨蝶呤＜0.1μmol/L；阿糖胞苷，3g/m²，静滴，q12h，d2～3；利妥昔单抗，375mg/m²，静滴，第 1、3、5、7 周期的 d1、11，第 2、4、6、8 周期的 d2、8。每周期化疗结束后 24 小时开始应用粒细胞集落刺激因子，10μg/（kg·d），直至白细胞总数≥3×10⁹/L。每周期的间隔时间为 21 天,开始下周期治疗需满足:无支持治疗情况下,白细胞总数≥3×10⁹/L,血小板计数≥50×10⁹/L。每 4 周重复,共 4～6 个周期。28 例初治 BL 和 LBL:ORR 96％,CR 86％,3 年生存率及无事件生存率分别为 89％和 80％。毒副反应:Ⅲ～Ⅳ度骨髓抑制及相关的感染、发热常见,治疗相关死亡 1 例(3.6％)。

4.IVAC 方案

异环磷酰胺,1500mg/m²,静滴,d1～5;美司钠,500mg/m²,静滴,异环磷酰胺后 0、4、8 小时,d1～5;依托泊苷,60mg/m²,静滴,d1～5;阿糖胞苷,2g/m²,静滴,q12h,d1～2;鞘内注射:甲氨蝶呤,12mg,鞘注,d5;CNS 侵犯患者的鞘内注射加用阿糖胞苷,50mg,鞘注,d3、5。每周期 d7 开始应用粒细胞集落刺激因子,5μg/(kg·d),直至 ANC>1×10⁹/L。开始下一周期治疗的条件为:无支持治疗情况下,ANC>1×10⁹/L,血小板计数>75×10⁹/L。高危 BL 接受共 4 个疗程次序为 CODOX-M、IVAC、CODOX-M、IVAC 的交替方案,即 CODOX-M/IVAC 方案。40 例高危 BL 行 CODOX-M/IVAC 方案治疗,ORR87％,CR74％,2 年无事件生存率和总生存率分别为 59.5％和 69.9％。IVAC 方案的毒性反应:主要是骨髓毒性,Ⅲ～Ⅳ度中性粒细胞计数,血小板减少的发生率均为 100％,43％出现粒细胞减少性发热。

(三)预后和随访

60％～90％的儿童和青壮年 BL 经合理治疗后可获持久缓解,很多患者可以治愈,年龄大于 40 岁患者的预后相对较差,散发性和免疫缺陷相关性 BL 的化疗敏感性不如地方性 BL,预后相对较差。高危组患者、高 LDH、CNS 和骨髓受累、HIV 阳性均为不良的预后因素。

诱导治疗获 CR 的患者 2 年内复发的情况十分少见,可根据患者的临床特点制订个体化的随访方案。有指南建议这类患者在第一年内每 2～3 个月随访 1 次,第二年每 3 个月随访 1 次,第三年起每 6 个月随访 1 次。随访内容至少应包括仔细的体检及胸/腹/盆腔增强 CT 扫描。

五、成人 T 细胞白血病/淋巴瘤(ATLL)

成人 T 细胞白血病/淋巴瘤(ATLL)是由明显多形性的 T 淋巴细胞组成的外周 T 细胞肿瘤,疾病常广泛播散,表现为皮疹、皮肤损害、淋巴结肿大和肝脾大,外周血存在异常的多形核淋巴细胞,与成人 T 淋巴细胞性白血病 1 型病毒(HTLV-1)感染密切相关。

(一)流行病学

ATLL 在日本西南部、加勒比海盆地、非洲中部高发,国内除福建沿海地区发病率较低;多发于成人,平均发病年龄 58 岁;男性较女性多见,男女比例约为 1.5∶1。

(二)病因学及发病机制

ATLL 的发病与成人 T 淋巴细胞性白血病 1 型病毒(HTLV-1)感染密切相关。病毒可以通过母乳、牛奶、血液或血制品传播,患者潜伏期长,发病者多见于幼年暴露于病毒的个体。单独的病毒感染并不能使受染细胞转化为肿瘤细胞,日本 HTLV-1 感染的人群中 3％～5％发生 ATLL,研究表明 HTLV-1 负荷高、发病时年龄大、有 ATLL 家族史是 HTLV-1 携带者进展为 ATLL 的独立危险因素。

（三）病理

1.组织学

（1）典型的 ATLL 淋巴结受累表现为淋巴结大部结构破坏,但血管和淋巴窦可以存在。肿瘤细胞弥漫增生,体积大小不一,形态多样。体积较大者核卵圆形,核仁明显,胞质嗜碱性,呈母细胞样;体积中等偏小者,核圆形,深染,可见脑回状核和不规则核,核仁不明显或仅部分细胞可见核仁。在慢性型和冒烟型中有类似于霍奇金淋巴瘤的改变,并可见散在 EBV（＋）的 R-S 样 B 淋巴细胞。

（2）2/3 以上的病例外周血淋巴细胞具有典型幼稚淋巴细胞的形态特征。特征性的肿瘤细胞呈"花细胞",核呈脑回状及分叶状。

（3）皮肤是最常见的结外累及部位（＞50％）,大体上表现为红斑、结节、丘疹或者红皮病样改变,也可发生溃疡,有时与蕈样霉菌病鉴别困难。组织学上以真皮浅层血管周围的浸润比较常见,约一半的病例可见表皮内 Pautrier 样微脓肿,皮下脂肪组织也可受累。

（4）肝、脾和骨髓也受累,但骨髓累及比较轻微,其形态与淋巴结内者相似。肺脏也是靶器官。

2.免疫表型

肿瘤细胞通常表达 T 细胞抗原:CD2（＋）、CD3（＋）、CD5（＋）、CD7（－）、TCRαβ（＋）。大部分病例为 CD4（＋）/CD8（－）,但也有个别病例 CD4（－）/CD8（＋）或者 CD4（＋）/CD8（＋）。几乎所有的病例都表达 CD25（白介素-2 受体的 γ 链,IL-2R）,具有特征性。活化抗原标志 CD38 和 CD71 也有表达;细胞颗粒蛋白 TIA、GramB 无表达。部分转化的大细胞 CD30 可以阳性,但 CD15、EMA、ALK 阴性。

3.遗传学

可以检测到整合的 HTLV-1 基因及 TAX 癌基因诱导的 MYC,REL-1 和 NOTCH-1 基因及 T 细胞受体的单克隆性重排。也可见到 p53（TP53）,p16（CDKN2A）基因突变,它们与疾病的进展密切相关。染色体异常比较常见,但无特异性。大约 3％ PTCL-NOS 通过分子诊断被判定为 ATLL,重新被诊断的 ATLL 通常预后较差（平均 OS 0.6 年）,HTLV1 血清学阳性。

（四）临床表现

1.淋巴结肿大

可有全身淋巴结肿大,包括浅表淋巴结及纵隔、腹腔、腹膜后多发淋巴结肿大,肿大程度不一。

2.肝脾大

绝大多数患者存在肝脾大,其中脾大更常见。

3.皮肤损害

半数患者可见有皮肤损害,最常表现为皮下结节或肿块（33％）、全身丘疹（22％）、斑块（19％）。

4.肺部病变

部分患者可有肺部受累表现,包括咳嗽、咳痰、胸闷憋气等,部分患者无明显临床变现,仅影像学检查发现有肺部受累。

5.感染

ATLL 患者容易合并 T 细胞相关的免疫缺陷,常合并机会性感染。

(五)实验室检查

(1)血常规白细胞计数可正常或升高,最高可达 $500 \times 10^9/L$,外周血伴有多形性异常淋巴细胞,形状类似 Sezary 样的细胞,嗜酸细胞常增加;可伴有贫血和血小板减少。

(2)血清钙、LDH 和 β_2 微球蛋白水平升高,特别是在进展期,是监测疾病发展的有效指标。

(3)HTLV-1:可通过 ELISA 方法进行血清中 HTLV-1 检测,或进一步行 HTLV-1PCR 检测。

(六)诊断

1.诊断

(1)诊断标准:WHO 关于 ATLL 诊断标准包括:

①临床表现:具体见各个亚型表现。

②病理学:可见有典型的肿瘤细胞呈中等以上大小,核多形性明显,核染色质粗而浓聚,核仁明显;外周血可见花瓣样细胞。

③免疫表型:肿瘤细胞 CD2(＋)、CD3(＋)、CD5(＋)、CD25(＋)、CD7(－)、TCRαβ(＋)。

④各种实验室检查的 HTLV-1 阳性,及克隆性整合的 HTLV-1。

(2)分型:WHO 将 ATLL 归入成人 T 细胞和 NK 细胞肿瘤,主要与 HTLV-1 感染有关,根据临床表现分为急性型、淋巴瘤型、慢性型和冒烟型。

①急性型 ATLL:最常见,以白血病期的表现为特点,常有全身症状,白细胞计数升高(嗜酸性粒细胞增多常见),皮疹和广泛的淋巴结病变,肝脾大。常有高钙血症(有或无溶骨性改变)、血清 LDH 升高。许多患者伴有 T 细胞免疫缺陷。

②淋巴瘤型 ATLL:临床呈侵袭性,以显著的淋巴结增大为主要特征,无外周血受累。晚期患者表现和急性型相似,高钙血症少见。

③慢性型 ATLL:以皮肤损害为突出表现,可有轻度淋巴结肿大、肝、脾或肺部病变。血常规可见淋巴细胞计数增高(淋巴细胞≥$4.0 \times 10^9/L$,异常淋巴细胞≥10%)持续数月至数年;血清 LDH 水平可轻度升高(多数小于正常范围的 2 倍);无高钙血症。

④冒烟型 ATLL:多数表现为皮肤(多为红斑和丘疹)或肺受累;无淋巴结肿大及结外病变;外周血白细胞计数大多正常,异常淋巴细胞可超过 3%;外周血中肿瘤性 T 细胞很少或无;无高钙血症,血清 LDH 正常。

(七)鉴别诊断

1.淋巴母细胞白血病/淋巴瘤(ALL/LBL)

LBL 肿瘤细胞形态单一、TdT 标记为阳性,而 ATLL 肿瘤细胞多形性明显,可以鉴别。

2.外周 T 细胞淋巴瘤

ATLL 属于成熟 T 细胞淋巴瘤,表达 T 细胞淋巴瘤的免疫标记,与外周 T 细胞淋巴瘤不同,肿瘤细胞具有多形性,具有特异性 CD25 的表达,同时 HTLV-1 阳性。

3.蕈样霉菌病

通过临床病史、病程、组织活检病理及免疫分型相鉴别,且 ATLL 患者 HTLV-1 病毒检测阳性,也是主要鉴别点。

4.间变性大细胞淋巴瘤(ALCL)

临床表现上,ALCL 进展缓慢,EMA 和多数 ALK 阳性,而 ATLL 为阴性,据此可以鉴别。

(八)治疗

ATLL 根据临床病程不同,分为惰性和侵袭性两类;慢性型和冒烟型 ATLL 表现为惰性病程;淋巴瘤型和急性型 ATLL 为侵袭性病程,各种治疗方法的成功率低。仅发生在皮肤的患者,可以应用类似 MF 的皮肤靶向治疗。

1.惰性 ATLL 的治疗

(1)观察等待:适用于无症状的患者。

(2)局部治疗:适用于有皮肤损害患者,包括局部治疗及全身治疗。局部治疗主要是外用激素治疗、紫外线照射及电子照射;全身治疗包括激素治疗、口服维 A 酸治疗及单药化疗如依托泊苷治疗。

(3)抗病毒治疗:主要是干扰素(IFN-α)/齐多夫定(AZT),研究显示总体缓解率为 66%,CR 为 43%,5 年生存可达 100%。对于 IFN-α/AZT 治疗有效患者可继续用药,无效患者可选择临床试验或接受化疗。

(4)三氧化二砷:已经证实在体外对 ATLL 有治疗作用,与 α-干扰素联用可以提高其疗效。有研究显示三氧化二砷联合干扰素-α 与 AZT 初治的慢性型 ATLL 的有效率为 100%。

2.侵袭性 ATLL 的治疗

(1)支持治疗

①预防和减轻肿瘤溶解综合征:充分水化、碱化,合理使用利尿剂。

②处理高钙血症:

a.使用帕米磷酸二钠:30~60mg 稀释于生理盐水或 5% 葡萄糖液中,静脉缓慢滴注 4 小时以上。

b.降钙素(密钙息):每 6~8 小时 400U,皮下/肌注,每 6 小时剂量>8U/kg,作用不再增加。高钙危象时静脉给药,5~10U/kg(6 小时以上)。

c.泼尼松:皮质激素也可缓解症状,1mg/kg,每日一次。

d.化疗:是缓解高钙血症的最好方法。

③积极预防控制感染,对于 ATLL 的治疗中,预防感染尤为重要,磺胺甲异噁唑与抗真菌药物,可推荐用于预防 ATLL 治疗中发生的卡氏肺孢子虫肺炎与真菌感染。

(2)联合化疗

①CHOP 或 CHOPE 为基础的化疗方案 CR 率可达 20%;除 CHOP 外 NCCN 推荐的一线治疗方案还有:剂量调整的 EPOCH、HyperCVAD/HD-MTX+Ara-C。

②增加化疗药物的种类可提高 CR,MACOP-B、RCM 方案和长期维持 OPEC/MPEC 方案也可选用。

③NCCN 指南中推荐选择临床试验。

（3）异基因造血干细胞移植：NCCN 推荐对于化疗有效的患者可以选择 allo-SCT 进行巩固治疗，老年难治性 ATLL 可选择非清髓性或减低预处理强度的 allo-SCT 治疗，目前 Ⅱ 期临床试验正在日本进行，其疗效有待试验结果证实。

（4）新药

①莫加木珠单克隆抗体：是人源性抗 CCR4 的单克隆抗体，研究表明对于 26 例复发侵袭性 CCR4 阳性的 ATLL 患者，应用 mogamulizumab，剂量是 1mg/kg，1 次/周×8 周，50% 患者获得有效缓解，其中 8/26 例获得完全缓解，PFS 5.2 个月，OS 13.7 个月。个别报道有严重皮肤反应如 Steven-Johnson 综合征和弥漫性泛支气管炎的不良反应。

②组蛋白去乙酰化酶抑制剂（HDACIs）：临床前期研究表明组蛋白去乙酰化酶抑制剂对于 ATLL 具有良好的抗肿瘤效果，对于 HDACIs 用于 ATLL 的治疗需临床研究证实。

③单克隆抗体：包括抗 CD25 的单克隆抗体、抗 CD52 的单克隆抗体、抗 CD2 单克隆抗体及抗 CD4 单克隆抗体在进行 Ⅱ 期临床试验，以观察其疗效和安全性。

④来那度胺：研究表明来那度胺治疗 ATLL 与 PTCL，结果显示 33% 患者获得部分缓解。

⑤硼替佐米：硼替佐米在临床前期及临床研究中均显示出抗 T 细胞恶性肿瘤作用，包括抗 ATLL 的活性，采用硼替佐米治疗复发 ATLL 的临床试验正在进行。

⑥蛋白磷酸酶 2A 抑制剂：蛋白磷酸酶 2A 抑制剂因田酸（OKA）可降低 HTLV-1 感染与 ATLL 细胞活性，并诱导其凋亡，PP2A 可能为治疗 ATL 的有效靶向药物。

（九）预后

ATLL 预后差，急性型和淋巴瘤型中位生存时间从两周至一年，预计 4 年生存率为 5% 左右。慢性型和冒烟型预后相对较好，预计 4 年生存率分别为 26.9% 和 62%，但转化为急性型后具有侵袭性病程。临床类型、年龄、基础状态、血钙和 LDH 水平是传统的主要预后因素。血小板减少、嗜酸性粒细胞增多、骨髓浸润、血清 IL-5 水平、CCR4 表达、肺耐药蛋白、p53 基因突变及 p16 基因缺失是 ATLL 新的预后不良的相关指标。

六、结外 NK/T 细胞淋巴瘤，鼻型

结外 NK/T 细胞淋巴瘤，鼻型是非霍奇金淋巴瘤中一种少见类型，但在中国不少见。以结外病变为主，主要侵及鼻或面中线部，临床呈高度侵袭性、进行性、破坏性病变。病理以血管损害、破坏、坏死为特征，伴细胞毒性表型和 EB 病毒阳性。该病肿瘤细胞来源于成熟 NK 细胞或 NK 样 T 细胞，因此命名为 NK/T 细胞淋巴瘤。约 90% 起病于鼻腔，10% 起源于鼻腔外。2001 版 WHO 分类将鼻腔内病变定义为鼻腔 NK/T 细胞淋巴瘤，超出鼻腔的结外 NK/T 细胞淋巴瘤纳入鼻型，而 2008 版和 2016 版 WHO 淋巴细胞肿瘤分类中将该病归类于成熟 T 和 NK 细胞肿瘤，命名为结外 NK/T 细胞淋巴瘤，鼻型。

（一）流行病学

本病有一定区域性和种族易感性，亚洲以及墨西哥、中美洲、南美洲的原住民高发。男性明显多于女性，男女比例为 2:1，中位发病年龄为 44～55 岁。

（二）病因和发病机制

1.与 EBV

A 型感染密切相关,鼻内 NK/T 细胞淋巴瘤 EBV 阳性率 80%～100%,而其他结外部位 NK/T 细胞淋巴瘤 EBV 检出率较低(15%～40%),但确切致病机制尚不明了。很多研究显示,EBV-DNA 效价高与疾病播散、对化疗反应差和预后差相关。

2.p53 基因突变

发生率高于其他淋巴瘤,但 EBV 与 p53 突变之间缺乏相关性。

（三）病理

1.组织学

病变累及各部位的形态学改变相似。黏膜部位常有广泛溃疡和弥漫性的异型淋巴细胞浸润,破坏黏膜腺体,瘤细胞围绕或侵入血管内,导致广泛凝固性坏死。肿瘤细胞多形性,有大、中、小细胞,甚至出现间变性细胞。细胞核不规则,染色质呈细颗粒状,大细胞有泡状核,核仁不明显或小。胞质中等,胞质淡染或透亮。核分裂象易见。一般炎症背景较重。易误诊为炎症。肿瘤还可伴有明显的假上皮瘤样增生,可误诊为鳞癌。

2.免疫表型

(1)多数情况下瘤细胞常呈簇状表达 CD56,可与反应性 NK 细胞鉴别。

(2)表达 T 细胞抗原表型,如胞质 CD3（＋）,CD45RO（＋）、CD43（＋）、CD2（＋）、CD7（＋）、CD8（－）、胞膜 CD3（－）、CD5（－）及胸腺淋巴细胞抗原 CD1a（－）。

(3)表达细胞毒性相关蛋白 TIA-1、颗粒酶 B 和(或)穿孔素阳性。

(4)EBV 感染相关检查阳性,目前多检测 EBV-EBER,检出率高达 95% 以上。

在常见的部位,典型的形态学及免疫表型,即使 EBV-EBER（－）也可以给出 NK/T 细胞淋巴瘤的诊断。

3.遗传学

多数患者为 TCR 和 Ig 基因重排阴性,p53 基因突变发生率为 24%～48%,高于其他淋巴瘤。其他基因异常包括:凋亡调节基因紊乱;Fas 基因部分缺失;Bcl-2 蛋白过表达;p73 基因启动子甲基化异常(p53 基因家族的一个新成员)低水平或阴性表达;suvivin 基因表达上调,且与细胞凋亡指数呈负相关等。绝大多数病例有 EBV 阳性瘤细胞(EBER 原位杂交),多数肿瘤细胞 EBV 基因序列阳性。

染色体异常包括 6、11、13 和 17 染色体长臂缺失,最常见细胞遗传学异常是 6q21-q25 缺失或 6p10 插入,见于 90% 以上的淋巴瘤患者。

（四）临床表现

临床特点为鼻和面部中线的毁损性病变,早期主要发生于鼻腔内,逐渐侵及鼻腔外及附近的鼻窦、上颚、鼻咽部,病变可以很快播散至颈部淋巴结,也可侵及胃肠道、骨髓等,甚至向皮肤、肺、睾丸播散。

1.鼻咽部表现

患者常有鼻塞、鼻溢液、鼻出血、鼻部异味、鼻黏膜糜烂、坏死、鼻息肉、鼻中隔穿孔及口腔硬腭骨质破坏穿孔,甚至鼻骨塌陷等症状,可伴头痛、嗅觉减弱、颜面部肿胀等;部分患者可表现为口腔溃疡或包块、脑神经瘫痪、声嘶、侵及区域淋巴结时可有淋巴结肿大等。

2.其他部位侵犯

系统播散部位依次为皮肤(58.8%)、肝(41.2%)、淋巴结(35.3%)、肺(17.6%)、胃肠道(17.6%)、睾丸(11.8%)、骨髓、脾、CNS(均为5.9%)等,依受累器官不同出现相应症状。皮肤侵犯表现为多发斑块或肿块,溃疡亦常见,主要侵犯躯干和四肢。

3.噬血细胞综合征

系统播散的患者可并发噬血细胞综合征。此综合征可发生于疾病的任何时期,一旦发生预后很差,诊断可参照噬血细胞综合征的诊断标准。

4.全身症状

无论局限型还是播散型多伴有B症状,发热可达39～40℃以上,常有盗汗及体重减轻。

(五)实验室检查

1.血常规

大多数患者无异常,若肿瘤侵及骨髓可出现血常规一系或多系异常。

2.生化检查

包括血清乳酸脱氢酶(LDH)、β_2微球蛋白、红细胞沉降率等。

3.影像学检查

(1)CT、MRI及PET/CT的主要表现如下:

①病变常为鼻腔前部或鼻前庭的软组织病灶,沿鼻腔及鼻中隔边缘蔓延,范围广。病变以一侧鼻腔为主,可通过鼻中隔缺损处或鼻后孔累及对侧鼻腔。

②鼻腔或咽部不规则软组织密度影,与周围正常组织界限不清;肿块形状难以确定,增强扫描后强化效果不定。

③骨质破坏不明显,骨质破坏呈吸收侵蚀改变,常见于鼻中隔中下部、上颌窦内壁上份、中下鼻甲等处。

④骨质破坏与软组织块范围严重不相符。

(2)PET/CT:可比较准确全面地显示全身病灶,病灶部位代谢活性异常增高的占位性病变,SUV值可高达20,甚至30以上。

(六)诊断

1.诊断依据

病理组织学及免疫表型是主要诊断依据,CD2(+)、CD38(+)、CD3(-)、CD56(+)、EBV(+)或CD56(-)、EBV(+)、细胞毒性颗粒蛋白包括穿孔素、颗粒酶B及T细胞限制性细胞内抗原-1,结合发病部位可做出诊断。诊断有以下要点:

(1)临床表现:鼻或面中线部位破坏性病变,可以侵及淋巴结及皮肤、胃肠道、睾丸、肺和其他软组织等。

(2)病理特征:为血管中心性病变,瘤细胞广泛浸润血管壁形成洋葱样或球状病变,组织缺血和广泛坏死。

(3)免疫表型:免疫表型显示为NK/T细胞来源:CD56(+)、CD38(+),无TCR基因重排,细胞毒性颗粒蛋白TIA-1(+)或颗粒酶B(+)、穿孔素(+),B细胞抗原(如CD20)和髓细胞抗原阴性。

(4)EBV 检测：如原位杂交技术检测 EBER＋，在形态学、免疫组化诊断难以确定的情况下具有非常重要的辅助意义。

(5)CT、MRI、PET/CT 检查可见典型表现。

2.分期

根据 AnnArbor 分期，鼻型结外 NK/T 细胞淋巴瘤分为ⅠE期、ⅡE期、ⅢE期、ⅣE期。有专家建议将ⅠE期患者再根据原发病变范围再分为ⅠE局限组（病变局限于鼻腔内）和ⅠE超腔组（病变范围超出鼻腔），以便充分估计预后。

3.疾病进展及不良预后因素

国际预后指数(IPI)对 NK/T 细胞淋巴瘤预后预测意义有限。韩国学者提出的专门用于该病的预后指数(KPI)包括：存在 B 症状、分期为Ⅲ/Ⅳ期、血清 LDH 升高、有淋巴结累及。初诊时血清 EBV-DNA 的拷贝数≥6.1×10^7/mL 也是不良预后指标。另外一般状态差、年龄大于 60 岁、合并噬血细胞综合征也提示预后不佳。

（七）鉴别诊断

1.侵犯鼻部的外周 T-NHL

临床表现与鼻型结外 NK/T 细胞淋巴瘤类似，但 CD56 阴性、TCR 多阳性。

2.发生于鼻咽部的 B 细胞淋巴瘤

患者常有不同程度的颈部淋巴结肿大，结合免疫表型和 EBER 原位杂交检测不难诊断。

3.非淋巴细胞来源恶性肿瘤

鼻腔低分化癌、恶性黑色素瘤、胚胎性横纹肌肉瘤等，可结合病理形态及相关肿瘤细胞分化抗原检测进行区别，借助细胞角蛋白 CK、HMB45 和结蛋白等标记可进行鉴别。

4.Wegener 肉芽肿

一种自身免疫性纤维素性坏死性血管炎，主要表现以鼻腔中线部位坏死性巨细胞肉芽肿及肺部呼吸道脉管炎、局灶性坏死性肾炎及全身关节炎为特征，未见异形细胞浸润，检测 ANCA 可以协助诊断。

5.良性淋巴增生性疾病

良性反应性增生疾病临床上表现为黏膜表面粗糙或有多数细颗粒状突起，病理检查在黏膜下常可见淋巴滤泡或以小淋巴细胞为主的混合细胞浸润，无周围组织及骨质破坏。免疫表型检测没有单一增生细胞群出现，EBER 原位杂交多为阴性或仅有个别细胞呈阳性。

6.EBV 感染相关的 T-或 NK-细胞增殖性疾病

肿瘤细胞 EBV 阳性比例多少不等，且细胞表达 T 淋巴细胞标记，TCR 受体可以单克隆、寡克隆或多克隆。

7.结节性 EBV＋PTCL

属于 PTCL 非特指型，较少见，肿瘤细胞 EBV 阳性，形态上肿瘤细胞均匀一致，但缺少血管损害和坏死。常见于老年人、移植后或其他免疫缺陷患者。

（八）治疗

由于病例数较少及存在地域差别，目前没有统一的标准治疗方案。治疗方式主要有放疗、化疗及放化疗结合。

1.放疗

(1)单纯放疗:是早期(IE期)鼻腔NK/T细胞淋巴瘤的主要治疗手段,肿瘤细胞对放疗敏感。对于病灶局限的早期患者,单用放疗,也能获得良好的效果。放疗剂量≥54Gy者的OS及DFS明显优于放疗剂量<54Gy者。由于不能完全排除存在目前影像学方法检测不到的微小病灶,对于Ⅰ/Ⅱ患者,除非不能耐受化疗,仍建议接受放疗+化疗的联合治疗。

(2)Ⅰ、Ⅱ期化疗失败后,如果肿瘤较局限,也可以选择挽救性放疗。根治性照射剂量为50~55Gy。肿瘤残存时,应补量照射10~15Gy,预防照射剂量为40Gy。建议同时也应进行系统的全身化疗。

2.化疗

本病适合短疗程化疗,单纯CHOP方案效果欠佳。有研究认为,由于该淋巴瘤细胞存在P糖蛋白的高表达,蒽环类药物对于鼻型NK/T细胞淋巴瘤效果欠佳。目前临床上推荐的化疗方案包括:

(1)门冬酰胺酶(或培门冬酶)为主的化疗方案①LVP(培门冬酶、长春新碱、泼尼松)方案;②AspMetDex(培门冬酶、甲氨蝶呤、地塞米松)方案;③SMILE方案(地塞米松、甲氨蝶呤、异环磷酰胺、培门冬酶、依托泊苷),常用于复发/难治患者的治疗。

(2)吉西他滨为主的化疗方案:近期采用吉西他滨为主的联合化疗方案,获得了良好的效果,常用的有GELOX(吉西他滨、门冬酰胺酶、奥沙利铂)、GEMOX(吉西他滨、奥沙利铂)、GDP(吉西他滨、地塞米松、顺铂)等。

(3)由于该病尚无统一的标准治疗方案,所以仍建议有条件时参加临床试验。

3.放、化疗联合治疗

放、化疗联合仍是目前应用最多的治疗方法。联合治疗的模式:

(1)先放疗后化疗:对于病变局限的早期患者,即首先给予放疗诱导CR,后行全身化疗预防局部区域复发和远处播散,对IE期患者是否需要化疗巩固,目前仍有争议。

(2)先化疗后放疗:对超腔的患者为了防止病变播散,可先化疗2~6个疗程不等;部分患者由于化疗中病变进展而进行放疗。

(3)"三明治"法:即化疗2~4个疗程后加入放疗,然后完成化疗,在病情尚能控制的情况下较为常用。

4.造血干细胞移植

常规化疗失败或复发患者可应用自体造血干细胞移植(ASCT)或异基因造血干细胞移植(Allo-SCT)。但是鉴于该病为侵袭性淋巴瘤,总体预后不佳,所以对于初诊时存在不良预后因素或Ⅱ期以上的患者,诱导放化疗达到CR或PR后可行自体造血干细胞移植。目前的研究数据表明,自体造血干细胞移植能改善患者的预后,移植前达到CR患者的长期预后较好。对于复发难治的患者可尝试异基因造血干细胞移植。

(九)预后

本病复发率较高,复发时常合并噬血细胞综合征,治疗困难,预后不良;结外复发主要为皮肤、肝脏、肺、骨髓、睾丸、脾等器官;局限期(Ⅰ、Ⅱ期)5年总生存率60%~70%,晚期(Ⅲ、Ⅳ期)患者5年生存率为20%~40%。

第三节　浆细胞淋巴瘤

淋巴浆细胞淋巴瘤(LPL)是一种罕见的淋巴瘤,约占 NHL 的 1%。是一种独立的 B 细胞淋巴增殖性疾病,主要特征为淋巴浆细胞骨髓浸润,部分患者可有淋巴结及脾脏的累及。当其产生 IgM 亚类单克隆免疫球蛋白时,则为华氏巨球蛋白血症(WM)。90%～95% 的 LPL 为 WM,仅小部分 LPL 患者分泌单克隆性 IgA、IgG 成分或不分泌单抗隆性免疫球蛋白。

一、流行病学

本病多见于老年人,平均发病年龄 63 岁,男性多于女性。

二、病因和发病机制

病因尚不明确,丙肝病毒、人类疱疹病毒-8 对本病发病可能起着一定作用,但仍有争议。

三、病理

(一)组织学

受累淋巴结常有少量淋巴窦和淋巴滤泡存在,也可完全破坏。瘤细胞为小 B 淋巴细胞、浆细胞样淋巴细胞和浆细胞,呈弥漫分布,没有假滤泡。

(二)免疫表型

肿瘤细胞表达 B 细胞相关抗原(CD19、CD20、CD22、CD79a),CD5(－)、CD10(－)、CD23(－)、CD38(＋)。胞质 IgM 强阳性。

(三)遗传学

6q21-q23 缺失是最常见的结构异常,发生在 40%～70% 的患者,另外 50% 以上的患者有 t(9;14)(p13;q32)易位,以及 PAX-5 基因的重排。近年来研究发现,85%～90% 的 LPL 可检测到 MYD88(L265P)基因突变,并将其作为 LPL 诊断指标之一。CXCR4 突变发生率约为 30%。

四、临床表现

本病多见于老年人,欧美国家中位发病年龄为 63 岁,男性多于女性。40 岁以下患者罕见。

病程进展较缓慢,常有贫血、淋巴结肿大及肝脾肿大,故临床表现类似慢性淋巴细胞性白血病或淋巴瘤。本病很少有溶骨性病变,这是与 IgM 型多发性骨髓瘤重要鉴别点之一。

1.贫血

最常见的临床表现,80% 患者在诊断时已有贫血,当病程进展到后期时,血红蛋白浓度可降至 50g/L 以下。引起贫血的原因是多方面的,包括造血功能抑制、红细胞破坏加速、失血、血浆容量增加使血液稀释等因素。

2.出血倾向

多表现为鼻、口腔黏膜出血、皮肤紫癜,晚期可发生内脏或脑出血。出血倾向是由于单克隆 IgM 与多种凝血因子(Ⅰ、Ⅲ、Ⅴ、Ⅷ等)形成复合体,影响凝血因子功能;IgM 覆盖血小板表面,影响血小板功能;血小板数量减少,以及高黏滞血症损害微血管等多种因素引起。

3.高黏滞综合征及雷诺现象

当血中单克隆 IgM 大量增多(＞30g/L),血浆黏滞性升高至正常 3 倍以上时,血浆黏稠性显著增高使血流迟缓,造成微循环障碍,可引起高黏滞综合征,表现为:①神经系统症状:头痛系早期症状,可能因血容量增加使颅内压增高引起;脑血循环不良引起头晕、共济失调,重者导致意识障碍甚至昏迷;可出现周围神经损害或中枢神经损害症状(见"神经系统症状")。②出血倾向(见"出血倾向")。③视力障碍及眼底变化:视网膜血管扩张呈结节状("腊肠样"变化),伴渗出、出血、视盘水肿。④血容量增加及血液黏滞度增高导致充血性心力衰竭。单克隆 IgM 可以是冷球蛋白,遇冷发生沉淀,故而引起雷诺现象。

4.神经系统症状

神经系统症状多种多样,既可有周围神经病,又可有局限性中枢神经系统损害,甚至弥漫性脑功能障碍。其中以周围神经病最为常见,四肢感觉和运动障碍呈对称性,感觉障碍常重于运动障碍,下肢症状常首先出现,且常重于上肢。造成神经系统损害的因素有高黏滞综合征、淀粉样变性、浆细胞样淋巴细胞浸润。此外,部分患者的单克隆 IgM 可特异地与神经髓鞘磷脂相关糖蛋白结合或与神经糖脂结合,推测此种自身免疫反应导致了脱髓鞘病变。但是并非所有患者的单克隆 IgM 均具有此特性。

5.肾功能损害及蛋白尿

本病的肾功能不全发生率显著低于多发性骨髓瘤。本-周蛋白尿也较少见。在多发性骨髓瘤,大量轻链自肾脏排出、肾小管损害及管型形成是其肾脏损害特点,而在本病,大分子量 IgM 沉于肾小球引起肾小球损害为其特点。此外,高黏滞综合征、淀粉样变性及浆细胞样淋巴细胞的间质浸润也都可成为造成肾功能损害的因素。

6.肝肿大

见于约 20％病例。脾肿大见于约 15％病例,淋巴结肿大见于约 20％病例。

7.淀粉样变性

见于部分患者,舌、心肌、胃肠道、肝、脾、神经系统、皮肤及其他组织器官均可被累及。

8.其他

感染、溶骨性病变及其他本病患者易继发感染,特别是肺炎,但本病的免疫缺陷不如多发性骨髓瘤严重。溶骨性病变在本病少见,这正是本病与 IgM 型多发性骨髓瘤的重要鉴别点之一。少数患者有类风湿关节炎样关节改变。

五、实验室检查

血象常呈贫血,也可有白细胞及血小板减少。外周血涂片中可出现少量浆细胞样淋巴细胞。红细胞常呈缗钱状排列。血沉明显增快。骨髓象显示浆细胞样淋巴细胞弥漫性增生,常伴有淋巴细胞、浆细胞、组织嗜碱细胞增多。

血清蛋白电泳显示 γ 区出现 M 成分。应用免疫电泳可进一步鉴定此 M 成分为单克隆 IgM。免疫球蛋白定量法可测定单克隆 IgM 含量,当患者出现临床表现时,其单克隆 IgM 含量常＞30g/L(正常值 0.6～2.0g/L)。约 1/3 的 IgM 为冷沉淀球蛋白,在 4℃左右沉淀,这种沉淀是可逆的。偶有 IgM 系热沉淀球蛋白,加热到 50～60℃时沉淀,这种沉淀是不可逆的。由于 IgM 增多,患者可有阳性絮状反应、假阳性梅毒血清反应、类风湿因子阳性。部分患者有补体水平降低。随着血清 IgM 增多,患者血容量增加,血液黏滞度升高,主要是血浆黏滞度显著增加。

六、诊断及鉴别诊断

本病的必要诊断依据是老年发病、血清中出现单克隆 IgM＞30g/L 及骨髓中有淋巴样浆细胞浸润。

本病须与 IgM 型多发性骨髓瘤、慢性淋巴细胞性白血病、恶性淋巴瘤及良性单克隆免疫球蛋白血症等相鉴别。本病与 IgM 型多发性骨髓瘤的主要鉴别点:①本病骨髓象特征是浆细胞样淋巴细胞浸润,而多发性骨髓瘤骨髓象特征是骨髓瘤细胞浸润;②本病少有溶骨性病变,而多发性骨髓瘤则有典型的多发性穿凿样溶骨性损害。本病与原发性(良性)单克隆巨球蛋白血症的主要鉴别点:①本病有多种临床症状,而良性单克隆巨球蛋白血症无临床表现;②本病常有肝脾及淋巴结肿大,而良性者无阳性体征;③本病常有贫血及高黏滞血症,而良性者无贫血,血液黏滞度也常在正常范围;④本病的单克隆 IgM＞30g/L 且逐渐增多,而良性者单克隆 IgM＜30g/L 且长期稳定。

七、治疗

无症状的 WM 患者不需要治疗。WM 治疗指征:症状;症状性高黏滞血症;周围神经病变;器官肿大;淀粉样变;冷凝集素病;冷球蛋白血症;疾病相关的血细胞减少(HGB≤100g/L、PLr＜100×10⁹/L);髓外病变,特别是中枢神经系统病变(Bing-Neel 综合征);巨大淋巴结;或有证据表明疾病转化时。单纯血清 IgM 水平升高不是本病的治疗指征。若血细胞减少考虑是自身免疫性因素所致,首选糖皮质激素治疗,若糖皮质激素治疗无效,则针对原发病治疗。

1.血浆置换疗法

以下情况需进行血浆置换:①高黏滞综合征引起的昏迷、高 IgM 引起的周围神经、中枢神经病变等;②对于 IgM≥5000mg/dL 需要行含有利妥昔单抗的联合化疗前及治疗中 IgM≥4000mg/dL。每次置换 1000～1500mL,每周 1～2 次。

2.化疗

根据患者是否会选择后期进行干细胞移植来选择初始治疗方案,其中对干细胞无毒性的方案包括单药应用利妥昔单抗、硼替佐米或者二者联合,依鲁替尼、沙利度胺、RCP 或者 RCD 方案;可能对干细胞有毒性作用的方案为含有克拉屈滨、苯达莫司汀、氟达拉滨的方案。具体为：

（1）利妥昔单抗：每次 375mg/m²，每周 1 次，连用 4 周，对于初治和复发者均有效。

（2）沙利度胺初始剂量 200mg/d，以后每 14 天增加 200mg，渐增至 600mg/d，有效率为 25%，显效时间为 0.8~2.8 个月。

（3）核苷类似物为基础的治疗：如氟达拉滨 25mg/(m²·d)，连用 5 天，4 周为 1 个周期，共用 6 周期；克拉屈滨 0.1mg/(kg·d)，连用 7 天或 0.12mg/(kg·d)，连用 5 天，间歇期为 1 个月。

（4）硼替佐米：1.3mg/m²，d1、4、8、11 给药。

（5）联合化疗方案：RCP、RCD、RFC。

治疗后达到完全缓解、无症状的 VGPR/PR/MR 患者可以随访至疾病进展或应用利妥昔单抗维持治疗，有症状的 VGPR/PR/MR 患者或者初始治疗无反应的患者可以更换为其他治疗方案或进行干细胞移植，干细胞移植的方案 NCCN 指南推荐按照滤泡淋巴瘤的治疗方案。

八、预后

WM 的国际预后指数（ISSWM）是目前 LPL/WM 较公认的预后判断系统，该预后系统包括 5 个独立预后因素：年龄＞65 岁，HGB≤115g/L，PLT≤100×10⁹/L，β_2 微球蛋白＞3mg/L，血清单克隆免疫球蛋白＞70g/L，以上各项为 1 分，依据这 5 个因素可将 LPL/WM 患者分为预后不同的 3 个危险组：低危组：0 或 1 分且年龄≤65 岁；中危组：2 分或年龄＞65 岁；高危组：＞2 分。有研究者发现纳入血清 LDH 升高的因素可将高危组 LPL/WM 患者进一步分为预后不同的两组，伴 LDH 升高的高危组患者预后更差。完成制订方案治疗或达疾病平台期的患者进入定期随访，前 2 年每 3 个月随访 1 次，随后 3 年每 4~6 个月随访 1 次，以后每年随访 1 次。随访内容包括病史、体格检查、血生化检查及 IgM 定量。应该特别注意是否出现免疫性血细胞减少症（自身免疫性溶血贫血、原发免疫性血小板减少症）、继发恶性肿瘤（包括骨髓增生异常综合征、急性髓系白血病及实体瘤）等。MYD88 突变具有保护性作用，发生这一突变的患者疾病进展缓慢，具有更长的生存期。

第九章　骨与软组织肿瘤

第一节　骨肿瘤

一、骨肉瘤

骨肉瘤又称成骨肉瘤,是源于间叶组织的恶性肿瘤,以能产生骨样组织的梭形基质细胞为特征,虽然在肿瘤中也可以见到纤维或软骨组织,或两种都有,但只要见到肉瘤基质细胞直接产生的骨样组织,其肿瘤的性质则为骨肉瘤。2002年WHO骨与软组织肿瘤分类中经典骨肉瘤被定义为高度恶性的梭形细胞肉瘤并可产生骨样基质。在人类的恶性肿瘤中,其发生率为(4~5)例/100万,与民族或种族无明确相关性。男性骨肉瘤的发病率高于女性,比例为3∶2,多见于儿童或青少年,与此期骨骼生长发育旺盛有关。目前骨肉瘤采用以手术和化疗为主的综合治疗。20世纪70年代前,主要采用以截肢为主的单纯手术治疗,患者5年生存率为10%~20%。此后引入手术后辅助化疗,并发展为后期的新辅助化疗,即化疗-手术-术后化疗,患者5年生存率可达60%~80%。

骨肉瘤是骨骼系统最常见的骨原发恶性肿瘤,四肢骨骼是主要的发病部位,好发于青少年血运丰富的长骨干骺端,依次为股骨远端、胫骨近端、肱骨近端,近一半以上的患者发生在膝关节周围。此外,骨肉瘤也可发生于腓骨上端、髂骨、肋骨、胸骨等。

(一)病因及预防

骨肉瘤的确切病因目前还不清楚,有研究显示可能与遗传学因素、病毒感染、放射损伤、化学致癌剂、长期接触放射性核素等因素相关。

1.病因

(1)遗传因素:随着分子生物学研究进展,发现骨肉瘤组织中有60%~75%出现第13号染色体(13q14)的视网膜母细胞瘤基因(Rb)异常。Tsuchiya T等对30例骨肉瘤的研究发现p53基因与骨肉瘤的发展明显相关。根据现有研究,多数学者更倾向于认为骨肉瘤的发生与多基因的联合改变有关,骨肉瘤的发生是多基因协同作用的结果。

(2)病毒感染:有学者从大鼠自发性骨肉瘤中分离出的骨肉瘤病毒(FBJ)及RFB病毒可能诱发小鼠骨肉瘤,提示病毒可能与骨肉瘤的发生有关,但目前尚未有足够的流行病学资料说明人骨肉瘤与病毒有关。

(3)放射损伤:随着放射治疗的应用,部分患者放射治疗部位在一定时间后出现骨肉瘤。

另外,经动物实验证实,哺乳动物均可在一定剂量的射线照射下诱发骨肉瘤。

(4)化学致癌剂:如甲基胆蒽和亚硝胺类物质均可诱发动物骨肉瘤。

2.预防

对于骨肉瘤的有效预防措施是加强三级预防,具体表现为:①一级预防:普及骨肉瘤相关知识,提高警惕性。避免接触一些与本疾病发生可能相关的危险因素。当不得不接触这些危险因素时,应注意个人防护。②二级预防:早发现、早诊断、早治疗,提高生存率。该病初起时可能没有症状,最早出现的症状往往就是疼痛。无明显外伤史的青少年一旦出现疼痛应尽快就诊检查。骨肉瘤的发现早晚及其性质,对于手术措施的选择、预后具有重要意义。③三级预防:对症治疗,防止病情恶化以及并发症的出现。

(二)组织及病理学特点

1.分类

参照 WHO2013 年骨肿瘤分类,骨肉瘤分为普通骨肉瘤、毛细血管扩张型骨肉瘤、小细胞骨肉瘤、低级别中心性骨肉瘤、继发性骨肉瘤、骨旁骨肉瘤、骨膜骨肉瘤、高级别表面骨肉瘤。其中普通骨肉瘤中又分为成骨型骨肉瘤、成软骨型骨肉瘤、成纤维型骨肉瘤。

2.临床分期

1.骨肿瘤的 TNM 分期

T 原发肿瘤

T_x 原发肿瘤不能确定。

T_0 未发现原发肿瘤。

T_1 肿瘤最大径$\leq$8cm。

T_2 肿瘤最大径$>$8cm。

T_3 在原发部位有非连续的肿瘤。

N 局部淋巴结转移

N_x 局部淋巴结转移不能确定。

N_0 无局部淋巴结转移。

N_1 有局部淋巴结转移。

M 远处转移

M_0 无远处转移。

M_1 有远处转移。

M_{1a} 肺转移。

M_{1b} 其他远处转移。

G 病理学分级

G_x 病理学分级不能确定。

G_1 高分化。

G_2 中分化。

G_3 低分化。

G_4 未分化。

注:尤因肉瘤和恶性淋巴瘤均分入 G_4。

R 残存肿瘤

R_x 残存肿瘤状态不能确定。

R_0 没有残存肿瘤。

R_1 显微镜下残存肿瘤。

R_2 肉眼残存肿瘤。

2.骨肿瘤的临床病理分期

Ⅰa期 $G_{1,2},T_1,N_0,M_0$

Ⅰb期 $G_{1,2},T_2,N_0,M_0$

Ⅱa期 $G_{3,4},T_1,N_0,M_0$

Ⅱb期 $G_{3,4},T_2,N_0,M_0$

Ⅲ期 任何 G,T_3,N_0,M_0

Ⅳa期 任何 G,任何 T,N_0,M_{1a}

Ⅳb期 任何 G,任何 T,N_1,任何 M

任何 G,任何 T,任何 N,M_{1b}

(三)扩散和转移

1.血道转移

骨肉瘤发生血道转移受累靶器官主要是肺,即使行截肢及化疗后仍有约 40% 患者死于肿瘤肺转移。骨肉瘤的转移和侵袭是一个多步骤的序贯过程,这些步骤之间相互联系,按照一定的次序进行,并受相关基因调控。这些基因主要包括促进骨肉瘤细胞转移发生的肿瘤转移基因和控制转移发生的肿瘤转移抑制基因。研究表明,80%～90%的患者确诊前已经发生了全身的微病灶转移。

2.淋巴道转移

肿瘤发展到晚期在肢体近端可有局部淋巴结增大,一般为吸收所致的淋巴结炎,个别见于淋巴结转移或受侵,淋巴结大而硬是转移的征象。

(四)临床表现

骨肉瘤的临床表现因肿瘤生长速度及破坏程度不临床分期病理学分级原发部位区域淋巴结转移远处转移同而异。有的患者发病前有外伤史,或因外伤后引起症状。

1.首发症状

最早的主诉是疼痛,多为隐痛,活动后加重,由开始的间歇性和不规则性隐痛,逐渐转为持续性剧痛,疼痛往往难以忍受,尤以夜间和休息时为甚。常没有全身症状。部分患者在外伤后就诊,X线摄片后发现肿瘤异常性成骨。

2.常见的临床表现

(1)软组织肿块:长骨骨肉瘤侵犯临近软组织形成软组织肿块是最常见的临床表现,此类患者约 90% 可见肿块已经侵犯到骨外或间室外。肿瘤局部一般呈中等的韧质硬度,往往伴有明显的压痛。局部皮温升高,瘤体较大时则可出现皮肤表面静脉充盈或怒张。后期皮肤紧张发亮,体表红肿,色泽改变呈紫铜色,晚期可以摸到波动或听到血管杂音。

（2）病理性骨折：骨肉瘤患者中有 5%～10% 会发生病理性骨折，多见于以溶骨性病变为主的骨肉瘤。溶骨性骨肉瘤以骨质破坏为主，很少或没有骨质生成。破坏多偏于一侧，呈不规则斑片或大片溶骨性骨质破坏。骨皮质受侵较早，范围较广。骨膜增生易被肿瘤破坏，而边缘部分残留，形成骨膜三角。广泛性溶骨性破坏易发生病理性骨折。

（3）晚期表现：疾病发展到后期往往有低热、全身不适、体重减轻、贫血及进行性消瘦等症状，肢体近端可有局部淋巴结增大，应警惕转移征象。出现肺转移时，最初无肺部症状，晚期出现咯血、憋气及呼吸困难。

（五）诊断

发生在青少年时期典型部位，同时又具有骨肉瘤典型表现的病例，诊断并不难。但并非所有骨肉瘤都有典型表现，如发生在骨干部位时，放射学表现更像尤文肉瘤。所以任何时候骨肉瘤的诊断都要遵循临床、影像、病理三结合原则，全面了解整个病理情况，结合临床和影像表现综合诊断。

1.临床症状

骨肉瘤最常见的临床症状是疼痛和局部的软组织肿块。但患者从出现症状到来院就诊的时间可以为几周或数月甚至更长，如出现下列症状，应尽快到医院就诊：①不能解释的疼痛并持续加重，一般止痛剂无效；②肢体活动受限。

2.生化学检查

（1）常规全面检查：骨肉瘤患者入院应进行全面检查，包括血、尿、便、肝、肾功能和心电图等，以作为诊断和治疗的参考，特别是对大剂量的新辅助化疗有重要意义。

（2）碱性磷酸酶（ALP）：该酶主要由体内成骨细胞产生，骨肉瘤患者肿瘤样类骨质形成时，血液内的血清碱性磷酸酶活力增高。检测正常值成人为 45～125U/L，各个实验室 ALP 测定值标准略有不同，一般认为大于 200U/L 有意义。儿童在生长期可有升高。骨肉瘤早期、分化好的骨肉瘤 ALP 可以正常。经大剂量化疗和手术后，大部分患者 ALP 降低，所以 ALP 可作为化疗和手术前后的动态观察指标。

（3）乳酸脱氢酶（LDH）：由于 LDH 是机体内糖酵解的限速酶，而肿瘤组织代谢又以糖酵解的加速为特点，故肿瘤组织的活力增强导致机体血液的 LDH 水平异常。有报道称术前血清 LDH 水平与骨肉瘤预后相关，LDH 升高组统计学差异较 ALP 升高组更明显，提示其作为预后的检测指标较 ALP 更具特异性。

（4）血沉和 C-反应蛋白：骨肉瘤患者的血沉会升高，C-反应蛋白也往往高于正常值，但这都是非特异性的，诊断价值不大。

3.标志物检查

组织学和免疫组化：骨肉瘤的 ALP 呈强阳性反应，尤以肿瘤外围生长区活性最高。免疫组化染色中，波形蛋白强阳性，在软骨分化区内 100% 饱和硫酸溶液中溶解的蛋白（S-100 蛋白）阳性，上皮抗体及肌源性抗体亦可局部出现弱阳性，但绝不是弥漫性强阳性。骨基质中主要为Ⅰ型胶原蛋白，还有与骨质钙化有关的基质蛋白，包括骨钙素、骨黏蛋白、骨桥蛋白、骨形态形成蛋白（BMP）等，这些物质均可作为骨组织的标志物，但其阳性结果仅表明是成骨性组织或成骨性肿瘤。

4.影像学诊断

随着影像学的发展,可采用多种方法对骨肉瘤进行辅助诊断,X线、CT、MRI和放射性核素骨扫描是诊断和评估骨肉瘤的重要手段。

(1)普通X线检查:普通型骨肉瘤典型的X线表现为长骨干骺端侵袭性病变,尤其多发于股骨远端和胫骨近端。基本X线表现为溶骨性骨破坏、肿瘤骨的形成、软组织肿块和病理性骨膜反应。其中肿瘤骨的形成是X线诊断骨肉瘤的主要依据,一般认为骨肉瘤中肿瘤性成骨越少,恶性程度越高。

(2)CT检查:CT表现为肿瘤部位溶骨性破坏,骨皮质中断,骨外形成较大软组织肿块。CT是外科手术限制性定位的重要依据之一,也是检测肺部转移灶最为常用的手段。CT对骨肉瘤的定性多无帮助,但在显示瘤骨或钙化方面有优势。

(3)磁共振成像(MRI):MRI对显示肿瘤内部结构非常敏感,多面成像可以清楚地显示肿瘤与周围正常结构,如肌肉、血管、神经等的关系,也能清楚显示肿瘤是否在髓腔内以及向骨骺和关节腔蔓延,是发现跳跃病灶最为理想的检查方法。

(4)放射性核素骨显像(ECT):ECT是基于局部骨骼血流与骨盐代谢的情况,在病变早期多已有明显的表现,对骨骼病变,特别是对无症状转移性骨肿瘤的早期诊断具有特殊价值。骨肉瘤表现为热区,囊性变及坏死区等缺血部位表现为冷区。骨扫描可以用于排除骨内的跳跃病灶和远处转移灶。

(六)治疗

现代肿瘤学认为骨肉瘤是一种全身性的癌症,患者就诊时80%已有微小癌灶在全身血液转移。新辅助化疗是骨肉瘤治疗史上的一个里程碑。以手术为主,以化疗及区域性介入化疗为辅,联合放疗、免疫生物治疗等多程式的治疗方案,骨肉瘤的5年生存率明显提高。

1.手术治疗

(1)截肢术:截肢术至今仍然是骨肉瘤的重要治疗手段,包括高位截肢和关节离断术。原则上,截肢近端的髓腔应作快速病理,以确认达到足够的切除平面。手术指征:ⅡB期和不伴肺外转移的ⅢA期患者。

(2)保肢术:由于新辅助化疗的有效开展,骨肉瘤的保肢术迅速发展,已成为骨肉瘤治疗的主流,有报道西方国家高达80%的患者接受保肢手术。术式包括灭活再植、异体骨移植、人工假体置换等。手术指征如下。

①患者的骨骼生长发育已经基本趋于成熟,年龄最好超过15岁。

②以Ennecking外科分期ⅡA期最为理想,对化疗反应好的ⅡB期患者也适宜选择保肢术。

③无主要的血管、神经受累,无病理性骨折、局部感染,局部软组织条件良好。

④能在肿瘤外将肿瘤完整切除,手术范围至少达到广泛切除的范围,但在重要血管、神经走行的部位,要达到广泛切除有困难。

⑤保留的肢体经重建后,功能要比假肢好,保肢手术后的局部复发率与病死率不会高于截肢。

⑥患者及其家属均有保肢的强烈愿望。

（3）肺转移灶的手术治疗：近年来越来越多的学者主张对骨肉瘤发生肺转移的患者采取更为积极的治疗，已出现肺部转移的病例，如原发病灶已行根治性切除，肺部转移病灶也应考虑手术切除。手术治疗骨肉瘤肺转移已被普遍接受。手术指征如下。

①原发瘤必须完全控制或能够完全控制。

②没有无法控制的肺外转移。

③转移瘤能完全切除。

④预计术后能保留足够的肺组织。

⑤患者能耐受手术。

2.化学治疗

20 世纪 70 年代之前，肢体原发恶性肿瘤的治疗以截肢为主，保肢复发率高，5 年生存率低于 20％。1972 年 Cortes 报道用阿霉素治疗转移性骨肉瘤有效。同年 Jeffe 报道大剂量甲氨蝶呤甲酰四氢叶酸（HD-MTX-CF）解救治疗取得疗效。这些成绩促进了联合方案的发展，使骨肉瘤的疗效提高，为患者肢体功能的保留带来了希望，使无瘤生存率有了令人鼓舞的提高。20 世纪 70 年代中期，为在术前消灭肿瘤的亚临床灶，缩小周围反应带，为保留肢体进行局部切除创造条件，开始实施术前化疗。目前骨肉瘤临床上常用联合化疗方案中所包含的药物如下。

（1）甲氨蝶呤（MTX）：MTX 是骨肉瘤化疗中最常用的药物，其疗效与剂量有密切关系，大剂量优于中等剂量。迄今为止大剂量 MTX 被认为是单药有效率最高的抗骨肉瘤药物。MTX 是细胞周期特异性药物，主要作用于 S 期。大剂量 MTX 的用药方案为 $8\sim12g/m^2$，静脉滴注，$4\sim6$ 小时输入，$6\sim8$ 小时后用亚叶酸钙（CF）解毒。

（2）顺铂（DDP）：目前 DDP 主要与阿霉素联合用于对大剂量 MTX 缺乏敏感性的病例，两者的联合应用对骨肉瘤的有效率为 40％～65％。推荐剂量 $100\sim120mg/m^2$，静脉滴注。

（3）阿霉素（ADM）：ADM 是细胞毒性抗生素，对多种肉瘤及癌都有缓解作用，属于细胞周期非特异性药物，对 G_1 及 S 期细胞最不敏感，对 S 早期和 M 期细胞最敏感。很多临床研究表明，缺少 ADM 的化疗方案或在化疗过程中减少 ADM 的用量会影响患者的生存率。推荐单次剂量 $60\sim80mg/m^2$，静脉滴注。

（4）异环磷酰胺（IFO）：IFO 被认为是又一种抗骨肉瘤的关键药物。大剂量 IFO 目前主要用于传统药物效果不佳病例的补充化疗。推荐剂量 $15g/m^2$，分 5 天静脉滴注，用药后每 4 小时给予膀胱黏膜保护剂美司钠静脉滴注，以免产生出血性膀胱炎。

（5）长春新碱（VCR）：VCR 在较低浓度可抑制人骨肉瘤细胞（HOS 细胞）的增殖，且远低于中毒剂量，这就表明其可能应用为骨肉瘤的一线化疗药物。VCR 有效的抗骨肉瘤作用机制之一就是通过抑制细胞内 JunB 的表达来抑制肿瘤细胞的增殖；同时 VCR 又可以显著上调细胞内抑癌基因 GADD45 的表达，促进细胞发生凋亡，这就揭示出另一条有效的对抗骨肉瘤的作用途径。推荐单次剂量 $1\sim2mg/m^2$，静脉滴注。

二、软骨肉瘤

软骨肉瘤是来自于软骨细胞或间胚叶组织的恶性肿瘤，位于最常见骨肿瘤的第二位。多见于 20 岁以上的成年人,发病高峰年龄为中老年,有明显的性别差异,男女之比为 2∶1。

根据肿瘤发生的部位分为中心型软骨肉瘤和周围型软骨肉瘤。中心型软骨肉瘤的病变首发于骨髓腔或骨皮质内侧,周围型软骨肉瘤的病变首发于骨膜下皮质或骨膜。原发性软骨肉瘤发病年龄相对较小,病程进展快,恶性程度高者预后差。继发性软骨肉瘤约占软骨肉瘤的 40%,一般发生于 30 岁以后。中心型多来自长管骨干骺端的内生软骨瘤或多发性内生软骨瘤病的病灶。周围型多来自于多发性骨软骨瘤病的病灶,尤其是位于骨盆部位的骨软骨瘤。一般发展缓慢,预后比原发性好。通常,原发性软骨肉瘤多为中心型,而继发性软骨肉瘤多为周围型。

中心型和周围型软骨肉瘤的组织学表现相似,根据肿瘤组织学表现分为Ⅰ、Ⅱ、Ⅲ级,又可称为低度恶性、中度恶性和高度恶性。Ⅰ级软骨肉瘤约占 20%,软骨分化良好,细胞较丰富、核大,常见双核细胞,但无核的有丝分裂象,基质内有明显的钙化和骨化。Ⅱ级软骨肉瘤约占 60%,软骨组织显示出明显异形,钙化骨化减少,细胞核大,可以是正常的 4~5 倍,外形怪异,核染色体过深,常见双核细胞,偶见三核细胞。Ⅲ级软骨肉瘤约占 20%,软骨小叶周围为一层厚细胞晕,主要密集的是核深染的成软骨细胞和未分化的间充质细胞,软骨细胞丰富,核多形、怪异、染色过深,常出现体积巨大的细胞,可以是正常的 5~10 倍,细胞内有多核或更多的核。基质内钙化极少。

软骨肉瘤常见的亚型包括:去分化软骨肉瘤、透明细胞软骨肉瘤和间叶性软骨肉瘤等。

(一)中心型软骨肉瘤

中心型软骨肉瘤占所有软骨肉瘤的 85% 左右,好发部位依次为股骨近端、股骨远端、骨盆、肱骨近端、肩胛骨、胫骨近端,而躯干骨较少发生。长骨的肿瘤通常起源于干骺端或骨干的一端,因成年人骺板已消失,肿瘤可侵犯骺端甚至关节。另外,中心型软骨肉瘤更倾向于向阻力较小的地方扩张,尤其是骨干的髓腔,所以接近 50% 的患者在做出诊断时肿瘤已侵犯长骨骨干髓腔的 1/3、1/2 或更多。位于骨盆的中心型软骨肉瘤好发于髋臼周围的髂骨、坐骨、耻骨。位于肩胛骨的中心型软骨肉瘤好发于关节盂和喙突。

1.临床表现

中心型软骨肉瘤的临床表现与肿瘤的恶性程度有很大关系。低度或中度恶性者症状较轻,表现为间歇性的深部疼痛,能忍受,局部可有轻微的骨膨隆而无明显肿块。高度恶性的肿瘤则生长迅速,侵袭性强,早期即破坏骨皮质侵入软组织形成较大的软组织肿块。同时可从骨骺直接侵入关节,引起疼痛,关节活动障碍。位于脊椎、骶骨、肋骨、骨盆部位的肿瘤,如果压迫神经,可引起持续性的剧烈疼痛以及相应部位的感觉运动异常。

2.影像学检查

X 线检查表现为边界模糊的溶骨,骨皮质变薄,内部呈扇贝状,有些区域可出现皮质中断,而有些区域因为软骨骨化皮质增生反而显得骨皮质增厚。低中度恶性病损内软骨钙化常表现为不规则的雾状颗粒、结节或环状钙化圈。在侵袭性强的高度恶性病损内可见骨破坏界限不清,广泛的皮质破损,较大的软组织肿块,钙化不明显而黏液区多。若肿瘤只浸润骨松质而骨小梁破坏尚未达到 X 线能检测到的规模,且局部无钙化,必须借助 CT、MRI、放射性核素扫描才能及时诊断。另外,长骨病变时,术前也需要通过这些检查来确定肿瘤在髓腔内浸润的范围,从而有助于手术方案的制定。

3.病理特征

病理检查中除了随着Ⅰ级到Ⅲ级恶性程度的升高,细胞数量增多,细胞变大,核增大深染、异形,双核多核细胞逐级增多外,肿瘤的质地也有很大变化。Ⅰ级肿瘤与软骨瘤相仿,质地坚韧,钙化区多呈沙砾样。Ⅱ级肿瘤组织虽仍见软骨外观,但颜色变灰,质地变软,并散布着黏液性区域。Ⅲ级肿瘤组织质地很软,充满灰白色胶胨样物质,夹杂着坏死囊变和出血液化灶。

4.诊断与鉴别诊断

在确定中心型软骨肉瘤的诊断尤其是继发性软骨肉瘤时,必须注意将年龄、部位、症状等临床资料和影像学表现综合起来分析判断,而不能只根据组织学表现来确定恶性。如有的软骨瘤,临床表现已恶变为软骨肉瘤,肺部也出现转移灶,但其显微镜下组织学表现仍可保持原来的良性征象。

Ⅰ级中心型软骨肉瘤与内生软骨瘤的X线表现和病理改变方面有时很难区别,但两者治疗方法不同。软骨瘤只要行囊内刮除、囊壁灭活再加颗粒性植骨即可,而软骨肉瘤适宜行局部界限性切除或广泛性切除,所以必须加以鉴别。软骨瘤发病年龄较小,到成人期停止生长,一般无痛,除非发生病理性骨折,通常病灶不超过5cm,骨皮质完整无扇贝状改变,无软组织肿瘤。但在多发性软骨瘤病中,肿瘤可以较大,且成人期仍可继续生长,组织学表现增生活跃。因其继发转变为软骨肉瘤的概率大,所以在成人期当软骨瘤的症状和影像表现发生变化时,应考虑继发性软骨肉瘤的诊断。手足部短管状骨的中心型软骨肿瘤,几乎都是良性的内生软骨瘤,而躯干骨中心型的软骨肿瘤常为软骨肉瘤。近年许多学者研究证明正常软骨中的Ⅱ型胶原蛋白,在软骨肉瘤中表达的阳性率和表达强度明显低于良性软骨瘤,并随着恶性程度的增高而逐步降低,高度恶性的软骨肉瘤可完全不表达。正常软骨中不存在的Ⅰ型和Ⅲ型胶原蛋白良性软骨瘤不表达,而软骨肉瘤有表达,且随着恶性程度增高而表达逐步增强。另一种具有酪氨酸激酶活性的跨膜蛋白质(Cerb B-2癌基因蛋白)在良性软骨肿瘤中表达阳性率只有15%。而在软骨肉瘤中表达阳性率高达82%。这些检测方法均有助于良恶性肿瘤的鉴别。

高度恶性的软骨肉瘤,病损内钙化不明显时需要与骨肉瘤相鉴别。因为对骨肉瘤行术前、术后化疗是综合性治疗方案的一部分,而软骨肉瘤对化疗不敏感,不需要实施。一般骨肉瘤好发于青少年,软骨肉瘤以成年人居多,骨肉瘤迅速侵犯破坏骨皮质向外扩展;软骨肉瘤常先向阻力较低的骨干髓腔扩展。有时难以鉴别时需要做病灶活检,骨肉瘤能见骨样组织,软骨肉瘤能见巨大多核异形的软骨细胞。但在活检时,必须注意软骨肉瘤病损内充满胶胨样物质,压力很高,切开瘤体假包膜时会喷射,污染周围组织引起局部肿瘤种植。所以要做好周围的防护,避免污染。

5.治疗及预后

中心型软骨肉瘤对放疗、化疗均不敏感,因此手术是唯一的治疗手段。对于中度恶性或高度恶性的中心型软骨肉瘤,广泛性或根治性大块切除手术是首选的治疗方法。如果局部的主要神经血管和关节的部分动力肌群能保留的可以采用保肢、功能重建的手术方案,根据患者年龄、骨缺损的部位和范围决定采用丙烯酸甲酯填塞、自体骨移植、异体骨移植、人工假体置换等方法来重建骨和关节的活动功能。对于低度恶性的软骨肉瘤,目前的治疗选择争议较大。既往多考虑对低度恶性软骨肉瘤做界限性切除或广泛性切除,但近来不少学者认为低度恶性中心型软骨肉瘤复发和转移率低,在没有软组织肿块的前提下,仅需行病灶内刮除,然后采用苯酚(石炭酸)烧灼或用液氮冷冻即可达到病情的局部控制。如果低度恶性病变伴有软组织肿块,则治疗方案仍以广泛的大块切除为首选。软骨肉瘤对放疗相对不敏感,在切除不彻底的病例中需要使用超过 60Gy 的剂量才能达到局部控制的目的,而传统的光子放疗仪难以完成如此大的剂量,目前多采用质子放疗或带电粒子放疗。

术后复发的病例中约有 13％的患者表现出恶性程度较术前肿瘤更高,表明复发的软骨肉瘤转变为恶性程度更高甚至未分化的软骨肉瘤。

如果长管骨上的中心型软骨肉瘤术后复发,且病理显示为低度恶性,最近的文献多倾向于继续行病灶内刮除加用苯酚烧灼或用液氮冷冻,骨缺损可采用自体或同种异体骨移植。伴有软组织肿块的低度恶性中心型肉瘤,以及中度和高度恶性中心型软骨肉瘤复发时,需要行广泛大块切除,部分软组织肿块没有界限,无法整块切除的病例,可考虑行截肢手术。

对于脊椎、骨盆等扁平骨上的中心型软骨肉瘤手术设计比较困难,如果无法进行广泛切除,可考虑行局限性切除。如发生术后复发,不论低度恶性还是高度恶性,原则上都应尽可能予以广泛切除。

Giuffrida 等分析了美国 30 年共 2890 例软骨肉瘤,显示生存率并没有随着时间而发生改变,只有肿瘤分期和分级是生存率的非独立预后因子。他建议术后常规监测应延长至术后 10 年,超过这个时间点,患者的死因多与软骨肉瘤无关。

(二)周围型软骨肉瘤

周围型软骨肉瘤(包括骨膜型软骨肉瘤)发病率比中心型软骨肉瘤少,恶性程度比中心型软骨肉瘤低。低度恶性占绝大多数,大于 2/3,中度恶性约 1/3,高度恶性极少见。

1.临床表现

主要是局部扣及肿块,质硬无痛或轻度疼痛。体格检查发现肿块固定,表面高低不平。如与表面肌肉、肌腱形成滑囊,有时会出现不适,如对局部神经产生卡压会引起神经功能的紊乱。位于骨盆内或肩胛骨下的软骨肉瘤初期无症状,很难发现;待出现肌肉、神经、血管刺激或压迫症状时往往肿瘤已较大。

2.影像学检查

周围型软骨肉瘤 X 线表现较典型,诊断较容易。肿瘤起于骨皮质外侧面呈花椰菜样,表面凹凸不平。早期可在骨面上产生轻度反应骨,以后会出现侵蚀性破坏。大部分病损侵入软组织内,有较强的钙化骨化表现。

骨膜型软骨肉瘤表现为皮质旁的软骨性肿块,有时 X 线片上不显影,需要通过 CT 或 MRI 检查来明确界限。瘤体中常有颗粒状、点状或环状的钙化,偶尔有模糊的束状骨化影。肿瘤下骨皮质常有蝶形压迫,有时出现模糊不清的侵蚀,肿瘤周围可有骨膜反应,产生三角形骨化,部分包绕肿块基底部。

继发于骨软骨瘤的软骨肉瘤,初期仅表现为薄的不连续的软骨帽明显增厚,成年人超过 1～2cm。进一步发展和深层的软骨都趋向圆凸状生长,并呈分叶状侵入骨软骨瘤的骨松质,最后可侵犯宿主骨。软骨失去正常透明软骨的特点成为质软、多液、灰色和半透明的肿瘤软骨。肿瘤软骨有较强的钙化骨化倾向,表现为病损内出现颗粒状点状和环状的钙化,同时有白色象牙样增生性的骨松质。

3.病理特征

组织学检查,周围型软骨肉瘤,包括骨膜型软骨肉瘤分化都较好,很少有黏液样表现。

4.治疗

周围型软骨肉瘤的治疗方法也是手术。所有周围型软骨肉瘤,不论低度恶性还是高度恶性,都应行大块广泛切除。

三、尤因家族性肿瘤

尤因家族性肿瘤(ESFT)是一组小网细胞肿瘤,包括尤因肉瘤、原发神经外胚层瘤(PNET)、胸肺部恶性小圆细胞瘤(Askin)、骨的原发神经外胚层瘤,以及骨外的尤因肉瘤。ESFT 特征为染色体 22q12 上的 EWS 基因与相应的 ETS 基因家族成员融合。EWS-FLI 1 融合导致染色体移位,约 85% 的尤因肉瘤确定 t(11;22)(q24;q12)染色体移位。上述改变已被确认发生在尤因肉瘤、PNET 及 Askin。尤因肉瘤分化差,其特点是细胞表面糖蛋白 MIC2(CD99)过度表达。尽管 CD99 不是这类肿瘤的特异性指标,但 CD99 过度表达用于尤因肉瘤及 PNET 与其他小圆细胞肿瘤的鉴别诊断。

典型的尤因肉瘤发生于青少年。原发性尤因肉瘤最常见的发生部位为股骨、骨盆及胸骨,可侵犯任何骨。生长在长骨,骨干为最常见的受侵部位。影像学上,典型表现为由于骨密质层的膨胀和破坏而产生的"洋葱皮样"变化。

尤因肉瘤,与大部分骨肉瘤患者一样,由于病变部位肿胀疼痛就诊。与其他骨肉瘤不同的是,全身症状如发热,体重下降及疲乏偶尔地出现。异常的实验室检查包括 LDH 增高,白细胞增多。肺、骨及骨髓为最常见的转移部位。几乎 1/4 有症状或播散的症状。

预后有利的重要指标包括原发病生长在骨远端部位,发病时血清 LDH 值正常,无远处转移。约 1/4 出现转移的患者预后极差,这一点与其他骨肉瘤并不相同。肺、骨及骨髓为最常见的转移部位。

化疗方案应包含以下药物中的至少两种:IFO 或 CTX,VP-16,ADM 及 VCR。

VACD-IE(IFO,VP-16)的 EFS 及 OS 均优于 VACD。VACD-IE 局部复发的发生率低。但 VACD-IE 不能改善诊断时发生转移的尤因肉瘤或 PNET 结果。VACD-IE 2 周方案疗效优于 3 周方案,毒性不增加。标准风险的 ES-FT,CTX 疗效与 IFO 相当。高危患者的 EFS 率无统计学差别,但倾向 IFO + VP-16 受益。

EURO-EWING 99 研究,评估 VIDE 治疗 281 例晚期尤因肉瘤疗效及安全性,VIDE6 周期诱导化疗后,局部治疗(手术或放疗),大剂量化疗后随后干细胞移植。中位随访 3.8 年后,3 年的 EFS 及 OS 分别为 27% 及 34%,CR 及 PR 的 EFS 及 OS 分别为 57% 及 25%。患者年龄、肿瘤体积,及转移扩散范围被认为相关的危险因素。

尤因肉瘤初始治疗后局部治疗或辅助治疗。多数患者术前多药联合化疗降低肿瘤分期,增加镜下切缘阴性的完全手术切除率,初始治疗 12~24 周,配合 G-CSF 支持治疗。NCCN 推荐出现症状的局部或转移性患者的一线治疗(初始治疗、新辅助治疗及辅助治疗)：

VAC/IE(VCR,AMD,CTX 与 IFO,VP-16 的交叉治疗)

VIDE(VCR,IFO,ADM,VP-16)

VIA(VCR,IFO,ADM)

临床表现为原发性转移的,推荐优先选择 CTX＋VCR＋ADM。VAC/IE,VIDE 及 VIA。其他治疗选择,患者经初始治疗后重新分期,有效的患者进一步进行局部治疗,包括：

局部广泛切除术±术前放疗,根治性放疗及化疗,或在特殊情况下截肢。

推荐辅助化疗±放疗后(不考虑手术切缘),局部治疗。强烈推荐根据化疗方案的类型及剂量及给药途径,化疗的时间介于 24～49 周。

初始治疗后肿瘤进展,最佳的治疗措施,放疗±术后化疗,或最佳支持治疗。

复发或难治性患者的治疗：

约有 30％～40％的尤因肉瘤复发后预后差,复发时间及方式是重要的预后因素,诊断后到第一次复发的时间长,复发后的生存时间乐观。远期复发(诊断后大于 2 年),只有肺转移或局部转移,可行根治性手术切除或密集化疗,是最有利的预后因素。早期复发(诊断后小于 2 年),肺转移以及其他部位转移,局部或远处复发,诊断时以及复发时增高的血清 LDH,为不利的预后因素。

IFO＋VP-16 疗效显著,毒性可耐受。DOC＋GEM 治疗儿童及年轻人难治的骨肉瘤耐受性好,具有抗肿瘤活性。拓扑异构酶 1 抑制剂拓扑替康(TPT)及伊立替康(CPT-11)联合 CTX 及替莫唑胺(TMZ)治疗复发或难治的实体瘤显示有令人鼓舞的缓解率。CTX＋TPT 治疗复发或难治的尤因肉瘤缓解率高。GPT-11＋TMZ 治疗复发或进展的尤因肉瘤,中位 TTP 长。抑制胰岛素样生长因子受体 1(IGFR-1),一种独特的治疗方法,治疗肉瘤的某些亚型。Figitumumab 及 R1507 亦具有抗癌活性且耐受性好。

NCCN 推荐治疗复发或难治的肉瘤：参加临床试验；化疗±放疗；如果复发延迟,可重复以前治疗有效的化疗方案。也可以选择下述治疗方案：

CTX＋TPO

TMZ＋CPT-11

IFO＋VP-16

DOC＋CEM

复发会转移的患者考虑临床试验,探索新的治疗方法。

第二节 软组织肉瘤

软组织肉瘤是发生在结缔组织的恶性肿瘤,包括皮下组织、肌肉、肌腱、血管、结缔组织间隙以及空腔器官支柱基质等,但发生在骨骼、网状内皮系统、神经胶质等部位的除外。软组织肉瘤的细胞起源为原始间叶干细胞,位于非节段性中胚层,故可生长在身体不同部位。软组织肉瘤的临床表现是肿块,但肿块本身没有功能,故只有肿块增大压迫周围组织时才产生症状。软组织肉瘤发病率约 3/10 万,无性别倾向,一般中、老年人发病率较高,在儿童期软组织肉瘤的发病次于白血病、脑肿瘤和淋巴瘤,居第四位。

一、病因

软组织肉瘤分类繁多,每种类型的肉瘤病因不尽相同,以下逐一介绍:

1.纤维肉瘤

现代纤维肉瘤是指由纤维细胞及其产生的纤维构成的恶性肿瘤。主要成分是保持产生网硬蛋白能力的退行发育的梭形细胞。Virchow 首先提出纤维肉瘤的诊断,但与现代含义明显不同。来源于兼性成纤维细胞的其他类型肿瘤已被排除在外。

2.平滑肌肉瘤

平滑肌肉瘤 19 世纪中叶已见有报道。一般认为来源于平滑肌肉细胞或有向平滑肌分化能力的间叶细胞。平滑肌肉瘤的病因不清,创伤、电离辐射或其他损伤对肿瘤的发生发展有一定影响。近来有研究指出,Epstein-Barr 病毒是免疫缺陷患者发生平滑肌肉瘤的一个危险因素。

3.恶性周围神经鞘瘤

起源于周围神经鞘的固有细胞成分。其中应除外神经外膜(神经鞘)或周围神经血管系的肿瘤。虽然许多例证认为恶性周围神经鞘瘤来源于施万细胞,一些还可以显示成纤维细胞或周围神经细胞分化的证据,然而,有人不赞成使用周围神经鞘瘤的命名,认为称恶性施万细胞瘤似乎更好。

4.脂肪肉瘤

是一种恶性肿瘤,特征性表现在脂肪母细胞的分化上,在不同的分化阶段,出现不规则的脂肪母细胞。

5.腺泡状软组织肉瘤

原发于间叶组织,但却呈现腺泡状(器官样)结构,有别于通常肉瘤细胞散在排列的特点。Christopherson 等首先用腺泡状肉瘤报道本病。本瘤病因不清楚,组织起源有几种假说,但均无定论。WHO 分型归为其他类。

6.血管外皮瘤

非常少见。其特点是瘤细胞在基底膜外增殖。可表现为良性,也可表现为恶性。恶性者可称血管外皮肉瘤,也可统称为血管外皮瘤。

7.血管肉瘤

意指脉管肉瘤,应包括血管肉瘤和淋巴管肉瘤。因为淋巴管肉瘤非常少见,故仅叙述前者。

8.滑膜肉瘤 Sabrazes

最先使用滑膜肉瘤一词,当时误认为来源于关节滑膜。而后的众多研究发现,组织结构内有上皮样的腺体,以及偶在间质,梭形肉瘤成分显示角蛋白和上皮膜抗原。由此可见,其组织来源与关节滑膜无关。现被划归起源不明肿瘤,名称仍沿用滑膜肉瘤,组织学的重要特点是双相分化。

9.上皮样肉瘤

上皮样肉瘤的组织来源不明,由于镜下以类似上皮样细胞为主,故 Enziger 等正式命名为上皮样肉瘤。

10.淋巴管肉瘤肿瘤

起源于淋巴管内皮,其原因与放疗等原因引起的慢性淋巴水肿有关,先天性淋巴水肿也可发生。

二、病理

(一)纤维肉瘤

肿块圆形或椭圆形,切面灰白或黄白,大小不一,小的肿瘤似可有包膜,大的分界不清,往往浸润组织。光镜下肿瘤由呈囊状交织排列的梭形成纤维细胞组成,胞质少,各束细胞间由胶原纤维分开,组织学形态比较一致。先天性及婴儿纤维肉瘤细胞有丝分裂比较多见,可有淋巴细胞散在。

(二)恶性纤维组织细胞瘤

肿瘤多呈结节状,大小不一,2~20cm,多无包膜,切面为灰白色,鱼肉状,可有出血坏死,有时含有囊腔。显微镜下肿瘤主要由组织细胞样细胞和成纤维细胞样细胞构成,呈多形性,典型和不典型核分裂象多见于组织细胞样细胞。肿瘤多发于四肢,其次是躯干,腹腔内、腹膜后、骨骼、乳房也均有可能。肿块呈单个结节状,开始时可很少,但常易犯局部深筋膜,有时呈溃疡状。肿瘤早期即可向区域淋巴结和远处转移,深部肿瘤可发生远处转移灶的症状先于原发灶的情况。

(三)脂肪肉瘤

脂肪肉瘤分5种组织类型:分化良好型,黏液样型,圆细胞型,多形型和混合型,该分型与预后相关,分化良好型预后最好,儿童多为该型和黏液样型,预后均良好。

(四)平滑肌肉瘤

一般将其分为3类:

(1)腹膜后和腹腔内(大网膜、肠系膜、胃肠道和其他脏器)

(2)皮肤和皮下组织。

(3)脉管源性平滑肌肉瘤。

肿瘤质地坚韧,大小不一,中央常有坏死,无被膜覆盖,光镜下细胞呈长梭型,胞质丰富,核分裂象多见。

(五)婴儿血管外皮细胞瘤

肿瘤为多房性,大小不一,界限清楚,显微镜下肿瘤内毛细血管紧密聚集,肿瘤由血管扁平细胞组成,血管间有大量外皮细胞增生,肿瘤细胞向血管内生长,可见核分裂和坏死情况,在小儿中这并不提示恶性,少数情况下,肿瘤可向周围组织浸润,甚至远处转移,则肯定为恶性。

(六)恶性血管内皮瘤

该肿瘤的发生有人认为与慢性淋巴水肿有关,也有认为放射性射线辐射可导致本瘤,肿瘤直径多在几厘米范围,切面灰白或灰红色,形态不规则,质软,肿瘤内可见大小不一的腔隙,显微镜下可见广泛增生的内皮细胞,其结构呈形状不规则的血管腔,相互吻合成网,细胞核分裂多见。

（七）淋巴管肉瘤

肿瘤内见不规则的脉管结构,衬以恶性内皮细胞,细胞呈卵圆形或棱形胞质,第Ⅷ因子相关抗原也是本瘤的一个标志。

（八）滑膜肉瘤

肿瘤主要发生在关节旁,为圆形或多房性肿块,附着于关节周围的肌腱,腱鞘或关节囊的外面,切面呈黄或灰白色,光镜下肿瘤有两种形态的细胞,如癌的上皮细胞和像显微肉瘤的棱形细胞。

（九）恶性间皮瘤

恶性间皮瘤主要发生于体腔浆膜,如胸膜,腹膜,心包膜,睾丸鞘膜等,儿童患者的胸膜最多见,占85%左右,组织学分为:上皮型,纤维型与上皮和纤维混合型,光镜下可见肿瘤内有许多乳头状细胞和纤维肉瘤状细胞,核仁显著,核有丝分裂象多见。

（十）恶性神经鞘瘤

恶性神经鞘瘤典型病变是在一较大的神经行径中,有一菱形肿块,脊神经的远、近端均匀变粗,表明肿瘤向神经外膜扩展,肿瘤一般大于5cm,表面呈多肉状,可有出血或坏死区,光镜下与纤维肉瘤相似,但本瘤的细胞有不规则的轮廓,细胞核呈波形,弯形或逗号形。

（十一）恶性间叶瘤

恶性间叶瘤是一种来自间叶成分软组织肉瘤,儿童少见,男性多于女性。

肿瘤有多种恶性软组织,以横纹肌肉瘤,血管内皮瘤,滑膜肉瘤,恶性神经鞘肉瘤和平滑肌肉瘤为最多,因组织学多样性,故表现也多样性,总的来说很像横纹肌肉瘤。

（十二）腺泡型软组织肉瘤

腺泡型软组织肉瘤是一临床-病理实体,小儿少见,多见于15岁左右的青少年,女性多于男性,肿瘤无明显界限,质软和易碎,切面呈黄白或灰红色,中央含坏死和出血区,肿瘤周围有较粗的血管,光镜下致密的小梁将肿瘤分为大小不同的腔隙,腔隙中有界限分明的瘤细胞岛,瘤细胞中有坏死和脱落。

（十三）上皮样肉瘤

上皮样肉瘤是一种罕见的肉瘤,多发生于青少年,男性多于女性,本瘤约占全部软组织肿瘤的1%。

本瘤是位于深部的一个或几个肿块,直径0.5～5cm,与肌腱或筋膜有密切关系,肿瘤光滑或呈分叶状,坚实,边缘不清楚,切面带黏性,灰白色间隔黄褐色的出血区,显微镜下,细胞为明显小结状排列,中央有坏死变性倾向,胞质为嗜伊红性,呈上皮形态,有丝分裂象多见。

三、诊断与鉴别诊断

（一）临床表现

软组织肉瘤以四肢和躯干体壁多见,肢体的近端比远端多见,即大腿较小腿多见,上臂较前臂多见,最常见的表现是进行性增大的肿块,往往伴有疼痛,可发生静息痛(即在静止时疼痛)和夜间痛,发生在关节周围的软组织肉瘤可引起关节的畸形和功能障碍,发生在腹膜后的软组织肉瘤可引起肠梗阻和输尿管梗阻症状,如果已经发生肺转移则有胸痛、咯血等症状。

1.肿块

患者常以无痛性肿块就诊,可持续数月或 1 年不等。肿块大、小不等,恶性肿瘤生长较快,体积较大,直径常大于 5cm。位于深层组织的肿瘤边界多不清晰。

2.疼痛

高分化肉瘤因生长较快,常伴有钝痛。肿瘤如果累及邻近神经则疼痛为首要症状,出现疼痛则预后不好。保肢成功的病例仅 27% 出现疼痛,而施行截肢手术的疼痛则高达 50%。

3.硬度

肿瘤中纤维、平滑肌成分较多者则质地较硬,血管、淋巴管及脂肪成分较多者则质地较软。

4.部位

纤维源性肿瘤多发于皮下组织;脂肪源性肿瘤多发生臀部、下肢及腹膜后;间皮瘤多发生于胸、腹腔;平滑肌源性肿瘤多发生于腹腔及躯干部;滑膜肉瘤则易发生于关节附近及筋膜等处。

5.活动度

良性或低度恶性肿瘤,生长部位常表浅,活动度较大。生长部位较深或周围组织浸润的肿瘤,其活动度较小。腹膜后肿瘤因解剖关系多为固定型。

6.温度

软组织肉瘤的血供丰富,新陈代谢旺盛,局部温度可高于周围正常组织。良性肿瘤局部温度可正常。

7.区域淋巴结

软组织肉瘤可沿淋巴道转移。滑膜肉瘤、横纹肌肉瘤常有区域淋巴结肿大,有时融合成团。

(二)诊断要点

除上述临床表现外,以下辅助检查亦有利于明确本病诊断:

1.影像学检查

(1)X 线检查:有助于了解软组织肿瘤的范围,透明度以及其与邻近骨质的关系。边界清晰,常提示为良性肿瘤;边界清楚并见有钙化,则提示为恶性肉瘤,多见于滑膜肉瘤、横纹肌肉瘤等。

(2)超声检查:可见肿瘤的体积范围、包膜边界和瘤体内部肿瘤组织的回声,区别良性或恶性。恶性者体大而边界不清,回声模糊,如横纹肌肉瘤、滑膜肌肉瘤、恶性纤维组织细胞瘤等。超声检查还能引导深部肿瘤的针刺吸取细胞学检查。

(3)CT 检查:具有对软组织肿瘤的密度分辨力和空间分辨力的特点,是近年常用的一种方法。

(4)MRI 检查:可以弥补 X 线和 CT 的不足,从纵切面把各种组织的层次同肿瘤的全部范围显示出来,对于腹膜后软组织肿瘤、盆腔向臀部或大腿根部伸展的肿瘤、腘窝部的肿瘤以及肿瘤对骨质或骨髓侵袭程度的图像,显示更为清晰。

2.病理及细胞学检查

软组织肉瘤病理诊断的标本主要来自：①用涂片或刮片的采集方法取得已破溃的软组织肿瘤的细胞，镜检确诊；②软组织肉瘤引起的胸腹水；③穿刺涂片检查适用于瘤体较大、较深而又拟作放疗或化疗的肿瘤，也适用于转移病灶及复发病灶。

（三）鉴别诊断

位于肢体的软组织肉瘤要与骨关节结核、恶性肿瘤骨转移等相鉴别；位于腹腔的软组织肉瘤与其原发性肝癌，胃癌、肠癌等相鉴别。因软组织肉瘤可发生于全身各个部位的软组织中，类型的不同及发生部位的不同，决定了各自不同的特点，故软组织肉瘤的鉴别，主要靠活体组织检查。目前获取术前病理的主要手段是穿刺活检，对于极少数穿刺活检不能明确诊断的才考虑切开活检。

四、临床分期

1.分期原则

该病需经组织病理学确诊，并根据组织学类型和分级进行分类。

以下是 TNM 分期的评估流程：

T 分期　体格检查和影像学检查

N 分期　体格检查和影像学检查

M 分期　体格检查和影像学检查

2.解剖分区

1.结缔组织、皮下组织及其他软组织（C49）、周围神经（C47）。

2.腹膜后（C48.0）。

3.纵隔：前纵隔（C38.1）；后纵隔（C38.2）；中纵隔，$N_0 S$（C38.3）。

3.肿瘤组织学类型

不包括以下组织学类型：

卡波西肉瘤。

皮肤纤维肉瘤（隆突性）。

纤维瘤病（硬纤维瘤）。

起源于硬脑膜和脑的肉瘤。

血管肉瘤（一种侵袭性肉瘤）不包括在内，因为其自然史与该分类不一致。

注：叶状囊肉瘤是一种躯干表浅部位的软组织肉瘤。

4.区域淋巴结

区域淋巴结即肿瘤原发部位的常规引流区域内的淋巴结。累及区域淋巴结的情况很少，并且淋巴结状态未经临床或病理学评估的病例应该被考虑为 N_0，而不是 NX 或 pNX。

5.TNM 临床分期

T：原发肿瘤

TX　原发肿瘤无法评估

T_0 无原发肿瘤证据

四肢及躯干表浅软组织

T_1 肿瘤最大径≤5cm

T_2 5cm＜肿瘤最大径≤10cm

T_3 10cm＜肿瘤最大径≤15cm

T_4 肿瘤最大径＞15cm

腹膜后

T_1 肿瘤最大径≤5cm

T_2 5cm＜肿瘤最大径≤10cm

T_3 10cm＜肿瘤最大径≤15cm

T_4 肿瘤最大径＞15cm

头颈部

T_1 肿瘤最大径≤2cm

T_2 2cm＜肿瘤最大径≤4cm

T_3 肿瘤最大径＞4cm

T_{4a} 肿瘤侵及眼眶、颅底或硬脑膜、中央室脏器、面部骨骼和(或)翼状肌

T_{4b} 肿瘤侵及脑实质,包裹颈动脉,侵及椎前肌或沿周围神经侵犯中枢神经

胸腹部脏器

T_1 肿瘤局限于单个器官

T_{2a} 肿瘤侵及浆膜或脏腹膜

T_{2b} 镜下可见肿瘤组织向浆膜外扩散

T_3 肿瘤侵及其他器官或肉眼可见肿瘤向浆膜外扩散

T_{4a} 一个器官内的不超过 2 个分区的多病灶肿瘤

T_{4b} 超过 2 个但不多于 5 个分区的多病灶肿瘤

T_{4c} 多于 5 个分区的多病灶肿瘤

N:区域淋巴结

NX 区域淋巴结转移无法确定

N_0 无区域淋巴结转移

N_1 有区域淋巴结转移

M:远处转移

M_0 无远处转移

M_1 有远处转移

6.pTNM 病理学分期

pT 和 pN 分期分别与 T 和 N 分期相对应。

五、治疗

（一）四肢及躯干软组织肉瘤治疗

1. Ⅰ期

手术是低度恶性软组织肉瘤的初始治疗,切缘＞1cm,或深筋膜完整,单用手术切除的局部控制率可达 90％以上。T_1 单纯手术切除的(R_0 切除),可获得令人满意的局部控制和很好的长期生存。

Ⅰ期 $T_{1a\sim2b}N_0M_0$:手术切缘为 1cm 或不到 1cm,术后放疗。

Ⅰ期 $T_{2a\sim2b}N_0M_0$:如肿瘤为≤5cm,没有必要术后放疗,此类肿瘤局部复发率更低。

2. Ⅱ、Ⅲ期

肿瘤体积大,病理为高级别的,有局部复发及转移危险的四肢软组织肉瘤(大于 8～10cm),考虑术前化疗。尤其是对化疗敏感的组织学类型,术前化疗或放化疗可以降低肿瘤分期,从而使肿瘤能够被有效地切除。含多柔比星(ADM)的同步放化疗,可改善肿瘤的局部控制率,但需考虑急性毒副作用。含 ADM 的术后化疗,可改善复发危险高但一般情况好的 DFS,延长局部切除的四肢软组织肉瘤的无复发生存时间(RFS),降低局部复发率。但辅助化疗并不能改善患者总的生存时间(OS)。高级别或易局部复发的肢体肉瘤,术后 ADM＋IFO,其中位无病生存时间及中位生存时间明显高于术后观察的患者,有明显的统计学差别。

Ⅱ、Ⅲ期,高级别软组织肉瘤的治疗选择,根据患者一般状况评分,合并症,包括年龄、肿瘤部位、肿瘤的组织学类型以及医院的技术力量实施综合治疗。

可切除的肿瘤:可切除的高级别肉瘤,能接受术后功能丧失的,手术＋术后放疗±术后辅助化疗或单纯手术(肿瘤较小可以广泛性切除)。肿瘤可切除的,能接受术后功能丧失的,以及潜在的肿瘤可切除,忧虑功能丧失不利的,术前放疗,化疗或化放疗＋手术作为替代方案。

已行术前放疗或放化疗,肉眼肿瘤残留或镜下切缘阳性或术后单纯辅助化疗,应术后增加放疗剂量。术前化疗者,术后放疗±化疗。

不能手术切除肿瘤:首选术前放疗、化放疗或化疗。治疗后肿瘤可以切除,随后手术,术后治疗与Ⅱ、Ⅲ期可切除的肿瘤的治疗方法类似。

术前治疗后肿瘤仍不能切除的,考虑根治性放疗(7000～8000cGy)。不适合用根治性放疗局部控制的肿瘤,如无症状,选择随诊。有症状的直接姑息治疗,如化疗、姑息手术及或最佳支持治疗。

3. Ⅳ期

单药 ADM,IFO,DTIC 或含 ADM 的联合化疗(ADM 或 EPI 联合 IFO 及 DTIC)。脂质体多柔比星一线治疗晚期肉瘤毒性小,疗效优于 ADM。ADM＋IFO 治疗子宫平滑肌肉瘤失败后或不能耐受此方案,多西他赛(DOC)＋吉西他滨(GEM)有很好的疗效。DOC＋GEM 治疗转移性软组织肉瘤,PFS 及 OS 明显高于单用 GEM。DOC＋GEM 对多种组织类型的肉瘤都有效,耐受性好,缓解率高,生存时间延长。GEM＋NVB 治疗晚期软组织肉瘤,获得具有临床收益的疾病控制率,1/4 的患者能够获得临床受益。TMZ 单药对化疗过的晚期软组织肉瘤也有效,尤其对晚期不能手术切除的子宫或非子宫起源的平滑肌肉瘤。ET-743 对化疗耐药的进展的软组织肉瘤有效。局部热疗＋EIA(VP-16,IFO,ADM)比较单用 EIA 治疗局部高危软组织肉瘤,中期生存时间令人鼓舞,局部热疗＋EIA 明显优于单用 EIA。欧洲保留肢体的治疗,对无法手术切除或高级别四肢软组织肉瘤应用隔离灌注化疗,米尔法兰联合肿瘤坏死因子与单用米尔法兰相比,联合组取得很好的缓解率及肢体保留率。欧洲已同意推荐米尔法兰联合肿瘤坏死因子隔离灌注化疗治疗局部晚期的高级别四肢软组织肉瘤。

局限性转移:局限于单一器官及肿瘤体积有限或局部淋巴结受累,治疗与Ⅱ、Ⅲ期相同。另外一项选择,局部淋巴结受累±放疗,局部淋巴结清扫;转移灶切除±化疗±放疗;立体定向放射外科切除/放疗。

播散转移:姑息性放疗;化疗;姑息性手术;无临床症状,观察;最佳支持治疗;消融(射频,冷冻治疗);介入治疗;立体定向放射外科切除。

肿瘤复发:复发后的治疗包括异质群体患者和临床情况。局部复发,按初始治疗。肿瘤转移,局限于单一器官及肿瘤体积有限或局部淋巴结受累,治疗与Ⅱ、Ⅲ期相同。局部淋巴结受累±放疗,局部淋巴结清扫;转移灶切除±术前或术后化疗±放疗;消融(射频,冷冻治疗);介入治疗;立体定向放射外科切除。广泛转移灶:放疗;化疗:姑息性手术;无临床症状,观察;最佳支持治疗;消融(射频,冷冻治疗);介入治疗;立体定向放射外科切除。

(二)腹膜后/腹腔软组织肉瘤治疗

早期肿瘤肉眼切缘阴性的手术切除,是其标准的,潜在的可治愈的治疗方法。术后的切缘情况是影响长期无病生存期最重要的因素。高级别软组织肉瘤术后放疗可以改善 RFS,但不能延长总生存时间。

可切除的肿瘤:手术切除是标准的治疗方式,不到 70％的原发性腹膜后软组织肉瘤仅可以实施完全手术切除或肉眼可见的手术切除,因为邻近重要的器官,局部复发或肿瘤进展为大多数患者发病的重要原因。由于手术切除不能获得切缘阴性,高级别肿瘤局部复发率高,因此对此类肿瘤采取综合治疗方式。术前化疗优于术后化疗。尽管尚无随机临床研究对术前术后化疗的疗效进行评估。

根据手术后肿瘤切除情况以及术后病理结果决定术后治疗选择。术后病理为高级别,R_0切术或 R_1 切除,术后放疗。巨块肿瘤,接近手术切缘或高复发风险或 R_0 切除的低度恶性,术后放疗。R_2 切除按照未切除患者的治疗原则。

不能手术切除的肿瘤或Ⅳ期腹膜后/腹腔软组织肉瘤:肿瘤累及不能手术切除的重要器官,或切除肿瘤导致严重并发症。初始治疗选择化疗或放疗,术前降低分期。如无症状,观察,有症状可以姑息手术,减轻症状,最佳支持治疗。Ⅳ期患者可以考虑转移灶切除。

化疗或放疗后可切除的肿瘤,如切除术后肿瘤进展或仍有残留,或化放疗后肿瘤未降低分期,根据患者有无临床症状选择治疗,如无症状则观察,有症状的患者可以参照不能手术切除或转移的软组织肉瘤治疗方式。

肿瘤复发:术前放疗或化疗。如以前未行化放疗,进一步选择控制症状的姑息治疗(放疗,化疗或外科手术)及最佳支持治疗。如果有条件也可以参加临床试验。

（三）胃肠间质瘤

胃肠间质瘤为胃肠间质最常见的恶性肿瘤,由 KIT 激活突变导致。绝大多数 GIST(约95%)CD117(KIT)阳性。5% GIST 患者 PDFGRA 基因突变,很少表达或无 CD117,因此 CD117(KIT)阴性,在缺乏 KIT 染色的情况下,典型的形态学并不妨碍诊断。

GIST 可发生在消化道的任何部位,最常见的部位为胃(60%)、小肠(30%)。胃的 GIST 预后好于小肠。临床症状包括,早饱,因疼痛或肿胀导致的腹部不适,腹腔出血,消化道出血,或贫血相关的疲乏。肝转移或腹腔内播散为最常见的恶性肿瘤临床表现。淋巴结转移极其罕见。只有晚期患者转移至肺及腹腔外。

靶向治疗:

GIST 以前曾被证实对常规化疗耐药,大多数 GIST 患者 KIT 激活,酪氨酸激酶抑制剂伴随着外科治疗,已成为 GIST 的初始治疗的模式。

甲磺酸伊马替尼,选择性酪氨酸激酶受体抑制剂,在大多数 GIST 中产生持久的临床受益及客观的抗肿瘤缓解。全球多项临床试验一致认可其对 GIST 的疗效。Ⅱ、Ⅲ期临床研究表明,本品治疗期转移或不能切除的 GIST 有很高的总缓解率及比较好的 PFS,客观缓解率超过50%。2002 年 2 月,美国 FDA 批准伊马替尼治疗 KIT 阳性的晚期转移或不能切除的 GIST。

晚期或转移性 GIST 患者,KIT 或 PDGFRA 突变状况的表达以及类型,可预测伊马替尼疗效。所有部位的 GIST,Krr 近膜域(外显子 11)突变最常见,KIT 外域(外显子 9)突变特异性表达于小肠胃肠间质瘤.PDGFRA 突变常见于胃的 GIST,多数突变影响酪氨酸激酶 2 区的外显子 8。KIT 外显子 11 突变的患者,往往有更好的缓解率,较长的 PFS 及总生存时间。晚期 GIST 患者,KIT 外显子 11 突变型的预后好于外显子 9 突变型或野生型。初始剂量 400mg 伊马替尼与 800mg 伊马替尼治疗晚期或转移性 GIST,两种剂量的缓解率及总生存时间相同,高剂量毒副作用增大。

目前的临床试验证实,起始剂量为 400mg/d 的作为初始治疗的标准剂量,实现诱导缓解,肿瘤进展后,剂量递增到 800mg 是较合理的选择。最新资料支持 KIT 外显子 9 突变或晚期 GIST 800mg/d。

肿瘤表达外显子 9,伊马替尼 800mg/d 的 PFS 显著优于 400mg/d,并能降低治疗相关并发症的风险,缓解率要明显优于 400mg/d。1640 例患者的荟萃分析提示,与标准剂量 400mg/d 比较,高剂量 800mg(400mg,每日两次)有微弱的 PFS 收益。也显示 KIT 外显子 9 突变的 PFS 收益。

术前口服伊马替尼:原发肿瘤可切除,或局部晚期的 GIST,术前应用伊马替尼根据个体情况决定。

术后口服伊马替尼:常规手术不能治愈 GIST,约有 85% 的原发肿瘤可能完全切除。术后至少 50% 的患者复发或转移,5 年生存率约为 50%,原发高危患者术后的中位复发时间为 2 年。术后 400mg/d,可以改善术后高危患者的 RFS。

伊马替尼最常见的毒副作用为水潴留,腹泻,恶心,疲乏,肌肉痉挛,腹痛及皮疹。严重的毒副作用包括肺毒性,肝功能损伤,骨髓抑制,胃肠道出血。最近有报道出现充血性心力衰竭,心律不齐,急性冠状动脉综合征。给予相应的支持治疗,可减轻副作用,否则治疗延期,如经过最佳支持治疗仍不能控制严重的毒副作用,停药,考虑舒尼替尼。

伊马替尼耐药,原发耐药定义为治疗后最初 6 个月内病情进展,最常见于 KIT 外显子 9 突变,PDGFRA 外显子 18 突变或者或野生型 GIST 的患者。继发耐药定义为治疗后肿瘤有效超过 6 个月,但随后病情进展。主要为继发 KIT 外显子 11 突变。耐药的治疗,伊马替尼剂量递增,或换用舒尼替尼。

苹果酸舒尼替尼,本品以前被称为 SU11248,为多靶点酪氨酸激酶受体抑制剂,在伊马替尼耐药的 GIST 患者中可诱导客观缓解及控制疾病进展。最新的一组随机治疗安慰剂对照的 Ⅲ 期临床研究证实,对伊马替尼耐药或不能耐受伊马替尼,本品可以获得显著的持续的临床收益。显著延长患者的中位肿瘤进展时间及预期总生存时间。本品耐受性好,2006 年 1 月,美国 FDA 批准本品治疗伊马替尼后肿瘤进展或不能耐受伊马替尼的 GIST。

连续每天用药,对耐药或不能耐受伊马替尼的患者,是一种安全有效的替代给药方式。

中断治疗及减低剂量可以有效地治疗本品的毒副作用,临床试验中发现药后出现的疲乏、恶心及呕吐为剂量限制性毒性,其他常见的毒副作用包括血液学毒性、腹泻、腹痛、黏膜炎、厌食及皮肤变色。本品有显著增加手足综合征的重大风险,治疗期间早期发现及对 HFS 的正确处理至关重要,按时涂抹润肤乳液可有效预防 HFS。如果出现重度 HFS,则终止治疗,程度严重的,可以减低剂量。

临床试验中本品常见的副作用为高血压,因为其靶点为 VEGFR。副作用包括心血管不良事件 11%,充血性心力衰竭 8%,左室射血分数绝对减少 28%,血清 TSH 浓度异常 62%。因此,治疗期间必须密切观察高血压及左室射血分数,尤其有心脏病史或心血管高危因素的患者。每 3~6 个月检查血清 TSH,如果出现甲状腺功能减退,患者还需甲状腺激素替代治疗,既往有高血压的患者降压治疗。

可切除肿瘤:可切除肿瘤≥2cm 或无重大的手术并发症。外科是所有可切除肿瘤的初始治疗。靠近肿瘤边缘切除或切除肿瘤有重大的手术并发症,如通过减少肿瘤的大小减低手术并发症,考虑术前用药。但需密切随诊,因部分患者的肿瘤短期可迅速增大而无法手术切除。出血或临床表现为出血症状的推荐外科治疗。术前用药前推荐检查基线 CT(可同时检查或不检查 MRI)。术前治疗最佳时间不确定,有效的应连续服用直到获得最大的收益(定义为 6~12 个月中连续两次 CT 扫描提示肿瘤不再缩小)。临床并不总是等到获得最大的收益才实施手术。如果肿瘤不再进展,就考虑手术切除。停药后手术切除。内、外科医生会诊,在肿瘤达到最大缓解或稳定后决定适当的手术时机。

转移的、不能手术切除或复发的胃肠间质瘤:晚期转移的,无法手术切除,该药有很高的临床收益或阳性缓解率。临床检查证实肿瘤无法手术切除,或切除后导致严重的并发症(器官功能缺失),或广泛转移,应行伊马替尼治疗,开始治疗 3 个月内评估能否手术切除。如肿瘤控制,手术切除。

转移的 GIST,如果不能手术切除,伊马替尼宜连续治疗,一直应用到肿瘤进展。如病变稳定,按原剂量维持治疗,剂量不需增加。对伊马替尼难治的 GIST,中断治疗导致闪烁现象,反过来提示甚至在其治疗后疾病进展的患者,仍有部分瘤细胞仍对伊马替尼敏感。完全切除术后复发的治疗,可按无法切除或转移的治疗原则,因为复发表示局部转移或恶性病变的局部浸润性扩散,与远处转移的预后相同。

术后口服伊马替尼:前伊马替尼治疗,术前停药。术后可以忽略手术切缘,在能耐受的情况下尽快恢复伊马替尼治疗。术后有较大残留病灶,再次手术切除,不论手术切缘情况,伊马替尼持续应用直至肿瘤进展。如果术前未行治疗,术后开始伊马替尼治疗。原发 GIST 完全切除术后有高危复发的,建议术后伊马替尼治疗替代术后观察,目前术后最佳治疗时间还无法确定。中-高危患者术后伊马替尼治疗至少 12 个月。高危患者术后治疗时间更长。术后危险因素分层应根据肿瘤细胞分裂速度、大小及部位决定。有学者研制出的计算图,依据肿瘤大小、部位及细胞分裂指数,预测局部原发 GIST 术后 RFS。此计算图用于指导术后患者护理,临床试验结果的解释以及术后选择伊马替尼治疗。

肿瘤进展:指原发灶增大或新出现转移灶,应用 CT 或 MRI 检查来决定,上述检查不能确认的,进一步行 PET。如果伊马替尼治疗后多个部位的病灶稳定,只是局部复发,或已广泛转移但一般状况良好者(0~2 分),治疗选择包括继续原剂量伊马替尼治疗,根据耐受情况剂量递增,或换用舒尼替尼。如果只是局部复发,多个部位的病灶稳定,不用换用舒尼替尼。剂量递增前,分析全部的临床表现及影像学资料,包括病灶的 CT 密度。标准剂量伊马替尼后剂量递增,或换舒尼替尼前,评估患者对伊马替尼的依从性。局部复发,易手术切除,考虑外科切除。其他的选择包括射频消融治疗或栓塞治疗。少见的发生骨转移的患者,考虑姑息性放疗。

伊马替尼或舒尼替尼疗后肿瘤进展,治疗的选择是有限的。第二代的 TKI 抑制剂索拉非尼、达沙替尼及尼洛替尼,对伊马替尼或舒尼替尼治疗产生耐药的患者仍有疗效。一项正在进行的多中心 II 临床试验中,索拉非尼组 58% 的患者稳定,中位 RFS 为 5.3 月,1 年生存率为 62%。伊马替尼和舒尼替尼耐药的患者,可以选择索拉非尼、达沙替尼或尼洛替尼。肿瘤进展 GIST 患者,即使之前已进行治疗或复发,不论临床表现怎样,应考虑参加临床试验。最新文献报道,标准治疗和研究性治疗方案失败后,支持鼓励治疗患者应用伊马替尼。患者肿瘤进展,不再从目前的 TKI 治疗中获得收益,考虑使用以前耐受性好及有效的 TKI 抑制剂重新诱导治疗,以减缓症状,终身继续维持 TKI 治疗应该成为最佳支持治疗的组成部分。

(四)纤维瘤病

也称侵袭性纤维瘤病,为独特的间质新生物,常被称为良恶交界性肿瘤。此类肿瘤具有侵袭性成纤维细胞增殖,完整包膜,局部浸润,分化良好的纤维组织。纤维瘤病可生长在年轻孕妇的腹壁,临床表现为腹腔内肠系膜肿块,高龄患者肢体的巨大肿块。腹部纤维瘤病可能为家族性腺瘤性息肉病综合征的成分。也可发生在择期手术治疗(如结肠切除术)的易感患者。已行预防性结肠切除术的患者,纤维瘤病是比结肠癌更常见的并发症。因组织病理学分类困难,故归入肉瘤。纤维瘤病因为手术的最佳切缘所需的范围较难确定,复发率高,自然病史长,因此治疗困难。纤维瘤病局部切除术后易复发,常被分类为低度恶性肉瘤,纤维瘤病造成局部浸润及破坏。约有 10% 的患者死于肿瘤进展。纤维瘤病经常为局部复发,远处转移罕见。绝大多数纤维瘤病并非死于肿瘤本身,但可导致功能上的并发症。

可切除肿瘤:外科手术切除是初始的治疗方法,如切缘阴性,则出现很多发病症,可实施 R_1 切除。术后切缘阴性,观察。病灶大的需术后放疗,镜下切缘阳性需再次切除,或考虑大剂量放疗。放疗可以降低切缘阳性复发的危险,也可降低肿瘤复发导致的并发症增加的发病率。

内眼切缘阳性治疗参照无法切除的患者的指导原则。

不能手术切除的肿瘤：无法手术切除,不做截肢术,功能恢复很重要。已无法手术切除患者,替代截肢的治疗方法很多。放疗对纤维瘤病起效慢。放疗完全缓解通常需要 2 年的时间。取决于放疗可能出现的并发症,放疗对无法手术切除的放疗是深思熟虑的。

目前的细胞生长抑制剂或细胞毒药物的全身治疗的资料令人乐观。细胞生长抑制剂的药物包括他莫昔芬,干扰素-α 和其他低毒性的药物,如舒林酸或其他非甾体类药物,如西乐葆,可遏制肿瘤进展。西乐葆可增加心血管事件的发生。医生开西乐葆处方时,宜考虑对个体患者其所带来的益处及风险。伊马替尼对无法手术切除的,进展的或复发的侵袭性的纤维瘤病有效。对无法手术切除的患者,也可以选择放疗,全身治疗或观察,如其他治疗方法治疗失败,考虑根治性手术。

（五）随诊

2～3 年内每 3～6 个月一次,以后每年一次。

第十章 皮肤癌和黑色素瘤

第一节 基底细胞癌

基底细胞癌(BCC)又称基底细胞上皮瘤,是一种起源于表皮及其附属器基底细胞的恶性上皮细胞瘤,极少发生转移。基底细胞癌通常仅在表皮发生,表皮有生长毛囊的能力,所以,基底细胞癌很少发生在唇红缘或生殖器黏膜。

一、病因与发病机制

1.致癌因素

病因不明,长期日晒是明显的诱因,常见于皮肤白皙和易于晒伤的个体,因放射线照射或在放射性皮炎基础上发生,存在外伤及烧伤瘢痕的人群应用砷剂或食用含有砷剂较高的水、食物等均可诱发本病。

2.基因突变

研究已发现本病是由于人类同源的果蝇属基因 patched(PTCH1)的突变所致,该基因仅次于染色体 9q22.3。PTCH1 是一种肿瘤抑制基因。在 30% 的散发性基底细胞癌中发现有PTCH1 突变。参与基底细胞癌发生的其他途径还有肿瘤抑制基因 p53 的突变。近来,也报道基底细胞癌中 BAX(bcl-2 相关 X-蛋白)的基因突变。

二、临床表现

1.一般特征

本病是人类最常见的侵袭性恶性肿瘤。本病很少转移,常被认为是一种非恶性肿瘤,但其破坏正常组织甚至破坏一侧面部及进入骨和脑组织。BCC 可发生于任何年龄,40 岁以上发生率显著增加,BCC 在年轻人群中发病率增加,可能是日光照射增加的结果。

2.好发部位

85% 的 BCC 发生在头颈部,25%～30% 单独发生在鼻部。BCC 也可发生在不受日光照射的部位,如外生殖器和乳腺。

3.临床类型

(1)结节溃疡型:占 60%～80%,最常见,常为单个,最初的损害为表面有蜡样光泽的小结节,逐渐长大,而新的损害又不断出现,新旧损害互相融合。结节表面覆有鳞屑,鳞屑不断脱落,出现发红的基底和溃疡。损害缓慢生长,逐渐形成参差不齐和破坏性外观,并不断向周围扩展,溃疡边缘向内卷起而有光泽。损害较硬,可侵蚀面部软组织及骨骼,以致毁容。

(2)色素型:罕见,皮损为褐色或黑色而酷似黑色素瘤,其他特点同结节溃疡型。色素沉着可发生在本亚型中。

(3)浅表型:占 10%～30%,好发于躯干,皮损为鳞屑性红色斑片,边缘呈珍珠样光泽的线状隆起,表面常有小片的浅表溃疡或结痂,有时中心萎缩或形成瘢痕。

(4)硬斑病型:罕见,为黄色或象牙色的斑块,质硬,边界不清,类似瘢痕或局限性硬皮病,此型常无溃疡。

(5)pinkus 纤维上皮瘤型:罕见,好发于成人躯干,为单个或多个丘疹或结节,呈淡红色或黄色,质硬,表面光滑,有的融合成片,表面可见鳞屑或少许结痂,可有蒂,似纤维瘤。

(6)其他类型:浸润型、微小结节型、囊肿型、息肉状、巨大基底细胞癌(≥10cm)。

三、组织病理

BCC 细胞类似于表皮的基底层细胞,嗜碱性,核大,在真皮内肿瘤细胞巢边缘规则排列成基底层样,即所谓的栅栏状。各分型组织病理如下:①结节溃疡型(21%),瘤细胞形成圆形团块,边界清楚,边缘呈明显的栅栏状;②浅表型(17%),非典型基底细胞自表皮基底层呈出芽状延伸;③微小结节型(15%),小的圆形肿瘤结节,肿瘤细胞呈网状,似毛球大小,边界清楚,周围形成栅栏状;④浸润型(7%),肿瘤细胞团大小不等,形状不规则;⑤硬斑病型(1%),很多小的细长的瘤团,由少量细胞在纤维基质中形成条索状。

四、诊断与鉴别诊断

根据本病多见于老年,单个浸润性斑块、结节、溃疡,组织学特征为基底样细胞肿瘤团块易于诊断。本病应与鳞状细胞癌、鲍温病、恶性黑色素瘤、Paget 病、角化棘皮瘤、脂溢性角化病鉴别。

五、治疗

(一)光动力学疗法

适用于早期的皮肤恶性肿瘤,尤其肿瘤直径小于 1cm 的患者。ALA-PDT 治疗皮肤肿瘤有以下优点:①ALA 分子量小,无明显刺激性,且在细胞内代谢快,不产生蓄积,可在局部用药,无需避光;②皮肤肿瘤及部分增生性病变多好发于暴露区域及生殖器部位,ALA-PDT 仅被病变组织选择性吸收,对正常组织无破坏作用,故美容效果好;③基本无痛苦,耐受性好,是年迈体弱或其他不能耐受手术患者的最佳选择,无需给予局部麻醉及外涂麻醉药,无创伤、亦无溃疡、感染及瘢痕形成;④可重复性治疗,无耐药现象出现。治愈时间及美容效果优于冷冻等物理治疗方法。

5-氨基酮戊酸光动力疗法(ALA-PDT):5-氨基酮戊酸(ALA)配制成 20%的水溶液或霜剂(118mg/支加入 0.5mL 注射用水与少量基质均匀搅拌)备用。清洁患处并保持干燥。将配制好的霜剂敷盖于病变表面,边缘超过肉眼可见的肿瘤边界以外 0.5~1.0cm,用保鲜膜、无菌纱布、黑布依次覆盖皮损表面并固定,整个敷药过程应处于避光环境中,然后嘱患者于黑暗环境中避光 3~4 小时,再行激光照射。每次治疗时。药物需新鲜配制,保存时间不超过 4 小时。选用 635nm 波长的艾拉-光动力治疗仪,依据肿瘤大小确定照射面积,照射时间大约 30 分钟,照射剂量为 $100~120J/cm^2$。当肿瘤较大时,必须延长照射时间、增加照射点。再次治疗间隔时间为 1~2 周。

因红光进入皮肤肿瘤的深度,一般只能达到 1.0~1.5cm,故对于浅表型 BCC 及直径1.5cm 以内的实体型 BCC 与鳞状细胞癌效果满意。浅表型 BCC 经过 1、2 次 ALA-PDT 治疗后,治愈率可以高达 80%~100%,结节型 BCC 组织吸收 ALA 不充分,致其疗效不如浅表性 BCC 好,结节型和结节溃疡型治愈率为 10%~50%,加入表皮渗透剂如二甲基亚砜及在治疗前行表面削除术有望提高疗效。

目前,多数学者认为 ALA-PDT 较适用于浅表型 BCC 的治疗,尤其对皮损面积较大和多发性皮损的患者更具有其他方法不可比拟的优越性,在欧洲,局部 PDT 已成为 sBCC 的常规治疗之一。有学者以 ALA-PDT 对 98 例较大或多发 sBCC 进行治疗,1~2 次治疗后清除率为 89%,认为 ALA-PDT 对较大或多发 sBCC 治疗优于电外科术。

(二)激光治疗

常采用二氧化碳激光破坏肿瘤组织。本法操作简单、省时,愈合快,痛苦较轻,适用于较小较浅的损害。但有时破坏的范围不易掌握,而引起破坏过多正常组织或治疗不彻底而复发。

常规消毒皮损及周围皮肤,湿纱布保护双眼,用 1% 利多卡因作浸润麻醉。CO_2 激光输出功率 30W,首先选用聚光光束(光斑直径 0.3mm)离皮损周围 3~5mm 处汽化一圈,深达真皮,然后再用 25~30W 功率、大光斑(光斑直径 3mm)从周围到中心一圈一圈地汽化,直至把癌灶彻底清除干净。因为基底细胞癌可侵犯至真皮,汽化真皮至基底部呈微黄色则可停止汽化,既彻底清除了癌细胞、又避免了术后有明显瘢痕。术后 3~5 天换药一次。

用连续波长 CO_2 激光治疗肿瘤,将汽化时产生的肿瘤飞溅物收集后,培养未发现活的癌细胞,涂片染色检查也未见完整的细胞存在。在汽化边缘呈现一层组织蛋白凝固带,病理学观察带内癌细胞核全被融解,由此证明不会因汽化产生癌细胞的扩散和转移。另外,CO_2 激光可以封闭血管和淋巴管,从而切断癌细胞的转移途径。

CO_2 激光治疗基底细胞癌要注意:①要把癌灶彻底汽化;②掌握好汽化范围,应大于病灶范围 0.3cm;③癌灶汽化干净后再用低功率 CO_2 激光反复照射几次(即大光斑照射)。

(三)冷冻治疗

常用液氮冷冻,通过反复冻融来破坏瘤细胞。冻融周期越长破坏效果越强。适用于较小、较浅、而又不宜手术部位的皮损。操作简单,治疗时间短。但治愈率较前几种方法低,局部水肿愈合慢,可继发感染或留瘢痕。

局部清洁、消毒,予 2% 利多卡因局部麻醉,用不锈钢圆形冷冻头浸入液氮罐中,待停止沸腾,取出与皮损紧密接触,并适当施压约 1~2 分钟。范围至病变外围 0.3~0.5cm 的正常组织。待自然解冻后再进行 3~4 个冻融周期。2 周后重复治疗,直至病灶清除,重复治疗时,将创伤处的结痂去除露出新鲜的创面。

冷冻治疗特别适用于耳部患者,因可保存软骨,常可达到较好的美容效果。冷冻可使组织出现水肿、渗血等反应,常可影响到周围器官,特别是眼睑处皮损,冷冻时尽量往上或往下拨开皮肤,用纱布覆盖眼裂以免液氮误入眼内造成角膜、结膜损伤等并发症。年老体弱患者冷冻时要宁轻勿重,因其耐受能力强,反应能力差,若冷冻时过重,致创面不易愈合。冷冻治疗后 1~2 天内,局部可发生水疱,出现水疱时尽量不使疱壁破损以防感染,待其自然吸收,若疱液较多时,可在无菌操作下抽出疱液,然后适当加压包扎。冷冻治疗常可引起色素减退斑或色素沉着,可在 1~3 个月内自行恢复。

(四)电离子手术治疗

应用多功能电离子手术治疗机破坏局部肿瘤组织。本法操作简单,省时,适用于较小的损害。容易掌握破坏的范围和深浅,不易复发。

(五)刮除及电干燥术

适用于较小浅的皮损。本法利用肿瘤组织脆软的特点,先刮除肿瘤组织,然后再结合应用电干燥法,进一步破坏肿瘤并止血,此过程可反复 2~3 次。本法简单实用,破坏正常组织少,省时,治愈率较高。愈后产生萎缩性瘢痕。另外也可单独使用电干燥术,但不易掌握,可过多破坏正常组织或因治疗不彻底而复发。美容效果欠佳,复发率偏高,现在已较少采用。

(六)放射治疗

主要有软 X 线,超软 X 线,锶 90 放疗、三维适形放疗及电子束等,BCC 对放疗较 SCC 敏感,预后好于 SCC。放疗最大优点是治疗后保持原有容貌。适用于鼻翼、耳廓、眼睑、眦等手术易造成畸形的部位;分化度差,年老体弱但尚未浸润深部组织,无淋巴结转移、无骨及软骨侵犯者;病损较大而不适宜接受手术治疗或手术切除困难的患者;也可作为手术疗法的辅助治疗。据报道,放疗可以减少复发 BCC 术后的死亡率。随着加速器的应用,电子束正在取代浅层 X 线用于治疗浅表性 BCC 并取得了更好的效果。对于硬化型及放疗后复发的 BCC 病例,不宜采用放疗,因为其对射线不甚敏感。

治疗时应小剂量多次照射,以免引起急性溃疡。有学者主张照射剂量以 60~70Gy/6~7 周为宜。照射剂量低于 60Gy 组,5 年生存率明显下降,而高于 70Gy 组,5 年生存率较 60~70Gy 分组无明显提高,而放射性损伤却随之加重。照射野的大小应根据肿瘤的大小、位置和选择射线的能量来确定。对小病灶,照射野应在肿瘤边缘扩大 1cm,对较大病灶,需要扩大 2cm。

影响疗效的主要因素是皮肤癌的组织学类型,与鳞癌相比,基底细胞癌放疗后 5 年生存率更高。这可能与以下几点有关:①基底细胞癌病程长。基本不出现远处转移,而鳞癌发展较快,转移机会相对多;②基底细胞癌放疗较鳞癌敏感;③基底细胞癌好发头面部,而头面部病变易早期诊断.且头面部血运较好,放疗更敏感。

放射治疗具有疗效高,无疼痛等优点,但疗程长达数周,存在皮肤暂时红肿、疼痛,甚至形成溃疡的潜在危险;还可导致色素沉着,周围组织如汗腺功能的受损,斑秃,瘢痕恶化等,愈后可能形成萎缩性瘢痕。据统计,放射治疗后 4 年,超过 65% 的患者出现色素减退或毛细血管扩张。因此,澳大利亚国立卫生和医学研究学会建议不将 BCC 的放射疗法应用于 65 岁以下的患者,以及担心头部放疗后形成斑秃的患者。

（七）外用药物

适用于浅表型及年老体弱者，可外用细胞毒类药物 5-FU、甲氨蝶呤、秋水仙碱、平阳（博来）霉素软膏等，也可病灶内注射干扰素，对早期的浅表 BBC 有一定的疗效。

（1）临床证据表明，5％咪喹莫特乳膏治疗浅表型基底细胞癌有确切的疗效与较好的安全性。疗效与剂量具有相关性，但每日 2 次与每日 1 次应用 5％咪喹莫特乳膏临床疗效无差异。最常见的不良反应为红斑、结痂、糜烂、硬结、水肿、溃疡等，另外也有报道出现局部皮肤低色素和高色素、秃头症等较为罕见的症状。局部不良反应的发生率与应用频率相关。

一项对比外用 5％咪喹莫特乳膏和放疗手段治疗眼皮基底细胞癌的临床试验证明，两种治疗手段都有效，肿瘤得以消减，两年后比较发现，放疗的耐受性优于外用咪喹莫特，但是治愈后患病部位的外观和功能恢复上，咪喹莫特乳膏优于放疗。很多患者在接受放疗后，出现眼睑毛脱落现象。

（2）外用 5-氟尿嘧啶（5-FU）软膏每日 2 次，持续 5 周或注射凝胶制剂，也可用于治疗浅表性 BCC，但在注射后易出现不适和疼痛。

（八）维 A 酸制剂

13-顺维 A 酸能使肿瘤缓解，可口服成人每日 0.75～1mg/(kg·d)，用 2～3 周或 1 个月，达到效果后逐渐减量到 0.2mg/(kg·d)，治愈后停止用药。

（九）联合治疗

主要有光动力学疗法联合手术治疗、以激光治疗为主联合药物及射频治疗等，文献报道目前临床以手术为主的综合治疗较多，如术前放疗后行手术或手术后行放疗等等。术前放疗可缩小病灶有利于后期手术彻底根除病灶，术后放疗可以减少 BBC 复发。

冷冻激光联合应用，先用液氮棉棒压迫冷冻肿瘤，2～4 周后在残瘤癌灶上进行激光汽化术。此法先用冷冻把较大肿瘤变为小而局限的癌瘤，再用激光予以汽化消除，减少了一些不必要的组织损伤。两种方法互补长短。也可用冷冻加 5-FU 封包治疗，棉签冷冻皮损约 10 秒后再用 5-FU 霜封包。

（十）中医药治疗

本病初期治宜清热解毒，活血化瘀，化痰软坚法，方用连翘饮或托里金银地丁散化裁。后其治宜益气扶正，方用黄芪散，或加服小金丹。

六、预防

避免紫外线照射是主要的预防措施尤其应避免在强烈的日光下暴晒，防护性着装包括宽檐帽、长袖衫、裤子、太阳镜。对于高危人群，如浅肤色及免疫抑制人群，采取防护措施是最重要的。

使用遮光剂也是有效的保护措施，建议使用防晒指数（SPF）30 或者更高的遮光剂。

第二节　鳞状细胞癌

鳞状细胞癌又称表皮样癌或棘细胞癌，是表皮（或黏膜）上皮细胞的一种恶性肿瘤。其病因和分化水平不同,而且有不同的侵袭性,在正常人紫外线诱导的大多数不易转移,而免疫抑制的人群具有较高的转移。我国鳞状细胞癌多见,其与基底细胞癌的比例为(5～10)∶1。

一、病因与发病机制

1.致癌诱因

紫外线 B(UVB)辐射是最重要的病因学因素。其次是放疗、过往烧伤史、砷、煤焦油、工业致癌剂、免疫抑制、HPV 感染、炎症性病变和长期溃疡。器官移植接受者尤其倾向于发生这些肿瘤。多数致死性病例报道来自澳洲,提示阳光对皮肤免疫系统具有深远影响。

2.基因突变

p53 基因突变及失活在 UVB 引起鳞状细胞癌的过程中是一个早期的重要改变。电离辐射与不同基因异常有关,包括点突变、染色体畸变、DNA 链断裂及缺失和基因重排。HPV 所导致的肿瘤抑制基因的失活与鳞状细胞癌的发生有关。

二、临床表现

1.发病特征

常见于中老年人,可发生于皮肤或黏膜的任何部位,尤其易发生在日光曝晒部位(约占90%),如前额、耳、头皮、颈部、下唇、面部、手背。放射部位、烧伤部位和慢性溃疡上出现的鳞状细胞癌侵袭性明显、转移率高,日光损害的皮肤上出现的鳞状细胞癌侵袭性较低,转移少。以上两型均可发生转移,特别易侵犯附近淋巴结。免疫抑制患者鳞状细胞癌接受器官移植患者鳞状细胞癌发生率是正常人的 40～50 倍。AIDS 患者唇部鳞状细胞癌发生增加 4 倍。

2.皮肤损害

通常为开始于曝光部位的日光角化病。皮损形态可分 2 型:①菜花样(或乳头状)型,初起为疣状隆起性肿块,基底坚硬,表面粗糙如菜花状,可见毛细血管扩张,或呈暗红色,顶部常有角质物附着,若将角质强行剥离,基底容易出血。②溃疡型,常发生在慢性溃疡或烫伤瘢痕上,中心破溃,边缘宽而隆起,并常呈菜花样外翻,或潜行状外观。其发展较快,向深部侵袭可达肌肉或骨髓,有黏臭的渗出物,周围充血。

3.常见类型

①日光诱发鳞状细胞癌:源于光化性角化病,位于日光暴露部位;②砷剂诱发鳞状细胞癌:源于砷剂角化病和鲍温病;③热力鳞状细胞癌:在慢性热损伤部位;④放射性鳞状细胞癌;⑤瘢痕鳞状细胞癌;⑥新生鳞状细胞癌:起源于正常皮肤;⑦下唇鳞状细胞癌:源于光化性唇炎或盘状红斑狼疮。⑧口腔鳞状细胞癌:好发于黏膜白斑病;⑨女阴鳞状细胞癌:发生于 60～70 岁妇女;⑩阴囊鳞状细胞癌;⑪阴茎鳞状细胞癌;⑫疣状癌:常见于跖部;⑬甲周鳞状细胞癌。

三、组织病理

鳞状细胞癌由来自表皮的成巢、成片、成条的鳞状上皮细胞组成,延伸到真皮不同深度。细胞具有丰富的嗜酸性胞质和大的泡状细胞核。其有明显的细胞间桥,不同程度的中心角化

（角珠）和角栓形成。Broders 根据分化细胞的比例分成四级：Ⅰ级分化良好的细胞超过 75%；Ⅱ级超过 50%；Ⅲ级超过 25%；Ⅳ级低于 25%。

四、诊断与鉴别诊断

本病的诊断依赖于组织学检查，任何可疑的损害（先在病变处或正常皮肤）均应及时活检。需与本病鉴别的疾病包括角化棘皮瘤、光化性角化病、孢子丝菌病、慢性溃疡、寻常狼疮、利什曼病、假上皮瘤样增生的疾病（如芽生菌病）、基底细胞癌、鲍温病。

五、治疗

（一）光动力疗法

治疗前先清洁患处痂皮及血痂，然后于肿瘤表面及其周围 1cm 内涂新鲜配制的 20% ALA 霜剂，遂用黑色塑料薄膜封包，嘱患者于黑暗环境中避光 3～4 小时，再行激光照射。选用 635nm 波长的艾拉-光动力治疗仪照射皮损及周边 0.5～1.0cm 区域，照射时间大约 30 分钟，照射剂量为 100J/cm²。当肿瘤较大时，适当延长照射时间和增加照射点，每周治疗 1 次。治疗后嘱患者外涂抗菌制剂预防感染，若为暴露部位皮损，治疗结束后需封包避光至少 24 小时。

ALA-PDT 对于不愿意接受手术治疗的头面部皮肤 SCC 患者临床及组织病理疗效评价满意，而且具有不良反应较小、平均疼痛指数较低、患者美容效果满意度高的优点。原位和早期 SCC 治愈率为 40%～100%，对于晚期 SCC 由于易发生转移，故疗效欠佳。

（二）刮除及电干燥术

适用于分化良好、瘤体小者。治愈率与手术者的经验和技术有关。

（三）放射治疗

适用于头面部鳞癌，尤其年老体衰、未分化的位于老年人眼睑、鼻部和唇部的 SCC。如无深部组织如肌肉、骨骼转移，可优先采用放射治疗。对已有骨骼或淋巴结转移且经手术治疗又复发的 SCC 也可采用放射治疗。头面部的皮肤恶性肿瘤切除后，极易出现术后局部病灶的复发，因此术后放疗十分必要。

治疗方法：通常采用深部 X 线照射，条件为 140～180KV，滤过板为 1mm 铜，0.25mm 铝。较大病灶先用 CO⁶⁰ 照射 30～40Gy 后再用 X 线补足剂量。SCC 单纯放疗剂量 60～70Gy，术后放疗 50～60Gy。对于界限不清楚的皮损，加上 0.5cm 的边界更为妥当。

深部 X 线与电子线治疗生存率差异无显著性，而后者较前者的美容效果好，远期放射性皮肤损伤较少，电子线治疗皮肤癌具有较大优势。不仅保持颜面部皮肤形态，不影响美观，还能保持皮肤功能。对于烧伤或放射性瘢痕基础上发生的放射性皮肤癌，放疗后的复发癌等，应慎用放射治疗，而以手术治疗为宜。

（四）冷冻治疗

用于小于 2.0cm 的皮损，利用液氮冷冻皮损，使瘤组织冻融而发生破坏。本法不用麻醉，操作简便。但冷冻后皮损处多发生水肿，愈合较慢。

适用于治疗早期鳞状细胞癌斑块型,特别适合戴起搏器、进行抗凝治疗的患者或是对外科手术感到焦虑的患者。虚弱患者、慢性病和老年患者乐于接受这种相对痛苦较少的冷冻方法。

(五)激光治疗

利用高温既可以破坏肿瘤组织使肿瘤汽化,又可以使创面不出血。适用于年老体弱且肿瘤较小者。与电疗相比优点是热破坏的程度较小,但与电疗一样存在破坏范围不易掌握。治疗不彻底易复发,以及标本组织不能通过病理检查以显示肿瘤是否完全被切除等缺点。

方法:局部麻醉后采用 CO_2 激光治疗仪,顺皮纹呈梭状行 CO_2 激光凝固术,封闭病灶周围小血管及淋巴管,以减少术中肿瘤细胞通过小血管或淋巴管扩散转移。对年老体弱,不能耐受手术,或对手术有极度恐惧者可慎重选用。

(六)电离子手术治疗

应用多功能电离子手术治疗机破坏局部肿瘤组织。适用于较小瘤体,本法操作简单,省时,容易掌握烧灼的深浅和范围,不易感染。但需要靠医师自己的技巧和判断去决定肿瘤是否完全切除,愈合时间比外科切除长,而美容效果一般较差,常有治疗不彻底而复发者。

(七)维 A 酸类药物

它的作用机理是抑制细胞增生、诱导凋亡和分化,从而抑制肿瘤的生长。

可单独应用维 A 酸类或联合应用 α-干扰素。也可用 0.5％维 A 酸软膏或维胺酯乳膏外用,同时配合口服维 A 酸类药物,但此法治疗时间长,中断治疗易复发。一般用于早期较小的分化良好的浅表性 SCC,或作为其化疗法的辅助治疗。

(八)联合治疗

冷冻、激光联合应用或冷冻、激光、电离子手术、手术切除后局部再行放射治疗,这样治疗更彻底,以防复发。

(九)其他

基因治疗是将一定功能的外源基因导入细胞,治疗癌症的一种方法。关于 BCC 及 SCC 的免疫基因治疗、抑癌基因治疗及联合基因治疗等,已开展了大量基础和动物实验研究。但目前仍没有突破性的进展。

另外,有报道通过抑制在肿瘤发生发展过程中起重要作用的血管内皮生长因子受体,短期内可使肿瘤及其血管的生长迅速减缓,但这对 BCC 和 SCC 的疗效有待进一步探索。

第三节　黑色素瘤

恶性黑色素瘤(黑色素瘤)是临床上较为常见的皮肤黏膜和色素膜恶性肿瘤,也是发病率增长最快的恶性肿瘤之一,年增长率为 3％～5％。2010 年全球黑色素瘤新发病例 199627 例,死亡例数为 46372 例。虽然黑色素瘤在我国发病率较低,但近年来成倍增长,每年新发病例约 2 万例。

对亚洲人和有色人种来说,原发于皮肤的恶性黑色素瘤占 50％～70％,最常见的原发部位为肢端黑色素瘤,即足底、足趾、手指末端及甲下等部位,我国统计资料显示肢端黑色素瘤占所有黑色素瘤的 41.8％;其次为黏膜黑色素瘤,如直肠、肛门、外阴、眼、口和鼻咽等部位,占所有黑色素瘤的 22.6％；原发灶不明黑色素瘤约占 10％。对于白种人来说，原发于皮肤的恶性黑色素瘤约占 90％，原发部位常见于背部、胸腹部和下肢皮肤；原发于黏膜和肢端的恶性黑色素瘤仅占 1％～5％。

一、病因及预防

恶性黑色素瘤的发生是环境因素和遗传基因相互作用的结果，这些因素相互复杂的关系决定了肿瘤的发生和发展。目前，其他危险因素还包括皮肤类型及发色、典型的痣、非典型痣、着色性干皮病、巨大的先天性痣、免疫抑制及血液恶性肿瘤等。

（一）病因

1.家族史和主要的基因突变

长期以来人们认为恶性黑色素瘤与家族史密切相关。相关分析显示，恶性黑色素瘤的家族聚集性并不能用单一的主基因突变解释。CDKN2A（细胞周期依赖性激酶抑制剂 2A）抑癌基因的突变与一些家族的恶性黑色素瘤发病有关，其突变产物 p16 在调控细胞周期时发挥作用。但痣的数量、非典型痣、浅肤色、皮肤对日光的敏感度等都能增加具有 CDKN2A 突变人群及普通人群的恶性黑色素瘤患病危险性。

2.非典型痣

在一些家族中非典型和组织病理学上发育不良的痣和恶性黑色素瘤的发病风险增高密切相关，在非家族性的肿瘤中也发现了同样的现象。

3.肤色类型及皮肤对日光的反应

浅肤色以及皮肤对日光的反应是白种人发生恶性黑色素瘤的危险因素。

4.雀斑

雀斑与恶性黑色素瘤危险性的增加有关。雀斑与疾病关联的危险性在年轻人中比老年人要高。

5.获得性黑色素细胞痣

恶性黑色素瘤患者的肿瘤组织附近发现有残余痣迹象的比例达到 72％。除去种族和年龄，全身的痣的数量是恶性黑色素瘤的最大危险因素。在临床上非典型痣及病理上发育异常的痣与恶性黑色素瘤的高危险性相关。

6.日光暴露

恶性黑色素瘤与职业性及非职业性日光暴露的关系目前尚不明确，但与高水平娱乐性日光暴露（日灼伤）显示出很强的关联。

7.其他环境暴露

已有证据显示恶性黑色素瘤与一系列环境因素和生活方式相关，如人工来源的紫外线、电离辐射、化学物、印刷业、口服避孕药、免疫抑制治疗、多不饱和脂肪酸的摄入、酒精的高摄入、高硒摄入、抗氧化维生素、使用染发剂和皮肤创伤等。

（二）预防

通过有效的一级预防和二级预防措施有可能减少恶性黑色素瘤的疾病负担。一级预防强调从儿童时期就开始减少阳光暴露,而二级预防措施着重于皮肤肿瘤的早期诊断。

二、扩散和转移

转移是影响恶性黑色素瘤患者预后的主要因素。肿瘤转移包括原发肿瘤扩展浸润、肿瘤细胞脱离、转送和继发性生长等过程。肿瘤浸润和肿瘤转移是相互关系的不同过程。肿瘤浸润是肿瘤转移的前提,但并不意味着有浸润就必然发生转移,然而肿瘤转移必定有浸润。

1. 淋巴道转移

80%～90%的恶性黑色素瘤细胞首先转移到距离原发灶最近的区域淋巴结,然后依淋巴液引流方向依次向更远的淋巴结转移,首先接受恶性黑色素瘤转移的淋巴结称为前哨淋巴结。因此,通过淋巴显像和前哨淋巴结活检术可发现绝大多数的微小淋巴结转移。10%～20%的恶性黑色素瘤不遵循此规律,表现为跳跃转移。恶性黑色素瘤向淋巴结转移的机制尚不清楚。

2. 血道转移

肿瘤血管的生成有利于肿瘤细胞进入血流或从血流中移行到血管外。恶性黑色素瘤细胞不仅可以沿神经纤维和皮肤附件转移,而且可以沿血管外缘转移称为血管嗜性。肺、乳腺、脑、肝、骨等为恶性黑色素瘤转移的常见受累器官。

三、临床分期(见表 10-1)

表 10-1　分期

	原发肿瘤(T)分期		区域淋巴结(N)分期		远处转移(M)分期
TX	原发肿瘤厚度无法评估	NX	区域淋巴结无法评估	M_0	无远处转移证据
T_0	无原发肿瘤证据	N_0	无区域淋巴结转移证据		
Tis	原位癌				
T_1	厚度≤1.0mm	N_1	1个淋巴结或者无淋巴结转移但是出现以下转移:移行转移,卫星结节和/或微卫星转移	M_1	有远处转移
T_{1a}	厚度<0.8mm且无溃疡	N_{1a}	1个临床隐匿淋巴结转移(镜下转移,例如经前哨淋巴结活检诊断)	M_{1a}	转移至皮肤、软组织(包括肌肉)和／或非区域淋巴结转移
				$M_{1a}(0)$	LDH 正常
				$M_{1a}(1)$	LDH 升高
T_{1b}	厚度<0.8mm 且有溃疡 0.8～1.0mm	N_{1b}	1个临床显性淋巴结转移	M_{1b}	转移至肺伴或不伴 M_{1a} 转移
				$M_{1b}(0)$	LDH 正常
				$M_{1b}(1)$	LDH 升高

原发肿瘤(T)分期	区域淋巴结(N)分期		远处转移(M)分期	
	N_{1c}	无区域淋巴结转移,但是出现以下转移:移行转移,卫星转移和/或微卫星转移	M_{1c}	非中枢神经系统的其他内脏转移伴或不伴 M_{1a} 或 $M1b$ 转移
			$M_{1c}(0)$	LDH 正常
			$M_{1c}(1)$	LDH 升高
			M_{1d}	转移至中枢神经系统伴或不伴 M_{1a} 或 M_{1b} 或 M_{1c} 转移

四、诊断与鉴别诊断

(一)诊断要点

皮肤病变若出现如下改变应怀疑恶性黑色素瘤:①形状不规则,表面隆起;②边缘呈锯齿状,边界不清;③颜色异常改变;④直径＞6cm;⑤病变增大或出现溃疡、瘙痒等变化;简称"ABCDE"原则。

对可疑色素病灶应行活检,经病理组织学确诊。通常采取切除活检,保证切缘 1～3mm。对不宜切除活检的部位(如面部、手掌、足跟、耳、指趾或甲下病灶)或巨大病灶,可全层切开活检或取病灶最厚处行穿刺活检。肿瘤厚度、浸润深度、有无溃疡及淋巴结转移情况是临床分期的重要依据,与预后密切相关,应在病理报告中详细描述。

(二)辅助检查

确诊恶性黑色素瘤后应行全面体检,并根据患者情况选择相应辅助检查,以评价患者基线情况、确定肿瘤分期。要特别注意皮肤和区域淋巴结,应检查包括肺、肝、骨、脑及远处皮肤、淋巴结等易转移部位,原发灶在下肢者应注意检查盆腔、腹腔淋巴结。

1.实验室检查

早期黑色素瘤实验室检查通常无明显异常,晚期患者与其他肿瘤类似,可出现贫血、水电解质平衡紊乱、肝肾功能异常等。血清 LDH 水平与肿瘤分期及预后有关,应予评价。

2.影像学检查

(1)X 线检查:黑色素瘤肺转移常见,胸片是初治黑色素瘤患者最常使用的检查手段。X线检查对微小病灶检出率低,对无症状的患者不做常规推荐。

(2)超声检查:超声已广泛用于黑色素瘤原发灶的评价及淋巴结状态的评估,对诊断皮肤移行转移灶及卫星结节敏感性、特异性均好。经直肠或经阴道超声有助于直肠及阴道黑色素瘤的诊断及分期。转移性淋巴结彩超表现为淋巴结形态不规则,呈圆形,纵横比＞1/2,淋巴门结构偏心或消失,皮髓质分界不清,皮质层增厚。门型血流消失,超声造影剂由周边向内部灌注。此外,经彩超引导下的淋巴结穿刺活检对诊断淋巴结转移或复发意义重大。

(3)CT、MRI 检查:增强 CT 扫描是发现肺、胸膜、纵隔、肝脏、腹膜后及盆腔淋巴结等深部组织器官转移的重要手段。MRI 软组织分辨率高,对脑、肝脏、骨骼等部位转移的诊断优于 CT。Ⅰ～Ⅱ期无远处转移症状的患者,影像学检查阳性率低,不做常规推荐。但Ⅲ期及Ⅳ期患者发生转移的概率大,推荐行 CT 或 MRI 检查用于基线评估或随访。

(4)PET/CT 检查:PET 更易发现亚临床转移灶,但假阳性率高。大多数学者认为对于临床局限的黑色素瘤,用 PET/CT 发现转移病灶不敏感,受益率低。对Ⅲ期患者,PET 扫描可以帮助发现 CT 不能发现的特征性病变。

3.前哨淋巴结活检(SLNB)

前哨淋巴结状态是判断黑色素瘤预后的重要因素之一。临床Ⅰ～Ⅱ期的患者,影像学发现隐匿性淋巴结或远处转移的概率低,CT 和 MRI 检查作用有限,PET/CT 对前哨淋巴结评价的灵敏度不超过 20%。因此,对有不良病理特征的Ⅰ、Ⅱ期患者,提倡行前哨淋巴结活检,明确病理分期,决定是否应行选择性淋巴结清扫术。

(三)鉴别诊断

早期黑色素瘤可通过“ABCDE”原则与皮肤黑斑、痣、角化棘皮瘤等良性皮肤疾病相鉴别。良性痣通常呈圆形或卵圆形,边缘规整,多为棕色或黑色。大部分黑色素瘤有色素性改变,因而非黑色素瘤性皮肤癌通常不易与黑色素瘤混淆。

五、治疗

(一)手术

1.原发灶的切除

手术是黑色素瘤的基本治疗方法。安全切缘根据病理报告中的肿瘤浸润深度决定:病灶厚度≤1.0mm 时,安全切缘为 1cm;厚度在 1.01～2.0mm 时,安全切缘为 1～2cm;厚度>2.0mm 时,安全切缘为 2cm;当厚度>4.0mm 时,安全切缘一般认为以 2～3cm 为宜。

2.前哨淋巴结的处理

识别前哨淋巴结有无转移的方法有:①术前 1 天用^{99}Tc 标记的硫胶作为放射示踪剂注入肿瘤周围皮下或黏膜下;②术中原发病变周围注射 1% 的 lymphazurln 蓝色染料,它能迅速进入引流淋巴管并正确标记出前哨淋巴结;③γ 探针放射性活性水平测定:Oliverira-Filho 等的研究结果显示,γ 探针检测与特异蓝染色可分别检出 97%、76% 的前哨淋巴结,两者同时应用则可检出 100% 的前哨淋巴结。前哨淋巴结有微转移或明显阳性者,应立即行区域淋巴结清扫术。

3.区域淋巴结清扫

区域淋巴结是指原发病灶发生转移后累及的首站或二级淋巴结,清扫的范围常随原发灶部位的不同而有所侧重。如头颈部黑色素瘤做颈部淋巴结清扫时,原发灶位于面部者应着重清扫腮腺区、颏下及颌下三角的淋巴结;如病灶位于枕部,重点清扫颈后三角的淋巴结。发生于上肢的黑色素瘤需行腋窝淋巴结清扫,发生在下肢者应行腹股沟或髂腹股沟淋巴结清扫术。发生于胸腹部的黑色素瘤则分别行同侧腋窝或腹股沟淋巴结清扫术。但位于腰部的病灶既可向腋窝亦可向腹股沟发生转移,临床应根据相应的情况行淋巴结清扫术。

淋巴结清扫必须将受累淋巴结基底部完全切除,不建议行预防性淋巴结清扫。通常,送检的淋巴结数反映了区域淋巴结清扫的程度和病理评价的准确性。腹股沟淋巴结清扫要求至少应在 10 个以上,颈部及腋窝淋巴结应至少清扫 15 个。如盆腔 CT 显示髂骨和(或)闭孔淋巴结转移或术中发现 Cloquet 淋巴结(指位于腹股沟深淋巴结区的最靠近心端的淋巴结,正好位于腹股沟韧带之下的股管内,下肢黑色素瘤首站转移的淋巴结一般为股浅淋巴结,股深淋巴结是淋巴结转移的第 2 站)转移,推荐行腹股沟淋巴结深切除。

(二)化疗及化学免疫治疗

尽管化疗的缓解率低,但化疗仍是治疗黑色素瘤的手段之一。单药化疗主要使用达卡巴嗪或替莫唑胺。顺铂、紫杉类、长春碱类、博莱霉素或亚硝基脲类药物,近期有效率为 15%～20%。较常用的联合化疗方案为:Artmouth 方案、CVD 方案、GeT 方案、BOLD 方案(博莱霉素＋长春新碱＋洛莫司汀＋达卡巴嗪)等,有效率为 35%～45%,但其毒性也更明显。除少数情况外,联合化疗在总生存方面与单药化疗相比无明显优势。

化学免疫治疗是指化疗联合生物制剂如 IFN-α 和 IL-2。高剂量静脉滴注 IL-2 的总有效率为 15%～21%,但毒性高。早期的单中心 Ⅱ 期临床试验研究 CVD 方案联合 IL-2、IFN-α 治疗晚期黑色素瘤,有效率为 27%～64%,CR 为 15%～21%。一项小规模的 Ⅲ 期随机研究比较 CVD 序贯 IL-2、IFN-α 与单纯 CVD,有效率分别为 48% 和 25%,中位生存期分别为 11.9 个月和 9.2 个月。近期荟萃分析发现生物化疗可提高有效率,但并未延长生存期。以顺铂为主的化疗联合 IFN-α 和(或)IL-2,有效率、疾病进展时间及生存期的研究结果并不一致,且毒副反应发生率都较高。

常用的治疗方案如下:

1.CGT(顺铂＋吉西他滨十二羟马利兰)

顺铂,40mg/m² ,静滴,d1、8;吉西他滨,1000mg/m² ,静滴,d1、8。二羟马利兰,2500mg/m² ,静滴,d1、8。每 5 周重复,直至病情进展或不可耐受。

2.CVD(顺铂＋长春花碱＋达卡巴嗪)

顺铂,20mg/m² ,静滴 30 分钟,d1～4;长春花碱,1.2mg/m² 或 2mg/m² ,静注,d1～4;达卡巴嗪,800mg/m² ,静滴 1 小时,d1。每 3 周重复,直至病情进展或不可耐受。

3.Dartmouth(顺铂＋卡氮芥＋达卡巴嗪＋他莫昔芬)

顺铂,25mg/m² ,静滴 30～45 分钟,d1～3;卡氮芥,150mg/m² ,静滴 2～3 小时,d1;达卡巴嗪,220mg/m² ,静滴 1 小时,d1～3;他莫昔芬,20～40mg,口服,qd。卡氮芥在每个奇数疗程使用,他莫昔芬在治疗前 1 周开始使用。每 3 周重复,客观缓解者持续治疗直至病情进展,18 周后仍未获缓解者停止本方案治疗。

4.GeT(吉西他滨十二羟马利兰)

吉西他滨,1000mg/m² ,静滴,d1、8;二羟马利兰,3500mg/m² ,静滴,d1、8。每 4 周重复,共 6 个周期。

5.IFN-α

20MIU/m² ,静注或肌注,每周 5 天。4 周后改为 10MIT/m² ,皮下注射,每周 3 次,共 48 周。

6.IL-2 有两种具体方案可选

①IL-2,600000U/kg 或 720000U/kg,输注 15 分钟,q8h,连续 5 天,共 14 次。休息 1～2 周后进行下一周期的 14 次治疗,以上为 1 个疗程。通常间隔 6～12 周后开始下一疗程,最多治疗 5 个疗程。②IL-2,9MIU/m²,皮下注射,bid,第 1～2 天,第 1 周和第 3 周;2MIU/m2,皮下注射,bid,d1～5,第 2 周和第 4 周。每 6 周重复,12 个月内完成,最多 8 个周期。

7.达卡巴嗪有两种具体方案可选

①达卡巴嗪,250mg/m²,静滴 30 分钟,d1～5。每 3 周 1 次,最多 12 个周期。②达卡巴嗪,1000mg/m²,快速静滴,d1。每 3 周重复。

8.达卡巴嗪＋IFN-α

达卡巴嗪,800mg/m²,快速静滴,d1;IFN-α,9MIU,皮下注射,每周 3 次。每 3 周重复,最多 6 个周期。

9.达卡巴嗪＋顺铂＋IL-2＋IFN-α

达卡巴嗪,250mg/m²,静滴 30 分钟,d1～3;顺铂,25mg/m²,静滴 1 小时,d1～3;IL-2,18MIU/m²,滴注 15 分钟,d6～10,d13～15;IFN-α,5MIU/m²,皮下注射,d6、8、10、13、15。每 4 周重复,4～6 个周期。

10.达卡巴嗪＋顺铂＋长春碱＋IL-2＋IFN-α 同时递减生物化疗

达卡巴嗪,800mg/m²,静滴 1 小时,d1;顺铂,20mg/m²,静滴 1 小时,d1～4;长春碱,1.5mg/m²,静注,d1～4;IFN-α,5MIU/m²,皮下注射,d1～5;IL-2,18MIU/m²,静滴 24 小时,d1 或 9MIU/m²,静滴 24 小时,d2 或 4.5MIU/m²,静滴 24 小时,d3～4。每 3 周重复,应用粒细胞集落刺激因子支持(d6 开始,500μg/d,连用 10 天),4～6 个周期后病情无进展者进入维持生物治疗:IL-2,2MIU,皮下注射,d1～5,每 4 周重复,共 12 个周期,应用粒细胞集落刺激因子支持(d1～14,250μg/d)。其中在第 1～6、8、10、12 周期需增加剂量,可在以下给药方式中选择一种:①18MIU/m²,静滴 6 小时,d1;②18MIU/m²,静滴 12 小时,d1;③18MIU/m²,静滴 24 小时,d2。

11.聚乙二醇化 IFN-α

聚乙二醇化 IFN-α,6μg/kg,皮下注射,每周 1 次。8 周后改为 3μg/kg,皮下注射,每周 1 次,共 5 年。或者 8 周后加量至 450μg,皮下注射,每周 1 次,共 24 周。

12.替莫唑胺

替莫唑胺,150～200mg/m²,口服,d1～5,每 4 周重复,最多治疗 1 年。

13.替莫唑胺＋IFN-α

替莫唑胺,200mg/m²,口服,d1～5;IFN-α,5MIU/m²,皮下注射,每周 3 次。每 4 周重复,直至病情进展或不可耐受。

(三)放疗

一般认为黑色素瘤对放疗不敏感,但在某些特殊情况下放疗仍是一项重要的治疗手段。患者拒绝手术或者一般情况差不能耐受手术,可考虑行局部放疗。放疗还可用于治疗病变位于面部且病变厚或年龄小、大手术可极大影响面容而拒绝手术的患者。不能手术的局部晚期、转移或复发的黑色素瘤病变也可进行放疗。放疗在原发灶切除不净且难以实施二次切除的肿瘤治疗中有提高局部控制率的作用。

辅助放疗适应证:原发灶无法手术切净;淋巴结包膜外侵犯;淋巴结直径≥3cm;淋巴结受累>3 个;颈部淋巴结转移≥2 个,直径≥2cm;淋巴结清扫后局部再次复发;鼻咽、食管黏膜原发黑色素瘤的辅助放疗;促纤维增生性和嗜神经性黑色素瘤也可酌情考虑辅助放疗。姑息放疗适应证:骨转移,姑息止痛或预防病理性骨折;脑转移首选立体定向放疗,如转移灶>5 个,直径≥3cm,可考虑全脑放疗。脑转移灶切除后可行全脑放疗。

(四)免疫治疗

1.IL-2

1998 年高剂量 IL-2 即被 FDA 批准用于转移性黑色素瘤的治疗,但由于有效率低和严重的副作用未在临床普遍使用。

2.IFN

在辅助治疗中,国外多推荐 IFN-α2b,标准剂量为 20MIU/(m² · d),每周 5 天,共 4 周,以后 10MIU/(m² · d),每周 3 次,共 48 周。我国推荐 15MIU/(m² · d),每周 5 天,共 4 周,以后 9MIU tiw×48w。在姑息治疗中,IFN-α 的剂量和时间尚无高级别的循证医学证据。

3.BCG

BCG 瘤内注射或皮肤划痕曾在临床广泛使用,但至今没有可信的临床研究结果。

4.易普利单抗

是抗细胞毒 T 淋巴细胞抗原(CTLA-4)的单克隆抗体,一项Ⅲ期随机对照临床研究的结果证实了其能够延长晚期黑色素瘤患者的生存期。单药治疗晚期黑色素瘤的有效率为10.9%。易普利单抗的剂量为 3mg/kg,90 分钟内滴注完毕,每 3 周重复,连续 4 个周期。与达卡巴嗪联合可能提高有效率。该药促进 T 细胞激活和增殖,通过活化免疫系统杀伤肿瘤细胞,因此会引起免疫相关性不良反应,如胃肠道副作用(包括腹泻、出血和穿孔性结肠炎)、肝炎、皮炎(包括瘙痒、皮疹、白癜风、表皮坏死松解症),亦可见神经病变、炎症性肌病和内分泌疾病(包括垂体炎、肾上腺炎和甲状腺炎),并可能会影响视力。

(五)新靶点药物治疗

1.威罗菲尼

是 BRAF 丝氨酸-苏氨酸激酶、BRAF V600E 的某些突变形式的抑制剂。用法为 960mg,口服,2 次/d。有适应证的患者超过 50%有效,且多数治疗后数天至数周自觉症状明显好转,治疗后 2 周能观察到肿瘤缩小或消失,中位无进展生存期6.8 个月,中位总生存期 15.9 个月。有些患者用药 6 个月后方出现疗效。最常见的不良反应是Ⅰ～Ⅱ级关节痛、皮疹、光敏感、疲劳和脱发、肝功能异常、QT 间期延长及皮肤鳞癌(多数为角化棘皮瘤型,约 26%)等。本药不推荐用于野生型 BRAF 的黑色素瘤患者。比较威罗菲尼与达卡巴嗪在 BRAF V600E 突变患者中的疗效,675 例不能手术切除的Ⅲ/Ⅳ期的初治黑色素瘤患者,威罗菲尼组的客观有效率达到 48.4%,而达卡巴嗪组仅 5.5%,所有的亚组分析均证明威罗菲尼组比达卡巴嗪组大大提高了无进展生存期和总生存期。

2.dabrafenib

同样是一种 BRAF 基因抑制剂,于 2013 年 5 月被 FDA 批准用于 BRAF V600E 基因突变的黑色素瘤。用法为 150mg，口服，bid。该药的Ⅲ期临床试验共入组 250 例不能手术切除的Ⅲ/Ⅳ期的初治 BRAF V600E 突变黑色素瘤患者，dabrafenib 组的客观缓解率达 50%，中位无进展生存期 5.1 个月。而达卡巴嗪组仅为 6%，中位无进展生存期 2.7 个月。dabrafenib 最常见的不良反应是皮肤角化过度（14%）、发热（11%）、手足综合征（8%）、皮肤鳞癌（6%）、疲劳（6%）、关节痛（6%）和头痛（5%）。

3.trametinib

是第一个获批的治疗肿瘤细胞外信号调节抑制剂（MEK 抑制剂），用于 BRAF V600E 或 V600K 基因突变的黑色素瘤。用法为 2mg，口服，bid。322 例化疗失败的ⅢC/Ⅳ期黑色素瘤患者，已证实为 BRAF V600E 或 V600K 基因突变，trametinib 组的客观缓解率为 22%，临床获益率为 78%，中位无进展生存期 4.8 个月，均显著优于达卡巴嗪组。最常见的不良反应是皮疹、腹泻、外周性水肿、疲劳和痤疮样皮炎。

4.甲磺酸伊马替尼

我国的一项多中心Ⅱ期临床研究报道，43 例 c-kit 基因突变或扩增的晚期黑色素瘤患者接受伊马替尼治疗，结果显示 10 例（23.3%）获 PR，13 例（30.2%）SD，20 例（46.5%）PD。相比其他外显子突变的患者，11 号或 13 号外显子突变患者的中位 PFS 更长，多种 c-kit 突变者较单个突变者的 PFS 长。

5.恩度

联合达卡巴嗪较达卡巴嗪单药一线治疗晚期黑色素瘤，可能延长中位无进展生存期和中位预计总生存期。

第十一章　恶性浆膜腔积液

第一节　恶性胸腔积液

一、病因和发病机制

正常情况下,胸腔和腹膜腔内都有少量液体起润滑作用,其产生和吸收处于平衡状态,当两者失衡时即可产生胸腔积液。恶性胸腔积液的发生机制包括以下几方面:

1.原发性胸膜恶性肿瘤——胸膜间皮瘤

胸膜间皮瘤为胸膜原发性肿瘤,是来源于脏层、壁层、纵隔或横膈四部分胸膜的肿瘤,可合并或不合并胸腔积液。胸膜间皮瘤近年发病率有明显上升趋势,男性多见,与石棉接触有关。所有种类的石棉纤维均是胸膜间皮瘤的致病因素,但每种纤维的危险性有所差异,危险性最大的是青石棉,最小是黄石棉。胸膜间皮瘤的发病率与接触石棉的时间和严重程度成正比,第一次接触石棉到发病的潜伏期一般为 20 年～40 年。其他非石棉接触因素包括:天然矿物纤维、胸膜腔慢性感染(结核性胸膜炎、猿病 40 SV40 感染)以及反复肺部感染。也有报道接触放射线后引起胸膜间皮瘤的病例,从接触放射线到发现胸膜间皮瘤的时间为 7 年～36 年,平均 16年。根据细胞类型、病变范围和恶性程度,胸膜间皮瘤可分为局限性和弥漫性,前者为低度恶性,后者为高度恶性,均可合并胸腔积液,尤其是后者。

2.肿瘤转移侵犯胸膜

转移性恶性胸腔积液一般由于邻近肿瘤,如肺癌、乳腺癌和胸壁恶性肿瘤等浸润所致。肿瘤癌栓使脏层胸膜功能障碍,或肿瘤细胞通过血道转移至脏层胸膜,使胸膜腔积液的回流吸收受阻,出现胸腔积液。血管内皮生长因子介导的毛细血管的通透性增加,也是恶性胸膜腔积液产生的原因之一。若肿瘤细胞侵犯淋巴结,造成淋巴管破坏,还可产生乳糜胸。

目前资料显示,胸膜最常见的转移性肿瘤男性为肺癌(37.5%),女性为乳腺癌(16.8%),其他依次为淋巴瘤(11.5%)、生殖系统肿瘤(9.4%)、胃肠道肿瘤(6.9%),未明肿瘤来源者为10.7%。

3.恶性肿瘤旁胸腔积液

某些情况下,恶性肿瘤的胸腔积液并非由肿瘤侵犯胸膜所引起,有学者将其称为恶性肿瘤旁胸腔积液。形成恶性肿瘤旁胸腔积液的机制包括:①肿瘤压迫淋巴管,淋巴回流障碍;②阻塞性肺不张,肺容积下降,导致胸膜腔内压力降低;③肺梗死或肺栓塞;④心包受累,体循环毛细血管内压上升;⑤全身营养不良、低蛋白血症。肿瘤患者合并恶性肿瘤旁胸腔积液仍有手术机会。20%~30%的非霍奇金恶性淋巴瘤和霍奇金恶性淋巴瘤伴有胸腔积液,大多数霍奇金淋巴瘤胸腔积液为胸导管堵塞所致的"恶性肿瘤旁胸腔积液";而非霍奇金淋巴瘤胸腔积液则多因肿瘤直接浸润胸膜所致。事实上,恶性肿瘤旁胸腔积液是否归为恶性胸腔积液,尚存争议。

二、临床表现

恶性胸腔积液患者年龄多在 40 岁以上,部分患者在原发疾病表现的基础上出现胸腔积液;部分则以胸腔积液为首发表现,经检查后发现肿瘤。活动后呼吸困难是最常见的症状,随着积液量的增加而加重,反映出胸壁顺应性下降、同侧膈肌活动受限、纵隔移位和肺容积减少,抽液后可迅速缓解。若抽液后无明显缓解,应考虑肺组织被肿瘤严重侵犯。大量积液患者静息时也可出现呼吸困难,健侧卧位更明显。咳嗽是另一典型症状,尤其在大量胸腔积液患者,抽液后也可明显改善。胸痛不常见,是否出现胸痛通常与恶性肿瘤累及壁层胸膜、肋骨及其他肋间组织结构有关。若出现胸痛,则多呈持续性,积液增加时胸痛不见减轻反而加重。胸膜间皮瘤的胸痛较为突出,多局限在病变部位,一般表现为钝痛,且进行性加重。除呼吸系统症状外,常伴有体重减轻、乏力、食欲减退等全身症状,晚期可出现恶病质。

小量胸腔积液的患者可没有任何体征,中到大量积液可见患侧胸廓饱满,呼吸运动减弱,语颤减低,叩诊浊音或实音,呼吸音减弱或消失。亦可有原发肿瘤的体征及转移体征。

三、诊断

确定恶性胸腔积液诊断的"金标准"是在胸水细胞沉淀中找到肿瘤细胞,或在胸膜活检组织中查见恶性肿瘤的病理变化。

(一)临床表现

临床表现可作为诊断恶性胸腔积液的重要线索。大部分恶性胸腔积液患者均有临床症状和(或)体征,但约 25%的患者也可无症状,通过体检或 X 线胸片检查偶然发现。

既往病史亦很重要,如吸烟史、职业暴露史,尤其是石棉或其他致癌物质的接触史等。

(二)影像学检查

大多数恶性胸腔积液患者胸部 X 线检查可观察到中大量的胸水,一般 500~2000mL,其中约 10%的患者表现为大量胸水(胸水占一侧胸腔的一半以上),约 15%的患者胸水<500mL。胸腔大量积液时若纵隔未向对侧移位,提示纵隔固定、支气管主干被肿瘤堵塞而出现肺不张或胸膜广泛浸润,常见于恶性胸膜间皮瘤。

CT 有助于发现恶性肿瘤患者少量积液,有助于判断是否伴有纵隔淋巴结转移,并能对潜在的肺实质病变进行评估。CT 发现胸膜斑提示患者曾有石棉暴露史。

超声检查可辅助了解患者胸膜受累情况,并有助于胸腔穿刺术的定位,减少胸腔穿刺术的并发症。MRI 对恶性胸腔积液的诊断价值有限,但可能有助于评估肿瘤侵袭纵隔或胸壁范围。有研究初步显示,氟脱氧葡萄糖正电子发射 CT 扫描(PET-CT)对恶性胸腔积液具有良好的预测价值,但有待更多的循证医学证据支持。

恶性胸膜间皮瘤约半数以上患者除了胸腔积液外,胸片或 CT 还可见到沿胸膜侧壁呈现波浪形生长的多发胸膜团块影以及弥漫性胸膜结节性增厚,可伴有胸膜钙化,这为恶性弥漫性胸膜间皮瘤的诊断提供了极有价值的线索。同侧肺被肿瘤组织包裹,纵隔移向有肿瘤一侧,患侧胸腔变小;晚期可见纵隔增宽,心包渗液使心影扩大及肋骨破坏。作为 CT 的补充,MRI 还可确定恶性胸膜间皮瘤的肿瘤范围及是否能够手术切除,MRI 的矢状面图像可以清楚地显示纵隔及膈肌侵袭情况。

(三)诊断性胸腔穿刺

1.胸水常规检查

常规检测项目包括有核细胞计数和分类、总蛋白、葡萄糖、乳酸脱氢酶及肿瘤细胞学等。绝大多数恶性胸腔积液为渗出液,细胞分类以淋巴细胞为主;但也有极少数是漏出液。在原发病明确的情况下,漏出液不必进行常规细胞学检查。

2.胸水细胞学检查

是诊断恶性胸腔积液最简单的方法,其诊断率为 62%～90%,与原发性肿瘤的类型及其分化程度有关。多次检查可提高阳性率。

3.肿瘤标志物检查

如癌胚抗原、细胞角蛋白片段 21-1、糖类抗原(如 CA125、CA15-3、CA19-9 等)有助于恶性胸腔积液的诊断。这些指标的敏感度普遍不高,多为 40%～60%,但特异度较高,可达到 80%～90%,因此具有一定的参考价值。联合检测多种肿瘤标志物可提高其诊断效率。

4.其他方法

如应用单克隆抗体对肿瘤标志物进行免疫组化染色及染色体分析等,有助于胸水的鉴别诊断。由于其敏感性和特异性相对较低,因此不能仅用这些方法确诊。染色体分析可能有助于淋巴瘤和白血病的诊断,特别是初次细胞学检查结果为阴性时,可应用流式细胞术检测 DNA 非整倍体以协助诊断。

(四)闭式胸膜活检

闭式胸膜活检对恶性胸腔积液诊断的敏感度为 40%～75%,低于细胞学检查,可能与肿瘤累及胸膜的范围较小,胸膜活检未能取至肿瘤部位,操作者经验不足等有关。若 CT 发现胸膜异常(如间皮瘤),建议在超声或 CT 引导下行经皮闭式胸膜活检另有研究显示,细胞学检查阴性的恶性胸腔积液患者仍有 7%～12%可通过闭式胸膜活检术确诊。

(五)内科胸腔镜检查

内科胸腔镜检查主要用于不明原因渗出性胸腔积液的鉴别诊断,也可通过内科胸腔镜喷洒滑石粉行胸膜固定术治疗恶性胸腔积液。与外科胸腔镜检查相比,内科胸腔镜检查具有某些优势,如只需要进行局部麻醉或镇静,可对胸壁、膈膜、纵隔、心包膜及肺脏的病灶进行活检,比外科胸腔镜检查创伤性小且价格便宜等。

(六)外科活检

外科活检可采用胸腔镜或开胸两种方式。外科胸腔镜活检术通常要求全身麻醉和双腔气管插管,由于术中单侧肺通气,因此外科胸腔镜的可视范围比内科胸腔镜广阔,可同时进行诊断与治疗操作。患者不能耐受单肺通气是外科胸腔镜活检术的禁忌证,此时应考虑开胸活检术。胸腔有粘连时进行胸腔镜检查有一定的风险,操作时应格外注意。术前胸部 X 线检查或胸腔超声检查发现明显的胸膜粘连则应行开胸活检术。

(七)支气管镜检查

当怀疑存在肺内占位、出血、肺膨胀不全、支气管黏膜病变或大量胸水无纵隔移位时则应行支气管镜检查。支气管镜检查术也可用于排除胸膜固定术后肺膨胀不全的支气管管腔阻塞。

四、治疗

(一)全身治疗

恶性胸腔积液治疗的重点为控制原发病。对于无症状或症状较轻的胸腔积液患者无需处理。对于化疗敏感的肿瘤如淋巴瘤、激素受体阳性的乳腺癌、小细胞肺癌、卵巢癌以及睾丸恶性肿瘤以全身化疗为主。

(二)局部治疗

目的是通过胸腔内注药,引起胸膜广泛炎症,间皮纤维化、小血管闭塞,导致脏层和壁层胸膜粘连、闭塞,阻止胸水的产生。

治疗方法如下。

1.胸腔穿刺抽液、注药

胸膜硬化剂,如四环素 1g＋5％葡萄糖 50mL,经胸引流管或穿刺针注入胸腔,嘱患者 15 分钟变换一次体位以使药物和胸膜均匀接触达 1 小时,缺点是较为疼痛,现应用较少;抗肿瘤药物,如博来霉素(60U＋5％葡萄糖 50mL)、丝裂霉素(10～30mg＋生理盐水 50mL)、氮芥(10mg＋生理盐水 20mL)、顺铂(50～80mg＋生理盐水 50mL)、榄香烯(200mg/m²);生物制剂,如短小棒状杆菌(7mg＋生理盐水 20mL)、白介素-2(200 万～400 万 U＋生理盐水 20mL)、干扰素等。

2.手术分流

胸腹腔分流术是指将胸水通过导管引流至腹腔,再经大网膜吸收。总有效率为 70％～95％,且并发症较少。

3.其他

还可以通过外照射胸膜、胸膜切除术等来达到控制恶性胸腔积液的目的。

第二节　恶性腹水

恶性腹膜腔积液(简称恶性腹水)是由各种恶性肿瘤引起的腹水,以血性腹水为主,常见于妇科肿瘤、消化道肿瘤、肺癌和肝癌。其中卵巢癌最多见,在初次求诊的患者中约 33％的卵巢癌患者出现腹水的现象,到了疾病的末期约 60％的卵巢癌患者产生腹水的问题。

一、病理生理

（一）腹膜腔解剖及生理

腹膜腔是由双层的腹膜所形成，脏腹膜包覆和支持着腹腔内的脏器，而壁腹膜则覆盖着腹壁、盆壁和横膈的下面部分。如同其他的第三空间，在双层的腹膜间也有一些液体的存在以润滑腹膜腔。

（二）病因及病理

正常情况下，腹腔内的液体有 80% 是由淋巴系统将其引流回血液循环中，一旦腹水产生量远超过淋巴系统能够引流的量时，则形成腹水。造成癌症患者产生腹水的原因有以下几点。

（1）腹膜新生血管的增多以及糖蛋白的产生共同作用，引起小血管的通透性增加，引起腹水。

（2）肿瘤细胞产生蛋白酶破坏组织基质，促进癌症的转移，同时也提高血管的通透性引起腹水。

（3）肿瘤侵犯淋巴管，膈下淋巴管阻塞，淋巴回流障碍。

（4）合并腹膜的炎症也可以引起血管的通透性增加。

（5）肿瘤继发低蛋白血症时，血浆胶体渗透压降低，加重腹水的产生，有效循环血量减少，刺激肾素-血管紧张素-醛固酮系统，致水钠潴留。

二、临床表现

腹水形成的压力使邻近的器官产生不适和活动受限。腹腔可容纳几升的腹水，这些腹水造成患者身体及心理的改变、食欲缺乏、容易有饱食感、呼吸困难、走路或行动困难。常见的主客观表现如表 11-1 所示，这些症状大多数出现在腹水量达 1L 以上时。

表 11-1　癌症患者腹水的临床表现与实验学指标

主要临床指标	客观临床指标	实验学指标
腹围增加，患者感到衣服穿不下	体重增加	腹部 X 线扫描：腹部呈玻璃杯状，小肠内充满了空气并位于腹部的中心位置，每一段的肠道被液体分隔开
消化不良，容易有饱食感，感觉足踝肿胀	有转移性钝音	腹部计算机断层显像检查
呼吸短促	腹部外突	超声波检查
容易疲倦	腹部的皮肤绷得很紧	腹膜穿刺术检查：腹水的一般性质为血性、浆液状、乳状和混浊
便秘	腹部扩张	生化学检查：蛋白质总量、LDH、CEA、淀粉酶
膀胱贮存尿量的容积减少	腹部有水波的波动	细胞学检查：细胞数目和分类
	肚脐外翻	微生物学检查：细菌培养和革兰染色

三、诊断

（一）腹水的诊断主要是由身体检查与抽取腹水来确立

1.身体检查

患者存在的客观临床表现,如腹胀、足部水肿、易疲劳、呼吸短促、消瘦及腹围增加。查体包括腹部膨隆、叩诊浊音,亦可有腹部包块、腹部压痛及反跳痛。

2.B超

腹部B型超声易查出腹水。

（二）腹部CT

腹部CT扫描不但能查出腹水,还有助于查找原发病灶。

（三）抽取腹水

腹腔穿刺有助于鉴别恶性腹水和其他原因的腹水,包括肝硬化、充血性心力衰竭、结核及化疗和放疗并发症等。诊断性腹腔穿刺抽取的液体应做以下检查:外观、颜色、细胞计数、蛋白定量、腹水离心沉淀后涂片染色镜检或用石蜡包埋切片病理检查。恶性腹水多为血性,且为渗出液,镜检有大量红细胞,细胞学检查约在60%的恶性腹水中查出恶性细胞。肿瘤标记物检查也有助于恶性腹水的诊断。

四、治疗

（一）常规治疗

恶性腹水的治疗是临床上一个难题,常规治疗主要为利尿、限盐、腹腔穿刺术和腔静脉吻合术,然而每一种治疗方法都有其不足。

1.利尿剂治疗

利尿剂对恶性腹水一般疗效差,文献报道的有效率仅约44%。其是否有效可能与患者血浆肾素/醛固酮水平有关,血浆肾素,醛固酮高的患者利尿剂治疗可能有效;反之,则无效的可能性大。

2.腹腔穿刺放液

(1)腹腔穿刺放液治疗不但可以缓解腹内压力,还可缓解因腹水过多所致的呼吸困难。它通常用于患者有大量的腹水且已有症状产生时,腹腔穿刺放液操作简便、症状缓解快,仍为临床基本治疗手段,但需反复进行。

(2)反复大量腹穿放液有引起有效循环血量降低、低钠血症、肾功能障碍和低白蛋白症等并发症的危险。通常一次放液2~3L的腹水可能引起患者产生严重的直立性低血压、蛋白质流失、电解质不平衡、内脏器官受伤和感染的并发症,但对于恶性腹水以如此快速且大量地放液却没有造成太大的伤害,可能是由于恶性腹水的产生与肝硬化等所造成腹水的原因不同所致。

3.腹腔静脉分流术

(1)对反复腹穿放液仍不能控制症状的患者,可考虑行腹腔静脉分流术,但不适合伴有凝血机制障碍、肝衰竭、近期或正合并感染、包裹性腹水、腹膜假性黏液瘤及血性腹水、腹水蛋白浓度＞45g/L的患者,对腹水细胞学阳性或伴有心衰的患者为相对禁忌。对腹水胃肠道来源的患者,因预后极差,也多不主张应用。

（2）Leveen和Denver两种分流术所使用的导管都可以将腹水带回血液循环中。手术的方式是将导管的一端埋人腹腔中,然后将导管穿过皮下脂肪做成一个隧道,最后将导管的另一端埋入上腔静脉,利用腹腔和胸腔的压力差,使腹水可以向上流动,最后进入上腔静脉中。

4.腹腔置管引流术

该术极少引起电解质紊乱,无癌细胞转移和凝血机制障碍的危险,且引流管不易阻塞,较为安全、简便、有效。

5.腹腔内化疗

由于注入腹腔的药物通过门静脉吸收入肝代谢,故进入体循环的量少,引起全身的毒副反应也小。腹腔内化疗可抑制或杀灭播散的癌细胞。

6.腹腔内放射性同位素治疗

文献报道,用放射性同位素腹腔内注射治疗恶性腹水的有效率为41%～54%,对卵巢癌引起的恶性腹水可达85%;治疗后有些患者腹水消退,最长可保持6个月。

（二）其他治疗方法

主要有免疫疗法,抗VEGF或抗VEGF受体疗法,肿瘤细胞疫苗疗法以及热疗。

第三节　恶性心包积液

恶性心包积液是癌症患者常见并发症之一,其发生率在恶性肿瘤尸检患者为10%～15%,最高可达21%。心包积液患者有一半以心包填塞为首发症状,这其中的50%患者由恶性疾病引起。有症状的心包积液常是临终前的表现,早期诊断和治疗可明显改善症状。1/3恶性心包积液患者最终将死于心包填塞。

一、病因

原发于心脏和心包的肿瘤很少,多为间皮瘤。绝大多数恶性心包积液是转移瘤所引起的,其原发肿瘤以肺癌、乳腺癌、淋巴瘤和白血病最为常见,其次为黑色素瘤及肉瘤。

二、临床表现及诊断

1.临床症状

多数心包转移起病隐匿,症状的出现与心包积液产生的速度和量有关。主要表现为心包填塞症状。如果积液形成速度较快,液体量达200mL即可出现症状,但是如果积液形成速度比较慢（数周到数月）,即使积液量达2L或更多,症状也不明显。心包填塞的常见症状包括充血性心力衰竭、呼吸困难、咳嗽、端坐呼吸、疲乏、虚弱、心悸、头晕和颈静脉充盈。心包填塞的体征包括心动过速、心音遥远、心律失常、心脏浊音界扩大、颈静脉怒张、肝大、胸腹水、四肢水肿。

2.诊断

心脏超声是最有效且简便的方法,不仅能描述积液的位置、积液量,还能监测血流动力学指标,引导心包穿刺术。胸部 X 线检查心脏呈烧瓶状。胸 CT 及 MRI 可以揭示心包的厚度和原发肿瘤。抽取心包积液后做脱落细胞学检查,一旦发现癌细胞,则可确诊。恶性心包积液癌胚抗原(CEA)水平通常升高,其敏感性高,可作为恶性心包积液常规辅助诊断手段之一。如果细胞学检查阴性,可进行心包穿刺活检术,明确诊断。

三、治疗

1.心包腔内置管引流术

当患者出现心包填塞症状时,应立刻行心包穿刺术来缓解症状,对于反复出现心包积液的患者,首选心包腔内置管引流。在 B 超引导下,心包内置管间断或持续引流可以改善心脏搏出量,恢复正常的血流动力学,但是避免引流速度过快,以免出现心脏急症。待引流干净后,通过导管向心包腔内注入化疗药,直接杀伤肿瘤细胞,同时腔内 60% 的药物可吸收到体循环,再次杀伤肿瘤细胞。

2.全身治疗

对于无症状或症状不明显且不伴血流动力学改变的患者,没有必要进行心包腔内置管引流。根据原发肿瘤的类型、分期、既往治疗来选择治疗方案。对化疗敏感的淋巴瘤、乳腺癌可采取全身化疗来控制心包积液。

3.局部治疗

局部处理包括心包穿刺抽液后注入硬化剂、心包开窗术、心包切除术及放疗。对于非小细胞肺癌、乳腺癌等,在全身治疗的基础上,还必须进行局部处理才能很好的控制心包积液。

参考文献

1.秦继勇,郎锦义,李文辉.肿瘤放射治疗学精要.北京:科学出版社,2018.

2.伯洛克.现代肿瘤外科治疗学.北京:人民卫生出版社,2016.

3.孙燕.临床肿瘤学高级教程.北京:中华医学电子音像出版社,2017.

4.强万敏,姜永亲.肿瘤护理学.天津:天津科技翻译出版社,2016.

5.乔安妮·K.艾塔诺.肿瘤护理学核心教程.天津:天津科技翻译出版社,2018.

6.闻曲,成芳,李莉.实用肿瘤护理学(第2版).北京:人民卫生出版社,2016.

7.徐波,陆宇晗.肿瘤专科护理.北京:人民卫生出版社,2018.

8.姜桂春.肿瘤护理学.上海:上海科学技术出版社,2015.

9.丛文铭.肝胆肿瘤外科病理学.北京:人民卫生出版社,2015.

10.王绿化.肿瘤放射治疗学.北京:人民卫生出版社,2018.

11.左丽宏,杨便红.多发性骨髓瘤护理与管理.北京:人民卫生出版社,2017.

12.石远凯,孙燕.临床肿瘤内科手册.北京:人民卫生出版社,2015.

13.魏于全,赫捷.肿瘤学.北京:人民卫生出版社,2015.

14.万德森.临床肿瘤学.北京:科学出版社,2016.

15.王若峥,尹勇.肿瘤精确放射治疗计划设计学.北京:科学出版社,2015.

16.陈杰,周桥.病理学.北京:人民卫生出版社,2015.

17.王娅兰,龙汉安.病理学.北京:科学出版社,2014.

18.沈铿,崔恒,丰有吉.常见妇科恶性肿瘤诊治指南(第4版).北京:人民出版社,2014.

19.石一复,郝敏.妇科肿瘤生殖医学.北京:人民卫生出版社,2014.

20.郑文新,沈丹华.妇产科病理学(精).北京:科学出版社,2013.

21.何奇,杨剑横.常见肿瘤中医临证治要.北京:科学技术文献出版社,2014.

22.侯恩存,梁健,邓鑫.中西医结合肿瘤临床.上海:第二军医大出版社,2014.

23.王云祥,王锡山.胃肠肝胰肿瘤淋巴系统解剖与临床.北京:人民卫生出版社,2015.

24.杜心如.多发性骨髓瘤骨病外科治疗.北京:人民卫生出版社,2013.

25.(美)罗纳德·马泰奥蒂.微创肿瘤外科学-肿瘤外科治疗新进展.天津:天津科技翻译出版社,2016.

26.张一心,孙礼侠,火旭东.临床肿瘤外科学.北京:科学出版社,2016.

27.李道娟,梁迪,靳晶,等.上消化道恶性肿瘤流行病学趋势.肿瘤预防与治疗,2018,31(01):62-68.

28.周琦,吴小华,刘继红,等.宫颈癌诊断与治疗指南(第 4 版).中国实用妇科与产科杂志,2018,34(06):613-622.

29.周琦,吴小华,刘继红,等.卵巢恶性肿瘤诊断与治疗指南(第 4 版).中国实用妇科与产科杂志,2018,34(07):739-749.

30.魏智民,孙玉发,李刚,等.癌症相关性炎症与肿瘤微环境相关研究进展.中国肿瘤临床,2018,45(21):1117-1121.

31.梁赛,谌永毅,许湘华,等.头颈部肿瘤患者生存质量与应对方式及社会支持的相关性研究.护理学报,2017,24(10):62-66.

32.师金,梁迪,李道娟,等.全球女性乳腺癌流行情况研究.中国肿瘤,2017,26(09):683-690.

33.程少朋.甲状腺外科治疗研究.中国处方药,2020,18(03):32-34.

34.高会乐,蒋新国.肿瘤靶向递药新策略的研究进展.药学学报,2016,51(02):272-280.

35.段纪俊,严亚琼,杨念念,等.中国恶性肿瘤发病与死亡的国际比较分析.中国医学前沿杂志(电子版),2016,8(07):17-23.

36.李媛秋,么鸿雁.肺癌主要危险因素的研究进展.中国肿瘤,2016,25(10):782-786.

37.张力.鼻咽癌的综合治疗进展.肿瘤防治研究,2019,46(08):667-671.

38.左海波.甲状腺全切除术在甲状腺癌外科治疗中的价值探讨.基层医学论坛,2020,24(01):84-85.

39.宋创业,严丽,盂艳林,等.甲状腺癌发生发展及预后的相关影响因素.中华普通外科学文献(电子版),2020,14(01):72-75.